“道理阖一”述中医

魏雅川　卢贺起　著

中医古籍出版社
Publishing House of Ancient Chinese Medical Books

图书在版编目（CIP）数据

“道理阖一”述中医 / 魏雅川，卢贺起著 . -- 北京：中医古籍出版社，2024.8

ISBN 978-7-5152-2688-0

Ⅰ . ①道… Ⅱ . ①魏… ②卢… Ⅲ . ①中医医学基础 Ⅳ . ① R22

中国国家版本馆 CIP 数据核字（2023）第 108815 号

“道理阖一”述中医

魏雅川　卢贺起　著

责任编辑　张　磊
文字编辑　庄文元
封面设计　王　磊
出版发行　中医古籍出版社
社　　址　北京市东城区东直门内南小街 16 号（100700）
电　　话　010-64089446（总编室）　010-64002949（发行部）
网　　址　www.zhongyiguji.com.cn
印　　刷　宝蕾元仁浩（天津）印刷有限公司
开　　本　787mm×1092mm　1/16
印　　张　25.5　彩插 26 页
字　　数　615 千字
版　　次　2024 年 8 月第 1 版　2024 年 8 月第 1 次印刷
书　　号　ISBN 978-7-5152-2688-0
定　　价　128.00 元

前　言

中医源于自然之数、天文之理，成于生存之迫、人文之道。

考古发现，我国距今9000年以前已经具有五音六律的乐器；6500年以前已经准确地掌握了天时的二分二至及北斗为极骨髀测影等天文计算；当中华民族将圭表立起来时，就知道$\sqrt{2}$是方圆的连接之数；“周三径一”是以“天如倚盖”而取的近似值；以“龙”为图腾的中华民族，已经理解了物之变在于螺旋式运动，其运动的空间有天、地、人三界，就以一界只有三维来讲，“龙”的旋转而行也是多维的；以“混元”及“阴阳五行”来统视世间万物运动的中国传统文化，与现代的“混沌分析”理论有相同的内核。这些中国传统文化在没有被现代科学所标定时，多被视为具有哲理的“道”。

“阴阳五行”既是中国传统文化的核心内容，也是中医基础理论的核心内容。中医从未脱离过解剖，但也从未将解剖作为其理论核心，就是因为中医追求的是系统内万物运动轨迹如何服从整体利益。运动轨迹是活体的瞬间变化，很难以静态的解剖来求解，但解剖可以作为运动的某一时段现象来说明或推论其变化的准确点。无论是古代的解剖还是现代的分子生物学，都是以眼见为实、反复实验求证为真的科学之“理”。

“道”是人类在寻求生存的逼迫下，以具有本真野性的探秘行为，发挥开拓性思维，进行的感知—实践、再感知—再实践……逐渐形成的经验总结，是对自然规律的理性描述；“理”是在人类理性思维下的条件性实验和解析总结。两者各具所长。医学是集各学科的先进内容为一体的学科，医学像个巨人，交替迈着两腿前进，一步是感觉、经验之腿，一步是实验、解析之腿。迈左腿时，右腿在后；迈右腿时，左腿在后。实质上它们没有什么前后之分，它们都是在巨人的思维下行动。当今多数人是“站在巨人的肩膀上”，看到的只是巨人向前迈的腿，而看不到巨人还有一条腿在后面。你若站在自然中，就会看到巨人是靠左右腿交叉迈步前进。当今离散数学已被广泛应用，混沌分形理论已形成，多维空间及超弦理论也在扰动巨人那条支撑在后面的一条腿，而最能以实例来说明巨人后面一条腿特性的是中医。

理论是学科的灵魂，一个学科的灵魂衰退是最根本的衰退。中医的灵魂与中国传统文化共生存，中医复兴的前提是复兴中国传统文化。为此，本书分为五章进行论述。

第一章天文历数与中医。以考古实物、古文字的来源等，讲述中国传统文化与天文的关系以及中医一些关键词汇的原本含义，如天癸与神鬼、风与龙及龙的多维性等。

第二章音律与数术与中医。以考古实物、古籍记载等，讲述中国传统思维的形成与物理、数学的关系及超前特色，以及中国传统文化所涵盖的这些内容对中医思维的影响，如中国传统文化的“极坐标”思维；“河图”“洛书”的自旋及拓扑含义；琴、镛的谐音以及围棋的规则等。这些均传达着中国传统文化和中医追求的目标是“和平共处”“生生不息”，中医治疗目的在于增强甚至扩展自身对干扰因素的容量或含量，而非单纯靶点式治疗。

第三章中医及传统文化中的超前思维。以莫比乌斯环、混沌分形以及拓扑等概念来诠释中国传统文化的一些根基内容。如：莫比乌斯环与“有生于无”，“一生二，二生三，三生万物”等“道”的规律；宇称不守恒与“阴阳气交化生”；“混沌分形”与“阴阳五行”；人体“类轮胎”拓扑构型的生理意义，以及这些内容在中医“阴阳五行”思维中的意义。

第四章中医是“道理阖一”的医学。本章先通过《辅行诀》与《伤寒论》对比等，以中药的气味、归经的发展历程来述说“道理阖一”；后通过中医有关“五藏”功能的论述及存疑与“筋膜-结缔组织”的结构功能对比等，论述中医“五藏”功能与“筋膜-结缔组织”的关系，提出：结缔组织当属脾土；肾为先天有赖于间充质细胞；主神明之心应在脑，脑病多谓“痰迷心窍”且以祛痰为主，实因其“土”不同；以及肝主动、肺主布，一文一武时时当值，正如神经-免疫无时不动等。

第五章临床需要“道理阖一”的医学。在通过拓扑及弦理论变幻诠释“五藏气交”的基础上，提出以正弦波及五点释“五藏”“肝肺气交”及“病”，并指出“肺主气节”使气节被压缩的同时，其内含的水越来越难以沸腾，“肾”所接受的不是一般的水，而是“极高温的静止水”等；从“病”的进化问题，提出“肝肺气交”与“自身免疫”的关系，指出“免疫动态”需要“气交”理论；并以五个自身免疫性病变的中西医治疗原则及实例为依据，阐述临床如何用“道”与“理”相阖理论分析、施治，并且笔者据自身临床实践经验，从“肝”“肺”两方面，以及中药对糖皮质激素的干扰等方面讲述如何选方用药。

最后，在第五章的第六节，提出“临床需要建立中医自身免疫病学”。自身免疫病学的基础结构是筋膜–结缔组织，其流动的血液及淋巴组织保证了人体系统整体的统一性，使内含的神经–内分泌–免疫信息及其交流成为网络性信息，网络性信息的统一调节是自组织系统趋向“生生不息”目的的基础，是生物的本质特性。以筋膜–结缔组织为基础的中医“五藏”，顺理成章地使中医临床治疗学从经络和气味，一外一里两个界面开展并形成了超前的中医独特理论。理论是学科的灵魂，中医传承不只是临床有效的方药，更需要“道理阖一”的理论。无论是从筋膜–结缔组织与中医“五藏”的关系讲，还是从自身免疫与中医的“正气”讲，建立“中医自身免疫病学”是搭建“道理阖一”医学最现实的构架，此构架给古老难解的语言赋予现代先进的清晰的科学内容，让学者们与时代共进地理解中医特色，临床更好地发挥中医治疗优势。

此外，“中医自身免疫病学”将使中医临床实践者体会到中医的“整体性”、中医理论“阴阳五行”的具体意义，促进中医临床研究者在参考具体病症的现代研究内容的同时提出符合“整体调节”为目标的临床研究，使中医学能更好地为社会服务，造福大众健康。

目　录

第一章　天文历数与中医

第二章　音律数术与中医

第三章　中医及传统文化中的超前思维

第四章　中医是“道理阖一”的医学

第五章　临床需要道理阖一的医学

第一章

天文历数与中医

第一节　古天文的启示

我国古代天文学从原始社会就开始萌芽了。考古证实，在公元前 24 世纪的尧帝时代，就设立了专职的天文官，专门从事“观象授时”。现在还可以看到很多古代观测天象的台址，虽然它们名称不同，但其主要作用都离不开天文观测，如灵台、瞻星台、司天台、观星台和观象台等。现今保存最完好的有河南登封观星台和北京古观象台。

商丘阏伯台据说是距今 4500 多年的一处观星台；今陕西省宝鸡岐山县西周灵台遗址为公元前 11 世纪的天文观象台；今陕西省西安市长安区的灵台是公元前 1 世纪末期的天文学家落下闳从事天文研究的场地；中国社科院于 1974 年发掘的河南洛阳偃师县东汉灵台，始建于东汉光武帝建武中元元年（56 年），一直沿用到西晋。在众多天文台遗址中，能比较清楚地、直观地启发人们认识与中医密切相关的“阴阳五行”当属豫北平原的濮阳市西水坡古墓葬群中的 M45 号墓、山西省襄汾县陶寺古观象台和登封告成古观星台。

一、濮阳大墓的启示

濮阳市位于河南省东北部，黄河下游，冀、鲁、豫三省交界处，因位于濮水（黄河与济水的支流，后因黄河泛滥淤没）之北而得名濮阳。

1987—1988 年，中国考古界在豫北平原的濮阳市濮阳县西水坡逐步发掘出以仰韶文化为主的大规模古墓葬群。其中 M45 号墓最为显耀，经考古学研究及碳十四的测定，确定该墓距今在 6460±135 年之间。我们常说“中华民族有五千年文明史”，其计算是从黄帝开始的，而此墓要比黄帝还早一千多年。1981 年，陈立夫（1900—2001）先生在《易学应用之研究》第二辑《易与儒家之中道思想》中说：“我中华文化有一个最大的特点，就是重视中道思想。这种中道思想，是从中华文化的缔造者伏羲画卦作《易》开始，到现在已有六千四百五十多年了。”此墓好像印证了陈先生说的时间。

濮阳 M45 号墓是一座土坑竖穴墓，形状异常奇特：南北长 4.1 米，东西长 3.1 米。

南边呈半圆形，北边呈直方形，东西两侧各突出一个弧形小龛。墓主人是男性，头南脚北地仰卧于墓中，左右两侧用蚌壳组合成东龙、西虎的图形，虎腹下面有一小堆蚌壳；脚下用蚌壳组合成三角形，三角形的东侧横放两根人的小腿骨（胫骨）；此外，在东西两侧弧形小龛内及墓的北端分别葬着一少年，小龛内少年头南脚北，并且他们的头分别各自向东南、西南偏一些；北端少年头向东南、脚朝西北，横斜置成一定角度。见图 1.1。

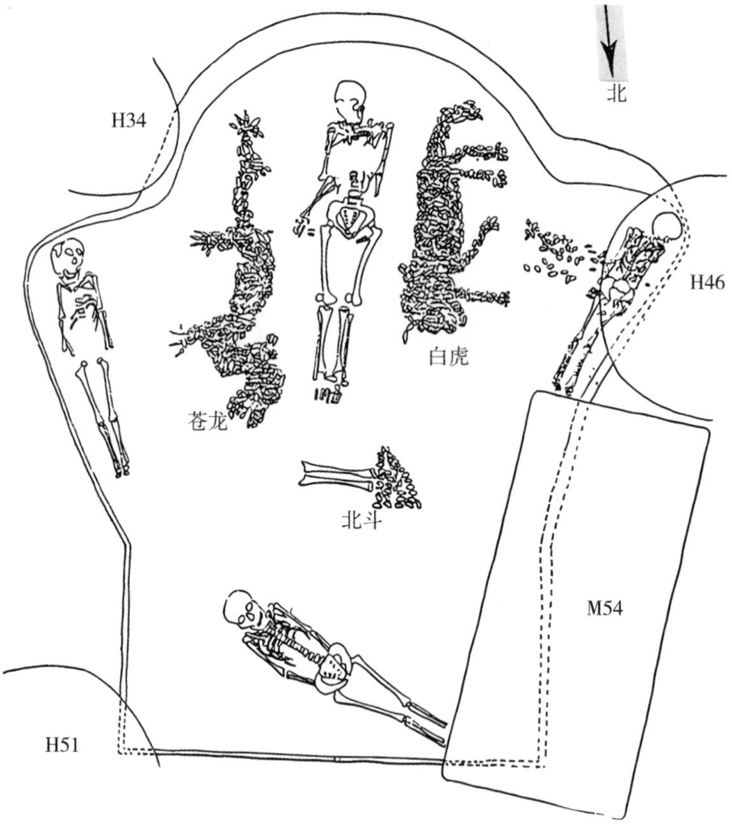

图 1.1　濮阳西水坡 M45 号墓实图及模拟图

另外，在 M45 号墓正南北子午线延线上的南端，顺排两组墓穴。一个距 M45 号墓正南方向 20 米处的第二组墓穴中，有用蚌壳塑成龙、虎、鹿和蜘蛛等图案。其中前虎后龙首尾相连成一体，鹿位于虎背上，蜘蛛位于龙头部，还有一鸟在鹿上，在鹿与蜘蛛之间有一精制的石钺，应表示墓主人身份不一般。第三组墓穴距第二组墓穴正南 25 米，其内有蚌塑头西尾东的北虎和头东尾西的飞龙，且有一人骑在龙身上。蚌塑人骑飞龙非常生动，那龙腾空而起，那人稳骑在龙的胸颈部回首顾盼，四周散布着蚌堆和零星蚌壳，似南天空的日月繁星，显然是象征墓主人升天之意。经过专家们的认真观察研究，中国社会科学院考古研究所的冯时教授和专家们指出，此墓南圆北方，应该是"盖天论"的图形。

1. 远古三种"天"论与《周髀》

我国远古人对"天"比较成熟的认识有三种：浑天说、宣夜说和盖天说。浑天说、宣夜说的原始记载不详，只能从后世书籍的引用中看到；盖天说被《周髀》记载。

（1）“浑天说”

“浑天说”最简洁的论述当数三国时期的吴国天文学家王蕃（228—266），他在《浑天象说》中说：“天地之体状如鸟卵，天包于地外，犹卵之裹黄，周旋无端，其形浑浑然，故曰浑天。其术以为天半覆地上，半在地下，其南北极持其两端，其天与日月星宿斜而回转。”比较专业的论述应该是东汉时期的天文学家张衡（78—139），他在《浑天仪注》中说：“浑天如鸡子。天体圆如弹丸，地如鸡子中黄，孤居于天内，天大而地小。天表里有水，天之包地，犹壳之裹黄。天地各乘气而立，载水而浮。周天三百六十五度又四分度之一，……其两端谓之南北极。北极乃天之中也，在正北，出地上三十六度。然则北极上规径七十二度，常见不隐。……天转如车毂之运也，周旋无端，其形浑浑，故曰浑天。”可见浑天说不仅明确了天球与地球的形态及关系，并且已经度量出在北纬36°左右可以很好地看到“恒显圈”。

古人把位于正北中央的北极星看作“天极”，拟人地称其为“天帝”。在极点周边有一圈怎么转都不会落到地面以下的星星组成的“恒显圈”，古人将其比喻为天帝的宫殿，称其为“紫微垣”。这圈星区域所跨的古度，是“七十二度”。由此可以看出，浑天说对天空已经有了“天极”与“天顶”不同概念的区别，天穹似“倚盖”自然不是遐想的东西了。《山海经》中有“共工怒撞不周山”的故事，此故事被人们以神话方式流传数千年。西汉初年淮南王刘安及其门客们共同编著的《淮南子·天文训》记载：共工与颛顼交战，共工败，怒而触不周山，折天柱，绝地维，故天倾西北，日月辰星就焉；地不满东南，故百川水潦归焉。《晋书·天文志上》云：“天之居如倚盖，故极在人北。是其证也。极在天之中，而今在人北，所以知天之形如倚盖也。”明代谢肇淛《五杂组·天部一》云：“浑仪倚盖，旅转不差。”“共工”是远古时代司天文者的职业称呼。可见中国天文学者自古就知道“天极”与“天顶”存在一定角度，故称为“倚盖”。很有可能“共工怒撞不周山”的神话是一种远古的“科普”实例之一。

需要说明的是，这里的“度”应该是中国古度，中国古度将圆周视为365.25°，按今天圆周为360°换算，1°=360/365.25 = 0.9856……°。所以“出地上三十六度”转换成现代的度数来说应该是：约北纬35.4825°。我国重要古都及文化遗址所位于北纬度数（皆取大约数），基本是在北纬35°上下。

殷墟遗址：	北纬36.07°	大汶口遗址：	北纬36.07°	陶寺遗址：	北纬35.53°、
濮阳西水坡遗址：	北纬35.44°	山东临沂（琅琊）：	北纬35.39°		
天水大地湾遗址：	北纬35°	山西安邑古城：	北纬35°	开封古城：	北纬34.78°、
河南洛阳古城：	北纬34.62°	商丘古城：	北纬34.5°	登封阳城：	北纬34.40°、
秦咸阳：	北纬34.40°	新郑：	北纬34.39°	汉长安城：	北纬34.32°、
隋唐长安城：	北纬34.27°	秦阿房宫：	北纬34.25°	周镐京：	北纬34.14°
良渚遗址：	北纬30.25°	三星堆遗址：	北纬30°…………		

现在人们根据阳光对地球表面的照射强度将地球分为五带：热带、南温带、北温带、南寒带、北寒带。因为一年当中，太阳直射点在北纬23. 26°～南纬23.26°之间，即太阳

在南北回归线之间来回移动，所以这个区域为热带。寒带在南极和北极的极圈内，其范围在北纬、南纬的66.34° ～ 90°之间。温带在寒、热带之间，即23. 26° ～ 66.34°之间。对于中国这个西北多高原、东南多平原的国家来说，无疑在北纬30° ～ 40°之间生活最舒适，尤以34° ～ 36°之间，四季明显，变化温和，更易于农作物的生成，这对于靠天吃饭的农耕民族来说非常重要。

（2）"宣夜说"

"宣夜说"继承了"浑天说"的天极、天顶、倚盖等概念，所不同的是提出了"宇宙无限论"和"元气学说"。宣夜说认为"日月众星，自然浮生于虚空之中，其行其止，皆须气焉"。其构型特点是一个无限的宇宙论，说天是无限的，没有假想的天壳，日月星辰都是飘在空间，由气推动着它们走。这是一个非常超前的宇宙论，但是它没有办法让一般人想象出来它的模型，所以就出现了"杞人忧天"的故事。但它还是被一些有天文知识的学者们继承了下来。如《晋书·天文志》记载："天无质，仰而瞻之，高远无极，眼瞀精极，苍苍然也。譬旁望远道黄山而皆青，俯察千仞之谷而黝黑。夫青冥色，黑，非有体也。日月星象，浮空中行止，皆积气焉。故七曜或住或游，逆顺伏见无常，进退不同，由无所根系，故各异也。故，辰极长居其所，北斗不与众星西没焉。七曜皆东行，日行一度，月行十三度，迟疾任性，若缀附天体，不得尔也。"即宣夜说认为"天"并没有一个固定的天穹（壳），只不过是无边无涯的气，气无处不在，日月星辰包括地球自身就在气中飘浮游动，由气推动着它们走，提出了"宇宙无限论"。战国时期楚国黄老学派的尸佼（约前390—前330）说："上下四方曰宇，往古来今曰宙。"战国中后期的《列子·汤问》记载："汤问棘曰：上下四方有极乎？棘曰：无极之外，复无极也。"可见"宇宙无限论"在公元前就已经在中国文化中扎根了，与此同时扎根于中国文化的还有"元气学说"。

《鹖冠子·泰录》曰："天地成于元气，万物成于天地。"《管子·内业》所说："凡物之精，比则为生，下生五谷，上为列星；流于天地之间，谓之鬼神；藏于胸中，谓之圣人。是故名气。"即"精"是阴阳之气相互作用而化生，是宇宙万物之本，阴阳之气在地化生五谷，在天化生日月星辰。神鬼就是充塞流行于天地间的阴阳之气的称谓，所谓的圣人就是懂得阴阳之气运行规律的人。所以"凡物之精"其实就是"气"，是阴阳混体的"元气"。正如东汉思想家王充（约27—97）所言："元气，天体之精微也。"（《论衡·四讳篇》）《白虎通义·天地》："天地者，元气之所生，万物之祖也"。明代王廷相称"天地未判，元气混沌，清虚无间，造化六元机也"。宣夜说的"元气混沌"，即阴阳不分、阴阳混为一体的一种"气"。

（3）"盖天说"

"盖天说"囊括了"浑天说"和"宣夜说"，并赋予明确的计算方法及结果。其代表作是中国最早的一部天文、数学书《周髀算经》。《周髀算经》曰："天似盖笠，地法复磐，天地各中高外下。"这句话的意思是：天是球穹状，如遮盖在头上的伞；地也是球穹状，如足下扣着的盘。天在上，地在下，日月星辰随天盖而运动。正如《周礼·考工记》曰："舆人为车……轸之方也，以象地也。盖之圜也，以象天也。轮辐三十，以象日月也。盖弓二十有八，以象星也。”可见古时候的车及其各部件是类比着天象做的，所以可反过来以此为模，思考古人对“盖天”论的认识。

比较一下三种“天”论：浑天说认为“天之包地，犹壳之裹黄”。浑天是把宇宙想象成一球，这个球一半是水，陆地就飘浮在水上，但是如果用这样的宇宙模型去解释日月星辰的变化，太阳从地下落下去，得从水下渡过来，第二天从水里面冒出来，这样的想象比较困难。宣夜说主张“日月众星，自然浮生于虚空之中，其行其止，皆须气焉”。宣夜说的特点是一个无限的宇宙论，说天是无限的，没有假想的天壳，日月星辰都是飘在空间，由气推动着它们走。这是一个非常先进的宇宙论。但是它没有办法通过一个模型来表现，只能想象，这就极大地限制了它的传播，所以在汉代的时候就已经失传了。三者中在当时最具有实际应用价值的是盖天说，盖天说认为“天圆如张盖，地方如棋局”，即盖天说的“天地”构型是“天上地下”“天圆地方”。因为我国处于北半球，又天穹似“倚盖”，所以南中天的恒星位置是其“天顶”。如我国建筑、正位等皆背北面南，故观测天空时，自然以南为上、北为下、左为东、右为西。濮阳西水坡 M45 号墓穴的形状是：南边呈半圆形象征天，北边直方形象征地，可见此墓是尊“盖天论”设计的。此外，墓中随葬人和蚌壳的摆放位置及形态，几乎都与天文学有关。盖天说的代表作《周髀算经》涉及的天文术数内容，多以各种形式浸透到中国传统文化之中，并影响着中医学理论的建立。

《周髀算经》曰：“凡日月运行，四极之道。极下者，其地高，人所居六万里，滂沱四隤而下……天象盖笠，地法覆槃。天离地八万里。冬至之日，虽在外衡，常出极下地上二万里……春分秋分，日在中衡……于是天与地协，乃以置周二十八宿，置以定，乃复置周度之中央……欲知北极枢，旋周四极。当以夏至夜半时，北极南游所极；冬至夜半时，北游所极……日加卯之时，东游所极。此北极璇玑四游。正北极枢，璇玑之中，正北天之中。正极之所游……其两端相去正东西；中折之，以指表，正南北。加此时者，皆以漏揆度之，此东西南北之时。”又曰：“衡复更终冬至……故冬至日晷丈三尺五寸，夏至日晷尺六寸。冬至日晷长，夏至日晷短……天与地协，乃以置周二十八宿。置以定，乃复置周度之中央立正表，以冬至夏至之日，以望日始出也。立一游仪于度上，以望中央表之晷，晷参正，则日所出之宿度。”《周髀算经》以人人可见的日晷、星宿为标记，建立了一整套连贯的计算方法，并且已经计算出二至的影长，标定了日影的活动范围，使盖天说理论的实用价值超越了宣夜说、浑天说。濮阳西水坡 M45 号墓穴整体布局皆与此有关，这些真实之物表明，《周髀算经》具有“浑天说”和“宣夜说”难以涉及的实用价值。

《周髀算经》最初原名为《周髀》，是中国最古老的天文学和数学著作，书中记载了圭表测时、勾股定数、方圆相接计算等方法以及四分历法。而所有这些计算，无不涉及无限不循环小数问题及$\sqrt{2}$。《周髀》被后人改称为《周髀算经》，为唐初规定的国子监明算科的教材之一。按现在公认的说法，《周髀》约成书于公元前 1 世纪，但濮阳西水坡 M45 号墓穴的形制、墓主人及殉葬者的摆放角度以及墓主人脚下的蚌壳、胫骨、组合图等，都表明《周髀》公元前五十世纪就已经形成，中国人远在公元前五十世纪就已经认识了被西方称为“无理数”的计算，认识到自然之数非人类期盼的那样整齐，而是由天地自然之道相交而成，人不可违之，但可借规矩测之。

2. "中"和"四方"

经专家们测定指出，M45 号墓的墓轴原点"正在墓主骨盆的左坐骨部位"。整个墓中南北蚌壳堆塑图的距离约 100 米，但它们在同一条子午线上。冯时说："按照今天的方向去测量它，它完全是按照正南正北的子午线摆设的。南北大约有 100 米的距离，这是非常宏大的祭祀场景。这给我们暗示了一个事实，当时的人已经学会了测定方位，如果我们在不知道东西南北、不知道子午线的时候，要在 100 米长度之内，沿着一条现在能够测到的正南正北子午线摆四个东西，恐怕谁也做不到，只有在学会了测定方位的前提下，人们才可能做到这一点，而这个遗迹，就反映了这样一个事实。"这个事实告诉我们，那时的先人们，已经知道了"中"和"四方"。

"M45 号墓它有三具殉人，在这个墓葬的东边、西边和北边……我们通过这个计算和复原，它的南边的墓边，这个半圆形的墓边，就是盖图春分和秋分的日道，而在这个日道的外侧，它的正东和正西随葬着两个殉人，这意味着这两个（殉）人很可能就是当时人们所认为的司掌春分和秋分的这个神。"（冯时）而且蚌壳排列的东边（左）龙、西边（右）虎，且皆头向北、尾朝南，与墓主脚下的，由蚌壳和髀摆成的北斗连为一体看，呈斗杓指向东方的龙头、斗魁指向西方的虎头，这构型与《史记·天官书》所记载完全一致："北斗七星，……杓携龙角，魁枕参首"。表明墓中的主人是足踏北斗居"中"位的"帝星"，"帝星"就是"北极星"。北斗以"帝星"为轴旋转，群星以斗极（斗星和极星）为中心旋转，斗杓周旋四周来厘定四季。墓中的主人为众星的主宰者——"帝星"。

以北极星为帝星的实物证据还可见于山东嘉祥武梁祠的石雕图。山东嘉祥武梁祠是一座著名的家族祠堂，武梁是东汉晚期一儒士，也是隐士，他延续了《史记》的叙述传统，用大量完整精美的古代画像石来记述历史。其中有一组三皇五帝、北斗星君石雕图，在北斗巡游图中，由北斗七星组成车舆和车辕。以北斗七星作为车子的框架，意表《天官书》所说"斗为帝车，运于中央"。北斗星君侧身而坐，有龙凤相伴左右，随后的是车马队伍，构成了一个上至官僚富贾、下至黎民百姓共同参拜北斗星君的宏大场景（图 1.2）。"天则有列宿，地则有州域。"古人还用天上二十八星宿的方位来区分地面的区域，某个星宿对着地面的某个区域，叫作某地在某星的分野。这些表达了在中国传统文化中，天上与人间的秩序相同，"帝主四方""四方集于中"。可见"中"和"四方"的概念是因"测定方位"的方法而产生的，是随着天文学的发展而形成的。

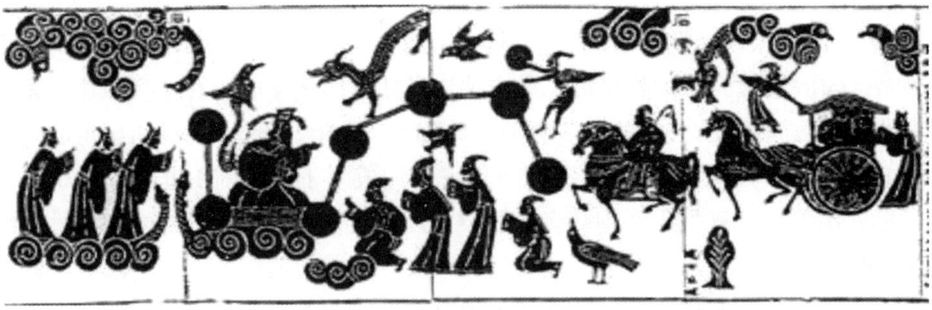

图 1.2　武梁祠北斗星君图

3. 四神与二分二至

神话传说，伏羲、女娲二神交尾生四子，四子名为羲仲、羲叔、和仲、和叔，并让他们分住四方，观测日月星辰的运动规律，以便能准确制历，授时予民。故又冠以四神之名予四子：羲仲为春分神，羲叔为夏至神，和仲为秋分神，和叔为冬至神。《尚书·尧典》记载，帝尧命羲氏与和氏，敬顺天数，观测日月星辰运行的规律，谨慎地制定出历法，授时于民；然后又命令羲仲、羲叔、和仲、和叔四神，分别去东夷的旸谷（日出之处）、南方的交趾（五岭以南）、西方的昧谷（日落之处）、朔北的幽都（雁门以北），驻扎四方以观四时，依时制序以务农事。

濮阳西水坡 M45 号墓中的三具殉葬少年分置于墓主人的左右及脚下。在东西两侧突出的弧形小龛内，分别各放置一个殉葬少年，东部龛内的少年遗骨，头向南偏东、脚向北偏西，略偏斜地仰身直葬；西面龛内的少年遗骨，头向南偏西、脚向北偏东，略偏斜地仰身直葬。经专家们观测和计算，这两个小龛的上缘，在春分和秋分时节，正处于太阳初升和昏落的角度。"东、西两殉人恰好位于二分（春分、秋分）日时日出与日落的位置"。无疑，这两个少年应该象征着当时人们所认为的司管春分和秋分的神。在墓葬北侧的殉葬少年很特别，他并没有与他同处的北斗那样顺着东西摆放，而是头向东偏南、脚朝西偏北，明显呈一个角度摆放。冯时教授指出，"北侧殉人头东偏南约 40 度"，"我曾经计算过，就是以濮阳实际的地理纬度来计算当时的冬至时期的太阳初升的角度，我发现北侧这个殉人，他的头恰恰指向了冬至这一天太阳初升的方位"。即这个人应该象征着司管冬至的神，此摆放位置也符合《淮南子·天文训》所说的"日冬至，日出东南维、入西南维"。但是，另外一个象征着司管夏至的神没有设置，"这似乎因为南方一向被认为是死者灵魂的升天通道，因而四子中独缺位居南方的夏至之神，正是为墓主灵魂的升天铺平了坦途。……中国古代的墓葬形制存在着一种普遍现象……南墓道特宽特长"。如此看来，这三具殉葬少年遗骨，应该意味着居四方、司四时的羲仲神、和仲神、和叔神，墓主人自然是居"中"的"权杖"者。

4. 蚌塑三角及胫骨与北斗七星图

墓主人脚下蚌塑的三角形及两根人的胫骨是北斗七星的构图，其中蚌塑三角形表示斗魁，胫骨表示斗杓。为何不用蚌壳塑斗杓，而用胫骨塑斗杓？《史记·夏本纪》记载大禹治水时"以身为度"，可以想象最早的测量日影的器具就是人体本身，自古俗语有"一人身高八尺"之说，可见此非虚传。《周髀算经》曰："周髀，长八尺。……髀者，股也。……髀者，表也。""髀"就是人的腿骨，古人把早期测量日影的"表"叫作"髀"是为了保留它的渊源，保留它的本义。不用蚌壳塑斗杓，而用胫骨塑斗杓，应该说明墓主人是既掌握夜间星空又掌握白天圭表测量和计算的专业人士。

在黄河流域，北斗星处于恒显圈内，全年可以观测。《史记·天官书》："斗为帝车，运于中央，临制四乡。分阴阳，建四时，均五行，移节度，定诸纪，皆系于斗。"《淮南子·天文训》："紫宫者，太一之居也。……紫宫执斗而左旋，日行一度，以周于天。"又，"帝张四维，运之以斗，月徙一辰，复反其所"。《宋史·天文志一》："极星之在紫垣，为七曜、三垣、二十八宿众星所拱，是为北极，为天之正中。"所谓"帝"是指"帝星”，又叫“太一”，就是北极星。古人形象地将北斗七星比喻为帝星的车辇，“帝星”坐着北斗七星视察四方，定四时，分寒暑。战国时期的《鹖冠子·环流第五》记载：“斗柄东指，天下皆春；斗柄南指，天下皆夏；斗柄西指，天下皆秋；斗柄北指，天下皆冬。”（图 1.3）《大戴礼·夏小正》说：“二月，斗柄悬在下。六月，初昏，斗柄正在上。七月，斗柄悬在下，则旦。”按照古人“坐北朝南”来视星空，北斗七星就如挂在天空上的大钟表，以顺时针缓慢移动来准确无误地告知人们昼夜的交替、季节的更替等。

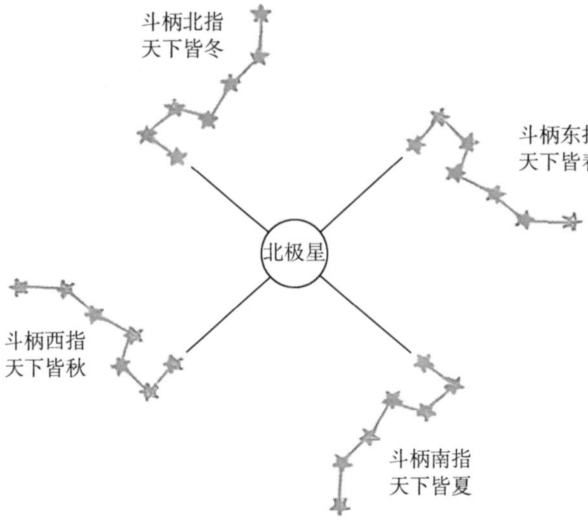

图 1.3　斗柄指方与四季

《周髀算经》曰：“古时天子治周，此数望之从周。故曰周髀。”此句的意思是：天子治理天下四周，以这些数来度量其四周的距离，所以叫“周髀”。可见墓主人绝非一般人士，应该是具有“授时予民”权力的人。冯时教授认为，墓主人很可能是个大觋（男巫），“在古代中国，帝王通常都是最大的巫祝”。对于以农业经济为主的社会来说，谁掌握了天文学，谁就获得了统治的资格，这是古代王权的象征。冯时认为 M45 号墓的主人，“虽然没有瓶瓶罐罐日常的生活用具陪葬，但他的墓葬中随葬的是整个天上的星斗，这种特别的安排显然是墓主生前权力特征的再现”。

5. 蚌塑龙虎及二十八星宿图

蚌壳龙图摆在墓主人骨架的右侧、位东，足北对着蚌塑三角形及两根胫骨；蚌壳虎图摆在主人骨架的左侧、位西。冯时教授认为，“根据《史记·天官书》的记述，作为北斗斗杓的两根胫骨指向东方的龙星之角（杓携龙角），蚌塑三角形斗魁位指西方的虎星之首（魁枕参首，注：参指白虎七宿第一宿的参宿），方位密合”。此外，虎腹下边有一小堆蚌壳的图形与战国早期曾侯乙墓出土的衣箱盖上漆绘的虎图几乎一样。

1978 年在湖北随州出土了一座距今 2400 多年的战国早期墓葬，墓主是一个名为曾国的小诸侯国国君“乙”，这就是著名的曾侯乙墓。曾侯乙墓中，其中一件编号为 E·66 的漆木衣箱盖上，绘有一幅彩色的天文图，图中央是一个篆书的“斗”字，在“斗”字的周围，书写了一圈二十八星宿的名称，与文献所见的二十八星宿之名基本相同。在二十八星宿的东西两侧分别画了两个兽，东侧绘有一龙，西侧绘有一虎。此处白虎腹下的火形符号则被涂实，应该表示大火星的西落。因为漆箱盖的东侧立面火形符号的左侧，画有两个草卉符号，表示大火星的东升。碳 14 等测定显示，曾侯乙墓主人下葬的年代大约在公元前 433 年左右，也就是说 M45 号墓中的北斗与龙虎构成的天象比曾侯乙墓衣箱盖上的图形早了四千多年。此外，河南三门峡上村岭虢国墓地曾经出土一件西周时代的铜镜，年代约为公元前 8 世纪左右，此镜背面有龙、虎、雀、鹿图。这与 M45 号墓南端相距 20 米那个墓穴中的蚌塑图似有同义，墓中除了用蚌壳堆塑了龙虎之外，还有鹿、鸟。此铜镜"比曾侯乙墓的时代大约要早三个世纪"，这表明，曾侯乙墓衣箱盖上的图形与铜镜背面的图形、M45 号墓中的天象有一脉相承的延续性。如此一致的构图，不得不叫人感叹：中国文化对自然的坚守，中国文化绳于"天纹"的久远。

6. 中国远古天文学的基本内容及特点

古人把整个恒显圈内的星空划为五个宫，即中宫和东、西、南、北四个宫。中宫主要是由"帝星"和北斗七星构成，为枢纽；围绕中宫外周的二十八星宿按四方分划为四宫，并且以东苍（或青）龙、西白虎、南朱雀、北玄武"四象"代言四宫，每宫各管七个星宿，四宫所管辖的星宿具体名称如下。

东青龙七宿：角、亢、氐、房、心、尾、箕，它们春分时节在东部天空；

南朱雀七宿：井、鬼、柳、星、张、翼、轸，它们春分时节在南部天空；

西白虎七宿：奎、娄、胃、昴、毕、觜、参，它们春分时节在西部天空；

北玄武七宿：斗、牛、女、虚、危、室、壁，它们春分时节在北部天空。

以固定的时空来观测时可以看到，每日一宿、七宿一周、二十八星宿共四周合一个月。"孟（伯）、仲、叔、季"表示同辈（同一层次）之间的老大、老二、老三、最末。当一季三个月时，首先要定下首、尾两季，无疑是"孟""季"；然后定中间，自然就是"仲"。从中可以看到传统中国文化中的一大特点：动之前先圈定范围。

古代观测二十八星宿出没的方法常见的有两时，每时两位。两时是黄昏日落后的夜幕初降之时和黎明前夜幕将撤之时，分别称为"昏"和"晨""旦"；两位是观测东方地平线上升起的星宿和观测南中天上的星宿，分别称为"见"和"中"。即在黄昏日落后的夜幕初降之时观测，视东方地平线上升起的星宿为"昏见"，视南中天上的星宿为"昏中"；在黎明前夜幕将落之时观测，视东方地平线上升起的星宿为"晨见"或"朝觌"、视南中天上的星宿为"旦中"。如《尚书·尧典》中有："日中星鸟，以殷仲春……日永星火，以正仲夏……宵中星虚，以殷仲秋……日短星昴，以正仲冬……期三百有六旬有六日，以闰月定四时成岁。允厘百工，庶绩咸熙。"唐代孔颖达（574—648）疏："中者，谓日之长短与夜中分，故春秋二节谓之春分、秋分也。……谓之日中。"又，"鸟，南方朱鸟七宿。殷，正也。春分之昏，鸟星毕见，以正仲春之气节。""日永"指白昼最长即夏至；"日短"指白昼最短即冬至。可见这是根据星宿定二分二至和如何以闰月来平阴阳历的记载。

"大火星"是东宫苍龙七宿中的心宿，位置高而且亮，是一颗通红发亮的一等星，天文学的名称叫"心宿二"，是古人确定季节更迭的一颗恒星。《左传》襄公九年说："心为大火。”《尚书大传》云：“燧人以火纪。”《尸子》一书是战国时期楚国黄老学派尸佼的重要著作，《太平御览》卷八六九引《尸子》云：“燧人上观辰星，下察五木，以为火也。”这些记载说明，远古的燧人时代使用的是“火历”。据文献考证远古的历法，是以大火星（心宿，天蝎座阿尔法星）的昏见作为农事的开端，即岁首。农业生产需要尽可能精确季节变化，以确定农业生产和收获的时机。古人没有办法制造高级的农用工具，只好依赖“刀耕火种”来完成农田的开荒工作，于是以昏见明亮的心宿为新一年农事的开端，故赋予“火星”的称谓。所谓“火历”是根据“大火星”在天空位置的周期规律而纪时的历法。魏晋时期的杜预（222—285）说，黄昏时大火星初出东方，为夏历三月；黄昏时大火星位于南天正中，为大暑之前，约夏历五月；黄昏时大火星偏西而下，即《国风·豳风·七月》中记载的“七月流火”，为夏历七月。即大火星昏起东方之时被认作一年之始，待到大火向西方流失时预示冬季来临。此外如大火晨昏中天、火伏、晨见，也都被作为生产和生活的纪时根据。

从M45号墓和曾侯乙墓漆箱的虎图看，“大火星纹不画于龙腹而画于虎腹，则是标示‘龙星’的四季旋转”。可见当时采用的是二十八星宿与大火星、参星互相关联的“斗建授时”系统，并且是“斗建授时”和“圭表测时”联合使用。

总汇上述内容：中国的天文学源自遥远的伏羲、女娲时代，虽然现在都以神话的形式在传说，但不能否认其中所具有的历史痕迹。如类似“共工怒撞不周山”及《山海经》中的神话已经被印证内含一定的天文意义。盖天说囊括了浑天说和宣夜说，虽然大家公认有关盖天说的代表作《周髀》成书于公元前1世纪的西汉末或东汉初年，但其记载的内容中有商高与周公的问答、大禹治水时所用的术数等，说明其记录应是距今3000至4000多年前的事；而濮阳西水坡M45号墓以考古事实告诉我们，盖天说的构图至少在距今6500年时就已经有了。

中国天文学自古源于“极坐标”，自远古就已经有了“天极”“天顶”“倚盖”的概念，古人已经掌握了“以身为度”观测日晷、以星辰为度观测日躔的技能。中国天文学中的“地中”“中之国”“周而复始”“阴阳交替”等理念自然而然地成为中国文化的基本元素。中国天文学中的“宇宙无限论”“元气混沌论”等理论，被出身于天文学的道家们自然而然地、根深蒂固地移植于中国文化中。当这些自然的理念遇到以自然为本的中医时，如鱼得水般地得到了发扬壮大。

二、陶寺古观星台及圭表的启示

陶寺古观星台位于山西省襄汾县陶寺村南，地处塔儿山西麓。塔儿山，又名卧龙山、崇山、大尖山，海拔1493米。

自1978年以来，五帝之一的唐尧之都逐渐被中国考古人员发掘。此遗址地处中国黄河中游地区，以龙山文化陶寺类型为主，故称其为“陶寺遗址”。经多项科技考古手段，包括碳14测年技术在内的年代学探讨，判断陶寺文化的绝对年代为公元前2300年至1900年之间，即距今已4000多年。其中发掘的陶寺古观象台，其年代距今约4100年，可追溯到公元前2100年前后的新石器时代末期，早于英国巨石阵，是迄今考古发现的世界上最早的观象台遗址。但比上文提到的濮阳 M45 号墓晚了 2500 多年。中国社会科学院考古研究所所长王巍指出："'尧都平阳'正在为不断获得的考古资料所证实，陶寺就是尧的都城；'尧都平阳'正在走出传说时代成为信史。陶寺遗址已经进入文明阶段，是实证中华文明 5000 年历程的重要支点。"

考古证明陶寺古观象台集观测、祭祀功能于一体。陶寺观象台有明确标识的观测点，与夯土柱构成地平历观测系统。

1. 陶寺古观象台

陶寺古观象台面东，由十三根扇形排列的夯土立柱和一个直径仅 25 厘米的观测台组成。十三根立柱呈半圆形，十三根立柱形成的弧长约 19.5 米。观测台遗迹共有四层同心圆重叠构成，从顶层中心圆到最下层的同心圆，其圆面直径分别是 25 厘米、42 厘米、86 厘米、145 厘米。观测台至十三根立柱的半径约 10.5 米，面东的十三根立柱构成十二道缝，经垂直向上复原。这十二道缝分别对着崇峰（塔儿山）的某处山头或山脊。观测台与柱缝构成地平历观测系统，即站在观测台核心点处，通过柱的缝隙观测正东方的太阳从塔儿山中升出来，当太阳光切在某缝隙正中，则是当时历法中某一特定的日子。从这十二道缝来观测日出阳光，可以准确测定春分、秋分、夏至、冬至 4 个节气，构成从冬至—春分—夏至—秋分—冬至一个完整的回归年。上半年从冬至到夏至，下半年从夏至到冬至，除两端冬至、夏至缝隙使用一次外，其余缝隙使用两次。春分、秋分同用居中的第 7 道缝，剩余的缝隙所表示的意义目前尚未明了，专家们认为应是与当时农耕相关的节气时间（图 1.4）。

自 2003 年 12 月 22 日冬至到 2005 年 12 月 22 日（冬至），中国社科院考古所山西队，对原址复制模型进行了两年的实地模拟观测，初步了解了陶寺文化冬至到夏至再到冬至一个回归年的历法规律。具体内容如下。

十三根立柱面向东西排行，考古队设从南到北为 1 至 12 道缝。当从第二道缝看到日出时为 12 月 22 日，当天正是冬至日；从第十二道狭缝看到日出时为 6 月 21 日，当天正是夏至日；从第七道缝看到日出时分别为 3 月 18 日和 9 月 25 日，当年的春分是 3 月 21 日、秋分是 9 月 23 日，即春分测得比先时早了 3 日，秋分测得比先时迟了 2 日。其余各个狭缝也都有太阳通过，"但都与二十四节气中的其他节气不对应"。对此的解释，笔者认为还是抄录当时的考古队队长，也是实地考察主持者何驽于 2015 年 6 月 5 日《中国社会科学报》第 747 期发表的一段内容给读者，能使读者更受益。何驽说："《尧典》称'朞三百有六旬有六日，以闰月定四时'，显然是一个'阴阳合历'。陶寺观象台 1 号缝不可能用于太阳日出观测。据天文学家计算初步判断，该道缝很可能用于 18.6 年一个周期的'月南至'观测缝。毋庸置疑，陶寺文化除了观象台和圭尺所得到的太阳历外，还有观测月亮的天文观测。……根据陶寺观象台考古发掘和天文学研究，初步判定陶寺观象台与圭表，可以得到一个 20 个节令的太阳历，其中包括二分二至、气候变化的节点、祭祀节日、粟黍稻豆农时。而农时是'敬授民时'最实用的核心，也是文德的实质精髓。《尧典》说'寅宾出日'。陶寺观象台东 11 号缝从夯土台基芯看，就成了一个门。从这个'门'可以看到冬至至 4 月 26 日、8 月 14 日至冬至日日出，站在夯土台基芯上可以举行迎日仪式，这正是所谓‘寅宾出日’。”气象学家竺可桢（1890—1974）先生在《天道与人文》中说：“四季之递嬗，中国知之极早，二至、二分，已见于《尚书·尧典》。”

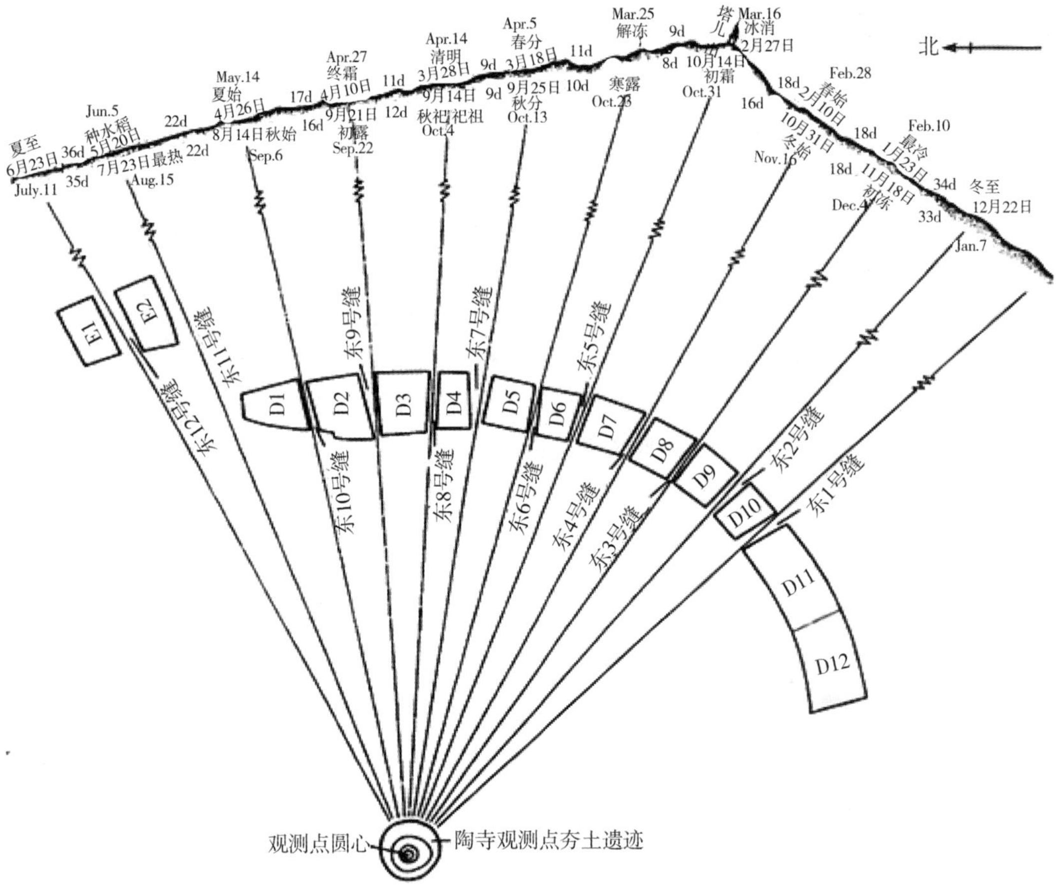

图 1.4　陶寺古观象台示意图

从上述内容可以看出，只有二分二至这四个节气才是真正的天文节气，二分二至取决于日地运行规律，所以古今都一样。其他所谓节气，是当时的人们根据当地具体的农耕、生活等需要来划分的。陈久金先生在《试论陶寺祭祀遗址揭示的五行历》一文中说：“从以上介绍可以看出，代表冬至日出方位的第 2 条狭缝，与代表春秋分日出方位的第 7 条狭缝之间，包含有 5 个夯土柱。代表夏至日出方位的第 12 条狭缝，与代表春秋分日出方位的第 7 条狭缝之间，也包含有 5 个夯土柱。……由此我们可以得出这样一个推理：每两个狭缝之间，象征着一个节气，一个土柱就是一个节气。那么，冬至到夏至之间有 10 个土柱，象征 10 个节气。从冬至经夏至又回到冬至，为一回归年，计有 20 个节气。”并且指出“当时的人们还不可能确定各个季节的天数，只可能将 1 个回归年按 20 个节气平均分配，每个节气 18 天，合计 360 天，余下的 5 ～ 6 天当作过年日处理。只有如此整齐简明安排的历法才便于记忆和使用”。

2. 陶寺古圭表

圭表是我国古代度量日影长度的一种天文仪器，直立于平地上测日影的标杆或石柱叫表，正南正北方向平放的测定表影长度的刻板叫圭。因为太阳每天日出、日落的方位和正午高度不同，所以表影的方位、长短也随之不同，并有一定规律的周期变化。这些变化可以从平置于表北面的圭上测量而得，从而可以定方向、定时间、分季节、制历法。2002年秋季，考古工作者在此遗址范围内的一座王族墓地大型元首墓Ⅱ M22中发现一根木胎漆绘圭尺，残长171.8厘米，复原长度187.5厘米，圭尺上有间隔黑色和绿色的格间以红色道标出刻度。专家学者们对这根木杆的每一段色带从NO.1—NO.44编号，进行了系列计算后得出结论：陶寺圭尺不同刻度分别用于二分二至的影长判断，其中包括陶寺本地以及可与陶寺观象台20节令历法对应的其他16个节令。在NO.11处的刻度为1.6尺，这是一个非常突兀的两道红色标记刻度。用现在的尺从头端到此刻度的长度是39.9厘米。据考古队长何驽等专家计算，陶寺1尺为现在的25厘米，依据《周髀算经》“周髀长八尺，夏至之日晷一尺六寸”的记载，确认陶寺遗址时期的夏至日影长一尺六寸，当为现在的40cm，应该正好对应“圭”上涂有红漆的那一刻度。在木杆东侧壁龛内还发现了玉琮、玉戚，它们是作为圭表的游标、景符、垂悬附件来使用的。

2009年6月21日是夏至，考古学家、天文学家们来到陶寺古观象台，对出土“圭表”1∶1的复制品进行验证。立起八尺之表，观测表的投影在“圭”上的位置。发现日影的边缘并不清晰，阴影越靠近边缘越淡，此时专家们用仿制的“戚”（玉戚是具有圆形小孔的玉器，即景符），使照在圭上的日光通过小孔，再射到圭面，阴影的边缘变得清晰起来。12时36分，通过“戚”的小孔，人们看到“表”的投影落在“圭”上两个红色标记之间的位置，影长41cm左右。考古专家们认为，“《周髀算经》记载的夏至影长是‘一尺六寸’，而《周礼》记载的‘地中’标准‘一尺五寸’1.5尺，以此推知《周髀算经》记载的1.6尺夏至影长，乃晋南地区实测的数据，并被陶寺城址及其前身文化晋南庙底沟二期文化的人们视为地中标准。当太阳照着表的时候，圭上出现了表的影子，根据影子的方向和长度，就能读出时间。……这明白无误地表明，陶寺已经存在‘地中’概念。”考古队长何驽比喻说，这一“地中”的规定，“正如英国格林尼治皇家天文台确定的全世界标准时和地球0°经线一样，是政治话语霸权语境中的人为规定”。

据专家介绍，由于4000多年来地球黄赤交角发生了变化，实际测量的日影要比文献记载长1cm左右。陶寺遗址中的观星台和圭表告诉我们，早在4100多年前的帝尧时期，我国就已经拥有了“测日出方位”和“测正午日影”两套天文测量系统，拥有了当时世界上最先进的天文观测技术。但这不是最早的实例，比此还早2000多年的天文实例，在黄河下游平原，河南东北部，地跨兖、冀二州的濮阳出现，即上述的河南濮阳西水坡M45号墓。所不同的是，时隔2000多年，中国古天文学已经从“以身为度”观测日晷阶段，进步到系统地“以圭表测影”阶段。特别是有了专业器具，不仅是观星台、“圭表”，还应包括玉琮、玉戚。尤其是玉戚的使用，证明最迟在4100多年前，中国人就已经知道如何使用“小孔成像”原理了，此处“像”实为“影”，古时“景”与后代“影”相通，故将这个以“小孔成像”的玉器称为“景符”。“景符”的礼制名叫“玉戚”。

据考古队长何驽《陶寺中期小城观象台实地模拟观测资料初步分析》报告得知，狭缝之间的间隔时间（用D加数字代表柱缝号）：

上半年：

D2 ～ D3=33 天、D3 ～ D4=18 天、D4 ～ D5=17 天、D5 ～ D6=9 天、D6 ～ D7=10 天、D7 ～ D8=10 天、D8 ～ D9=13 天、D9 ～ D10=16 天、D10 ～ D11=24 天、D11 ～ D12=32。

下半年：

D12 ～ D11=32 天、D11 ～ D10=22 天、D10 ～ D9=19 天、D9 ～ D8=12 天、D8 ～ D7=11、D7 ～ D6=11 天、D6 ～ D5=8 天、D5 ～ D4=17 天、D4 ～ D3=18 天、D3 ～ D2=33 天。

上半年与下半年天数相等的有：

D2 ～ D3=33 天、D3 ～ D4=18 天、D4 ～ D5=17 天、D11 ～ D12=32 天、

D3 ～ D2=33 天、D4 ～ D3=18 天、D5 ～ D4=17 天、D12 ～ D11=32 天、

上半年与下半年天数不相等的有：

D5 ～ D6=9 天、D6 ～ D7=10 天、D7 ～ D8=10 天、D8 ～ D9=13 天、D9 ～ D10=16 天、

D6 ～ D5=8 天、D7 ～ D6=11 天、D8 ～ D7=11 天、D9 ～ D8=12 天、D10 ～ D9=19 天、

D10 ～ D11=24 天、D11 ～ D10=22 天。

已知：D2 是冬至日、D12 是夏至日、D7 是春分日或秋分日，计算二分二至天数：

冬至～春分 =33+18+17+9+10=87；春分～夏至 =10+13+16+24+32=95

秋分～冬至 =11+8+17+18+33=87；夏至～秋分 =32+22+19+12+11=96

全年共 365 天。

3. 从观象台立柱与缝隙的关系论中国数字的阴阳生成

古观象台由 13 根立柱构成 12 条缝隙，从观星台的“柱”与“缝”组合的数字来看，只要对称处理，不会打乱二分二至的规律。换言之，只要保证二分二至的三条狭缝的位置不变，如何对称地去处理中线与两端之间的分割都没关系。所以若减少这些柱子，用 2 根柱子就可以标定出二分二至，不过此时的 2 根柱子应该更像是两面墙，两根柱子的外缘标定二至，两根柱子之间缝隙标定二分，即 2 根柱子可以标定 3 道光。此后若想将这 3 道光更加细化，只将左右 2 根柱子同时等距离的劈开就可以了。如此一来，柱子和光都将以递增 2 个数值进行变化，即当以 2 根柱子 3 道光为基数时，以后的变化就是：4 柱 5 光、6 柱 7 光……若将有光处划线标记，后将柱子撤了，显露出来的就是“七衡六间”。

若从一开始就在 2 根如墙的柱子外侧各加 1 根柱子，以便更清楚地标定二至，这样柱子与光的基数就成为 4 柱 3 光，以后的变化就是：6 柱 5 光、8 柱 7 光……

由此可见：①无论怎样安排，都是阳光为奇数、柱子是偶数，所以中国数字有了阴阳属性。②由于在构成最基本的基数有 1、2、3、4，其他 6、7、8、9 都是以 1、2、3、4 为基础成型的，所以 1、2、3、4 为生数；6、7、8、9 为成数。③因为当 4 为生数时，则是 4 柱 3 光，没有 5，5 不在生数中；此时的成数是 6 打头，5 是被动出现，所以也不是成数。④“七衡六间”是以第七衡为冬至、第一衡为夏至、第四衡为春秋二分的标记。⑤“河图洛书”将 5 置于中，四周以生成数相配。不过此非关键的因素。

这些传统的数术说法，已经不被现代学子们所理解，丢掉了本意的数术概念，将没

有办法传达其内涵的意义。事实告诉我们，中华传统文化是实实在在地源于自然的、具有科学性的、起身于天文数学的文化。

4.“允执其中”与“改正朔，易服色”

天气对于生产力低下的农耕社会而言是“天命”难违之事。预测“天时”就是努力掌握“命”的过程，能预测“天时”的人被视为能与苍天对话的人，即巫觋。许多部落的首领同时也是巫觋，如濮阳M45号墓的主人。还有通过《史记》可以知道黄帝、尧、舜、禹也都是大觋，如《史记·五帝本纪》载，黄帝初生，即有异于普通人：“生而神灵，弱而能言”。此外，黄帝深通阴阳五行及占卜之事，所谓“顺天地之纪，幽明之占，生死之说，存亡之难”等。从陶寺遗址可知尧帝对天文的掌握不一般，《尚书·尧典》记载帝尧禅位于舜的时候说：“咨！尔舜！天之历数在尔躬，允执其中。四海困穷，天禄永终。”“中”指圭表，这句话的意思是，帝尧嘱咐舜：唉！你舜呀！一定要亲自掌握天文历算，牢牢把握住这个圭表，只要能这样做，即使四海困穷，你所管辖的地域也能受到天赐的福禄。句中的“允执其中”曾被后世君主、帝王反复借用。待社会发展至分工后，巫觋成为专职人员，但仍有部分巫觋是首领不可或缺的助手。司马迁在《史记·龟策列传》中对巫觋在中国古代政治生活中的作用有如下论述：“自古圣王将建国受命，兴动事业，何尝不宝卜筮以助善！唐虞以上，不可记已。自三代之兴，各据祯祥。涂山之兆从而夏启世，飞燕之卜顺故殷兴，百谷之筮吉故周王。王者决定诸疑，参以卜筮，断以蓍龟，不易之道也。”可见，中国传统文化是以天文为基础的文化，是以计算星际运行轨迹为基础的文化，是力求顺应天体活动而活动的文化。

冬至之时太阳照射在南回归线上，此时地处北半球的我国，正处于日影最长的一天。一旦过了冬至之时，日影即开始逐渐缩短，直至夏至。从测量的角度讲，这是个非常有节点的数值，只要认真就可以捕捉到的数值，过了这个节点就是阳升的开始，是大地复苏的开始。所以，准确掌握冬至这个节点，就是掌握了万事之端。冬至这个节点的确定，对指导农耕社会民众的生活非常重要。为了将这个时间的节点宣告天下，进行一些夸张的仪式、诡异的乐舞、娱神祭祀等活动也是非常必要的。

冬至和二十四节气是依据太阳的行程进行的制历，中国制历从来就没放弃过月亮的行程，故以十二地支来标示月历与十天干相配来制历。十二地支的顺序是子、丑、寅、卯、辰、巳……毫无疑问，冬至当属子月之时。但是，大家都知道，冬至之后方数九，而且三九时最冷，也就是说冬至后第27天时，天气才开始进入最冷的季节。27天差不多一个月了，再冷一个月，前后子、丑两个月基本不能干农活，只得待到第三个月，即寅月才能开始农业活动。因此，在历史上就出现了将一年的开端定在“天时”的子月，还是定在“人事”的寅月等的不同，如文献记载：夏建寅、商建丑、周建子、秦建亥。

亥是十二地支的最后一支，从上述建月的顺序看，好像是每个朝代都比上一朝代提前了一个月，为什么呢？唐朝孔颖达疏：“改正朔者，正谓年始，朔谓月初，言王者得政，示从我始，改故用新”（注：“正”指每年的第一个月即正月，“朔”指每月的第一天即初一）。看来这个改“年头”中还含有政治意义，“换代更历”是彰显“示从我始，改故用新”，故“改正朔，易服色”成了改朝换代的标志。此后新君登基改阴阳历、封年号就成了惯例。

冬至是以太阳直射点在南回归线上（即南纬 23°26′）为准的，因地球的南北回归线未变，此算法也亘古未变，今天仍然如此。（注：南北回归线的存在是因地球自转轴倾角导致的，而实际上地球自转轴的倾斜在 22.1° 至 24.5° 之间变化，不过其周期长达 41000 年。此外，还有一个因为月球的存在出现的章动，振幅约 9.2"，周期为 18.6 年。）冬至的时间出现于我们现在使用"公历"的 11 月底，但在中国传统的阴阳历中，冬至是处于阴末阳开之际，是地支"末亥"与"首子"相交之时，故有冬至"交子"之说，普及到民间则为"吃饺子"。所谓"夏建寅、商建丑、周建子、秦建亥"，就是夏朝以寅月为岁首，即公历 1 月底到 2 月初；商朝以丑月为岁首，即公历 12 月底到 1 月初；周朝以子月为岁首，即公历 11 月底到 12 月初：想想从公历 11 月底到第二年的 2 月初之间天气都在寒冷之中，也不可能有什么农活可做，大家在此段时间中过年、祭拜祖先等不会影响什么事。而秦始皇正式称帝时"改正朔"为亥月为岁首，这时在公历的 10 月底，天气还没明显寒冷，大家还有自己的农活待干，若此时举行集体活动就有点不适宜了。

汉武帝刘彻（前 156—前 87）十六岁继承皇位（前 140）后，虽然提出修改历法，但因为诸事不定，故袭用秦代的历法，也就是《颛顼历》。三十余年没有"改正朔"，只是改为用一元、二元、三元等来称呼年号，每六年为一元。直至五元三年（公元前 114 年）后，在司马迁等官员的催促下才将"改正朔"提到日程上来。汉武帝命历官邓平、方士唐都、天文学家落下闳，征募民间天文学家 20 余人参加，据实测天象，修改正朔。几经周折，新历于元封七年（公元前 104 年）颁布，名为"汉历"。公元前 105 年年底的冬至那天正好是个朔日，而且恰逢干支第一天即甲子日，故汉武帝在这一天下令改年号为"太初元年"，由此将"汉历"改称为"太初历"。《后汉书·律历志中》记载："孝武皇帝摅发圣思，因元封七年十一月甲子朔旦冬至，乃诏太史令司马迁、治历邓平等更建'太初'，改元易朔，行夏之正。"太初历采用"夏历"，以"寅月"为岁首，将干支历的二十四节气写入历书，制每十九年七闰，闰月置于没有中气的月份，使历书与农时季节更为适应。

自汉武帝改用夏历建寅以后，除了王莽、武则天、太平天国等改过正朔外，后世其他帝王一般只改年号不改正朔。清末革命党所办报纸改用黄帝纪元，以示不承认清政府的合法性。孙中山在就任临时大总统时电告各省都督："中华民国改用阳历，以黄帝纪元四千六百九年十一月十三日，为中华民国元年元旦。""十一月十三日"公历是 1912 年的 1 月 1 日。从此，公历作为公职人员的日历，一直沿用到今天。我国现今用的"日历"有三套：亘古未变的"干支历"、建寅的"农历"、1912 年开始应用的"公历"。它们相互间的关系及排列顺序见下表。

表 1.1　干支历、农历、公历月份对应关系

地支	子	丑	寅	卯	辰	巳	午	未	申	酉	戌	亥
序号	1	2	3	4	5	6	7	8	9	10	11	12
农历月份	11	12	1	2	3	4	5	6	7	8	9	10
公历月份	12	1	2	3	4	5	6	7	8	9	10	11

落下闳制历时，已经相当准确地测算出一个回归年是365.2502天，一个朔晦月是29.53086天，即日月周期皆非整天数，但制历必须是整天数。在此之前的制历者们是用添加数值来取整，名为“加差法”；落下闳他们改为用消减来取整，名为“减差法”，将余下的时间积累成闰月，从而调整了太阳周天与月亮绕地不相合的矛盾。更使人惊叹的是，“太初历”还准确地测算出行星的会合周期，如测得水星周期为115.87日，比当今值只小0.01日；太阳、月亮在黄白交点附近会发生日食（朔时）、月食（望时），这个自然规律中国古天文学家早就知道，不过汉代天文学家测算值精确度非常高，只比现代数值相差不到0.04日，即1食年=346.66日，现数值是346.62日。《汉书·律历志》说：“晦朔弦望皆最密，日月如合璧，五星如连珠。”“日月如合璧，五星如连珠”被后人简曰为“珠连璧合”，引申比喻美好的人才或事物联合在一起。清代王夫之《读四书大全说·论语·为政》记载：“历元者，日月合璧，五星连珠，七曜复合，一元之始也。”

“易服色”也是改朝换代的标记。“易服色”并不是仅仅改变衣服的颜色那么简单，还包括服式及发式等。如秦始皇以水德为上用黑色、汉则外黑内赤、宋用长翅帽、明用四平方巾、清朝的剃发令等都属于“易服色”。国民革命初期“剪辫子、穿洋装”成为反清朝标志，当时洋装有德、法、英等各国式样，千奇百怪。孙中山为此设计出一种立翻领有袋盖的四贴袋的“中山装”，1929年4月，国民政府公布“中山装”为法定制服。

三、登封告成古观星台的启示

东经113°08306±315、北纬34°24169±13的告成地处中岳嵩山之阳的颍河岸边，原名为阳城。唐代女皇武则天曾登嵩山，封太室，祭少室，故于公元696年将原“嵩高邑”改名为“登封县”；同时为取“大功告成”之意，将原“阳城县”改名为“告成县”，沿用至今为河南省登封市告成镇。

2010年8月1日，河南省“登封‘天地之中’历史建筑群”在联合国教科文组织世界遗产委员会第34届大会上通过审议，成功列入《世界遗产名录》。这个“天地之中”的历史建筑群包括周公测景台，元代郭守敬观星台、太室阙、少室，以及嵩岳寺塔等许多处建筑物，但是真正标定“天地之中”的建筑物，当属周公测景台和元代郭守敬观星台。实际在我国，“天地之中”有多处，谁能“允执其中”谁就是“中”，这是权力的象征也是关系到民生的责任，如上述的陶寺遗址应该也是“天地之中”。周公测景台建立于西周，大约在公元前1037年，陶寺古观星台为公元前2300年至公元前1900年之间，两者相差一千年左右。元代郭守敬观星台建立于公元1280年，与周公测景台相差两千多年。在这上下三千年间，这些测景台、观星台的形制、测算能力有了很大的变化，但是他们采用的工具原理没有变，以圭测日影。尊自然、重事实是中国传统文化的根基。

1. 周公测景台

周公测景台是由西周开国元勋周公旦设建的。周公姓姬名旦，是周文王姬昌第四子，周武王姬发的弟弟。传说周的先祖后稷在尧舜时代做农官，住在陕西及山西的中原地带。后稷的后代失掉了官职，为避战乱，逃到甘肃庆阳、陕西岐山地区，但周人一直留恋中原之地。清华大学破译的战国时期竹简《清华简·保训》中记载，周文王姬昌临终之前告诫儿子周武王姬发说："昔舜久作小人，小人亲。耕于历茅，恐求中。自稽厥志，不违于庶，万姓之多，欲厥有施。于上下远迩，乃易位迩稽。则阴阳之物，咸顺不逆。舜既得中，言不易，实变名，身兹备惟允，翼翼不懈，用作三降之德。帝尧嘉之，用受厥绪。"这段话的意思是：舜出身于庶民（小人），能亲近庶民，耕山地住茅屋，唯恐求天文历数（中）不得。查自然之数（稽），励志掌握突变的天文历数（厥，允厥执中），不违民望。庶民百姓众多，皆欲掌握天文历数（厥）而施其德。核对上下远近（迩）圭表的影移（易位），尽量接近（迩）自然之数（稽）。测阴阳物候，协调人事劳作顺应天数。舜尽得天文历数，天道不变，空间名变，深知玄之又玄（兹）皆（惟）在天文历数的时信（允），故小心翼翼恭敬不懈。舜能施布时节三乐之德（春、夏、秋三时之务）。帝尧嘉许他，授予他帝统（厥绪）。所以，走出西部"日不足，隹宿不羕"的岐山阴地，回到先祖故土的中原，找到"天地位、万物育"之地，成为周文王姬昌儿孙们的志向。

周文王姬昌去世后，周武王姬发继位。周武王在同胞弟弟周公姬旦辅助下灭了商纣王，先定都镐京（今陕西西安西南）建立西周王朝，然后就开始寻找理想的中原之地。为此，周武王考察过伊、洛二水一带的"有夏之居"，并对周公叹曰："我未定天保，何暇寐！"（司马迁《史记》）可见其心迫切。但当时天下尚未安宁，武王姬发的心愿未能全面实行，在灭商后的第二年病倒了，当时其子周成王姬诵尚幼，周武王在弥留之际将摄政权交予周公姬旦。

周公的一生丰功伟绩，《尚书·大传》概括为："一年救乱，二年克殷，三年践奄，四年建侯卫，五年营成周，六年制礼乐，七年致政成王。"周公旦按夏至正午日影一尺五寸为"地中"的标准选址建都。在阳城垒土圭、立木表，测量日影。《周礼·地官·大司徒》记载："大司徒之职，掌建邦之土地之图与其人民之数，以佐王安扰邦国。……以土圭之法测土深、正日景，以求地中。日南则景短多暑，日北则景长多寒，日东则景夕多风，日西则景朝多阴。日至之景尺有五寸，谓之地中；天地之所合也，四时之所交也，风雨之所会也，阴阳之所和也。然则百物阜安，乃建王国焉，制其畿方千里而封树之。"这段大意是：建国安邦……需用"土圭法"来制定各邦国的疆域，校正日影，于夏至这一天，将表杆留下的日影长度为一尺五寸的地方定为"地中"。短于或长于一尺五寸的地方是偏北或偏南的地方，偏北或偏南不是过冷就是过热，只有夏至时影长一尺五的地方最适宜。因为"地中"之地是天地相合之地、四季和谐之地、风调雨顺之地、阴阳和谐之地、物产富足人民安宁之地，所以是"建王国"之地。那么周公旦最终将"建王国"之地选在何处？《史记·周本纪》载："土圭之长尺有五寸，以夏至之日，立八尺之表，其景适与土圭等，谓之地中。今颍川阳城地为然。"就是今天河南登封市东南二十四里告成镇。告成在夏朝称为阳邑，西周时称为颍邑，东周时称为阳城，秦朝属颍川郡。北魏郦道元《水经注·卷二十二·颍水》记载："'颍水出颍川阳城县西北少室山。'注曰：'颍水东合五渡水，经其（阳城县）故城南。昔禹避商均，伯益避启，并于此也。亦周公以土圭测日景处。'"但是告成地处浅山地区，北依嵩山，南眺箕山，为两山夹一川，构成九沟八梁的基本格局。于是周公把居住和建都之地选在了登封告成正西部略偏北、几乎同一纬度（相差0.2纬度）、直线距离60公里、地势比较平坦宽广的古都洛阳，并在执政的第五年，正式开工大规模地营建成周洛邑。

周公测景台原本是土圭木表，圭表相连。被几代所沿用后，到了唐开元十一年（723年）土圭木表换成了石圭石表，表的顶端为屋宇式盖顶，石表南侧面刻正楷书字“周公测景台”。此测景台一直保留至今，仍然屹立在登封告成，已约1300年。

周公测影台的石圭（台座）上小下大，四边偏斜，呈梯形锥体，台底面最宽1.88m、最窄1.68m，台上面成0.96 m×0.96 m正方平面，中间置一根高1.96m石柱，石柱为表，石圭石表通高3.91m。能比较准确地测定二至二分，夏至太阳照射表的影子落在圭上，仅有50cm（一尺五寸），故被俗称为“无影台”。

2. 郭守敬观星台

元朝郭守敬（1231—1316）建造的观星台就在周公测景台北约20米处，是由天文学家郭守敬于至元十三年至至元十七年（1276—1280）历时四年，奉命修订新历法期间内主持建造。

忽必烈进驻北京后需要修历，于1276年命许衡“领太史院事”，郭守敬与王恂为副，研订新历。郭守敬提议“历之本在于测验，而测验之器莫先仪表”，忽必烈接受了郭守敬的提议，在全国各地修建了27座观测点、观星台，并派14名具有天文学知识的监候官，到“东至高丽，西极滇池，南逾琼崖，北尽铁勒”的全国各地进行天文观测，被后世称之为“四海测验”。郭守敬从元上都、北京、河南等地辗转至南海黄岩岛，对其中6个地点亲自进行了夏至日的圭表、星宿测定。同时郭守敬创制和改造了高表、立运仪、玲珑仪、简仪等12件天文观测仪器。简仪是对传统浑天仪的改造，郭守敬在简仪中装了滚柱轴承，使其动赤道环可以灵活地在定赤道环之上运转，而且除北极星附近以外，整个天空一览无余，因在其结构和使用方面都比以往的浑天仪简单，故称简仪。郭守敬在简仪上设计的赤道经纬仪是世界上最早的赤道装置。郭守敬的简仪长4.7m，宽3.25m，高3.1m。原物现存放在江苏南京紫金山天文台。

1279年，郭守敬驻留在“天地之中”的登封告成（秦昭王灭亡东周后，在今河南洛阳市西涧水东岸设置河南县，历代虽有变更，但河南多以洛阳为中心，元朝时河南府在洛阳，阳城即今告成，归河南府管辖），利用高楼式观星台、简仪等“昼参日影，夜观极星，以正朝夕”。郭守敬团队经过一年的观测及采用“三差内插法”“球面三角法”“弧矢割圆术”等当时的高超术数计算方法，处理黄经和赤经、赤纬之间的换算，黄道与赤道、白道的夹角度数，推算太阳、月球和行星的运行度数等，算出许多精确数值。如算出日行速度不等，最快的速度时间在冬至。并且计算出冬至的时刻与现代精确值相差不到14.4分钟。这点很重要，因为冬至在天文历法中是作为一年的起始点，所以准确测定冬至点对纪时、授时都至关重要。再看一下他们观测出的系列数值与现在的精确数值的误差值：北极出地高度平均值仅差0.35，二十八星宿距度平均值差不到5'，黄赤交角值仅差1'多，将朔望月亮的周期精确到小数点后6位数29.530593日；他们综合全国收集来的数据，参考以往的历法进行推算得出一回归年为365.2425日，与现今通行的公历值完全一致，与现在的精确时间相比仅差25.92秒。如此一系列的精密数据，加之以十九年置七闰、闰月插于无中气之月等方法来协调日月阴阳制历，使其新历的准确性、实用性处于当时的世界领先地位。

1280年，由郭守敬领衔编撰的新历法问世，忽必烈取《尚书·尧典》"钦若昊天，敬授民时"之意，将这部新历法命名为《授时历》。明初颁行的《大统历》基本上就是《授时历》，若将此二者视为一体，则《授时历》使用时间从元朝初到明朝末，达三百六十四年，是迄今我国历史上施行时间最长的一部历法。

郭守敬观星台由一座砖石混合建筑的覆斗形高楼为"表"与楼北由36块长方形石墩连接为"圭"而构成。《元史·天文志》中记载了郭守敬观星台的标准形制："圭表以石为之，长一百二十八尺，广四尺五寸，厚一尺四寸，座高二尺六寸。南北两端为池，圆径一尺五寸，深二寸，自表北一尺，与表梁中心上下相直。外一百二十尺，中心广四寸，两旁各一寸，画为尺寸分，以达北端。两旁相去一寸为水渠，深广各一寸，与南北两池相灌通以取平。表长五十尺，广二尺四寸，厚减广之半，植于圭之南端圭石座中，入地及座中一丈四尺，上高三十六尺。其端两旁为二龙，半身附表上擎横梁，自梁心至表颠四尺，下属圭面，共为四十尺。梁长六尺，径三寸，上为水渠以取平。两端及中腰各为横窍，径二分，横贯以铁，长五寸，系线合于中，悬锤取正，且防倾垫。"简单讲，郭守敬观星台是由"表主体高楼""表顶端横杆""石圭""水""景符"五样实体物组成，缺一不可。用现在语言和尺度来解析它们的作用如下。

（1）"表的主体"：是高9.46m的覆斗形高楼北墙体上的凹槽。高楼呈下宽上窄覆斗形，顶部是正四方形平台。楼体北壁正中部建成一个垂直于地面、直上直下的凹槽。凹槽下直达地面与石圭相接；凹槽上直达楼顶平台。上有一横杆，悬空在凹槽两侧突出部位的小室体上。直上直下的凹槽与横杆构成"表"，横杆是表顶。《元史·天文志》中记载："表长五十尺……入地及座中一丈四尺，上高三十六尺。"可知此表高加上到悬空的横杆距离应是四十尺，是传统"表八尺"的5倍，故俗称"高表"。

（2）"石圭"："石圭"长31.196m、宽0.53m，由36块长方形青石礅连接，平铺在地面子午线上。"石圭"一端与楼体北壁凹槽相接，凹槽直壁与石圭间留有36厘米的间隙，是表顶横杆下垂的地方（保证尺度一致性）；另一端笔直地延伸向正北方。"石圭"上有与季节相关的刻度，故俗称为"石尺"。有两道均匀平行的水槽贯通南北，水槽在南北两端与方池相连，且南高北低，注水后可自行灌满，不用时水又可自行从北端东西两侧的泄水孔排出，即南端注水北端泄水。当槽灌满水时，水槽就成了两股平行的流水渠，渠南方池是注水池，渠北方池是泄水池。使用时必须让水灌满"石圭"，此结构意在依据"水平"取"线"以测天影，故此"石圭"被俗称为"量天尺"。

（3）景符：原物已失，现在只能从历史文献记载中来追其构型。如《元史·天文志》中记载："景符之制，以铜叶，博二寸，长加博之二，中穿一窍，若针芥然。以方闑为趺，一端设为机轴，令可开阖，楮其一端，使其势斜倚，北高南下，往来迁就于虚梁之中。窍达日光，仅如米许，隐然见横梁于其中。旧法一表端测晷。所得者日体上边之景。今以横梁取之，实得中景，不容有毫末之差。"清华大学科学史系的肖尧曾据此复原过一件等大的铜制景符。这座楼式"表"比传统的表增加了数倍，圭和影也相应扩大了，测量误差值应该自然相应减小。但前提是，如何更精确地标定楼顶横杆投在石圭上的影，传统的“景符”太小了。为此，郭守敬将传统的“景符”改造成上述的模样。一个有底座的大铜片，大铜片的中心有一小孔洞，以达到能稳定放置在石圭上的“景符”自然比用手举着稳定多了。见图 1.5。

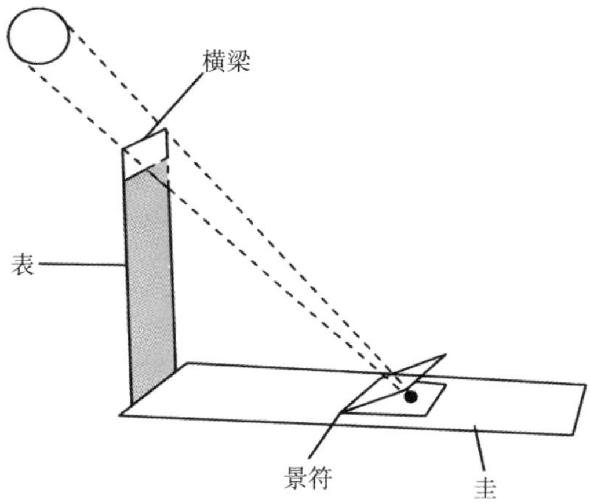

图 1.5 景符示意图

3. 圭表的建立及历法

表为股，圭为勾，斜射日光为弦，这不就是现代小学生都会的“勾股定理”吗？对，就是“勾股定理”。但是，你是否知道它源于中国，源于圭表测天地。正是由于圭表能测天地的循环变化规律，人们才有了准确的时间和方向概念，才有了长短、正反以及循环规律等概念，才可有意地主动地去观察、分析周围的事件，从而建立了应时务农、按规矩办事的习惯，文明始生，医药始建。这种根于天地自然的医药中有许多现代科学尚没有认识到的内容。学中医不能与天地绝，古秀才学医如笼里捉鸡，今博士学医如雾中看花。所以，笔者从天文讲起，希望能将现代大家已经不熟悉的中医名词术语的真正意义找回来。

成书于公元前 1 世纪的《周髀算经》记载了远古时代如何使用圭表测量天地，同时指出“勾股之数”和“方圆换算”是术数之本。如《周髀算经・卷上》记载：

“昔者周公问于商高曰：‘窃闻乎大夫善数也，请问古者包牺立周天历度。夫天不可阶而升，地不可得尺寸而度。请问数安从出？’

商高曰：‘数之法，出于圆方。圆出于方，方出于矩。矩出于九九八十一。故折矩，以为句广三，股修四，径隅五。既方之外，半其一矩。环而共盘，得成三、四、五。两矩共长二十有五，是谓积矩。故禹之所以治天下者，此数之所生也。……’

周公曰：‘大哉言数！请问用矩之道？’

商高曰：‘平矩以正绳，偃矩以望高，覆矩以测深，卧矩以知远，环矩以为圆，合矩以为方。方属地，圆属天，天圆地方。方数为典，以方出圆’……”

现在因为我们有各种仪器设备，将一杆垂直于地面是分秒之事。你是否可以想象若在荒郊野外没有任何仪器设备时将如何做？查一下资料可以看到，有许多文章在解释“为什么古老的表不是圆的是方的？”笔者认为，无论怎么解释，只有设身处境地想想才有可能解释正确。

为了找垂直，用八根垂线（一长绳，下端系个重物，如石头）系在表的正四面和四角（四维），当八根垂线全部附于表体时，便是表处于垂直状态，或在地面以直角形的“矩”来找平；然后以表为圆心画一个大圆，将这个大圆扩展成沟，沟中放入水，以此找地平面，到此完成了原始的“圭表”。下文简要介绍如何观测。

（1）日出于东，影在西，标记表影与西侧的圆弧相交点；日落于西，影在东，标记表影与东侧的圆弧相交点；连接两个标记点成一直线，这条直线所指就是正东西的方向。取线段的中点与“表”杆在地面的垂足点连接，这条线就标定了南北子午线。

（2）在（1）操作过程中，加一游表，使之与日出、日落时，处于日光点与表的之间或日光点直射对侧的圭沟里，这样形成三点一条直线，提高直线的准确度。

（3）白天正午时刻参考表影与子午线方向的差异来修正。晚上，在表的顶部拴一条绳子，牵直并移动绳子，使视线顺绳子望去，通过表顶，于星空中正北的北极星处于一条线，此时人所站的地点与表底连线就是子午线。此法被称为“参”，参照星位来定方向。

记述春秋战国时期官营手工业各工种制造工艺的文献《考工记》和西汉的《淮南子》对此都有比较详细地描述。如《考工记・冬官》曰：“匠人建国，水地以悬，置槷以悬，视以景，为规，识日出之景与日入之景，昼参诸日中之景，夜考之极星，以正朝夕阳。”《淮南子・天文训》曰：“正朝夕，先树一表东方，操一表却去前表十步，以参望，日始出北廉，日直入。又树一表于东方，因西方之表以参望，日方入北廉，则定东方。两表之中，与西方之表，则东西之正也。日冬至，日出东南维，入西南维；至春、秋分，日出东中，入西中。夏至，出东北维，入西北维，至则正南。”

因为在春分和秋分时，太阳从正东升起，正西落下。所以在二分时观测日出、日落点可以直接定东西方向。冬至和夏至日时，太阳在正中午的时候，其位置正好是正南和正北。所以在二至的中午正点时，观测日光点可以直接定南北方向。问题是，古人如何定中午的正点？想必应该还是先找东西再定南北比较容易。而一旦有了四方，四维自然好定，这样一天可以分为八份；若将每四方分为三份，则一天可以分为十二份。这些与将“表”立直、将“圭”持平、将“方向”测准相比，都不是难事。

到元代，郭守敬做了一个每边长4尺、厚1寸的正方形，四周去边5分为水槽以置水平。中心洞底植臬，高一尺五寸。案面上从圆柱外起，以一寸为间隔，画十九个同心圆，附刻有十二方位和乾、坤、震、坎、艮、巽、离、兑等以表示季节，以及周天度。此仪器名为“正方案”，它是不受地球磁极干扰的、指示正南正北的定向仪器，是当时世界上最精确的定向仪器。其用途有：水平放置以测太阳方位；正南北方向垂直立于地面，可测北极出地高度；帮助安装天文仪器，使天文仪器的两枢轴与天北极平行或重合。此外，郭守敬还主持创制了简仪、浑天仪、玲珑仪、灵台水运浑、仰仪等精巧天文仪器。仰仪是为了观测日食而制。汉代时人们已经学会用水盆照映的办法来观察日食，以避免眼睛直接接触阳光而被灼伤的问题。郭守敬发明了一种叫仰仪的半球形仪器，里面有刻度，可以比较准确地测定各个食相的时刻，并估计出食分。

很早以前，人们就有了年和月的概念。因为太阳光的四季更迭明显影响人的生存，在那无灯的岁月里，月亮盈亏变化明显影响人的夜间活动和海边居民的日常生活。但是，无论是太阳还是月亮，它们都不是以整日这个数来循环运转，所以无论是以太阳还是月亮来作为标定时间，都不可能干净利落地将年、月切成整数。如何作为好？这就是“历法”。换言之，“历法”就是计算太阳、月亮、地球三个星球在天体中的运转周期的比例。可见“历法”必须谨遵天道。

历史上，在世界各地存在过千差万别的历法，但其基本原理不外乎单纯以太阳的循环规律纪年的阳历，或单纯以月亮的循环规律纪年的阴历，协调错综日月计算复杂比例的阴阳历。我国远古时曾追随太阳而使用过“十月历”，并赋予“十天干”；后将月亮加入，赋予“十二地支”，并开始不断地进行两者的协调计算，以及为了能准确协调计算而发明了各种观测日月星辰的仪器设备。

目前世界上通行的“公历”实际上就是太阳历、阳历。“公历”即公历纪年法，又名“格里历”等，是从耶稣诞生日算起。公历是在“儒略历”基础上修订而成的历法，由教皇格列高利十三世在1582年颁行。儒略历是公元前46年古罗马统帅儒略·恺撒决定采用的历法。公历的计算是以太阳回归一周为准，因为一回归年是365.2422日，阳历年365日，比回归年少了0.242199日。所以阳历的“历法”规定每4年中加1闰年，闰年为366日，比常年多1日。但是，因为0.242199日不等于1/4日，4年多1日的同时，实际缺少了0.0078日。400年有100个闰日，实际缺少了近75个小时，相当于3天多。所以阳历“历法”又规定每400年从中减去3个闰日，这就差别不大了。

今天一些阿拉伯国家用的回历就是阴历。一朔望月为29.5306日，阴历“历法”规定大小月搭配使用，大月30日，小月29日，一年12个月共354日，相差11天，所以每年都向前移了11天或10天。因而阴历的新年无固定的季节，或是冰天雪地的冬季或是烈日炎炎的夏季。即如果现在开斋节是在冬天，18年后就退到夏天。

阴阳合历的“历法”，一要求年同回归年基本相符，保证四季时间准确，以利农耕民事；二要求月同朔望月基本相符，以利民自判时间和利民渔。在没有钟表的年代，星空就是最准确、最大、最可靠的钟表。月亮以七为单位的圆缺变化，非常方便人们的计时。当然，如何将日月的优点都纳入“历法”，并非可以简单从事，因为它关系到民生问题。所以，自古中华民族就以视“天行”为“历”、以测“圭水”为“法”，以每十九年加七个闰月来协调阴阳，赋予天干地支来标记，至今仍然如此。具体计算如下：

$19\times365.2422=6939.6018$ 天，插入7个闰月 $=19\times12+7=235$ 个月

$235\times29.5306=6939.691$ 天，即每19年的误差只有不到0.1天。

需要说明的是，我国的“阴历”和纯粹的“阴历”并不完全一样，纯粹的阴历是大小月交替编排的；而我国的“阴历”的大小月是经过观测和推算决定的，需要保证每一个月初一都正好是“朔月”，即月亮在太阳地球中间，也就是我们看不到月亮的那天。为了与纯粹的阴历相区别，将其称为“农历”。农历也是大月30天，小月29天，因为一个月是29.5306日这个数是年平均值，所以农历有时可以连续出现两个大月或连续出现两个小月。在农历的每100个历月里约有53个大月和47个小月。农历是基本上以12个月

作为一年的，但12个朔望月的时间是354.3667日，和回归年比起来要相差11天左右，为此我国历法采用十九年加七个闰月，将差值降低到不足0.1天。

第二节　中国古天文历数对中医的影响

从濮阳大墓到郭守敬观星台，历史走了五千多年。尚不论在濮阳大墓之前，人们经过了多少年代才构画成星宿的图像，找到北斗四季运转规律，测出二分二至的影长，就仅仅笔者列举的遗址而言，足可让现代的科技仰视。因为这里蕴藏的不只是科技手段的进步，这里真正使人们敬仰的是中华民族崇尚自然天地的思维。

中华民族“崇尚自然天地”，是他们在实践中用生命换来教训的基础上逐步建立起来的真谛信仰。从某种意义来讲，若将人也放到大自然中来认识，“崇尚自然天地”本身就是人思维的“自然天地”的发展。笔者为何反复强调“自然天地”，因为“自然”只是一个静止的名词，加上“天地”才有“动”的内涵。“自然天地”是时时在动的自然，是时时在变的自然，是生生不息的自然，是寒暑旱涝冰雹交杂的自然，是春暖花开金秋果丰的自然，是可预又不可知的自然……这一切的一切均可入所有动物之目，但除了人，皆任其自然而自然，唯有人将天地之动与生存联系在一起，从而产生了“文明”。而且源于自然的古老认识至今仍然有意义，因为天地运行的轨迹没有变，圭表的含义没有变。

一、圭表对中医常用字的影响

陶寺遗址的古观象台、古圭表、周公测景台与郭守敬观星台相隔数千年，无论从形式上看，还是从计算精度上看，都没有任何可比性，但它们的作用原理却是一致的，而且建造者的思维方向也是一致的，都是利用一表一圭寻找“最适宜人居之地”。就是如此再简单不过的器具，在其使用过程中，派生了众多中国传统文化名称概念。如“中”“阴阳”“五行”“癸水”“四面八方”“天干地支”“天圆地方”等，这里除了“四面八方”与现代概念比较相似且比较直观外，其他看似很简单，但其内涵并非只是现代的字面概念。在此笔者再略深入地讲一下与中医有关系的几个字。

1. 从圭表脱胎来的“甲”“王”二字

《说文解字·卷十四·甲》:“东方之孟，阳气萌动，从木戴孚甲之象。一曰人头宜为甲，甲象人头。凡甲之属皆从甲。古狎切。”清代段玉裁《说文解字注》曰:“东方之孟，阳气萌动。《史记》历书曰：甲者，言万物剖符甲而出也。《汉书律历志》曰：出甲于甲。《月令注》曰：日之行，春东从青道发生，月为之佐，时万物皆解孚甲。《月令》曰：孟春之月，天气下降，地气上腾，天地和同，草木萌动。”目前所见到的解释绝大多数基本如上述，但是看一下“甲”字的变化历程（图1.6）:“甲”字最初是个“十”字形或“十”外套着一个“O”，然后变成“甲”或“甲”，最后才演变成了现在的“甲”型。如果从图像看，你是否看到了“圭表”的变型历程？先是一圈“圭水”套着“表杆”，后是以“圭尺”连接“表杆”。那其中的“十”如何解释呢？“十”是“圭表”的首项工作。

竖起一“表杆”，挖好一圈“圭水”，或放好“圭尺”，“圭表”始定型，万事皆从此开启。首先必须先定方向，如何定方向？《淮南子・天文训》说：“子午、卯酉为二绳。”子午、卯酉是十二地支中的四个地支名，它们的位置处于正东西（卯酉）、正北南（子午）。所谓的“二绳”就是指古人在测定四方时以“—”代表东西的纬线与以“|”代表南北经线相交而形成的“＋”图形。因为这是使用“圭表”进行工作的第一项任务，所以“＋”图形曾作为十天干之首的“甲”被古汉字使用。

“＋”图形无疑是中国古天文学的起步，并且是对“空间”的“开启”，所以古人赋予它为具有空间意义的“天干”之首“甲”字。正因为“甲”字内涵有“启”和“首”的意思，且“天干”以十为一循环，中国古数学也是十进位制，所以“甲”字逐渐充当了数字“1”。不过我们还是能从一些词组中看到“甲”的空间含义，如铠甲，用现代的语言说，就是居于人体空间首位的“金鳞片”。

如此讲来，“甲”脱于“圭表”是不是很形象，不过“王”字更形象。

不知道读者是否去过山东曲阜孔林，孔林是孔子及其后裔的家族墓地。孔子墓前石碑上刻篆书“大成至圣文宣王墓”，仔细看其中的“王”字（王），这个“王”字的中间一横明显地偏上，还有金文的小篆“王”字也是如此（王），你能想到这是为什么吗？

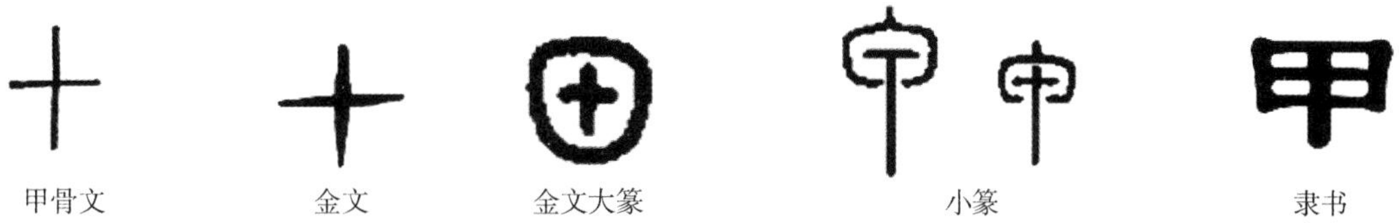

图 1.6 “甲”字的变化历程

先让我们看一下《说文解字》吧。清代陈昌治刻本《说文解字・卷一・王部》说：“天下所归往也。董仲舒曰：‘古之造文者，三书而连其中谓之王。三者，天、地、人也，而参通之者王也。’孔子曰：‘一贯三为王。’凡王之属皆从王。𠙻，古文王。李阳冰曰：‘中书近上。王者，则天之义。’雨方切。”除了“𠙻，古文王”这句具有史料意义，其他，包括孔子的解释都是人为的说法而已。那么，我们也只能从“𠙻，古文王”为突破口了。“𠙻”字的小篆字形为“𠙻”形。若笔者将此图形解释为“手握圭表者”应该不为过吧，虽然那个“手”更像围绕“圭尺”的水渠。但是为什么在这个“圭表”的顶端是两横？为什么后世将那个象“手”的水渠改成横时，就可以堂而皇之地刻在孔圣人的墓碑上？这里绝非一丝苟且，如此庄重的地方，不可能没有“天意”。虽然可以以“手握圭表者为王”一语解释，但却越不过孔子碑文上的“王”字三横距离明显不等的“天意”。让我们再回到“圭表”找答案吧。

陶寺考古队长何驽在《山西襄汾陶寺城址中期王级大墓IIM22出土漆杆“圭尺”功能试探》一文中说：“第1—11号色段总长39.9厘米，等于陶寺1.596尺，非常接近《周髀算经》所说的‘夏至日影长一尺六’的记载。第1号色带至33号色带总长为141.6厘米即5.664尺，为春秋分日影长，……共长337.4厘米，13.496尺，非常接近《周髀算经》冬至晷长337.5厘米即13.5尺。”这段话描述了陶寺出土的圭表在二分二至时，表的日影投在圭尺上的距离尺寸，以及《周髀算经》所记载的二分二至时日影的长度。我们抛开何驽先生以《周髀算经》为取证的内容，只以陶寺出土圭表的二分二至刻度为评，看一下它们的距离长度。首先我们需要明确一下，二分二至虽然是 4 个时间点，但是因为春分、秋分在一个点上，所以结果只有 3 个点；3 个点的特征是，夏至最短、冬至最长、二分在两者之间。说到这，我们应该想到，最短与最长已经是定数了，关键是在两者之间的二分是在什么位置？是在之间吗？让我们看一下何驽先生给出的具体数值：

夏至影长 39.9 厘米，等于陶寺 1.596 尺

冬至影长 337.4 厘米，等于陶寺 13.496 尺

二分影长 141.6 厘米，等于陶寺 5.664 尺

那么，二分距离夏至为 101.7 厘米，等于陶寺 4.068 尺

二分距离冬至为 195.8 厘米，等于陶寺 7.832 尺

结果告诉我们：二分距离夏至若为 1 个单位的话，二分距离冬至将近为 2 个单位。用数值比例表示，大约可以用 1∶2 来表示。以郭守敬纪念馆出示的二至与二分的关系图及郭守敬观景台的季节刻度（图 1.7）示意看，也明显呈现二分距离夏至短、二分距离冬至长。若在这些日影点处以横杆标记，可否得到一个大写的、似孔子墓碑上那样的“王”字？仔细看看那个“王”字，中横距离上横，比中横距离下横，大约真是相当于 1∶2，可见这是“天”赐之“王”。

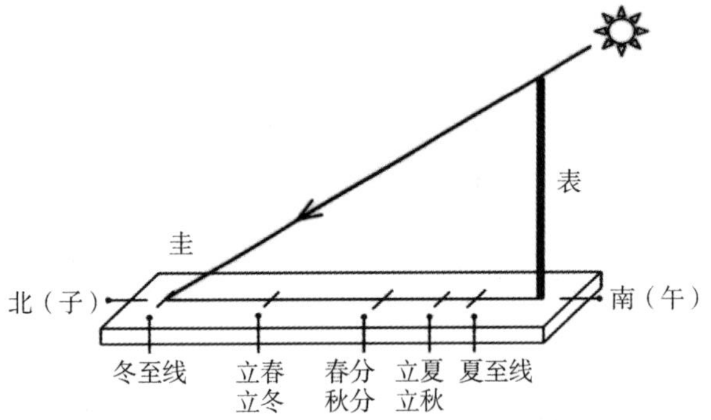

图 1.7　郭守敬观景台的季节刻度的距离

当然，这样的比例关系是与观察者所处的纬度密切相关，若处于赤道或两极绝不会出现这样的比例关系，从这一点讲，也证明了汉字发源于“中原地区”即北纬 30° ～ 40° 之间。实际这些现象也可以通过简单的三角运算得出，这个题解就留给感兴趣的同学们吧。本书的目的不在于考古，更不是研究文字，但是由于中国的历史太过于久远，加之我们绝大多数人已经离开了朴实的自然环境，对于极其简单的自然现象的理解，反不如对复杂的人为问题理解的清楚，如此的思维倾向对尚以朴实的自然现象来描述人体问题的中医来说，难免会出现偏差。故笔者在“中国古天文历法对中医影响”这节中，先以与中医几乎无直接关系的“王”“甲”二字来开头，目的在于以最简单的事实提示读者，学中医首先要适当地挣脱一些人为因素，努力回归真实的自然界中，站在自然界中来审视问题，来理解中医的一些名词术语，将会获得不同的认识内容。

2. 从圭表制历来理解中医的“天癸”及“神鬼”

无论“天癸”还是“神鬼”在中医古籍中都可以频繁看到。不懂其自然含意者看到这些名词，多会从内心将古人的智慧结晶降维至无知及迷信的程度。当你一旦明白了这些名词的来源，你将会对中国文化及中医从内心产生新的探索欲望。

（1）从圭表来理解中医的“天癸”

《素问·上古天真论》：“帝曰：人年老而无子者，材力尽邪？将天数然也？岐伯曰：女子七岁，肾气盛，齿更发长。二七而天癸至，任脉通，太冲脉盛，月事以时下，故有子。……七七，任脉虚，太冲脉衰少，天癸竭，地道不通，故形坏而无子也。丈夫八岁，肾气实，发长齿更。二八，肾气盛，天癸至，精气溢泻，阴阳和，故能有子；……八八天癸竭，精少，肾藏衰，形体皆极，则齿发去。”上面的内容主要讲的是：人老了以后不能生育是什么原因。古医圣岐伯的解释是：女子 14 岁（二七一十四）时“天癸”出现，能按时来月经（月事以时下），就可以生育了……待到 49 岁（七七四十九）时“天癸”枯竭了，就不能生育了；男子 16 岁（二八一十六）时“天癸”出现，能有足够的精子溢出来（精气溢泻），就可以生育了……待到 64 岁（八八六十四）时“天癸”枯竭、精子少了，就不能生育了。看来“天癸”一词不难理解，用现在通俗的语言来讲就是“性激素”而已，这岂不是人人都明白的事吗，中医何苦绕半天。甚至有的同学会想，淘汰这些烦琐、累人的中医理论吧，腾出时间让我们更多地去学习现代有关“性激素”的知识将会事半功倍。可是在笔者说看来，“天癸”不完全等于“性激素”。

在西医，谈到“性激素”时，会从下丘脑－垂体－性腺轴开始讲起，一旦临床患者出现某某症状时，可以通过各种检查、检测手段来获得各个部位的结构及激素分泌量的相关信息来分析判断问题的所在。现在的中医也需要这些检查、检测指标，但在处理这些问题时，与西医最大的区别是，中医不会急于进行消除结构问题，或减少或补充某种激素，更多地会思考除先天问题外，症状出现的原因是什么？是偏阴问题还是偏阳问题？是偏虚还是偏实问题？是偏热还是偏寒问题？但是，中医说的寒热却不能用温度计来标定，所谓的虚实也不是物体密度问题，如此不靠谱的概念不是落后吗？

在笔者看来，这不仅不是中医的落后问题，相反，这正是中医超前的科学问题。我们今天之所以不能理解中医，是因为脱离了自然，忘掉了中国传统文化。因为一些文化、一些非常朴素的自然现象不是语言可以表达清楚的，但是只要能看到，自然人人都会明白，如“母爱”。“母爱”是自然界最最基本的自然现象，否则世界不会如此繁华灿烂。“母爱”在人类的表现可以五花八门，但在自然界可以简单地归结为一句话“消耗我来成全你”，而且这里不存在什么想法，是纯粹的“天性”。无论是植物用美丽的花形和甜蜜的花蕊来成全果实，还是禽类以消耗自己的体能来成全雏鸟，都是“天性”，因为母体为此而凋零自己、衰弱自己的这些非利己的行为不是由思想教育而产生的，不是由谁培养而造就的，是自然发育过程中的自然现象，所以用任何词汇来描述都不如“天性”准确。“天性”两字包含了各种各样的“母爱”表现，生活在原始自然界中的人对“母爱”的理解，就如同现代人理解“叫外卖”一样，不用再多言了。但是“叫外卖”一词若说给古人，就需要从什么是钱、什么是手机、什么是信息讲起，可想而知有多恐怖，讲不好则满盘皆输。反过来，现代人对中医词汇的理解也存在类似的危险，尤其习惯获取“碎片知识”者，很容易造成张冠李戴的结果。无论是古人以“天性”来说“母爱”，还是现代人用“叫外卖”来说“交易”，都是因为“日用而不知”，即天天使用而茫然不知其内含道理。古人不讲，今人已经脱离了“日日使用”的环境，结果就成了“今古茫然两不知”

了。所以学习中医，必须搞清楚中医术语词汇的环境和内涵。

学医，首先要学生理，然后才能学病理。因为只要明白正常的生理是怎样的，才好对比出病理，这是当今大家的共识。但是学中医时会发现，中医几乎不讲生理，讲也是常常与病理混在一起，这是因为在中医看来，正常生存状态与“天性”一样，可以有千差万别的表现，但是只要不影响自然发育过程就行。同时中医认为，人的个体自然发育过程不正常与世间其他各个物种发育不正常一样，不外乎两方面，一是自己内因体质问题，二是外界天气及环境因素问题。对于出生后能自然存活下来的人来讲，内因体质问题基本定型，虽然多样但总有基本状态可寻，所以不会太复杂；复杂的是外界因素的多变性，外界因素的多变性不仅影响人体，而且影响所有的生命体，包括细菌及病毒。所以外环境发生一定的量变后，人的个体对外界因素的反应已经不是简单的内外二维交叉的结果，其平衡的难度会随维度的增多而成倍地加大。中医看病需要罗列众多环境气候因素和患者个体反应及情志等问题，不知其因者以为中医师好脾气、喜欢多问，殊不知这些是中医师在选方施药之前必备的第一手资料。

中医脱胎于传统天文实际应用过程中的具体内容，所以中医有些术语也脱胎于传统天文术语，中医“天癸”一词就是如此。在圭表初建时，所谓的“圭”实际是围绕表杆一圈的“水”渠。后来，当定位方向解决了，尤其是当有了指北针、滴漏计时后，圭表的形式就可以自由发挥了，如发挥成郭守敬观星台那样的“量天尺”，“量天尺”这个大“圭”上仍然需要平行的两条“水”渠来“准”纳日光。不仅这些量地球公转的“圭表”需要“水准”，就是量地球自转的“日晷”也需要“水准”，“日晷”以何角度放在台基上，直接影响晷针在晷上投影的角度，所以晷上的刻度是需要通过“水准”校订后才可有效。换言之，无论圭表变成什么样子，都不可能脱离“圭水”，只有“圭水”才能让天地有准“度”地相应。《说文解字》说：“瑞玉也。上圆下方。公执桓圭，九寸；侯执信圭，伯执躬圭，皆七寸；子执谷璧，男执蒲璧，皆五寸。以封诸侯。”由此可见，“圭”应该是个“度量”。“圭”是尺的画像，“圭”字中间一竖是尺身，“圭”字的四横是刻度。正是因为这些刻度，使“圭”具有了“标准”和“法则”的含义。“圭”是量日影的工具，换言之，“圭”是测量阳气的“尺”。对于人体来讲，其“性激素水平”具有一定代表身体阳气的含义。

“癸”是十天干（甲乙丙丁戊己庚辛壬癸）中第十个天干，也是一个具有“度”的名词，《说文解字》说：“癸象水从四方流入地中之形。”从“流入地中”这句话来分析，“癸水”应该含有“圭水”之意。同音的中国字一般会有关联的含义，如圭臬与规矩。圭臬是指测日影的圭水和标杆；规矩是指画圆形和方形的两种工具，它们同有“标准”“法则”的含义，这也是汉字特点之一。“天癸”也可以理解为“地与天相应的水准”。用于人体如何理解，历代说法很多，最透彻的解释当数明代著名医家张景岳。张景岳在《质疑录》中说：“天癸者，天一所生之真水，在人身是谓元阴。”可谓一语道破天机。我们从形式上看，“圭水”只是取“水平”，但是从天文的角度看，地球是生物的载体，阳光和水是生物生存的必要条件。这其中，阳光是太阳系星球共有物，水是星球自有物，应该看到，正是因为地球含有70%以上的水，才有比其他星球更好的生物生存条件。将此道理放在“圭表”中，表可以到处立，但是没有水来平定就只能是个杆子，没有再生其他功能的意义。当“圭水”逐渐减少时，其功能必然随之减弱；当“圭水”少到不能涵纳阳光时，这个“圭表”也就废弃了。

将这个含义引用到人体，“天癸”就相当于“圭水”，“圭水”是保证“圭表”具有再生其他功能的必要条件，所不同的是，圭表中的“圭水”可以人为地给予补充，人体的“癸水”具有一定的遗传因素，虽然后天也可以补充，但必定含有一定的先天因素在内，所以叫“天癸”，所以叫“真水”，所以叫“元阴”。因此，中医的“天癸”可以视为现代医学的“性激素”，但不能完全等同于现代概念的“性激素”，中医的“天癸”还含有人体一切“化生资源”的含义。中医认为，“肾主生殖”，“肾主骨、生髓”，所以“天癸”是隐藏在“肾”中的，除了“主生殖”的“性激素”外，应该还含有能“强骨”“益脑”“生髓”的东西。

“主生殖”，又“强骨”“生髓”，这是什么东西呢？若从现代化学结构讲，能“主生殖”又“强骨”的东西可以从“甾体化合物”的角度去思考，但是从临床实践和实验研究来说，中医药“补肾强骨”的作用并非是单纯的“甾体化合物”可以达到的效果。那到底是什么？客观地讲，现在还“说不清”，还“不知道”。中医源于数千万年的人体实践，现代医学源于几百年的科学实验，西医的科学之理是不断地由后浪推前浪地运动，中医的天地之道是永恒的星球运动，两者都有意义，不能厚此薄彼。而且重要的是，学中医就要尊重中医的思维，要清楚中医词汇的内涵意义。

（2）从制历来理解中医的“神鬼”

何为“神鬼”？一语概之，“神”是“X”（未知数），“鬼”是“历数”。

在原始社会和农耕社会，农作物的收成是性命攸关的大事。农作物的生长、发育都有一定的时限性，适时以作的前提是需要知道季节变化，可以测算气候变化规律，清楚节气与作物生长发育的关系，否则错过节气将颗粒无收。所以，谁能掌握四季变化规律及节气与农作物生长发育的关系，谁就能掌握部落或管辖范围内民众的生死大权。那么，这个人必定是“首领”或“帝王”或是他们不可缺少的顾问。在那“以食为天”的古代，“首领”或“帝王”有向臣民宣布“时令”、督导“耕作”的责任，而选择正确的耕作时令的前提是掌握“天之历数”，所以《论语·尧曰》记载帝尧禅位给帝舜时说：“咨！尔舜，天之历数在尔躬，允执其中。四海困穷，天禄永终。”《吕氏春秋·顺民篇》记载：“汤克夏而正天下，天大旱，五年不收。汤乃以身祷于桑林，曰：‘余一人有罪，无及万夫，万夫有罪，有余一人；无以一人之不敏，使上帝鬼神伤民之命。’于是剪其发，磨其手，以身为牺牲，用祈福于上帝。民乃甚悦，雨乃大至。”远古时代的尧、舜、禹、汤、文、武、周公，以及伊尹、巫咸、伯益等人都是大巫觋。张光直先生在《商代的巫与巫术》一文里，对祭司（巫）和法器（工）的关系作了分析，指出巫字是两个“工”字十字交叉的形象，认为“巫”字是由两把矩尺交合而成的。说明“巫”首先应该是手持规矩、知天时、候地利的数学家、天文学家。冯时先生说：“巫觋必为聪颖饱学之士，是当时社会中特殊的知识阶层，这一史实于现存的民族学材料依然反映得相当清楚。”

为了求得安宁，为了带领族人或被管辖范围内的众生能按时耕种、劳作，“首领”

或"帝王"最为有效的统治和教化民众的手段，莫过于依托"神"的力量。唐代柳宗元在《监祭使壁记》中说："圣人之于祭祀，非必神之也，盖亦附之教也。事于天地，示有尊也，不肃则无以教敬；事于宗庙，示广孝也，不肃则无以教爱；事于有功烈者，示报德也，不肃则无以劝善。"为求雨，为治病，就要研究天象，研究医药，就要叩问自然，与神灵沟通。巫觋的巫术活动原本是衷心敬畏事神的行动，久而久之，成为"教化民众"之"礼"，而"礼"所祭拜的对象都是曾经保护过部落、邦国、国家的人，正如《礼记·祭义》所说："文王之祭也，事死者如事生。"陈梦家（1911—1966）说："祖先崇拜与天神崇拜逐渐接近、混合，已为殷以后的中国宗教树立了规模，即祖先崇拜压倒了天神崇拜。"巫术礼仪中不乏包含科学认知内容，这些内容在不断地理性化的同时而专业化，在不断地被垄断化的同时而低俗化。最终古代的天文、数术、医药等具有一定技巧性的专业，在被家族或门派垄断的同时夹杂了各种神秘的包装。但是应该清楚，无论它们是以"巫"的形式出现，还是以"神"的形式出现，其根本的依托是真实的自然规律。

"神"从示从申，既有敬祭自然之意，又有察天象以预人事之用。《素问·天元纪大论》曰："物生谓之化，物极谓之变，阴阳不测谓之神，神用无方谓之圣。""神"的范畴，是有关宇宙万物发生发展变化的认识，是早期科学巫术作为礼仪形式来"教化民众"及规范社会秩序的手段。《荀子·礼论》说："列星随旋，明暗递炤，四时代御，阴阳大化，风雨博施，万物各得其和以生，各得其养以成，不见其事，而见其功，夫是之谓神。"即使现在的我们对自然界的变化仍然抱以"神"地想象，何况在那遥远的古代，尊重自然的观察家们自然也避免不了对天地运行、季节变化等怀以一种"神圣"的心理。因为"神"是超人的自然，不是人类可以左右的。"神"是人类尚不清楚、尚需要探究的自然现象。中国传统文化教育我们，对不知道的自然现象应该存在探究之心，故称其为"神"；对给予我们生存环境的天地怀以敬畏之心，故祭祀为"神"；对给我们留下生存技巧、创造了生存环境和社会秩序的人怀以感恩之心，故拜奉为"神"。

所谓"神"就是我们尚需要敬畏和探讨的自然界的"X"。

"鬼"是可计算但未必准的数。我们先归纳一下与"鬼"同音的、中医常用字：归、规、晷、圭、癸、龟。

归：人死即为归、为鬼。《礼记·祭义》曰："众生必死，死必归土，此之谓鬼。"虽然不知是鬼随了归的音，还是归随了鬼的音，但两者确实是音意相同。

规：《伏羲女娲手执矩规图》多出现在汉代的壁画、砖雕、石刻上。2002年考古发现甘肃嘉峪关毛庄子魏晋时期墓葬，棺盖内顶板有一幅《伏羲女娲手执矩规图》。1965年新疆阿斯塔那墓出土了一幅184cm×85cm，绢质，以白、红、黄、黑四色描绘而成的唐代《伏羲女娲图》。图中伏羲左手执矩，女娲右手持规，人首蛇身，蛇尾交缠，头上绘日，尾间绘月，周围绘满星辰（包括北斗七星、彗星）。这种图像在吐鲁番地区古墓中多有发现，一般出自夫妻合葬墓，用木钉钉在墓顶上，少数则折叠包好放在死者身旁。中国古代存在着各种崇拜盘古、三皇五帝的绘图，但把规、矩两个测量工具画上去的唯有伏羲女娲图。目前考古已经发掘了很多六千年以前的陶器上面刻有方形、圆形。《礼记·经解》曰："规矩诚设，不可欺以方圆。"孔颖达疏："规所以正圆，矩所以正方。"以规矩治天下，则阴阳和合，化生万物。其图中一般都是女娲执规、伏羲执矩，即阴持阳、阳持阴，这应该有示“阴中有阳、阳中有阴”之意。规以正圆，象征“天”“阳”。从鬼以规音来思考，应该想到鬼与天有关。中国传统文化中从不失“规矩”二字，中医也是如此，如《素问·阴阳应象大论》云：“善诊者，察色按脉，先别阴阳；审清浊，而知部分；视喘息，听音声，而知所苦；观权衡规矩，而知病所主。”《素问·脉要精微论》曰：“以春应中规，夏应中矩，秋应中衡，冬应中权。”明代张景岳《类经·五卷·九·脉合四时阴阳规矩》注云：“天地万物，本同一气，凡天地之变，即阴阳之应。故春之暖者，为夏暑之渐也；秋之忿者，为冬怒之渐也。春生夏长，秋收冬藏，是即阴阳四变之动，而脉亦随之以上下也。规者，所以为圆之器。春气发生，圆活而动，故应中规，而人脉应之，所以圆滑也。矩者，所以为方之器。夏气茂盛，盛极而止，故应中矩，而人脉应之，所以洪大方正也。衡，平也，秤横也。秋气万宝俱成，平于地面，故应中衡，而人脉应之，所以浮毛而见于外也。权，秤锤也。冬气闭藏，故应中权，而人脉应之，所以沉石而伏于内也。凡兹规矩权衡者，皆发明阴阳升降之理，以合乎四时脉气之变象也。”笔者多年的临床体会，此论述具有非常实用的临床意义。“脉诊”是一种技能，难以从书本中得到，中医临床人员需要通过实际训练来填补这个技能。这如同人人都知道也会发do、re、mi、fa、so……7音，但不是人人都会看着乐谱唱歌一样。但是这不妨碍不会“脉诊”者对“脉诊”的理解。

晷、圭、癸：都是“观日测影”以制历法相关的工具。晷即日晷，形状似现代使用的圆盘状表。《晋书·鲁胜传·正天论》：“至之后，立晷侧影，准度日月星。”圭即测日影所用的、南北平放于地面、具有刻度以测表影的长尺。晷、圭都是测量“天”的工具。癸是圭中的水，以校圭面的水平。《史记·律书》说：“癸之为言，揆也。言万物可揆度也。”《说文解字》：“冬时水土平，可揆度也，象水从四方流入地中之形。”元代周伯琦《六书正伪》说癸是“交错二木，度地以取平也。义同准”。现存于河南登封，元代郭守敬建的观星台北面的石圭上，就有供水流动的癸槽。可见“癸”的本意是测量阳有多长的天尺，此外癸音意皆同归，即有“万物闭藏”之意。综而言之，从“癸”可以看到一物所内涵的“阳”“精”有多少。由此可以理解《素问·上古天真论》“女子七岁肾气盛，齿更发长，二七而天癸至，任脉通……”的实质是说：女子长到十四岁时，体内蓄积的“阴精”“阳气”才够交合的时间和存量，才可产生质变的分形基础。水含光后为癸，癸含光和水的多少决定了“气化”生变的结果，万物与人的变化也是如此，这是自然生变之法律。

龟：龟与玄武、玄冥有关。《楚辞·远游》有“召玄武而奔属”之句，洪兴祖《楚辞补注》卷五曰：“玄武谓龟蛇，位在北方，故曰玄，身有鳞甲，故曰武。”即玄武是由斗、牛、女、虚、危、室、壁七星宿构成的北方“星座”。《史记·天官书》说：“北宫玄武、虚、危。”《左传》：“玄武在北方也。龟、蛇二虫共为玄武，故蛇是玄武之宿，虚危之星也。”《经稗》云：“斗牛女虚危室壁七宿有龟蛇体，故曰玄武。”“玄”为黑色，但“玄中生白，造化出焉”（《钦鉴四库全书·史部·路史卷八》）；“冥”是道之精、明之藏（西汉扬雄《太玄·玄文》：“冥者，明之藏也”；《庄子·在宥》：“至道之精，窈冥冥”）。龟属北水，癸也属北水（因为癸位于表的北面）。北方既是藏阴精之处又是一阳冒出之地，无论是从"造化出焉"谈玄，还是从"明之藏"谈冥，皆与生机有关；无论是从星宿谈龟，还是从癸谈龟，皆与计算有关；癸为测影之准，龟为测事之卜，皆与自然的阴阳交合变化出焉有关。一个从天来的"龟"字，本身带着"天机"，当坐镇于北方后，内涵隐晦的"道之精"引诱天生以叩问"天机"为乐趣的人类不断地"拷问"他，应该是理所当然的事了。

"鬼"综合上述各项具有的含义，最容易理解的是人死为鬼，如《吕氏春秋·顺民》："使上帝鬼神伤民之命。"高诱注："天神曰神，人神曰鬼。"《玉篇·鬼部》："天曰神，地曰祇，人曰鬼。"宋代诗人李清照颂项羽"生当作人杰，死亦为鬼雄"。中国传统文化中的"鬼"并非现代观念中的"恶魔"，而是相对于不可测知的"神"而言的，是一个代表可测但又测不准的字。我们现在都知道，地球公转一周按365日算，这是个近似值，实际一个回归年等于365日5小时48分46秒，约等于365.24219日；1恒星年等于365日天6时9分10秒，约等于365.2564日，所以一年大约是365又1/4日。一个非整数的天，在远古时代将如何对待是难以想象的。《夏小正》被公认为是中国现存最早的一部传统农事历书，是四千多年前夏王朝曾经使用过并改进的历法，此历法将一年分为十个月。如《夏小正》记载：五月"时有养日"（白昼最长，即夏至），十月"时有养夜"（黑夜最长，即冬至）。并且还指出：北斗斗柄指向，正月"县在下"，六月"正在上"。即北斗星的斗柄从指下移动到指上用了5个月，从第六月开始转向为由指上到指下，理所当然也应该用了5个月。这等于说，从夏至到冬至有5个月，从冬至到夏至也是5个月，故一年十个月。史料也有记载《夏小正》用的是北斗恒星与"干支日"组成的纯太阳历。如《汉书·律历志》曰："言历者以夏时，故周十二月，夏十月也。"汉代何休注《公羊传》及三国魏张晏注《汉书·律历志》曰："周之十二月，夏之十月也。"据中国天文学史专家陈久金教授考证："《夏小正》是彝族太阳历的前身……彝族太阳历一年分为十个月，每月36天整。十个月过完之后，另有5～6天为过年日。以此彝族太阳历平年365天，润年366天。……总之，十月太阳历大约是从伏羲时代至夏这段时期内形成的。"不过冯时先生在他所著的《中国天文考古学》中说："如果参考古代埃及的太阳历对仰韶文化古历做一些可能的设计，那么我们其实很容易得出这样一些结论，当时的历法很可能以十日为旬，三旬为月，一年十二月，共计360日，剩下的五日至六日为年节或祭祀日。"无论是陈久金先生的一年十月太阳历，还是冯时先生的一年十二月太阳历，他们的共同点是：一年360天整，余下5～6天为过年日。该历法还可从其他文献中寻出证据，如《周易》复卦彖曰"反覆其道，七日来复，天行也"，原本是指年末6日后的第7日，周天复始。又如《淮南子·天文训》曰"岁迁六日，终而复始"，是指每360日后再迁6日即周年复始。这个历法的优点是，总以太阳的运动轨道来定时，不论在当年历法上存在多少时差，均能在年终通过观测太阳光的照射点来修正下一年的起点，保证了历法的精确性。

中国的历法与纪年采用阴阳、干支、二十四节气三合历，最早源自何时暂无从考究。在"以食为天""靠天吃饭"以及依赖首领颁布的"时令"来耕种的时代，历法无疑是天大之事。但无论是太阳还是月亮的周期都不是整日，以应和太阳余下的 1/4 日而建的历法称为“四分历”。文献记载“四分历”自黄帝时代就已经在使用了，而且颛顼历、夏历、殷历、周历、鲁历都使用这种方法置历，被称为“古六历”。古籍、甲骨文和考古证实“古六历”采用的“四分历”是事实。实际上，“四分历”直到汉代还在使用，后随着计算精度的提高，《太初历》《三统历》采用“八十一分历”法。“八十一分历”即将一天细分为 81 日分，虽算法不同，但无论古历用加法还是汉历用减法，皆属于“四分历”。《后汉书·律历志中》曰：“四分历本起图谶，最得其正。”

为了应和这个非整数的 1/4 日，在尚没有文字的遥远的古代，我们的祖先竟然能通过在冬至前后“过年”来校正“岁日”，以阴阳相合的“闰月”来弥补约去的“岁日”。据冯时先生考证，殷商时期已经使用阴阳合历，而且“商代的天文历算早已摆脱了需要随时观象的原始状态，而应处在观象授时向推步历法的过渡时期”。“殷历的月首始于朔日，这一事实已通过对甲骨文的研究得以揭示”。且“周承殷人制”。“殷人制历实行以测度日影与观候大火星相结合的综合标准”来定岁首。可见每到“岁首”时，观测者都会很至诚地守岁，祈祷等待日月星辰在规定的观测点上出现，以此来确定新一年的开始时间。如果在此时由于天气的变化或其他原因，观测不到日月星辰位置或将位置推算错了，就会使一年的历法出现混乱，历法混乱将是灭顶之灾。

“鬼”是尊“四分历”产生的象形字。图上一小撇是“岁余小日”之意；甲骨“鬼”字上方的“田”多是菱形、金文多是圆形，可见其本意不是“田”，而是将“天”分为四份之意；字形下部的“儿”字，在甲骨文、金文中，像一个人跪在地上怀抱一个三角形：“”“”，此示人恭敬地使用矩来测量这余下的四分之一的天，这符合古人用勾股计算方法来测圭表之影的实际情况。可以说，“鬼”是古“四分历”的标记性符号，所以鬼又多被称为“历鬼”。

“冬至”既是“岁余小日”的完结点，也是新年的起点。冬至交接时间所在的那一天叫冬至日，冬至日必然在子月。过年吃饺子，是源于“更岁交子”之意。实际在年末到来时，那些负责置历的古人非常辛苦，而且他们多是氏族的领导者或领导者的重要谋臣，他们要日夜不停地观察星位、测量日影，恭敬慎重地确定冬至的时刻节点，捉到“冬至”的时间点及此刻的天象，即捉到“鬼”，所以自古民间就有“过年打鬼”“过年捉鬼”之说。此工作责任重大，耗时耗力不说，精神紧张是必不可少的。所以一旦捉到“历鬼”，精神压力解脱、疑难问题解决后的高兴、向臣民们宣告，都需要一种庆贺性的仪式，这就是“过年”。能掌握“过年”“鬼关”的人们，自然不能忘了将技能传授下来的先辈们，《周礼·春官·神仕》曰：“以冬日至，致天神人鬼。”即冬至是祭天祀祖的日子，皇帝要到郊外举行祭天大典，百姓要向父母尊长祭拜。《后汉书》记载：“冬至前后，君子安身静体，百官绝事，不听政，择吉辰而后省事。”即朝廷上下要放假休息，军队待命，边塞闭关，商旅停业，亲朋各以美食相赠，相互拜访。南宋孟元老《东京梦华录》载：“十一月冬至。京师最重此节，虽至贫者，一年之间，积累假借，至此日更易新衣，备办饮食，享祀先祖。官放关扑，庆祝往来，一如年节。”

我们现在的“春节”与以往的“过年”不可同日而语，“过年”是数千年的历史，现在的“春节”只有110多年历史。1911年10月（辛亥阴历八月）武昌起义后，国民革命军决议改清朝为中华民国，废除帝制。孙中山回国就任临时大总统后，为了便于与西方世界接轨，颁布《历书令》，以公历1912年1月1日为中华民国元年元旦。所谓公历就是单纯的太阳历，减少了阴历中闰月的换算，只计算剩余的1/4天，故每4年置一个闰年就可以了，简便至极。但缺少了月亮对潮汐影响的内容，对于靠海洋生活的人来说自然缺乏实用性。传统的春节是指二十四节气中的第一个节气即立春，因为立春后农民就要开始到田间干活了，所以这是个重要时令。中国传统计算地支的方法是从冬至开始，第一个月属子，第二个月属丑，第三个月属寅，并且认为此三者与天、地、人相对应，即人时的第一天为寅月的朔月日，人时的寅月也叫“正月”，正月初一为元旦，故有“建寅”之说。可见冬至过年、立春过春节、正月初一过元旦本是三个节点。

当以公历为基准建历后，与中国传统的节假日反差太大，1913年7月，时任内务部官员向袁世凯上呈了一份“四大节”提案，袁世凯批准了拟呈的“阴历元旦为春节”，因为每年的立春都在传统的元旦前后，所以就将传统阴历一月一日（寅月一日）改称为“春节”，次年1914年起开始实行。1949年新中国成立后，正式将公历的每年1月1日定为元旦，传统阴历的正月初一称为春节。从此，中国人再不用“过节打鬼”了，鬼的自然含义丢失得无影无踪。虽然鬼字还在，但鬼的自然含义跑了，人为的其他歪斜之意乘机附体。

生命体是复杂的自组织系统，自出生就已预定了自己的习性目标，在如此内外神力的左右下，其最终的结果很难用简单的因果关系来判断；生命的整体功能状态依赖于各子系统的运动情况，但某一子系统的运动绝非能脱离整体状态而独立生存，在众多子系统相互影响下，其各子系统的轨迹很难规矩，所以随时将各子系统的运行状态归算（鬼计）成为整体平衡阈值更有意义。这些能被当今人们所接受的自然之理，其实早已被中医在临床中所用。中医很需要分子生物学，更需要自然生态学。中医临床医学是以维护生命体自身整体平衡能力为己任，临床需要第一时间解决问题，不能忽略已经得知的经验，经验是思维的阶梯、科研的源泉和切入口。中医临床的经验有别于动物实验，中医有太多的测知患者“失魂落魄”的技能和“安魂益魄”方药，如果我们中医自己不能很好地表述我们的经验，仍然用模糊的概念来表述原本严肃、庄重的“神”“鬼”概念，那样岂不惭愧。

3. 圭表与“中”及“五行”

无论做地标还是兵营中标定指挥部，都可简单地立一长杆，杆上系个羽毛、丝带、动物皮毛等任何一条能随风飘起的东西以示醒目，并且这个长杆自然就带有了显示“风向”的作用，所以象形文字对它的描绘就是一根长杆上飘着几条带。在观察风向的同时，也可以看到杆影的不同位置具有简单的定向、定时的作用，这可是人们生活、活动中时时需要用到的时空之事，从此一根普通的长杆变成了人人关注的“表杆”“标杆”。“表杆”“标杆”从单纯彰显“重要地点”或“发号命令的地方”，变成了主宰周围族人生活节奏的“圭表”，“圭表”越来越专职，脱去了飘带，加强了“水准”，画出了四面八方，找到了二分二至……而这一切的一切皆由一杆立于“中”而引起，“中”的字形也与时俱进地发生了变化（图 1.8）。所以“中”的含义并非现在简单的“中间”之意，它根深蒂固的含义是“重要之地”。所谓“重要之地”可以是“发号命令之地”，也可以是“进攻的目的之地”等。所以说对了话，干对了事，找对了路，都可以用“中”表示。此外，命中目标可以叫“中”，命令的发布地点也可以叫“中”；延伸至以班而论班长是“中”，以队而论队长是“中”，以军而论军长是“中”，以国而论国君是“中”，小国的盟主是“中”……《尚书·召诰》曰：“王来绍上帝，自服于土中。”唐兰（1901—1979）先生在《殷墟文字记》中说：“中者，最初为氏族社会中之徽帜……古者庭宇有大事，聚众于旷地，先建中焉，群众望见中而趋附。群众来自四方，则建中之地为中央矣。列众为陈，建中之酋长或贵族恒居中央，而群众左右之，望见中之所在，即知为中央矣。然则中本徽帜，而其所立之地，恒为中央，遂引申为中央之义，因更引申为一切之中。”

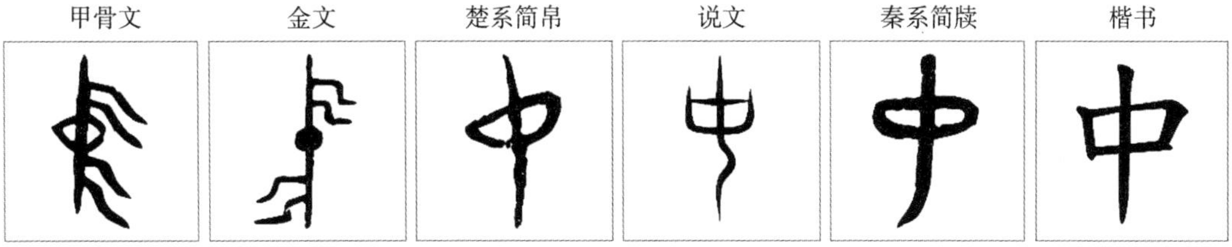

图 1.8　中字的衍化

（1）“中”是多维空间的核心点

《淮南子·天文训》说：“子午、卯酉为二绳，丑寅、辰巳、未申、戌亥为四钩。”子午指南北，卯酉指东西，“二绳相交”成“四面”；丑寅位东北、辰巳位东南、未申位西南、戌亥位西北为“四钩”，“四面”加“四钩”为八方。可能有同学感觉古文太烦琐，四面八方再附加了那么多天干地支的名词，太乱了。这是因为这些干支名词现在已经不用了，因不熟悉而自觉烦乱。但是学中医，不能不熟悉这些干支名词，它们不仅是每日时间的标定，而且是季节方位的标定。《淮南子·天文训》接着说：“日冬至，日出东南维，入西南维；至春秋分，日出东中，入西中；夏至，出东北维，入西北维，至则正南。”也就是说，冬至这天，太阳从东南角升起，从西南角落下；夏至这天，太阳从东北角升起，从西北角落下，至的时刻在正南方向。与上述“四钩”核对一下，东南位辰巳、西南位未申、东北位丑寅、西北位戌亥，至的时刻在正南，正南是午位。

看中国传统地图或方位时需要注意，我国处于北半球，所以规定“坐北朝南”为正位，因为这样才能接受最多的阳光。如此面对纸上地图的方位是：上南下北、左东右西。将上面的述说用图表示就是：上午、下子、左卯、右酉；东北丑寅、东南辰巳、西南未申、西北戌亥。你若能动手在纸上画一下会看到，这是一个活生生的八卦图。这个地支八卦表达的是一年内地球围绕太阳公转时我国中原地区的人间状态，若将这种循环往复的状态用于一日地球自转时的人间状态，则成为一个时辰等于现在 2 个小时的十二消息卦。这十二消息卦也用来表示十二个月，每月含有 24 节气中的一节一气。《周易·序》说易“与天地合其德，与日月合其明，与四时合其序”，确实如此。而这些能相合在一起是因为有"中"这个纠结的连点。

"二绳相交"，以东南西北成四面，加中数为五；四面加地的上下面合围叫六合，六合加中数为七；四面连四钩合围成八方，八方加中数为九；八方加地的上下面合围叫十合，十合加中数为十一。地如此，天也如此，天地相交则有五五二十五、七七四十九、九九八十一，以及四四十六、六六三十六、八八六十四。这些数值及概念已经成了中国文化中具有"哲理"意义的数值，它们被《洛书》《河图》及《易经》作为基本元素所使用。此外，还有三十六、七十二及一百零八等数值被中国传统小说作为各种变幻的数值所描绘，它们成全了"五音六律"和"八面来风"，它们使地球有了"七衡六间十二月"，也让中医有了"五藏六腑十二经"。而这一切出发的"基点"是"中"，这一切环绕的"极点"也是"中"。我们可以开阔思路，用现在的语言说，"中"是多维空间的核心点。

（2）"五"是万物在天地交汇的点

有了"中"的概念，"五行"就好说了。不过若从渊源说起，最好将"五"与"行"分而言之。

"五"在古文中写成"╳"形，小篆写成"㐅"，极像"圭表"测影图，此后才逐渐变成现在"五"的形状。从上述"中"的内容看"五"，更能显示其本意。"五"并非是个确定的数值，而是相对于周围来讲的"中"，因为这个"中"关联各个点，与其他四面八方各居一处之点不一样，所以赋予它为所有周围点数之上。如，所有周围点数是四，那它就是五；所有周围点数是六，那它就是七；所有周围点数是八，那它就是九。也就是说这个"五"的本意是"中"，而不是表示数值的5，表示数值5的原形应该是五个横道，以横竖道来表示数值是中国数学"筹算"的特点。从《说文解字》的解释中也可以看到"五"与"圭表"的相关性："五，五行也。从二，阴阳在天地间交午也。凡五之属皆从五。㐅，古文五省"。即"二"表示天与地；"㐅"表示阴阳交汇；古文"㐅"，是五的省略字。合起来讲就是，"五"是代表万物交汇于天地之间的那个点。那个点起于"五"，极于"九"，故古文化中有"九五之尊"一说。

（3）"行"是十字路口

"五行"的"行"在甲骨文和金文中表示的最基本的意思是"十字路口"（图1.9）。所以"行"除了我们现在熟知的行走、进行、行动外，还有行列、行事、行业等。前者读 xíng，后者读 háng；读 xíng 意走动，读 háng 意陈列；走动有趋向，陈列有挑选。任何人或事站在十字路口时都是不可预知的因素，而一旦选定了行动的方向，这个因素的可逆性几乎消失，同时也就变成了可预知的因素。

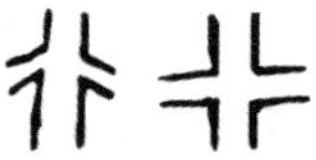

图1.9 行的甲骨文和金文

所以"行"像"十字路口"，更像现代物理学中讲的"波粒二重性"。若将"一行"视为一维的不可预知因素，"二行"视为二维的不可预知因素……"五行"视为五维的不可预知因素，是不是太复杂了？就是有星辰、季节等可寻的规律来削弱这些不可预知因素，也难以准确把握之。难怪从古至今，各行各业都有人在不断地研究"五行"，中医界人士更是不遗余力地对"五行"进行分析、思考及研究，因为人体更是多维的"波粒二重性”体。

二、从中国古天文学角度思考中医“五行”的含义

仍以“圭表”为母本，四方加中就是人类认识自己与周围关系的最基本的项数。将这些项数与日影的变化相联想，就得出五种不同的光影比值。农作物在不同的光影比值中有不同的生长状态，农民要随着农作物的生长状态使用不同的农具劳作；百姓的生活需随不同的光影比值进行适应性调整；首领要遵光影比值变化的节奏来号令族人执行维护集体利益的事情……可以说，“五行”就是适时选择。《管子·五行》曰：“作立五行以正天时，五官以正人位。”《管子·四时》说：“中央曰土，土德实辅四时入出，……春嬴育，夏养长，秋聚收，冬闭藏。”《春秋繁露·五行相生·第五十八》曰：“天地之气，合而为一，分为阴阳，判为四时，列为五行。行者，行也，其行不同，故谓之五行。……东方者木，……南方者火也，……中央者土，……西方者金，……北方者水。”

对于百姓来说，方便使用是最好的工具，哪怕是“日日使用而茫然不知其理”，因为只有“日用而不知”才能成为习惯，用之才不累。所以自古多是将“五行”简化成简单实用的、日常常见的东西来讲解。如《尚书·洪范》曰：“五行：一曰水、二曰火、三曰木、四曰金、五曰土。水曰润下，火曰炎上，木曰曲直，金曰从革，土爰稼墙；润下作咸，炎上作苦，曲直作酸，从革作辛，稼墙作甘。”基本将“五行”的属性、趋向、味道罗列齐了。《左传·襄公二十七年》明确点出：“天生五材，民并用之，废一不可。”唐代孔颖达疏曰：“《书传》曰：‘水火者百姓之所饮食也，金木者百姓之所兴作也，土者万物之所资生也。是为人用。”五行即五材，就人类生存而言，木、火、土、金、水是缺一不可的天生之材，古人以此五材为生存之要，也与农耕的特性密切相关。五行中，水火乃天地之物，金木乃农耕之物，土地是载水火和赋金木的母体，各具代表性，五行各有其专属之才干。五行的这些概念只是自然界中天生必用的五才概念，没有哲学的概念。

后世把“五行”属性抽象出来，广泛推演到其他事物变化中，构成了一个固定的组合形式，并且以相生、相克的关系将最通俗易懂的组合形式固定下来了，这就是我们常常看到的五角星图（图 1.10），即木生火、火生土、土生金、金生水、水生木；木克土、土克水、水克火、火克金、金克木。久而久之，人们习惯于将此作为一种“公式”来推倒、预算事物的发展前程，殊不知这只是“五行”的一般外在表现。明代王逵在《蠡海集》中说：“万物之所为以生者，必由气。气者何？金也。金受光顺行则为五行之体，逆行则为五行之用。顺行为五行之体者，金生水，水生木，木生火，火生土。冬至起历元，自冬而春，春而夏，夏而长夏，长夏而归于秋，返本归原而收敛也。逆行为五行之用者，金出矿而从革，于火以成材，成材则为有生之用。然火非木不生，必循木以继之，木必依水以滋荣，水必托土以止畜。故木而水，水而土，是则五行之类，土以定位。”这段话起于宇宙生成之因，述以气化之物，论以历节气变而化物不同之理。站在自然角度充分论证了五行的生克之因。我们从中可以体会到“五行”除了是“民用之才以外，五行的本源应该还含有以下之义。

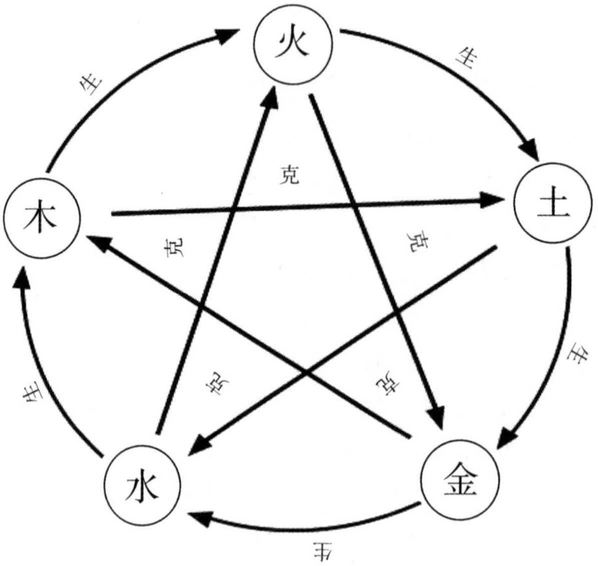

图 1.10　五行生克图

1."五行"有历、季节、物候及方位可寻

（1）土在中央

《史记·卷二十六·历书第四》有云："盖黄帝考定星历，建立五行，起消息，正闰余。"《白虎通义·卷上·五行》说："水位在北方，北方者，阴气在黄泉之下，任养万物；水之为言准也，阴化沾濡任生木。木在东方。东方者，阴阳气始动，万物始生。木之为言触也，阳气动跃，火在南方，南方者，阳在上，万物垂枝。火之为言委随也，言万物布施；火之为言化也，阳气用事，万物变化也。金在西方，西方者，阴始起，万物禁止。金之为言禁也。土在中央者，主吐含万物。土之为言吐也。"此段重点是将古人通过观察日影方位及物候来判断五行属性，进行了归纳。我们在此基础上略展开些论述。

北斗星斗柄指北，时为寒冬，气以下沉为主，天封地冻，万物闭藏，气在黄泉之下，潜藏于水，故北方、冬季，属水；斗柄指东，时为暖春，气从地出，布陈发散，冬眠已终，万物复苏，伸展苏发，如枯木逢春，故东方、春季，属木；斗柄指南，时为炎夏，气扬蕃秀，亢奋向上，地气过耗，叶茂根虚，故南方、夏季，属火；斗柄指西，时为凉秋，气始下降，收利归贞，收藏果实，以备过冬，风伐叶落，法度似金，故西方、秋季，属金；地对天言，土对人言，金木藏于土，水火沉于地，土地不予五行言，土地不与六气证，地载万物喜无言，土观四季已无语，居中纳客周气运，四季无闲自得乐。

唐代王冰注《素问》曰"五运谓五行之气应天之运而主化者也"，又曰"五运谓五行，应天之五运各周三百六十五日而为纪也"。《黄帝内经·素问·天元纪大论》说："夫五运阴阳者，天地之道也，万物之纲纪，变化之父母，生杀之本始，神明之府也，可不通乎！"《素问·阴阳应象大论》中指出"天有四时五行，以生长收藏，以生寒暑湿燥风"。中医对"寒暑湿燥风"的认识，它们既是正常的四季气候变化，也是患病的因素，要视个体对其适应性而论；此外，它们既是外因，也是机体变化过程中某一阶段的体质或状态的属性，要通过四诊来判断。东汉张仲景《伤寒论·伤寒例》中记述了北斗星斗柄指向所相对的二十四节气，然后说："二十四气，节有十二，中气有十二，五日为一候，气亦同，合有七十二候，决病生死，此须洞解之也。《素问·阴阳大论》云：春气温和，夏气暑热，秋气清凉，冬气冰冽，此则四时正气之序也。冬时严寒，万类深藏，君子固密，则不伤于寒，触冒之者，乃名伤寒耳。其伤于四时之气，皆能为病，以伤寒为毒者，以其最成杀厉之气也。"由此也可以明白张仲景为何将一本论述"外感"之病的书命名为《伤寒论》了。《伤寒论》说："夫天布五行，以运万类，人禀五常以有五藏，经络府俞，阴阳会通，玄冥幽微，变化难极……"可见，中医不知"五行"不可以，不知节气也是不可以的。为便于记忆，下面将天干、地支与五行结合起来的口诀抄录如下。

天干对五行：东方甲乙木，南方丙丁火，西方庚辛金，北方壬癸水，中央戊己土。

地支对五行：东方寅卯木，南方巳午火，西方申酉金，北方亥子水，辰未戌丑四季土。

（2）土入四季

上述已经明明白白地说了"土在中央"，包括天干地支、河图洛书都将"土"置在中央，怎么又有了"土入四季"之说，难道这个"土入四季"与"土在中央"连络四方、连络四季有什么不同吗？

是的，"土入四季"与"土在中央"连络四季不太一样，而且不一样的现象主要是体现在与人体健康相关的问题上，所以在中医理论上表现得更为突出。如《黄帝内经·素问·太阴阳明论》记载："帝曰：脾不主时何也？岐伯曰：脾者土也，治中央，常以四时长四藏，各十八日寄治，不得独主于时也。"又《素问·六节藏象论》记载："帝曰：何谓所胜？岐伯曰：春胜长夏，长夏胜冬，冬胜夏，夏胜秋，秋胜春，所谓得五行时之胜，各以气命其藏。"又《素问·金匮真言论》曰："黄帝问曰：天有八风，经有五风，何谓？……故春善病鼽衄，仲夏善病胸胁，长夏善病洞泄寒中，秋善病风疟，冬善病痹厥。故冬不按跻，春不鼽衄，春不病颈项，仲夏不病胸胁，长夏不病洞泄寒中，秋不病风疟，冬不病痹厥，飧泄而汗出也。"

"土入四季"在《黄帝内经》的阐述中有两种，一是"土寄予四季各十八日"，二是"土置于长夏"。在古籍中"长夏"一词也被称为"季夏"，如《礼记·明堂位》："季夏六月，以禘礼祀周公于大庙。"又如《春秋繁露·五行对》中曰："天有五行，木火土金水是也。……水为冬，金为秋，土为季夏，火为夏，木为春。春主生，夏主长，季夏主养，秋主收，冬主藏"。两种说法的具体内容如下。

①"土寄予四季各十八日"：是将一年 360 日（余 5 天或 6 天过节）平分四季，每季 90 日。然后每季 90 日分 5 份，每份 18 日。前 4 份为当季之季，共 72 天；最后一份为"土"当令 18 日。此法符合"土治中""土不专位"的特性。。

②"土置于长夏"或"土置于季夏"：古籍多谓"季夏"一词；"长夏"多见于中医专著。此认识由来已久，甚至可以说起于"钻木取火"，而且保持了数千年。特别需要关注的是，如此建立的"五季"，本身就与人体健康相关。《周书·月令》云："春取榆柳之火，夏取枣杏之火，季夏取桑柘之火，秋取柞楢之火，冬取槐檀之火。"贾公彦疏："火

虽是一，四时以木为变，所以禳去时气之疾也。"不同的季节用不同的木材，虽然说可能与不同季节木材干湿易燃程度相关，但不可排除的一个主要原因是为了防止季节性的疾病。如《周礼·夏官·司爟》曰："司爟掌行火之政令，四时变国火以救时疾。"从唐朝开始，清明为生新火（改火）之日，皇帝用新火引燃木炭，赐于王公大臣。唐朝韦庄《长安清明》诗中有"内官初赐清明火，上相闲分白打钱"的描述。宋朝陈元靓《岁时广记》说唐朝于清明取榆柳之火以赐近臣，顺阳气也。从"夏取枣杏之火，季夏取桑柘之火"，可见夏季要取两次火，故赋予"夏"与"季夏"两名词。

不过"土置于长夏"也有两种算法，一是如司马迁在《史记·天官书》中所说："分阴阳，建四时，均五行，移节度。"即五季不过是"移节度""均五行"而已，每行72日，共5行，合一年360天，余5天或6天过节，其中的"长夏"也是72日。又如《春秋繁露·治水五行》曰："日冬至，七十二日，木用事，其气燥浊而青；七十二日，火用事，其气惨阳而赤；七十二日，土用事，其气湿浊而黄；七十二日，金用事，其气惨淡而白；七十二日，水用事，其气清寒而黑。七十二日，复得木。"即从冬至开始，每72日换一季，顺序是木、火、土、金、水、木。

另一种是将夏季最后一个月即农历六月列为长夏，如《中医大辞典》云："长夏，农历六月。"《素问·藏气法时论》："脾主长夏。"明代医家张景岳说："春应肝而养生，夏应心而养长，长夏应脾而变化，秋应肺而养收，冬应肾而养藏。"恽铁樵（1878—1935）《群经见智录》曰："《内经》言五行配以五藏，其来源于天之四时。藏有五，而时仅四，故以六月为长夏，以配脾。""长夏，农历六月"，即一年四季，每季90天，但将夏季90天分为前60天和后30天，后30天为长夏。从季节气候的实际情况看，应以"农历六月"为"长夏"比较合适，王冰注《内经》云："四时之中，加之长夏，故谓得五行（五）时之胜也。"又曰："长夏者，六月也。土生于火，长在夏中，既长而旺，故云长夏也。"夏季入伏以后，空气的湿度明显增大，会影响人的黏膜系统，导致呼吸不畅、胃肠道消化不良及菌群分布异常等，容易出现脘腹胀满、食欲不振、大便异常的临床症状。这些现象一般维持30～40天左右，很少有达72天者。

实际在一季长达90天的气候变化中，对人体的影响是多变的，完全保持一致是不可能的，只是偏重的程度不同而已。正如清代医家黄元御（1705—1758）在《四圣心源》中所说："土无专位，寄旺于四季之月，各十八日，而其司令之时，则在六月之间。土合四象，是谓五行也……土为四象之母，实生四象，曰火生土者，以其寄宫在六月火令之后，六月湿盛，湿为土气也。"即"脾土之气"天天都有，没有专属的月日，虽然有说每季司令18日，但在我国中原地区的"长夏"之季，"脾土"易受伤害，这时是最考验其司令强度的时候。这里实际存在平时的"气化"和关键时刻的"气用"两方面问题。

对中医的五行之气讲得最为透彻的当属《春秋繁露·五行之义》："土居中央，为（谓）之天润。土者，天之股肱也，其德茂美，不可名以一时之事，故五行而四时者，土兼之也。金木水火虽各职，不因土，方不立，若酸咸辛苦不因甘肥不能成味也。甘者，五味之本也；土者，五行之主也。五行之主土气也，犹五味之有甘肥也，不得不成。是故圣人之行，莫贵于忠，土德之谓也。人官之大者，不名所职，相其是也；天官之大者，不名所生，土是矣。”

2.“五行”有国土可证

北京的中山公园，原是明清两代皇帝祭祀土地和谷物神的“社稷坛”。社稷坛是一座三层的方坛，总高 1 米，最上层边长为 16 米。坛面上铺五色土，中部一小四方块是黄色土，其余土色分别为东方青、南方红、西方白、北方黑。黄土中央处有一两尺见方土龛，内立一方形“江山石”柱，一半埋在土中，每当祭礼结束后全部埋在土中，上边加上木盖。《白虎通》中说：“人非土不立，非谷不食。土地广博不可遍敬也，五谷众多，不可一一祭也，故封土立社，示有上尊。稷，五谷之长，故封稷而祭之也。”这是农耕社会的人们对农业科学家和土地表示敬重的仪式。“社稷”的本意按《说文解字》讲，“社，地主也。从示土”（《说文解字·示部》）；“稷，穧也，五谷之长”（《说文解字·禾部》段注云：“稷长五谷，故田正之官曰稷”）。我们在此需要思考的问题是，“社稷坛”五色土摆放的位置有什么根据吗？

虽然民间有各种说法，但历史事实是，皇帝每次祭社稷坛时，坛上都要敷新的五色土。新五色土是由掌管宗庙礼仪的太常寺负责下达命令，让各地备办，并于祀前五日交予太常寺验收备用。《隋书·百官志》：“太常，掌陵庙群祀，礼乐仪制，天文术数衣冠之属。”

2020 年 10 月 21 日《北京日报》科技版发表了一篇由中国科学院南京土壤研究所杨顺华撰写的《揭开中华五色土的奥秘》文章，文章中写道：我们脚下的土壤，是地球表面的一层多孔物质，具有保水透气的效能，也有着五彩斑斓的颜色。土壤的形成源自地壳表层岩石的风化，在此过程中还会与周围的环境（包括大气、水、动植物）相互作用，最终形成具有一定结构和层次的土壤。一个发育完整的土壤剖面可以划分出土层、心土层和底土层三个最基本的层次。土壤颜色数据来源于野外调查取回的一个个土壤剖面样品。土壤颜色不仅能反映土壤物质成分和内在性质，还能间接提示土壤形成的主要过程，因而是表征土壤发生层次特征的最直观的标志。从 2009—2019 年，研究团队的成员们用了 10 年的时间，实地采样、计算制作了一幅中国国土土壤颜色图。

东部地区：长江、淮河和黄河的下游以及鄱阳湖周围的土壤母质多为河湖相沉积物。其中的氧化铁被还原成氧化亚铁，从而呈现淡褐色，并趋于灰青色。

西北地区：沙漠、荒漠和戈壁区域植被稀疏，蒸发强烈，土壤有机质含量低，富含碳酸钙、石膏等白色物质，加上可溶性盐在土壤表层聚集，所以变成了白色或灰色。

西南地区：四川盆地大部分被“紫色土”覆盖，这主要是由于土壤保留了砂岩或页岩的颜色特性。在贵州和广西等以石灰岩为主的喀斯特地区，则可看到较浅的颜色。

南方地区：南方土壤颜色偏红，尤以江西、湖南和云南一些区域颜色最红。这里气候闷热潮湿而又多雨，导致大量易溶于水的土壤物质受雨水冲刷而流失，最终剩下氧化铁和氧化铝等显色矿物，因而呈现红色。土壤侵蚀导致埋藏的红层露出也是原因之一。

东北和青藏高原东部地区：东北和青藏高原东部等较湿润的高寒地区，积累的有机质不易矿化分解，因而土壤颜色较暗、较黑。

中部地区：黄土是在风力吹扬搬运下，在干旱－半干旱环境堆积的风成堆积物，经过长距离的搬运和分选，其物质组成具有高度的均一性。由于有机质含量不高，在石英、长石和碳酸钙等矿物的相互作用下，主要为黄色。

综上所述，东部灰青色、南方偏红色、西北白色、西南色浅、东北色较暗黑、中部主要为黄色。简而言之，东青、南红、西白、北黑、中黄。这与社稷坛五色土的摆放位置一致，与五行的配色一致。虽然中国的传统文化在历史长河的行进过程中，不断地承载了各种各样的传说，甚至这些传说把它的底色掩盖了或摩擦得变了色，但只要我们以清醒的状态去正视它，它就会从底层伟岸地站起，和蔼可亲地面对你。

3."五行"源于宇宙的"气化"

西汉董仲舒（前179—前104）在《春秋繁露》中明确地说："天地之气，合而为一，分为阴阳，判为四时，列为五行。"东汉班固（32—92）在《白虎通义·卷上·五行》中更深刻地说："五行者，何谓也？……言行者，欲言为天行气之义也。"也就是说，五行的"行"字，是指来自天的自然的运动之气，运动之气的不同运行方式决定了气的属性，所以简称为"五行"。清代御医黄元御（1705—1758）在《四圣心源》中说："其相生相克，皆以气而不以质也，成质则不能生克矣。"气是什么？为什么成质以后就不能进行"生""克"了？

东汉王充（27—约97）在《论衡》中说："天地气合，万物自生。"宋代张载在《正蒙·太和篇》中说："太虚不能无气，气不能不聚而为万物，万物不能不散而为太虚。""太虚不能无气"，那"太虚"又是什么？东晋孙绰在《游天台山赋》言："阙太虚辽廓而无阂，运自然之妙有……"张载在《正蒙·太和篇》中还说："太虚无形，气之本体，其聚其散，变化之客形尔。"

从公元前的董仲舒到公元18世纪的黄元御，中国传统文化从未间断对虚无之气化生万物的探索，其源头可追溯到老子的《道德经》，其原理确有待现代科学进步的解释。可以毫不夸张地说，中国传统文化的知识是超前的科学。但是有几人能认同此结论？中医的衰落是与对中国传统文化不被理解相伴随的，让我们先粗略地将上述内容分析一下，为后面的章节做个铺垫。

我们可以将以上的论述理解为：在广无边际的太空中隐藏着自然运动之力，我们看不见太空中的东西，故称为"虚"，但实际里面有不停运行的"气"，也可称之为"气运"。"气运"是自然存在的，虚而难触觉，运又看不见，这真可谓玄之又玄的神妙之气。神妙之气聚而形成万物，物有形有质，故可见可触。气从无形无质的"虚体"，聚而成有形有质的"实体"，可谓"无中生有"。同时虚体的"气"一但聚成实体的"质"就失去了"运"，从而也就不能"运化"、"变化"了。所以，物质只要出现变化，必是其中的"质"散而为"气"后，产生的力所左右的结果，无论是相生还是相克，皆是"气"的作用。

让我们引进现代物理学来审视上面的论述。空旷的宇宙中充斥着光波、电磁波、中微子等粒子，它们都具有无休止的自旋力，而且自旋力的角度及方向决定着它们的性质，影响人世间物质的变化。我们虽然看不见、摸不着它们，但是我们可以从手机和微波炉等日用品中感受到它们的存在，不过当它们变得让你能实实在在地知道它们的时候，它们就完成了它们的使命。我们夏天买来的水果放在室温下不及时吃就会烂掉，在水果新鲜到烂掉的过程中有一系列化学反应，我们就是目不转睛地盯着这个水果，也看不到它们的细胞是如何从新鲜变成腐败的。但是现在的生物化学告诉我们，这只不过就是氧化反应，所谓氧化反应也就是粒子的跳跃、波动、冲撞过程而已。在此过程中，多波所占据的不同维度、波动的初始状态、波的扭曲角度等都将增加可预知变化结果的难度，只有当这些波动有了一定秩序而稳定下来，有了相对固定结构的形态“质”，变化力才消退。魏晋时期的王弼注《老子四十二章》曰：“万物万形，其归一也。何由致一？由于无也。由无乃一，一可谓无。已谓之一，岂得无言乎？有言有一，非二如何？有一有二，遂生乎三。从无之有，数尽乎斯。过此以往，非道之流。故万物之生，吾知其主，虽有万形，冲气一焉。”

“虽有万形，冲气一焉。”一语道破天机，且至今仍处于超前科学领地。先圣们虽然没有用现在的白话文和科学术语来讲述，但现代上过学的任何人，只要肯动脑子来认真地诠释这些话，都不得不承认公元前的老子、公元3世纪的王弼等人的思维至今也是超前的。中国的传统教育是从超前的宇宙观开始，而不是从大、小、多、少及A、B、C、D开始。如中国早期的儿童启蒙学课本《千字文》，开头就是“天地玄黄，宇宙洪荒。日月盈昃，辰宿列张。寒来暑往，秋收冬藏。闰余成岁，律吕调阳。云腾致雨，露结为霜。金生丽水，玉出昆冈”。所以自古有“秀才学医，笼里捉鸡”之说，而现在的我们都是“举人”“进士”了，思维、眼界也未必如此宏大，很难理解中医讲的真谛是什么。传统的名中医几乎没有一个不懂“道”的，不是“儒”的。事实告诉我们，中医衰退的根本原因是中国传统文化的丢失。

当你站在宇宙中来看中医，中医的“藏府”不等同于现代解剖学概念的“脏腑”；中医的整体观也不同于现代解剖学的整体观。简单地说，中医强调的是“藏府”间的“气交”与“化生”的和谐与平衡；现代医学研究的是各个“脏腑”的结构和功能，它们有相通之处，但绝不相同、相等。有如“年”与“岁”，“回归年”与“恒星年”。你驻守在地球上，可以依年度日地将“岁差”舍弃，也可以将小数点后面的数舍弃。但你是否知道，宇宙间所有的突破都是小数点最后面的那个数。

4.“五行”气化之用

王逵《蠡海集》载：“气者何？金也。金受光顺行则为五行之体，逆行则为五行之用。……金出矿而从革，于火以成材，成材则为有生之用。然火非木不生，必循木以继之，木必依水以滋荣，水必托土以止畜。故木而水，水而土，是则五行之类，土以定位。”其中“五行之体”王逵已经说清楚了，就是“气化”随“历”而变的相生关系；“五行之用”其实他也说清楚了，但是对于不熟知中国古乐“五音”的同学就不好理解了。

中国古乐“五音”是指宫、商、角、徵、羽五音，相当于现在简谱中的1（do）、2（re）、3（mi）、5（so）、6（la）。它们与“五行”的属性关系是：do宫为土，re商为金，mi角为木，so徵为火，la羽为水。它们与“五行”的相生关系是按“三分损益法”得出，但是有两种生成关系。

若用一根竹竿做成乐器如笛子的话，用81cm定为中音do（土）的话，那么

第一种是先损后益，81（土）×2/3=54（火），54（火）×4/3=72（金），

72（金）×2/3=48（水），48（水）×4/3=64（木）。

第二种是先益后损，81（土）×4/3=108（火），108（火）×2/3=72（金），

72（金）×4/3=96（水），96（水）×2/3=64（木）。

第一种相生关系是，土→火→金→水→木；音序是，土→金→木→火→水。

第二种相生关系是，土→火→金→水→木；音序是，火→水→土→金→木。

也就是说，它们的相生关系没变，但是用音做乐时的音序变了。另外，第一种完全按照"三分损益法"顺序生出，并且都在同部的五音；但第二种的火与其他四音不在同部，并且以金为节点，上下都按照"三分损益法"顺序生出。

关键还有一个问题，为了音的完整性，需要在第二种方法制作的笛子上的54cm处再打一个音孔（54=108/2，两音相隔八度），这样，第一支笛子只有同部的do、re、mi、so、la五音。第二笛子多了个低音部的so，实用性更强了。

如果此问题仅限于制作乐器的实用性，应该出现在《考工技》一类的书中，而不应该是王逵这样的一位文人来絮叨此事，可见此问题是一个普遍存在的自然问题。在自然界，火有两种，一种土内，一种土外，它们同时存在。且火只要出土，就不可能不占据高点，这是有目共睹的普遍现象。将这自然现象用于统一思维来分析问题的话，"火"可以有两个点，一个是108的超土点，一个是54的纳土点。这个问题在其他领域也存在，包括医学领域，所以中医六经中有"相火""君火"两个火。中国人的智慧就在于追随自然，不被任何个人、神学等蛊惑，可以毫不夸张地说，中国文化是追求自然之道的文化，是追求科学的文化。

此外，这段话中道出了一个关键问题，就是"五行"的"生"和"用"不是同步的。我们先不用管他说的各自起点在哪，需注意的是，中国传统文化强调"天、地、人"三才的目的虽然是在强调"三才一体"，但这三者"行非一致"。可能生成在自然界的动植物很习惯了"行非一致"，古人也见惯了这"行非一致"现象，圣人们为此提醒民众不要忘了"行非一致"的背后还有"合而一体"的内容。无论是一年分十个月的太阳历还是一年分十二个月的月阴历，一年都开始于冬至，因为冬至一刻太阳直射在南回归线上，这一刻之后太阳就开始往北返，也就是"天"一阳出现。而人的起步在"寅"，虽然这是人为的定时，但它并没有脱离自然环境对人世间影响的真实状态。我们回忆一下，"冬至"处于公历12月底，"寅月"多在公历2月初前后，从月底到2月这期间是全年最寒冷的时期，农民能干什么农活吗？在没有大棚种植的古代，冬季几乎没有农活可干。在这段时间中，天是醒了，可是动物们还在睡着，并且是睡得最香的时段。所以"天、地、人"是一体，但并不同行，这不是虚晃的"哲理"，这是中国人智慧结晶的"道理"。

5."五行"是多维时空集于中

"行"像"十字路口"，"五行"是多维的交叉。它们源于宇宙中的混沌之气，始分为阴阳两性，阴阳冲撞化和为万物。然万物的生命周期如四季，因为生命周期是气化的表现；万物的运行规律或活动规律如五行，因为这些是气化的过程；气化过程是内在阴阳与外在阴阳围绕某个目的、或某个初始点的冲撞化和，所以最少是五个因素的交扰，这很像以五音为基本作乐。为使民易懂，选择了世间最有代表性的五种物质来表述，即

木、火、土、金、水。用此五元素来说明农耕的季节、依赖的物质等都很恰当，甚至可以用此五元素的相生、相克关系来推算农耕的结果。在中国历史长河中，五行成了推算事物变化的最基本公式，而复杂的公式“易卦”也是与此一脉相承发展而形成。

中医是推算人体生态变化的医学，中药是维护人体生态正常变化的药学，所以它们共同选择了“五行”和“易经”作为本学科的基本理论。因此中医临床医生与西医临床医生有一个最大的区别：西医临床医生可以根据其他医生做的检测、检查结果来判断病情，然后用专业药师提供的药物作用机理来挑选药物，可谓是“众人拾柴火焰高”；而中医临床医生必须既懂中医诊断，又懂中药作用机理，而且现代的中医临床医生还必须懂得其他医生做的检测、检查结果，但是他未必按照这些检测、检查结果的常规处理方法去做。为什么？

因为西医目前所尊崇的科学，其实质主要还是解剖性、结构性科学，而中医所尊崇的是“气化”。解剖性、结构性科学在“气化”看来是“质”，因为“气化”成“质”后就不能再发挥“气化”的生、克作用了（《四圣心源》曰：“其相生相克，皆以气而不以质也，成质则不能生克矣”），也就没有什么“不可预知”的变化了。所以对解剖性、结构性科学的处理要比协调“气化”的处理简单得多，这也是中医被认为是治疗“未病”的真正意义所在。那么如何理解“气化”呢？让我们走进宇宙，看看太阳系吧。

太阳系众多行星都可得到太阳的光照，各星球都有气体环绕，虽然气体成分不同，但生物也并非都得像人一样必须吸“氧”才能活。那为什么只有地球上有生物呢？从表观讲，应该是温度。不要说生物需要相应的温度，就是非生物也需要相应的温度才能保持它具有一定的功能状态。据报道，太阳系各行星的地表平均温度大约是：

地球的地表平均温度是 15℃；

金星的地表平均温度是 482℃；

水星地表平均温度是 179℃；

火星地表平均温度是 –63℃；

木星平均云层温度是 –121℃；

土星平均云层温度是 –125℃。

地球上绝大多数地区的温度浮动不会很大，不会达到影响生物生存的程度。这种可以保证生物持续地“生生不息”的温度波动范围，为什么在太阳系中唯地球所独有呢？

这是因为地球表面三分之二是海洋，表面 70% 以上为水所覆盖。在常见的液体和固体物质中，水的比热容最大（比热容是指单位质量的某种物质升高或下降单位温度所吸收或放出的热量）。水比油的比热容大一倍多，比沙石的比热容大 4 倍多。若以相同的热能分别给相同质量的水和油、沙石加热的话，它们的温度从高到低的顺序是沙石＞油＞水；反之，当降温时，它们的温度从高到低的顺序是水＞油＞沙石。也就是说，水对温度的调节有很大的稳定性，即不随外界温度的升高而急速升高，也不随外界温度的下降而急速下降。所以我们会明显感觉到沙漠的昼夜温差很大，而海岸的昼夜温差小，难怪人们喜欢在沿海居住。可见如此重要的表观生存条件，并非只是太阳对地球的偏爱，而是因为地球自身表面存在“水”。可以说，正是因为地球上有足够的“水”才有生物存在。

来自天空的活跃光热与地表的宁静水交集在地球，若将“水”定性为“阴”的话，就可以将阳光定性为“阳”，并以“火”命名。如此，“地水”可谓“阴水”“阴”；“天火”可谓“阳火”“阳”；“地水”与“天火”的交融可谓“阴阳气交”。“阴阳气交”及地球的自转，造成地球在24小时内交替出现了白昼与黑夜的冷热变化，正是因为有“地水”，可以含纳阳光的“天火”，地球的昼夜温差不会像其他星球那样明显。地球的公转使“天火”以不同的角度与“地水”交融，让地球有了四季不同温度及气候更替的变化。由于“天火”与“地水”的交融变化，地球上高山与峡谷因落差而造成的温差，海洋与沙漠因比热容而造成的温差等，都无时不对某局部的“阴阳气交”产生影响，这个“阴阳气交”产生影响的结果是有“质”可查的、有形可见的“象”，故叫作“气象”。“气象”包括雷电、风暴、雨雪、寒流等。这一切有赖于振荡的光波在散发热能之时促使静止的水形成雾，有赖于冷热温差形成之时促使静止的空气发生流动形成风。可谓阴阳本无意，气动风自流。

地球若没有太阳光的照射，不可能有生物存在；地球若没有足够的水，也不可能有生物存在；地球若没有自转，很难有形地漂浮在宇宙中；地球若没有公转，很难与太阳结伴相行。地球为什么会转？太阳为什么会动？这宇宙间是否存在一种至今尚未知道的“活力”呢？而这个“活力”虽然普遍存在，但必须有相应又相佐的“活力”相互对应、相互冲撞、相互融合才能将“活力”中内涵的“活”展现出来。用什么“名词”来概括这个宇宙间看不到、摸不着的“活力”呢？古人选择了“气”，不仅中国古天文的“宣夜说”认为宇宙间充斥着“气”，实际“浑天说”也隐约地认为宇宙间充斥着“气”，只是为了更形象地、以常人可以理解的事物进行比拟，选择了以鸡蛋来比作宇宙，以鸡蛋黄来比作地球，从而不得不用有形的水来代替鸡蛋清而已，专业的天文学家们对此心知肚明，所以后世的天文学家们都将他们使用的观察宇宙星空的仪器叫作“浑天仪”，而从来没有将“浑天仪”置于水槽中。

无论阴阳各自聚焦蕴养多少能量，若相互间不进行气交则不会化生其他物质，所以谈阴阳必谈“阴阳气交”。《晋书·纪瞻传》曰：“太极者，盖谓混沌之时，朦昧未分，日月含其辉……阴阳交泰，万物始萌，六合闿拓。”“阴阳交泰”取自《易经》，有“天地交合、康泰美满”之意，是指天地之气和祥，万物通泰。说明万物始萌的前提条件是“阴阳气交”到恰到好处之时，人类和万物方才能被“分形”出来。借用现代物理学的术语可以说，“阴阳气交”是一种自禀角动力的“化生”过程。在“水、火”的“阴阳气交”斡旋中，大地具有了承载、蕴育、包含万物生存的能力。大地在有了“生”的能力的同时也有了“革”的能力，“革故鼎新”（《周易·杂卦》），这是自然角动力的普遍现象。生态曲屈如草木发芽，死时挺直似金刀戈伐，故取“木”“金”代言万物“阴阳气交”之态。至此，“水”“火”“木”“金”聚集于地球，地球可谓“中”、为“土”，最原始的“五行”在地球“厚德载物”的性质下自然构成。以此模式视“系统”，则有先天水火是气化之前的必备条件，后天金木是气化过程中的自然态势，系统自身属“土”。可见所谓“土”是气化活动的承载体，但这个载体不是静止的，是有一定自旋规律的载体，它的旋力是一切运动力的基本来源，因此“土”具有稳定整体运动的能力。

大地之“土”既有自然存在的“水火”，又有气化而生的“木金”，自然存在者为“先天”，气化而生者为“后天”，大地之“土”为“阴阳气交”斡旋的纠结之场所，是“水火之先天”与“金木之后天”的运动“极点”。人与万物一样，生在这土的斡旋之中，活在先后天阴阳的气交之中。这是个立体的、非平面的气交，这是个多维的、非线性的气交，气交斡旋之本在于土的旋转。所以，“五行”是各个不同角度的阴阳气交及不同时间段的阴阳气交，是在以“土”为中心点上的再次“气交”。如此运动模式，绝非单纯三维可以描述清楚的，这是自然的真实现象。这不是1、2、3……的等差变化，这是个指数级的变化，并且是多维时空集于中的变化。

三、中医与“五行”的关系

中医与五行的关系无论是在古籍还是日常临证中都无处不在。可以说，中医理论就是五行理论在人体系统的实际运用。中医古籍《黄帝内经》中不仅有多处论述，还有专篇论述。

《素问·五运行大论》曰：“黄帝坐明堂，始正天纲，临观八极，考建五常，请天师而问之曰：论言天地之动静，神明为之纪；阴阳之升降，寒暑彰其兆。余闻五运之数于夫子，夫子之所言，正五气之各主岁尔，首甲定运，余因论之。鬼臾区曰：土主甲己，金主乙庚，水主丙辛，木主丁壬，火主戊癸。子午之上，少阴主之；丑未之上，太阴主之；寅申之上，少阳主之；卯酉之上，阳明主之；辰戌之上，太阳主之；巳亥之上，厥阴主之。不合阴阳，其故何也？岐伯曰：是明道也，此天地之阴阳也。夫数之可数者，人中之阴阳也，然所合，数之可得者也。夫阴阳者，数之可十，推之可百，数之可千，推之可万。天地阴阳者，不以数推，以象之谓也。帝曰：愿闻其所始也。”

此段意思是，某日，黄帝坐在观星台的明堂中（明堂：君臣一堂向明而治也。明即天纲，“天文之大纲”），一边着手理正天之度数，一边极目八方，同时思考着建历五行运气的规则，故问天师岐伯，以往的言论说天地的动静，是以自然变化莫测的物象为纲纪；阴阳升降，是以寒暑变化来彰显其征兆。我也听先生讲过五运的规律（岐伯在《六节藏象论》中说：“天以六六为节，地以九九制会，天有十日，日六竟而周甲，甲六复而终岁，三百六十日法也。”又说：“五运相袭，而皆治之，终朞之日，周而复始，时立气布，如环无端”），先生所讲的仅是用干支配五行的问题，没有讲如何用干支推算岁运的具体问题。对于这个问题鬼臾区说，土运主甲己年，金运主乙庚年，水运主丙辛年，木运主丁壬年，火运主戊癸年。子午年是少阴司天，辰戌年是太阴司天，巳亥年是厥阴司。这些，与以前所论的阴阳不怎么符合（一般情况下，天干中：甲乙合木、丙丁合火、戊己合土、庚辛合金、壬癸合水；地支中：寅卯合木、巳午合火、辰戌丑未合土、申酉合金、亥子合水），是什么道理呢？

岐伯说，他阐明的道理是自然界气候变化的阴阳五行属性。关于阴阳之数，数是可以数的，如人身上的阴阳之数还可以数得过来，阴阳五行属性的数，数之不过十个，变化推演可达百；数之千个，变化推演可达万。天地间的阴阳之数已经是数不胜数了，天地之间的阴阳气交所生成的演变之数是难以用数来说清楚的，所以对此不能用数来论之，要以其变化的现象来论之，从自然变化的万象中去推求。随后岐伯讲述了在不同季节、不同的时间节点观察天空中星宿所在的位置与天干地支相应时的气象物候属性，以及这些天地间的属性对人体的影响。如原文：

"帝曰：寒暑燥湿风火，在人合之奈何？其于万物何以生化？

岐伯曰：东方生风，风生木，木生酸，酸生肝，肝生筋，筋生心。其在天为玄，在人为道，在地为化。化生五味，道生智，玄生神，化生气。神在天为风，在地为木，在体为筋，在气为柔，在藏为肝。其性为暄，其德为和，其用为动，其色为苍，其化为荣，其虫毛，其政为散，其令宣发，其变摧拉，其眚为陨，其味为酸，其志为怒。怒伤肝，悲胜怒；风伤肝，燥胜风；酸伤筋，辛胜酸。

南方生热，热生火，火生苦，苦生心，心生血，血生脾。其在天为热，在地为火，在体为脉，在气为息，在藏为心。其性为暑，其德为显，其用为躁，其色为赤，其化为茂，其虫羽，其政为明，其令郁蒸，其变炎烁，其眚燔焫，其味为苦，其志为喜。喜伤心，恐胜喜；热伤气，寒胜热；苦伤气，咸胜苦。

中央生湿，湿生土，土生甘，甘生脾，脾生肉，肉生肺。其在天为湿，在地为土，在体为肉，在气为充，在藏为脾。其性静兼，其德为濡，其用为化，其色为黄，其化为盈，其虫倮，其政为谧，其令云雨，其变动注，其眚淫溃，其味为甘，其志为思。思伤脾，怒胜思；湿伤肉，风胜湿；甘伤脾，酸胜甘。

西方生燥，燥生金，金生辛，辛生肺，肺生皮毛，皮毛生肾。其在天为燥，在地为金，在体为皮毛，在气为成，在藏为肺。其性为凉，其德为清，其用为固，其色为白，其化为敛，其虫介，其政为劲，其令雾露，其变肃杀，其眚苍落，其味为辛，其志为忧。忧伤肺，喜胜忧；热伤皮毛，寒胜热；辛伤皮毛，苦胜辛。

北方生寒，寒生水，水生咸，咸生肾，肾生骨髓，髓生肝。其在天为寒，在地为水，在体为骨，在气为坚，在藏为肾。其性为凛，其德为寒，其用为藏，其色为黑，其化为肃，其虫鳞，其政为静，其令霰雪，其变凝冽，其眚冰雹，其味为咸，其志为恐。恐伤肾，思胜恐；寒伤血，燥胜寒；咸伤血，甘胜咸。正气更立，各有所先，非其位则邪，当其位则正。"

上述这些内容可以简化于下表。

表 1.2　五行属性对应关系

五行	方位	季节	性	味	色	藏	体	气	用	政	其令	志
木	东方	春	风	酸	青	肝	筋	柔	动	散	宣发	怒
火	南方	夏	暑、热	苦	赤	心	脉	息	躁	明	郁蒸	喜
土	中央	四季	湿	甘	黄	脾	肉	充	化	谧	云雨	思
金	西方	秋	燥、凉	辛	白	肺	皮毛	成	固	劲	雾露	忧
水	北方	冬	寒	咸	黑	肾	骨	坚	藏	静	霰雪	恐

由此可见，中医的藏腑概念与现代解剖学中的脏腑概念完全不同。中医的藏腑是将天地阴阳气交变化之象与人体生成的必需基本功能之象对应归类，虽然中医在详细论述

心、肝、脾、肺、肾时也会涉及某些藏腑与解剖概念的脏腑相一致的内容，如“心主血脉”等，但绝大多数是不一致的，如“脾”在现代解剖概念中是免疫器官，但在中医则是“脾主运化”，是地地道道的消化系统概念；再如“肝”现代解剖概念中应该归属消化系统，或用通俗的语言讲“肝是人体内的化工厂”，但在中医则是“肝主动、主疏泄，疏泄情志与气机”，这无疑是一个神经系统概念。而且中国老百姓都知道，所谓“这人肝气太旺”，是指“这人脾气太大”“这人性情太急”“这人好激怒”等，很明显这些现象应归属现代的神经系统，与消化系统几乎无关。所以学习中医必须懂得它的理论基础，必须熟知中国文化的精髓。

此外，中医对藏腑的分划是有先后天之别和阴阳之分的。所谓先天是指个体出生前就已经形成或不是出生后的环境及学习形成的物质基础和情志；所谓后天是指个体出生后因环境或学习形成的物质基础和情志。就五藏而言，心肾为先天，肝肺为后天，但这不是绝对的。如心为先天，是因为人的一些情志问题不能用单纯的环境及学习来解释，不过心还含有“心知肚明”等后天的内容。再如肝，肝为后天，可是肝不能缺少先天肾水的滋养。按现代解剖学讲，神经的发育及智力的形成与后天的环境及学习有密切关系，不过也与先天基因的组合及神经周围的基液成分密切相关。所不同的是，中医这种归纳分类方式贯穿于中医临床诊断、药物分类、方剂配伍等各个方面。

（一）以肝为例看中医如何应用五行的生克关系

中医讲“肝属木”，因为从五行的生克关系来论，则有“水生木”“木克土”；具体到藏腑阴阳气交时，因肝肾同居下焦皆为阴藏，心肺同居上焦皆为阳藏；又因肝比肾更偏于阳，肺比心更偏于阴，故有“肝为阴中之阳藏”“肺为阳中之阴藏”“肝肺气交”之说等。这些理论在临床上的具体应用如下。

1.“水生木”

“水生木”的理论，在临床常可以看到的是“肝肾同源”问题。明代李中梓在《医宗必读》中说:“东方之木，无虚不可补，补肾之所以补肝。北方之水，无实不可泻，泻肝之所以泻肾……故曰肝肾同治。”临床可以看到一些年轻人因为精神紧张、工作压力过大导致月经不调或关节游走性疼痛等。用现代医学观点看，很明显这是因为神经问题导致内分泌或免疫出现问题。但在中医不会去想如何调节某类性激素或阻断某一免疫因子，而是思考如何通过补肾阴来养肝之虚，以达月经自行好转；如何通过泻肝之火来使肾水不再被耗散，以达关节有养而痛消。从诊疗思路上看，西医可谓一针见血，非常清楚；中医好似南辙北辕，无从定数，但当你将中医的理法方药与五行的关系搞清楚，自然会得心应手。

中医讲“肝藏血”，“夜寐血归肝”，当“肝阴不足、肝血亏损”时，月经不好则是自然的。“虚则补其母”，补肝血可从补肾阴着手，补其生化之源要比补充单纯的缺失的物质强度大多了，这个道理不用再赘述了。中医有“肾主骨”的理论，游走性骨痛常与“肾虚”而骨失养有关。“肾虚”可因多种原因导致，但因“肝”消耗“肾水”过多是临床常见原因，对此骨痛的治疗，应以截流为首要，所以当以“泻肝火”为主。由此可见，从临床具体实施上看，中医可谓细致入微，西医太粗糙了。

中医有不同程度的“补肾水”“泻肝火”的药和方剂供临床使用，有经验的医生还可以根据病情程度给予灵活的组方及药量的调整。一套流程下来，中医比西医要柔和多了，这种柔和性符合“润物细无声”的品德，是“生生不息”之物所要的“好雨知时节，当春乃发生”的治疗措施。用现代的复杂系统理论来讲，这是关注个体差异及初始状态的治疗，是符合人体复杂性、多变性特点的治疗。

2.“木克土”

“木克土”理论在临床最常见的是“木克脾土”现象。此现象针对西医诊断可有多种病名，其中症状最易被大家辨别、最被大家熟知的当数“肠易激综合征”。这是一种在没有可检出的器质性病变的情况下，突然腹痛且急于腹泻，泻后一切缓解。西医认为该病与精神状态或 / 和胃肠道过敏密切相关，所以可以给予镇静或 / 和抗过敏的药物，痛泻严重者还可用些作用于肠壁阿片受体的止泻剂等，但临床效果很一般。中医治疗此病有一简单且疗效明显的方剂“痛泻药方”，其组成药物仅四味：炒白术、炒白芍、防风、陈皮。明代医家吴昆编著《医方考》说：“泻责之脾，痛责之肝；肝则之实，脾则之虚，脾虚肝实，故令痛泻。”清代医家汪昂著《医方集解・和解之剂》说：“此足太阴（脾）厥阴（肝）药也。白术苦燥湿，甘补脾，温和中；芍药寒泻肝火，酸敛逆气，缓中止痛；防风辛能散肝，香能舒脾，风能胜湿，为理脾引经要药（东垣曰：若补脾胃，非此引用不能行）；陈皮辛能利气，炒香尤能燥湿醒脾，使气行则痛止，数者皆以泻木而益土也。”现代医学文献多以“加味痛泻药方治疗肠易激综合征”为题目进行临床报道，千百例临床病例证实了中医方剂“痛泻药方”具有满意的临床效果。

（二）从失眠症来理解中医五行与五藏的阴阳关系

世界卫生组织（WHO）一项调查表明，全球已经有 27% 的人受到睡眠病症的困扰。世界卫生组织对失眠的定义是：入睡困难、保持睡眠障碍或睡眠后没有恢复感；至少每周 3 次并持续至少 1 个月。睡眠时间的长短与年龄有关，一般认为新生儿需要 14 ～ 18 小时，儿童需要 9 ～ 10 小时，成人需要 7 ～ 8 小时,65 岁以上的老年人需要 6 ～ 8 小时。一般而言，在睡眠质量有保证的前提下，一夜总睡眠时间应该达到 7 ～ 9 小时，若一夜总睡眠时间不足 6 小时者可视为失眠。失眠按其表现形式可分为：入睡困难、睡眠表浅多梦、早醒三种。失眠按病因可分为原发、继发和共病性失眠三种，临床以共病性失眠多见。失眠在临床虽不属于危急重病，但失眠引起的损害是多方面的，涉及个人心理及社会功能等诸多方面的问题。

失眠是一种非自主的生物节律紊乱，是生物节律紊乱中最常见的外在表现，尤其是较长时间的失眠，不仅关系到大脑神经问题，还会影响到其他脏腑功能，影响人的整体健康状态。睡眠—觉醒周期是机体主动的生理节律过程，其中枢在下丘脑腹侧前区，特别是视交叉以上的神经核。有研究证实，慢波睡眠期人体各种生命活动降到最低程度，基础新陈代谢维持在最低水平，耗能最少，此时副交感神经活动占优势，合成代谢加强，有助于能量的贮存。睡眠与觉醒状态相比，睡眠时体温主动调节到一个较低水平；脑糖原是大脑的主要能量储备物，觉醒时间延长会使脑糖原水平逐渐降低，睡眠剥夺时会使脑糖原水平进一步降低，通过睡眠可以提高脑糖原水平；睡眠时脑脊液的流动显著增加，且从局限于脑的表层的流动扩张到脑组织深层，觉醒期脑脊液的流动只有睡眠时的 5%。这种差异与觉醒时去甲肾上腺素高引起的细胞外钾离子浓度升高造成的肿胀有关。慢波睡眠期是影响生长激素分泌的主要时期，因此儿童期的良好睡眠是保证生长发育的关键。

失眠在《黄帝内经》中被称为“目不瞑”“不得眠”“不得卧”等。失眠从现代医学讲，其整体的最根本原因就是交感神经 / 副交感神经的比值数大于正常情况，假如这个比值应该是 1，那么无论是交感神经兴奋数值的提高，还是副交感神经兴奋数值的下降，它们的比值都将大于 1。同样的道理，中医讲阴阳平衡是睡眠的常态，阳亢时阳值提高，阴不足时阴值减少，其结果都是阳值高于常态，无论是因为阳亢还是阴虚造成的，结果都是兴奋过度、清醒过度，表现都是失眠。所以虽然阴阳失衡有多方面的因素，皆可以造成睡眠障碍，但就失眠而言，可以排除导致非兴奋因素，着重讨论导致兴奋的因素。当我们将问题梳理至此，可以清楚地看到，失眠的关键就是“阳亢”，虽然这里有虚实之分，但若无“阳亢”必无失眠。这样我们就可以从复杂的连环关系中找到要点，以利于下一步的分析，可以达到纲举目张的效果。

中医认为睡眠是自然现象，是与自然界有规律的阴阳变化相应的自然之事。万物都有生、长、壮、老、已的生命过程，在此过程中必不可少地伴随着器质和功能的变化。《灵枢・营卫生会》曰：“壮者之气血盛，其肌肉滑，气道通，营卫之行，不失其常，故昼精而夜瞑。”就是说，壮者的气血旺盛，肌肉滑利，气道通畅，营卫的运行不容易失常，所以白天精神饱满，而晚上应时熟睡。明代戴元礼《证治要诀・虚损门》指出“年高人阳衰不寐”，清代《冯氏锦囊・卷十二》指出“壮年人肾阴强盛，则睡沉熟而长，老年人阳气衰弱，则睡轻微易知”。可以说这是中医对睡眠的生理解释。睡眠需要阴阳气血有一定的质量、阴阳气血行驶的道路畅通以及营卫当值不失常。这三点是保证不失眠的必要条件，无论年龄如何，这三点与睡眠成正比。临床上我们也可以看到，一般来讲，年轻人在这方面要优于老年人，虽然阴阳气血与失眠都有关系，但从生理上讲，阴血不足是其主要原因。《灵枢・邪客》云：“阴虚故目不瞑。”所以当年轻人出现失眠症时，必须查明为何阴阳气血不足，为何阴阳气血运行不畅，因为青年人肾气盛，骨质好，经络及筋膜尚柔滑，所以气血不应该化生不足、运输不到位。

中医认为睡眠是“阳潜入阴”的现象，若阴虚不足以包容阳或阳过于亢奋不入阴则“失眠”。这是从整体上来谈“阴阳”，也是从“心火”和“肾水”来谈睡眠问题，是总纲。此外，睡眠主要与“七情六欲”对“心神”活动的影响有关，“心神”活动可以涉及各个藏腑，如中医讲“思虑伤脾”，还有“胃不和则卧不安”等。“脾土”是后天之本，是生化“阴血”之地，“脾土不健”化“阴血”不足而致“虚阳浮动”性失眠是临床常见之证。此外，“脾土”具有的斡旋作用，这个作用如同地球有旋转一样，我们不能想象地球若不旋转人类是否还能生存，但我们知道“脾土”若不斡旋人肯定活不成。事实也是如此，失眠会因“脾土”的斡旋不顺造成，不过临床所见真正的“失眠”症，即“至少每周 3 次并持续至少 1 个月”的失眠者，多不是因为“胃不和则卧不安”，而是与“心肾不交”“肝肺不合”“水不涵木”“心火上炎”等有关。常见的“失眠”一症，却涵盖了五藏的功能、五行的制约、阴阳的相依为用等诸多中医基本内容。

1. 如何理解“心火”和“肾水”的关系

中医讲“阴阳气交、互生互长”。万物皆由阴阳气交所化，因阴阳气交而成，靠阴阳气交而长，人也是如此。从人间万物整体系统讲，人与天地相应，天地间的“阴阳五行”是天阳地阴，且白天为阳，夜间为阴，你若想让白天的阳能发挥作用，就要夜间好好修养，以使万物能静静地、深沉地专一吸收夜间的雨露精华，以待白天配合阳光发挥作用。从人的个体系统讲，心在五行中属火、肾属水，心肾在中医看来就如同地球上的海洋与太阳一样重要，是先天之水火，是升降的根本。水本性趋下，因阳光的驱动而上升；火本性上炎，因水的上济而下降：藏腑在“水火既济”间获得营养发挥功能。心阳肾阴，气阳血阴，白天阳气当值，心阳兴奋，肺纳大气以助阳动，从而鼓动肝气以疏泄、脾胃以化生；夜间阴血当值，肾将白天由脾胃化生来的阴血、由肺生来的阴精（后天之水），在寂静和缓的环境下默默地输送给心、肝及脾、肺，以缓解或补充各藏腑白天的耗损，滋养各藏腑之阴，以增加白天的阳气化生力量。阴阳两者互生互长，任何一方面出现偏差都将妨碍下一步的进程。

《易经》中有一泰卦，非常形象地说明了这个问题。泰卦是三阴在上、三阳在下。笔者在前面已经讲过，地球上最基本的生存条件是太阳和水。当我们站在地平线上看，太阳光必须向下照耀在地球上，地球上必须有足量的水来容纳太阳光传来热量的同时，这水还要不断地蒸发或升华才能保持其环境具有让生物生存的条件，所以泰卦是“天地交而万物通”。中医人体的“心”和“肾”关系也是如此，被概称为“水火既济”。朱丹溪《格致余论》曰：“人之有生，心为之火，居上；肾为之水，居下；水能升而火能降，一升一降，无有穷已，故生意在焉。”地球的“天地交泰”有赖于地球的转动，人体的“水火既济”有赖于“脾土”的斡旋。环境的好坏与阳光和水的相互作用的比率有关，人体的健康好坏与“心火”和“肾水”的相互协调有关，协调不好而失眠时，中医称之为“心肾不交”。“心肾不交”的失眠者多因“肾水”不足，不足以收纳“心火”而致。所以治疗时，重点要想方设法地增加“肾水”，附带控制“心火”。生“肾水”，控“心火”就要从“五行”的生克关系来考虑。

从五行的生克关系讲，“金生水、木生火”，“金克木、水克火”，综合归纳可见，肺金是关键，若肺金强健，即可生水以养肾阴，同时又可克肝木以降心火，从而使“心肾不交”的现状转化为“水火既济”。这就是中医顺从自然制约关系，以不治失眠而达到安眠的作用。

2. 如何理解“心神”和“魂”“魄”的关系

《黄帝内经·灵枢·本神》曰：“生之来谓之精，两精相搏谓之神。随神往来者谓之魂，并精而出入者谓之魄。所以任物者谓之心，心有所忆谓之意，意之所存谓之志，因志而存变谓之思，因思而远慕谓之虑，因虑而处物谓之智。”此段经文将神与魂、魄及意、志、思、虑、智的关系都交代清楚了。古人对此理解并不难，因为他们深信自然界有一种人不可知的“神力”在左右万物的生死存亡，这不是迷信而是事实。当人为地寻觅到“神力”的轨迹时，就如同人们寻觅到太阳的轨迹一样，故其名都与“鬼”伴随（太阳轨迹最难把握的1/4的余数是“鬼”）。如明代医家张介宾在《类经·藏象类》中说：“易曰：男女构精，万物化生。此之谓也。……凡万物生成之道，莫不阴阳交而后神明见。”清代医家周振武著《人身通考·神》（刊于1851年）说：“神者，阴阳合德之灵也。惟神之义有二，分言之，则阳神曰魂，阴神曰魄，以及意智思虑之类，皆神也。”时至今天科学如此发达，我们尚不能真正掌握“万物化生之道”，还不能真正解密人的“七情六欲”产生的根源，可以说这些问题的“解”还处于“X”阶段。将“X”这个未知数赋予“神”字是中国传统文化敬重自然的表现。

《黄帝内经·素问·天元纪大论》曰：“物生谓之化，物极谓之变，阴阳不测谓之神，神用无方谓之圣”“一阴一阳谓之道，阴阳不测谓之神。”这是中华古人对宇宙认识的结晶，阴阳相互作用是化生万物的根本物质和动力。这个认识至今也未落后，只不过在说不清楚万物变化中的物质和动力时，古人赋予了其“道”“神”等名。所以中医讲的“神”既是自然界难以穷尽的道理，也是人对自然之力的敬畏和探索的向往。即便是科学发达的今天，即便是具有一定人体知识的医生们，又有谁能解释自己的“思维”是如何产生的呢？如果“思维”可以据大脑的结构物质说清楚，今天我们也没有必要在此进行交流了。正是因为不同个体对同一件事可以产生不同的“思维”，相同的个体对同一件事在不同的时空中也可以产生不同的“思维”，“思维”存在诸多不确定性，所以古人冠之为“神”。笔者今天在此以“思维”来阐释“神”实在是无奈之举。如我们每个人都会凭借“神”来找朋友，当然也能体会到凭借“思维”来找朋友，前者是一种自然的感应流露，后者则不好说，有可能是“智”者，有可能是“利”者，无论如何凭“思维”者都不如凭“神”者自然而纯洁。可见用“思维”来代言“神”也不准确，但是当谈到具体问题时仍用“X”来代言“神”，未免又过于空洞。

《素问·五藏生成》曰：“心者，君主之官，神明出焉。”《灵枢·天年》曰：“血气已和，荣卫已通，五藏已成，神气舍心，魂魄毕具，乃成为人。”“神”附着个体后，会有一些具体表现，这些具体的表现是有轨迹可寻的，可寻的轨迹就是“神”的“归”属，“神之归”就是“鬼”。所以“神”在不同的轨迹上，就有不同的“鬼”伴随。如“随神往来者谓之魂，并精而出入者谓之魄”。张景岳对《黄帝内经·灵枢·本神》解释说：“神者，阴阳合德之灵也。……分而言之，则阳神曰魂，阴神曰魄。随神往来者谓之魂，并精出入者谓之魄，魄属形体，魂属精神。魄是精之神，魂是气之神，魂随气而变，魄随形而化……人生则魂魄相交，死者各相离去”。清代医家汪蕴谷在《杂症会心录》（刊于1754年）说：“人之形骸，魄也。形骸而动，亦魄也。梦寐变幻，魂也。聪慧灵通，神也。分而言之，气足则生魂，魂为阳神。精足则生魄，魄为阴神，合而言之，精气交，魂魄聚。”将此段含义精简地说就是：魂属阳，是人思维才智的形成基础；魄属阴，是人形体感觉的构成基础。

我们都知道“阴阳者其大无外，其小无内”。“神”与“精”相对言，“神”为阳，“精”为阴。但若独论“神”之阴阳，又有“阳神曰魂，阴神曰魄”之说。魂为阳神与气同行，轻而无形；魄为阴神与精同行，重浊有质。《黄帝内经·灵枢·本神》曰：“肝藏血，血舍魂，……肺藏气，气舍魄。"中医讲"左肝右肺"的实质是说"左阴右阳"。肝与肺相对而言，肝藏血为阴，肺藏气为阳；魂与魄相对而言，魂为阳，魄为阴；阳魂舍阴肝，阴魄舍阳肺；可见，肝有血质纳气魂，肺气所动靠魄精。正所谓"阴在内，阳之守也；阳在外，阴之使也"（《黄帝内经·素问·阴阳应象大论》）。

"神"是"思维""思考""精神感应"的东西，是人体感应器时时扰动的东西，只要人体感应器不休息，"神"就不可能休息。心神需要阴血养之，当"劳倦思虑太过者，必致血液耗亡，神魂无主，所以不眠"（《景岳全书·不寐》）。《张氏医通》曰："平人不得卧，多起于劳心思虑，喜怒惊恐。"思虑过度、心神不安也是临床所见"失眠症"中最为普遍的因素。心属火，应当与肾水相互"既济"。血不养心则心燥，需求"水火既济"来补救。补救不足则"心火"难平，神明无安。心血不足及心火难平还有来自"肝火"之因。中医讲"肝主疏泄、肝主动、开窍于目"，且"目者，心使也；心者，神之舍也"。"肝主疏泄"包括疏泄气机与情志两方面，且"主动、开窍于目"，与现代医学的神经系统密切相关。众多研究表明，"应激反应"与中医的"肝"有关。失眠是"应激反应综合征"最常见的症状之一。

如此阴阳交错是中医的思维定式，是中国文化的结晶。虽然这里没有提到解剖内容（注意，中医不缺乏实体解剖内容），但在此中医已经从阴阳协调交错的角度将人的思维活动与一般的肢体运动分开，且又以"静动"将气血精神之间的相互化生合为一体。这是中医思维的精髓所在，也是学好中医的可行之道。

3. 从"失眠"中窥肝肺的关系

明代的一部气功书《性命圭旨·魂魄说》曰："鬼云为魂，鬼白为魄。云者风，风者木。白者气，气者金。风散故轻清，轻清者，魄从魂升。金沉故重浊，重浊者，魂从魄降。……魂昼寓目，魄夜舍肝。寓目能见，舍肝能梦，梦多者，魄制魂，觉多者，魂胜魄。盖因魄有精，因精有魂，因魂有神，因神有意，因意有魄。五者运行不已，所以我之真心流转造化几亿万岁，未有穷极。"《黄帝内经·灵枢·本藏》曰："志意者，所以御精神，收魂魄，适寒温，和喜怒者也。……志意和则精神专直，魂魄不散，悔怒不起，五脏不受邪矣。"《灵枢·本神》曰："肝，悲哀动中则伤魂，……肺，喜乐无极则伤魄。"这段论述与中医的经典论述非常吻合，现将其内容归纳如下。

精在阴阳气交之中生，神在阴阳气交之中用；肝肺"气交"有赖于精神之使，精神之养有赖于肝肺"气交"之化。也可以说精禀肺金而生，神协肝木而用。魂属肝木有神，魄属肺金有精；白天魄从魂升，夜晚魂从魄降；志意的活动直接影响魂魄升降、化藏，以致失眠。一般来说，七情是指喜、怒、忧、思、悲、恐、惊，是感情的表现或心理活动；六欲是指人的眼、耳、鼻、舌、身、意的生理需求或愿望。以魂魄而论，七情多为魂管辖，六欲多为魄所制。由此也可以说，魂魄相互为用，与神意相连。从五行生化讲，肝属木生火，肺属金生水，肝火过旺或肺金生水不足都将导致失眠。严重时，肝火扰动了心火，或金生水不足造成肾水亏虚，自然形成"心肾不交"性失眠。中医治未病的意义在于防患于未然，从以上论述可知，防患失眠首先要保持平和适度的"七情六欲"，保证"肝肺气交"平衡。《黄帝内经》开篇即言"精神内守，病安从来"，中医认为"病"

除饥、寒、劳、疫等外在因素外，多与“欲望”太过，“精神失守”有关。这很符合现代人的发病原因。随着时代的发展，人越来越需要脑力劳动，即使我们个体的“欲望”不大，也要跟上社会变化的时态。在这如此快节奏前进的社会氛围中，如何保证“精神内守”而不失眠，已成为社会不得不关注的问题。

4. 从“失眠”中窥营卫的关系

《黄帝内经·素问·金匮真言论》曰：“平旦至日中，天之阳，阳中之阳也；日中至黄昏，天之阳，阳中之阴也；合夜至鸡鸣，天之阴，阴中之阴也；鸡鸣至平旦，天之阴，阴中之阳也。故人亦应之。”《黄帝内经·灵枢·大惑论》记载：“黄帝曰：病而不得卧者，何气使然？岐伯曰：卫气不得入于阴，常留于阳。留于阳则阳气满，阳气满则阳跻盛，不得入于阴则阴气虚，故目不瞑矣。”张景岳在《类经》中对此解释说：“卫气昼行于阳，夜行于阴，行阳则寤，行阴则寐，此其常也。若病而失常，则或留于阴，或留于阳，留则阴阳有所偏胜，有偏胜则有偏虚，而寤寐亦失常矣。”此段话的意思是，正常情况下，卫气白天运行于阳，夜间运行于阴，行于阳时人自然是清醒的，行于阴时人自然是需要睡觉的。但是若因病出现异常，卫气或滞留于阴，或滞留于阳，致使机体内的阴阳出现偏差，就会导致失眠或嗜睡。

古文多用单字表意，所以将营气、卫气拆分为营、卫、气更容易讲清。营、卫是位置概念，是指人体的表里位置，营指里，卫指表；气是功能概念，是指人体内有功能作用的物质。中医认为人虽成形，但仍保有三层胚胎的结构，即表、里和半表半里。这个有功能作用的物质如果处于人体的里层就叫“营气”，处于人体的表层就叫“卫气”。里为阴为营，表为阳为卫，故中医常以营卫代表里。《灵枢·营卫生会》曰：“人受气于谷，谷入于胃，以传于肺，五脏六腑皆以受气。其清者为营，浊者为卫，营在脉中，卫在脉外，营周不休，五十而复大会，阴阳相贯，如环无端。”从此句可知，营卫还有更具体的含义。

①水谷入胃，脾阳消磨，散其精华，化生气血，内自脏腑，外达经络。精专者，行于脉中，命之曰营；剽悍者，行于脉外，命之曰卫。

②肺主气卫外，气行于皮毛则为卫，故肺藏卫气；肝主动、藏血，血行于经络则为营，故肝藏营血。

③营气在脉，随宗气流行。宗气者，贯心肺而行呼吸。营气平旦寅时起于手太阴肺经寸口，应肺朝百脉，以息往来；注足之少阳厥阴，终于两跻、督、任；周五十，明日寅时，又会于手太阴之寸口，周而复始，阴阳相贯。

④卫气，不随宗气，自行于脉外。《素问·痹论》曰：“卫者，水谷之悍气也，其气慓疾滑利，不能入于脉也，故循皮肤之中，分肉之间，熏于肓膜，散于胸腹。”《灵枢·大惑论》说：“夫卫气者，昼日常行于阳，夜行于阴，故阳气尽则卧，阴气尽则寤。”《灵枢·营卫生会》云：“卫气行于阴二十五度，行于阳二十五度，分为昼夜，故气至阳而起，至阴而止。”意思是说，卫气白天行于阳分，夜间行于阴分，当卫气将阴分循行尽了时，卫气将由里出表地行于阳分，人就从睡梦中醒寤；同样道理，夜间当卫气将阳分循行尽了时，卫气将由表入里地行于阴分，这时人自然产生困意而进入睡眠。一言概之，“出乎阳则寤，入乎阴则寐”。营气之行，阴阳相贯，随宗入肝；卫气之行，昼阳夜阴，

卫外入肾。宗与心系应肺，外与肺系应膀胱，分入肝肾共固本。

5. 从"失眠"中窥五藏的关系

最常见的单纯"失眠"原因莫过于"七情六欲"。七情六欲过亢奋或过抑郁都可因伤"神"而失眠，使人出现夜不寐、昼无力的现象。中医认为，"心者，神之舍也"，是因为心中的血比任何藏腑的血都多，心有足够的阴血才可以容纳、收敛住阳神，血不足则神不宁。"寐本乎阴，神其主也，神安则寐，神不安则不寐"(《景岳全书·不寐》)。《灵枢·本神》说："心有所忆谓之意，意之所存谓之志，因志而存变谓之思，因思而远慕谓之虑，因虑而处物谓之智。"又，"思伤脾"。《难经·四十二难》说"脾藏意与智"。《黄帝内经太素》卷六首篇注释："脾为四藏之本，意主愁忧。故心在变动为忧，即意之忧也。或在肺志为忧，亦意之忧也。若在肾志为忧，亦是意之忧也。故愁忧所在，皆属脾也。"如此看来，只要心动过度，就很难避免"伤脾"，脾伤即伤阴，阴伤则不足以纳阳。

中医讲血是由脾胃运化水谷精微而来的，但需要清楚的是，脾胃之所以能有此功能是与"心主血脉""肝主疏泄""肺朝百脉"，以及肾阳的温助等密不可分的，若没有这些藏腑在同一时空中的协同操作，脾是不可能发挥其运化水谷精微作用的。"饮入于胃，游溢精气，上输于脾。脾气散精，上归于肺，通调水道，下输膀胱。水精四布，五经并行，合于四时五藏阴阳，揆度以为常也。"脾气散精，浊精归心，奉心化赤而成血。这些内容叙述起来好似一个一个的连续过程，实际这些动作是同时发生的，如同交响乐队演奏一样，和谐而有节奏。任何一藏不足或过剩都将影响整个乐队的演奏效果，甚至走调。乐队的走调，在人体则是"失常"，是"病"，是"失眠"。只要人体感受器不休息，"神"就不可能休息。心神需要阴血养之，"劳倦思虑太过者，必致血液耗亡，神魂无主，所以不眠"(《景岳全书·不寐》)。《张氏医通》曰："平人不得卧，多起于劳心思虑，喜怒惊恐。"思虑过度、心神不安也是临床所见"失眠症"中最为普遍的因素。

中医治疗是遵从"复杂系统"特点进行的，所谓"复杂系统"是一个非线性的、具有自组织能力的、多层次的集合体。生态系统和社会系统是"复杂系统"的代表性模式。病机是繁杂多样的，但有了前面的病因认识，我们就可以达到"提纲而众目张，振领而群毛理"(《宋史·职官志八》)的效果。情志不遂，气机紊乱，情志变化，这些活动都是以脏腑气血为物质基础，是人体对外界客观事物的刺激所做的不同反应，是人的情感和情绪"活"的一部分。失眠的发生与情志的失常密切相关。当情志刺激超过了个体的生理活动范围及承受能力，则会引起五脏气机失常、阴阳失调，从而出现失眠。在此从不可以药治之的情志，转化为可以通过"健脾养血安神""疏肝理气安神""养阴润肺安神""健脾养肺安神""养血柔肝安神""水火既济安神"等各种针对性的手段达到很好的安眠作用。如中医临床常用的"交泰丸""酸枣仁汤""归脾丸""甘麦大枣汤""黄连阿胶汤""温胆汤""柴胡加龙骨牡蛎汤""柏子养心汤"等，只要辨证准确，加减应用，皆可达到满意疗效。

中医如此归纳人体藏腑功能的实质，是从生物体的先天之生和后天之生两个方面，牢牢地掌握了生物体"生生不息"的命脉。这个来源于自然的智慧是超前的，他超出了现代实验科学必须具备的"眼见为实"和"重复实验"的要求，而是以非线性的复杂系统思维方式，以“大道至简”的道理，对世间一切能“动”、能“气化”因素的本性进行分类。中医重视人的精神作用，这是非常客观的态度，人与动物的根本不同之处不外乎人的精神作用极大，这是人能成为“万物之灵”的根本所在。正是因此，失眠在动物群体中的发生率与人类的发生率是不可比的，产生的原因也是不可比的。失眠症，放在中医的角度来论述可以从“七情六欲”谈道“肝肺气交”；从“肝肺气交”谈到魂魄阴阳的昼夜化生精神的偏差，直至“水火既济”问题；这其中还穿插着“脾土斡旋”的问题。绝非是简单的“镇静安神”或“神经兴奋因子抑制剂”可以潇洒解决的问题。从中可以体会到“牵一发而动全身”的整体观与“聚零为整”的整体观是不同的概念。

（三）中医平面五行图对思维的影响

1926年，爱因斯坦与海森堡讨论科学观察的本质时说：“是理论决定了我们能够观察到的东西。”理论概念的清楚与否，决定了我们思维趋向力和判断力。从上述内容我们已经体会到了中医的“五行”是立体概念，但是现在流行的“五行”图多是以平面五角星来表示。虽然这个平面五角星及外接圆可以很好地展示“五行”的生克关系，但同时它也将一个立体概念压平了。

“理论决定了我们能够看到什么”，“五行”的生克理论是循环往复的理论，就像一根扭结成球形的绳子，虽然它已经成为立体结构，但是你仍然可以从一端沿着绳子以一维形式走回到原点的一端，并且可以无休止地走下去。平面五角星及外接圆形的“五行”图中，外接圆是生序，内五角星是克序，都可以按木生火、火生土、土生金、金生水、水生木，或木克土、土克水、水克火、火克金、金克木，这样无休止地、如磨盘似地转下去，没有任何障碍，看不到有何制约。如此理论能让我们看到什么？

中医讲“肾为先天之本”，“先天”是最根本的元素，且无论哪个藏腑有问题都可以顺着五角星及外接圆之藤摸到“肾”，所以任何问题都可以从“肾”治之，对吗？若某一天某一人突然感觉“心”最重要，他也可以通过这个图之藤摸到“心”，将一切问题都归于“心”来责之，也未尝不可，对吗？是否想过，我们周围的动植物的生长过程，我们的生活工作的过程，是否可以如此简单地、顺藤摸瓜地找到根本问题并解决它？单以我们自己的成长过程的条件讲，是否包括先天的基因、后天的给养、家庭环境、社会教育和自我感受及努力这几个方面？这几个方面是人人难以回避的生存条件，它们可以相互影响，又有独立存在的现实，且每个人都不同，即便是双胞胎，前四条都相同，最后的自我感受及努力这一条也存在差异的可能性，所以双胞胎的外形可相似但性情可不同，对同一问题可存在不同的反应。临床也常常见到双胞胎患病不同的现象，如银屑病患者，常可见双胞胎中那个性情偏于急躁者患病，而另一个不患病。此时，从中医将如何判断其五藏中谁的责任大呢？若从性情急躁而言当责于“心”，因为性情急躁多因学习或工作压力过大，若患者再伴有睡眠不佳，责之“心火”当无疑。但可有以下几种不同说法。①木生火：“心火”可来自肝木，肝阳亢而心火过旺。②水生木：肝阳亢可因肾水不足生肝木，肝木责阴虚火旺。③水火既济：肾水不足难与心火形成既济关系，成心肾不交而烦躁失眠，所以要从治疗肾入手。④金生水：肾水源于肺金的化生，肾水不足定与肺金不健有关，查查患者肺有没有问题，有问题要从治疗肺入手。⑤土生金：肺金不健应责脾土化生不足，脾为后天之本，一切后天不健的问题都可以责问脾土，所以要从治疗脾入手，等等。如此循环地找下去，从何下手呢？当然，临床可有症状来标定责任属于哪个藏腑，但是中医对症状与藏腑关系的判断仍然涉及"五行生克"问题，现举例如下。①失眠问题：可因心肾不交、肝火过旺、脾土不实、魂滞肺卫等等。②皮肤瘙痒问题：皮肤瘙痒是银屑病患者最痛苦之症，可因心火扰肝，肝风内动；肺卫不固，热入营血，血热风躁；肾水不足，脾失健运，肌肤失养，肌肤甲错，瘙痒难忍；等等。如此思考下来，治疗的重点在哪？关键的问题在哪？为什么会出现如此现状？

究其原因，首先是我们现有的基础知识远离了中国传统文化，我们的记忆中已经没有了"过年捉鬼"。西方的"无理数"已经替代了我们的视为天地相交的"道"数；在我们专心听解"地心说""日心说"的时候，却把那视万星在气中，讲"人乘地球如乘船，船行而人不知"的"浑天说"抛到了九霄云外。其次是思维的表达，缺乏准确的词汇语言。中西医的出发点及语言用词即使相同，在实际操作中也会出现很大的偏差。中医目前已经淡化了"气交"、简化了"五行"这些具有立体性的动态理论，大多以降维来进行所谓的通俗讲解，从而使自己尽可能地被西医同化，可以说这是"不自信"的结果。中医临床选药的标准是以人体自我康复能力为评价，不是以药物对抗疾病的强度为标准，这样类似的分歧对临床的影响很大。

中医对"健康"的理解是气交平衡稳定。气交泛指阴阳气交，因为阴阳是相对而言，所以阴阳气交无处不在。北宋思想家张载（1020—1077）《正蒙·太和篇》中说："不悟一阴一阳，范围天地，通乎昼夜，三极大中之矩。"明清之际王夫之（1619—1692）在《张子正蒙注·太和篇》中说："阴阳二气充满太虚，此外更无他物，亦无间隙，天之象，地之形，皆其所范围也。散入无形而适得气之体，聚为有形而不失气之常，通乎死生犹昼夜也。昼夜者，岂阴阳之或有或无哉！日出而人能见物，则谓之昼，日入而人不见物，则谓之夜；阴阳之运行，则通一无二也。在天而天以为象，在地而地以为形，在人而人以为性，性在气中，屈伸通于一，而裁成变化存焉，此不可逾之中道也。"张载说："太虚无形，气之本体，其聚其散，变化之客形尔。"因为"阴阳二气充满太虚，此外更无他物，亦无间隙"，所以无论是不可见的、无形的太虚，还是有形的万物实体，都存在阴阳二气，其区别只是阴阳二气构成的形态不同而已。气凝聚而成形即是万物，气散未凝聚即是太虚。太虚才是的气的本然状态，气聚是气的暂时状态，所以称为"客形"。中国传统文人和中医者都明白，所谓的"太虚""虚空"不是虚无至极，而是无形至极，是极致到物质最基本的粒子单位。这个粒子的自旋之力就是"神"，能结合在一起而化生成新物质的粒子就是"精"，能让不同性质的粒子相互作用的力就是"气"，这些认识一点都不落后于现代科学。

《素问·六微旨大论》说："上下之位，气交之中，人之居也……气交之分，人气从之，万物由之，此之谓也。"气不仅是万物始原，而且是万物存在的普通形式，世间万物皆由气交而化生，由气交而存在，人也是如此。人既是气交的产物，又在不断地进行气交的过程以维持生命。万物在气交的冲和中求得发展，人体也是如此。中医家们认为，

"易具医之理，医得易之用"，"阴阳虽备于《内经》，变化莫大乎《周易》"。《易经》的易字在《周易·系辞传》中解释为"生生之谓易"。《易经》讲的就是"太极生两仪，两仪生四象，四象生八卦"，八卦两两重合成六十四卦。《周易·系辞传》说："天地絪缊，万物化醇，男女构精，万物化生。"《史记集解》引孟康云："五星之精，散为六十四。"朱熹说："无极而太极。太极动而生阳，动极而静；静而生阴，静极复动，一动一静，互为其根。分阴分阳，两仪立焉。阳变阴合而生水火木金土。五气顺布，四时行焉。……二五之精，妙合而凝。乾道成男，坤道成女。二气交感，化生万物，万物生生而变化无穷焉。"生生不息是自然之态，是中医理论衍生的最基本的依据。气交是生命体为了生生不息的目的而必须进行的运动。阴阳本太极，动静分两仪，气交盛衰有时序，时序不同结万态，万态生变化无穷，生生不息焉。

人体藏腑之气在不停地升降运动着，如：坎阳蒸腾使肾水上升济心火，心火下降温煦肾水则精得神之养；坎阳升暖脾土则水谷运化不滞，坎阴涵养肝木则气血疏泄不郁等。人体之气血和畅，阴阳交泰，生生化化，品物咸章，无不依赖于藏腑正常的升降运动。故《医学求是》曰："明乎藏腑阴阳升降之理，凡病皆得其要领。"可见中医的整体观念是动态的整体观念。气交是中医动态的整体观不可缺少、无以替代的内容，是中医基础理论中的重要概念之一。走进中医，需要将人体视为"相对独立管理的有生命的系统"。因为在中医看来，人体的老死是一个缓慢的过程，是一个自然趋势过程，是气交冲和度的盛衰过程；人体的病变是系统与系统之间气交不顺程度突破了人体系统气交动态平衡的阈值，是气交失和谐的表现。明代医家张景岳在其所著的《类经》中进一步阐述："气之在人，和则为正气，不和则为邪气，凡表里虚实，逆顺缓急，无不因气而至，故百病皆生于气。"所以从中医的角度讲，认识人体，要从理解"五行"的气交开始。生生不息是"至大无外，至小无内"的系统气交问题。"五行"是对世间众多气交的属性归类。气交是多维立体的，"五行"也是多维立体的。气交关注的是系统稳定性强弱、系统稳定度阈值大小及系统轨迹问题，"五行"从属性的角度更有的放矢地捕捉气交时态变化中的关键点。当将这些看似哲理的观念应用到具体的五藏中，就将得出与健康理念不同的诊断及治疗方案。

此外，由于语言的局限性和词汇的定义不同，在事事强调专一、细化、精准的当今，中国传统文化中的一些词汇的概念与现在的概念存在非常大的区别，就以"气交"来说，虽然前面讲了许多，但因当今"气"的概念就是"空气"，"交"的概念就是"交叉"，所以"气交"两字在没有中国传统文化背景人的脑中形成的图像，可以是干干净净的两股相交的气流。但是，这两字在中国传统文化中呈现的并非如此，首先"气"本身就夹杂着一定的温度、湿度在旋转；其次"交"也非和平相交，而是在一边自旋一边相互激烈地冲撞，它们在冲撞中都失去了自己原来面貌甚至大部分死亡，仅有能将众力整合在一起的"精"才能存下来，进行进一步化生。可见传统文化的丢失对中医是致命的伤害。

"科学"的概念有广义与狭义之分，狭义的说法很多，按《辞海》(1999 年版)："科学：运用范畴、定理、定律等思维形式反映现实世界各种现象的本质的规律的知识体系。"从广义讲，任何探索规律的行为都是科学的行为，中医的行为当然是科学的行为。

若从狭义的角度看中医就会出现不同的结果，但将科学与"反映现象的本质的规律"等同起来的说法也欠严谨。实际，"科学"只不过是通过各种手段认证了人们的假说而已。由于人的思维在不断运转，手段在不断更新，所以"科学"才得到了发展。换言之，人的思维永远跑在"科学"的前面。思维的原发点是人的感知，抓住感知并反复探索、认证感知中的内容，将探索的内容给予有条理、有逻辑的合理解释就是知识，就是学问。至于这知识、学问中到底含有多少科学成分，那是随着科学发展而发展的问题。

第三节　从中国古天文学角度思考中医"风"的含义

中医强调"天人相应"，即人要随季节气候的变化而相应地适时采取不同的居住环境、作息时间、运动形式及饮食等，否则就容易被外邪干扰，当外邪的干扰打破了内环境的平衡，就是人体病变的开始。人体病变千奇百怪，但不出内、外之分：内有七情六欲，外有风、寒、暑、湿、燥、火六淫。六淫中除"风"外，其他五淫各有明显的季节所主，而"风"可以在任何季节中随意作浪，潮起潮落风随意，随意之风万事周；且"风"还可以裹挟其他五淫侵害人体；此外，"风"还与藏腑的活动有关，可以致使藏腑活动紊乱而形成"内风"。所以中医说"风"为六淫之首，百病之始。换言之，在中医看来，"风"不仅是一切外因致病的贼王，也是内因致病的祸首。认识"风"，就是搞懂中医所谓的"病因"的第一步，并且这里涉及了中医思维方式最本质的问题——"人生存在天地气交之中"，气交冲撞也是风。

"风"不仅是中医的百病之首，也是中国文化之首，无论是河图、洛书还是《易经》八卦中都有"风"，并且他们各个都能乘"风"而来，随"风"而去，遇"风"而变。国有"国风"，文有"文风"，事有"作风"；在古籍中，"风"可显于"凤"，号于"龙"，付于姓氏；"风"还可以在"天干地支"中游荡；"风"可以是"和风细雨"，也可以是"疾风暴雨"。"风"为何而多变？它想做什么？如何理解"风"对人体的作用？让我们还是回到"风"最初始的天文学中吧。

一、从甲骨文寻"风"与"龙"的关系

从甲骨文寻"风"与"龙"的关系这一题目相当可观，无论从哪方面展开来讲都可以各自写一本书。如何能简洁地将问题解释清楚？老子说"为学日益，为道日损"，"大道至简"。"大道"就是自然之道，就是你在不知不觉中必然所行之道，就是"无为而无不为"之道。这些话对于生活在当今的学者们来讲可能没法理解，因为当今环境中，尤其是城市环境中哪有什么"无为而无不为"事件。我们生活在楼上楼下、电灯电话、手机网络的包围之中，我们从小就努力学习学习再学习，就是为了今后"有所作为"。"大道至简"？简到"无为而无不为"？这不是"天方夜谭"吗？这不是倒退吗？

笔者对此也无言以辨，更不想用烦琐的文字来理论。因为任何事实的结果，都应通过事实的过程来说明，即便是圣人的语录，若能复原事实过程，这个过程应该比语言更

有说服力。为此，笔者希望读者能想象自己以第一视角回到遥远的古代，但不是荒无人烟的原始社会，而是已经有了“圭表”计时的农耕社会。

你住在地穴式窝棚、或茅草屋等低矮的房屋中，身边既无灯光、无钟表，也无日历，过着日落而息、日出而作的日子。在此环境中，你无论是从事农耕还是打制农具，无论是上朝为官还是入伍为丁，都要随着季节的变化而变换着你的工作内容。如春来以播种、修犁、祈雨为主；秋末以收割、打镰、肃政、防卫为主。而这一切行动虽然有人为因素，但是人为因素是被动的，主动权是“天时地利”，谁不跟着“天”的节奏走都将难以存活。为了能更好地跟上“天”的步伐节奏，人们发明了“圭表”。“圭表”不仅让人们知道了“天”在一年中的步伐节奏，还可以告诉人们“天”在一日中的步伐节奏。“一天之计在于晨”，下面笔者以晨起的“无为而无不为”的连续动作来解释“龙”与“风”的关系。

你清晨起床后，一边穿衣、洗漱，一边会自然想到“现在是什么时辰了？”。

随即你看了看茅草屋门外那根立着的“圭表”，因为是自家立的“圭表”，没有专业的“圭表”精致。可以只是一个木杆上系一个可以随风飘起的“风向带”而已。不过这简单的“圭表”也有自己随日光行走而变换的影子，完全可以通过影子的位置和长短来呈现时间。你看到木杆的影子长长地斜向西，你知道“噢，卯时了，该出门干活了”。

一想到出门干活，自然要看看天气。你又看了看那木杆上系着的“风向带”，估计一下今天的风向和风力，以决定穿什么、去什么方位、干什么活等。

干活要跟得上“天”的步伐节奏，今天干的活是否与“气候”相应，自然要候“天气”才能下结论。五天一小候，三候为一气，不同的季节有不同的天气，通过观察天空中的云形、雾状、光影等可以判断季节的节点，从而决定播种或收割何物，以及带什么工具，这在农耕社会是一件非常重要的事。所以当你穿好衣服后，自然而然地又站在窑洞的门口或门外，再望望天空，预测一下气候，最后决定下一步的行动。

在这一连串的动作中，你与圭表之间发生的主要关系有：

① 先看圭影的位置“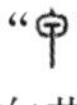”→“甲”；

② 再看圭表上的风向带“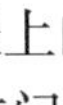”→“乙”（图 1.11）；

③ 最后站在门口候天气“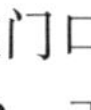”→“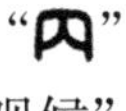”（站在门口候的图像）→“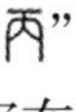”（透视画法的图像）。见图 1.12。正是因为丙具有“观候”的意思，所以“疾病”二字在中医看来有不同的含义：“疾”是如同箭伤，无论轻重、缓急，其病因是清楚的，可以直接施以治疗；“病”是如同天气，无论轻重、缓急，其病因是不清楚的，所以治疗前需要“候诊”以找出病因病机。“候诊”的形象如同站在门口候天气，故以“丙”做字的意，以“疒”做字的性。

三个动作连起来就是“天干”开头的三个字“甲、乙、丙……”

其中“乙”字如果系在了“天”上→“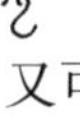”或“帝”上→“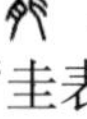”，这就是“龙”（图 1.13）。从甲骨文的“帝”字“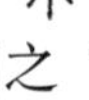”图形中，又可以清楚地看到“圭表”的工作状态。如果将“帝”视为“天”在人间之“象”，也可以引申为：帝是天的代言人。

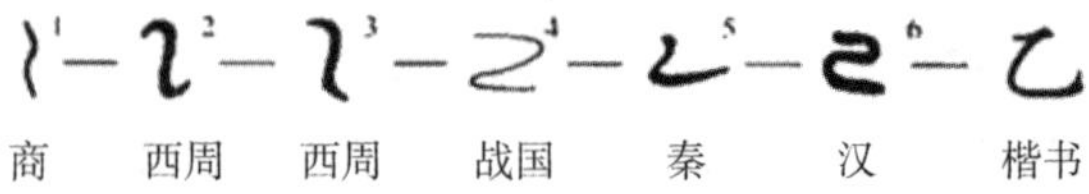

图 1.11 乙字演变过程

图 1.12 丙字演变过程

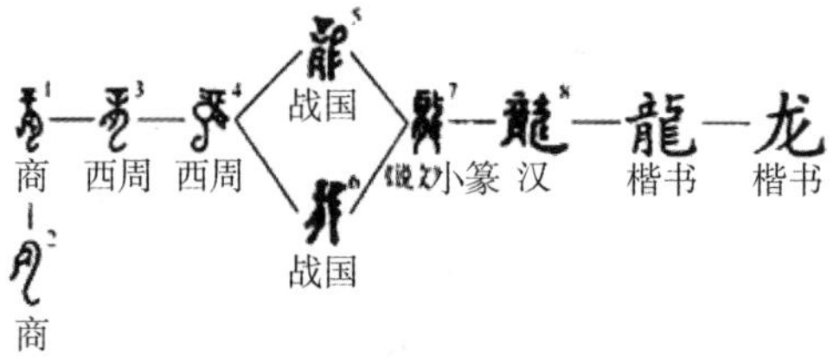

图 1.13 龙字演变过程

《说文》曰："帝，谛也。王天下之号也。"《尔雅·释诂》："帝，君也。"《白虎通》："帝，德合天者称帝。"如果把系在"天"或"帝"上的"风向带"，视为是"天"或"帝"手中拿着"风向带"时，应该如何理解他们的关系呢？如何理解""""的意图呢？

李白说："天不言而四时行，地不语而百物生。"孔子说："天何言哉？四时行焉，百物生焉，天何言哉？"这正是老子所说的天道自然。虽然"天"有天意，但因为天不说话，所以必须找个代言人，当确定以"帝"为代言人后，"龙"就不再出现以"天"为体的字形中了。当"帝"的手中拿着"风向带"时，就意味着"帝"的手中握着"指挥棒"，意味着"帝"在替天发号命令。而"龙"则是能看懂"天"的指挥、能理解"天"意的、能替"天"行道的、能在人间处处呈现出"像"的实体。所以"皇帝"就是"真龙天子"，是在人间替天行道的君子。这里充分展示了中国人的"天道"思维和智慧，中华民族能如此延续不断地发展，能包容各个民族团结一致地发展，是与其"天道"思维的普及和历代君王政府以"天道"思维为准则有关。中医能发展到今而不灭，也是因为它坚定地遵循"天道"思维的结果。

人们讲"龙隐现无常，变化莫测"，中医讲"风善行而数变"；人们讲"龙是百鳞之长"，中医讲"风者百病之长也"；人们讲"龙生性风流倜傥和不同生物生下九子"，中医讲"八风发邪气"。好像"龙"身上带有许多"风"的习气。没错，就是如此。当"表杆"摘掉了风向带，以"中"的形象光杆挺立时，风向带"乙"自由穿行在天地之间的过程中，搭上"天""帝"成了"龙"，所以"龙"本身就带着"风"的基因。你若能理解"龙"是自然的天道所为，就对中医"风"的病变好理解了。应该讲，中医的"风"虽然含有现代"风"的内容，但更多地是指"条件"致病的结果，是特定的内外环境"条件"下导致的"病"，所以治疗这个"病"之前，需要将"条件""候"清楚，而不是单纯地将病因找出来。这是与现代医学的不同之处，中医要求临床医生不仅要熟悉季节变化对人体的影响，更要能细致地判断出个体差异与环境的吻合度。

二、从历史和考古寻"风"与"凤"的关系

可以肯定地说，从古至今"风"从没有消失过。因为地球从古至今存在着昼夜温

差、海洋与陆地的温差、高山与峡谷的温差，有温差就有空气的流动，空气的流动就是“风”，只不过因为季节的不同，地域环境的不同，造成“风”力不同，“风”所裹挟的内容物不同而已。竺可桢（1890—1974）先生在《中国过去在气象学上的成就》里曾经提到过：“气象学是人类在生产斗争中最迫切、最需要、最基本的一种知识。人们若不能把握寒暑阴晴的规律，无论衣食住行都会发生问题的。积了多年的经验，到周代前半期，我们的祖先已经搜集了许多气象学的经验，播为诗歌，使妇孺统可以传诵。”不过今天当我们想追溯气象学中的“风”时，并非简单到一说即明的程度，因为一个“风”裹挟了“盘古开天”的创世史、“三皇五帝”的家族史、“封神任官”的社稷史等。而这些历史内容又都为中医理论中“风”的本质赋予了难以用短语概括的内容，还是让我们简单系统地串联一下吧。

笔者选择西晋时期史学家、医学家皇甫谧（215—282）所著《帝王世纪》为蓝本来梳理“龙”“凤”与“风”，因为从皇甫谧所著《针灸甲乙经》可以得知他是一位非常负责任的学者、研究者。《针灸甲乙经》是皇甫谧通过整理归纳《灵枢经》《素问》《明堂孔穴针灸治要》等书基础上，以自身实验总结出的中国第一部针灸学的专著。唐代著名医家王焘称其“洞明医术”，是“医人之秘宝，后之学者，宜遵用之”。《四库总目提要》盛赞皇甫氏这部著作“与《内经》并行，不可偏废”。该书除了论述有关藏腑、经络等理论外，记载了全身穴位649个，穴名349个，并对各穴位明确定位，对各穴的主治证、针灸操作方法和禁忌等都做了详细描述，其理论和使用价值都很高。晋武帝曾召他入朝为官，他婉言辞绝，专心著书。《帝王世纪》是专述帝王世系、年代及事迹的一部史书，上起三皇，下迄汉魏。清朝宋翔凤（1779—1860）在《帝王世纪集校序》中说：“宣圣之成典，复内史之遗则，远追绳契，附会恒滋，撰于载笔，足资多识。”

《帝王世纪》开篇即曰：“天地未分，谓之太易。元气始萌，谓之太初。气形之初，谓之太始。形变有质，谓之太素。太素之前，幽清寂寞，不可为象，惟虚惟无，盖道之根，自道即建，犹无生有，太素质始萌，萌而未兆，谓之庞洪。盖道之干，即育万物成体。于是刚柔始分，清浊始位。天成于外而体阳。故圆以动，盖道之实，质形已具，谓之太极。伏牺氏，仰观象于天，俯观法于地，观鸟兽之文与地之宜。近取诸身，远取诸物，于是造书契以代结绳之政。画八卦以通神明之德，以类万物之情，所以六气、六府、六藏、五行、阴阳、四时、水火升降、得以有象。百病之理，得以有类。乃尝味百药。而制九针，以拯夭枉焉。”伏牺氏即伏羲，又称庖牺、宓羲等，为上古三皇之一。所谓“三皇”说法不一，燧人、有巢、伏羲、女娲、神农、祝融、共工等上古著名的首领都曾被不同的古籍引述为“皇”，但最早记载了“三皇”的是秦灭六国之后嬴政自号“始皇帝”时与臣李斯的对话：“臣（廷尉斯）等与博士议曰：‘古有天皇，有地皇，有泰皇，泰皇最贵。’”（《史记·秦始皇本纪》）即李斯说上古时有三皇，分别是天皇、地皇、泰皇，其中，泰皇最为尊贵。到了两汉之际，这个说法改成“天皇，地皇，人皇，兄弟九人，分为九州，长天下也”（《春秋纬》）。也正因为三皇的人选众说纷纭，因此司马迁不作《三皇本纪》，以示其谨慎。但从上古开化文明而言，三皇应为有巢氏、燧人氏、伏羲氏。如《韩非子·五蠹》曰：“上古之世，人民少而禽兽众，人民不胜禽兽虫蛇。有圣人作，构木为巢以避群害，而民悦之，使王天下，号之曰有巢氏。民食果蓏蚌蛤，腥臊恶臭而伤害腹胃，民多疾病。有圣人作，钻燧取火以化腥臊，而民说之，使王天下，号之曰燧人氏。"《周易·系辞传》："古者庖牺氏之王天下，仰则观象于天，俯则观法于地，中观鸟兽之丈，与天地之宜。近取诸身，远取诸物，于是始作八卦，以通神明之德，以类万物之情，结绳而为网罟，以畋以渔，盖取诸离。"

《帝王世纪·上》曰："太昊帝庖牺氏，风姓也，……燧人氏没，庖牺氏代之，继天而生，首德于木，为百王先，帝出于震，未有所因，故位在东主春，象日之明，是称太昊。"战国时期魏国史官所著《竹书纪年》也记载："太昊伏羲氏，以木德王，为风姓。"唐朝司马贞所著《三皇本纪》说："太皞庖牺氏，风姓，代燧人氏继天而王。"宋代著作《太平御览》曰："太皞伏羲氏，以风为姓。"可见伏羲氏姓"风"是毫无疑义了。此外，《帝王世纪》记载"女娲氏，风姓，承疱羲制度，始作笙簧"，及"太昊帝庖牺氏，风姓也。燧人之世，有巨人迹出于雷泽，华胥以足履之，有娠生伏羲于成纪，蛇身人首，有圣德"。司马贞《补史记·三皇本纪》也说："太皞包牺氏，风姓，代燧人氏继天而王。母曰华胥，履大人迹于雷泽，而生庖牺于成纪。蛇身人首，有圣德。"按现代人的思维模式对此说推理，即伏羲是燧人和华胥的儿子，因为伏羲姓"风"，伏羲的爸爸燧人肯定也姓"风"了。实际这不一定，因为没有古籍证实燧人姓"风"，但有人依据《太平御览》记载："遂明国有大树名遂，屈盘万顷。后有圣人游日月之处，至于其国，息此树下，有鸟啄树，粲然火出。圣人感焉，因用小枝钻火，号燧人氏。"推理认为燧人氏取神鸟"凤"作为姓。《说文》曰："羲，气也。"《说文解字注·羲》曰："气也。谓气之吹嘘也。"燧人氏取神鸟"凤"作为姓与伏羲取"风"为姓，恐怕皆与"气之动"有关。

我们知道燧人、伏羲、女娲并非是一个独立的人，应该是一个族群的代表，史籍的记载虽然不是真实的个体人物关系，但不能排除的是中华民族在发展过程中各部落之间的传承和结合关系。中国的姓氏源于族序，《通鉴外纪》曰："姓者，统其祖考之所自出""氏者，别其子孙之所自分。"即，姓是随母系或父系而得，氏是姓的分支标志。同一父母的兄弟独立出去时，在同"姓"的基础上，依据各自不同的新部落、封国、封邑、封地、官名等起不同的称号叫"氏"。以"凤""风"为姓氏在古代确实不少。如《帝王世纪·上》曰："黄帝四妃，生二十五子。元妃西陵氏累祖、次妃方雷氏曰女节、次曰彤鱼氏、次曰嫫母。少昊帝，名挚，……母曰女节。……少昊时，有凤鸟之瑞，以鸟纪官。"《左传·昭公十七年》记载："我高祖少皞（即少昊）挚之立也，凤鸟适至，故纪于鸟，为鸟师而鸟名。凤鸟氏，历正也；玄鸟氏，司分者也；伯赵氏，司至者也；青鸟氏，司启者也；丹鸟氏，司闭者也。"

这段的大意是：黄帝有四个妃子，次妃名女节，女节生了少昊帝，少昊帝名叫挚。少昊时，用"鸟氏"来封官，"鸟氏"官是"主治历数，正天时之官，故名其官为凤鸟氏也"（孔颖达疏）。晋朝杜预注："凤鸟知天时，故以名历正之官。"所谓"历正"是掌管历法的官吏，是官职名称。也就是说，"凤鸟"正如《尚书·尧典》里的羲和，是羲仲、羲叔、和仲、和叔的总管。这里的"凤鸟"管的是玄鸟、伯劳鸟、青鸟、丹鸟，四鸟。玄鸟也叫燕子，"此鸟以春分来，秋分去，故以名官，使之主二分"（孔颖达疏）；伯赵是伯劳鸟，“此鸟以夏至来鸣，冬至止去，故以名官，使之主二至也”（孔颖达疏）；青鸟也叫鸧鹦，“立春立夏谓之启。此鸟以立春鸣立夏止，故以名官，使之主立春立夏”（孔颖达疏）；丹鸟也叫鷩雉，“立秋立冬谓之闭，此鸟以秋来冬去，故以名官，使之主立秋立冬也”（孔颖达疏）。为什么以“凤鸟”作为正天时、治历数的官呢？

“风为天地之使”，是物候的重要因素，少昊氏以凤鸟为历正，应该不排除是指通过“相风”来预测天气、安排农事以及制历等。传说早在黄帝时代就曾设专人“风后”来“相风”了。《帝王世纪》载：“黄帝梦大风吹天下之尘垢皆去，……帝寤而叹曰：风为号令，执政者也。垢去土，后在也，天下岂有姓风名后者哉？……于是依二占而求之，得风后于海隅，登以为相。”“风后”辅佐黄帝“纪天周地，造律制裳，刳竹作室，经土设井……”（明代《创建风陵享殿记》）。“风后”去世后，轩辕黄帝把他葬于“一水分南北，中原气自全。云山连晋壤，烟树入秦川”（金代《题风陵渡》）的“风陵渡”。“风陵渡”也是伏羲的陵墟，《水经注》引东晋戴延的《西征记》云：“潼关直北，隔河有层阜，苍然独秀，谓之风陵；伏羲，风姓也。”可以说，古代“风”姓者应该是中华民族最初的天文学家。

段玉裁《说文解字注·风》曰：“凡无形而致者皆曰风。”《康熙字典》释“风”曰：“风，以动万物也。”甲骨文中所有“風”字都写作“鳳”。殷墟出土的甲骨卜辞中绝大多数涉及风雨气象，如“卜，今日鳳（风）”“贞：翌丙子其有鳳（风）”“壬寅卜，贞今日王其田軎，不遘大鳳（风）。其遘大鳳（风）”。甲骨文中，“风”通“鳳”（凤）。两字不仅通用，且同音、同义。因为“风”可感知而无形，要想掌握“风”的变化，必须借有形之物方可显现，因此古人选择了类似鸟的代表“凤”。所以“凤”是具多种天文功能为一体的理想化身。如郭璞注《尔雅·释鸟》凤凰外形特征是：“鸡头、燕颔、蛇颈、龟背、鱼尾、五彩色，高六尺许”。《说文解字》载：“凤之象也，麟前鹿后，蛇头鱼尾，龙文龟背，燕颌鸡喙，五色备举。出于东方君子之国，翱翔四海之外，过昆仑、饮砥柱，濯羽弱水，暮宿风穴，见则天下大安宁。”太史令蔡衡曰：“凡像凤者有五色，多赤者凤，多青者鸾，多黄者鹓雏，多紫者鹫鹭，多白者鸿鹄。”《山海经·图赞》说，凤凰身负五种像字纹：“首文曰德，翼文曰顺，背文曰义，腹文曰信，膺文曰仁。”《抱朴子》对此解释：“夫木行为仁，为青，凤头上青，故曰戴仁也。金行为义，为白，凤颈白，故曰缨义也。火行为礼，为赤，凤嘴赤，故曰负礼也。水行为智，为黑，凤胸黑，故曰尚知也。土行为信，为黄，凤足下黄，故曰蹈信也。”可见，“龙”“凤”皆是人们理想的象征，源自人们观天、测地时，所需要实实在在的“信风”、准确的“物候”，以及观测者仁义至上的责任心和计算能力等。如汉代人对凤凰身高的描绘，《汉书》载“凤皇神爵数集”，鸟身“高五、六尺”；《东观汉记》曰“凤高八尺”；《京房易传》曰“凤皇高丈二”。身高“八尺”这不就是圭表的标准身高吗，在标准身高之前矮点、在标准身高之后高些，这也是圭表发展中的历史事实。难怪孔子曰：“凤鸟不至，河不出图，洛不出书，吾已矣夫！”是的，如果中国没有如此辉煌的天文史，就不可能有河图、洛书。没有河图、洛书，《易》从何谈起，孔子用什么来教化弟子！

古时称风向器为“旌”“伣”“諜”“统”“五两”等。“伣”，即在风杆上系上布帛或长条旗用来测定风向，也称为"五两"。如《淮南子·齐俗训》曰："俔之见风也，无须臾之闲定矣。"高诱注："俔，候风者也，世所谓五两。""俔"被《左传》称之为"谍"，汉代的《尔雅释言》说："闲俔也，左传谓之谍，即今之细作也。"船上的候风器叫"綄"或"五两"，《尔雅释言》说："又船上候风羽，谓之綄，楚谓之五两。""五两"是指系在杆上的羽毛重量。"五两"一词被文人们所喜用，如：唐代李白作《送崔氏昆季之金陵》中有"扁舟敬亭下，五两先飘扬"；魏晋时期郭璞作《江赋》中有"若乃宇宙澄寂，八风不翔……尔乃曬雰祲于清旭，觇五两之动静"；晋时傅玄《相风赋》曰："昔之造相风者，知其自然之极乎，其达变通之理乎，观妙之微，神明可通，夫能立成器以占吉凶之先见者，莫精乎此，乃构相风，因象设形，蜿盘兽以为趾，建修竿之亭亭，体正直之无桡，度经高而不倾，栖神乌于竿首，俟祥风之来征。"其中的"观妙之微，神明可通"源自西汉时期《淮南子·说山》所载："悬羽与炭，而知燥湿之气，以小（明）大。"是指将羽毛上抹上木炭。一个小小的"五两"，不仅可以测风向，还可以测空气湿度，标头若立一凤鸟，从鸟首的朝向可以判断风向。不过唐代李淳风（602—670）在《乙巳占》中说："凡候风，必于高平畅达之地，立五丈竿，以鸡羽八两为葆，属竿上，候风吹羽葆平直则占。……羽重八两，以相八风，竿长五丈，以法五音，……今按古书云，立三丈五尺竿，以鸡羽五两系其端，羽平则占，然则长短轻重，惟其适宜，……羽毛必须五两以上，八两以下，盖羽重则难举，轻则易平。"专业人员与文人墨客自有不同之处。李淳风还说："亦可于竿首作盘，作三足乌于盘上，两足连上而外立，一足系下而内转，风来则乌转，回首向之，乌口衔花，花旋则占之。……乌者，日中之精，巢居知风乌，为其首也。"东晋末年郭缘生《述征记》中记载："长安宫南有灵台，高十五仞，上有浑仪，张衡所制。又有相风铜乌，遇风乃动。一曰长安灵台上有相风铜乌，千里风至，此乌乃动。又有铜表高八尺，长一丈三尺，广尺二寸，题曰太初四年造。""凤鸟""铜乌""五两"等，皆聚于灵台，以观天象。

从考古出土文物及古籍记载看，东南西北皆充满了鸟。1991 年在湖南省洪江市高庙文化遗址出土了一件距今 7500 年左右的"凤凰直领白陶罐"，白陶罐的颈、肩各有一只飞翔的凤凰，一只正面，一只侧面回首；1977 年在浙江余姚河姆渡文化遗址出土了一件距今 7000 多年新石器时代的"双鸟朝阳纹象牙碟形器"；现为中国国家博物馆馆藏文物的"鸟龙纹细颈彩陶瓶"，出土于陕西省宝鸡北首岭遗址，距今 7000 年左右，该陶瓶为泥质红陶，高 21.6cm，口径 2.1cm，瓶身彩绘一只水鸟，叼住了"肥遗"的尾巴（《山海经·北山经》说"有蛇一首两身，名曰肥遗，见则其国大旱）"；现收藏于郑州市华夏文化艺术博物馆的"鸟龙彩陶盆"，出土于陕西渭南仰韶文化（庙底沟期）遗址，距今已 6000 多年，该陶盆高 22cm，口径 32cm，口沿及口沿下，彩绘"鸟首蛇身"图案，"鸟龙"环绕盆腹上部及口沿，首尾相接，"鸟龙"头前绘圆点，似"鸟龙逐日"；还有出土于山西襄汾陶寺龙山文化遗址的"蟠龙纹彩陶盘"，距今 4500 年左右，其龙呈环状蟠于盘中。张远山所著《伏羲之道》中称"蟠龙纹彩陶盘"为"阴阳合历肥遗盘"（图 1.14），很有道理，从中可以领会道古人尊重自然、重视传承、严谨做事的精神。下面笔者将张远山先生的相关论述抄录如下。

“肥遗‘一首两身’，内身十二黑斑，标示不设闰月的年份，尾部一小块黑斑，标示闰余；外身十三黑斑，标示设置闰月的年份，尾部一小块黑斑，标示闰余。所以‘肥遗’之名，源于‘一首两身’的历法内涵，‘肥’指太阴历、太阳历‘两身’，‘遗’指年底闰余。……下六齿和下六穗，标示内身年的六个朔望小月（29 日）和六个朔望大月（30 日）。上六齿和上七穗，标示外身年的六个朔望小月和七个朔望大月，其中一个朔望大月是闰月。陶寺肥遗盘足以证明，神农归藏历是阴阳合历。”

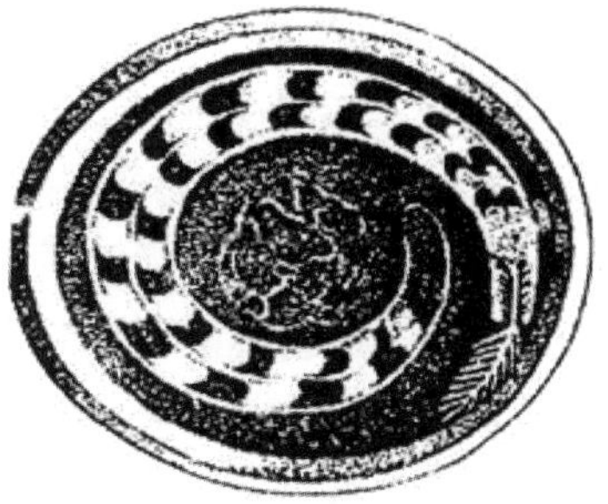

图 1.14　阴阳合历肥遗盘

综上所述，“风”“鸟”“羲”“肥遗”“龙”应该都源于天文气象，都与“风”“气之动”有关系。由此窥知，中国的文化源于自然的天地，中医理论和思维方式也源于自然的天地，源于自然天地之道。

三、“风”的特性

“风”一个从开天辟地到如今都存在的、没有变的、人人皆知的、再自然不过的自然现象，怎么就成了学习中医必须清楚的要素了呢？是否可以站在客观的角度而非中医的角度来正视此问题？可以。让我们以“风”的特性为切入点，看看古今对“风”的认识差别及这些差别对医学的影响。

1. 现代概念中“风”的特性

现代概念的风是指空气流动引起的自然现象，是指空气运动的水平分量。空气运动是因太阳辐射热引起的，热空气上升，冷空气横向流入因热气上升而气虚（气压降低）之处，这就是风。热气上升的同时因逐渐冷却变重而降落，降落的同时又因被加热而上升，因此风不断生成。

地球的热带与南北两极所吸收的太阳辐射能相差很多，从而产生了明显的大气压差，此大气压差带来了时时存在的、从南北两方向赤道刮来的、方向几乎不变的风。当这风刮到南、北纬度 30° 附近时，因受到地球偏转力的影响，气流吹向西边，在此形成等压平行线（当气压梯度力与地转偏向力大小相等、方向相反时，二力平衡，风向与等压线就会平行），大气在此处堆积、下沉，在近地面形成副热带高气压带，这个副热带高气压带与赤道之间构成闭合的垂直环流圈，环流圈在北半球形成东北风，在南半球形成东南风。因为它们守时且方向不变，故称为“信风”。信风导致地球“风流”不断，不过终年存在保持信风现象的只有热带的海洋，大陆上的信风在局部“风流”中随众多因素变换成千姿百态的形象。如，因海陆的比热容（单位质量物体改变单位温度时吸收或放出的热量）不同，在冬季，大陆比海洋冷；而在夏季，大陆比海洋热。所以冬季与夏季的风向不同，这种随季节转换风向的风称为“季风”。同样道理，因为昼夜温差、高谷温差等也都存在类似的风向转换，风向转换的自然规律是：热气膨胀而上升，冷气凝聚而横流或下降。所以，冬季风从大陆吹向海洋，夏季风从海洋吹向大陆；白天风从海洋吹向内陆为“海风”，夜晚风从内陆吹向海洋为“陆风”；白天风从谷地吹向平原或山坡为“谷风”，夜晚风从平原或山坡吹向谷地为“山风”。

此外，需要注意的是风与水源的密切关系，一是因为水的比热容具有特殊的稳定性（无论是吸热还是散热都很难），所以局部的水源对局部区域温度有调节作用；二是因为水有蒸发特性，水在绝对零度（–273.15℃）以上就可以蒸发，与我们能接触的温度没有多大关系，也就是说“水在我们能接触的任何温度下都可以蒸发”，只不过温度越高蒸发越快而已。水的蒸发还与风的流速密切相关，风速越大、气压越低，则蒸发量就越大；而风速又与湿度密切相关，湿度越大，风速越小。集结的水蒸气就是雾，升到天空就是云，云成水时体积缩小，周围水蒸气必来补充，就形成风。地球表面的71%被水覆盖，我们的生活离不开水，水又无时无地不在蒸发加入空气中，也就是说，风实际不只是空气在流动，而是气与水同时在流动，仅仅是比例不同而已。

上述现代知识告诉我们，风是不可消失的自然现象，风是空气裹挟着水气由冷处向热处的横向流动。由于风的形成原因和位置不同，可分为信风、季风、海风、陆风、山风、谷风等。具体到我国，一个位于地球上最大的亚欧大陆东南部，且东南部濒临大海，西部高山林立，南北跨纬度约50°（南端是北纬3°多，北端是北纬53°多）的国家，受季风影响比较明显。北部高纬度的内蒙古自治区及西伯利亚是冬季的冷源，西部的高原既是冬季的冷源也是夏季的热源，大海既是冬季的热源也是夏季的冷源。所以冬季盛行东北气流（华北及东北多为西北气流），气候干冷、风大；夏季盛行西南气流（东部多为东南气流），气候湿热、多雨。过渡季节即为这两种控制气流相互作用，四季分明。

2. 中国古代“风”与八卦、方位、节气关系

在中国的文学作品中，风从盘古开天地到今日从未消失过。《太平御览》曰：“伏羲坐于方坛之上，听八风之气，乃画八卦。”看来，八卦是乘八风而来。众所周知，《易经》是由八卦的排列组合而形成，《易经》对中国文化及中国人的思维方式影响极为广泛和深远，学中医者不可不知《易经》，知《易经》者不可不知八卦、八风。那么，中国的八风与现代概念中的风有何不同？

《易经·说卦传》曰：“天地定位，山泽通气，雷风相搏，水火不相射，八卦相错。”《礼记·乐记·第十九》也说：“地气上齐，天气下降，阴阳相摩，天地相荡，鼓之以雷霆，奋之以风雨，动之以四时，暖之以日月，而百化兴焉。”他们都明确表达了同一个意思：地气上升、天气下降的过程就产生风，因为天为阳、地为阴，所以天气为阳气、地气为阴气，如此地气上升、天气下降的过程也可以说是阴气上升、阳气下降的过程，也可以说“气动就是风”。万物就是在这随四时不断变化动态的阴阳之气的相互移动、冲撞中，在雷的鼓动、水的滋润、光的温煦等综合的、和谐的阴阳气动中繁衍生长，在阴阳二气的互相激荡下化成新的和谐体而生生不息。这就是自然造物，天地上下、山泽高低、水火冷热等都是造就风的自然条件。八卦中乾坤指天地、艮兑指山泽、巽震为风雷、坎离为水火，四对皆为阴阳对立又互相气动的“风”，八卦就是这样错杂地统一在一起，正如《周易玩辞》所说：“八卦虽八，实则阴阳二字而已。”可见，中国传统概念的“风”，没有现代要求的“横向运动”，只要有“气动”就是“风”，并且仔细观察总结了节气与风向的关系等。

《吕氏春秋》曰："八风者，盖风以应四时，起于八方，而性亦八变。东北曰炎风，艮气所生，一曰融风。东方曰滔风，震气所生，一曰明庶风。东南曰熏风，巽气所生，曰清明风。仲春始发，主暖。南方曰巨风，离气所生，一曰凯风。风自大洋来，势汹汹，毁屋败舍，坏没田稼。西南曰凄风，坤气所生，一曰凉风。凄者，苦困也，取冷风之解。西方曰飂风，兑气所生，一曰阊阖风。秋时之风也，主萧瑟。西北曰厉风，乾气所生，一曰不周风。北方曰寒风，坎气所生，一曰广莫风。起于孟冬，而过则万物肃杀，草木凋零。"《史记·律书》记载了各个季节、月份盛行的风向："不周风居西北……十月；广莫风居北方……十一月、冬至；条风居东北……正月；明庶风居东方……二月；清明风居东南维……四月；景风居南方……为午，阴阳交……五月；凉风居西南维，……六月；阊阖风居西方……九月。"《说文解字》则作："东方曰明庶风，东南曰清明风，南方曰景风，西南曰凉风，西方曰阊阖风，西北曰不周风，北方曰广莫风，东北曰融风。"晚明史学家张岱（1597—1679）所著《夜航船·风云·八风》说："八节之风，立春条风（赤道小过，出稽留），春分明庶风（正封疆，修田畴），立夏清明风（出币帛，礼诸侯），夏至景风（辩大将，封有功），立秋凉风（报土功，祀四郊），秋分阊阖风（解悬垂，琴瑟不张），立冬不周风（修宫室，完边城），冬至广汉风（诛有罪，断大刑）。"

"风"无时不在传达着天的意图，古时老少妇儒无人不知"风"的意图，从"伏羲坐于方坛之上，听八风之气，乃画八卦"开始，古人"候风"就如同现代人看手表一样习以为常。相传曹魏时期所撰写的《三辅黄图·卷之五·台榭》中记载"汉灵台，在长安西北八里，汉始曰清台，本为候者观阳阴天文之变，更名曰灵台"；东晋末年的郭缘生在《述征记》中说："长安宫南有灵台，高十五仞，上有浑仪，张衡所制。又有相风铜乌，遇风乃动。"唐末王仁裕在《开元天宝遗事·相风旌》中写道："五王宫中，各于庭中竖长竿，挂五色旌于竿头，旌之四垂，缀以小金铃，有声，即使侍从者视旌之所向，可以知四方之风候也。"清朝麟庆所编的《河工器具图说》中记载："刻木象乌形，尾插小旗，立于长竿之杪或屋顶，四面可以旋转。如风自南来，则乌向南，而旗即向北。""候风仪"的普遍使用，促成中国人对"风"有了超前的认识，如李淳风所著《乙巳占》是世界最早的气象学专著，其中依据风力对树木的影响程度将风分为8级：一级动叶，二级鸣条（即风吹树枝叶发出声音），三级摇枝，四级坠叶，五级折小枝，六级折大枝，七级折木飞沙石，八级拔树及根。此外还描述了"无风"（静风）、"和风"，实际分了十级。同时指出"凡风动，初迟后疾，其来远；初急后缓，其发近。……鸣条以上风皆百里之风"，并且认为不同方位的风对人体有不同的影响："北方坎，风名曰广莫风，主冬至四十五日。……四时暴风起于北方，……令人病湿饮带下，……东北艮曰条风（亦名炎风），主立春四十五日。……令人疾泄，……东方震曰明庶风（亦名宂风），主春分四十五日。……令人病变节四肢，……东南巽曰清明风（一名景风），主立夏四十五日。……民多泄痢。南方离曰景风（一名臣风），主夏至四十五日。……令人身暴热，生疮，目盲。西南坤曰凉风，一作谏（一名阵风），主立秋四十五日。……令人食不入口，病腰脊肩背股膝皆肿。西方兑曰阊阖风（亦名飘风），主秋分四十五日。……令人患疮癣疮。西北乾曰不周风，主立冬四十五日。……令人病疥疠，生恶疮。"

归纳上述内容，风与方位、节气、八卦等关系基本如下：

	《吕氏春秋》	《史记·律书》	《夜航船》	《乙巳占》
北方（坎）：	寒风，广莫；	广莫，冬至；	广汉，冬至	广莫，令人病湿饮带下
东北（艮）：	炎风、融风；	条风，正月；	条风，立春	条风、炎风，令人疾泄
东方（震）：	滔风、明庶；	明庶，二月；	明庶，春分	明庶、宄风，令人病变节四肢
东南（巽）：	熏风、清明；	清明，四月；	清明，立夏	清明、景风，民多泄痢
南方（离）：	巨风、凯风；	景风，夏至；	景风，夏至	景风、臣风，身暴热、生疮
西南（坤）：	凄风、凉风；	凉风，六月；	凉风，立秋	凉风、阵风，腰脊肩背股膝肿
西方（兑）：	飂风、阊阖；	阊阖，九月；	阊阖，秋分	阊阖、飘风，令人患疮癣疮
西北（乾）：	厉风，不周。	不周，十月。	不周，立冬	不周风，令人病疥疠，生恶疮

即：

寒风、广莫、广汉是来自北方、坎位的冬至季节开始的风；易患病湿饮带下。

条风、融风、炎风是来自东北、艮位的立春季节开始的风；易患病疾泄。

明庶、滔风、宄风是来自东方、震位的春分季节开始的风；易患病变节四肢。

清明、熏风、景风是来自东南、巽位的立夏季节开始的风；易患病泄痢。

景风、巨风、凯风是来自南方、离位的夏至季节开始的风；身暴热、生疮。

凉风、凄风、阵风是来自西南、坤位的立秋季节开始的风；易患病腰脊肩背股膝肿。

阊阖、飂风、飘风是来自西方、兑位的秋分季节开始的风；易患病疮癣疮。

不周、厉风———是来自西北、乾位的立冬季节开始的风；易患病疥疠、恶疮。

3.“风情万种”

笔者想用简洁的语言说明一下“风情万种”的意义，但提笔后发现，此虽然是自然之作，却很难一语道尽。因“风情万种”是世间万物不可缺少的自然之“信”，但同时它也是万物因此而“息”的自然之作。如何能让读者确切地理解此意，笔者想到了一个故事。传说，坐落于开封市中心的大相国寺内的禅房墙上曾留有佛印和尚、苏东坡、王安石、宋神宗四人作的四首“酒色财气”的绝句。有一天苏东坡到大相国寺探望好友林了元（即佛印和尚），不巧了元外出了，苏东坡就无聊地独自在禅房中一边休息一边自斟自酌，微醉间偶然抬头看见墙上有一首了元写的诗：“酒色财气四堵墙，人人都在里边藏；若是谁能跳过去，不是神仙也寿长。”乘着醉意，苏东坡提笔附了一首《和佛印禅师诗》：“饮酒不醉是英豪，恋色不迷最为高；世财不义切莫取，和气忍让气自消。”过了几天，王安石陪着宋神宗赵顼来到大相国寺，宋神宗看到林了元和苏东坡的诗后，觉得很有趣，就对王安石说：“爱卿，你何不和一首？”于是王安石应命作诗云：“世上无酒不成礼，人间无色路人稀；民为财富才发奋，国有朝气方生机。”宋神宗看后，奋笔疾书道：“酒助礼乐社稷康，色育生灵重纲常；财足粮丰家国盛，气凝太极定阴阳。”不同的境界自有不同的视域范围：和尚看到的是寿命；诗人看到的是潇洒；为官者看到的是国运民生；以开创天下为己任的宋神宗看到的是生存在自然界的社稷中如何与天地相合，想到的是生生不息之纲常，气凝混元太极风，阴阳萌动万物生。和尚界在人命；诗人界在气节；为官界在国政；神宗界在天地之微气及世间之宏风，其界不鸣自高。人们看“酒色财气”如此，看“风”也是如此。以“春风”为例，春风对纳兰性德的影响是“风淅淅，雨纤纤。难怪春愁细细添”（《赤枣子·风淅淅》）。对李清照的影响是“暖雨晴风初破冻，柳眼梅腮，已觉春心动”（《蝶恋花·暖雨晴风初破冻》）。唐代边塞诗人王之涣对春风的感受是“羌笛何须怨杨柳，春风不度玉门关”（《凉州词》）。而南宋官员方岳的感受是“春风多可太忙生，长共花边柳外行”（《春思》）。无论怎样解释，都是出于解释者当时的处境和所视的界域，而与“风”的自然形态无关。就如同挑选婚服，西方人喜欢的是白色，认为白色代表“圣洁”；中国人喜欢的是红色，认为红色代表“喜庆”。这些与事件无关，与服装的颜色更无关。正如宋代理学家程颢《秋日偶成》云：“道通天地有形外，思入风云变态中。”

世上众多问题都是仁者见仁、智者见智，但终不会脱离天地自然之道。中医说风的特点是“善行而数变”，不论从其随时随地据地域环境而变，还是从其随时随地裹挟杂物而变等，都是与其“风情万种”的自然属性有关。风可达到万种情，是基于风的来源不同，从世间东西南北、沙漠大海、高山渊谷等不同地域来的风都含有它们不同的“基因”，在这些大“基因”的涵盖下，人文改变环境的同时，也改变着“风情”，结果就是风不想多情都不行。多情的风也造就了风的作用千差万别，如风车的转动及帆船的航行需要风，毁树坏田及巨浪滔天也依靠风；风可以作为花的媒介来传播花粉，也可以吹散植物的种子以利于植物的繁衍生长。但是风也是病毒、细菌的传播媒介，也可以吹醒冬眠的害虫，所以风的繁体字为“風”。春暖花开时，大地需要温风细雨来滋润，以助草木生长；天寒地冷时，大地需要寒风将云雨吹成雪花覆盖其上以护万物生灵。风与水的关系在被古人重视之时，也是中国“龙”的概念形成之时。脱离“思入风云变态中”，站在这自然中看看，这“龙”不就是风吗？不就是与水伴行的风吗？难怪“龙生九子”，与其“风情万种”密切相关。

《黄帝内经·素问·阴阳应象大论》曰：“故清阳为天，浊阴为地。地气上为云，天气下为雨；雨出地气，云出天气。”清楚明了地告知我们“气动”形成的这个“风”中有“水”。《庄子·杂篇·徐无鬼》中说：“故曰：风之过河也有损焉，日之过河也有损焉。请只风与日相与守河，而河以为未使其撄也，恃源而往者也。”意思是说：风吹过河，水就会有蒸发，太阳照耀河水也会有蒸发。如果风和太阳一起吹晒河水，而河水看起来不曾受它们干扰，这是由于依靠源头的水不断地流来之故。可见古人早已知道水的蒸发特性及风与水的关系。《淮南子·说山》记载：“悬羽与炭，而知燥湿之气，以小（明）大。”意思是说：因为木炭能吸收水分，把炭抹在羽毛上，挂在高处，从羽毛的大小就可以知道空气的燥湿程度。说明那时的古人在用“五两”观测风向的同时，也已经在用它测量了空气湿度。

“捕风捉影”一词源自东汉班固《汉书·郊祀志》，讲的是西汉成帝晚年颇好鬼神，也因没有继嗣，许多上书谈祭祀和方术的人都得到待诏的官职。大司农谷永对汉成帝说：“臣听说，明白了天地本性者，不被神灵鬼怪所迷惑；……那些大肆宣扬怪异鬼神、广崇祭祀之方、说仙人是服了不死之药者，皆奸人惑众之徒。听他们滔滔不绝于耳地说，好像即将可得；可待你取之，却空洞得如同捕风捉影（听其言，洋洋满耳，若将可遇；求之，荡荡如系风捕景，终不可得）。"所以明智的君王远离他们而不听，圣人是绝弃而不谈论的。其中"求之，荡荡如系风捕景，终不可得"被后人以"捕风捉影"而涵盖，意思是指做事不靠谱甚至是无事生非。上述内容向我们展示了以下几个问题。

① 中国文化是崇尚天地自然的文化，祭祀是对自然和先祖的敬重而非迷信。

② 天下没有不死之药。

③"系风捕景"应该是指风向仪和圭表，因为这是当时日常之物，人人熟悉，所以非常容易理解"荡荡如系风捕景"一词的言外之意"求之，终不可得。"故得到后世的广泛认可，且提炼成"捕风捉影"一语。

④ 中国文化是重"现实"的文化，风与影可以看到、感受到，甚至可以保留在照片上，但是谁也无法将它们作为一种物质取到。就现在而言，我们可以取到风的"一过性"内容，但是当我们取到手中的那一刻，风已不动，也就是说风"死"了。此现象在生物界普遍存在，如医学中的解剖性检查。

⑤ 中国文化是重"道"的文化，风与影都可以归属于阴阳之中。阴阳若不动，只代表物的属性，没有变幻的内容；而凡是变幻之事，必有阴阳之动的内容。阴阳之动就是阴气与阳气的互动，就是"风"。这与现代认知完全吻合，冷热是相对而言的，也可以用阴阳来替代说明，冷热造成气压差使气流动形成风，也可以说阴阳互动气流成风。风的气流是冷热阴阳"互相交融"的过程，故可称为"阴阳气交"。"阴阳气交"概念充斥在中国文化的各个角落，也满满地充斥在中医基础理论中，如常常提到的"肝肺气交""心肾不交""水火既济"等，其实质都是由"阴阳气交"为物质基础，只是在不同环境、不同条件下附以不同的词汇而已。换言之，若想理解中医的"阴阳气交"，可以从理解中国的"风"开始。

四、"风"的维度

除去时间的维度，人若不借助工具和改变路面梯度等，人的行走也只有二维。但一根脱离了表杆绑缚的"飘带"，可以如鸟一样自由地飞行在三维空间，只不过"飘带"和鸟多是在有限的三维空间中飞行，而理想的"风"应该可以像彩霞一样飞遍整个天空。"凤"带来了"风"，风裹挟着水肆意游荡、冲撞，"大则兴云吐雾，小则隐鳞藏形；升则飞腾于九霄宇宙之间，隐则潜伏于江河波涛之中"，"风""水"合化为"龙"，随四时立日月，"春分而登天，秋分而潜渊"，上腾入天空宇宙的天界，天界有龙宿；下潜入海底深渊的水界，水界有龙宫。界界有三维，三三成九维。即使除去人眼看不到的天、水中的三维，只保留可见的上天入海二维，中国"龙"至少也有五维空间。

"风"由冷热而驱动，乘水气而飘扬，冷为阴、热为阳；水为阴、气为阳；冷可聚气为水，热可蒸水为气。气动是风，风是阴阳气互动。阴阳气互动有隐与显的不同，隐时可谓"气化"，显时可谓"风化"。酝酿米酒的过程是"气化"，风吹叶落的过程是"风化"。若用当今的概念可以简单地理解为："气化"是微观的化学性变化，"风化"是宏观的物理性变化。虽然它们都是"阴阳气交"而为，但是"气化"会有新的物质产生。新物质的产生源于更复杂的多维因素和具有拓扑性质的时空变化，所以"气化"的每一步的初始状态都是下一步变化的敏感因素。生物体的外观发育好似“风化”，但其内部的“新陈代谢”过程应该是“气化”过程，如人体的许多酶都具有拓扑性。此外，人对饮食的口味、色彩的喜好、看问题的趋向等更是“风情万种”，这些外在表现皆有内在“气化”的作用，说明“气化”至少不比“龙”的维度少。

“风”之动必有寒热差别及水的加入，而这一切一切的所得是根源于地球的公转和自转，寒与水相伴，热与燥相连；寒水趋下，显形为水；热燥炎上，显形为火。水火是地球先天本性外在表现的两个极端界点。在此极端界点内，因地球公转和自转及地球与其他星球相互关系的影响，产生寒热水火成分各不相同比例的风，如春风温润而秋凉燥，这是地球后天之风的两个极端界点。春风吹醒万物，使之能张展其形，扬志繁生，显形在草木；秋风肃杀万物的张扬，使之能精减其形以利寒藏，风的力度如金革，“木”与“金”是地球后天风性的外在表现。地球居先天与后天之中，为枢纽之端点。可以说“五行”是由多维的“风”精简至扼要的五个特质性代表物。

水、火是天地上下的关系，木、金是东西南北的横向关系。但它们并非是简单的东西南北二维平面与独立的上下一维构成的三维立体，实际在“阴阳相交”的“气化”过程中，它们是以各自分别旋转的情况下相交的。每对旋转相交的阴阳二维自身就可构成最少三维立体，所以实际水与火、木与金在各自旋转相交的同时，各自自成最少三维立体，这两个三维立体又在中央土的斡旋下，再次旋转相交，构成了九维，加上作为枢纽之维的“土”，共十维。换言之，从风的“气化”角度来说，水、火、木、金、土是四个界面端点和一个枢纽界面端点，当这些端点有序地旋转成面并交融成一体时，最少含有十个维度。也就是说，物的“风化”变形可从三个维度来描述，但是物的“气化”过程最少含有十个维度。“五行”是“风”行不可逾越的五个界面端点；“五行”静在三维，动在九维，枢在一维。

生命体的实质就是多种有序进行“气化”的整体系统，人也不例外。“气化”是多维的复杂过程，所以它的每一步变化及周围环境的微小差异都将敏感地影响着下一步的趋向，如“风”一样“善行而数变”。中医强调个体差异的实质是源于中医对中国文化“风”和“气化”的理解，虽然中医没有用“多维”的词汇来解释“风”和“气化”问题，但是中医对“五行”的论述中不乏“多维”的概念，如中医将人体藏腑功能按“五行”的属性分划成“五藏六腑”，看似是将人体众多功能简化了，但各藏中仍含有内在的“五行”属性，且“五藏”尚有先天体质、后天营养及人的自我修炼等对“五行”属性偏驳的影响。可见中医虽然没有“多维”之词，却从未缺乏“多维”之意。“多维”使人体变化不可依同因而论同果，所以中医师临床治疗时更加关注个体内在的特性。中医师需要从人的外在表现来推测内在“气化”的趋向，这就如同气象师需要从天云、地水、风向等来推测天气变化的趋势一样，所以中医师要有“候病”的本事，而不只是从静态的解剖及检测结果来判断“病”的趋势。

五、中医的“风”

我们从书本上看到中医有关“风”致病的论述内容主要有以下几个概念。①风邪致病有内、外两种。②风为百病之始，风为百病之长，风为六淫之首。③风随节气而变，人需要适时而避之。④风伤人，其人必有虚处被风所乘，因正气内存，邪不可干。⑤岁时不和，风生戾气，天行时疫，其病则一。这些内容可以说是平白直述，与现代以“定义”“定理”等来约定其专业术语不同，虽然“风”在不同专业含有不同的内容，但其根本性质是一样的。所以学习中医不能仅仅局限于中医的教科书，需要通过了解中国传统文化来体会中医一些关键名词背后的内涵，以便能开拓思维，将古人总结的自然之象规律，用于灵活思考人体之象的规律。虽然中医有些内容也需要背记，但更多的是悟性，是理解其变幻的规律及变幻的节点。仍以“风”为例，通过上述罗列的中国传统文化的“风”，我们应该可以看到“风”在中医中的意义和内涵。

1. 中医的“风”是“龙”

中医的“风”是“龙”，而非现代概念的“空气的水平运动”，或更科学一点说，“风常指空气的水平运动分量”。无论是“空气的水平运动”还是其“分量”这里都没有“湿度”，将“湿度”从风中抽出来单独计算会更清楚，这是现代的观点，没有问题。问题是中国传统概念的“风”是含有水分、含有温度的风。而现代概念的风是单纯的空气运动，现代的风里没有水分，没有水分的空气运动是在人为设定的实验条件下的风，是不含有生命意义的、非自然的风。如果我们不脱离现代“风”的概念，就没有办法理解中医为何将“风”列为“百病之始”“百病之长”“六淫之首”，更难以理解“风”与“龙”的关系。

水中的氢是众生之源，水的温度是化之境，水的运动是“气化”之本，没有水的风，如同没有骨肉只剩了皮的“龙”，没了躯身的“龙”何来风情万种生九子？岂不如“大漠孤烟”，除了干吼叫什么都没有，怎么可能成为“花之媒”。张仲景在《金匮要略》中说：“夫人禀五常，因风气而生长，风气虽能生万物，亦能害万物。如水能浮舟，亦能覆舟。”中医说的风是能生万物、养万物的风，并且能随人的体质不同而发生多样变化的风，这岂不是具“风情万种”的“龙”吗。

在中国传统文化中，“风”可以翻江倒海、腾云驾雾、卷沙遮天、暴雨蔽日，又可以为草送温、为花作媒、润物细无声、酿酒色香全。不过从“风”这般如此变幻无穷的角度讲，这“风”原为“龙”的行动之象，因为只有“龙”才能达天意而行动，“风”不过是“龙”的行为轨迹而已。所以《本草纲目・鳞部・龙》载：“【集解】时珍曰：按：罗愿《尔雅翼》云：龙者鳞虫之长。王符言其形有九似：头似驼，角似鹿，眼似兔，耳似牛，项似蛇，腹似蜃，鳞似鲤，爪似鹰，掌似虎，是也。其背有八十一鳞，具九九阳数。其声如戛铜盘。口旁有须髯，颔下有明珠，喉下有逆鳞。头上有博山，又名尺木，龙无尺木不能升天。呵气成云，既能变水，又能变火。陆佃《埤雅》云：龙火得湿则焰，得水则燔，以人火逐之即息。故人之相火似之。龙，卵生思抱，雄鸣上风，雌鸣下风，因风而化。”可见中国传统文化的“龙”是自然界变幻化生的代表物。“龙”的行动是螺旋多维的，现代的风是“水平运动”。螺旋多维的运动可以钻入各个角落、缝隙及微观世界，水平运动或水平运动的分量能有的只是冲力没有扭力。冲力是撞的过程，而扭力有“蓄积”的过程，这里面的差别根本不能同语。

2. 人是世间风中万物之一

中医的风含有水、有温度，因其含水程度和温度的差别，所以分而论之有湿与干燥的区别，有寒冷、清凉、温热的区别，有暑湿、燥火的区别等。总括一下，清凉、温热及干湿适度时几乎不伤人、不致病，故不算病因。余下的寒、暑、湿、燥、火这些有过之的“情”都会与不同体质的人产生不同的病，所以单列出来成为“五淫”。“五淫”即在风中，也是风体，且随风而游荡。“无风不起浪”用在此可谓“无风不造病”。清代名医叶天士（1666—1745）《临证指南医案·卷五》说：“盖六气之中，惟风能全兼五气，如兼寒则曰风寒，兼暑则曰暑风，兼湿则曰风湿，兼燥则曰风燥，兼火则曰风火。盖因风能鼓荡此五气而伤人，故曰百病之长……由是观之，病之因乎风起者自多也。”吴鞠通著《温病条辨·杂说·风论》说：“盖风之体不一，而风之用有殊。春风自下而上，夏风横行空中，秋风自上而下，冬风刮地而行。其方位也，则有四正四隅，此方位之合于四时八节也。……春初之风，则夹寒水之母气；春末之风，则带火热之子气；夏初之风，则木气未尽，而炎火渐生；长夏之风，则挟暑气、湿气、木气（未为木库），大雨而后暴凉，则挟寒水之气；久晴不雨，以其近秋也，而先行燥气，是长夏之风，无所不兼，而人则无所不病矣。初秋则挟湿气，季秋则兼寒水之气，所以报冬气也。初冬犹兼燥金之气，正冬则寒水本令，而季冬又报来春风木之气，纸鸢起矣。……然则五运六气非风不行，风也者，六气之帅也，诸病之领袖也，故曰：百病之长也。”故中医有风为百病之始、风为百病之长、风为六淫之首等学说。

无风不造病，有病即有风，病有内外之分，风自然有内外之别。这些说法在现代医学看来很难理解。现代临床视其有病无病是以临床检测指标为准，这些指标的金标准一般是在精密仪器设备的检测下提供的各个部位的数值与正常数值范围的差距。医生只要卡住人体运行的各个指标在正常数值范围内就不会出问题。中医也认同这个观点，但是中医更关注的是人的精神状态。在中医看来，所有指标都是捕捉“风”一瞬间的状态，单视之是个静态的指标。虽然可以连续不断地捕捉一段时间来了解人体的动态情况，但人的精神因素变数太多且太快，不可不关注。虽然中医常将“内风”狭义地定在因神经系统病变而出现的几个病种，但广义的“内风”应该包括所有易“动”的病症，如免疫问题造成的关节游走性疼痛，虽然是与外邪入侵有关，但其病情的引发及加重多与精神因素相关，按中医五藏讲，“风”多有“肝”作祟，无论内外，肝风不动也不会招来外风入侵，可谓“同气相求”。所以中医师既要从现代病理角度分析检查指标的意义，更需要看到这个指标是怎么来的，其指标后的那个因素是否还有进一步影响机体平衡的趋势及应如何处理等。换言之，中医师不仅要清楚如何处理指标问题，还要清楚如何保证机体整体平衡问题。

中医认为，含有水和温度的风，具有随季节的变化而变化的特性，人可以通过掌握季节变化的规律采取相对适宜的生活环境，所以《灵枢·九宫八风》曰：“风从其所居之乡来为实风，主生，长养万物；从其冲后来为虚风，伤人者也，主杀，主害者。谨候虚风而避之，故圣人日避虚邪之道，如避矢石然，邪弗能害，此之谓也。”《素问·上古天真论》曰：“夫上古圣人之教下也，皆谓之虚邪贼风，避之有时。”此外，中医讲“正气存内，邪不可干"。岐伯在《黄帝内经·灵枢·百病始生》中言："风雨寒热，不得虚，邪不能独伤人。卒然逢疾风暴雨而不病者，盖无虚，故邪不能独伤人。此必因虚邪之风，与其身形，两虚相得，乃客其形。"（译：风雨寒热，不得虚处，是不能单独为邪伤人的。有人即使突然遭遇疾风暴雨也不得病，就是因为体内不存在虚处，外邪无虚可乘，所以不能客留在人体。）由此可见，中医虽然认识到病多因"五淫"所致，多与风有关，但中医强调的是人体自身的运行稳定性和提高对外环境的适应能力，而不是想尽办法对抗五淫、对抗风。中医此理念正应了"道常无为而无不为"的观点。

中医虽然没有病毒、细菌的概念，但中医很早就认识到，天地间的风中含有一种随天时而时时出现的"厉气"，吴鞠通（1758—1836）著《温病条辨·杂说·风论》说："风非害人者也，人之腠理密而精气足者，岂以是而病哉！而不然者，则病斯起矣。以天地生生之具，反为人受害之物，恩极大而害亦广矣。……夫夏日曰长曰化，以盛万物也，而病亦因之而盛。"吴鞠通非常感慨地说，风有化生万物的极大恩德，风无意害人，但是有时候就是"腠理密而精气足"的人也害病，这也是风化生万物之恩德所致，如夏日是万物成长化生最盛之时，同时也是病（厉气）茂盛之时。此话应了张仲景说的"风气虽能生万物，亦能害万物"。在中医看来，人与细菌、病毒等诸多看的见和看不见的动植物一样，共同生长在风中，皆由风来吹化，由风来促长。

中医学中虽然没"传染病"的名词，但不乏"传染病"的概念及预防措施，且由来已久，如《黄帝内经·素问·刺法论》说："五疫之至，皆相染易，无论大小，病状相似。"《周礼·天官·冢宰》记载："疾医掌养万民之疾病，四时皆有疠疾。"《吕氏春秋·季春纪》记载："季春行夏令，则民多疾疫。"《素问·本能病》曰："厥阴不退位，即大风早举，时雨不降，湿令不化，民病温疫，疵废。风生，民病皆肢节痛、头目痛，伏热内烦，咽喉干引饮。"隋代巢元方《诸病源候论·疫疠病诸候》记载："此病皆因岁时不和，温凉失节，人感乖戾之气而生病，则病气转相染易，乃至灭门，延及外人，故须预服药及为法术以防之。"元代朱丹溪（1281—1358）《丹溪心法·瘟疫五》记载："瘟疫，众人一般病者是，又谓之天行时疫。"明代吴又可（1368—1644）《温疫论》记载："疫者感天地之疠气，在岁有多寡，在方隅有浓薄，在四时有盛衰。此气之来，无论老少强弱，触之者即病。邪自口鼻而入，……邪之所着，有天受，有传染，所感虽殊，其病则一。凡人口鼻之气，通乎天气，本气充满，邪不易入，本气适逢亏欠，呼吸之间，外邪因而乘之。"

中医认为无论是化生万物还是助疫疠猖狂，都是自然的风所为，是星球运转、天地气交的时空易位到某点的自然现象，正如《黄帝内经·素问·本病论》所言："是故气交失易位，气交乃变，变易非常，即四时失序，万化不安，变民病也。"这些认识应该是胜过现代的流行病学，因为中医指出了"疫病"是"风之体不一，而风之用有殊"，即"疫"之病毒的类型不同，而且病毒进入人体后的反应也不同，并且历代中医书中皆有关于治疗"疫病"的有效方药及应用的讲解；中医指出了"疫"的发作是可以预知的，是与天地气交密切相关的。《易经》的本意就在于将星球运转形成的天地气交状态提炼抽象出六十四种，然后通过计算，分析人或事将应该如何在不同的天地气交状态下顺势取胜。

这里饱含着中国传统天文学的精华内容和难以计数的实践经验筛选，所耗用人的智慧及体力、精力不亚于现代的天文气象学，它是地地道道的科学实践结晶。但在丢失了中国传统文化的今天，有人却难以理解这些，就如同一人手捧着个现代的玻璃杯在笑话那个古老的琉璃杯。

3. 从“淫”思中医的治疗目的

为何中医将寒、暑、湿、燥、火称为“五淫”，而不直接称为“五邪”呢？因为它们原本也不是邪，它们是自然的产物，人不需要它们不等于其他动植物不需要它们，人只是世间风中万物之一，自然界不是只为人服务的。

“淫”的本义是从水，从爪从壬。“壬”是天干第九位，引申为序数九的代称，是单数最大者，故“壬”又引申为盛大、阳盛。一阴水用爪抓住了盛阳这是什么？这不就是最强的“生生不息”吗。不知在何时因何事将“淫”字冠以不洁之意，实在是糟糕到无语之地。中国有许多美好的传统文化在历史的长河中反复被扭曲，如对“神鬼”的解释，略微翻翻中国古籍就可以清楚地看到这两个字的由来是与中国古天文密切相关的自然代号，但至今仍被一些“文明人”“科学者”认为是源于迷信。对“淫”的曲解让中医人无法将万物的自然追求的过程从“龙”的角度、以超时代的自旋概念来进行解释。

当你站在医学的角度来看中医的“风”，已经是有气化作用的“龙”了，那“龙”“风情万种”“龙生九子”是其自然的本性，世界正是因为它有这本性，才“淫”出个五彩斑斓的大千世界。“五淫”是“龙”的五态，是万物借风化生时的初始湿度、温度，有物适之则生，有物不适之则死。人也一样，这是自然规律，只不过人可以发挥智慧进行环境的改造及自身的保护而已。

中医是站在自然的角度来审视一切，没有将人从万物中独立出来，但又非常注重人的精神作用，因为这是人与万物不同的根本。中医以万物追求的“生生不息”为最大医治目的，因为这是具有自组织系统的内在目标，所以中医尽可能在不伤害其他物种自然生存的条件下，以通过不断与外界的交流来扩大包容性而自强自立，中医学中有许多内容是解决如何增大机体包容能力的内容而非对抗。

参考文献

[1] 冯时．中国天文考古学［M］．北京：中国社会科学出版社，2017.

[2] 张远山．玉器之道：解密中国文明的源代码［M］．北京：中华书局，2018.

[3] 陈久金．陈久金天文学史自选集：上册［M］．济南：山东科学技术出版社，2017.

[4] 李维宝，陈久金．中国最早的观象台发掘［J］．天文研究与技术，2007（3）：301–305.

[5] 冯时．中国天文考古学［M］．北京：中国社会科学出版社，2017.

[6] 陈梦家．殷墟卜辞综述［M］．北京：中华书局，1988．562.

[7] 陈久金．天文学史自选集·上册［M］．济南：山东科学技术出版社，2017.

[8] 冯时．中国天文考古学［M］．北京：中国社会科学出版社，2017.

[9] 张远山．伏羲之道［M］．长沙：岳麓书社，2015：100–104.

[10] 张光直．商文明［M］．北京：生活·读书·新知三联书店，2020.

[11] 张光直. 中国青铜时代 [M]. 北京：生活·读书·新知三联书店，2013.
[12] 张光直. 古代中国考古学 [M]. 北京：生活·读书·新知三联书店，2020.
[13] 刘操南. 古代天文历法释证 [M]. 杭州：浙江大学出版社，2009.
[14] 冯时. 中国古文字学概论 [M]. 北京：中国社会科学出版社，2016.
[15] 陈久金. 天文学史自选集 [M]. 济南：山东科学技术出版社，2017.
[16] 陈久金. 星象解码 [M]. 北京：群言出版社，2004.
[17] 陈久金，杨怡. 中国古代天文与立法 [M]. 北京：中国国际广播出版社，2010.
[18] 姜海如，赵同进，彭莹辉. 中国古代气象 [M]. 北京：气象出版社，2017.
[19] 伊世同. 全天星图 [M]. 北京：中国地图出版社，1981.
[20] 潘鼎. 中国恒星观测史 [M]. 上海：学林出版社，2009.
[21] 陈已雄. 中国古星图 [M]. 香港：香港康乐及文化事务署，2007.

第二章

音律数术与中医

古今中外不同民族虽然语言不同、文化理念不同，但皆可同感音乐的喜怒哀乐，可以通过音乐互相表达情感和意图。在没有文字的远古时代，无论是部落或国度内部的通告，还是相互间的交流，采取的第一动作就是搞出“声响”。当不同节奏的“声响”、不同调的“声响”组合成表达意图时，这个“声响”就有了“音”的含义。时至当今，各国、各民族都早已有了自己成熟的语言了，不过民族与民族、国与国之间进行交流是需要使用相同的言语才能够达到互相理解的目的，但是音乐则能够超越语言、种族、文化的不同而实现互相交流意图。可以说，音乐是没有国界的人类共同的语言。西汉初年的《淮南鸿烈·主术训》云：“乐生于音，音生于律，律生于风，此声之宗也。”在没有“物理学”的古代，能如此精准简明地阐述乐、音与声的区别，如果没有对自然的感受，缺乏对自然的综合认识及提炼的智力是不可能的。我们现在知道音是一种物理现象。物体振动时激动了周围的空气形成了声波，声波通过空气或其他物质传到人耳中的神经末梢，并在大脑被感知，从而使我们对音响有了反应。空气的移动即是风，风是自然存在的，所以在我国传统文化中，方方面面都有“风”的内容。成语中的“山雨欲来风满楼”“树欲静而风不止”“天有不测风云”“看风使舵”等虽然是真正的自然物理现象，但每个中国人都知道这不仅仅是在描述物理现象；“一代风流”“林下风韵”“春风和气”“东风浩荡”也只有中国人才能真正地品出味道。只有被中国传统文化熏陶过的人才知道“春风”与“东风”的区别。季节有“风时运转”、民族有“风俗习惯”，难怪《诗经》中有“风”的独篇内容。

风动则有音，音响则有律，这是自然现象。中国文化重视音律，意在重视自然的轮回规律、自然的应和协调、自然的复杂多变、自然的迭代重生等。因为人很难在有生之年看懂人一生的规律，虽然动植物可以满足人观察的部分需要，但总是难以个别现象透彻地说明来自宇宙的、来自天地间的根本道理。虽然天上有斗转星移、日晷躔离，地上有水火风雷、四季变换，但总是难以看清其中奥秘。举手可及的唯有“音”，可听之、触之，还可制之；既有“旋相为宫”的轮回规律，又有“八音克谐”的“神人以合”；既有五音变幻无穷，又有律吕跌宕不休；这边气随阴阳音生韵，那边“风随柳转声皆绿”；天有七衡六间，乐有七音六律，人有七情六欲。音将天、地、人纳在一管之内、一弦之中，"应物不累于物"，随性游弋于精神之波。天地间，"悟已往之不谏，知来者之可追"（陶渊明《归去来兮辞》）。寻觅自然之道，反思自我之身，音为首。

在中国传统文化中，礼乐承载了许多文化内容，上至天文，下至地理，中为人事，无所不包。如音数与律数的关系承载着"天地气交"之象，音数与律数的合数承载着日月之性，乐器的容积承载着人事间的度量衡等。《乐记》云："地气上升，天气下降，阴阳相摩，地气相荡，鼓之以雷霆，奋之以风雨，动之以四时，焕之以日月，而百化与焉。如此，则乐者天地之和也。"《吕氏春秋·音律》云："大圣至理之世，天地之气，合而生风，日至则月钟其风，以生十二律。"前者说"乐"是天地阴阳二气相摩相荡的产物，后者说"乐"是天地气合之风。风通过音表达着自然界众生的情感，音乘着风从古飘到今，吹开了人类的智慧，吹出了世间规律。我们曾将它忘怀，因为事事在它之上，每一件都比它"科学"，每门"科学"都需要我们尽心地去学习。只有它，无须你特意理会，它也不曾慢待你丝毫。今天，当"科学"的医药确实达不到传统中医药的效果时，笔者"按图索骥"地从中医"风为百病之长"找到"五运六气""肝肺气交"，最终看到"音"。看到"音"从宇宙间爆炸的"太一"中走出来，化为现代物理学的"波粒二重性"和"多弦"的"拓扑"构型，蓦然回首，"风"在音之初。

音如风，源于自然运于人间。无情时受之如烟云，有情时受之动心弦，古今多少"风情"意，托在"风运"中；千万英雄志，世间百般情，虚实两世界，总归自然行；自然风中度和声，伴君入琴求谐音，天地人共乐，万物生生不息，这是中国传统文化，也是中医的灵魂。

第一节　中国音乐由来者远矣

音乐源于何时？已经遥远的无从考证。西晋王嘉《拾遗记》说："伏羲丝桑为瑟，均土为埙，礼乐于是兴矣。"《吕氏春秋·适音》载："昔黄帝令伶伦作律。伶伦自大夏之西，乃之阮隃之阴，取竹于嶰溪之谷，以生空窍厚薄均者，断两节间，其长三寸九分，而吹之以为黄钟之宫。曰舍少。次制十二筒。以之阮隃之下，听凤凰之鸣，以别十二律。其雄鸣为六，雌鸣亦六，以比黄钟之宫适合。"黄帝时已经可以"别十二律"了，这之前必有一个长远的寻音过程，想想其难度，那个长远的时间距离黄帝，可能比我们距离黄帝的时间还长。而且中国远古时期的音乐，有着长久的"以耳齐声""以瞽为师"的过程，这个过程说明中国文化起始时非常追求"自然之道"。瞽为盲人，"以瞽为师"不仅仅取其"耳聪"，还取其"无视"人为的影响，以求更接近真实的"自然"。

无论是久远的神话传说，还是真实的出土文物，都在说明音源于人类远古，虽记为伏羲作瑟、女娲作簧、神农作五弦琴、黄帝令伶伦作钟制十二律，但绝非一人、一时、一地之作，但将其综合成一个具体精炼的故事也未尝不可，因为这些故事源于事实而超于事实，以一种文化理念来引导告知后人，音来自远古的自然之风，律被用于人事准则，这是中国式文化源于自然的真实写照。《史记·乐记》记载："昔者舜作五弦琴，以歌南风；夔始作乐，以赏诸侯。"《韩非子·五蠹》载："当舜之时，有苗不服，禹将伐之。舜曰：'不可。上德不厚而行武，非道也。'乃修教三年，执干戚舞，有苗乃服。"《诗经》中有"窈窕淑女，琴瑟友之""我有嘉宾，鼓瑟古琴""琴瑟击鼓，以御田祖，以祈甘雨，以介我稷黍，以谷我士女"等。可见，在古代，乐舞既是民间用于抒情和交友的表达形式，也是国家用于奖赏和战争的精神武器。乐舞能达到此作用，是与人能感受到天地自然之态、人能听懂自然之声密切相关，与人长期接受自然生存的经验教训密切相关。自然之声、自然之态、自然生存法则告诉人们，"和谐"方可"生生不息"。

《尚书·尧典》记载，帝曰："夔！命汝典乐，教胄子，直而温，宽而栗，刚而无虐，简而无傲，诗言志，歌咏言，声依咏，律和声。八音克谐，无相夺伦，神人以和。"夔曰："於！予击石拊石，百兽率舞。"翻译成白话文就是，舜帝说："夔啊！我任命你掌管音乐事物，负责教导年轻人，使他们正直而温和，宽大而威严，刚毅而不粗暴，平易而不傲慢。诗是表达思想感情的，歌是吟唱思想感情的语言，声调是根据不同的思想感情而咏出的，音律是与声调和谐的音。若八类乐器能制约自己与之和谐，无相争而遵守伦次，那么神与人都会因此而和谐。"夔说："好吧！我轻重有致地击打石磬，使各种兽类都能随着音乐起舞。"《尚书·尧典》的这段内容，被儒家视为"诗教"的经典言论，成了我们民族传统文化的特色。周朝有专职司礼乐的官员，教王公贵族子弟礼乐。"大学之教也，时教必有正业，退息必有居学。不学操缦，不能安弦。不学博依，不能安诗。不学杂服，不能安礼。"（《礼记·学记》）万物皆在风中生，万物皆在气中化，万物自然皆有声。声可随便响，音要有规律；万物各有各的命，应和自然之需而知定律。乐为人所用，其基在音；音源于声，声源于自然。乐是由多个音为了某一个主题，相互"克己复礼"，相互叠加所形成的一段复合音波。音和乐是需要接受者感知的，接受者的素质、风俗习惯及当下的情感直接影响其接受能力及效果。声是与此无关的自然现象的流露，就像天气，无论你是否喜欢，天气永远是我行我素。

《礼记·乐记》说："乐者，天地之和也。夫乐者，先王之所以饰喜也。"《礼记·中庸》上说："喜怒哀乐之未发谓之中，发而皆中节谓之和。中也者，天下之大本也；和也者，天下之达道也。致中和，天地位焉，万物育焉。"《吕氏春秋·慎行论》说："以乐传教。"音乐本是人类用以抒情及交流的声音，交流需要有感、有情、有共鸣，也就是要有"和声""协音"。音乐及其他中国传统艺术门类，无不蕴含着对于"中和"的追求，只不过音乐在这方面表现得更为显露且容易被人理解而已。乐和是一个从个体生命到宇宙大全的圆融境界。《吕氏春秋·古乐》指出，先王作乐是为了调和阴阳之气，使五谷丰登，以定群生，"阴多滞伏而湛积，水道淤塞，不行其原，民气郁瘀而滞著，筋骨瑟缩不达，故作为舞以宣导之"。所以乐和首先关注的是个体生命，其次是为了政和、人和，由于乐和的调理，"于是乎气无滞阴，亦无散阳，阴阳次序，风雨时至，嘉禾繁祉，人民和利，物备而乐成，上下不罢，故曰乐正"。乐和——正人正己，政治太平，伦理有序，季节调适，万物生长，天文、物理、人情和谐振动，天下齐治。乐和是中国传统文化的奠基石之一。

《吕氏春秋·大乐》曰:"音乐之所由来者远矣,生于度量,本于太一。太一出两仪,两仪出阴阳。阴阳变化,一上一下,合而成章。"音乐远至何时,史无确载。但出土文物一次又一次地证明了它的"由来"之远。安阳殷墟的"商代虎纹大石磬",证明中国乐器已有3000余年的历史;西安半坡村新石器时代遗址的"一音孔陶埙",证明中国乐器已有6700余年的历史;浙江余姚河姆渡的"骨哨"、河南省舞阳县贾湖村的骨笛,证明中国乐器已有8000—9000年的历史。

一、埙、篪、龠、筹结局与承载的文化意义

埙与篪、龠、筹同是古老的乐器,但是发展结局大不相同,它们各自承载了中国传统文化的不同侧面。

1. 埙与篪

埙其形如卵、如拳、如中空的球,上有一吹孔,腹壁有音孔,是原始时期出现的吹奏乐器,可能是先民们模仿鸟兽叫声而制作,也可能是受狩猎工具"石流星"的启发而制作。东晋《拾遗记》和南宋《路史》都说;"庖牺氏灼土为埙。"目前发现最为古老的埙是20世纪70年代在浙江余姚河姆渡新石器遗址发现的无音孔陶埙(只有一个吹孔),距今有7000余年;20世纪50年代西安半坡村仰韶文化遗址发现的两个陶埙,一个无音孔,另一个有一个音孔,能吹出羽与宫两音,距今有6700余年;山西万泉荆村与太原义井也多有陶埙出土,多为二音孔,距今有四五千年,为新石器晚期遗物。陶寺遗址出土了目前所知我国最早的陶埙。殷墟中出土量最多的是埙,包括陶质、骨质等多种类型。考古发现的古埙覆盖面极广,包括甘肃、陕西、山西、河南、山东、河北、辽宁等北方地区,以及浙江、江苏、安徽等南方地区,从黄河中游地区的仰韶文化遗址到长江流域下游的河姆渡遗址中都有埙的出土。埙在奴隶社会进一步发展,在甘肃云门火烧沟文化遗址(属父系氏族社会的晚期至奴隶社会早期)的平民墓葬中出土二十多个彩陶埙,能吹出相当于五声音阶中的do、mi、so、la,有的还可吹fa音。埙从新石器时代的一孔埙(如河姆渡陶埙)逐渐发展为二孔埙(如郑州大河村陶埙、南召老坟坡陶埙等)、三孔埙乃至五孔埙(河南安阳妇好墓陶埙),其发音能力也由一孔埙的小三度逐步发展为四声、五声乃至七声音阶的发声。

埙音色古朴醇厚、空灵悠远,有"埙立秋之音"一说。由北宋陈旸(1064—1128)主持编纂的《乐书·第一百十五章·八音土之属》说:"埙之为器,立秋之音也。平底六孔,水之数也。中虚上锐,火之形也。埙以水火相和而后成器,亦以水火相和而后成声。故大者声合黄钟大吕,小者声合太簇夹钟,要皆中声之和而已。"土埙常与竹篪合奏,因为篪音色低沉浑厚、庄重文雅,《荀子·乐论》形容为"埙篪翁博"。《诗经》曰:"伯氏吹埙,仲氏吹篪。"《毛诗故训传》曰:"如埙如篪,音相和也。"故后人称好友为"埙篪之交"。宋代洪咨夔《二钟君墓记》:"凡所规画,兄不自谋,必以谘诸弟,弟剂度可否,听兄决之,埙倡篪和,如出一人。"《诗经·大雅·板》形容"天之牖民,如埙如虎,如璋如圭。如取如携,携无日益,牖民孔易"(孔颖达疏:"牖与诱古字通用"。益(ài):通隘。此段大意是:天对民之诱导,民受天之教化,就如埙篪一样和洽,如璋圭一样相配。

天导民化的关系，若能时时行之，就会如取和洽之乐、携相配之玉一样默契无碍，因为天与民的沟通原本是容易的）。“埙唱篪和”承载了“水火既济”“兄弟和睦”等“以和为贵”的文化理念。

篪是一种底端封闭的横吹竹管乐器。《康熙字典·未集上·竹字部·篪》:“〈郭注〉‘篪，长尺四寸，围三寸，一孔上出，寸三分，横吹之。小者尺二寸。’”陈旸《乐书》记载:“篪，有底之笛也，横吹之。”《史记》记述:“伍子胥出昭关，至于陵水，无以糊其口，膝行蒲伏，稽首肉袒，鼓腹吹篪，乞食于吴市。”古时如此普遍存在的篪，今日已经很难看到，考古出土的篪也很少，除1978年曾侯乙墓出土了2件篪外，偶尔出土一两个还常被误认为是竹笛，就连这个“篪”（chí）的读音也几乎被忘掉。而与篪相伴的埙，从拳头大小的一孔土埙，发展成大小不一的多孔瓷埙，至今其形几乎没变，且仍被今人所喜爱。

2. 龠与筹

20世纪80年代以来，中国南北大地皆出土了距今8000—9000年的“骨笛”。最著名的当数位于淮河上游，河南省舞阳县贾湖村的“贾湖骨笛”。1962年，舞阳县文化馆文物专干朱帜发现沟底有许多陶片，于是揭开了距今约7800—9000年的华夏先民聚居的史前文化，发现了中国新石器时代前期的重要遗址。1985—1987年前后在贾湖村考古发掘中出土了20多支多音孔“骨笛”，经碳14测定及其他校正，证明这些“骨笛”已有八九千年之久，分属于贾湖早、中、晚三期。其次为1986年考古人员在赤峰市敖汉旗兴隆洼镇兴隆洼村发现了一支“骨笛”，被命名为“兴隆洼骨笛”，距今已有8000年之久。兴隆洼遗址是西辽河流域和内蒙古地区最早的新石器时代文化遗址。其他如浙江余姚河姆渡出土的新石器时期的骨哨160件，距今大约有七千余年。所谓骨哨，是以大型禽鸟的肢骨，截去两头，在骨管上磨出一两个或两三个吹孔制成，可以吹出几个简单的音。

“贾湖骨笛”是截取仙鹤尺骨（翅骨）制成的，长度大约都在17.3cm～24.6cm，直径在0.9cm～1.72cm间，有四孔、五孔、六孔、七孔、八孔的不同，大多数为七孔，需斜吹之，发音嘹亮，七音齐备，音域可达两个半八度以上，能流利地作多宫翻奏。除去半成品和残破者外，有17支出土时比较完整。根据骨笛出土的地层和形制，研究者把它们分为三期：距今8600—9000多年的1号、2号骨笛，能奏出四声音阶和完整的五声音阶；距今8200—8600年左右的20号、21号骨笛，能奏出六声音阶和七声音阶；距今7800—8200年左右的4号骨笛能奏出完整的七声音阶以及七声音阶以外的一些变化音。而且通过测试发现六孔的2号骨笛，除4个音程与十二平均律完全相同之外，其余2个与十二平均律音程分值相差不足5个音分数，这差别在当今的专业音乐工作者来说也很难分辨出来。经中央民族乐团黄翔鹏、童忠良、萧兴华先生等音乐家对其中一支七孔笛测试，证明已具七声音阶，能完整吹奏现代乐曲；并且发现一支骨笛的第六孔是一个小孔，在小孔下0.44cm处又开了第七孔，这是一个正式的音孔，如此调整后，从第四孔到第一孔形成了“do re mi so”四声，“它们之间音距与音分数与今天十二平均律的音距和音分数完全相同”。专家们给出的结论是，“在八千多年前制造出来的骨笛已经具备了音阶概念”，“距今九千年之前，我国中原地区已经开始应用五声音阶”。贾湖遗址发掘领队和主要研究者之一张居中说：“至于定名，鉴于当时有先生提出贾湖骨笛的形状和吹奏方式类似河南民间的“筹”，黄先生认为，一个祖先有许多后代，不能以其中一个后代的名字为祖先命名，还是约定俗成，以“骨笛”名之即可。”张居中还说：“2001年和2013年，贾湖遗址又先后进行了第7、第8次发掘，又各出土了10多支骨笛。……该遗址目前共出土骨笛40多支，大多7个音孔，个别有2孔、5孔、6孔或8孔，皆以鹤类禽鸟中空的尺骨制成，距今7500—9000年，依据制作时期的早晚，可以吹奏出完备的五声音阶、六声音阶至七声音阶，是迄今为止中国发现的时代最早的可吹奏乐器。……在对第7、第8次新出土骨笛的研究中，上海音乐学院的刘正国先生均参与其中，并提出了新的见解，认为贾湖骨笛就是古代文献记载中的‘龠’。”

“兴隆洼骨笛”，是用鹰的翅骨制作的，长28.5cm，五孔，于1986年出土后一直保存在中国社会科学院考古研究所资料库。“兴隆洼骨笛”有完整的7个音阶，再一次表明约8000年前，我们的祖先就已经认识了音律，掌握了乐器的制作技术。当音乐家、笛龠演奏家刘正国先生和他的学生于东波对“兴隆洼骨笛”进行研究后，明确指出这些“骨笛”是“骨龠”。而且于东波说：“如今各大博物馆珍藏收藏的骨龠，制作材料大多是由飞鸟猛禽的翅骨制作而成，年代久远，易碎。”于是他用3D打印机复原了一支“兴隆洼骨龠”，并亲自吹奏验证。结果发现，这支骨龠居然可以完整地吹奏两个八度半，A调，低3、低4、低5、低6、低7、1、2、3、5、6、7、高1、高2、高3、高4、高5十七个音阶。此外，“兴隆洼骨龠”五个孔不均且不在一条直线上，这与“贾湖骨龠”均孔不同，于东波经反复演奏后说：“这样的指孔更符合演奏者的姿势，演奏时手感更舒服。”

3. 埙、篪、龠、筹承载的文化意义

何为“筹”“龠”“笛”？这些对于我们好像并不陌生，“笛”我们都见过；“筹”字我们也常用，如“运筹帷幄”“筹划”等；“龠”字是古代一个计量单位；且《中国音乐词典》中也没有记载“筹”“龠”这类乐器。一个与“谋略”有关的“筹”，一个与“度量”有关的“龠”，怎么跟乐器扯上关系了，有何意义？

古籍中有众多关于“龠”的记载，如《礼记·明堂位》记载：“土鼓、蒉桴、苇龠，伊耆氏之乐也。”周代典籍中记载有乐师掌教籥的吹奏。《周礼·春官·籥师》：“祭祀，则鼓羽籥之舞。宾客飨食，则亦如之。”东汉末郑玄注：“文舞有持羽吹籥者，所谓籥舞也。”《礼记·文王世子》：“春夏学干戈，秋冬学羽籥。”清代朱彬《礼记训纂》：“干戈，万舞，象武也，用动作之时学之；羽籥，籥舞，象文也，用安静之时学之。”可以说，“龠”字在殷商时期已经盛行于甲骨文，多用作祭名。周朝时期，古龠被定为“文舞”的代表性乐器。夏禹时的乐舞叫《大夏》，以龠伴奏，故又名《夏龠》。北魏张揖《广雅》曰：“龠谓之笛，有七孔。”《风俗通》曰：“籥，乐之器，竹管三孔，所以和众声也。”元代吴澄注解《老子》“天地之间，其犹橐籥乎”云：“橐籥，冶铸所用嘘风炽火之器也。为函以周罩于外者，橐也；为辖以鼓扇于内者，籥也。”即龠发源于“吹火管”。

郭沫若依据甲骨文、金文考证，籥为编管乐器。持此说者还有现代音乐家杨荫浏先生、孙克仁先生等。现代刘正国先生在其所撰论文《笛乎筹乎龠乎——为贾湖遗址出土的骨质斜吹乐管考名》一文中，提出“筹之祖乃是古龠的观点”，即筹是龠的后代。现代音乐家尹其颖在《筹与籥的辨析》中说："本世纪五十年代，河南相国寺曾藏有一支竖吹的传世的管乐器，名'筹'，其外形很像竖笛，正面有六个音孔，背面无音孔，全长 34 公分，内径 2.4 公分。无笛膜孔，上端亦无洞箫的山口。吹奏时竖持，将上端于口右斜 45 度角，构成人工吹孔，呼出气流促其振动发声。""筹"音质兼有笛音的清脆、明亮与箫声的柔和。因为筹的吹孔可以任演奏者自行调节，是靠演奏者呼出的气流碰撞管壁而促其振动发声，所以演奏者能通过改变吹奏的角度来自然地调节筹的整体音高，奏出具有特色的音调。因其灵活性较难掌握，目前会吹筹者寥寥无几，仅见于中原一带的寺庙中的老者，用于佛乐、道乐之中。

明代乐律家朱载堉《律吕精义》说："龠者，五音之主宰，八音之领袖，十二律吕之本源，度量权衡之所由出者也。""龠"字在后世多被用于计量单位。《汉书・志・律历志上》曰："龠者，黄钟律之实也，跃微动气而生物也。"又说："太极中央元气，故为黄钟，其实一龠。"意思是：龠是黄钟律长的容积，微微跳动鼓荡气流就生成万物。太极是中央元气，所以为黄钟，它的容积是一龠。古时以黄钟为本来统一数及度量衡等，其解释以《汉书・志・律历志》为详尽，如："量者，龠、合、升、斗、斛也，所以量多少也。本起于黄钟之龠，用度数审其容，以子谷秬黍中者千有二百实其龠，以井水准其概。合龠为合，十合为升，十升为斗，十斗为斛，而五量嘉矣。……权者，铢、两、斤、钧、石也，所以称物平施，知轻重也。本起于黄钟之重，一龠容千二百黍，重十二铢，两之为两。二十四铢为两，十六两为斤，三十斤为钧，四钧为石。"随后又解释说："铢者，物繇忽微始，至于成著，可殊异也。两者，两黄钟律之重也，二十四铢而成两者，二十四气之象也。斤者，明也……十六两成斤者，四时乘四方之象也……"上述这段的大意是：量者指容积，容积的单位有龠、合、升、斗、斛。以黄钟的竹管即龠为基本容量，用均等的中号黑黍 1200 颗装满竹管（秬黍是一种产于山西长治地区的黑黍），注入井水让其平整。两龠为一合，十合为一升，十升为一斗，十斗为一斛，这样五种量器就完善了。……权者指重量，重量的单位有铢、两、斤、钧、石，以此来称物之多少，平等交易。以黄钟的竹管（龠）所装的 1200 颗黑黍的重量为基本重量，此重量定为十二铢，十二铢的两倍就是一两，一两有二十四铢，十六两就是一斤，三十斤就是一钧，四钧就是一石。从其后面的解释可以看出，中国的文化是一脉相承地统一于天地自然间。《后汉书》则直接明了地指出："黄钟为万事根本"。

《说文》曰："筹，壶矢也。"即投壶之矢谓之筹。欧阳修《醉翁亭记》载："射者中，弈者胜，觥筹交错。"此筹是指计数用具筹码，更是被古今国人广泛应用。《老子》中就有"善数者不用筹策"的记述。《汉书・律历志》记载："其算法用竹，径一分，长六寸，二百七十一枚而成六觚，为一握。"《隋书・律历志》称："其算用竹，广二分，长三寸。正策三廉，积二百一十六枚成六觚，乾之策也。负策四廉，积一百四十四枚成方，坤之策也。"《梦溪笔谈・卷八》称："算法用赤筹、黑筹，以别正负之数。"这些记载说明，我国古时是用竹子或其他材料做成的一根根小棒作为计算工具来进行计算，这个工具被称为"算筹""筹策"。《孙子算经》："凡算之法，先识其位。一纵十横，百立千僵。千、十相望，万、百相当。"即用算筹表示数目有纵、横两种方式，以筹式的不同位置关系表示特定的数量关系。

埙承载了乐、篪承载了和、龠承载了量、筹承载了谋。它们源于自然又成于人文，它们将自然中的风乐收入管中以愉悦于人，又用此管衡量交易以平定于人，它们是中国文化基因中不可缺失的部分，它们徜徉在天地之间，徘徊在人文之内，承载着中国传统意识从古游荡至今，时隐时现地左右着不同时代的中国人。刘正国先生在题为《笛乎筹乎龠乎——为贾湖遗址出土的骨质斜吹乐管考名》一文的最后，感慨地说：“无论是史料研究、实器考证，均可推证：1986—1987 年在河南舞阳贾湖遗址出土的距今八千年的无吹孔骨质斜吹乐管，既不是骨笛也并非骨筹，而实实在在就是华夏吹器鼻祖——骨龠。从龠字的本形并不从竹来看，这种骨质之龠当为中国骨龠是真宗原形乐器。后起从竹之籥及竖吹之箫、横吹之笛乃至籥哨类的直吹之茄、管等诸器均衍生于此。从乐器发生学的角度来看，这种状若吹筒的中空斜吹乐管极可能滥觞于人类早期的吹火筒。……中国乃至世界古音乐文明的发轫期远比我们想象的要久远得多。因为，它极有可能是与人类最初征服自然并懂得用火的文明联系在一起的！”黄翔鹏先生在谈起“7000 至 8000 年前的贾湖骨笛”时说：“我们仅以可留下具体象形符号的文字之出现作为人类进入文明时代的标志，而却忽略了实有具象音响却不能驻留于三维世界的音乐结果，这合理吗？能够心安理得地承认当时的人类仍然处在蒙昧阶段吗？”

二、石磬、编钟形数与承载的文化意义

周朝以“礼乐兴邦”的历史在中国传统文化中占有不可替代的重要地位。其实，我国最早的礼乐文化要远远早于周朝。20 世纪“山西襄汾陶寺遗址中出土的乐器有鼍鼓 8 件、石磬 4 件、土鼓 6 件、陶铃 6 件、铜铃 1 件、陶埙 1 件，合计 26 件”。石磬、鼍鼓配陶铃、铜铃，可谓“钟磬齐鸣，金声玉振”，是礼乐文明的滥觞。《吕氏春秋·仲夏纪·古乐》说：“帝尧立，乃命质为乐。质乃效山林溪谷之音以歌，乃以麋鞈置缶而鼓之，乃拊石击石，以象上帝玉磬之音，以致舞百兽。瞽叟乃拌五弦之瑟，作以为十五弦之瑟，命之曰《大章》，以祭上帝。”有“金石之声”，有自己的“国歌”，这一切表明礼乐制度在尧舜时期已经发端，说明我国在商周之前一千年已经步入了“文明古国、礼仪之邦”的时代。

1. 石磬

“磬”是用石或玉制成的一种打击乐器和礼器，形状像曲尺，顶端钻孔悬挂，故有“悬石为乐”一说。单个使用的叫特磬，成组使用的叫编磬。磬是我国最古老的打击乐器之一，出土文物证实，磬产生于新石器时代晚期，直到商代晚期，几乎都是以特磬的形式存在。考古发现，先秦乐器出土最多的乐器是“埙”，其次是“石磬”。《吕氏春秋·仲夏纪·古乐》：“帝尧立，乃命质为乐……乃拊石击石，以象上帝玉磬之音，以致舞百兽。”《淮南子》中记载：“禹之时，以五音听治，悬钟鼓磬铎……为号曰：‘教寡人以道者击鼓，谕寡人以义者击钟，告寡人以事者振铎，语寡人以忧者击磬，有狱讼者摇鞀。’”《诗经》：“既和且平，依我磬声。”由此可见，磬最早用于汉民族的乐舞活动，后来用于历代帝王、上层统治者的殿堂宴享、宗庙祭祀、朝聘礼仪活动中的乐队演奏，成为象征

其身份地位的礼器。此外，后世佛寺中使用的磬，有用石制成的，也有用铜铁铸成的，既可作念经时的打击乐器，亦可敲响集合寺众。

陶寺遗址出土了 4 件石磬，皆出土于早期的 4 座大墓，它们均被置于墓主足端，旁边还有鼍鼓或陶鼓。“这 4 件石磬中，3 件完整，1 件残缺，使用的石料和制作工艺并不完全相同，因而形制各异。”一件长 95cm，高 32cm，厚薄不均，约 2cm ～ 6.2cm，鼓部狭长，股部短阔，底边平直。而另一件长度几乎只有第一件的一半，底边呈弧线。由此可见，这一时期的磬还未形成固定的形态，还没有形成后世文献记载中的倨句形制。

《考工记》是中国先秦时期手工艺专著，今所见的《考工记》是作为《周礼》中的一部分内容而记载。《周礼・考工记》记载：“磬氏为磬。倨句一矩有半。其博为一，股为二，鼓为三。叁分其股博，去其一以为鼓博；叁分其鼓博，以其一为之厚。”（注：倨句即角度，即股、鼓弯曲的顶端的度数。）此段意思是：磬氏制磬，为一矩半，即 90°+45°=135°。以股博即股宽度为一，那股的长度就是二，鼓的长度则是三；将股博即股宽度分成三等份，去掉一份就是鼓的宽度；将鼓的宽度分成三等份，其一份为磬的厚度。用现代语言简洁地讲就是：石磬呈类三角形，整体分为宽、股、鼓三部分，三部分的比率为，宽∶股长∶鼓长 =1∶2∶3，顶端呈 135° 角，可见当时的乐师不仅懂音乐，还可以自如地应用几何算数来调整音律。

20 世纪 70 年代，在位于湖北随州城西 2 千米的曾侯乙墓出土了大量乐器。曾侯乙，姬姓，名乙，是战国时期南方“曾国”的国君。曾侯乙墓出土的乐器中有一套编磬（图 2.8），共 32 件，大小有异，形若“倨句”，由石灰石或大理石磨成，分为上下两层，悬挂在青铜磬架上，依大小次第排列。但是这套编磬的“倨句”的角度及博、股、鼓的比率与《周礼・考工记》中的记载明显不同。据报道其编磬最大者：鼓博 10.8cm，鼓上边 32.4cm，鼓下边 27.5cm，股博 13.5cm，股上边 22.3cm，股下边 21cm，厚 2.68cm，倨句 163°。最小者：鼓搏 4.9cm，鼓上边 7.6cm，鼓下边 6cm，股博 5.7cm，股上边 6.6cm，股下边 5cm，厚 1.4cm，倨句 155°。取其各自的平均值，则最大者的宽∶股长∶鼓长 =12.15∶30∶21.65，与 1∶2∶3 的比率有别但不算大；而最小者的宽∶股长∶鼓长 =5.3∶6.8∶5.8，与 1∶2∶3 的比率差异就太大了。不过关于其“倨句 155° ～ 163° 不等”的问题，河南省计量科学研究院的陈睿锋在《〈考工记〉中初见端倪的原始角度计量技术》一文中指出，《考工记・车人之事》载：“半矩谓之宣，一宣有半谓之欘，一欘有半谓之柯，一柯有半谓之磬折。”矩是画直角和方形的曲尺，矩、宣、欘、柯、磬折都是当时条件下的角度计量单位。以直角 90° 的矩为基准，宣是半矩即 45°，欘是一个半宣即 67.30°，柯是一个半欘即 101.15°，磬折是一个半柯即 151.523°。陈睿锋说：“半个多世纪以来，出土的春秋战国时期编磬实物资料已相当丰富，足以判定矩、宣、欘、柯、磬折是一套当时特定条件下的实用角度单位制体系。……在《考工记》中，‘韗人’制鼓、‘车人’制车、‘匠人’兴修水利等都用到了‘磬折’这个角度单位。”可见，“磬”原本只是一个原始的打击乐器，到了春秋战国时期已经走进宫廷礼仪、宗庙祭祀，并且具有了一定的数学角度概念。

2. 编钟

《吕氏春秋·仲夏纪》中说:"昔黄帝令伶伦作为律。……黄帝又命伶伦与荣将铸十二钟,以和五音,以施英韶。"在陶寺遗址出土的乐器中,有一件纯红铜的铜铃,横断面为菱形,口部对角长6.3cm、宽2.7cm,顶部对角长5.2cm、宽2.1cm,通高2.65cm,器壁平均厚0.28cm。顶部中央略偏一侧有一小圆孔,孔径约0.25cm,很可能用于安置铃舌。"铜铃为纯度较高的含铅红铜,是迄今中国发现最早的铜铃。"(图2.1)虽然铜铃做工粗劣,表面有铸造的缺陷和气孔,但它是由两块以上的复合范铸造成的中空乐器,这与铸造实心物件是两个概念,它标志了复合陶范铸造青铜礼乐器的开始,洛阳盆地的二里头都邑出土的"东亚地区最早的青铜礼器群",是在陶寺消亡一两百年之后的事。陶寺铜铃"它很可能是后来青铜编钟的先祖之一。"编钟最早出现在商代,当时多为三枚或五枚一组,能演奏旋律。到西周中晚期,编钟已经发展为八枚一组,能发出相隔一个小三度或大三度音程。到了战国时期,编钟的组成逐渐复杂多样,不过其发音方式基本上没有太大的出入和差别。1978年湖北随州开山炸石发现了公元前5世纪的曾侯乙墓,出土了举世闻名的"曾侯乙编钟"(图2.2)。

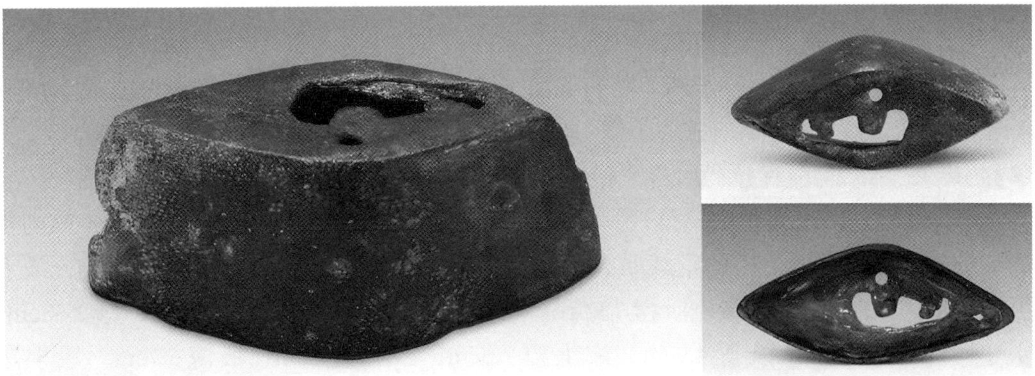

图2.1 陶寺铜铃

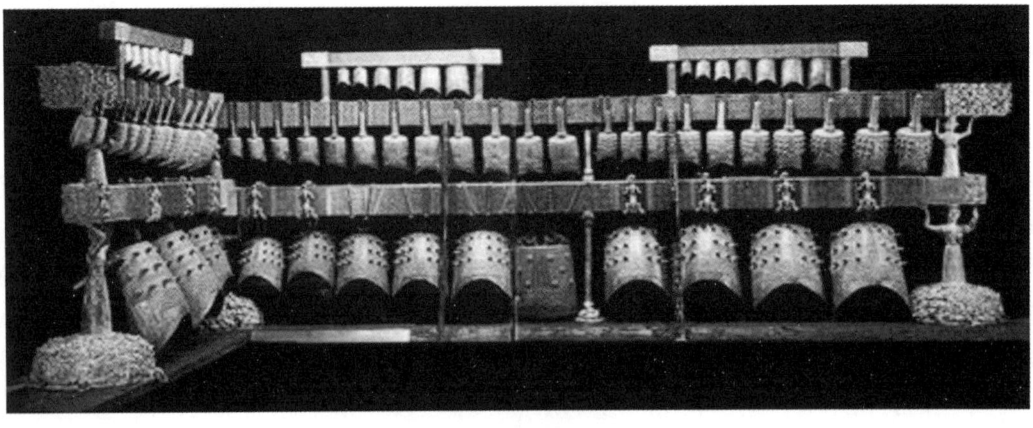

图2.2 曾侯乙编钟

“曾侯乙编钟”由19枚钮钟、45枚甬钟，以及楚惠王送的一枚无乐理作用的镈钟组成。这些钟体均由青铜铸造，钟架十分高大，高273cm，宽335cm，长748cm。是由7根呈曲尺形的彩绘木梁支撑，横梁上饰彩绘花纹，两端以雕刻着浮雕的青铜套包裹，构成了上、中、下三层。其余64枚编钟三层八组，依据“五音”的次序，分悬挂在钟架上：上层3组为钮钟，19件，立柱是圆木；中层3组为甬钟，33件，分短枚、无枚、长枚三式；下层为两组大型长枚甬钟，12件；另有大镈钟1件。钮钟扁圆、体最小，音清脆；下层钟体最大，音浑厚；中层钟体略小，音嘹亮。钟体遍饰浮雕式蟠虺文，细密精致。在钟体、钟架和挂钟构件上，共有3700多字铭文。这些铭文不仅标注了“宫”“羽”“羽曾”等不同音高及“姑洗之宫”“姑洗之和”等调式，还标注了与曾、楚、秦、晋、齐、周、申等国各律（调）的对应关系，是非常重要的文献资料。

经李纯一、黄翔鹏等音乐学家们的考察与测音，证明曾侯乙编钟七音齐备，除了楚惠王赠的1枚大镈钟与乐理无关外，其余64枚钟体音域跨越了五个半八度，中心音域十二个半音齐备，并且其“宫音姑洗”的绝对音高与现代钢琴的“中央C”的频率相同（256Hz）。其音阶除了基本的宫、商、角、徵、羽，清角、变宫外，还有宫角、商角、羽角、徵角及宫曾、商曾、徵曾、羽曾等，是以“三分损益法”为基础，兼用“纯律三度生律法”排列的音阶，可以自由地旋宫转调。此外，曾侯乙编钟具有“一钟双音”的特点，即每一枚钟体的正面和侧面可以发出两个不同的乐音，同时敲击一枚钟体的正侧两部分时，两音可产生和声效果。从钟体鼓部无纹处均有细的横向擦痕得知，各钟体在铸成后都经过磨砺调音。可见此时中国不仅是七音齐全、十二阴阳律吕完善，还有高超的“纯律音准”调试技能及不同音频的分辨能力。黄翔鹏先生在谈起2400年前的“曾侯乙编钟”时说：“我们怎么看待在这2800字铭文中所进行的繁复的‘运算’呢？它是数据精微的一种精确计算呢？还是一种以经验形态的方法却能获得准确结果的‘运算’？盲乐师们能够凭借听觉的直感，在顷刻间就找到需以繁复运算才能得到的准确结果吗？”

2017年1月23日湖北省社会科学院副院长刘玉堂面对《中国社会科学报》采访者说：“史料表明，世界文明古国埃及、巴比伦、印度也都有过铸钟的实践，但钟口都是圆形，无论怎样敲，都是一个基音，且余音长，很难形成音律。而曾侯乙编钟之所以能成为乐钟，关键在于它恰当地运用了合金材料，在科学配比的基础上，采用了“复合陶范”铸造技术、铅锡为模料的熔模法，加上钟壁厚度的合理设计、鼓部钟腔内的音脊设置和炉火纯青的热处理技术，使铸件形成“合瓦形”，产生双音区，构成“共振腔”；通过编钟的浮雕花饰，从而对其所在的振动区起到负载作用，达到加速高频的衰减，有助于编钟进入稳态振动。通过对曾侯乙编钟全部几何尺寸的测试和整理分析发现，各钟的几何尺寸严格遵循着某种数学逻辑关系。就某一钟而言，只要确定其中一个主要尺寸，即可计算出其余的尺寸，而且钟体的尺寸与编钟的声学性质密切相关。例如，将编钟第一基频与其铣长联系起来分析，可以看到，基频随铣长的变化，明显地分成低频、中频和高频三个区。钟体厚度与铣长也存在内在联系，某两钟铣长相同时，可通过对钟体厚度的调整，改变钟的振动频率；在固定的频率下，限定钟的厚度，也可变化铣长。”

3. 石磬、编钟承载的文化意义

曾侯乙编钟铭文中“变宫”“变徵”等音名及其实际演奏证实，我国当时已经有了自己的七声音阶和十二律体系（表 2.1），该体系包含了完整的半音阶，以及以“三分损益法”为基础兼用“纯律法”，从而可以在不同音调上进行较灵活地旋相归宫。阳声六律和阴声六吕的十二律体系，反映了古有的天文学中阴阳概念在音律中的应用及历史的延续。“一钟二音”的曾侯乙编钟，已经将金属比率、浮雕花饰、钟体厚度与铣长比率统统与音律结合在一起进行“着某种数学逻辑关系”的严格运算，而非无章法地调试。若没有几何概念的计算规则，是不可能达到将 64 枚编钟统一在如此协调的音律之内的效果。曾侯乙编钟的出现，再一次活灵活现地展示了中国传统文化中“数”的超前思维特性。

表 2.1　音律对应关系

律位	1	2	3	4	5	6	7	8	9	10	11	12
国际音名	C	升 C	D	降 E	E	F	升 F	G	降 A	A	降 B	B
古乐音名	宫	羽角	商	微曾	角	羽曾	商角	徵	宫曾	羽	商曾	微角
古曾律名	姑冼		妥宾		韦音		无铎		黄钟		太簇	浊姑冼

三、古琴对中国传统文化及中医的影响

目前大家还习惯地说“人属于高等动物”，而且这个观点被视为“科学”，因此医学上许多实验结论源于动物用于人类。从科学研究的角度讲，这无可非议，关键问题在于医学是不能忽略人类精神需求的行业。中医古籍《黄帝内经》开篇就强调“恬淡虚无”“精神内守”，中医非常强调“七情六欲”对人体健康的影响，以及五藏与情志的关系等。精神因素对人体健康的影响，与人类神经发育趋向相关，所以谈医不能不谈如何“静心安神”。在中国“静心安神”不是中医的专利，是中国传统文化氛围的产物，是生存在此氛围中的中国文人们对自我神经发育的一种路径追求，中国传统文化有诸多关于精神修养的内容，但能承接个人情感波动的“知音”伙伴当属“古琴”。

古琴音量不大，但音域极广，古人多将琴视为知己，既可以与之窃窃私语，也可以向它宣泄情志。两汉之际的思想家、音乐家桓谭（约前 23—56）在所著《新论・琴道》中说：“八音之中，惟丝最密，而琴为之首。琴之言禁也，君子守以自禁也。大声不振华而流漫，细声不湮灭而不闻。八音广博，琴德最优，古者圣贤玩琴以养心。夫遭遇异时，穷则独善其身而不失其操，故谓之‘操’。‘操’以鸿雁之音。达则兼善天下，无不通畅，故谓之‘畅’。”这种精神上的“操”“畅”对于有识之士来说是非常需要的。如蔡邕《琴赋》曰：“通理治性，恬淡清溢。尔乃清声发兮五音举。”傅毅《琴赋》曰：“尽声变之奥妙，抒心志之郁滞。绝激哇之淫。”白居易《清夜琴兴》曰：“是时心境闲，可以弹素琴。清泠由木性，恬淡随人心。心积和平气，木应正始音。”嵇康《琴赋》曰：“琴能感天地以致和。”范仲淹《与唐处士书》曰：“盖闻圣人之作琴也，鼓天地之和而和天下。琴之道大乎哉。”朱长文《琴史・尽美》：“昔圣人之作琴也，天地万物之声，皆在乎其中矣。有天地万物之声，非妙指无以发，故为之参弹复徽，攫援标拂，尽其和以至其变，激之

而愈清，味之而无厌，非天下之敏手，熟能尽雅琴之所蕴乎？”

古琴对于我们而言并不陌生，如上方浑圆取形于天，下方方正效法大地；长三尺六寸五分，仿周天三百六十五度，一年三百六十五日；宽六寸，与天地六合相比附；有上下，借指天地之间气息往来。上面琴徽共十三，一年十二个月，又时有一闰月；琴底“龙凤”音槽连，龙池八寸通八风，凤沼四寸合四时；额首岳山缀七星，山泽承露纳余韵。五弦宫商角徵羽，文武二弦添转音，泛散按天地人、道之精微任指传。琴的如此制式应该在东汉就定型了，因蔡邕在所撰《琴操·上卷·序》中说：“昔伏羲氏作琴，所以御邪僻，防心淫，以修身理性，反其天真也。琴长三尺六寸六分，象三百六十日也；广六寸，象六合也。文上曰池，下曰岩。池，水也，言其平。下曰滨，滨，宾也，言其服也。前广后狭，象尊卑也。上圆下方，法天地也。五弦宫也，象五行也。大弦者，君也，宽和而温。小弦者，臣也，清廉而不乱。文王武王加二弦，合君臣恩也。宫为君，商为臣，角为民，徵为事，羽为物。”一张琴承载了天之日月、地之山泽、天地气交之五行等众多中国文化色彩。虽然这些内容多是人为规定的形制名称，如长短宽窄、龙池凤沼等，但也不乏自然天成的内容，如弹拨指法泛散按、音响节点十三徽等。古琴一弦到七弦，长度相同，粗细不同。各弦一通到底，中间没有任何人为的附加设施，弹奏时全凭技艺挥洒，任由情志漂流。

散音：散音是仅以右手弹出的空弦音，以七弦琴散音为例，从第一弦到第七弦可有：徵（低音 so）、羽（低音 la）、宫（do）、商（re）、角（mi）、倍徵（so）、倍羽（la）七个音，音色宏大浑厚，余韵共鸣如钟，故称为地声。

泛音：泛音以徽位为节点弹出的波节音。左手轻按琴徽以抑制全弦振动，只保留以所按徽位处为波节的振动，右手弹弦，音高是徽位所占弦长分数的反比。如此，在一根弦上随所触徽位不同，可以弹出不同的音高。一弦十三徽，各有各的音（七徽为 1/2 弦；四徽 1/4 弦、十徽 3/4 弦；一徽 1/8 弦、十三徽 7/8 弦；五徽 1/3 弦、九徽 2/3 弦；二徽 1/6 弦、十二徽 5/6 弦；三徽 1/5 弦、十一徽 4/5 弦；六徽 2/5 弦、八徽 3/5；2、4、8 分为 do 音，3、6 分为 so 音，5 分为 mi 音，共构成了 1、5、3 度及 8 度关系）。七弦古琴可弹出 119 个泛音（7 弦 13 徽 91 个明泛音，加一徽和十三徽左右的 28 个二度暗泛音），是世界上拥有泛音最多的乐器。泛音清远，音色空灵飘逸，若隐若现，有“浮云柳絮无根蒂”之喻，象征“天”。而且其徽位是“自然之节”，若改变徽位的位置，就演奏不出泛音来，故称为天声。

按音：以徽位为坐标，左手按弦，右手同时弹出音。特点是力度和弦位变化多样，如左手以徽位为准“按欲入木”，右手刚健有力“弹如断弦”，而成为“奏实音”；左手自下而上或自上而下地运指，右手变换着不同角度和力度的弹拨，而成为独具特色的“虚音”等。可进可退，或奏实音，或奏吟猱绰注等虚音，音色虚实缥缈多变，时如悠心自吟，时如人语对话，故称为人声。

散音、泛音、按音，三音交错、变幻无方、悠悠不已，“天地万物之声皆在乎其中矣”。古琴是中国最古老的弹拨乐器之一，在传说中三皇五帝与琴都有不解之缘，如《太古遗音》说：“昔者，伏羲氏之王天下也，仰以观象于天，俯则观法于地，远取诸物，近取诸身，始画八卦，扣桐有音，削之为琴。"西晋皇甫谧著《帝王世纪》："神农始作五弦之琴，以具宫商角徵羽之音。历九代至文王，复增其二弦，曰少宫、少商。"又说："尧作《大章》，使无句作五弦琴，天下大和。"东汉桓谭在《新论》中说："神农之琴以纯丝为弦，刻桐木为琴。"《韩非子》说："舜弹五弦之琴，歌南国之诗，而天下治。"应该说古琴的出现不会晚于公元前6世纪，因为《诗经》上起公元前11世纪，下至公元前6世纪，其中提到古琴的字句很多，如"窈窕淑女，琴瑟友之""琴瑟击鼓，以御田祖"等。钟、管之类的乐器一旦成型就很难再靠"以耳齐其声"来调音了，但对于本无音律制约的古琴来讲，真可谓是一片自由天地，淋漓尽致地任意抒情。从公元前6世纪就可以在天地间自由抒情的中国人，他们眼里的事物变化形态必是多样的。

中国传统文化认为，琴，视之可明礼，弹之可禁欲，听之可寻志，是个"修身"的工具，所以《礼记》说"君子无故不去琴瑟"。在传统文化中，说琴意在说音，说音意在说律，音乐不只是抒发感情，但不可忽略的是，音律的实质是天地自然之物与人的互应之数。"君子无故不去琴瑟"，不仅仅是形式上的"修身养性""礼教兴邦"，其内涵的自然之数及自然之数的分布规律才是"君子"需要时时不忘、事事需遵的内容。

四、古琴承载着自然规律和中国传统文化的追求

北宋科学家沈括（1031—1059）在《梦溪笔谈·补笔谈》中说："所谓正声者，如弦之有十三泛韵，此十二律自然之节也。盈丈之弦，其节亦十三；盈尺之弦，其节亦十三。故琴以为十三徽。不独弦如此，金石亦然。《考工》为磬之法：'已上则磨其耑，已下则磨其旁，磨之至于击而有韵处，即与徽应，过之则复无韵；又磨之至于有韵处，复应以一徽。石无大小，有韵处亦不过十三，犹弦之有十三泛声也。'此天地至理，人不能以毫厘损益其间。近世金石之工，盖未尝及此。不得正声，不足为器；不得中声，不得为乐。""泛韵"，即泛音。可见，琴之十三徽是天然的，虽然后世以计算来标定，但它原本是通过盲人乐师"以耳齐声"得来的，它告诉了人类能"感应"到的外界事物是有规律的。同时，必须明白两点：一是人类能听到、看见的东西是有限的；二是即使看不见、听不到，也不能说明没有东西存在。如此，奠定了中国传统文化的思考形式最少是三维度的特点，即有阴、有阳，还有阴阳相交；有黑、有白，还有不黑不白；有好、有坏，还有不好不坏。从天文到音乐，中国传统文化中收纳了众多三位一体的内容，这些内容对中医的影响就是，如何实实在在地在"天""地"之间上下求索"人"的生存之道。

1957年在河南信阳长台关楚墓出土的编钟为公元前525年的制品，该编钟共十三口，每钟隧部和鼓部各发一音，可演奏各种调式，虽然它们是以宫、商、角、徵、羽五音而制，但其音律更接近"纯律"，20世纪末发现的曾侯乙编钟进一步证实了此认识。这是如何做到的，一直是个谜。2016年在湖北枣阳郭家庙曾国墓地出土了一具距今至少有2700年的周朝春秋早期的古琴，琴长约92cm，比1978年曾侯乙墓出土的"十弦琴"早了300多年，"十弦琴"长67cm，距今有2400年。它们虽然相隔了300多年，但是外形基本相同。外形基本相同的还有1973年在湖南长沙马王堆出土的西汉文帝时代的七弦琴，此琴通长81.5cm，它们的琴身分为音箱和尾板两部分，音箱部分宽，尾板窄而上

翘。不过，目前发现年代最早的七弦琴实物当数 1993 年在湖北荆门郭店村，与《太一生水》竹简一起出土的战国中期七弦琴，全长 82.1cm，面板长 50.8cm。这些琴的形制基本相近，短小、首宽、尾狭，仅有一雁足，弦皆系于一足之上，没有安装琴徽，被专业者们称为“半箱式”古琴，与我们今天看到的唐、宋时期“全箱式”的合体琴不一样。不过，应该明确的是，无论是“半箱式”古琴还是“全箱式”古琴，它们虽然形制不同，但是其天然具有的十三徽位及泛按散音规律是一样的。“徽”是弦波的自然驻点，《庄子》曰：“吾奏之以人，而徽之以天。今琴十三徽，泛之当徽则应，差则否，乃天声也。虽以人奏而用天声，是谓‘奏之以人，而徽之以天声也’。”可见至少在先秦，徽位的泛音已经被记载，并且称之为天音。虽然出土的先秦古琴及均钟准器上未见具有标志性的“琴徽”，但是不等于那时的古人没有“徽”的概念，如《淮南子》说“今夫盲者目不能别昼夜，分白黑，然而搏琴抚弦，参弹复徽，攫援摽拂，手若蔑蒙，不失一弦。”对于盲人乐师来说，“复徽”是不需要可见的“徽标”，仅凭聪颖的耳力即可，正所谓“以耳齐声”，“后人不能，则假数以正其度”（蔡邕）。“徽标”的产生是因世间这样的乐师太少，不得不用“数术”运算来确定而已。

更有意义的是，在曾侯乙墓出土“十弦琴”的同时，还出土了一件“五弦琴”。五弦琴形似长棒，主体为整木雕成，表面平直狭长，全长 115cm，琴首部音箱的底板为加工后嵌进。琴首近方形，宽 7cm、高 4cm；琴尾近圆形，宽 5.5cm、高 1.4cm；琴首端立一柱，高 4.4cm；并列 5 个弦孔，孔径 0.3cm，孔距约为 1cm，有效弦长 106cm，与古琴相当；但岳山与板面仅距 0.35cm，如此狭窄实难作为演奏用。此外，琴身首段的背面、侧面和尾段的正面画着两行“引颈振翅的凤鸟”，一边侧板上为 12 只，另一侧板为 11 只，底板上的两行凤鸟共 12 只；琴身后半段的底面，画面着变形的鸟纹、龙纹和人形纹。经专家验证这五条弦音为宫、商、角、徵、羽，有此五个基本音，自可计算出其他音，正所谓“多一弦不必，少一弦不可”。

专家们认为，琴身首段凤鸟图影射“黄帝命伶伦制定十二律”的故事，如《吕氏春秋·适音》云：“昔黄帝令伶伦作为律。伶伦自大夏之西，乃之阮逾之阴，取竹于解溪之谷。以生空窍厚薄均者，断两节间，其长三寸九分。吹之以为黄钟之宫。吹曰舍少。次制十二筒，阮逾之下听凤凰之鸣，双别十二律。其雄鸣为六，雌鸣亦六，以比黄钟之宫。适合黄钟之宫，皆可以生之。”琴身后半段的绘图影射“夏后开得乐图”的故事，即《山海经·大荒西经》所载：“西南海之外，赤水之南，流沙之西，有人珥两青蛇，乘两龙，名曰夏后开。开上三嫔于天，得九辩与九歌以下。此天穆之野，高二千仞，开焉得始歌九招。”（按：夏后开即夏启。）郭璞注《九辩》《九歌》时说：“皆天帝乐名也，开登天而窃以下用也。”也就是说，《九辩》《九歌》原本是天庭上的神乐，是夏启从天上偷下了人间。两组图案寓意了“乐”和“律”的起源。

为什么如此一个不能弹的“五弦琴”，却要精细地、密集地画着“乐”与“律”的起源故事？后经专家们鉴定，这个“五弦琴”是个非同小可的“均钟准器”。

《史记·十过》中也记载：“师旷援琴而鼓之，一奏之，有玄鹤二八集乎廊门；再奏之，延颈而鸣，舒翼而舞。”可见，《史记·夏本纪》记载“禹，声为律，身为度”是事实。三国时期的韦昭对此注解曰：“神瞽，古乐正，知天道者也，死以为乐祖，祭于瞽宗，谓之神瞽。”《淮南子·卷十三·汜论训》：“师旷之施瑟柱也，所推移上下者，无寸尺之度而弥不中音。”师旷是春秋时晋国的著名盲人乐师，在推演瑟柱位置时，不用按尺寸量就可以找到准确的节点，“以耳齐声”是那个时代的产物。“以耳齐声”对人的要求太高了，不得不寻求“数”来解决。蔡邕在《月令章句》中说：“古之为钟律者，以耳齐其声。后不能，则假数以正其度，度数正则音亦正矣。”但从史籍看，“均钟”一词早在春秋时期就有了，春秋末期史学家左丘明（前556—前451）在《国语·周语下》中记载，周景王打算铸造“无射”大钟，向乐官伶州鸠询问音律。伶州鸠答道：“古之神瞽，考中声而量之以制，度律均钟，百官轨仪，纪之以三，平之以六，成于十二，天之道也。”此段的大意是：古代的盲人乐师通过核定中和的音声，并且对其进行量度作为律度标准，根据律度标准来调和钟音，并且定出各种行事的准则，从而形成以天、地、人三者为纲，平分为六，相间成十二律，这是自然规律。《后汉书·志·律历上》记载了西汉郎中京房（前77—前37）对“均钟”的描述：“竹声不可以度调，故作准以定数。准之状如瑟，长丈而十三弦，隐间九尺，以应黄钟之律九寸；中央一弦，下有画分寸，以为六十律清浊之节。”明确了“均钟”是一副具有十三弦的弹拨“准器”。

先秦时期定律法到底是“以弦定律”还是“以管定律”，一直未有定论。曾侯乙编钟的铭文和曾侯乙“五弦琴”为“以弦定律”提供了证据。曾侯乙编钟铭文中出现了许多相关音律的名称，涉及如何“立均出度”。黄翔鹏先生说：“好比是曾国乐工有关乐理知识的一份‘备忘录’，其中涉及音阶、调式、律名、阶名、变化音名、旋宫法、固定名标音体系、音域术语等方面，相当全面地反映了先秦乐学的高度发展水平。”如此复杂编钟的音律，不可能脱离“立均出度”，所谓的“曾侯乙五弦琴”就是“均钟准器”。黄翔鹏在《均钟考——曾侯乙墓五弦器研究》中说：“首岳与尾岳的0.35厘米高度，对于乐器的演奏性能来说，虽然属于严重的功能障碍，对于准器来说，反倒是一种切合需要的‘精密’要求。……它应是《国语》中提到的、至迟于公元前6世纪已在周王宫廷中使用，并在秦、汉时失传了的均钟，——也是中国古代的一种声学仪器。”

五、十二平均律说明中国传统文化是“道理阖一”文化

《说文解字》曰：“律，均布也。”段玉裁《说文解字注》曰：“律者，所以范天下之不一而归于一，故曰均布也。”“均布”可以理解为均匀分布。《国语·周语下》曰：“律，所以立均出度也。”确定要均分的物体（“立均”），算出匀的度数（“出度”），就是“律”。我国最早记载的音律算法是《管子·地员篇》的“四开以合九九”的“三分损益法”，即从3^4=81为宫音起算，交替乘以2/3（损）、4/3（益）而成五音十二律。这其中的81是“立均”，“三分损益”是“出度”。但是，如此计算下来，高八度的宫音数值是39.9546，而不是理想中的81/2=40.5，达不到理想的“旋相为宫”的目的。所以后世者不断为此而努力，如西汉时期著名律学家京房以“三分损益法”连续推算至六十律，并与天文、历法相结合应用；南朝时期的钱乐之、沈重在京房六十律的基础上，继续推演到了更为周密的“三百六十律”，但这些在“出度”方面皆没有本质的差异。与钱、沈同时代的天文学

家何承天（370—447）提出了“十二等差律”，即将第十二律不能还原所剩的误差数（仲吕还生黄钟不足之数）分作十二份，每律增补一份，十二次相生后，正好回归黄钟律，这几乎是完美的“旋相为宫”了，可惜这不是按弦长之比计算的，而是依弦长计算的，虽然接近了十二平均律，但毕竟不是十二平均律。

大家熟知的是，钢琴使用“十二平均律”，虽然“十二平均律”普及应用源于西方，但其最早产生于我国明代。与何承天相隔一千一百多年，明太祖八世孙、郑恭王之子朱载堉（1536—1611）认为“律也者，数度之学也”（《律吕精义》）。“数乃死物，一定而不易；音乃活法，圆转而无穷。音数二者不可一例论之也”（《律学新说》）。他采用《周髀算经》记载的圆方图（圆内接一个正方形）和方圆图（圆外切一个正方形）的方法，自制八十一档的双排算盘为工具，“用勾股之术及开方之法”求其“新法密率”。“十二平均律”是“置一尺为实，以密率除之，凡十二遍”而算得。如“先置黄钟长十寸，在位下生者，五亿乘之为实。七亿四千九百一十五万三千五百三十八为法，除之得林钟。就置所得全数，在位上生者，十亿乘之为实，仍以前法除之得太簇。余律放（仿）此，乘除十二遍，则返本还原。此系新法，与古法不同”。即将“下生”2/3变成5×108/749153538之比，将“上生”的4/3变成109/749153538之比，求得了“十二平均律”，计算出“十二平均律”的律值是1.0594630943593……后面有24位小数，故称为“新法密律”，成功地达到了“周而复始，旋相为宫”的目的。他在《律吕精义·内篇》中说：“盖十二律黄钟为始，应钟为终，终而复始，循环无端。”这是世界上最早计算出来的“十二平均律”的真实过程。朱载堉成为世界首创的以频率倍数为“出度”者。

朱载堉的十二平均律比欧洲人提前了半个多世纪，英国李约瑟博士说：“朱载堉对人类的贡献是发明了将音阶调谐为相等音程的数学方法。”又说：“平心而论，在过去的三百年间，欧洲及近代音乐确实有可能曾受到中国的一篇数学杰作的有力影响，……第一个使平均律数学上公式化的荣誉确实应当归之中国。”朱载堉的新法密率尽管在国外引起人们的赞叹，可惜在国内一直未能赋予实际应用。文化的进步需要先驱者，更需要觉醒的群力。

朱载堉虽然提出“十二平均律”，但并不反对古琴的“三分损益律”，他对自己首创的“十二平均律”和“自然形成的琴徽”具有非常明确的看法，其在《律学新说·论准徽与琴徽不同第十》中写到：“问曰：律位既不对徽，移徽以就律位可乎？答曰：不可也。琴中有徽，譬犹天之赤道；徽间有律，譬犹日之黄道。圣人制作，各主一理，并行而不相悖。”他将古琴上徽位比作天之赤道之数，徽与徽之间的距离如日行黄道之数，认为这些徽位是“天然”的产物，不可以人的意志而变动。

这是朱载堉的认识，也是中国传统文化的认识，即“道”与“理”不同，但用之不相悖。从理论上看，依靠计算得出的“音律”各自皆有明确的位置，但实际应用中并非如此“泾渭分明”，“十二平均律”并不符合“自然的纯律”，虽然一般人很难听出其差别，但是对专业人员来说确有明显不同的感觉。由此可见，我们的先人将其作为日常生活中定“度量衡”及“制历”的依据准则，是何等智慧，何等尊重客观之“道理”。笔者在此也不由地感叹：悠悠远古付一琴，乐徽至今无二音。高山流水天地情，沧海一粟觅知音。

那么，音律是自然产物还是人为产物？说音律是自然产物，但不可否认的事实是，音律是人为划分的，因为音准的确定源于"以耳齐其声"。说是人为产物，但这里存在众多不以人的意志为转移的自然现象，不仅沈括认为弦上发泛音之处是"自然之节"，南宋琴家徐理也在《琴统》（刊于1286年）中说："盖有天地，则有是律；有是律，则有是声；有是声，则有是准；准之器虽未作于有律之初，准之意已默存于有琴之先。"这里既有音本身之数也有历之数及人思的"道理"。我们之所以辨不清音律到底属于"自然"产物还是属于"人为"产物，其根本问题是我们的思维本身发生了偏差。我们如今的思维多是"非黑即白"，不存在第三者。按"非黑即白"的理论推断，是人计算的就应归于"人为"，不能归于"自然"。更何况历史上"音律"也不止"十二律"，还有"六十律""三百六十律"等，可见这是纯粹的"人为"产物。

但是中国传统的思维是三态的，认为事情基本上都有三态，即是、非、是非一体，有、无、有无同一，上、下、上下相交，左、右、左右逢源；而且认为第三态才是自然界存在最多的物态，毋庸置疑这是正确的。音律是人划分的，如同台阶的高低是由人划分的一样，确定台阶的高低是人为制定的。但是，制定的前提是根据"自然的人腿长度"而设计的。世界不同地区的民族乐器，都曾自然地应用五音、七声、十二律，虽然创律的方法不尽相同，但结果是相当地一致。音乐与语言都是人类在交流过程中自然产生的发音，语言繁多到方言之间都很难交流，音乐却好似我们的哭笑，没有国界、地区的差别，人人都可以感受到。可见"律"虽用于人事，但出于自然之"率"，已是亘古之事了。音律之数是自然存在的，人为的本质只是顺从了"自然之数"，在替"自然"行事，并将其归纳了一下而已。

回顾本篇出土乐器所涉及的内容，不由地想起黄翔鹏先生说的话："人们好像总是低估了早先那个历史阶段的、人类已有的智商。……（我们）要研究一下：中国人既有的、对于音乐音调的辨识能力，它是怎样形成为一种'悟性'的？这种能力又还具有多少潜在的未知天地？……能否说：中国远古黄钟律的确立，正是人类科技史中创先对'绝对音高'进行'计量研究'，并且为之制定了音高标准的开始？……中国的古老文化在世界文化史上就是这样从人类的童年中走过来的。这种智商开发的历史，给我们中国人带来了认识世界的某种独到的能力以及自己的解决问题的独特方式。……中国人要带着这种特异的民族素质，在人类所创造的科学文化全领域中，进入历史高峰期的贡献！"。

中医在某种程度上，至今仍然保留着"从人类的童年中走过来的"思维形式及解决问题的独特方式，这种思维形式看似如弹琴一样轻松，却又难以仅靠语言来解释清楚。为此，在我们学习中医之前，必须将那人类童年时期开智的方法找回来。

表2.2　音律对应关系

古音十二律	史记文字	三分损益	相生关系	西方音名	十二平均律	三分损益与十二平均律偏差
黄钟	八寸七分一	81	81	C	81	–
林钟	五寸十分四	54	81 × 2/3	G	54.0610	0.11
太簇	七寸十分二	72	54 × 4/3	D	72.1628	0.23

续表

古音十二律	史记文字	三分损益	相生关系	西方音名	十二平均律	三分损益与十二平均律偏差
南吕	四寸十分八	48	72 × 2/3	A	48.1629	0.34
姑洗	六寸十分四	64	48 × 4/3	E	64.2898	0.45
应钟	四寸二分三分二	42.6667	64 × 2/3	B	42.9083	0.56
蕤宾	五寸六分三分二	56.8889	42.6667 × 4/3	#F	57.2757	0.68
大吕	七寸五分三分二	75.8519	56.8889 × 4/3	#C	76.4538	0.79
夷则	五寸三分二	50.5679	75.8519 × 2/3	#G	51.0268	0.90
夹钟	六寸七分三分一	67.4239	50.5679 × 4/3	#D	68.1126	1.01
无射	四寸四分三分二	44.9492	67.4239 × 2/3	#A	45.4597	1.12
中吕	五寸九分三分二	59.9323	44.9492 × 4/3	F	60.6814	1.23

第二节　古今音律之理

我们是先有了语言还是先有了音律？不知道。但我们知道，“先秦时期由于文字尚未规范，用字宽而记音严，不限形体，唯求音合”。章太炎（1869—1936）在其所著的《小学略说》中说：“不明音韵，不知一字数义所由生。”不知字数义所由生，岂不是等于不能理解语言的深层含义了吗。现在人们感觉中医不好理解，是否与此有关？《周礼·春官》曰：“皆文之以五声，宫商角徵羽。”《宋书·谢灵运传》说：“五色相宣，八音协畅，玄黄律吕，各适物宜。故使宫羽相变，低昂舛节，若前有浮声，则后须切响。一简之内，音韵尽殊；两句之中，轻重悉异。妙达此旨，始可言文。”看来音韵与语言本是同根生，虽然说中国直到南北朝时期，才因翻译梵语建立了声母、韵母的区别，但先人们一直是“协音律，作诗乐”，无论是《诗经》还是《楚辞》，均是凭借直觉而咏唱出和谐押韵的诗赋。南北朝时期的沈约（441—513）在《答甄公论》中说：“昔神农重八卦，卦无不纯，立四象，象无不象。但能作诗，无四声之患，则同诸四象。……经典史籍，唯有五声，而无四声。然则四声之用，何伤五声也。五声者，宫商角徵羽，上下相应，则乐声和矣；君臣民事物，五者相得，则国家治矣。作五言诗者，善用四声，则讽咏而流靡；能达八体，则陆离而华洁。明各有所施，不相妨废。昔周、孔所以不论四声者，正以春为阳中，德泽不偏，即平声之象；夏草木茂盛，炎炽如火，即上声之象；秋霜凝木落，去根离本，即去声之象；冬天地闭藏，万物尽收，即入声之象。以其四时之中，合有其义，故不标出之耳。”与其同时代的刘勰（约 465—532）在《文心雕龙》中说：“异音相慎谓之和，同声相应谓之韵，韵气一定，则余声易遣，和体抑扬，故遗响难契矣。”成书于隋文帝仁寿元年（601）的《切韵》全书收 1.15 万字，以韵为纲，共分 195 韵，韵又按声归平、上、去、入四部分：平声 54 韵，上声 51 韵，去声 56 韵，入声 32 韵。按照声母的发音部位分其顺序是：宫—喉音、商—舌音、角—齿音、徵—牙音、羽—唇音。可见宫、商、角、徵、羽五音不仅是乐符，也是古人发声的韵符。五音与喉、舌、牙、齿、唇发声部位，以及开、合、齐、撮嘴形，平、上、去、入音调结合，逐渐规范了汉字的音韵和词曲的声调。

《吕氏春秋》说：“音乐之所由来者远矣！”远至何时，史无确载。但出土文物一次又一次地证明了它的“由来”之远。安阳殷墟的“商代虎纹大石磬”，距今已有3000余年的历史；西安半坡村新石器时代遗址的“一音孔陶埙”，距今已有6700余年；浙江余姚河姆渡的骨哨、河南省舞阳县贾湖村的骨笛，距今已有8000～9000年之久。这些文物同时证明早在七八千年之前，中国音乐就已具备了以五声音阶为主的稳定结构。京房在运算过程中得到的许多音韵，都可以在曾侯乙编钟所体现的“钟律”上予以印证。曾侯乙编钟制于公元前433年之前，京房生活在公元前77—公元前37年，曾侯乙编钟早于京房300多年。据此可以推断，《国语·周语下》伶州鸠关于“七律”的论述当有事实为基础，而不是空穴来风。

音韵虽用于人事，但出于自然之“率”是亘古之事。《乐记》云：“地气上升，天气下降，阴阳相摩，地气相荡，鼓之以雷霆，奋之以风雨，动之以四时，焕之以日月，而百化与焉。如此，则乐者天地之和也。”《吕氏春秋》云：“古圣至理之世，天地之气合而生风，日至则月钟其风，以生十二律。”《乐记》说音韵是天地阴阳二气相摩相荡的产物，《吕氏春秋》说音韵是天地气合之风。“风”通过“音”表达着自然界众生的情感，“音”乘着风从古飘到今，吹开了人类的智慧，吹出了世间规律。

音源于自然之风，又合于人文之风；音从自然中走来，又被人文送入自然；音戴着五色七光下凡到人间，又被人文衍化成斑斓缤纷的世界回馈给自然。“乐生于音，音生于律”，是音乐中的律应和了天地之规矩，还是天地之规矩约定了音乐中的律？但大家都知道，音不仅有七声，光也不仅有七色，不过自然留给人类可听可视的范围就这些。

人类似乎是为了“解密”而生存的，对自然赐给的任何东西，都喜欢拆开看看，总是想知道它是怎么形成的。一如既往，古今如此。不同的是古多思辨，今多实验。古视“幾”称“道理”，今视“机”称“物理”。从物理角度讲，声和光一样，都是自然存在的、能在世上传播的一种波，只不过光是横波，而声是纵波；不过光可以驰骋在无空气的宇宙间，声不能，声只能借助空气或其他媒介而传播。如此看来，光如天、声如地，天数难测、地数可鸣。

一、今声之理

宇宙间的声音有很多，但我们人类只能听到20～20000Hz之间的声音。

声源体的振动引起四周空气振荡就是声波。自然界中声波的频率范围很广，但人类的耳朵能听到的声波频率一般是20～20000Hz之间。高于20000Hz的声波叫超声波，低于20Hz的声音叫次声波。在弹性介质中，只要有东西能激起波动频率在20～20000Hz之间的波就可称为声音，那个激发波动的东西叫“声源”，产生的波叫“声波”。声波是具有一定频率的、一定振幅的正弦波。声波可以借助各种介质向四面八方传播，会像逐渐扩散的肥皂泡那样在开阔的空间中传播，即是一种“球形的阵面波”。

声波传播的空间叫“声场”。波的高度是振幅，它反映的是力度，是声音的响亮度；单位时间内波振动的次数是频率，用赫兹（Hz）表示。超声的声波频率很高，波长却很短，在媒质中传播时能量很大，可以引起介质中的微粒剧烈震动，甚至可以“破碎”物质结构；次声的声波频率很低，但波长却很长，因此能绕开某些大型障碍物发生衍射，传播距离很远。人不仅视力、嗅觉不如动物，对声波的感觉也不如动物。如海豚的发声频率为 7000 ～ 120000Hz；大象用脚踩踏地面发出次声波，在 8 千米以外的同类用脚就能感觉到。

“不同的波长有不同的频率，不同的频率发不同的音”。频率在我们人类的感觉是“音调的高低”，我们熟知的“男低音”“女高音”等就是由频率决定的。频率越高，声调越高，声音越尖锐；反之，频率低，声调低，声音低沉。所以，在一个八度内，中音 do 的频率最低，高音的 do 频率最高，从频率最低到最高的排列顺序就是 do、re、mi、fa、so、la、xi。因为波长与频率成反比，所以长波也叫“低频波”。多种正弦波叠加而成的声波叫“复合波”，自然界中存在的声波绝大多数是复合波，正弦波是各种复合波的基本单元。复合起来的声波若形成无规则、杂乱无章的振动时就是噪音，若形成比较有规律的振动就是乐音。而且一个发声体本身就可以产生许多不同振动频率的声波，如在蹦床上跳的时候，不只是你脚底下的部位随着你的起伏在跳动，其他部位也在跳动，而且在停止蹦跳后的一段时间内，蹦床上的许多部位仍在此起彼伏地跳动。所有的声源体几乎都是如此，当拨动一条弦时，除了这条弦整体产生波动外，它的好多部位也在产生此起彼伏的波动。一个波长在决定它传播距离的同时也决定了它抵抗其他声波的干扰能力，波越长包含其他声波的能力越大，抗干扰能力越强。由于声源体自身所产生的复合波不同，因此“音色”不同。如我们讲话、唱歌时所发出的声音，是由肺部呼出的气流冲击声带发生颤动，同时口腔、鼻腔产生共鸣而共同形成的。通过有意变动声门、口腔、舌、唇等，可以发出不同的声音。因为每个人声带的厚薄、松紧、大小、长短是不相同的，每个人口腔和鼻腔的形状、大小都有差别，因此产生的“音色”不同，从而我们可以“闻其声辨其人”。乐器也是如此，乐器发出的音也是由许多音融合在一起的复合音，由于各种乐器的材质不同、共鸣箱不同、工艺差异等，不同的乐器具有自己固有的音色，我们绝不会将小提琴的声音与钢琴搞混，也不会与二胡搞混，甚至我们可以轻松地分辨出几把小提琴中的哪一把在发音，就像我们可以分辨出是张三还是李四在讲话一样。“音色”是声源体本身固有的特色，也称作“音质”。

当我们拨动一条琴弦时，弦线发生振动形成驻波，整根弦线以驻波的形态振动，在周围空气中传播，形成声波。当使一端开口的管子中的空气柱发生振动时，管中的空气柱产生驻波形态振动，成为声源，并在周围空气中传播而发声。这就是我们最常听到的乐器发声的最基本原理。绝大多数物体在振动时，振动的不仅是整个物体，它的各个部分也分别在同时振动，所以说自然界的声音是由复合波振动所产生的复合音。其中一条空弦的整体振动或一根空管子的气柱整体振动时产生的音叫“基音”，各个部分振动所产生的音叫“泛音”。

无论是“基波”还是“谐波”，它们都是“驻波”。“驻波”是频率相同、传出方向相反的两种波，其中一个波是另一个波的反射波。就是两列振幅相同的波，在同一条直线上以相反方向传播时，互相干扰后，形成如葫芦状的波。这是因为向前传播的波在弦的端点反射回来后，与原先向前的波相遇叠加后，成为只能上下振动而不再前进的“驻波”。上下振动的部位叫波腹，定在平衡位置不动的点叫波节。换言之，驻波中振幅最大的点就是波腹点，振幅恒为零的点就是驻波节点。相邻波节相距半个波长，两个波节之间的振幅呈正弦形分布。驻波的能量被“封闭”在正弦波的1/4的范围内，在此范围内有能量反复流动，但能量不能越过波腹和波节传播。以此，可以抽象地看作是一个质点绕平面上的单位圆做匀速圆周运动，这个单位圆的半径是“基波”的长度。“谐波”的频率是基波频率的整数倍，即谐波的长度应该是基波1/2、1/3、1/4、1/5、1/6等。当有“谐波”时，将在一定周期内影响“基波”那个半径长度的抖动，从而在一定长度半径的圆上出现各个不同长度的、具有一定周期的“花纹”。不同的“花纹”代表着不同的“音频”内容。如下图所示，从整体讲，自第二行往下，各行的小波都是第一行大波（基波）的“谐波”。但分而论之，即分别取其中的第一行与第二行、第四行对比，或取第三行与

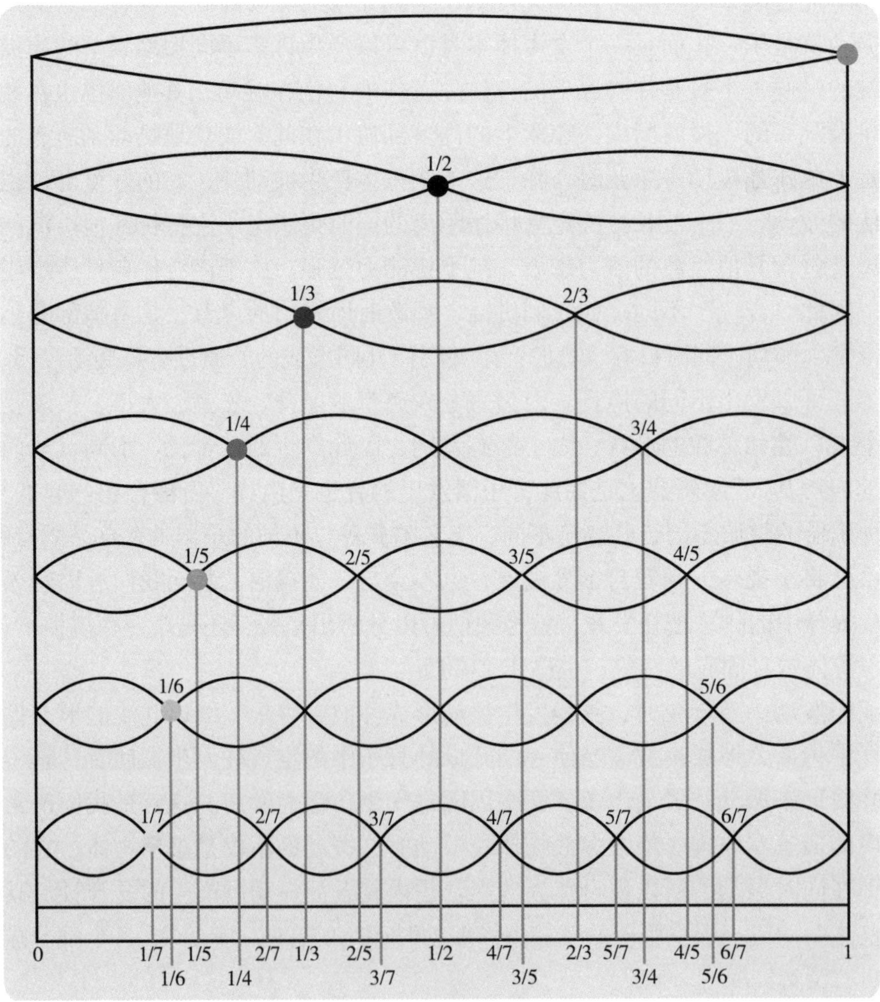

图 2.3　谐波示意图

第六行对比，会发现它们是以 1/2、1/4 的比例形成的波，这种由 1/2、1/4、1/8、1/16……即凡是按等比形成的波，是可以发出同音但不同高的波，是相差八度音高的波。例如，若某一个中音 la 定为 440Hz，那么低音的 la 就是 220Hz，高音的 la 就是 880 Hz，低 2 倍的 la 就是 110 Hz，高 2 倍的 la 就是 1760 Hz。换言之，人耳对音高的敏感度是以倍数计算的。

古琴徽位的确定方法，一直是“俗工口传，莫知从来”。后朱载堉《律学新说·卷一》解密说：“盖琴家自岳山至龙龈二者间，用纸一条，作为四折，以定四徽、七徽、十徽；作为五折，以定三徽、六徽、八徽、十一徽；作为六折，以定二徽、五徽、七徽、九徽、十二徽；首末两徽，乃四徽折半也，此法最为简易。若以算法定之，则定琴长若干为实，四归得四徽，一倍即七徽，二倍即十徽也；五归得（第）三徽，一倍即六徽，二倍即八徽也，三倍即十一徽；六归得（第）二徽，一倍即五徽，二倍即七徽，三倍即九徽，四倍即十二徽也；八归得（第）一徽，七因之即十三徽也。”（注：“归”即除，“因”即乘。）通过这种“折纸法”证明，徽位正是弦上各个分音驻波的节点位置。

波越长包含其他声波的能力越大，并且抗干扰能力越强。仔细观察一下就可发现，蹦床上起伏度最大的地方是你蹦跳的位置，其余部位虽然也在起伏，但起伏度绝对没有你蹦跳位置的起伏度大。蹦床越大，相对的弹力越强，产生的余波越多。同样的道理，一个乐器，无论它可以产生多少个波，总有一个是它最长的波，而且这个最长的波是所有其他波的产生基础，没有这个基础的波，其他波不可能存在，就像你如果不蹦，蹦床就不会有上下跳动一样。因此，这个起主导作用的长波就是音内容的代表者，物理中称其为“基波”，声学中称其为“基音”；其他大大小小的波被物理学统称为“谐波”，被声学统称为“泛音”。任何一个具有弹性的振动体，当它振动发音时，是以“基音”（基波）+“泛音”（谐波）一起产生复合振动的“复合音”（复合波），复合音在乐理中也称为“分音”。基音最响最清楚，泛音杂小不易听。泛音是形成音色的根本，可以产生不同的音色，音色不仅使每个人的“声音”不同，也使乐器发出的“声音”不同。泛音越多越好听。音律关注的是如何将“基音”（基波）与“泛音”（谐波）“和谐统一”的问题，音乐关注的是如何将不同的“复合音”（复合波）“衔接统一”的问题。自然界中存在的波，绝大多数是各自为政而非统一。所以统一的前提是和谐，即主波要有能力将一些步调不完全一致的波作为“统战的对象”纳入自己的队伍中，方可达到“和谐统一”的目的。那些可以在一定范围内被“统战”了的音波，就是“泛音”。

自然界原本是“百花齐放”，自然界若不“百花齐放”而只有一种色彩，想想那将是多么单调乏味！但是生存又需要“和平共处”，越高级的物种越有强大的“和谐统一”能力来扩大“和平共处”的范围。此道理浸透于中国文化的方方面面，尤其在音乐方面，如古琴，因其弦很长，所以统一能力强；古琴因其弦长而可以明显地用“徽”将泛音标注出来；古琴因有多条粗细不等的长弦而可以包含众多不同频率的泛音。古琴可以直观地、耳领地、淋漓尽致地展示给世人“和谐统一”及“衔接统一”的文化理念。这就是中国传统文化中特别关注黄钟、音律、古琴的原因，也是可以解释中国传统文化中为什么具有如此多与“音韵”相关的作品，如礼乐、诗赋、词曲等。这些内容之多、音韵要求之妙，题材的丰富、情意的含蓄等，构成了中国传统文化的特色。

二、古韵之律

《说文》曰:"律，均布也。"《尔雅·释诂》曰:"律，法也。""律"是天然就有的秩序和标准，也是指有标准、有规律、成体系的事物。乐音体系中各音的绝对准确高度及其相互关系称为音律。《国语·周语下》伶州鸠论律时说:"律，所以立均出度也。""立均"，就是确定乐器上各音的位置;"出度"，就是按"立均"的位置量出各音相距的长度标准。形象地讲，音律的划分好似划分台阶，台阶的高低是以腿运动的舒适度为确定标准的。音律也是如此，是以耳听的舒适度为确定标准的，音律如同将一定长度的梯子，为了使人能顺利地上下，分隔成数个小的台阶，当台阶的高低与我们腿的长短及行走习惯相适应，我们就可以顺利舒服地上上下下，否则会不顺利甚至难于上下。音律也是具有类似的作用，言之为"周而复始，旋相为宫"。这个具有一定分隔规律的小台阶的整体，就叫作"音律"。虽然它们可以随意划分，但若不尊重腿的长短、听觉的特性，将得不到舒适的台阶、顺耳的音声；虽然它们可以通过计算得出，以均匀为常态，但当楼梯过于长时，起步与止步的幅度会自然存在差异。形象地讲，合适的小台阶就是"泛音"。专业地讲，"泛音"是指在一个驻波中所有能与驻波的节点合拍的所有分波。按道理讲，我们可以对于一条弦进行无休止的分隔，那么就可以产生无尽的不同调的"泛音"，可是事实告诉我们"那是不可能的"，"泛音"是有数的。如何在一条弦上找出与所有能与"基音"同步前进的"泛音"，就是"音律"问题。音之律的早期是凭人耳划分的"纯律"，而后出现"三分损益""五度相生"的计算方法，最后形成现在通用的"十二平均律"。

目前大家最熟悉的"音律"计算方法有：十二平均律、纯律、五度相生律，此外还有大家不太熟悉的"三分损益法"。教科书常将"三分损益法"与"五度相生律"混为一谈，这是不对的，"三分损益法"承载着中国传统文化源于自然、通天入地、气交于中的超前思维。

（一）四种音律的区别

1. 十二平均律

十二平均律是指将八度的音程按波长比例平均分成十二等份，即将从中音 do 到高音 do 这八个音阶中的 do、re、mi、fa、so、la、xi 七个音，分成 12 个平均相等的半音。计算方法是，2 开 12 次方，得波长公比数为 1.0594630943593……，即每半音相隔约 1.059463094 倍。每份半音称小二度；两份半音是全音，称大二度。在世界范围内，计算出十二平均律的第一人，是 16 世纪中国明朝皇族世子朱载堉。对此最能清楚表达的是钢琴琴键：图中两个白键之间有黑键者是"全音"关系，两个白键之间没有黑键者是"半音"关系。从图中可以清楚地看到 mi（E）与 fa（F）之间、xi（B）与 do（C）之间是"半音"关系，其余五个音是"全音"关系。将所有黑键、白键都算上，从中音 do 到高音 do 之间一共 12 个键。这 12 个键也清楚地表示了十二律与各音阶的关系（图 2.4）。

"十二平均律"属于"人工律"，它为转调及和声技法，尤其为"电声学"奠定了可实施的基础。但最符合人类对音乐习惯的听觉还是"纯律"及"三分损益律"，虽然它们之间的差值不足 0.01，一般人根本听不出差异，但还是能被一些专业者明显分辨出来，尤其是在管、弦乐器为主的演奏中。一些专业音乐家，会脱离十二平均律来自行调音，如“升音会比钢琴上的更高一些，降音会比钢琴上的更低一些”等。中国传统的古琴没有任何附加于音波本身的改造，是纯粹的“自然之音”，所以备受传统文化推崇。

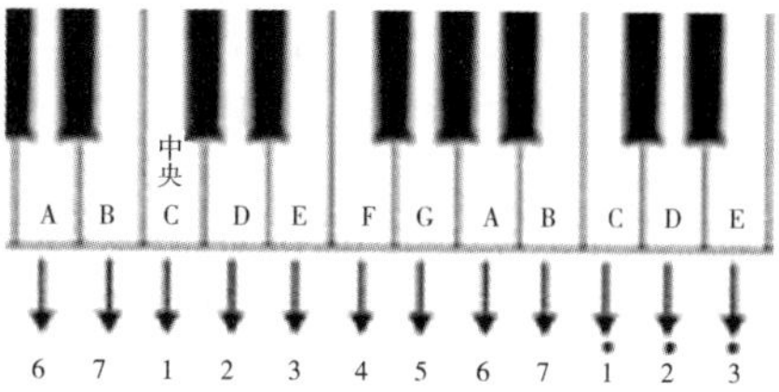

图 2.4

现代定音器的广泛使用，使人们的注意力远离了“自然”，就如同我们有了钟表而忘了日月和星辰计时的作用一样。唐代《乐书要录》引用蔡邕的话说：“故古之钟律者，以耳齐其声，后人不能，始假数以正其度。”《国语・周语下》曰：“古之神瞽，考中声而量之以制。”《礼记・明堂位》记载：“殷人设右学为大学，左学为小学，而作乐于瞽宗。”这种靠耳朵找出来的“统战对象”，也是以五音为基础，共七个音。可见我国自古非常尊重“自然”，计算只是为了方便更多的人去掌握自然，而不是抹灭自然。

2. 纯律

纯律是保证任何两个音的波长都成整数比关系。若 do 的波长是 λ 的话，do、re、mi、fa、so、la、xi 七个音的自然音阶波长分别是：λ、8/9 λ、4/5 λ、3/4 λ、2/3 λ、3/5 λ、8/15 λ。这其中 do、mi、so 三音的波长之比为（λ：4/5 λ：2/3 λ）=（15：12：10），它们的和谐度提示，纯律的特色比率是 2：3 和 4：5。

虽然在中国古代没有出现过关于纯律的理论，但是可以通过改动角音的比例数而得出。因为角原比例数为 81/64=1.265625，即位于 1.2、1.3 之间，1.2=6/5，1.3=10/13，而 1.25=5/4 最简洁，所以更和谐。在中国传统的古琴第 3、6、8、11 四个徽，依次为弦度的 1/5、2/5、3/5、4/5 处，其比值的分母均为 5，为纯律所独有，因此，杨荫浏先生指出：“一首琴曲，若用到 3、6、8、11 徽上的泛音，则这首琴曲所用的律，便只能是纯律。从琴谱《碣石调・幽兰》中用到 3、6、8、11 徽上的泛音看，可以证实中国在公元六世纪就已应用了纯律。”从湖北随县曾侯乙编钟上的钟铭所反映出来的“三度生律法”，又进一步将纯律在中国运用的时间往前上溯到 2400 多年前的战国时期。不过“纯律”同样存在“旋相为宫”难的问题。

3. 五度相生律

五度相生律是以 3：2 为频率比的计算方法，即以某音为基准音，乘以 3：2 就得到高出基准音五度的音。如以 do 所占的频率数（Hz）计算，用 do 的频率数乘以 3/2 就得出 so 音；继续用 so 的频率数乘以 3/2，即等于用 do 乘以 9/4 倍，9/4 大于 1/2，也就是超出了八度范围，所以要将这个音降八度来归位，这就是 re。如此归位等于用 do 乘以 9/8（9/4 乘以 1/2），这样反复计算找出全部七音，即 1Hz、9/8 Hz、81/64 Hz、4/3 Hz、3/2 Hz、27/16 Hz、243/128 Hz。据说 3：2 律度是毕达哥拉斯（公元前 520 年左右）无意间听到打铁铺子里传出来的铿锵有力、节奏明快、美妙的叮当声音而定出的。

4. 三分损益法

三分损益法是中国传统的“音律”计算方法。“三分损”即损 1/3、得 2/3；“三分益”

即益 1/3、得 4/3。若以 do（宫音）为基础，交错乘以 2/3、4/3 就可得到全部七音十二律。因为当长度减为一半时，频率将变为原先的两倍，所以互为“八度音”。互为“八度音”即互为二倍数比例关系，“三分损”与“三分益”之间也存在这种互为二倍数比例关系（4/3 除 1/2= 2/3），不过三分损益法是以宫音的 2/3 或 4/3 算起，没有跳出“八度音”，所以这个比例关系主要体现在尽量分割在整数比例中。

传统的中国五音宫、商、角、徵、羽，对应的是 do、re、mi、so、la 五个全音，没有 fa、xi 这两个半音。三分损益法是以乐器有效发音的长度（如笛子的管长、琴的弦长）为基数计算，实际就是以波长计算。若以宫 do 为 λ 计算，则有：do λ 、re 8/9 λ 、mi 64/81 λ 、so 2/3 λ 、la16/27 λ 。

由此可见：①因为频率与长度呈反比，所以“三分损益法”中的五音与“五度相生律”中相同位置的五音完全一致。所不同的是，中国传统的五音源于自然，源于中国传统的“方圆计算”。②三种音律计算结果的 do、re、so 三音完全一致。③无论是纯律还五度相生律、三分损益法，它们共同选择了 2∶3 λ 或是 3∶2Hz 为计算率。换言之，五度相生律和三分损益法本身就含有纯律的大部分基因。

综上所述。古今中外对于音律的认识基本是一致的，其特点是源于“以耳齐声”，普及于“立均出度”；二倍自成八度音，简单分割最和谐。

5. 古韵五音名称的含义

古韵的音调自然与 do、re、mi、so、la 相同，不过更明确地是让人感觉到发音部位的不同，当发宫、商、角、徵、羽时，可以明显地感觉到音的摩擦震动主要分别与喉、舌、牙、齿、唇五个不同部位发生。此外，五音及十二律还有它们各自的律吕名称。且十二律按生序关系分为阴阳两组，单数为阳名律、双数为阴名吕，排列如下：

阳律六：黄钟、太簇、姑冼、蕤宾、夷则、无射；

阴律六：大吕、夹钟、中吕、林钟、南吕、应钟。

何谓黄钟、大吕？《汉书·律历志上》说：“五声为本，生于黄种之律。九寸为宫，或损或益，以定商、角、徵、羽。九六相生，阴阳之应也。律十有二，阳六为律，阴六为吕。……黄钟：黄者，中之色，君之服也；钟者，种也。天之中数五,五为声，声上宫，五声莫大焉。地之中数六,六为律，律有形有色，色上黄，五色莫盛焉。故阳气施种于黄泉，孳萌万物，为六气元也。以黄色名元气律者，著宫声也。宫以九唱六，变动不居，周流六虚。始于子，在十一月。大吕：吕，旅也（侣也），言阴大，旅助黄钟宣气而牙物也。位于丑，在十二月。太族：族，奏也，言阳气大，奏地而达物也。位于寅，在正月。夹钟：言阴夹助太族宣四方之气而出种物也。位于卯，在二月。姑洗：洗，洁也，言阳气洗物辜浩之也。位于辰，在三月。中吕：言微阴始起未成，著于其中旅助姑洗宣气齐物也。位于巳，在四月。蕤宾：蕤，继也；宾，导也，言阳始导阴气使继养物也。位于午，在五月。林钟：林，君也，言阴气受任，助蕤宾君主种物使长大茂盛也。位于未，在六月。夷则：夷，伤也；则，法也，言阳气正法度，而使阴气夷当伤之物也。位于申，在七月。南吕：南，任也，言阴气旅助夷则任成万物也。位于酉，在八月。亡射：射，厌也，言阳气究物，而使阴气毕剥落之，终而复始，亡厌已也。位于戌，在九月。应钟：

言阴气应亡谢，该藏万物而杂阳阂种也。位于亥，在十月。”中国的文化不会脱离天地的运转。天地的运转、音律的旋转、人发音的部位皆是自然产物，但是能将天地两者有机地结合在一起，寻找出与人体自然节点，将三点纠结的状态以世间的生存之象来展示出来，非人的智力不能为。

（二）“律历”是中国传统文化的基石

1.“三分损益”谁为先

《管子·地员·第五十八篇》曰：“凡将起五音，凡首，先主一而三之，四开以合九九，以是生黄钟小素之首，以成宫。三分而益之以一，为百有八，为徵。不无有三分而去其乘，适足以生商。有三分而复于其所，以是生羽。有三分去其乘，适足以是成角。”（注：素指熟丝做的琴弦；小素即小琴弦，这里应指较细的琴弦，因为在黄钟宫音之上还有徵等。）司马迁的《史记·八书·律书》曰：“律数：九九八十一以为宫。三分去一,五十四以为徵。三分益一,七十二以为商。三分去一,四十八以为羽。三分益一,六十四以为角。……故曰音始于宫，穷于角；数始于一，终于十，成于三；气始于冬至，周而复生。”细细分析一下《管子》和《史记》对五音的论述，则有如下结论。

① 都以宫为五音之首,《管子》说宫成于“一而三之，四开以合九九”;《史记》说“九九八十一”为宫。

②《管子》以宫为初，“三分而益之以一，为百有八，为徵”。《史记》确是以宫为初，“三分去一,五十四以为徵”。从文献记载来看，只有《管子》采用了“先益后损”法，后世《吕氏春秋》《淮南子》《史记》等书中的记载基本上采用的是“先损后益”法。

③《管子》和《史记》对五音的音序（宫、商、角、徵、羽）、生序（宫、徵、商、羽、角）的论述相同，但因其起于“益”“损”不同（《管子》的徵音 =81×4/3=108、《史记》的徵音 =81×2/3=54），造成音位不同。《管子》的“宫”居中、《史记》的“宫”居首。

《管子》的生序：宫 81 →徵 108 →商 72 →羽 96 →角 64

《史记》的生序：宫 81 → 徵 54 →商 72 →羽 48 →角 64

由此得出的五音位置：

《管子》是：徵 108、羽 96、宫 81、商 72、角 64。宫居中。

《史记》是：宫 81、商 72、角 64、徵 54、羽 48。宫居首。

计算一下两种方法所产生的十二音律关系：

	先损后益法	先益后损法
黄钟（宫）	81×2/3=54 林钟	81×4/3=108 林钟
林钟（徵）	54×4/3=72 太簇	108×2/3=72 太簇
太簇（商）	72×2/3=48 南吕	72×4/3=96 南吕
南吕（羽）	48×4/3=64 姑洗	96×2/3=64 姑洗
姑洗（角）	64×2/3=42.6667 应钟	64×4/3=85.3333 应钟
应钟	42.6667×4/3=56.8889 蕤宾	85.3333×2/3=56.8889 蕤宾

蕤宾　56.8889×4/3=75.8519 大吕　　56.8889×4/3=75.8519 大吕
大吕　75.8519×2/3=50.5679 夷则　　75.8519×2/3=50.5679 夷则
夷则　50.5679×4/3=67.4239 夹钟　　50.5679×4/3=67.4239 夹钟
夹钟　67.4239×2/3=44.9492 无射　　67.4239×2/3=44.9492 无射
无射　44.9492×4/3=59.9323 仲吕　　44.9492×4/3=59.9323 仲吕
仲吕　59.9323×2/3=39.9549 清黄钟　59.9323×2/3=39.9549 清黄钟

由上述数字排序可知十二音序如下。

① 先损后益法的音序及两音间差值

黄钟（宫）→大吕→太簇（商）→夹钟→姑冼（角）→仲吕→蕤宾→林钟（徵）→夷则→南吕（羽）→无射→应钟→清黄钟。两音间差约：5 → 4 → 5 → 4.6 → 3.4 → 4 → 3 → 3 → 3 → 3 → 3 → 2 → 3。

② 先益后损法的音序及两音间差值

林钟（徵）→南吕（羽）→应钟→黄钟（宫）→大吕→太簇（商）→夹钟→姑冼（角）→仲吕→蕤宾→夷则→无射→清黄钟。两音间差约：12 → 11 → 4 → 5 → 4 → 5 → 3 → 4 → 3 → 6.4 → 5.6 → 5。

从五音看，先损后益法得黄钟（宫）居首。衍算致十二音时，黄钟（宫）仍然居首，而且五音在十二音之间的分布基本均匀。从两音间的差值看，相邻音的滑动值主要在 1 的范围，比较均衡。但是，衍算致第七音蕤宾时，必须改下乘 2/3 为上乘 4/3，否则蕤宾 56.8889×2/3=37.9295，即已经跳出以黄钟（宫）81 为基音的“八度”之外。到蕤宾，若继续乘以 2/3，大吕音的频率就超出了黄钟的两倍，即跳到高八度之外了。而且在此基础上的大吕乘以 4/3 所生的夷则也跳到高八度之外了。所以在此开始交换损益顺序，就像阳历原本是大小月交替出现，但 7、8 两月皆为大一样。从天文历法和阴阳交替来讲，这倒是个合乎道理的自然之法。

从五音看，先益后损法得黄钟（宫）居中。但是衍算致十二音时，黄钟（宫）则失掉了居中的位置，而且五音在十二音之间的分布也不均匀。从两音间的差值看，相邻音的滑动值明显不均匀。但无论是“先益后损”还是“先损后益”，都是以 81 为黄钟，为始；以 39.9549 这个数为清黄钟，为终。需要注意的是，这个数比黄钟 1/2 的 40.5 差 0.5451。若以黄钟为首，各音顺序如下：

黄钟（C）→大吕（升 C）→太簇（D）→夹钟（升 D）→姑冼（E）→仲吕（F）→蕤宾（升 F）→林钟（G）→夷则（升 G）→南吕（A）→无射（升 A）→应钟（B）→清黄钟（高音 C）。

2. 律与历同为人间定准则

甘肃天水放马滩一号秦墓出土的秦简《律书》中的有关记载为：① 乙 76 ～ 79 竹简记载：律数以 81 为基数，大吕 76、太簇 72、夹钟 68、姑冼 64；②乙 183 竹简记载：律数以 177147 为基数，仅提到姑冼 139968、仲吕 131027。177147 是 3 的 11 次方（《淮南子 · 第三卷 · 天文训》曰：律历“十二各以三成，故置一而十一，三之，为积分十七万七千一百四十七，黄钟大数立焉”）。

此外，放马滩秦简《律书》中还记载了与五音相对应的两组数据：第一组（竹简176）是以一、三、五、七、九分别对应宫、徵、商、羽、角；第二组（竹简184.188）是以五、九、八、七、六分别对应宫、徵、商、羽、角。这两组数据与五音的对应关系说明，当时可能存在不同的“相生”关系。从上述给出的音律数值来看，无论是“先损后益”还是“先益后损”，大吕、太簇、夹钟、姑冼、仲吕的数值都是一样的。故有专家指出：(秦简)“透露了一个可能存在的、但无疑是重要的历史信息——先秦十二律三分损益计算方法，具有‘先益后损’‘先损后益’两种计算方式。在这方面，放马滩秦简十二律数呈现的‘存同隐异’现象，可能反映的正是‘先益后损’‘先损后益’两种生律次序的并存以及在历史文献记述中‘求同存异’思维的体现”。数字可以更清楚、更直观地展示音律间的相互关系，但数字难表达它背后的自然之道是什么，还需要人来“悟”。

在此，需要最简单地悟出为什么放马滩秦简着重强调了大吕、太簇、夹钟、姑冼、仲吕五个音？这五个音中，太簇、姑冼是整数，代表着五音中的商、角；仲吕是最后一个音，它若数值有偏差，“旋相为宫”就更成问题了；黄钟是阳律的基数，大吕是阴吕的基数，所以无论它们排在何位，基数不能变。五个音我们已经悟出了四个，就剩“夹钟”了。谈“夹钟”就要涉及古代的宫廷祭祀问题。

《周礼·春官·大司乐》云：“乃奏无射，歌夹钟。”郑玄注：“无射，阳声之下也，夹钟为之合。夹钟，一名圜钟。”《史记·律书》云：“夹钟者，言阴阳相夹厕也。”南北朝经史学家崔灵恩著《三礼义宗》说：“冬至日，祭天于圜丘，玉用苍璧，牲用玉色，乐用夹钟为宫乐，作六变。”但是为什么冬至日不以黄钟为宫而以夹钟为宫呢？查阅古籍，总算在《明史》中找到明确答案。《明史》共三百三十二卷，记载了自明太祖朱元璋洪武元年（1368年）至明思宗朱由检崇祯十七年（1644年）二百七十六年的历史。“在二十四史中，《明史》以编纂得体、材料翔实、叙事稳妥、行文简洁为史家所称道，是一部水平较高的史书”。其中的《志》主要由王鸿绪修纂，依照天、地、礼、乐之顺序排述。

《明史·志·卷三十七·乐一》曰：“黄钟、大吕、太族、夹钟为上四清声。……臣又考《周礼》，圜钟、函钟、黄钟，天地人三宫之说，有荐神之乐，有降神之乐。所为荐神之乐者，乃奏黄钟，歌大吕，子丑合也，舞《云门》以祀天神。……所谓降神之乐者，冬至祀天圜丘，则以圜钟为宫，黄钟为角，太簇为徵，姑洗为羽，是三者阳律相继。相继者，天之道也。夏至祭地方丘，则以函钟为宫，夹钟为角，姑洗为徵，南吕为羽，是三者阴吕相生。相生者，地之功也。祭宗庙，以黄钟为宫，大吕为角，太簇为徵，夹钟为羽，是三者律吕相合。相合者，人之情也。”并说：“且圜钟，夹钟也。生于房心之气，为天地之明堂，祀天从此起宫，在琴中角弦第十徽，卯位也。”（注：房心，东方青龙七个星宿之一，又名“大火星”。）

祭祀天地和宗庙是国之大事，所以放马滩秦简特意将夹钟的数值标出来。不过问题又来了，当“圜钟为宫”时，怎么会有“黄钟为角，太簇为徵，姑冼为羽”呢？沈括在《梦溪笔谈·乐律》一文中解释为：“名可易，序不可易。圜钟为宫，则黄钟乃第五羽声也，今则谓之角，虽谓之角，名则易矣，其实第五之声，安能变哉？强谓之角而已。先王为乐之意，盖不如是也（先王制乐的本意大概不是这样的）。世之乐异乎郊庙之乐者

（民间乐与郊庙不同），如圜钟为宫，则林钟角声也。乐有用林钟者（乐中有用林钟的地方），则变而用黄钟（就变成用黄钟），此祀天神之音云耳（这是祀礼天神之音，所以如此），非谓能易羽以为角也（并不是说能把羽变成角）。函钟为宫，则太簇徵声也。乐有用太簇者，则变而用姑洗，此求地祇之音云耳，非谓能易羽以为徵也。黄钟为宫，则南吕羽声也。乐有用南吕者，则变而用应钟，此求人鬼之音云耳（这是向祖宗祈祷之音，所以如此），非谓能变均外音声以为羽也。应钟，黄钟宫之变徵。文、武之出，不用二变声，所以在均外。……声之不用商（郊庙祭乐不用商），先儒以谓恶杀声也。黄钟之太簇，函钟之南吕，皆商也（因黄钟为宫时的太簇、函钟为宫时的南吕都是商音），是杀声未尝不用也，所以不用商者，商，中声也（不用商与杀声无关，是因为商是中音）。……降兴上下之神，虚其中声人声也。遗乎人声，所以致一于鬼神也（中声是人声。去人声，只留天地之声，以恭敬地迎接天地之神）。……角者，物生之始也。徵者，物之成。羽者，物之终。天之气始于十一月，至于正月，万物萌动，地功见处，则天功之成也，故地以太簇为角，天以太簇为徵。……圜丘乐虽以圜钟为宫，而曰'乃奏黄钟，以祀天神'；方泽乐虽以函钟为宫，而曰'乃奏太簇，以祭地祇'。……不曰夹钟，而曰圜钟者，以天体言之也。不曰林钟，曰函钟者，以地道言之也。黄钟无异名，人道也。"

五音对中国文化的影响，绝非单纯现代音乐概念中的 do、re、mi、so、la 那样简单，而且无论出土文物还是古籍记载，中国很早就有了七声十二律，并非是从三音发展成五音，然后才有七音十二律。我们的先人如何知道五音内在的自然规律，现在已经无从查清了。但是，如果我们连先人们据此开智的内容也不清楚，就太可惜了。

（三）律者历之本，历者律之宗

在今天，我们很难想象音律与日历有关系。但是，在中国数千年来律历是密切相关的。朱载堉在《律历融通》中说："自落下闳造太初历，取法黄钟律数，而后知创历不可无所本……是知律者，历之本也；历者，律之宗也。其数可相倚而不可相违。"律历相伴由来已久。《礼记·月令》中已有系统对应的记载，月令是上古一种文章体裁，按照一个12 个月的时令，记述政府的祭祀礼仪、职务、法令、禁令，并把它们归纳在五行相生的系统中，为使读者能充分理解中国的律历与礼乐的关系，笔者将其主要内容翻译如下。

1. 春季，孟、仲、季三个月的共性：春季日名为甲乙，音为角，数为八，口味为酸、气味为膻、祭以脾为先。其帝大皞、其神句芒、其虫鳞。天子居于明堂之东，驾苍龙之马、着青衣、载青旗。春季三个月的各性如下。

孟春正月：日在营室，星宿在南天中的位置为昏时参星，晨尾星。律当太簇。冬眠者初醒，鸿雁返北，鱼上游。立春之日天子帅公卿诸侯大夫于东郊迎春，返回大殿赐"劳酒"予公卿诸侯，并布令济贫赏德。命太史精确推算日月星辰运行轨迹，务使一切行事正常；天子在此月第一个辛日祭祀上帝祈求丰收，第一个亥日载着耒耜农具与公卿诸侯大夫亲自耕耘籍田。在此月，天气下降，地气上升，天地和谐，草木萌动，王令布农事，农官居东郊，修耕地的疆界、审酌地形、适情施术，使农民不惑；命乐正进入国学教授舞乐、修祭典、祀山林川泽；命祭品不用雌，禁伐木、毋毁鸟巢、毋掏鸟卵、毋杀幼兽、毋举兵征伐。在孟春正月若出现夏天之气，则草木早衰；若出现秋天之气，则有疫病流行；若出现冬天之气，则春耕无收获。

仲春二月：日在奎，星宿在南天中的位置为昏时弧星、晨建星。律当夹钟。始雨水，桃李始着花，黄鹂啭声。在此月，植物已萌芽，需养护幼小，抚恤遗孤，择第一个甲日特赦囚徒。燕子归来之日，天子帅嫔妃祭"高禖"以求有子。此时昼夜逐渐相等，雷电始现，蛰虫自土出。在雷电来前三日，摇动木铎（用以警众的响器），警告天下万民：雷将至，若不检点举止必将遭灾。在这日夜平分之日，是校正度、量、衡等各种日用衡器、量器的时机。在仲春之月若出现秋天之气，将有水灾；若出现冬天之气，阳气不胜而麦子不能成熟结穗，乃至民饥互夺；若出现夏天之气，则干旱多虫害。

季春三月：日在胃，星宿在南天中的位置为昏时七星、晨牵牛。律当姑洗。桐树始华，生气方盛，阳气发泄，萌芽伸展已尽。天子乘船，献鲔鱼在宗庙，为麦子祈求饱满。布令行惠，开仓济贫，聘名士，礼贤人。传令曰：雨季将降，地下水开始上涌，巡视各地，检查原野，修堤防水，通沟防渎，开路防塞，捕鸟兽的器具和毒药不许带出城门。禁止砍伐桑柘树木。在斑鸠振翅，戴胜降于桑树的时候，要准备养蚕的用具，后妃们要斋戒，并亲自到东部地区去采桑叶，为使妇女们专心采桑养蚕，要减少她们的杂事。到养蚕结束时，根据缫丝的多少来确定成绩，分配蚕茧，以完成做郊庙祭祀的礼服所用，故不可怠惰。命工师和百工检查材料库里储藏的材料质及量，并号令：不可违背制造程序，毋投机取巧以外观之美蛊惑人心。在这个月末，择吉日举行欢乐大会，天子帅公卿诸侯参观。在这个月，挑选种牛、种马散于牧场，利其交配，并将产下的备作祭祀用的幼畜登记入册。于是举行国家级傩祭，即在各城门砍碎牲体以驱除邪恶之气来结束春之季节。在季春三月若出现冬天之气，寒气时时发作，草木萧条，国将恐慌；若出现夏天之气，民多疾疫；雨季时不下雨，山林无华、作物无收；若出现秋天之气，则天多阴沉，淫雨提前到来，会有兵战在各地掀起。

2. 夏季，孟、仲、季三个月的共性：夏季日名为丙丁，音为徵，数为七，口味为苦、气味为焦、祭以肺为先。其帝炎帝、其神祝融、其虫羽。天子居于明堂之南，驾赤马、着赤衣、载赤旗。夏季三个月的各性如下。

孟夏之月：日在毕，星宿在南天中的位置为昏时翼宿、晨婺女。律当中吕。此时蝼蝈鸣、蚯蚓出、王瓜生、苦菜秀。立夏之日，天子帅公卿大夫往南郊迎夏，礼毕归来，行赏诸侯，进封以爵位土地，众无不欣悦。命乐师，合诸侯国练习礼乐；又命太尉，举贤良、进高人，授爵位施俸禄。此月，生物在继续生长增高不可毁坏，毋动土工，毋伐大树。在这个月，天子开始穿夏装，命主管田野山林的官吏巡行田地平原，代表天子慰劳勉励众农，不要误失时令；这个月，要经常驱赶家禽野兽，使之不伤害五谷结实，但也不可举行大规模的打猎。当农官献上新麦，天子配以猪，献于宗庙为尝新麦之礼。此时积储各种药物以预防疾疫。在司法方面，大凡应处以轻微体罚的或罪情不太严重的，以及短期拘留的犯人，这时判决后皆予释放。饲蚕的工作既已结束，后妃们就举行献茧之礼，不论贵贱长幼，都依其所用桑叶之多寡作为比例而抽取茧税，收纳茧子，缫成丝绸，以备祭天祭礼的礼服之用。这个月，"春酒至此始成"，天子在宗庙举行饮酎，"与群臣以礼乐饮之于朝，正尊卑也"（郑玄注），用乐伴奏着行礼。孟夏之月若出现秋天之气，则淫雨频来，五谷不能生长，边境不安；若出现冬天之气，则草木提前枯萎，而后有大水灾发生，冲毁城郭；若出现春天之气，则蝗虫成灾，风暴袭来，草木不结果实。

仲夏之月：日在东井，星宿在南天中的位置为：昏时亢星、晨危星。律当蕤宾。小暑至，螳螂生，伯劳始鸣叫，而反舌鸟却不作声了（孔颖达疏："反舌鸟，春始鸣，至五月稍止，其声数转，故名反舌"）。在这个月，乐师修整各种乐器及礼乐道具，并调整乐器的音准，以备使用。举行求雨之祭时，用隆重礼乐，典礼的官员们为民向山川百源及大雩帝祈祷。各地方官民举行雩祭（求雨之祭）时，并祭祷古昔益于民者，以求有好的收成。当农官献上新黍，天子配以雏鸡并樱桃果实，献于宗庙。夏至是一年里最长的一天，阳极阴复，阳生阴杀，此时也是万物生死转折点，人们须斋戒，静处、毋躁、毋娱乐、节嗜欲、定心气，百官也静谋无动，待阴复所成。这时，鹿角脱，蝉始鸣，半夏生，木堇荣。仲夏之月若出现冬天之气，则天下雨雹谷物伤，道路不通贼横行；若出现春天之气，则五谷晚熟，害虫四溢，饥荒乃至；若出现秋之气，则草木零落，果实早熟，民为时疫所殃。

季夏之月：日在柳，星宿在南天中的位置为昏时火星、晨奎中。律当林钟。蟋蟀藏在墙缝里，腐草堆内出萤虫。在这个月，监督山林之官将按规定数量征集草料，用以饲养祭祀的牺牲。令民众努力收割，以供祭祀皇天上帝、名山大川、四方之神以及宗庙社稷为民祈福。命主管女工的官吏负责彩绘染色，礼服上所绣的色彩绚丽的花纹，须按已经规定的图案做，不能有差错及虚假，因为供给郊庙祭祀的礼服、旗帜，要用来区别贵贱等级的不同。此月，是树木长得最茂盛的时候，不许采伐，不可动土，不可会合诸侯，不可兴兵动众。因为这时神农正在盛水的协助下竭力培养万物，大规模的行动会妨碍神农的工作，摇荡养生的气息，要受到上天的责罚。此月，泥土非常润湿，大雨时行。此时若先烧剃后行水于野草，使得斩草除根甚为便利，因为草根泡在如热汤一样的水里，很容易变成肥料，将其施于土，可以美土疆。季夏之月若出现春天之气，则谷实鲜落，人多患风寒咳嗽；若出现秋天之气，则丘湿水潦，禾稼不熟；若出现冬天之气，则风寒不时，边境会被敌寇侵掠。

3. 年中祭祀（此条特殊，故将原文抄录于下）

"中央土，其日为戊己。其帝黄帝，其神后土。其虫倮，其音宫，律中黄钟之宫，其数五。其味甘，其臭香。其祀中溜，祭先心。天子居大庙大室，乘大路，驾黄马，载黄旗，衣黄衣，服黄玉，食稷与牛，其器圆以闳。"

4. 秋季，孟、仲、季三个月的共性：秋季日名为庚辛，音为商，数为九，口味辛辣，气味腥臊，祭以肝为先。其帝少皞，其神蓐收。其虫毛。天子居于明堂之西，驾白骆马、着白衣、载白旗。秋季三个月的各性如下。

孟秋之月：日在翼，星宿在南天中的位置为昏时鬼宿、晨毕中。律应夷则。凉风至、白露降、寒蝉鸣。立秋日，天子率公卿诸侯迎秋于西郊。礼毕回来，在朝中赏赐军帅武人，命将帅选士厉兵，简练干将，任以专功，以征不义，诛杀那些傲慢残暴者，以使之明好恶，归顺于我们。命有司，修法制，缮图圄，具桎梏，戮有罪，严断刑。这个时节，天地开始整肃，不可以宽缓懈怠。孟秋之月若出现冬天之气，则阴气太重，甲虫害谷，无收成则盗贼来；若出现春天之气，则天旱不雨，阳气复还，五谷无实；若出现夏天之气，则多火灾，寒热失去正常的调节，民多患疟疾。

仲秋之月：日在角，星宿在南天中的位置为昏时牵牛、晨觜宿。律应南吕。盲风至，鸿雁向南飞，玄鸟向南归，群鸟开始储存食物。此月，顺天时以养衰老，授几杖，行麋粥饮食。命司服，整饬祭祀衣裳；命司狱，申严百刑，斩杀必当；命宰祝，察看祭祀用的牺牲，以备献于上帝享用。此时，天子举行傩祭，以通达秋气。在这个月，可以筑城郭，建都邑，挖窦窖，修囷仓，并督民收敛、蓄菜、积粮，不要误失时令。此月，昼夜相等，不再有雷声了，虫泥封洞以备蛰藏；杀气浸盛，阳气日衰，水始涸。日夜平分之时，正好是校正度、量、衡等各种日用衡器、量器的时机。仲秋之月若出现春天之气，则秋雨不降，草木不衰反生荣，国民有恐；若出现夏天之气，则其国乃旱，蛰虫不藏，五谷复生发芽，败坏谷实；若出现冬天之气，则风灾数起，雷电不收反行，草木早死。

季秋之月：日在房，星宿在南天中的位置为昏时虚中、晨柳中。律应无射。菊开黄花。此月，严明各种号令，命百官整理内务，以应天地入藏之气。农事备收，登记五谷收入，以籍田的收获储藏于神仓。百工休整停止工作。在第一个丁日，命乐正到国学教授吹奏乐器，举行人飨五帝，遍祀群神的“尝祭”。天子合诸侯，制定颁布新年的朔日。天子行畋猎而教人民以战阵。季秋之月若出现夏天之气，则冬藏的东西将败坏，民多患伤风鼻塞；若出现冬天之气，则国内多盗贼，边境不安宁；若出现春天之气，则暖风吹得民困倦。

5.冬季，孟、仲、季三个月的共性：冬季日名为壬癸，音为羽，数为六，口味咸，气味朽，祭以肾为先。其帝颛顼，其神玄冥，其虫介。天子居于玄堂，驾铁骊马、着黑衣、载玄旗。冬季三个月的各性如下。

孟冬之月：日在尾，星宿在南天中的位置为昏时危中、晨七星。律中应钟。水始冰，地始冻。在此月中定立冬。立冬之日，天子帅公卿大夫，往北郊行迎冬之礼。礼毕回来，于朝中赏赐为国捐躯者，抚恤其孤儿寡妻。命大史，查龟兆、策列卦、审吉凶。命百官谨慎从事仓廪的覆盖收藏。修筑城郭，巩固疆界，注意关口，封锁小路。君臣会宴于太学，行敬老之礼。孟冬之月若出现春天之气，则冻闭不密，地气上泄，民多流亡；若出现夏天之气，则多暴风，冬不寒，蛰虫复出；若出现秋天之气，则雪霜反常而不及时降，时有刀兵之战，土地被侵削。

仲冬之月：日在斗，星宿在南天中的位置有，昏时东壁、晨轸中。律应黄钟。水成硬冰，地冻裂，老虎开始交尾。凡土地之事不可兴作，不可揭开有盖藏的地方，否则地气将泄漏，触犯“发天地之藏”的忌讳，诸多蛰虫皆因泄气而死并产生不洁之气，民感此不洁之气必患疾疫。命酿酒的大酋，保质、保量、保时地酿酒。命典礼的官员，分别祭祀四海、大川、名源、渊泽以及井泉的神祇。在这个月，人可以任取不加收藏的谷物、果蔬及丢放的马牛牲畜，不加追究。此月，白昼时间最短，阴阳消长，各种生物应而动荡，欲欲生发之节。明白人要顺时节行戒，深居浅出、静养躯体、毋娱乐、禁嗜欲、定心气，以待阴阳之所定。这时节，芸草始生，麋角脱落，泉水流动。仲冬之月若出现夏天之气，则将有大旱，雾气沉沉，雷时发；若出现秋天之气，则雨雪交加，瓜瓠不得结实，国有大战役发生；若出现春天之气，则蝗虫毁坏庄稼，水泉枯涸，民多患皮肤病。

季冬之月：日在婺女，星宿在南天中的位置有，昏时娄星、晨氐星。律应大吕。喜鹊开始做巢，家鸡开始孵卵。天子命典礼举行大傩，于四方之门宰牲，以禳除阴气，于是完成一年之中的山川神鬼的祭祀。此月，命开始打鱼，天子亲往尝鱼之前，先供献于宗庙。这时天寒地冻，冰结很厚，命取冰，藏于窖内备用。到此月，日月星辰都运行了一周，日穷于次，月穷于纪，星回于天，数将几终，岁且更始。天子和公卿大夫们共同整饬国家的法典，讨论四时的政令，以待能适合来年的运用。命太史，序次大小诸侯，使其如数献上牺牲，以供给皇天上帝和社稷之祭。并命同姓之邦，供给祭祀宗庙所用的牺牲。又命小宰序次卿大夫的禄田以及百姓土田多寡之数，让其供给祭祀山林、名川所用的牺牲。凡天下九州之民，无不献其力，以供皇天上帝、社稷宗庙、山林名川之祀。季冬之月若出现秋天之气，则白露提前降落，使各种甲壳动物可以兴妖作怪；若出现春天之气，则使怀孕中的动物多有夭折伤亡，民多患难治的疾病，此谓之"逆"；若出现夏天之气，则水涝毁坏家园，时雪不降，冰冻消解融化。

上述内容，《吕氏春秋》和《淮南子》也均有相应的记载。并且成书于汉武帝建元二年（约前139年）左右的《淮南子·第三卷·天文训》还说："何谓五星？东方，木也，其帝太皞，其佐句芒，执规而治春，其神为岁星，其兽苍龙，其音角，其日甲乙。南方，火也，其帝炎帝，其佐朱明，执衡而治夏。其神为荧惑，其兽朱鸟，其音徵，其日丙丁。中央，土也，其帝黄帝，其佐后土，执绳而制四方，其神为镇星，其兽黄龙，其音宫，其日戊己。西方，金也，其帝少昊，其佐蓐收，执矩而治秋，其神为太白，其兽白虎，其音商，其日庚辛。北方，水也，其帝颛顼，其佐玄冥，执权而治冬，其神为辰星，其兽玄武，其音羽，其日壬癸。……指寅，则万物螾螾也，律受太簇；太簇者，簇而未出也。指卯，卯则茂茂然，律受夹钟；夹钟者，种始荚也。指辰，辰则振之也，律受姑洗；姑洗者，陈去而新来也。指巳，巳则生已定也，律受仲吕；仲吕者，中充大也。指午，午者忤也，律受蕤宾；蕤宾者，安而服也。指未，未，昧也，律受林钟；林钟者，引而止也。指申，申者，呻之也，律受夷则；夷则者，易其则也，德以去矣。指酉，酉者饱也，律受南吕；南吕者，任包大也。指戌，戌者灭也，律受无射；无射，入无厌也。指亥，亥者阂也，律受应钟；应钟者，应其钟也。指子，子者兹也，律受黄钟；黄钟者，钟已黄也。指丑，丑者纽也，律受大吕；大吕者，旅旅而去也，其加卯酉，则阴阳分，日夜平矣。故曰：规生矩杀，衡长权藏，绳居中央，为四时根。……黄钟为宫，宫者音之君也，故黄钟位子，其数八十一，主十一月，下生林钟。林钟之数五十四，主六月，上生太簇。太簇之数七十二，主正月，下生南吕。南吕之数四十八，主八月，上生姑洗。姑洗之数六十四，主三月，下生应钟。应钟之数四十二，主十月，上生蕤宾。蕤宾之数五十七，主五月，上生大吕。大吕之数七十六，主十二月，下生夷则。夷则之数五十一，主七月，上生夹钟。夹钟之数六十八，主二月，下生无射。无射之数四十五，主九月，上生仲吕。仲吕之数六十，主四月，极不生。"

《吕氏春秋·圜道》云："物动则萌，萌而生，生而长，长而大，大而成，成乃衰，衰乃杀，杀乃藏，圜道也”。又云“天为高矣，而日月星辰云气雨露未尝休也。地为大矣，而水泉草毛羽裸鳞未尝息也”(《吕氏春秋·观表》)。上至日月星辰、云雾雨露，下至草木泉水、虫鸟禽兽，都在不停地运动，生生不息。以象论之有雷、风、水、火、山、泽之异，以卦论之有震、巽、坎、离、艮、兑之异。空间中的物质运动，使时间有了一个看似循环往复的过程，这个循环往复的过程源于阴阳消息的过程，《易经》以十二辟卦（十二消息卦）形象地表述了这一过程，即前六卦，从复到乾，阳爻自下而上逐渐增加，表明阳息阴消的过程；后六卦，从姤到坤，阴爻自下而上逐渐增加，表明阴息阳消的过程。在这过程中，阴阳变化又带来了寒热冷暖、雨雪霜露等二十四节气，二十四节气的划分对农耕社会是非常重要的事。以不同音调的钟声来警示、催促人们按自然规律去作息、生活，是农耕社会管理者们的责任。

将上述内容综合于下表中。

表 2.3　音律节气对应表

月份	季月名	节气	律名	地支	时间	消息卦	含义
十一月	仲冬之月	大雪、冬至	黄钟	子	23–1	复 ䷗	阳气聚黄泉下
十二月	季冬之月	小寒、大寒	大吕	丑	1–3	临 ䷒	阴侣阳助宣功
一月	孟春之月	立春、雨水	太簇	寅	3–5	泰 ䷊	阳发物簇地而生
二月	仲春之月	惊蛰、春分	夹钟	卯	5–7	大壮 ䷡	去阴夹阳地生物
三月	季春之月	清明、谷雨	姑冼	辰	7–9	夬 ䷪	去故就新
四月	孟夏之月	立夏、小满	仲吕	巳	9–11	乾 ䷀	阳外阴中助功成
五月	仲夏之月	芒种、夏至	蕤宾	午	11–13	姤 ䷫	阳始导阴继养物
六月	季夏之月	小暑、大暑	林钟	未	13–15	遁 ䷠	万物众聚而盛
七月	孟秋之月	立秋、处暑	夷则	申	15–17	否 ䷋	阳衰阴发应法
八月	仲秋之月	白露、秋分	南吕	酉	17–19	观 ䷓	阴侣阳任其成
九月	季秋之月	寒露、霜降	无射	戌	19–21	剥 ䷖	物随阳藏无射
十月	孟冬之月	立冬、小雪	应钟	亥	21–23	坤 ䷁	万物应时聚藏

表 2.4　音律五行天时对应表

方位	月份	五行	颜色	地支	音名	律名	日星位	星宿	风名
	1			寅		太簇	营室	氐 角 亢	条风
东	2	木	青	卯	角	夹钟	奎	轸 翼	庶风
	3			辰		姑冼	胄	星 张	
	4			巳		仲吕	毕	柳 弧	清明
南	5	火	赤	午	徵	蕤宾	东井	狼 罚	景风
	6			未		林钟	柳	参 浊	凉风
中央		土	黄		宫				

续表

方位	月份	五行	颜色	地支	音名	律名	日星位	星宿	风名
西	7	金	白	申	商	夷则	翼	留胄娄	
	8			酉		南吕	角	奎壁	阊阖
	9			戌		无射	房	营室、危	
北	10	水	黑	亥	羽	应钟	尾	虚女牛	不周风
	11			子		黄钟	斗	斗箕尾	广莫风
	12			丑		大吕	女	心房	

三、韵律之源与用

《史记·律书》开篇曰："王者制事立法，物度轨则，壹禀于六律，六律为万事根本焉。"

"六律为万事根本"，追溯起来应是《尚书·舜典》"协时月正日，同律度量衡"王制的延续。此事的背景是，"岁二月，东巡守，至于岱宗，柴，望秩于山川，肆觐东后，协时月正日，同律度量衡"。即舜帝在二月巡视东方达泰山，在泰山举行了柴祭，按等级次序遥望其他山川进行了祀礼，并向觐见的诸侯君长们颁布了统一历法、统一音律、统一度量衡等事宜。司马迁写《史记》是公元前一百多年的事，那时距舜已经2000多年了，难怪司马迁也没解释为什么要以"六律为万事根本"。不过，也可能当时的人们如同我们现在熟悉上下班的时间一样"习以为常"而不用赘言。

在我国，音律不仅仅是为演奏时能方便"旋相为宫"而设，更深更实用的意义在于寻找天地间的"秩序"。杨雄在《琴清英》中说："舜弹五弦之琴而天下治。"因为音律承载的自然之数可以通释天、地、人各界之事，所以音律在先秦时期是帝王及术数家使用的工具，是诸子百家修身养性之物，是公子贵胄必须接受的教化。明代《神奇秘谱》的序中说："然琴之为物，圣人制之，以正心术，导政事，和六气，调玉烛，实天地之灵气，太古之神物，乃中国圣人治世之音，君子养修之物。"相传现存的琴曲《龟山操》《获麟操》《碕兰操》是孔子所作，《墨子悲丝》是墨子所作。琴前广后狭，象征尊卑之别。宫、商、角、徵、羽五根弦，象征君、臣、民、事、物；散、泛、按三种取音域区，象征天、地、人三界；乐之谐协，象征君臣民、天地人有序地和谐共处。

《礼记》是古代一部重要的中国典章制度书籍，大约是战国末年或秦汉之际儒家学者托名孔子答问的著作，内容多系先秦古制。《礼记·礼运》曰："故天秉阳，垂日星，地秉阴，窍于山川（唐代孔颖达疏："谓地秉持于阴气，为空于山川，以出纳其气"），播五行于四时，和而后月生也。是以三五而盈（十五日满月），三五而阙（十五日月亏），五行之动，迭相竭也（交替相生盈竭）。五行、四时、十二月，还相为本也。五声、六律、十二管，还相为宫也。五味、六和、十二食，还相为味也。五色、六章、十二衣，还相为质也。故人者，天地之心也，五行之端也（所以人是天地的中心、五行的始端），食味别声被色而生者也。故圣人作则（法则），必以天地为本，以阴阳为端，以四时为柄，以日星为纪（为头绪），月以为量（度量），鬼神以为徒（为用徒），五行以为质（为本体），……以天地为本，故物可举也（能涵盖万物）。以阴阳为端，故情可睹也（明察）。以四时为柄，故事可劝也（规劝做事）。以日星为纪，故事可列也（有条理）。月以为量，故功有艺也（技能可分）。鬼神以为徒，故事有守也（专职恪守）。五行以为质，故事可复也（可生生不息）。"

"以天地为本，故物可举"；"五行之动"，迭代盈竭，实可谓纲举目张也。这些论述将中国文化铆定在"天地之交"的星辰日历、"吕律相交"的音律之中。人的所有文明行动皆需符合"天地气交"而形成的"五行之动"，皆需做到"求同存异"而达"还相为本"。《礼记》说的"鬼神以为徒，故事有守也"和"月以为量，故功有艺也"可以证明，古人在强调律历为本、求同存异的同时，强调计算和技能的重要性。一切想法和认识都需要以自然兼公平的尺度来标定才有实际意义，才可以作为认识的阶梯。中国人自古就重视"实用"，有人在搞不懂中国特有的数字含义时认为中国的特点是"重实用，缺理论"。当以此看法来视中医时，中医就只能是"废医存药"了。其实不用多想，看一眼就能明白，方药如中国的餐饮千千万，你如何招待好一位食客，少不了你做饭的技能，更少不了食客"点餐"的项目，食客若不能"点餐"，判断食客当下的最适餐饮就是做饭前的头等大事。中国自古从不缺乏的就是"判断"和"预测"，而且这些"判断"和"预测"是有自然根据的、是有数可寻的。可寻之数有多方面，其中最容易得到的就是音律。

（一）"天效以景，地效以响，即律也"

在中国传统文化中，天文与音律的关系是"天效以景，地效以响，即律也。阴阳和则景至，律气应则灰除"。这是对"天地相应"具体表现的描述。其原文记载于《后汉书·律历志》，云："夫五音生于阴阳，分为十二律，转生六十，皆所以纪斗气，效物类也。天效以景，地效以响，即律也。阴阳和则景至，律气应则灰除。是故天子常以日冬夏至御前殿，合八能之士，陈八音，听乐均，度晷景，候钟律，权土炭，效阴阳。冬至阳气应，则乐均清，景长极，黄钟通，土炭轻而衡仰。夏至阴气应，则乐均浊，景短极，蕤宾通，土炭重而衡低。进退于先后五日之中，八能各以候状闻，太史封上。郊则和，否则占。候气之法，为室三重，户闭，涂衅必周，密布缇缦。室中以木为案，每律各一，内庳外高，从其方位，加律其上，以葭莩灰抑其内端，案历而候之。气至者灰动。其为气所动者其灰散，人及风所动者其灰聚。殿中候，用玉律十二。惟二至乃候灵台，用竹律六十。候日如其历。"《汉书·律历志上》云："天地之气合以生风；天地之风气正，十二律定。……玉衡杓建，天之纲也；日月初躔，星之纪也。纲纪之交，以原始造设，合乐用焉。"何谓"玉衡杓建""日月初躔"和"天效以景，地效以响"？《汉书·律历志上》："〈律术〉曰：阳以圆为形，其性动；阴以方为节，其性静。动者数三，静者数二。……皆参天两地，圆盖方覆。"

"玉衡杓建"：东汉蔡邕云："玉衡长八尺，孔径一寸，下端望之以视星辰。盖悬玑以象天而衡望之，转玑窥衡以知星宿。"东汉马融云："浑天仪可旋转，故曰玑。衡，其横箫，所以视星宿也。以璇为玑，以玉为衡，盖贵天象也。""杓建"即以北斗七星的斗柄建天纲的意思。整合起来讲，就是利用"璇玑玉衡"来观察北斗七星围绕北斗星旋转的角度来测"天时"，因为万物须按天时而动，所以天时就是万物行动的纲领，故称"天纲"，又写作"天罡"，即俗称"斗建天纲"。已经出土的"璇玑"证明，在中国，利用"璇玑玉衡"来"斗建天纲"之事可以追溯到距今约 6500 ～ 4500 年的大汶口文化，并且一直沿用至大型浑天仪出现。如此延续现象不仅有出土实物佐证，也与文献记载相吻合，如《尚书・舜典》载："璇玑玉衡，以齐七政。"《尚书大传》对此解释曰："璇者，还也。玑者，几也，微也。其变几微而所动者大，谓之璇玑，是故璇玑谓之北极。"关于"七政"有三种解释，一是指日、月与金、木、水、火、土五星，又称七曜（《尚书正义》）；二是指北斗七星（《史记》）；三是指春、夏、秋、冬四季与天文、地理和人道（《尚书大传》）。这三种解释都在不同的环境、条件下被用于合理地解释现实对象。

"日月初躔"：《尔雅》谓"麋其迹躔"，即有迹可寻的脚印。《方言・十二》："躔历行也。日运为躔，月运为逡。"《汉书・律历志上》记载："斗纲之端连贯营室，织女之纪指牵牛之初，以纪日月，故曰星纪。五星起其初，日月起其中，凡十二次。"西晋成公绥《故笔赋》："书日月之所躔，别列宿之舍次。"为什么要强调日月起步的足迹呢？因为这与天文学中一个重要的概念相关，就是"岁差"。由于"岁差"的存在，致使地球在公转轨道上不断向西移动，造成回归年短于恒星年约 20 分钟的现象（恒星年 =365.25636 日，回归年 =365.24220 日）。我国古代计算太阳视位置是从冬至点开始的。自战国以来都认为冬至点在牵牛初度，如《周髀》载"夏至在东井极内衡，日冬至在牵牛极外衡也"，所以"牵牛初"成了冬至点的别名。由于岁差的原因，冬至点在星空间的位置不是固定不变的，而是有缓慢的移动，我国古代以观测冬至点的移动来推算岁差。东汉天文学家贾逵通过实际观察与古代记录的对比指出"天道参差不齐，必有余，余又有长短，不可以等齐。治历者方以七十六岁断之，……言圣人必历象日月星辰，明数不可贯数千万岁，其闲必改更，先距求度数，取合日月星辰所在而已。故求度数，取合日月星辰，有异世之术。太初历不能下通于今，新历不能上得汉元。一家历法必在三百年之闲"（《后汉书・贾逵论历》）。贾逵认识到每 76 年日西却一度，这个数值在当时已经是相当准确的岁差值了，可惜未能引起人们的充分注意，各朝代只是以观察到古今的二分二至点不一致而不断地据观察实数修正历法。直到晋代天文学家虞喜发现"尧时冬至日短星昴，今二千七百年乃东壁中，则知每岁渐差之所至"（《宋史・律历志》），提出冬至点每 50 年西移一度（应约 72 年漂移 1 度），从此"岁差"一词便被正式引用。祖冲之于公元 463 年所制定的《大明历》，将岁差引入历法计算。元时郭守敬在《授时历》中，采用的岁差数值是 66 年又八个月差一度。通过上述内容可以体会到"日月初躔"的重要性和我国古天文学的超前水平。

"天效以景，地效以响"："天效以景"是用圭表测日影确定节气，"地效以响"是指以"葭灰占律"的律管候气法。《后汉书・律历志》记载："候气之法，为室三重，户闭，涂衅必周，密布缇缦。室中以木为案，每律各一，内庳外高，从其方位，加律其上，以葭莩灰实其内端，案历而候之。其月气至，则灰飞而管通，盖音声之道与天地之气通，故取律以候气。"又《晋书・律历志上》记载："以律著室中，随十二辰埋之，上与地平，以竹莩灰实律中，以罗縠覆律吕，气至吹灰动縠。”“涂衅必周”即把墙缝、砖缝都要涂抹严实，不能漏风。“缇缦”是没有花纹的丝织品，室内密布缇缦是为了防止室外声音和空气流动对律管的干扰。“葭莩”是芦苇杆里的薄膜，它很轻，将它烧成灰就更轻了，当竹管振动时，这灰很容易随气流播散。此段大意是，置不同尺寸的十二支律管于密室内，按一定次序和方位竖直埋置地下，管腔内填充葭莩灰，并用薄膜封口，当节气来临时，相应的律管内端便有灰散落出来。

其实这是一种“共振”或称“共鸣”效应，一支一端密封的竹管，密封的一端自然成为驻波波节。当附近有声音发出，这个声音产生的、具有一定频率的声波从管开口端进入管内，被密封的管壁反复折射，若其入射波与反射波叠加形成的驻波与竹管的驻波波节、波腹合拍，该竹管就能与这声音的波动产生“共振”，自然可以发出“共鸣”效应。即这时管内的空气会以相同频率发生振动，其振动的气流波是固定地以竹管密封的一端为驻波波节，而竹管的开口处则是驻波的波腹，也是气流波动最强烈的点，当气流从该孔冲出时产生的摩擦音，就是“共鸣”。有“共鸣”音就有气流从竹管的开口处冲出，竹管内的膜灰也将随着气流从波腹部位的开口处播散出来。这个方法在古代被广泛应用于度量衡的检定。如唐代韩鄂著《岁华纪丽》云：“节移阴管自符河内之灰，春动阳钟又应金门之竹。”说的就是截金门山的竹子为新制律管，用河内芦苇的薄膜烧成灰放入新制律管中，然后吹响标准的黄钟律管，若新管长度与口径正确，开口处自然成为与标准律管相应的波腹，不仅能听到从新管传来的共鸣声，同时还能看到冲出的膜灰，否则新管则无法形成共鸣，膜灰也难出来。以此可以鉴定新管是否符合标准，可谓“眼见为实”。

中国人自古对“共振”“共鸣”就不陌生，俗语“铜山西崩、洛钟东应”说的是西汉时期，有一天，皇宫未央宫前殿钟无故自鸣，三日三夜不止，人皆异之。皇帝问大臣为什么，东方朔说：“铜是山的儿子，山是铜之母，子母相感，山恐有崩弛者，故钟先鸣。易曰：‘鸣鹤在阴。其子和之。’精之至也。其应在后五日内。”三天后，南郡太守上书说山崩了，延袤二十余里。钟响就是山崩的感应，能将此作为故事在民间传播，是因为早在公元前中国人就利用“共鸣”进行国防建设了。如《墨子·备穴》记载了墨子（约前468—前376）回答弟子所问防御攻城时如何建“地听”时说，于城内每隔五步挖一井，井要紧靠城墙墙基。……令陶匠烧制肚大口小的能容十斗以上的瓮，用薄皮革蒙紧坛口放入井内，派听觉灵敏的人伏在瓮口上静听，可以通过地下传来的声音判断敌方活动的方位，然后挖隧道与之相抗。（原文：“穿井城内，五步一井，傅城足。……令陶者为罂，容四十斗以上，固幂之以薄革，置井中，使聪耳者伏罂而听之，审知穴之所在，凿穴迎之。”注：傅即附贴；罂即腹大口小的瓮；幂即绷紧。）以乐器来论述“共鸣”的记载更多，如庄子（约前369—前286）在《庄子·徐无鬼》中云：“为之调瑟，废于一堂，废于一室。鼓宫宫动，鼓角角动，音律同矣。夫改调一弦，于五音无当也，鼓之，二十五弦皆动。”汉代《淮南子·览冥训》记载：“今夫调弦者，叩宫宫应，弹角角动。此同声相和者也。”高诱（约180年前后在世）对此解释说：“叩大宫则少宫应，弹大角则少角动。”“大宫”“大角”若为中音的do、mi，“少宫”“少角”就是高音的do、mi，高诱在此强调的是相差整八度的音之间也可以产生共鸣。沈括（1031—1095）在《梦溪笔谈·声同共振》中说："予友人家有一琵琶，置之虚室，以管色奏双调，琵琶弦辄有声应之，奏他调则不应。宝之以为异物，殊不知此乃常理。二十八调但有声同者即应，若遍二十八调而不应，则是逸调声也。……逸调至多，偶在二十八调中，人见其应，则以为怪，此常理耳。"他在《梦溪补笔谈·乐律》中又说："琴瑟弦皆有应声，宫弦则应少宫，商弦则应少商，其余皆隔四相应。今曲中有声者，须依此用之。欲知其应者，先调诸弦令声和，乃剪纸人加弦上，鼓其应弦，则纸人跃，他弦即不动。声律高下苟同，虽在他琴鼓之，应弦亦震，此之谓正声。"在中国文化中，"正声"有三层意思，一是符合天地之气主调的声音，如"五音"和将其意用于社会的各种"正风""雅正"等的"正确声音"；二是与"五音"频率相同的声音；三是与正声频率相差成整数倍的声音，即相差成八度的声音。此处沈括说的"正声"应指与"五音"频率相同和相差成八度的声音。

东汉思想家王充（27—约97）在《论衡》中说："生人所以言语呼吁者，气括口喉之中，动摇其舌，张歙其口，故能成言。譬犹吹箫笙，箫笙折破，气越不括，手无所弄，则不音。夫箫之管犹人之口吞也，手弄其孔犹人之动吞也。"又说："令人操行变气远近，宜与鱼等，气应而变，宜与水均。"意思是人之动（包括说话）会使周围的气发生时远时近的振动，如同鱼使水振动的水波一样，气应人之动而发生的变化，就像水应鱼那样向外均动。可见那时的人们已经认识到人的行动及发声是会像鱼扰动水一样使空气产生振动，且该振动是均匀向四周播散的波。很多证据表明，候气法在汉代已经是公开的秘密，但是何时产生的没有确切记录，但此法在明代以后其"实验"屡遭挫败，包括制定《授时历》的郭守敬。"音律通天"是礼乐成为国家掌管的根本原因，候气一事关系历法、占候、祭祀等社稷大事，故历代作为国政密要由司天监主司实施，其候气室就建在观天的灵台一侧，为皇家司天机构的行为之一。有文献记载，汉代的司天台（灵台），测候官员42人中就有12人候气、7人候钟律（《汉官六种》："灵台待诏四十二人。其十四人候星，二人候日，三人候风，十二人候气，三人候晷景，七人候钟律，一人舍人"）。如此思来，应该在操作候气过程中还有我们不知道的内容，不可否认的是，古人虽然没有"驻波""频率"等概念，没有从"声波"的角度将"共振"阐明，但是他们已经将这些自然现象、自然之能，有机地、系统地用于现实，用于国家的法律之本，用于人文的教化之中。

在古代，"音律通天"的观念以常识普及于国人，如宋代诗人杨万里《晓炊黄竹庄》："琯灰蔌蔌欲飞声，日到牵牛第几星。地底阳生人不觉，烧痕未冷已青青。""琯灰欲飞声"指候气术，"日到牵牛"指冬至，"地底阳生"指冬至一阳从地下黄泉开始生升。如宋代诗人姚勉《题鬼字轴》云："玉衡杓建天之纲，枕参魁耀森寒芒。总提众星环侍傍，仰望熠熠开神光。"中国历代从巫统黄帝、君主相辅、文人学士几乎无不谙熟乐律，因不知音律者难以行祭祀之礼、统天下公平，不知音律者难以应天时地运、吟诗作词。

古人为什么如此喜用"音律"，熟知"共鸣"？清代学者阮元（1764—1849）在《文言说》中讲："古人以简策传事者少，以口舌传事者多；以目治事者少，以口耳治事者多。故同为一言，转相告语，必有愆误。是必寡其词，协其音，以文其言，使人易于记诵，无能增改，且无方言俗语杂于其间，始能达意，始能行远。……古人歌诗、箴铭、谚语凡有韵之文，皆此道也。”阮元的论述提醒了我们，用乐器吹响不同的音律，可以更准确地、不受方言俗语限制地、更广泛地、更简便地传达用意。用不同的音响来传达与四季相符合的农耕社会活动，对于地域宽广、方言杂多的中国，尤其适宜。

（二）“六律为万事根本”

秦始皇最重要的功绩之一，就是书同文，车同轨，度同制。书同文可以文传信，避言之误；度同制可以公平交易，避差免争。这是统一全国、安定团结的最基本法制。寻求符合“天地之道”的法制，是中国传统君臣百姓的共同理想。《淮南子・天文训》说“执规而治春”“执衡而治夏”“执绳而制四方”“执矩而治秋”“执权而治冬”，规画圆、矩画方、绳求直、衡求平、权求重，这是将5个具有代表性的度量器具与“天”相关联的明显用意。这与《尚书・舜典》“协时月正日，同律度量衡”同出一辙，“同律度量衡”即将度量衡与音律看齐，律是天影，结果此说还是将度量衡之数借律与“天”相关联。可见，“律”成为了“万事根本”，是因为“律”自身带有“天性”。正如《宋史・律历志》所说：“出度量衡，辨古今尺龠。律吕真声，本阴阳之气，可以感格天地，在于符合尺寸短长，宜因声以定之。因声定律，则庶几为得；以尺定声，则乖隔甚矣。”

“六律为万事根本”之最好理解的就是以律标定度量衡，当如何将“律”的“天性”悟出来，就不那么简单了。关于“六律为万事根本”的记载繁多，此节主要以《淮南子・天文训》为蓝本介绍如下。

1. 律与度量衡

文献记载，黄帝时期我国就开始制定统一的度量衡了，秦始皇命人监制了许多标准器来强制统一度量衡。西汉末年王莽当政时期，制作了一批度量衡标准器，其中新莽卡尺和新莽铜嘉量尤为特殊。在此之前，西汉初年由淮南王刘安（前179—前122）及门客共同编著的《淮南子・天文训》已经将天文作为“万事启源”，将乐律作为“万事根本”，来推理制定度量衡的计算原则，系统地将律历之数与度量衡有机地联系在一起，并以专章论述，这在中国文献记录中还是第一次。汉代度量衡实物被大量发现，也佐证了我国当时的度量衡理论及标准已经趋于成熟。

《淮南子・天文训》曰：“古之为度量，轻重生乎天道。黄钟之律修九寸，物以三生，三九二十七，故幅广二尺七寸。音以八相生，故人修八尺，寻自倍，故八尺而为寻。有形则有声，音之数五，以五乘八，五八四十，故四丈而为匹。匹者，中人之度也，一匹而为制。秋分蔈定，蔈定而禾熟。律之数十二，故十二蔈而当一粟，十二粟而当一寸。律以当辰，音以当日，日之数十，故十寸而为尺，十尺而为丈。其以为量，十二粟而当一分，十二分而当铢，十二铢而当半两。衡有左右，因倍之，故二十四铢而为一两。天有四时，以成一岁，因而四之，四四十六，故十六两而为一觔。三月而为一时，三十日为一月，故三十觔为一钧。四时而为一岁，故四钧为一石。其以为音也，一律而生五音，十二律而为六十音。因而六之，六六三十六，故三百六十音以当一岁之日。故律历之数，天地之道也。下生者倍，以三除之；上生者四，以三除之。”

此段的大意是：古时制定度量衡是源于大自然的“天地之道”。物以三生、三三得九，所以黄钟律管长九寸，9×3=27，故规定布帛的宽幅为2尺7寸。音是隔八律相生，故规定人的标准身长为8尺，寻等于人的身长，故1寻=8尺。有了黄钟宫的具体形状之数，就容易以音来规定其他了。正音有5个，每个正音都可以作为黄钟宫来起调，5×8=40，所以布是40尺（4丈）=1匹。匹为标准身长的人裁制衣服所用布量，故以匹定裁衣之制。秋分时节禾穗的芒尖长成即禾谷成熟。音律的数目是十二，故12藁=1粟，12粟=1寸。十二音律配十二时辰，五音配天干。天干数为十，故10寸=1尺，10尺=1丈。以此法来制定重量标准，12粒粟的重量=1分，12分=1铢，12铢=0.5两。衡器分为左右两边，因而将12铢翻倍，即24铢=1两。天有四季而成一年，故以四乘之，四四十六，即16两=1斤。三个月为一季，三十天为一月，故30斤=1钧。四季合成一年，故4钧=1石。以音律而言，一个音律可以生五个旋宫音调，十二音律就可以生成六十个旋宫音调，以此乘以六,六六三十六，故有360个旋宫音调，相当于一年的天数。由上述可见，音律历法制定之数符合天地之道。即下生者倍，以三除之，如黄钟律管下生布帛的宽幅为9×9÷3=27；上生者四，以三除之，如由十二音律为12铢，由铢上生成两为12×4÷3=16。

最完整地记载音律与度量衡关系的古文献当数《汉书·律历志》：“《虞书》曰‘乃同律度量衡’，所以齐远近，立民信也。自伏羲画八卦，由数起，至黄帝、尧、舜而大备。三代稽古，法度章焉。周衰官失，孔子陈后王之法，曰：‘谨权量，审法度，修废官，举逸民，四方之政行矣。’汉兴，北平侯张苍首律历事，孝武帝时乐官考正。至元始中，王莽秉政，欲耀名誉，征天下通知钟律者百余人，使羲和刘歆等典领条奏，言之最详。……度者，本起黄钟之长。以子谷秬黍中者，一黍之广度之，九十分黄钟之长，一为一分，……量者，本起于黄钟之龠，用度数审其容，以子谷秬黍中者，千有二百实其龠，以井水准其概。合龠为合，……权者，本起于黄钟之重，一龠容千二百黍，重十二铢……”

无论古籍还是出土文物都证明中国自古就非常重视度量衡。河南安阳殷墟出土的三支商代骨尺，其分及寸的刻线都应用了十进位制，分别长16.95cm、15.78cm、15.8cm，相当于中等身高者拇指与食指张开时的拇指尖至食指尖的长度，应了“布手知尺”的记载。公元前221年，秦始皇统一中国后，规定了“一法度衡石丈尺，车同轨，书同文字”，并且将诏令刻在量器上、衡器上，使统一标准广泛传播、延续。1976年湖北云梦县出土的秦律竹简上记录了许多必须以度量衡来保证实施的条文，如“田律”“工律”“仓律”等。最具有代表性、先进性的器物当数新莽铜嘉量和新莽铜卡尺。新莽铜嘉量是将龠、合、升、斗、斛五个容量单位合为一体，即上为斛，下为斗，左耳为升，右耳为合。所谓“嘉量”的嘉，是好的意思，“嘉量”相当于标准量器。1992年在江苏扬州邗江区甘泉乡姚湾村出土一件王莽时代的青铜游标卡尺，尺通长13.3cm，固定卡爪长5.2cm、宽0.9cm、厚0.5cm，其固定尺和活动尺上有计量刻度和纪年铭文。据史料拓本示“始建国元年制”字样，判定此尺应是公元9年，王莽于定国号为“新”、年号为“始建国”时制，故定名为“新莽铜卡尺”。用新莽铜卡尺可以方便、精确地测量器物的长、宽、厚，以及直径、深度等，它将世界上最早的滑动卡尺记录提前了1600多年（1973

年出版的《英国百科全书》第10卷402页记载游标卡尺发明于1631年）。专家们说："从先秦车马器以及秦代的青铜武器的精度看，青铜卡尺很可能在战国时期已经出现了，只是没有出土实物为证而已。"新莽铜游标卡尺现收藏于扬州市博物馆。

20世纪50年代，随着同位素光谱光源的发展，人们开始思考用"光波波长"作为长度单位的自然基准。1960年10月第十一届国际计量大会上公布了"米"的定义："米，等于真空中氪86（氪的一种同位素）橙色光波波长的1650763倍。"这个标准米，实际操作很不容易。随着科学技术的进步，1983年第十七届国际计量大会上公布："米是1/299792458秒的时间间隔内光在真空中行程的长度。"无论是光波还是声波，都有随其固定频率所自然固定的差异，以波的波长或波长的倒数频率来标定计量，从原理上来讲是一样的，而且是自然的、非人为的，所以最为公正。

2. 音律次序与河图洛书（图2.5）

东汉王充在其《论衡·正说篇》中也说："说易者皆为伏羲作八卦，文王演为六十四。夫圣王起，河出图，洛出书。伏羲王，河图从河水中出，易卦是也；禹之时得洛书，书从洛水中出，洪范九章是也。故伏羲以卦治天下，禹案洪范以治水。"在中国传统文化中，河图、洛书是《易》之源，看似简单的河图、洛书确内含阴阳之道、变幻之理，虽然那些道理被多方解释，其中之数也被多方应用，不过笔者在此指出的是河图、洛书与音律的生序及音序的关系。

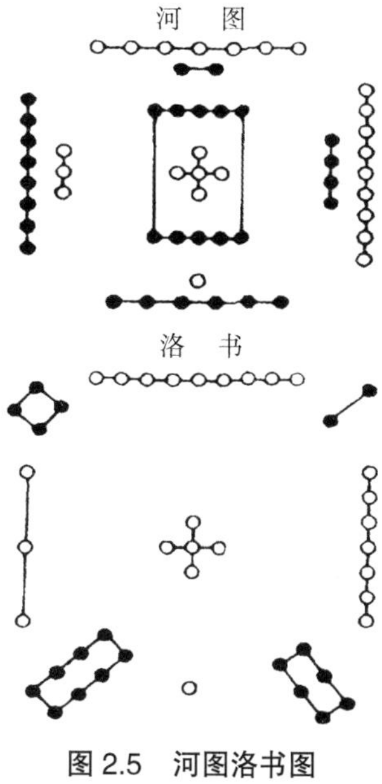

图2.5　河图洛书图

音律的次序之数主要就是"隔八相生，逢三损益"。因为无论是"先损后益"还是"先益后损"，其生序的结果都是：黄钟（宫）→林钟（徵）→太簇（商）→南吕（羽）→姑洗（角）→应钟→清黄钟。将此五音放入音序中：黄钟（宫）→大吕→太簇（商）→夹钟→姑洗（角）→仲吕→蕤宾→林钟（徵）→夷则→南吕（羽）→无射→应钟→清黄钟。可见，从黄钟（宫）到林钟（徵）共距八音。同样，从林钟（徵）到太簇（商）、从太簇（商）到南吕（羽）、从南吕（羽）到姑洗（角）都是共距八音，只是从姑洗（角）到清黄钟（宫）时，有差异，从音序看应该到应钟为距八音，但是应钟的数值是42.6667与理想的清黄钟（宫）数值40.5相差太远，相比较还是与现实的清黄钟（宫）数值39.9549更近，这是真正的"此事古难全"。也是因为除五音外，其他音不能以整数出现，即不能与"基波"形成合拍的"驻波"，所以难以成为转调的"基波"。京房言："建日冬至之声，以黄钟为宫，太簇为商，姑洗为角，林钟为徵，南吕为羽，应钟为变宫，蕤宾为变徵。此声气之元、五音之正也，故各统一日。其余以次运行，当日者各自为宫，而商徵以类从焉。"

朱载堉《律历融通·律音》云："凡五音，其三为纲，宫、商、角是也；其二为纪，徵、羽是也。纲者，声之根本，故为君、为臣、为民；纪者，声之支末，故为事、为物，此参天两地之义也。黄钟为宫，太簇为商，姑洗为角，三律皆阳，故为夫；林钟为徵，南吕为羽，应钟为和，三吕皆阴，故为妻。”《律术》曰：“阳以圆为形，其性动。阴以方为节，其性静。动者数三，静者数二。以阳生阴，倍之；以阴生阳，四之；皆三而一。”五音生序有自然的先损后益法和先益后损法，但若结合阴阳来说，五音之中，以五行而论，林钟（徵）为火、太簇（商）为金，两者为阳；姑洗（角）为木、南吕（羽）为水，两者为阴。所以林钟（徵）可以“四之”，南吕（羽）不可以四之，只可以“倍之”。如此，音律的三种生序及数值如下：

	先损后益法	先益后损法	结合阴阳的生序法
黄钟（宫）	81×2/3=54 林钟	81×4/3=108 林钟	81×4/3=108 林钟
林钟（徵）	54×4/3=72 太簇	108×2/3=72 太簇	108×2/3=72 太簇
太簇（商）	72×2/3=48 南吕	72×4/3=96 南吕	72×2/3=48 南吕
南吕（羽）	48×4/3=64 姑冼	96×2/3=64 姑冼	48×4/3=64 姑冼
姑冼（角）	64×2/3=42.6667 应钟	64×4/3=85.3333 应钟	64×2/3=42.6667 应钟……

三种算法的最后，清黄钟皆为：仲吕 59.9323×2/3=39.9549，说明三种算法皆可用。

无论取哪种计算方法，其生序的排序都是宫→徵→商→羽→角。但其中除黄钟（宫）81 以外，太簇（商）72、姑冼（角）64 是不变的，那么从阳上阴下或从“少数服从多数”讲，林钟（徵）有两个 108、南吕（羽）有两个 48，按此调整上述排序为：宫→徵→商→角→羽。中国传统文化强调的是“以宫为本”“宫者居中畅四方”。这也可以从实际操作来思考，即将“宫”定为中音的 do，则有：宫→徵→商→角→羽→宫→徵→商→角→羽→宫。以象数表示：宫 10→徵 9→商 8→角 7→羽 6→宫 5→徵 4→商 3→角 2→羽 1→宫 0。合并精简其排序：宫 0、5→徵 9、4→商 8、3→角 7、2→羽 6、1。

宫为 5 时，表明宫已经显形，当将宫作为“形而下”者视之；宫为 0 时，表明宫未显形，当将宫作为“形而上”者视之，此时的宫为生之源、化之本。无论是河图还是洛书都是以“宫”居中，其他数围于四周；区别仅在于图的形式及“徵”“角”位置的对调。

当确定了五音的数值是宫 0、5，徵 9、4，商 8、3，角 7、2，羽 6、1 后，再看河图和洛书就更清楚了。不过在细说河图、洛书之前，还需要清楚一下“天左旋、地右动”的问题。

古籍中有“天左旋、地右动”（《春秋纬》）之说，但是具体如何来判断“左旋、右动”，说法不一。原因是我们现在的观图方位与古时不同，现在我们使用的地图，统一为“上北、下南、左西、右东”。但是，中国传统的方位是以人居正北来看，当人背北面南地立足观天，将有“下北、上南、左东、右西”。战国时期作品《尸子》里说：“天左舒而起牵牛，地右辟而起毕昴。”“牵牛”指二十八星宿北方玄武七宿中的“牛宿”，“毕昴”指西方白虎七宿中的“毕宿”和“昴宿”。西汉经学家刘向（约前 77—前 6）在《武顺解》中讲得很明白了：“天道尚左，日月西移；地道尚右，水道东流。人道尚中，耳目役心。”其中的“尚”当是“上”“高”的意思。从上述得知，所谓“天左旋、地右动”，用现代人们习惯的思维可以更简明地表述为：天从左起向西转，地从右起向东转。从天左、地右来看河图、洛书，则有河图是左起向西转，洛书是右起向东转。所以河图应该为天，洛书应该为地，这是将河图、洛书统一起来看的结果。但是，若先单看河图、洛书，再统一起来看，则有不同的结果。

（1）河图是“律之音序数”

河图数字排列的口诀为：一六共宗居北，二七同道居南，三八为朋居东，四九为友居西，五十相守居中。五音的音之序是：宫→商→角→徵→羽，那么其相应的“音之序数”就是：5→8→7→9→6或0→3→2→4→1。参考“河图”的图形可以清楚地看到，“河图”符合上述音序的排列，是从左向右顺时针旋转的排列。

（2）“洛书”是“律之生序数”

洛书数字排列的口诀为：戴九履一，二四为肩，左三右七，六八为足，五十居腹。五音的生之序是：宫→徵→商→羽→角，那么其相应的“生之序数”就是：5→9→8→6→7或0→4→3→1→2。参考“洛书”的图形可以清楚地看到，“洛书”符合上述生序的排列，是从右向左逆时针旋转的排列。见图2.6。

（3）单看“河图”

无论怎么看“河图”，“河图”都像是将“洛书”扭成了个8字的图（图2.7）。这太像“莫比乌斯环”了。若从“一生二，二生三，三生万物”讲，那么从3开始应该有个“生生不息”的循环，让我们试一下：

从左3开始，一三得三（1×3），在内；二三得六（2×3），在外；三三得九（3×3），在外；三四十二（4×3），取余数得二，在内；三六十八（6×3），取余数得八，在外；三七二十一（7×3），取余数得一，在内；三八二十四（8×3），取余数得四，在内；三九二十七（9×3），取余数得七，在外；三乘十得三十（10×3），三十除十得三。其顺序是3内→6外→9外→2内→8外→1内→4内→7外→3内，从3到3一气呵成，内外构型。最后回归于原基数，故可以不停歇地进行同样的再循环，符合“生生不息”的状态。

上述循环次序是按现代人的习惯，从一三得三算起，故流程貌似逆时针旋转；若按古人的习惯，应从九九八十一算起，那流程貌似应该顺时针旋转。所以实际在此很难论是向左还是向右旋转。即使从最常见的“河图阴阳圆形图”来看，也很难以“天阳左舒、地阴右辟”来评论。

“河图”各个数字之间最明显、最直接的关系有两点：一是各数之间是以3这个等差值相连接，二是图形是以5为中心的扭结拓扑图。所谓“纽结”是指在三维空间中，不与自己相交线打成结的，一条封闭的曲线。见图2.8。

从“河图”扭结拓扑环图可以看出，这条曲线无始无终、无头无尾，有的是循环的长、盛、衰、归，也可以借用“元亨利贞”来表述。“河图”好似以数字明明白白地向人们提示，万物的生命过程无论长短，都逃不出这样的轮回。“生生不息”的本身就是时光流散的划痕，时光本无头尾，只有纳入了“生死轮回”的划痕，才有了前后概念。正因为日日寸光纳入门中，波击其物，力化为体，才有了地球上繁华多样的生态体系，才有了人和人对声音的反应，才有了音的排序概念。所以日日寸光是天赋予世间第一“用”，“河图”是“天用”之图。

（4）单看“洛书”

按“三天二地”来排序，“洛书”则有：

从左 3 开始，一三得三（1×3）；三三得九（3×3）；三九二十七（9×3），取余数得七；三七二十一，或二十七乘三为八十一（27×3），取余数得一；至此循环到一三得三（81×3，余数为 3，回归本位）。这个循环是以 3 为底的，3 的 5 次方。每步所得的数或得数除 10 的余数，其排列顺序为 3→9→7→1→3。从“洛书”图可以看到，这些数的排列完全符合：天为阳、其数奇、左起向西转。见图 2.9。

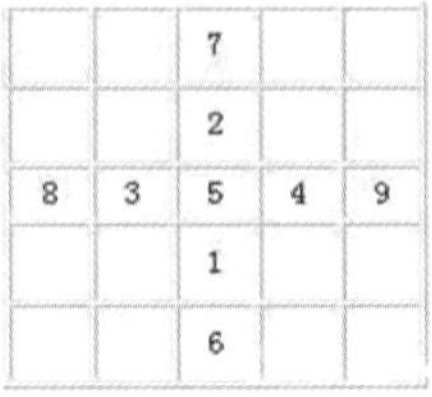

图 2.6 “河图”

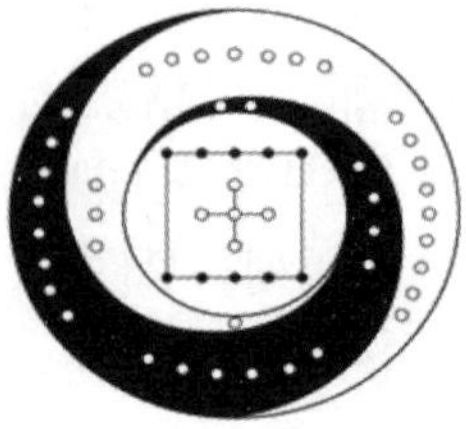

图 2.7 “河图”阴阳圆形图

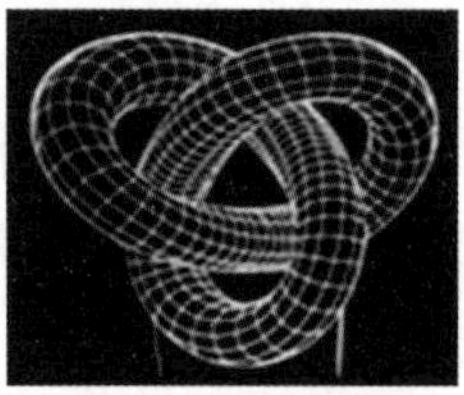

图 2.8 “河图”扭结拓扑环

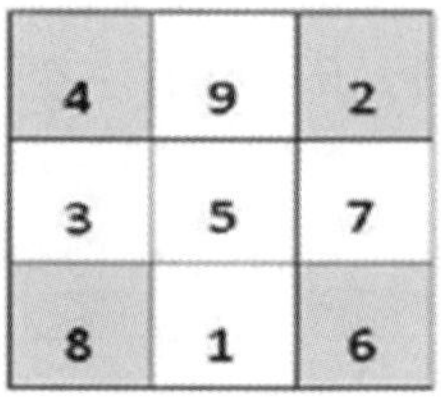

图 2.9 “洛书”

从右 2 开始，一二得二（1×2）；二二得四（2×2）；二四得八（4×2）；二八十六（8×2），取余数得六；至此循环到一二得二（16×2，余数为 2，回归本位）。这个循环是以 2 为底的，2 的 5 次方。每步所得的数或得数除 10 的余数，其排列顺序为 2→4→8→6→2。从“洛书”图可以看到，这些数的排列完全符合：地为阴、其数偶、右起向东旋。

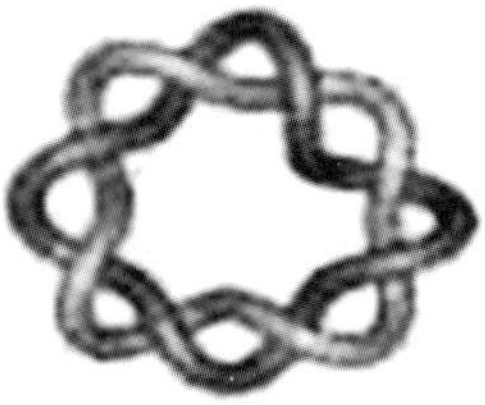

图 2.10 “洛书”扭结拓扑环

如此看来，“洛书”似以 5 为交点的上下、前后、左右的空间构型之图（图 2.10），是天地互动之图。若用简单的扭结拓扑图来表示，应该是两条曲线以 5 为中心相互缠绕 4 次、不打结、各自封闭的图。

《礼记·乐书·第十九篇》曰：“地气上升，天气下降，阴阳相摩，天地相荡，鼓之以雷霆，奋之以风雨，动之以四时，暖之以日月，而百化与焉。如此，则乐者天地之和也。”“洛书”以数字明明白白地告诉人们：“音”真的是“阴阳相摩之声”。“阴阳相摩，天地相荡”不只产生了“音”，还产生了人的肉眼看不到的万物“玄之又玄的生机”，这是个从无到有的过程。

古人将音律与日历统一在一起不是单纯的“人为”之事，而是人对自然的感悟，感悟到“万物生成靠太阳”与“音律”的关系，由于这个感悟符合自然规律，所以有效地指导了农耕社会的发展，从而成为中华民族传统文化的根基。

（5）“河图”“洛书”的核心内容

“河图”以单向曲线的长、盛、衰、归，展示“时光”对物质世界的“作用”。虽然物质的变化本身也存在“阴阳消长”的关系，但从“时光”的角度看，只有单一向前的矢量，所以其数是等差关系。

“洛书”以阴阳两波振动的空间变化来展示，阴阳在各自角动力下产生相互冲动的

“场”，“场”被角动力扰成阴阳混合的、无序的混沌“气场”，然后在倍增的作用力下，开始分形并产生出新物质，所以“洛书”的数值是等比关系。

《老子·第四十一章》曰：“大音希声，大象无形。”“河图”可以有音，因为是“波”作用在“有形之体”后的“象”；“洛书”不能有声，因为“洛书”只是“无形”的阴阳“波”。“河图”讲了万物“命”的规律，“洛书”讲了天地自然的化生的原理。

3. 律数与“周易”

“周易”中最基础部分的“易经”，虽然由周文王和其子周公旦所著，但“周”字并非仅代表“周朝”，“周”更含有“轮回”“循环”及“筹化”的意思。“易”是日月之“移动”，正是因为人需要随“日月之动”来生存，所以希望能提前掌握其“动”的规律，“周易”因此而生。世间的万物、万事几乎无不存在“洛书”所示的“化生”，以及“河图”所示的“命运”，简言之都是“周易”，所以“周易”启于“河图”“洛书”，用于万物、万事，包括医学。

《汉书·律历志》说：“律，阴阳九六，爻象所从出也。”“河图”“洛书”源于律历，生出《易》，所以《易》是带着自然的律历基因出世的。这个基因的标志就是“阳爻为九”“阴爻为六”。在五音中，阳极的音是“徵”，阴极的音是“羽”；“徵”为“火”数是“九”，“羽”为“水”数是“六”；“徵九”下生（2/3）“商八”，“羽六”上生（4/3）“角七”，故有“七上八下”之说。而且“七上八下”还被用于占卜起卦中，即九六分别代表事物发展到极点，到了“物极必反”的状态，所以下一步必须变，必须要“不忘初心”地“回归”，此时就有阳九变阳七、阴六变阴八的转化。《易》本身就是为了推测、预知变而成的，所以，“九六为老，七八为少，老变少不变”是每位《易》学者不可不知的最基本术数。

虽然很少有文章从音律的角度来解释“阳爻为九”“阴爻为六”，但上述事实已经足以说明《易》与音律关系的了，只是本书的重点不在此，不能过多地展开而已。虽然也可以泛泛地从四季等角度来论述此问题，但笔者认为皆不如从音律的角度来论述更清晰简明且贯穿天地光阴。

《周髀算经》云：“周三径一”（圆的周长等于直径的 3 倍），这个数值浸透了中华传统文化。虽然在公元 1 世纪西汉刘歆就已经算出圆周率值为 3.1547；南北朝时期的祖冲之（429—500），求得圆周率密率为 355/113，约在 3.1415296 和 3.1415927 之间（如此精确的数值在欧洲 1000 年后才由德国的奥托求得），但如此精确的圆周率几乎没有对中华文化的“周三径一”产生有价值的冲击。为什么？难道如此善于思考的中华人不识数？现代的我们是否知道《周髀算经》是“盖天说”，言“天似盖笠，地法覆盘”。当“天似盖笠”时，那么在一定范围内以“周三径一”来算应该不算不准确，且从世间构成讲，应以天、地、人三数定常态，小数是变态。

且《周髀算经》曰：夏至之日，“即取竹空径一寸，长八尺，捕影而视之，空正掩日，而日应空之孔，由此观之，率八十寸，而得径一寸”。“此一者，天道之数”。此段的意思是：用一个径长八尺（等于八十寸）的中空竹杆捕捉日影，日影可以被竹杆的口径完全套住且完整相应（相等），由此可以得出“率八十寸而得径一寸”。“一”就是“天道之数”。这无疑是以太阳光的直径作为测量尺，作为一切数的基础。刘徽（约225—约295）在《九章算术注·序》中说：“昔在庖牺氏始画八卦，以通神明之德，以类万物之情，作九九之术（九九乘法法则），以合六爻之变。……徽幼习《九章》，长再详览。观阴阳之割裂，总算术之根源，探赜之暇，遂悟其意。……凡望极高，测绝深而兼知其远者必用重差、勾股，则必以重差为率，故曰重差也。……以径寸之筒南望日，日满筒空，则定筒之长短以为股率，以筒径为勾率，日去人之数为大股，大股之勾即日径也。……以究古人之意，缀于〈勾股〉之下。”可知此是“勾股”术。但是，它确反应了中国传统文化为何将“一”视为天、将“八”视为人。所以无论是《周易》还是“河图”“洛书”，都尊“天一生六水”。

《周髀算经》又曰：“天之中央，亦高四旁六万里。故日光外所照，径八十一万里，周二百四十三万里。”即从“盖天说”的模型讲，光照最远达81万里，其周长是81×3=243万里。《周髀算经·上卷一》开篇就说：“昔者周公问于商高曰：‘窃闻乎大夫善数也，请问昔者包牺立周天历度——夫天可不阶而升，地不可得尺寸而度，请问数安从出？’商高曰：‘数之法出于圆方，圆出于方，方出于矩，矩出于九九八十一。’”周公与商高的对话，前后连贯起来则是，周公问商高：“听说你擅长算数。请问，古时伏羲怎么建立的天历，没有阶梯可上天、没有尺寸可量地，他怎么算出的呢？”商高说：“数是依据圆方而出，圆出于方，方出于直尺，直尺出于边长为九,九九八十一就是方的极和初。极是81，初是1。当初是1时，矩也是1。矩是1时，则圆以1为径，其周长就是3。故有‘周三径一’之法。”

当有了上述“法数”的概念，就好理解《管子·地员》所说的：“凡将起五音凡首，先主一而三之，四开以合九九”（3的4次方：$3^4=3\times3\times3\times3=81$以合$9\times9=81$）。九九八十一为黄钟、为宫音，为音之初，为天之气数。将3乘至11次，得数为177147，被称为“黄钟大数。”

《易》之建基于“听之则顺乎天地，序乎四时，应人伦，本阴阳，原情性，风之以德，感之以乐，莫不同乎一”（《汉书·律历志》）。如十二消息卦（十二辟卦）的前六卦，从复到乾，阳爻自下而上逐渐增加，表明阳息阴消的过程；后六卦，从姤到坤，阴爻自下而上逐渐增加，表明阴息阳消的过程。《吕氏春秋·圆道》云：“物动则萌，萌而生，生而长，长而大，大而成，成乃衰，衰乃杀，杀乃藏，圆道也。”《淮南子·天文训》曰：“音自倍而为日，律自倍而为辰，故日十而辰十二。”又曰：“规生矩杀，衡长权藏，绳居中央，为四时根。道日规，始于一,一而不生，故分而为阴阳，阴阳合和而万物生。故曰道生一,一生二,二生三,三生万物。……以三参物，三三如九，故黄钟之律九寸而宫音调。因而九之，九九八十一，故黄钟之数立焉。”当一寸阳光从管中来到人世间的那一瞬间，自然就赋予这一寸阳光具有了世间的实际意义。《吕氏春秋·仲夏纪·古乐》曰：“音乐之所以由来者远矣，生于度量，本于太一，太一出两仪，两仪出阴阳，阴阳变化，一上一下，合而成章……先王定乐，由此而生。”九九八十一，是先原于一寸阳光八尺圭，还是先原于一音八阶？真是很难说清楚，其实也不必说清楚，岐伯告诉我们：“夫阴阳者，数之可十，推之可百，数之可千，推之可万。天地阴阳者，不以数推，以象之谓也”。

（《素问·五运行大论》）所有这些数，并非只是个“数值”，它们已超脱了最原始的 1、2、3…… “数数”的概念。每个数的背后都有相应影射的“象”，但它们又没有脱离“数值”而单独存在，这是中国传统文化的典型特色。《易经》以天、地、人三爻各为一单卦，以八之变数测人之事的理念，无疑是源于上述众多自然因素的思考。

三国时期的王弼（226—249）说：“卦者，时也；爻者，适时之变者也。”用“圭”以观一年的变化，虽然每年都是周而复始，但年年又不相同。用“卜”以测一时一事的轨迹，似自然音律，虽然变化无穷，但并非没有规律。无论是天转还是音旋，都与“周三径一”有关，“3”这个代表“π”的数值，虽然表面上是以“3”的具体数登场，但其骨子里所含的不驯服之野性在自然的时空中很难隐去。如自然音律回归在 39.9549…… ；日历的回归年是 365 天 5 时 48 分 46 秒，恒星年是 365 天 6 时 9 分 10 秒；月球绕地球一周是 27 日 7 时 43 分 11 秒。五星公转周期分别是：水星 87.70 日，金星 224.701 日，火星 686.98 日，土星 10832.327 日；木星 11.8618 年。个个都是山连山水连水，无穷无尽无休止的小数点后面仍有数，虽不离本，但也不驻本，没有一个是整数。世间的繁华百变，正是依赖这个不确定的“无限不循环小数”而生成的。

（三）“秀才学医如笼里捉鸡”

有人说“琴为书室中雅乐”，为“士”之必备品，哪怕是只作为“装点”也“须壁悬一床”。这话真不敢苟同，虽然琴确有“感荡之志”，“发泄幽情”而被人弹之，也更应该看到，琴具十二音律之全，三准清浊合应，抑扬高下，弦振环复，呈万事微妙之道。古琴是教育徒生们一项必修课，除孔子、庄子、班固、蔡邕、诸葛亮、周瑜、刘勰、王维、孟浩然、苏东坡、沈括等难以胜数的文人外，众多中医大家们同时也是音律大家，如皇甫谧、葛洪、庞安时、朱丹溪、张景岳等。古琴不在于“娱他”，而在于修德养生的“自娱”，正如宋代朱长文在《琴史》中所说：“君子之于琴也，非徒取其声音而已，达则于以观政焉，穷则于以守命焉。”明末著名琴家徐上瀛在《溪山琴况》中说：“稽古至圣心通造化，德协神人，理一身之性情，以理天下人之性情，于是制之为琴。其所首重者，和也。和之始，先以正调品弦、循徽叶声，辨之在听，此所谓以和感，以和应也。和也者，其众音之款会，而优柔平中之橐龠乎？”明代医家张景岳在《类经附翼·律原》中说：“乐者，天地之和气也。律吕者，乐之声音也。盖人有性情则有诗辞，有诗辞则有歌咏，歌咏生则被之五音而为乐，音乐生必调之律吕而和声”“律乃天地之正气，人之中声也。律由声出，音以声生。”“和谐”是人类精神美好的境界，越是人性强的人，其精神要求越高于其肉体的要求，这种要求可以与“琴”窃窃私语，琴以“大声不振华而流漫，细声不淹灭而不闻”（《新论·琴道》），“润物细无声”地安抚着那颗颗自闭的心，这是人特有的精神要求。今人不知古人情，难解古人省。古代授时官员与民众在记时、日、月使用干支律名比数字更普遍，古琴的十二律与古代的农耕生产生活处处相关，远远超越了现代音乐自身的意义，所以这种通过“琴”或以思“琴义”来与自然对话、体会自然生存之道，以达自娱自乐、自我安抚、自我疗伤的行为几乎人人可以做到。

但是，“七条弦上五音寒，此艺知音自古难”。随着人的经历和感受不同，对同一事物的理解及反应不同，故有“仁者见仁，智者见智”。“术业有专攻”一词在当今现代社会体现的更是淋漓尽致，已经是“术业”中的各门、各科都有各自的“专攻”，所以很难想象一个非医学专业的“秀才”竟然可以如“笼里捉鸡”那样轻松地学医，是真的吗？为什么？其实对任何人来讲，源于书本的说教不如源于亲身的经历。子曰：“人莫不饮食也，鲜能知味也”（《中庸》）。人的思维趋向的建立是需要以亲身的感受来获取的，只有经历过才有感受，挫败的感受更具有深刻的教训和真正诠释的力量。让我们先看看中国传统的“秀才”们除了懂音律外，还学了哪些与医学相关的知识。

古时的科举考试途径为：童生→秀才→举人→进士。童生相当于小学生，主要是启蒙性教学，以学《三字经》《百家姓》《千字文》为主，故称为“三百千”；然后开始接触一些“四书”“五经”内容；学完后参加县级考试，合格者才被称为“童生”。有了童生资格后的学习将以“四书”“五经”为主，然后参加各州府级考试，通过了的人都是“秀才”，其中高分优秀者为“举人”。高中的“举人”可以参加全国的会试，会试高中者可以进京参加殿试，故称之为“进士”。“秀才”是做官的最基本条件，“举人”基本必定做官。由此可知，“秀才”一定是学懂“三百千”和“四书”“五经”的文人。那么，“三百千”和“四书”“五经”讲了些什么？为何对学中医有如此大的作用呢？

《三字经》开篇曰：“人之初，性本善。性相近，习相远。……三才者，天地人。三光者，日月星。……曰春夏，曰秋冬。此四时，运不穷。曰南北，曰西东。此四方，应乎中。曰水火，木金土。此五行，本乎数。十干者，甲至癸。十二支，子至亥。曰黄道，日所躔。曰赤道，当中权。……曰喜怒，曰哀惧。爱恶欲，七情俱。……酸苦甘，及辛咸。此五味，口所含。膻焦香，及腥朽。此五臭，鼻所嗅。匏土革，木石金。丝与竹，乃八音。曰平上，曰去入。此四声，宜调协。……诗书易，礼春秋。号六经，当讲求。有连山，有归藏。有周易，三易详。……”一提《三字经》，现代人熟知的就是“人之初，性本善”，但是有多少人能将“十干者，甲至癸。十二支，子至亥”背下来？有多少人能理解“日躔”与“日中权”的区别？“味”与“嗅”的区别？何谓“七情”“三易”“四声调协”？这些都是中医学者必备的常识，在古时曾为幼儿教育的内容，现在却成了大学教材。

《千字文》开篇曰：“天地玄黄，宇宙洪荒。日月盈昃，辰宿列张。寒来暑往，秋收冬藏。闰余成岁，律吕调阳。……尺璧非宝，寸阴是竞（译：尺长的美玉不能算是真正的宝贝，片刻时光才是值得珍惜的宝贝）。……节义廉退，颠沛匪亏。性静情逸，心动神疲。守真志满，逐物意移（译：气节、正义、廉洁、谦让的品德，在最穷困潦倒时也不可亏缺。心静则情绪自然安逸，心为外物所动则精神就会疲惫。守住真善本性则志向易满足，追求物欲享受则心意就会改变）。……年矢每催，曦晖朗曜。璇玑悬斡，晦魄环照。指薪修祜，永绥吉劭（注：“指”是“脂”的通假字。庄子说：“指穷于为薪，火传也，不知其尽也。”譬喻人的肉体会死亡，而人类的生命现象是延续无穷的。“祜”是福德、福禄。“福”指个人的享受能力；“禄”指支持人享受的条件。“绥”指安定、和平；“劭”指高尚、美好。译：时光催人老，日光永辉曜。北斗旋转，月光环照。修福积德，薪尽火传，子孙后代，永远平安幸福）。”《千字文》只用了一千个字就将一幅中国文化史的轮廓完整地勾勒出来，同时描绘了华夏京都及山川，论述了做人的准则及精神修养，且不乏中医倡导的“养生”内容及道理。

“四书”为《大学》《中庸》《论语》《孟子》，“五经”为《诗经》《礼记》《尚书》《春秋》《周易》，其中《春秋》多由《左传》《公羊传》《谷梁传》合刊以作解释。可以笼统地讲，“五经”偏于自然之道，“四书”偏于为人之道，或说“五经”是“四书”之本。我们前面有许多摘抄的古籍原于“五经”，如《礼记》中的《月令》《乐记》《曲礼下》等。

《诗经》中不乏对星辰及季节的描绘，如我们熟知的“七月流火，九月授衣”“子兴视夜，明星有烂”“昏以为期，明星煌煌”；“维南有箕，不可以簸扬；维北有斗，不可以挹酒浆”“蒹葭苍苍，白露为霜。……蒹葭萋萋，白露未晞。……蒹葭采采，白露未已。……”此外，《诗经》描绘了古人观测到的天文星象及日食，如：“东有启明，西有长庚”“绸缪束薪，三星在天”“十月之交，朔月辛卯。日有食之，亦孔之丑。彼月而微，此日而微”。《诗经》还最早提到“银河”概念，如《大雅·棫朴》：“卓彼云汉，为章于天。”《大雅·云汉》：“倬彼云汉，召回在天。”《毛传》曰：“云汉，天河也。”《小雅·渐渐之石》“月离于毕，伴滂沱矣”，是说月亮靠近毕星时就会大雨滂沱。《小雅·大东》“维天有汉，监亦有光。跂彼织女，终日七襄。虽则七襄，不成报章。睆彼牵牛，不以服箱”，是讲述牵牛织女星的事。但是现代学子们在没有注解的情况下，很难理解其内涵，而且这状况在明代已经开始。明末学者顾炎武《日知录·卷三十》说：“三代以上，人人皆知天文。‘七月流火’，农夫之辞也；‘三星在天’，妇人之语也；‘月离于毕’，戍卒之作也；‘龙尾伏辰’，儿童之谣也。后世文人学士，有问之而茫然不知者矣。”

《尚书》记载了从尧舜禹时代到东周历时约 1500 年的历史。《春秋》记录了从鲁隐公（前 722）到鲁哀公十四年（前 481）共 242 年的大事，其中不乏众多自然知识。如《春秋》一书中，至少记录了 37 次日食，其中 33 次与相关文献的日期完全吻合，最早的一次日全食发生在公元前 709 年（鲁桓公三年“秋七月壬辰朔，日有食之”）。《尚书》分“虞”“夏”“商”“周”四章，其中《虞书·尧典》记载：尧“乃命羲和，钦若昊天，历象日月星辰，敬授民时……期三百有六旬有六日，以闰月定四时，成岁”。《虞书·舜典》记载：舜“在璇玑玉衡，以齐七政。……协时月正日，同律度量衡”。《夏书·禹贡》述大禹治水后，以地理为径，分天下为冀、兖、青、徐、扬、荆、豫、梁、雍九州，并且分九州山脉为四列，叙九条河流水系的名称及疏导情形。《商书·洪范》记载周武王与箕子的对话，其中谈道：“五行：一曰水，二曰火，三曰木，四曰金，五曰土。水曰润下，火曰炎上，木曰曲直，金曰从革，土爰稼穑。润下作咸，炎上作苦，曲直作酸，从革作辛，稼穑作甘。”可见在古代，自然知识纳入史书由来已久。

从“四书”“五经”的论述依据来看，皆离不开“天意”。如《论语》记载尧曰：“咨！尔舜！天之历数在尔躬，允执其中。四海困穷，天禄永终。”进一步解释了“允执厥中”的意义。此外，内含诸多至今流传的警句及成语，如《礼记》云：“玉不琢，不成器；人不学，不知道”“方以类聚，物以群分”“移风易俗，天下皆宁”“君无故玉不去身，士无故不彻琴瑟。”《易经》有“自强不息”“厚德载物”“仁者见仁，智者见智”“正大光明”“穷神知化”“触类旁通”“防微杜渐”“物极必反”“殊途同归”等等。五经中也不乏养生的论述，如“富润屋，德润身，心广体胖”就出自《礼记·大学》。而“医不三世，不服其药”则出自《礼记·曲礼下》。

在学习“四书五经”的同时会涉及其他古籍如《老子》《庄字》《墨子》《管子》等，老子的《道德经》，庄子的梦蝶，墨子对宇宙、权衡及圆的定义，管子对声音及音律生成的描述等，丰富了学者们的精神世界和认识自然的能力。此外，随着时代的发展，各种相关的注解及应用体会性论述也在不断地扩大学者们的思维，清晰着诸多问题。如西汉中期戴德编著的《大戴礼记·曾子天圆》记载:“单居离问于曾子曰:‘天圆而地方者，诚有之乎？’曾子曰:‘天道曰圆，地道曰方，方曰幽而圆曰明；明者吐气者也，是故外景；幽者含气者也，是故内景，故火日外景，而金水内景，吐气者施而含气者化，是以阳施而阴化也。阳之精气曰神，阴之精气曰灵；神灵者，品物之本也，而礼乐仁义之祖也，而善否治乱所由兴作也。……圣人慎守日月之数，以察星辰之行，以序四时之顺逆，谓之历，截十二管，以索八音之上下清浊，谓之律也。律居阴而治阳，历居阳而治阴，律历迭相治也，其间不容发。’”即“天圆地方”之天圆意在神明阳之精气，地方意在幽灵阴之精气……星辰之行谓之历，八音上下谓之律，阳历阴律，“历以治时，律以候气，其致一也”。两者都是天之道数。朱载堉对律历合——有自己的看法，如《律历融通·序》说:“历有五纬、七政，律有五声、七始，故律历同一，道天之阴阳五行一气而已。有气必有数有声，历以纪数而声寓，律以宣声而数行，律与历同，流行相生。黄钟者，声气之元者乎。蕤宾、应钟是名‘中’‘和’。所以济五音，和阴阳。旋宫之律可定声气之元，周流而不穷矣。故《周髀》曰:‘冬至夏至，观律之数，听钟之音，知寒暑之极，明代序之化’，四是知律者，历之本也；历者，律之宗也。其数可相倚而不可相违，故曰‘律历融通’，此之谓也。万历九年正月吉日序。”

律历之数非人为之数，古人以“神明”和“幽灵”称之是尊重自然的心态表现，是对自然报以探索的心态表现，不过无论是“幽灵”“神鬼”还是“神明”，在民间都被赋予了众多迷信的故事内容。中医也因为古籍中常常谈到“神鬼”两字而被质疑，甚至成为“中医讲迷信”的证据。时至今日的中医学子们也还在不断讨论该问题，殊不知在中国秀才们的眼里从来就没有过与天地自然之道不相符合的东西存世。因为“四书”“五经”已经将此论述得明明白白，如《礼记·祭义》记载:“宰我曰:‘吾闻鬼神之名，而不知其所谓。’子曰:‘气也者，神之盛也；魄也者，鬼之盛也；合鬼与神，教之至也。众生必死，死必归土，此之谓鬼。骨肉毙于下，阴为野土；其气发扬于上，为昭明，焄蒿，凄怆，此百物之精也，神之着也。’”一句话概括之:“神鬼”就是精神和肉体的关系，人的精神价值高于肉体，但精神需要肉体的存在而存在。秀才们学医不会只重视肉体的健康而忽略精神的修养，这是与西医明显的不同之处。

中国古代的知识分子基本都是“四书五经”的学子，多身兼多职且以“治国平天下”为第一责任，而后才是自己喜好的科技专业。喜好是最好的老师，喜好可带领学子进入旁人难以进入的专业领地，所以不用引导驱赶，喜好者会自动进入该专业。由此可知，古时与现代教育的不同点在于普及的内容不同。古时更注重普及人文教育，专业基础知识基本纳入人文领地，在人文教育的同时，讲述天地运转、万物应时、天地人协调共处的根源及结局，这其中囊括了众多自然知识和术数之理。政府中的专业人员也是将其专业纳入服务于国家职责范围中的部分内容而已。所以，看似中国缺乏专业研究性古籍，实质中国的专业研究性论述都夹杂在人文及政论古籍中，且有理有据，有反复的实践认证，否则很难出版。也正是因此，中国的研究论述多通过“引经据典”来寻求一个可以发言的权利。随着时代的发展和学派的增多，过多的“经典”在被给予发言权的同时，也自然形成了一定的枷锁之式，如何在突破枷锁和保留数千年来古人留给我们的财富之间发展，是我们当代的任务。

中医名家无一不是“儒家”学者，易医相通，已成共识。《伤寒杂病论》作者张仲景（约 150—215）曾任长沙太守;《针灸甲乙经》的作者皇甫谧（215—282）本是史学家，故还著有《帝王世纪》《玄晏春秋》等;《抱朴子》《肘后备急方》的作者葛洪（283—363）出身江南士族，曾任将兵都尉，公元 314 年卸甲归田后，隐居深山从医炼丹;《千金要方》的作者孙思邈（约 541—682）曾被招任国子博士;《类证活人书》的作者朱肱（1050—1125）是元祐三年（1088）的进士；北宋董汲少年时考进士落第后放弃举业从事医学，元祐八年（1093）著《斑疹备急方论》，1102—1110 年间行医于开封，著《脚气治病总要》等;《本草衍义》的作者寇宗奭，在政和年间（1111—1117）任通直郎。“金元四大家”刘完素、李东垣、张从正、朱丹溪都是由儒转医，且都是半路出家，《格致余论》的作者朱丹溪（1281—1358）说:“古人以医为吾儒格物致知之一事，故特以是名书。”《本草纲目》的作者李时珍（1518—1593）考中秀才后才跟随父亲学医；清代兵部尚书，官至湖广总督的吴其濬（1789—1847）编著成《植物名实图考》。《类经》的作者张景岳（1368—1644）壮岁从戎，五十七岁解甲归隐后方潜心于医道，至七十八岁去世前，集自己的学术思想、临床各科方药针灸之大成，辑成《景岳全书》64 卷，其中的《新方八略》《新方八阵》《古方八阵》是仿兵法八阵，把治病愈疾之法分为补、和、攻、散、寒、热、固、因八阵，取用药如用兵之意。共录新方 186 方，古方 1533 方。其后的妇人、小儿、痘疹、外科古方收妇科 186 方，儿科 199 方，痘疹 173 方，外科 374 方法及砭法、灸法 12 种。张景岳在《类经图翼·医易》中说:“宾尝闻之孙真人曰：不知易，不足以言太医。每窃疑焉。以谓易之为书，在开物成务，知来藏往；而医之为道，则调元赞化，起死回生。其义似殊，其用似异。且以医有内经，何借于易？舍近求远，奚必其然？而今也年逾不惑，茅塞稍开；学到知羞，方克渐悟。乃知天地之道，以阴阳二气而造化万物；人生之理，以阴阳二气而长养百骸。易者，易也，具阴阳动静之妙；医者，意也，合阴阳消长之机。虽阴阳已备于内经，而变化莫大乎周易。故曰天人一理者，一此阴阳也；医易同原者，同此变化也。岂非医易相通，理无二致，可以医而不知易乎？……天地之合辟，即吾身之呼吸也；昼夜之潮汐，即吾身之脉息也；天之北辰为群动之本，人之一心为全体之君也。……人身小天地，真无一毫之相间矣。今夫天地之理具乎易，而身心之理独不具乎易乎？矧天地之易，外易也；身心之易，内易也。内外孰亲？天人孰近？故必求诸己而后可以求诸人，先乎内而后可以及乎外；是物理之易犹可缓，而身心之易不容忽。医之为道，身心之易也，医而不易，其何以行之哉？”正如北宋熙宁二年间（1069）林乙等在《新校正黄帝针灸甲乙经·序》中言："臣闻通天地人曰儒，通天地不同人曰技，斯医者虽曰方技，其实儒者之事乎！"

范仲淹（989—1052）曾表示"不为良相，便为良医"。中医古籍中不乏众多文人作品。如柳宗元（773—819）写了一首诗给他的朋友刘禹锡："四月将尽五月初，刮破窗纸再重糊。丈夫进京三年整，捎封信来半字无。"刘禹锡（772—842）沉吟片刻猜出了谜底依次是：半夏、防风、当归、白芷。高若讷（997—1055）著有《素问误文阙义》；史学家司马光（1019—1086）著有《医问》；沈括（1031—1095）著有《灵苑方》《沈氏良方》等；苏轼（1037—1101）著有《医药杂说》《别药性论》《问养生》《养生说》等。陆游（1125—1210）自诩"胸次岂无医国策，囊中幸有活人方"，并著有《陆氏续集验方》。《聊斋志异》作者蒲松龄（1640—1715）著有《药崇全书》《伤寒药性赋》《草木传》等。辛弃疾（1140—1207）的《满庭芳·静夜思》内含20多味中药名："云母屏开，珍珠帘闭，防风吹散沉香。离情抑郁，金缕织流黄。柏影桂枝相映，从容起、弄水银塘。连翘首，掠过半夏，凉透薄荷裳。一钩藤上月，寻常山夜，梦宿沙场。早已轻粉黛，独活空房。欲续断弦未得，乌头白、最苦参商。当归也，茱萸熟地，菊老伴花黄"。魏岘（1195—1264）是著名的水利专家，著有《四明它山水利备览》。魏岘综合他的祖父、父亲和他本人三代的医方编撰而成《魏氏家藏方》十卷，刊于1227年。魏岘在序中说："人受天地冲融之气以生，莫不予之以上马者之寿。然凫鹤之不能皆齐者，非天之降年雨殊也。七情尽于内，六淫寇其外，于是乎疾生焉。……岘自问仕以来，垂四十稔，愧无秋毫之善，足以活民。又以素弱多病，百药备尝。因摭先大父（即祖父）文节公（即宋孝宗朝右仆射兼枢密使魏杞）先人刑部所录，及岘躬试而效者，得方凡千五十有一，厘为四十一门，一十卷，集成一书，自曰《魏氏家藏》。"

《三国演义》《西游记》《红楼梦》《金瓶梅》《醒世姻缘传》《老残游记》等古典文学作品中，与医学相关的内容很多。清代医家陆以湉在《冷庐杂识》中言："《镜花缘》说部，征引浩博，所载单方，以之治病辄效。"戏曲家汤显祖借《牡丹亭》曰："牡丹亭边，常山红娘子；貌若天仙，巧遇牵牛郎于芍药亭畔，就牡丹花下一见钟情，托金银花牵线，白头翁为媒，路路通顺，择八月兰开日成婚，设芙蓉帐；结并蒂莲，合欢之久，成大腹皮矣，生大力子，有远志，持大戟，平木贼，诛草蔻，破刘寄奴，有十大功劳，当归期，封大将军之职。"用22味中药名，写出人间故事，难怪人谓"大儒乃大医"。《金瓶梅》中非常专业性地用到"暖宫丸""梅苏丸""归脾汤""百补延龄丹"等。《醒世姻缘传》记载了内、外、妇、儿各科疾病及20多首中药方剂。《老残游记》主要讲述了铃医老残在山东游历两个月中的所见所闻，其间对行医用药的描述实属自然而为。《老残游记》作者刘鹗（1857—1909）号老残，他不愿走科举道路，自研习算学、医学、天文、音律等，曾于扬州开医馆，其门人周叔献曾说："先生处方，奇正相当，每多奇效。"1903年刘鹗的《铁云藏龟》出版，是我国第一部甲骨文著录书，第一个提出了甲骨文是"殷人刀笔文字"。可见中医与中国传统文化的密切关系，真可谓骨髓与血细胞的关系，没有中国传统文化，中医则难成长壮大。四大名著中的《西游记》和《红楼梦》有别于单纯的历史演义，而是跳出人世间，细品方寸心，戏说人妖事，述道在其中。如此高超的思维空间中，怎能缺少了中医的影子。

吴承恩在《西游记》第 69 回中，借孙悟空之口对中医的四诊进行了论述："医门理法至微玄，大要心中有转旋。望闻问切四般事，缺一之时不齐全。第一望他神气色，润枯肥瘦起和眠；第二闻声清与浊，听他真语及狂言；三问病原经几日，如何饮水怎生便；四才切脉明经络，浮沉表里是何般。我不望闻并问切，今生莫想得安然。"诊毕说道："陛下左手寸脉强而紧，关脉涩而缓，尺脉芤且沉；右手寸脉浮而滑，关脉迟而结，尺脉数而牢。夫左寸强而紧者，中虚心痛也；关涩而缓者，汗出肌麻也；尺芤而沉者，小便赤而大便带血也。右手寸脉浮而滑者，内结经闭也；关迟而结者，宿食留饮也；尺数而牢者，烦满虚寒相持也。诊此贵恙是一个惊恐忧思，号为双鸟失群之证。"随后在选药组方时，孙悟空选了大黄，沙僧认为患者已经病了三年，体已虚弱，不能用峻下之品大黄。孙悟空以"尺数而牢者，烦满虚寒相持也"断定可用。因"右尺部候大肠"(《医宗金鉴》)，此乃大肠中有烦热虚寒相凝滞，大黄"荡肚中凝滞之寒热"。细细品味，不懂中医药者何能如此连贯地诊断、组方。

有统计显示，《红楼梦》中描写病例 114 例，中医病案 13 个，方剂 45 个，中药 127 种，涉及内、外、妇、儿、五官、精神各科。如第十回里，张太医诊秦可卿："看得尊夫人这脉息：左寸沉数，左关沉伏，右寸细而无力，右关虚而无神。其左寸沉数者，乃心气虚而生火；左关沉伏者，乃肝家气滞血亏。右寸细而无力者，乃肺经气分太虚；右关虚而无神者，乃脾土被肝木克制。心气虚而生火者，应现经期不调，夜间不寐。肝家血亏气滞者，必然肋下疼胀，月信过期，心中发热。肺经气分太虚者，头目不时眩晕，寅卯间必然自汗，如坐舟中。脾土被肝木克制者，必然不思饮食，精神倦怠，四肢酸软。据我看这脉息，应当有这些症候才对。或以这个脉为喜脉，则小弟不敢从其教也。"于是写了方子，上写的是"益气养荣补脾和肝汤"：人参二钱，白术二钱（土炒），云苓三钱，熟地四钱，归身二钱（酒洗），白芍二钱，川芎钱半，黄芪三钱，香附米二钱（制），醋柴胡八分，怀山药二钱（炒），真阿胶二钱（蛤粉炒），延胡索钱半（酒炒），炙甘草八分。药引用建莲子七粒去心、红枣二枚。如此有理有据地诊断、立法、选方、用药，就今天的专业中医师也不得不佩服其对中医药理论的准确应用，这绝非外行可做到的。

上述内容说明，在中国传统文化中虽然没有专业的中医内容，但不缺少从自然中提炼出来的、符合万物"和平共处""生生不息"，以及如何"克己复礼""求大同，存小异"地适应整体平衡协调等理论基础。并且这些理论基础并非是单纯的说教，而是具有明确的"定数"的变化和"阴阳五行"相互作用规律的。因为这些理论基础源于自然的律历变化规律，所以只要日月星辰没变、音律没变，这些理论的实用价值就不会变。

第三节 中国数术在"道"中

思维方式影响着人的精神趋向和实践行为，传统的文化氛围影响着一个民族的思维方式和行为规范。中国传统文化启于天文历数，因此中国传统文化是带着自然基因而出世的，中国传统文化中的“数”，实质是人们捕捉自然现象的工具，是自然之“道数”。当将这些“道数”及产生的过程应用于人间琐事后，“道数”方可以独立的“数”来说事。但是，当遇到“数”难以说清问题时，必由“道”来解脱。这既是中国的文化，也是中国的天文、数学、工技等专业理论可发展的依托基础。医学几乎囊括了数、理、化各个方面，很难单纯以“数”来解决问题，所以学中医既要会“数”也要懂“道”，要清楚中国“道数”的特点。虽然说中国传统数学的特点是“寓理于算”，但是如果只关注“理”而忽略了“算”，其结果会将“理”想偏了。

中国数学在元朝之前一直处于世界领先地位，并且中国数学起步于方圆迭代的$\sqrt{2}$。$\sqrt{2}$在中国从未冠以“无理数”，因为它源于“天光”在地上的“投影”，据此投影来计算天地关系用的是勾股定理和 π 值。从数学起源的角度讲，中国数学的基因是“天道”与“地影”的结合体，这个结合体的优势在于将天地运行的多维空间规律划入世间万物行动的“域”范围，而原始数值却如此简单，可谓“大道至简”。我们可以先从“天时”“测地”两方面的取值来简单看一下中国传统文化的特点。

中国的“天时”取自宇宙星空，并非仅取太阳之时，因此在计算时不仅要将太阳、月亮及各星宿中的代表合计在内，还要将“岁差”包括在内，众多的不确定之数的计算，不得不采用被现代数学归为高等数学范围内的“模余算法”。该算法很早就被中国使用，虽然典型的实例出现于公元 4 世纪的《孙子算经》一书：“今有物，不知其数，三三数之剩二，五五数之剩三，七七数之剩二，问物几何？”但此思路早已存在于《周易》揲蓍求卦中，甚至民间“韩信点兵”等故事中都有体现。所以秦九韶（1208—1261）在著《数书九章》（1247 年成书）时，将其定名为“大衍总数术”和“大衍求一术”，他说：“圣有大衍，微寓于《易》。”“大衍求一术”算法被国际数学界称为“中国剩余定理”，证明了中国数学在此方面的领先地位。不过中国数学史界认为其应叫作“孙子定理”。

“中国剩余定理”是学习数论及近代数学的基础，从此角度可以说，中国传统文化赋予中国数学从一开始就跻身于多维时空的结构中。中国的“测地”取自“浑天”和“赤道”。中国自古就独特地采用了被现代认为“是世界上最精确最先进的天文坐标系”——赤道坐标系。赤道坐标系是一种天球坐标系，天球坐标系的极点是地球南北极延长线至天空穹隆顶点，对于北半球来讲，其坐标系的极点就是北天极。故《吕氏春秋》云：“极星与天俱游而天极不移。”因为地球的自转形态像个大陀螺，旋转起来时，其贯穿南北极的中心轴在天空穹隆上的点并非固定不变，而是“进动”性地划圆，造成天空穹隆上的点与地球南北极的点连线呈现圆锥形，天空穹隆上的点的连线为圆锥形体的底，所以赤道坐标系的极点是在一定区域内而非固定不变，此现象在天文学上称为“岁差”。“岁差”一词是晋代天文学家虞喜（281—356）提出的，其云“尧时冬至日短星昴，今二千七百余年，乃东壁中，则知每岁渐差之所至”，即他在冬至日观测天空穹隆上恒星的位置发现“岁差”。由于岁差的存在，北极点并不固定在明亮的北极星上，而是以 25800 年为周期，以黄道和赤道的交角的角度（23°26'21"）为半径的圆，凡是在这个圆附近的星星都有可能成为某一时代的北极星。吴承恩借孙悟空的口在《西游记·第七回》中说“皇帝轮流做，明年到我家”，就是这个意思。中国传统天文学将星空划分成紫微垣、太微垣、天市垣三垣及二十八星宿，其中紫微垣几乎囊括了所有可能成为北极星的恒星。

选择赤道坐标系来观测天地，充分说明中国自古就是动态的宇宙观，传统的中国天文学将地球视为“太虚之中一物尔”，地球公转与自转共存，根本不存在什么“地心说”“日心说”。如《易经》说：“天地以顺动。”战国时的《列子·天瑞篇》说：“运转靡已，大地密移，畴觉之哉！”西汉时期的《尚书纬·考灵曜》说：“地恒动不止，而人不知，譬如人在大舟中，闭牖而坐，舟行不自觉也。”这已经非常形象地解释了地球是恒动不止的，就连《黄帝内经·素问·五运行大论》中都记载：“帝曰：地之为下否乎？岐伯曰：地为人之下，太虚之中者也。帝曰：凭乎？岐伯曰：大气举之也。”说明最晚至公元前数百年，中国人已经熟知地球是由大气举着旋转于太虚宇宙之中，并且很早就知道地轴是倾斜的，如战国时期的赵国人慎到在《慎子》中云：“天形如弹丸，其势斜倚。”

有人认为中国传统的天文学是“天圆地方”的“盖天说”，这是片面的观点，中国传统的天文学是“盖天”“浑天”“宣夜”三者综合学说，只是因为“盖天说”更适宜实际中的计算，且被《周髀》更多地借用以利于计算而已。如《周髀算经》云：“方属地，圆属天，天圆地方。方数为典，以方出圆。”“典”甲骨文字形是双手捧着竹简的样子，本义是指据有典范价值的重要文献。“方数”不是单纯的平面四方形之数，立方体的数也是“方数”，应该说，凡以直角得来的皆为“方数”。所以“方数为典，以方出圆”的意思是依据勾股测绘来的数为依据，求出不能测的天圆。《吕氏春秋·圆道》说：“何以说天道之圆也？精气一上一下，圆周复杂，无所稽留，故曰天道圆。何以说地道之方也？万物殊类殊形，皆有分职，不能相为，故曰地道方。”很明确地说，“圆”是因天体似气无形且周旋无端，“方”是因地上万物有形且各执特性。换言之，圆似神无形而不得知，方似物有形可测知。东汉时期的赵爽在注《周髀算经》时说：“物有圆方，数有奇偶。天动为圆，其数奇；地静为方，其数偶。此配阴阳之义，非实天地之体也。天不可穷而见，地不可尽而观，岂能定其方圆乎？”《淮南子·主术训》说：“智欲圆者，环复运转，始终无端，旁流四达，渊泉而不竭，万流并兴，莫不响应也。行欲方者，穷不易燥，通不肆志。”即思维可以如天道“旁流四达，渊泉而不竭”，行动则必须有理有节，“直立而不挠，素白而不污”。由此也可以看到中国传统文化更多的是源于自然之道。“天圆地方”一词，既是天文观测制图的原则，也是自然之度数与几何统一为人所用的“典范”。

东汉张衡发明了浑天仪、地动仪等，他在《浑仪注》中说：“浑天如鸡子，天体圆如弹丸，地如鸡子中黄，孤居于内。天大而地小，天表里有水。天之包地，犹壳之裹黄。天地各乘气而立，载水而浮。周天三百六十五度四分度之一，又中分之，则一百八十二度八分之五覆地上，一百八十二度八分之五绕地下。故二十八宿半见半隐。其两端谓之南北极。北极乃天之中也。在正北，出地上三十六度。然则北极上规径七十二度，常见不隐。南极天地之中也，在正南，入地三十六度。南规七十二度常伏不见。两极相去一百八十二度强半。天转如车毂之运也，周旋无端，其形浑浑，故曰浑天。”浑天说以天数为 365.25 为周天的圆度，以与地球赤道相平行的二十八星宿为天赤道的标线，将其等分为十二份以计时。张衡据此制作了浑天仪。浑天仪中央是一个可以转动的空心铜球，一根铁轴贯穿球心，两端象征北极和南极。铜球外表刻有二十八星宿及和其他恒星，球体的外面套装着几个铜圈，代表地平圈、子午圈、黄道圈、赤道圈，赤道和黄道上刻有二十四节气。此后浑天仪就成为历朝历代天文观测机构的标准配置，说明中国的天文学是以圆形的宇宙星空及地球为基础进行研究。正如东汉的蔡邕说：“言天体者有三家：一曰周髀，二曰宣夜，三曰浑天。宣夜之说绝，无师法。周髀术数俱存，考验天状，多所违失，故史官不用。惟浑天，近得其情，今史官所用候台铜仪，则其法也。”

虽说“周髀……史官不用”，但实际上，史官虽然不用其形，但却保留了其术的应用，这就是中国传统文化独有的特色——“留白”，为“道”留出神往之白。这也是被后人所言“谦谦君子”之“谦”的真正含义。宣夜之说最佳，但无形又无术；用浑天之形不错，可惜没有术；周髀的术可行，但其形不全面，这好似三元一次方程，但只有两个系数，怎么解？“道”“理”结合且“留白”，将“术”视为工具，故选用浑天之形、用周髀其术、留宣夜之思，使问题迎刃而解。所以我们可以看到古籍中留有大量的“元炁”“炁化”“一炁生万物”以论宣夜，混沌开天”以论浑天，“天圆地方”以论周髀等。中国传统意义的留白，既以术实现了对神往的探究，又保留了人的神往之力，造就了中国文化的根本理念——从“道”中求“理”，用“理”来寻找应该走的“道”。

中国的数学从何时开始，我们已经无从谈起，但考古及古籍告诉我们，在尧的时候已经有了非常全面的天文观测系统，在大禹治水时已经使用了“左规矩，右准绳”（《史记·夏本纪》）。公元前 11 世纪商高告诉周公：“若求邪至日者，以日下为勾，日高为股，勾股各自乘，并而开方除之，得邪至日。”后商高给出了证明过程：“数之法出于圆方，圆出于方，方出于矩，矩出于九九八十一。故折矩，以为句广三，股修四，径隅五。既方之，外半其一矩。环而共盘，得成三四五。两矩共长二十有五，是谓积矩”（《周髀算经》）。方圆、勾股及音律的倍数现象，是天地之“纹”的自然之“方数”（乘方、开方）。在我们的祖先揭开了“方数”自然之态的时代，对其中关键名词给予了明确定义，如“平，同高也”“圜，一中同长也”“方，柱隅四讙”“倍，为二也”“端，体之无序而最前者也”（《墨经》）。同时，一些“抽象的数学概念”也涌现出来，如“穷，或有前不容尺也”（《墨经》）；“至大无外，谓之大一；至小无内，谓之小一”“夫道，于大不终，于小不遗，故万物备”（《庄子》）。毫不夸张地讲，无穷的“微积分”、归类的“群”、抽象的“模余数学”及“幻方”等，这些被现代人视为的“高等数学”皆源于我们中国自己。

中国的天文学推动着中国数学的发展，中国的数学推动了中国人思维的活动。

一、中国数学的特性

数字是个抽象的东西，只有人可以运用它。由数字组成的数学无疑是一种人的思维模式。源于人思维的数学，是对生活实践的抽象总结、提炼及研究，其过程和结果必将反哺于生它育它的思维，同时将其特性传递下去。那么，中国的数学的特性是什么呢？

1. 归类虽然十八变，数道本一无二论

当中国人“近取于身”地知道了 1 至 10 的数字后，在感悟昼夜、冬夏、男女、上下、前后时，天地、内外、奇偶之数也随之而来；而当以“方圆”示天地、以“阴阳”来归类时，就进入了抽象思维，抽象思维在数学上表现的雏形就是“正数与负数”。

如《九章算术·方程章》记载:“牛三正，羊九负……”并明确指出“卖”出而收的钱为“正”,“买”入而付的钱为“负”;“余钱”为“正”,“不足钱”为“负”; 加入谷子为“益实”、为“正”，减少谷子为“损实”、为“负”等。并且在“正负术”中指出了正负数的加减法则。刘徽《九章算术注》云:“两数得失相反，要令正负以名之。”并说:“正算赤，负数黑，否则以邪正为异。”即用赤筹表正、黑筹表负，或者用正四棱形筹和三棱形筹来表示正负数，以示区别。《梦溪笔谈》卷八也说:“算法用赤筹、黑筹，以别正负之数。”元代朱世杰的《算学启蒙》(刊于 1299 年)中记载:“同名相乘为正，异名相乘为负”,“同名相除所得为正，异名相除所得为负。”中国数学靠不断“分类”的原始思维，逐渐走入“归属”思维，进而对“属性”及“属性”的衍意进行扩展，最终在数学界首先确立了“大衍术”。如大家熟知的《周易》策筮，其策筮起步本身就是建立“天地衍数”的过程。

用筹策卜算称为筮，其过程是：定筹总数、给筹分类、算筹数。一般讲，1 ～ 10 内的奇数之和是 25、偶数之和是 30、奇偶相加再减去 5，为定筹总数 50。在民间，绝大多数人附和了上述说法，即使有人心中不服也凑合随着了。这真是用迷信来彻底抹黑了策筮。这个数的得来依据是“天圆地方”，地边长为 5 时，其对角线是 49，即 7 的平方，则 7 是外接圆的直径。下一步 49–1 后(1 代表人世间)，随意分两堆，每堆分别以 4 为模来求余数，因为 48 除 4 应无余，但随意分后必有余，且两堆余数之和非 4 即 8，余数加上刚抽掉的 1，其整体余数不是 5 就是 9。这就是一个“模余数学”游戏。中国许多类似的寓教于乐的好东西，被如此有意无意地给阉割了。好在中国从不缺乏明白人，“中国剩余定理”还有一个“大衍求一术”之名没丢。

从归类的角度看，濮阳大墓已经有了四方星宿、北斗七星等的实际位置归类；唐尧观象台的石柱与其间隙之间关系作用，证明那时已经有了实际操作抽象的阴阳五行归类手段；当八卦六爻、天干地支一类的抽象思维衍生至以“天干地支”及六十四卦来进行各种测算时，“抽象数学”的雏形已经确立。归类虽源于原始的、无意识的、简单地对不同与相同的分辨，但当赋予了天地阴阳变化之数后，长成了“盈不足术”(设元求解)和“均输术”(税收中的连锁比例)，被《孙子算经》收编到“物不知数”“韩信点兵”等题中，同时它还被应用于《易》的卦爻卜筮活动中，成为“大衍筮法”; 并且，它在中国特有的矩阵式“筹算”鼓动下，在十三世纪中期以“大衍术”(模余数学)的形式亮相。当归类的概念与“至大无外，至小无内”的无穷之“道”相撞击，直接将中国数学推向了无穷且有数、混沌且分形、多维且归类的境界。

归类虽然十八变，但并没瞒过秦九韶。秦九韶在著《数书九章》时，将“大衍术”放在了第一位。因为秦九韶视它为“道”的化身，具有较强的概括性，如秦九韶把“问数”(非两两互素的模数)分为四类——“元数”(整数)、“收数”(小数)、“通数”(分数)、“复数”(10 的倍数)，将其中的“收数”和“通数”都化成“元”后再进一步解题，他用这种方法解决了二次方程 20 个、三次方程 1 个、四次方程 4 个，还用勾股差率列出了 1 个十次方程。在解题过程中，首创用上下错位置筹来表示小数，并且第一次用此法表示无理根的近似值。“大衍术”及“高次代数方程”的解法至今仍被广泛使用，对近代抽象代数学影响很大，在计算机编程密码设计上尤其重要，在世界数学史上占有超前的地位。虽然说"抽象数学"属于现代数学，但不得不承认其实质是源于中国的原始思维基因之一。有关此方面的论述，当数秦九韶在《数书九章·序》中，从历史角度给予了"数道本一非二"之说。让我们在此拜读一下。

"周教六艺，数实成之（译：周代已有礼、乐、射、御、书、数的"六艺"教育内容，数学已经是其中之一）。学士大夫，所从来尚矣（译：历来被学士大夫所崇尚）。其用本太虚生一，而周流无穷，大则可以通神明，顺性命；小则可以经世务，类万物，讵容以浅近窥哉（译：难道可容肤浅无深度的眼来窥视数学吗）？若昔推策以迎日，定律而知气。髀矩浚川，土圭度晷。天地之大，囿焉而不能外，况其间总总者乎（译：地之大尚不能将数学置于外，况且世间林林总总的事物能离开数学吗）？爰自河图、洛书，闿发秘奥，八卦、九畴，错综精微；极而至于大衍、皇极之用。而人事之变无不该，鬼神之情莫能隐矣（译：数学可揭示各种人间杂事，自然的物质变化也难以隐匿）。圣人神之，言而遗其粗，常人昧之，由而莫之觉（译：古代圣贤很高明，以粗浅之言释其精；常人无此悟性，故难明其奥秘）。要其归，则数与道非二本也（译：究其源，"数"与"道"本质一致，非二也）。汉去古未远，有张苍、许商、乘马延年、耿寿昌、郑玄、张衡、刘洪之伦，或明天道，而法传于后；或计功策，而效验于时。后世学者自高，鄙不之讲，此学殆绝，惟治历畴人，能为乘除，而弗通于开方衍变。若官府会事，则府史一二系之。算家位置，素所不识，上之人亦委而听焉。持算者惟若人，则鄙之也宜矣。呜呼！乐有制氏，仅记铿锵，而谓与天地同和者止于是，可乎？今数术之书，尚三十余家。天象历度，谓之缀术；太乙、壬、甲，谓之三式，皆曰内算，言其秘也（译：内算保密不外传）。九章所载，即周官九数，系于方圆者为蚩术，皆曰外算，对内而言也。其用相通，不可岐二（译：内算与外算彼此相通，不应视为相异二法）。独大衍法不载九章，未有能推之者，历家演法颇用之，以为方程者误也（译：历算家在制定历法时频繁应用大衍术，若以为是方程术就错了）。且天下之事多矣，古之人先事而计，计定而行（译：古人解题之前先策划、定方法程序，后按计定程序行动）。仰观俯察，人谋鬼谋，无所不用其谨，是以不愆于成（译：成果不被埋没），载籍章章可覆也。后世兴事造始，鲜能考度，浸浸乎天纪人事肴殳缺矣。可不求其故哉？九韶愚陋，不闲于艺。然早岁侍亲中都，因得访习于太史（译：访学于国家天文台的历算家），又尝从隐君子受数学。际时狄患，历岁遥塞，不自意全于矢石间。尝险罹忧，荏苒十祀，心槁气落，信知夫物莫不有数也。乃肆意其间，旁诹方能，探索杳渺，粗若有得焉。所谓通神明，顺性命，固肤末于见；若其小者，窃尝设为问答，以拟于用。积多而惜其弃，因取八十一题，厘为九类，立术具草，间以图发之。恐或可备博学多识君子之余观，曲艺可遂也。原进之于道，倘曰艺成而下，是惟畴人府史流也，乌足尽天下之用，亦无瞢焉（译：原想将数学提升至"道"的高度，实在难以做到。若不是因为有人认为这些数学内容不过是历算家们流传下来的东西，不足以解决天下之事，该书也不会黯然失色）。时淳祐七年九月鲁郡秦九韶叙。"

在此需要清楚的是，这些皆是从公元前中国算学窥“道”的角度扩展而来，不可低估了我们祖先悟“道”的能力和“筹算”开智的作用。中国天文历算家们从开始就没有用线性的眼观看世界。人们对从平面得来的精确数值推崇备至，殊不知在古代智圣者们的眼里，空间三角形的内角和本就不是180°；10个数字原本就可以分为奇偶两类，或以生五、成五分为两类；“天圆地方”可以“三参二地”来取值，理应可以扩充为七衡六间、十干十二支；六十四爻八个卦，衍得五百一十二，也可衍成三五七、二八十，留下九六做根基。

“数”如玻璃球在中国智者的手中任意地摆弄，不过他们摆弄的目的是想通过这玻璃球求出自然之“道”，因为“数与道非二本”，这些“数”的玻璃球可以通过光波将“道”捕捉。难怪当卷帘大将沙僧将承玻璃球的“玻璃盏打碎”时，玉帝气得将他发配到凡间的流沙河，让他老老实实地见证一下，没有“数”的凡间是多么地不容易，让他通过淘硅来补偿过失。

2. 方圆形套数、勾股量天地

公元1世纪初，东汉末至三国时代的数学家赵爽在《勾股圆方图注》中创制了一幅“勾股圆方图”，用形数结合的方法，详细证明了勾股定理。随后三国时期的刘徽在注释《九章算术》时，也使用了形数结合的方法，以勾股定理下的直角三角形的图形为例，通过先分割再组合的方法，证明了数字计算可以保持图形的面积或体积的总和不变，并将此方法概括为“出入相补原理”，促进了代数几何的发展。可惜刘徽的原图已失传，只留下一段文字：“勾自乘为朱方，股自乘为青方，令出入相补，各从其类，因就其余不动也，合成弦方之幂，开方除之，即弦也。”

刘徽利用勾股定理分拆天圆地方，在不断寻求形与数密切关系的同时，策定出一系列有效的方程，《九章算术注》记载了已知面积求正方形边长，已知体积求立方体棱长，已知圆面积求圆直径，已知球体积求球直径等。如《九章算术注·商功》“阳马”一题：将一块长方体斜分成相同的两块“堑堵”（一侧斜面体），再将一堑堵从其上单边的一角斜切到相对的底面一边，此时的两块，一为据有整个底面的“阳马”，一为没有底面的“鳖臑”，阳马比鳖臑为2∶1，所以阳马的体积是原长方体的1/3（原文：邪解立方得两堑堵，邪解堑堵，其一为阳马，一为鳖臑，阳马居二，鳖臑居一，合两成一阳马，合三阳马而成一立方，故三而一）。再将阳马和鳖臑沿各自上下、左右的中点平切，则得1个小立方体、2个小阳马、2个小鳖臑、4个小堑堵，大与小的体积比率仍然保持2∶1不变（原文：不易之率也）。刘徽说，如此不断分割下去，将是“至细曰微，微则无形。由是言之，安取余哉。数而求穷之者，谓以情推，不用筹算”。“微则无形”则不能以“筹算”来得结果，而要“以情推”，其情当是“一尺之棰，日取其半，万世不竭”（《庄子·天下篇》）。“万世不竭”岂不就是“无穷小数”。毫不夸张地讲，我国1世纪时期的数学不仅有了图文、术数并茂的方程，而且已经内含了西方16世纪时期产生的“微积分”所必须具备的方法手段。对于这些数学成果的由来，刘徽在《九章算术·序》中说：“昔在庖犠氏始画八卦，以通神明之德，以类万物之情，作九九之数，以合六爻之变（译：作九九八十一之数以配合六爻之变化）。暨于黄帝神而化之，引而伸之，于是建历纪，协律吕，用稽道原（稽即考核、计数），然后两仪四象精微之气可得而效焉。记称隶首作数（译：隶首是黄帝的史官），其详未之闻也（译：但我未听到过其细节）。按周公制礼而有九数，九数之流，则《九章》是矣（译：九数发展成为《九章算术》）。往者暴秦焚书，经术散坏。自时厥后，汉北平侯张苍、大司农中丞耿寿昌皆以善算命世（译：擅长算术而闻名于世）。苍等因旧文之遗残，各称删补，故校其目则与古或异，而所论者多近语也。徽幼习《九章》，长再详览。观阴阳之割裂，总算术之根源，探赜之暇（译：探究其奥妙），遂悟其意。是以敢竭顽鲁，采其所见，为之作注。事类相推，各有攸归，故枝条虽分而同本于知，发其一端而已。又所析理以辞，解体用图，庶亦约而能周，通而不黩，览之者思过半矣。且算在六艺，古者以宾兴贤能，教习国子；虽曰九数，其能穷纤入微，探测无方（译：探测到无穷无尽）；至于以法相传，亦犹规矩度量可得而共，非特难为也。当今好之者寡（译：当今好算术的人很少），故世虽多通才达学，而未必能综于此耳。《周官・大司徒》职，夏至日中立八尺之表。其景尺有五寸，谓之地中。说云，南戴日下万五千里。夫云尔者，以术推之，皆端旁互见，无有超邈若斯之类（译：皆于近处设参照物，没有相隔那么远的）。然则苍等为术犹未足以博尽群数也（译：尚未能穷尽众多之数术）。徽寻九数有重差之名，原其指趣乃所以施于此也（译：重差术的本意就在于解决此类问题）。凡望极高、测绝深而兼知其远者必用重差、句股，则必以重差为率，故曰重差也。立两表于洛阳之城，令高八尺，南北各尽平地（译：在同一水平面）。同日度其正中之时。以景差为法（译：两表影之差值为除数），表高乘表间为实（译：表高乘表间距离为被除数），实如法而一。所得加表高，即日去地也（译：其商加表高即太阳距地面的高度）。以南表之景乘表间为实，实如法而一，即为从南表至南戴日下也（译：南表到太阳直射处的距离）。以南戴日下及日去地为句、股，为之求弦，即日去人也（译：分别以南表到太阳直射处的距离和太阳到地面的距离作为勾、股，所得的弦是太阳到人的距离）。以径寸之筒南望日，日满筒空，则定筒之长短以为股率，以筒径为句率，日去人之数为大股，大股之句即日径也（译：大股对应的大勾就是太阳的直径）。虽夫圆穹之象犹曰可度，又况泰山之高与江海之广哉。徽以为今之史籍且略举天地之物，考论厥数，载之于志，以阐世术之美，辄造《重差》，并为注解，以究古人之意，缀于句股之下。度高者重表，测深者累矩，孤离者三望（译：对孤立的观测物须要设三点而观测），离而又旁求者四望。触类而长之，则虽幽遐诡伏，靡所不入，博物君子，详而览焉。"

3. 割圆切出精确 π、幂势拆合微积分

赵爽（约 182—250）在《周髀算经注》中说："术曰：径自相乘，三之，四而一。"意思是：圆的面积 S= 圆的直径自乘 D^2，再乘以 3，除以 4。即 $S=3\times D^2/4$。这是中国古代算数沿用《周髀算经》"周三径一"的"圆周率"计算圆面积的实例。若将"圆周率"改成 π，则 $S=\pi D^2/4$，再以半径 R 代替直径 D，则 $S=\pi D^2/4=\pi(2R)^2/4=\pi R^2$。$S=\pi R^2$ 这不就是圆面积公式吗？没错，就是"圆面积公式"。我国在公元初就有"圆面积公式"了，只是那时的 π=3，若要 π 值精确到小数点后面 2 位数时要等 30 多年，π

值精确到小数点后面7位数时要等近200年。

《九章算术》中虽有分数通分的方法，但没有形成完整的理论。刘徽在注《九章算术》时曰："凡母互乘子谓之齐，群母相乘谓之同。同者，相与通同，共一母也；齐者，子与母齐，势不可失本数也。方以类聚，物以群分。……乘以散之，约以聚之，齐同以通之，此其算之纲纪乎？"后被称为"齐同术"，即现代的"通分术"。"同"指求公分母，"齐"指分子依倍找齐，以保证形变值不变。刘徽又说："凡率错互不通者，皆积齐同而用之。"所谓"率"就是一对分子和分母。当"率"与"无穷"相伴走到刘徽面前时，一个完整的"割圆术"就在刘徽的手中形成了。他从直径为2尺的圆内接六边形开始割圆，每次边数倍增，割到192边形的面积，得到 π=157/50=3.14，割到3072边形的面积，得到 π=3.1416。他注《九章算术·圆田术》时论证了如何通过"割圆术"求圆面积及"圆周率"，并且说"割之弥细，所失弥少，割之又割，以至于不可割，则与圆周合体而无所失矣"。

虽然有了较精确的"圆周率"，但刘徽仍然没能求出满意的"球形体积"。《周髀算经》曰："周三径一。"《九章算术》据此给出了"开立圆术"，即已知球体体积，求球直径的方法："置积尺数，以十六乘之，九而一，所得开立方除之，即丸径"（"丸"即球体）。刘徽在注《九章算术》时对此有了看法："以周三径一为圆率，则圆幂伤少；令圆困为方率，则丸积伤多。互相通补，是以九与十六之率，偶与实相近，而丸犹伤多耳。"为了得到一个满意的答案，刘徽想出了一个能求出球体体积的模型："取立方棋八枚，皆令立方一寸，积之为立方二寸。规之为圆困，径二寸，高二寸。又复横规之，则其形有似牟合方盖矣。八棋皆似阳马，圆然也。按合盖者，方率也。丸其中，即圆率也。"他希望通过求"牟合方盖"将"球体"准确数值证实出。结果"观立方之内，合盖之外，虽衰杀有渐，而多少不掩。判合总结，方圆相缠，浓纤诡互，不可等正。欲陋形措意，惧失正理。敢不阙疑，以俟能言者"。他把希望寄托于贤能之士，可这贤能之士在刘徽后两百多年才出现。

公元429年左右，西晋时期的祖冲之父子俩继刘徽的"割圆术"之后，将传统的"周三径一"割至其密率值在3.1415926（朒数）与3.1415927（盈数）之间，此值领先世界一千多年。祖冲之的儿子祖暅在先进的 π 簇拥下，拉着《九章算术》中的"会圆术"（由弦求弧）和刘徽的"阳马术"，开始与刘徽的"牟合方盖术"交手开打。最后祖暅赢了，求出了正确的球体积公式，得出"幂势相同，则积不容异"的结论。"幂"是截面积，"势"是立体的高，此结论的意思是：两个同高的立体，如在等高处的截面积相等，则体积相等。这个结论产生的背景过程，是以求"量的连续性"为目的，探究图形与数值之间存在的比率互应关系，用这个隐秘的比率关系，将那些被分割成无穷的小碎片再捏合成整体。该背景对微积分的建立，无论思路还是方法都有重要影响。

一千三百多年后的公元1845年，清朝李善兰在《方圆阐释》一书中，以与"垛积"相似的尖锥为模型，沿用了"势"即是高，"幂"即是面积的理论，利用"开立圆术"的方法进行体积计算，建立了"尖锥术"。"尖锥术"的理论相当于简单形式的积分学，李善兰指出，体积是由面积积迭而成，面积是由线段积迭而成。体积可变为面积，面积可变为线段。此话从任何角度讲都应是"微积分"的身份证。

"微积分"在没有身份证的时候就被宫廷的授时官们"收养"了。隋代刘焯使用二次差内插法来计算日、月等各种非均速的天体运动。唐代李淳风（602—670）首先将二次内插法引入到漏刻计算中；张遂（673—727，法名一行）在制《大衍历》时有意识地应用了三次差内插法近似公式。虽然那时的天文家们已经迫切想用三次差内插法替代不精确的二次差内插法，但关于三次差内插公式却一直没有找到，只能用一些近似值来代替。元代与郭守敬同朝的王恂，在任太史令期间分管天文推算工作，在作《授时历》时，采用"弧矢割圆术"及"会圆术"，将各种球面上的弧段投射到某个平面上，利用传统的勾股公式，求解这些投影线段之间的关系，建立了三次差内插公式，并命名为"招差法"，解决了这个三百多年未能解决的难题。随后朱世杰在其所著《四元玉鉴》中又给出了"四次招差术"（四元高次多项式方程）和"垛积法"（高阶等差级数术）。这些构成了"微积分"身份证上的数码。

4. 历律引来小数闹，中华开 2 是天道

日历、月历、音律永远是拖着尾巴不成整数地来到人间，并且以开 2（$\sqrt{2}$）的形式第一时间唤醒中国人。所以分数、小数及无理数对于中国人来说，从未陌生过，可以说它们的呈现比负数还早，如《左传》记载春秋时郑国的国君庄公封其弟弟京邑时，大夫祭仲谈到制邑城墙的原则："大都，不过参国之一；中，五之一；小，九之一"，即最大的城邑之墙不能超过国都的三分之一，中等的不得超过它的五分之一，小的不能超过它的九分之一。刘徽在计算圆周率时用到了尺、寸、分、厘、毫、秒、忽等 7 个单位，对于忽以下的更小的单位未再命名而统称为"微数"，应该说这是"小数"概念的雏形。杨辉的《日用算法》中载有斤两换算的口诀："一求，隔位六二五；二求，退位一二五"。当时 1 斤 =16 两，所以"一求，隔位六二五"，即 1/16 ＝ 0.0625；"二求，退位一二五"即 2/16 ＝ 0.125。这里的"隔位""退位"已含有表示"小数点"的意思。秦九韶则是以"算筹"的上下错位置放来区别整数与小数，即将小数的"算筹"降低一格来置放。从此使小数的书写从"文字"转化到"形态"。不过"小数"的称呼，从"微数"改为"小数"，等候了一千年，直到 13 世纪，由元朝的朱世杰首次以"小数"称呼之。

刘徽注《九章算术》，在谈到开方术时说："微数无名者以为分子，其一退以十为母，其再退以百为母。退之弥下，其分弥细""若开之不尽者，为不可开，当以面命之。"这个"面"指被开方数之面，相当于今天所谓"方根"，"方根"自然包含现代所说的"无理数"。所谓"无理数"就是不能写成两整数之比的数，是无限不循环小数。"无理数"产生的根本原因，有线性的原因，也有非线性的原因，所以《墨子》所说的"穷，或有前不容尺也"具有狭义与特义之别。狭义是指线性的，特义是因空间的波节的错位造成的，是方圆连接的点位，如$\sqrt{2}$、π 等。无论狭义、特义，它们都是自然地、不以人的意识为转移的现象。刘徽还说："令不加借算而命分，则常微小；其加借算而命分，则又微多。其数不可得而定。"可见刘徽已经认识到无理数难以求尽，且不能写成两个整数之比。

在我们的祖先将圭表立起来招"数"时，第一批从自然界跑来与人亲近的"数"中就有$\sqrt{2}$。中国人不明白，如此可爱、神圣的“数”为何成了“无理数”？这不就是自强不息、旋转不止的运动之神在地平面上的投影吗。此神坦诚地、毫无修饰、亲密无间地拥抱了这个方圆的水平面，如此欢天喜地的景象，怎么就成了“无理”呢？！

中国人通过“远取诸物，近取诸身”地来看世间，发现无论是日月的周转，还是音律的旋宫，以及万物繁殖的“生生之育”等，皆好以$\sqrt{2}$或倍数出现，它们极力地向空间扩散，而非直线地排队延伸。人可以通过测定某“面”来确定它的立足，所以给予“面”之称。“面”，无论从“来源”“景象”讲，还是从计算原理上讲，都有一定道理。

这个“面”涉及的范围和空间太大了，中国人不得不以“天圆地方”来概括之。如此千年不老、玄而又玄、美妙的“面数”却被冠以“无理数”，太不可思议了。

5. 盈不足元方程组，方程原本是矩阵

被换名而丢掉原身份的中国数学概念不指“面”一个，还有“方程”等。《九章算术》第七章的题目是“盈不足术”，第八章的题目是“方程术”。两者在现代的冠名台上，出现了“张冠李戴”，甚至张无冠戴的结局。

《九章算术》“方程”一章的数学题中，不乏涉及平方、立方及多元问题。其中最显而易见的多元一次方程组的解法，是将它们的系数和常数项用算筹摆成“方阵”形。“筹算”起于何时无从考证，在没有锦、棉、纸张之前中国就有了“筹算”，这是肯定的。如何通过“筹”的布阵来算出未知数，这不仅需要思考，也要有“筹算”的技巧。“筹算”是用“筹”布阵出来的，布阵的形态是方形或长方形，所以中国数学将其称为“方程”。

《九章算术》“盈不足”一章的数学题，其内容比“方程”一章计算程度高，虽然计算时也要用“筹”来布阵，但更多的是讲解在一道题中如何求解多个无知数，也就是解题的“思考”部分。千年后发展成“多元高次方程组”。

由于“盈不足”与“方程”有交叉，十九世纪中叶，当西方数学传入中国时，将“含有未知数的等式”作为“方程”的定义；1934年，中国数学界为“方程式”定义时，因当时已经有了“算盘”，不用“筹”来布阵了，所以看不出来“方程式”与“方程”有什么实质性的区别。所以“方程式”的定义，也是“含有未知数的等式”。到此，《九章算术》的“方程”之冠彻底给了“盈不足”之术。无冠的“方程”无疑是“分类”及“归属”的产物，它内含“大衍”之音，外呈“河洛”“纵横图”之形，用分离系数表示了线性方程组并给予运算方法。可到如今，它被视为“只是作为线性方程组的标准表示与处理方式”而摘冠，并且没有将新冠“矩阵”赋予它。矩阵论的奠基人英国的阿瑟·凯利曾说：“我决然不是通过四元数而获得矩阵概念的；它或是直接从行列式的概念而来，或是作为一个表达线性方程组的方便方法而来的。”这不得不让人思考，如此不负责任地对待中国科技的思潮是怎么兴起的？这不得不让人感叹，立世当自强！

盈不足术，有着悠久的中国数学发展历史，这既是一个原始的解题方法，也是高等数学的解题方法。“盈不足”的算法需要给出两次假设，这无疑是一项开创性数学。它不仅可以解决复杂线性问题，还可以解决非线性问题的估算。《九章算术》在第七章论“盈不足”问题时出了一些题，我们选两道看看。

题一原文：今有共买物，人出八，盈三；人出七，不足四，问人数、物价各几何？

答曰：七人，物价五十三。盈不足术曰：置所出率，盈不足各居其下。令维乘所出率，并以为实。并盈，不足为法。实如法而一。有分者，通之。盈不足相与同其买物者，置所出率，以少减多，余，以约法、实。实为物价，法为人数。

具体算法见下表。

表 2.5 对题一"筹算"的解释

所出率		8	7		释：（纵式示个位数，衡式示十位数） ①置所出率，盈不足各居其下。令维乘所出率。 （交错相乘：8×4=32、7×3=21）； ②率并以为实，为物价：（32+21=53）。 ③并盈不足为法，为人数：（3+4=7）
盈、不足		3	4		
维乘所出率	3	2	2	1	
并以为实		5	3		
法			7		

题二原文：今有蒲生一日，长三尺；莞生一日，长一尺。蒲生日自半，莞生日自倍。问几何日而长等？

答曰：二日十三分日之六。各长四尺八寸一十三分寸之六。盈不足术曰："假令二日，不足一尺五寸"者，蒲生二日，长四尺五寸；莞生二日，长三尺；是为未相及一尺五寸，故日不足。"令之三日，有余一尺七寸半"者，蒲增前七寸半，莞蒲增前四尺，是为过一尺七寸半，故日有余。以盈不足乘除之。

意思是"今有蒲草第一天长高 3 尺，菀草第一天长高 1 尺。以后蒲草每天长高前一天的一半，而菀草每天长高前一天的 2 倍，问多少天蒲草和菀草高度相同？"现代数学得知结果为 2.46 天时，蒲与菀同高。并且因为 lg2=0.3010，lg3=0.4771，其结果可以精确到 0.1。可见这是一个典型的非线性方程，线性方程对这种问题是无能为力的。此算法在古代是从先确定整数阈值，即 2 天之数值和 3 天之数值，确定这两个点阈值后，再以整分数来逐步逼近理想值。如"又以后一日所长各乘日分子，如日分母而一者，各得日分子之长也。故各增二日定长，即得其数"。于是产生了"直线内插法"的最初雏形。

三次以上"内插法"在中国数学史上被称为"招差术"。"内插法"和"招差术"都是由中国天文学发明和培育起来的。汉代历法中已经使用了一次内插法，隋唐时期创用了二次内插法，元代历算家王恂（1235—1281）创用了三次内插法，朱世杰（1249—1314）在此基础上更进一步，把垛积与招差视为相对互逆的运算，利用三角垛系统的结果建立了四次内插公式，这比西方的同类成果早了三百多年。

一千多年后，"盈不足术"被金元之际的李冶在所著《测圆海镜》（刊于 1248 年）中冠名"天元术"，开启了由符号代数替代文词代数的演变；元代朱世杰（1249—1314）在撰《四元玉鉴》（刊于公元 1303 年）时以求"天元""地元""人元""物元"来标注相当于现在的 x、y、z、w，被称为"四元术"。《四元玉鉴》分卷首、上卷、中卷、下卷，24 门，收录 288 问，包括天元术 232 问，二元术 36 问，三元术 13 问，四元术 7 问。1837 年，清代罗士琳撰《四元玉鉴细草》（刊于 1837 年），以"垛积术""招差术"等高阶等差级数的计算，对其进行了增补充实。朱世杰的“四元术”计算方法，使用的仍然是“筹算”：“其法以元气居中，立天元一于下，地元一于左，人元一于右，物元一于上，阴阳升降，进退左右，互通变化，错综无穷”。

元末明初之后，珠算逐渐代替了筹算，如朱载堉就是靠算盘将开方“大衍”成其“积数”，然后依据“模数”逐步求出“十二平均律”。后期，珠算得到广泛普及，自然削弱了筹数的应用。当清朝的数学家、天文学家李善兰（1811—1882）和伟烈亚力翻译英国《代数学》时，创用了“多元一次方程”，在保留古术语“元”的同时，彻底将“方程”之冠换了主人。

6. 河图、洛书纵横流，百子安泰万物兴

北宋沈括（1031—1095）有一天去酒馆喝酒，见伙计正在核对一堆酒坛子的数。沈括看了一眼这堆共五层的坛子，边走边问了句：“最上面的一层衡竖是多少？”伙计说：“衡七竖八。”沈括走到桌前坐下说：“不用数了，一共 450 个”。“怎么知道的？”“用吾‘隙积术’算的。”一片惊愕的眼神投向了他。

南宋杨辉以“隙积术”为基础，参考“贾宪三角”，通过更复杂的高阶等差级数将其提升为“垛积术”和“杨辉三角”，并写入《详解九章算法》（刊于 1261 年）一书。元代朱世杰对此归纳出一串有意义的公式，称为“三角垛”公式。

杨辉在“河图”“洛书”的启发下，进行了“幻方术”的研究，将三阶纵横图排列升级到十阶纵横图，并以“纵横图”为名写入《续古摘奇算法》（刊于 1275 年）。《续古摘奇算法》记载了 20 多个幻方图，以“纵横图”为名的有：河图、洛书各 1 个，四至八行纵横图各 2 个，九至十行纵横图各 1 个。此外还有一些呈圆形的数字排阵图：聚五、聚六、聚八、攒九、八阵、连环等图。并指出了这些图的排列规律，给出某图的构造口诀。

其中十阶纵横图是 1 至 100 的数字排列，故被命名为“百子图”（图 2.11）。“百子图”的每一横行、每一竖行和两个斜行上的十个数的和都是 505。“百子图”最上一行和最下一行，去掉个位数后，留下的数的排列顺序很有意思。

1	20	21	40	41	60	61	80	81	100
99	82	79	62	59	42	39	22	19	2
3	18	23	38	43	58	63	78	83	98
97	84	77	64	57	44	37	24	17	4
5	16	25	36	45	56	65	76	85	96
95	86	75	66	55	46	35	26	15	6
14	7	34	27	54	47	74	67	94	87
88	93	68	73	48	53	28	33	8	13
12	9	32	29	52	49	72	69	92	89
91	90	71	70	51	50	31	30	11	10

图 2.11　百子图

上行是：1、20、21、40、41、60、61、80、81、100→0、2、4、6、8、10

下行是：91、90、71、70、51、50、30、31、11、10→9、7、5、3、1、10

去掉 0 和重复的数，上行为 2、4、6、8、10，下行为 1、3、5、7、9。

上为偶数、为阴、为地；下为奇数、为阳、为天。《周易》的泰卦“䷊”是三阴在上、三阳在下，百子图与此很符合。《象》曰：“天地交，泰。”《彖》曰：“泰，小往大来。吉，亨。”以百子图配“泰”卦，真可谓“天地交而万物兴”。杨辉在《续古摘奇算法》

中说："绳墨既定，则不患数之不及也。"可见他已经十分娴熟地掌握了纵横图的构成规律，如此排列"百子图"，可见其用心之深。

"纵横图"是由自然数或自然数的幂值，在保证行、列、对角线上的数字和都相等的原则下，构成的方形、棱形、三角形、环形的图。其中的方形图发展为现代立体的"幻方"。"纵横图"以固定的数字、固定的行列的性质（奇阶、偶阶）和图形形态构成，这质、量、态三要素告诉中国人什么叫"整体"。"整体"是一个不能多、一个也不能少，有原则、有一定担当的"群"（有特性的集合体），而非自然数的随意组合（集合体）。

7. 儒道文理昌中华，数典思祖当自强

中国的数学教育有悠久的历史，据考证，商朝已有较完备的学校教育。《礼记·内则》篇提到西周贵族子弟从九岁开始便要学习数目和记数方法，他们要接受礼、乐、射、驭、书、数的训练，作为"六艺"之一的数已经开始成为专门的课程。"运筹帷幄"可能从姜子牙就开始了。到了春秋战国，"筹算"得到普遍应用，诸子百家的争鸣，需要以实际之数术来论述，从而促进了数学的发展和普及。如《老子》以"道"述自然之数，《墨子》给数学术语下定义，《庄子》以故事的形式传达"混沌"的概念等，那时的"文人"，不会筹算者很难成为外交上的"纵横家"、战场上的"军事家"、国政上的"税收家"。在这些活动的过程中，如何摆放"算筹"是必不可少的操作，"算筹"记数法本身就存在分类、排列及交叉关系的构思。这种固定在一个"盘"内的计算方式，应和了天文学家天圆地方的定性及圭表定位的形式，加固了中国人特有的"整体"观。所以数千年后，朱世杰在设立四元高次多项式方程时，仍以"天元""地元""人元""物元"来标注，并且将"天元"放在"筹算盘"的中央。

《周髀》虽然后被定为《周髀算经》，但从专业的角度讲它更像"经"，因为它具有很强的指导意义和最原始、最根本的数值，这些像一粒内涵丰富的人类智慧基因的种子，而不单单是数学的种子，更不是数学之苗。1984年初，在荆州古城西门外的张家山第247号汉墓出土了一本写在竹简上的《算数书》。经过17年的校勘、编纂、注释、今译，汉简《算数书》译文于2000年《文物》第9期公开发表。经专家们考证，该书成书于公元前202年至公元前186年之间，比《九章算术》至少要早一个半世纪，可谓最古老的中国数学专著。《算数书》记载了大量汉代初期的经济活动内容，所包含的数学内容有：整数及分数运算、几何测量及几何计算、利息及税率计算、兑换及盈不足计算、用盈不足术求平方根等。这些多数可归入《九章算术》的方田、粟米、衰分、少广、商功、均输、盈不足等章类中。《九章算术》是总结了战国、秦、汉时期的数学成就而成书，西汉时张苍、耿寿昌曾经做过增补和整理，三国时刘徽（约225—295）给予了注解和增补。《九章算术》各章内容是：卷一方田（方圆角扇弓环平面几何面积计算，谓"会圆术"）、卷二粟米（比例折换）、卷三衰分（比例分配术）、卷四少广（开平方及开立方）、卷五商功（土石工程立体体积计算）、卷六均输（复比例及连锁比例）、卷七盈不足（设元求解）、卷八方程（用矩阵解一次方程）、卷九句股（重差术）。

盈不足术实际是一种采样插值技术。当实际中出现的问题超越现有理论框架的时候，或理论问题无法得到解析的情况下，进行假设实验，得到一系列离散采样数据，然后在已有的范围内推求新数据点（现代的插值法）。在张家山汉简《算术书》中对盈不足术做了完整的探讨。发展到《九章算术》的时代已经日臻完善，不仅用于解决复杂线性问题，还用于解决非线性问题的估算，如《九章算术·盈不足》中“蒲莞并生”问题。

重差术是三点一线地测高术，因三点一线可获两个已知差数，故得重差术，是测量城池、山高和井深的测量问题。刘徽为了解释“重差术”，特意撰写《重差》一卷，附在《九章算术勾股章》之后。到了唐初，这一部分被人从《九章算术》中抽出来，成为一部独立的著作，因为此著作的第一题是关于测量海岛的高和远的问题，故将“重差术”更名为《海岛算经》。

祖冲之（429—500）生活在大规模战乱的五胡十六国时期。三国末期司马家族取代曹魏建立西晋并定都洛阳。公元316年长安失守。次年司马睿在建康称帝，史称东晋（317—420）。东晋与五胡十六国并存。公元420年，东晋北府军将领刘裕废晋恭帝，建立南朝刘宋政权。宋孝武帝刘骏（430—464）是刘义隆（407—453）之子、刘裕（363—422）之孙。公元453年夏，24岁的祖冲之因“少稽古，有机思”被刘骏派往坐落在南京市鸡鸣山的“华林学省”，这里是皇家藏书和讲学的地方。祖冲之少年时就读于国子监，他在泛读各类书籍的同时精读了天文学，后到总明观任职。总明观是总管儒、玄、文、史四学的官署，内设文、史、儒、道、阴阳5门学科，实行分科教授制度，请来各地有名望的学者任教，祖冲之就是其一。在此八年间，他接触了大量国家藏书。公元462年祖冲之将精心编撰的《大明历》送给宋孝武帝，《大明历》首次将“岁差”引进历法，是当时最先进的历法。此外，祖冲之与其子祖暅合著《缀术》五卷，其中提出了“开差幂”和“开差立”的问题。后《缀术》与《九章算术》合为《算经十书》。《算经十书》在隋唐时期曾同被列为官方的教科书（国子监算学课本，学时四年）。可惜因为《缀术》内容深奥，以至“学官莫能究其深奥，故废而不理”，遂失传。《缀术》应该是包括圆周率、二次方程、三次方程、立体几何、球体积计算及天文学测算法等内容的书。沈括曾在《梦溪笔谈·象数二》中说：“前世修历，多只增损旧历而已，未曾实考天度。其法须测验每夜昏晓夜半月及五星所在度秒，置簿录之。满五年，其间剔去云阴及昼见日数外，可得三年实行，然后以算术缀之，古所谓‘缀术’者此也。”又于《梦溪笔谈·技艺》中说：“求星辰之行，步气朔消长，谓之‘缀术’。”

隋朝大兴土木，客观上促进了数学的发展。唐初王孝通撰《缉古算经》（刊于625年）主要是叙述土木工程中的土方、分工、仓库和地窖计算等实际问题，讨论如何以几何方式建立三次多项式方程等。唐贞观二年（628）李世民在国子监设立算学馆，设有算学博士和助教，并相应在科举考试中添设了明算科。道士李淳风（602—670）入太史局供职，奉敕为《周髀算经》《孙子算经》《九章算术》《海岛算经》《缀术》《缉古算术》《夏侯阳算经》《张丘建算经》《五曹算经》《五经算术》这十部算经作注，作为算学馆教材。计算球体体积的“祖暅定律”就是李淳风注释《九章算术》时介绍传播开的。这部教材成为“世界上第一次由国家颁行数学教科书”。其中《夏侯阳算经》由南北朝时期的夏侯阳（公元5世纪）著，叙述筹算的乘除法则、分数法则，并将筹算的三行式演算改革为在一行中演算，非常适用于后来的珠算。《张丘建算经》由北魏时期的张丘建（公元5世纪）著，叙述最大公约数与最小公倍数的计算，各种等差数列问题的解决，某些不定方程问题求解等。《五曹算经》和《五经算术》皆由北周时期的甄鸾（公元6世纪）著，"五曹"是指五类官员（田曹、兵曹、集曹、仓曹、金曹），其中"田曹"解决各种田亩面积的计算问题，"兵曹"解决给养运输等军事数学问题，"集曹"解决贸易交换问题，"仓曹"解决粮食税收和仓窖体积问题，"金曹"解决丝织物交易等问题的基础数学；"五经"是对"四书五经"及《左传》等涉及数学的内容作注释。此外，《缉古算术》和《缀术》为高等教材，前者是中国现存最早解三次方程及推求月球赤纬度数等的天文历法方面的计算，后者汇集了祖冲之和祖暅之父子的数学研究成果。但时至公元660年左右，因算学等"事唯小道，各擅专门，有乖故实，并令省废"。晚唐时，明算科考也取消了。

《缀术》的失传与唐代的数学水平跟不上前代有关。庆幸的是，经过"安史之乱"和"五代十国"后，公元960年宋朝建立。宋朝安泰的社会环境、传统的儒家文化氛围及繁荣的农工商贸易活动，促进了科技和数学的发展，筹算数学达到极盛，迎来了数学发展的高峰。从11世纪到14世纪（宋、元两代），出现了一批著名的数学家和数学著作，如贾宪的《黄帝九章算法细草》（刊于11世纪中叶），刘益的《议古根源》（刊于12世纪中叶），秦九韶的《数书九章》（刊于1247年），李冶的《测圆海镜》（刊于1248年）、《益古演段》（刊于1259年），杨辉的《详解九章算法》（刊于1261年）、《日用算法》（刊于1262年）和《杨辉算法》（刊于1275年），朱世杰的《算学启蒙》（刊于1299年）、《四元玉鉴》（刊于1303年）等等。

南宋时期的秦九韶著《数术大略》（刊于1247年），元代时更名为《数学九章》，明代学者王应遴传抄时定名为《数书九章》。《数书九章》共列算题81问，分为9类，每类9问。此书上至天文、星象、历律，下至河道、水利、建筑，各种几何图形和体积的毫厘计算均来自实践，并对自然数、分数、小数、负数进行了专题论述，完整地保存了中国算筹式记数方法及其演算式，概括了宋元时期中国传统数学的主要成就。

明代最大的成就是珠算的普及，出现了许多珠算读本，至程大位的《直指算法统宗》（刊于1592年）问世，珠算理论已成系统，标志着从筹算到珠算转变的完成。明末数学除珠算外，其他内容则衰弱。由于珠算流行，筹算几乎绝迹，建立在筹算基础上的古代数学也逐渐失传，数学出现长期停滞。

中国数学的发展史，从一个侧面反映了社会的安泰和文化的连贯性是多么重要。数学不是与世隔绝的孤立者，它需要世间万事万物的滋养，同时也引领着人的思维趋向。中国模余数学、纵横图式思维等对现代计算机编程具有一定的启发式引导作用，查看中国传统数学发展史，从始至终都没有脱离中国传统文化的引导。这说明中国的文化是从"天数""地影""人算"开始的，中国的文化是"历律"文化，中国的画意在留白处，中国的诗情在音中。你若以字图来看诗画则诗无趣画失真，你若以文藻思中医则莽莽不知所以然。中国的传统文化是以自然的"道理"为阶梯一步步攀登上来的，正因为此，它可持续数千年而不朽，因为它不只华丽，还很实用。数学中有多少个世界之最起于这片华夏的土地，这足以让我们信服祖宗留下来的东西是宝贵的。

生存在这片土地上的人们需要清楚，思维趋向主导着我们看到什么，如果我们的思维趋向没有祖宗的内容，连自立的根基都没有。

二、中国传统思维的特点

有人说“中国数学缺乏理论，只是务实”。此话当说给机器人听，而不是说给人听。

上述诸多事实在说明一个问题：中国传统文化的实质是大无边小无形之间的宇宙观，是宇宙之“道”观，是各学科追求的目标，囊括着各学科理论的研究方向，包括医学和数学。中医的基础理论指导中医在临床上取得了明显满意的疗效的同时，对现有的西医理论解剖内容给予了启发式的引导，说明中医不是单纯的经验医学，应该是具有符合自然规律的道理科学。不过查看中医基础理论时发现，满满地都是中国传统文化的语言，在那些专业书籍的序言中，都不约而同地叙述着中国传统文化引导的过程。

什么是理论？“理论”的本意应该是“以理论事”，是对某一具体问题的具体分析。但是，当你站到宇宙之“道”的地位，就可以看到“理论”是有层次的。我们如果笼统地、不分层次地强调“理论”，会因小失大。玉雕家要顺着玉的纹路将玉开好、定模型、确定理想的图案等。当开刀雕刻时，刀法要“顺理成章”。“顺理成章”源于《朱子全书》：“文者，顺理而成章之谓。”这里的“理”是“条理”，“条”就是“纹”，故“顺理成章”的广泛含义是：顺着自然纹路做事，就会水到渠成地、自然而然地得到结果。对玉雕家来说，首要问题是搞清楚玉的纹路，然后才好顺着玉的纹路来设计图案、设计雕刻顺序等。只有当整体图案都基本雕刻出来后，需要改刀法来雕细部时，方可放弃纹路以求结果，但前提是不能将玉雕裂了。雕玉如此，雕人世间其他事件也是如此。“玉纹”的广泛含义就是宇宙间的自然之纹，是中国传统文化中的“道”。“理”是具体到解决各专业学科中具体问题的规律，是在保证不破坏自然之“道”的前提下，为寻求理想结果而行之有效的“刀法”，故这个“理”是一种含有操作技术在内的“术理”。由此说来，“理论”应该分为三个层次：“道”“道理”“术理”。“道”是我们追求的目标，“道理”是已知的纹路，“术理”是专科所用的工具。若概括地将“道”与“理”分而论之，应该可以说“理”是“道”的子集。

中国传统文化涵盖了“道”及“道理”，且不断地用“天之道”来阐述人世间及自然界的应有的“道理”。能被传统文化保留下来的“道理”，既不是单纯由“道”推导而来，也不是简单的人事所为，这些“道理”是经过数千年甚至上万年的实践提炼出来，并以中国特有的“天地人”三位一体模型来构思总结出来的。人类的前进是在“试错”中一步一个脚印地走出来的，“科学”就是各学科“试错”的脚印。这些“科学”经过实践的检验，有的升为“道理”，有的还是“术理”，有的被淘汰。医学也是如此逐渐发展起来的，所不同的是，与其他学科相比，医学涵盖的知识范围太广了，广大到如一个小宇宙。并且医学“试错”的代价太大，大到涉及“试错”者自身的命运趋向。因此，医者必须在摸清自然之“道”及一定程度的“道理”后，方可谨慎“试错”，且尽可能让“试错”的结果上升为“道理”，这就是传统中医采取的发展历程。所以学习中医是有前提的，这个前提就是中国传统文化。

"为学日益，为道日损，损之又损，以至于无为，无为而无不为"（《道德经》）。道无形，理有数，寻道既要从理数做起，又不能被理数所约束。理数越多越可接近道，道越明确越少走弯路。为学可以日增理数，为道可以日清目标；为学似数值，为道似阈值；数值可有千万个，阈值的范围不会变；为学可以不断地挖掘数值，为道可以统领众多杂乱无章的数值成为有机的整体。日益地为学不是为了堆积数值，而是为了更明确道的纹路，建立有机的整体。有机的整体是具有自我组织能力的整体系统，这样的系统有其自然的运行规律，掌握其自然的运行规律，顺其行事，就可以达到无为而无不为的效果。这也是中国传统医学强调的最高医术。

学习中医的难点，不是因为"为学日益"太多，而是因为现代教育只顾强调各科的"术理"，无暇顾及如何"为道"。在丢失了中国传统文化的今天，想通过碎片知识快速掌握中医是很难的，最低限度需要清楚中国传统文化与我们当今文化不同的要点是什么。

（一）极坐标式思维

中国传统天文学的"宣夜""浑天""盖天"三大宇宙模型，无论是将天想象成是气托着、水浮着，还是如倚盖，皆共同认为：天地是立体的、是大球套小球的模型。并以立体模型求出北半球的"天极"是北极，同时指出北极是地轴的延长线之端、地轴是斜的。这个"天极"不仅使中国天文学具有了独特的色彩，而且因为它的存在标定了中国天文计算日行是以赤道为准，所以至今仍处于先进的地位。

宣夜说："日月众星，自然浮生虚空之中，其行其止皆须气焉。是以七曜或逝或住，或顺或逆，伏见无常，进退不同，由乎无所根系，故各异也。辰极常居其所，而北斗不与众星西没也。"（《晋书·天文志》）

浑天说："其两端谓之南北极。北极乃天之中也，在正北，出地上三十六度。然则北极上规径七十二度，常见不隐。……天转如车毂之运也，周旋无端，其形浑浑，故曰浑天。"（张衡《浑天仪注》）"常见不隐"即天文学所说的"恒显圈"，就是"极"。因为存在"岁差"，所以"天极"不是一个固定的点，而是一个圈。

盖天说："其言天似盖笠，地法覆槃，天地各中高外下。北极之下为天地之中，其地最高，而滂沲四隤，三光隐映，以为昼夜。天中高于外衡冬至日之所在六万里。北极下地高于外衡下地亦六万里，外衡高于北极下地二万里。天地隆高相从，日去地恒八万里。"（《晋书·天文志》）盖天说认为，天如斗笠或如伞罩在地上，北极位于盖笠状的天穹的中央，日月星辰绕之旋转不息。日月星辰的出没，并非真的出没，而只是离远了就看不见，离得近了就能看见它的光辉了。南北朝时祖暅著《天文录》说："盖天之说，又有三体：一云天如车盖，游乎八极之中；一云天形如笠，中央高而四边下；一云天如倚车盖，南高北下。"《周髀》秉承盖天说形成一个完整的、定量化的体系，以勾股定距离，以圭影标日行，认为太阳在天盖上运动的轨道随季节变化，以北极为中心，在天盖上间隔相等地画出七条同心圆轨道，称为"七衡六间"，最外一衡是冬至日行之轨，距离极下地中 23.8 万里；最内一衡是夏至日行之轨，距离极下地中 11.9 万里；在内衡和外衡之中间的第四衡是春分、秋分日行之轨，故名中衡。这些记载充分说明中国的天文学不仅使用了“极坐标”，还使用了“球极投影”的射影几何。《周礼・考工记》：“舆人为车，…轸之方也，以象地也。盖之圆也，以象天也。轮辐三十，以象日月也。盖弓二十有八，以象星也。春分秋分，日在中衡。…于是天与地协，乃以置周二十八宿，置以定，乃复置周度之中央。……欲知北极枢，旋周四极，当以夏至夜半时，北极南游所极；冬至夜半时，北游所极；此北极璇玑四游，正北极枢，璇玑之中。”

《史记・天官书》：“中宫天极星，其一明者，太一常居也。”

《晋书・天文志》：“北极五星，钩陈六星，皆在紫宫中。北极，北辰最尊者也，其纽星，天之枢也。天运无穷，三光迭耀，而极星不移，故曰居其所而众星拱之。”

“天如倚盖临坛上，星若连珠绕御前。”（北宋秦少游《次韵侍祠南郊》）

“浑仪倚盖，旅转不差；黍管葭灰，晷刻靡爽。”（明代谢肇淛《五杂俎・天部一》）

综上所述，在古代天文学家的眼里，天空是这样的：天是大球套着地球及日月小球，天空的穹窿上镶嵌着众多的星星，这些星星可分为东南西北四组及中央一组共五组。四周的星星围绕中央的星星转，中央的星星不移不动是枢纽。地球的中心轴穿过北极伸向天空，与穹窿上中央一圈星星相连，这圈星星就是天的中心坐标，也是枢纽，日月星球都围绕着它转。天像一把伞斜插在地上，故称“天如倚盖”。伞的顶部就是天之中心，中心的那颗星就叫“北极星”，因为是在地球北半球的“极星”。不过因为岁差极点在穹窿上形成一个小圈，极点在这个小圆上移动（约 2.6 万年移动一周，71.2 年逆时针行一度），这个小圈恒置天顶，天文学的专业用语叫“恒显圈”，文学用语叫“紫微垣”。因为紫微垣是天的枢纽所在地，是天帝居住的地方，所以人间将皇帝的居住地叫“紫禁城”。

古代天文学家如何标定这个“天极”，没查到具体的论述。但从《周髀》等一些古籍的记载可以得知，那时古代天文学家们不仅使用了“极坐标”，而且已经在使用现代称为“球极投影”的射影几何方法来制图了。故推测他们可能是采用了从纵横两面分别寻“极”后，再相互对应、综合统一地求出“天极”。

1. 圆心坐标

以天空的穹窿为大表，四周的星星为时辰，中央的“北极星”为标坐的中心点，北斗七星为指针。

以“北极星”为“天极”的记载太多了。如《史记・天官书》：“斗为帝车，运于中央，临制四乡。分阴阳，建四时，均五行，移节度，定诸纪，皆系于斗。”《淮南子・天文训》：“紫宫者，太一之居也。”《宋史・天文志一》：“极星之在紫垣，为七曜，三垣、二十八宿众星所拱，是为北极，为天之正中。”张衡说：“若夫法紫微以居中，拟明堂而布政，依分野而命国，体众星而效官，动必顺时，教不违物，故能成变化之道，合阴阳之妙。爰在庖牺，仰观俯察，谓以天之七曜、二十八星，周于穹圆之度，以丽十二位也。”

《甘石星经》是我国最早记录恒星变化位置的图表，也是世界上最早的恒星表。由齐人甘德的《天文星占》与魏人石申的《天文》两书合并而成。《甘石星经》记载了五星出没规律、木卫三记，指出日月食是天体相互掩食的现象等，标注了 120 多颗恒星的名及位置，并将其分为"三垣"和"四象"共七大星区。三垣有拟皇宫的"紫微垣"、拟行政机构的"太微垣"、拟繁华街市的"天市垣"；三垣之外分布着东苍龙、西白虎、南朱雀、北玄武四象二十八星宿。三国时吴人陈卓在任吴国太史令期间绘成了总括巫咸及甘石三家星官的全天星图，共283星官，1464颗恒星，史称"陈卓定纪"。陈卓的成果一直为后世制作星图、浑象的标准，其星官为历代所沿用。隋朝号曰丹元子的隐者所著《步天歌》涵盖了全天星图，南宋郑樵得之如获至宝，编撰入《通志·天文略》。

"紫微垣"以北极为中枢，有星官（有标记作用、有名的恒星）39个，其中"北极"5个，为太子、帝、庶子、后宫、天枢；"北斗"7个，为天枢、天璇、天玑、天权、玉衡、开阳、摇光。《通志·步天歌·紫微宫》："中元北极紫微宫，北极五星在其中，大帝之座第二珠，第三之星庶子居，第一号曰为太子，四为后宫五天枢，左右四星是四辅，天乙太乙当门路。……北斗之宿七星明，第一主帝名枢精，第二第三璇玑是，第四名权第五衡，开阳摇光六七名，摇光左三天枪明。"

2. 日地坐标

当表与地平面垂直立起以观日影那一刻，就将天地连在一起了。

《周髀》得名于"天圆地方"的核心理论及有效可靠的计算方法。其"周"是天周循环，为规；"髀"是表股，为矩。周髀以勾股定理及方圆相套的方法，计算日光在地平面的投影，从而求出四方四隅、冬夏春秋；并且以表为圆点，以表高为股，以二至二分的日影长为勾，划出了"七衡六间"图。此图的基本图形在夏至内衡、冬至外衡、春秋二分在中衡。三衡二间为"参天二地"，中衡内外各加二衡即为"七衡六间"。以此为模型，可大可小地将其用于各领域。其中"参天二地"的基础图，还可以通过"方圆相套法"画图而成。

1983年考古人员在辽宁省西部朝阳市的凌源市与建平县交界处，发现了牛河梁红山文化遗址，该遗址距今约5500～5000年。其中一个圆形祭坛由3个同心圆以三重圆形坛台形式构成，三重圆形坛台边缘以立石为界桩，在坛中心有以石块砌筑而成的圆形台面，形成坛顶。需要关注的是，这3个同心圆的直径分别为11m、15.6m和22m，他们之间的比值是：22/15.6=1.413，15.6/11=1.418，近似于$\sqrt{2}$的值1.414。这个比值与2017年考古人员在新疆巴音布鲁克草原发现的一座约3000年前的圆形祭坛相似，该祭坛位于丝绸之路天山古道上，是一个用卵石混杂泥土建筑起来的巨大圆锥体，并由3道石围构成了3个同心圆，其直径分别为50米、70.7米和100米，此3个数的等比也是近于$\sqrt{2}$，两者建制不谋而合地完全一致。这不由地使人联想起《周髀算经》中众多内容，尤其是《周髀算经》曰："数之法，出于圆方。圆出于方，方出于矩"。若以1为正方形边长，其外接圆的直径自然是$\sqrt{2}$。难怪专家们一致认同这两处的圆坛都是祭天用的"圜丘"。祭天用的"圜丘"或称为"天坛"，由大、中、小三层圆形坛台按$\sqrt{2}$比例而建，这无疑说明"天坛"是由"方圆"迭代生出的，是测绘和计算的自然结果，并非单纯人意所为。同时证明，中国上古时期已经可以准确地掌握二至（冬至、夏至）二分（春分、秋分）的时节。

"冬至祭天，夏至祭地"是源于太阳在南北回归线之间循环出现与四季阴阳的关系，即“阳”起始于冬至，“阴”起始于夏至，体现了古人对自然规律的理解和尊重。祭祀天地是远古时代留下来的礼仪，周代以前就已经形成了冬至祭天、夏至祭地的习俗。《汉书·郊祀志》记载：“郊祀社稷，由来久矣。”历代王朝都由天子亲自主持，是国家级的公祭“仪式”，可见其重要性。《礼记·祭法》说“封土为坛”，即用土石砌成一个高于地面的祭坛。“天南地北”，南郊坛置天坛、北郊坛置地坛，成为西汉以后都城建设中地位最为崇高的礼仪性建筑。从考古资料看，祭祀遗址从新石器时代就已有多处。“礼有五经，莫重于祭”，祭是礼的发端，是国之大事。

现存于北京的“天坛”中的“圜丘”，始建于明嘉靖九年（1530），其坛也分为三层，最高一层台面的中心是块圆形“天心石”板。从“天心石”向外由扇形石板环环铺砌，一共九环。第一环为 9 块，第二环 18 块，即每环比其相邻内环多 9 块，到第九环为 81 块。中层从第十环的 90 块开始，至十八环的 162 块止。下层从第十九环的 171 块开始，至二十七环的 243 块止。每环石板的块数都是九的倍数，自一倍至二十七倍，合“三九”之意。如此一来，上层直径为 1×9 丈＝ 9 丈，中层直径 3×5 丈＝ 15 丈，下层直径 3×7 丈＝ 21 丈。中下比例符合原始的$\sqrt{2}$，上中比例则不符合$\sqrt{2}$的比例。但是三层直径之和为 45 丈，不但是九的倍数，还含有“九五之尊”的意思。

地坛远没有天坛发掘得完整，不过从明代嘉靖九年（1530）所建的北京“地坛”的建筑形式足可以了解其用意。“地坛”主体建筑的平面为正方形，坛分两层，坛面石块均为以偶数（阴数）为模数，正中铺纵横各 6 块共 36 块较大的方石，每圈递增 8 块。上层共有 548 块石块，下层共有 1024 块，两层平台用 8 级台阶相连。皆为六和八的倍数，正与“天坛”九和五的倍数对应，呈现了“阴阳”“天地”“方圆”等含意。需要注意的是，“地坛”祭祀的是“地土”还是“地水”？可能有人说，“地坛”本身就包括了“土”和“水”。常识告诉我们，“水是先天之本，土是后天之本”，先天与后天是有区别的，放在一起，同在夏至祭之，是否混淆了它们的根本区别？这个看似没有什么可分辨意义的问题，实则涉及了视物的维度。因为如果“地坛”代表“土”，则在国家祭祀中就没有“水”的位置。如果“地坛”代表“水”，又以何来证明？

所谓“地坛”并不是以祭祀“土地”为主，而是为了祭祀地之“水”，社稷坛和太庙才是祭“土”的正宗之地。《六部成语·礼部》：“方泽：地坛之祭，掘地为方池，贮水以祭，谓之方泽。”故地坛又名方泽坛。坛台下四周环绕的泽渠宽六尺，深八尺，象征四海环绕大地，也象征“地中有水，故能有得其润而保其广地之用也”（《钦鉴订四库全书·经部·易类·子夏易传卷一》）。皇帝面南坐在紫禁城，南有“天”阳、北有玄“水”、左祖右社共为“土”，三者共佑皇帝率领众生通过伦理、教化、法制等金革手段来安国兴邦，以达众生能和平相处、生生不息。因有“生为帝统，死为庙统”之说，所以皇帝本身也属“土”。从中国传统祭祀中也可以得知，五行的核心内容是先天的“水”“火”和后天的“土”，其次是现实的“木”“金”。其中“土”是“水”“火”与“木”“金”得以交集的载体。当我们将视物的维度搞清楚，对现代中医书籍中反复出现的平面五角星的“五行”图应该有了正确的认识：那只是个“五行”生克关系示意图。

“五”这个数字，从一阳下来，划三光之道，分五七之行；应天一极成五宫，射地之中散四方；天籁之声准五音，阴阳五行贯中医。正如宋徽宗赵佶在《圣济经》中所言："声合五音，色合五行，脉合阴阳，孰为此者，理之自然也。……达自然之理，以合自然之宜，故能优游于望闻问切之间，而坐收全功"。

3. 赤道天球坐标系

古人以日影标四方确定了东西南北，当古人将确定的南北子午线延伸指向南北两极中心点时，这个"坐标系"就铆钉了"赤道坐标系"。以如此准确的东南西北来标日影的目的，就是以"赤道坐标系"来标定一年四季的气候变化规律。以"赤道坐标系"为基准的长久延续性观测记录，衍生了我国独有的二十四节气。无论是《尚书·尧典》还是陶寺考古都可以证明，在唐尧时期，我国已经准确标定了二分二至；包含历法成分的《夏小历》是以月份来述物候的夏代古历，是月分、星象、时令、物候的混合体，应该说是提炼二十四节气的可靠素材。一切事实证明，中国天文学自古就是以"赤道坐标系"为主，以"黄道坐标系"为参考。

以"赤道坐标系"为主，就是以地球的中心为坐标点，过地球心、向南北极点做直线成地轴，地轴直线延伸至天空穹窿上的顶点就是"天极"。古人是如何做到准确地标定"天极"的呢？据史料《山海经·大荒经》记载，伏羲时代是通过东南西北各七座共28座山来测日行、定四季，观夜空、定星辰。无论以山影还是表影定日行，都有冬至长、夏至短、二分位中的自然现象，从而有意无意地形成"赤道坐标系"；当以28座山夜空定星辰时，又自然确定了"四象二十八星宿"与其相对应。从而"赤道坐标系"这个被现代认为最适宜观测宇宙的坐标系，从盘古开天地的那一天就生长在中华这块土地上了。

以子午线锚定"赤道坐标系"，以"地轴"的延长线在穹窿上的点定"极点"，这无疑就是"赤道天球坐标系"。当人们不清楚中国古天文学时，会将一些中国传统文化中的民俗内容视为迷信、无稽之谈等，如中国古籍中所载的"天门地户图"常被视为算卦用的迷信之物，却不知天门地户的连线正是与赤道垂直的地轴。

（二）多维立体的整体观

何为"整体"？好像人人都知道，但是"整体"的定义并不容易确定。所以至今人们还在热议什么是"机械论的整体观"、什么是"系统论的整体观"等。不过中国传统文化的整体观并不难确定，就是围绕同一个"极"或"中心"旋转的所有内容，这个内容包括有形之物和无形之物。

"极"或"中心"是人定的，但它本身是自然存在的。如"天极"有日月星辰绕其旋转，带来了昼夜黑白、四季风雨、万物作息等，所以在"天极"下，几乎无所不包，天是最大的整体，故有"天人合一"之说。"地之中"也是由人立表而定，它最原始的作用是"风向标"，而后族群共同劳作及活动都围绕它转；进入人文社会后，整个国家的活动都围绕它转，所以"地之中"标定了它管辖范围的整体，这个整体内容有人、土地及这块土地上的所有东西。"地之中"就不止一个。不同的"地之中"具有不同的整体范围，不同的整体范围有不同的作息时间及生存技能。所以，整体差异的根本是其所围绕的"地之中"不同。观察"极"的异同来分类归属"整体"的性质，比"整体"与"整体”对比来分类归属其性质更便捷且准确，因为“极”如“道”，“整体”如“理”;“极”如阈值，“整体”如数值。

“天之极”只有一个，“地之中”有多个，但基本都可从有形之物来寻之。“人之极”不但数量多，类别也多。如可从有形的人体结构来找其“极”，也可以从无形的欲望趋向来找其“极”。中医的“藏腑功能”理论是有形与无形的结合，是以“心”为“极”的理论。中医看似简单，语言很通俗，但其内容却是错综复杂的。以现代医学的“系统”概念来看，人体可以分为神经系统、血液循环系统、消化系统、内分泌系统等等，但这些“系统”整体性的核心在哪？难道没有综合运转的核心吗？你可能想到这个核心是大脑，但事实告诉我们，大脑是有选择性地执行中枢，不符合自然之性。若从自然之性的角度说，应该是“欲”。但“欲”是所有生物最基本之性，是人就有控制“欲”的能力，那么人的整体运转之“极”在哪？

协调“欲”向更好的人性发展是中国传统文化中的重要内容。“四书”反复讲解的核心内容也是如此。以“四书”中的《中庸》为例。《中庸》原是《礼记》中讲道德准则和自然法则的一篇文章，宋代将其抽出为“四书”之一。现代不少人认为“中庸”两字的“中即中立、庸即平庸”，正合三国时期何晏的解释：“庸，常也，中和可常行之道。”故以“不偏不倚取其中”作为行为准则。略微积极一点的理解为：“待人接物保持中正平和，因时制宜、因物制宜、因事制宜、因地制宜”。这样的认识用于日常生活、民间处事还可以，但作为人在世间的格局来说实在太小了。有人可能认为孔子也说过“执其两端，用其中于民”，难道不是强调保持“中立”吗？是的，“中立”只是个“立点”，在没有搞清这个“立点”位于什么样的格局中，单纯说“立点”是没有意义的。

孔子说：“舜其大知也与！舜好问而好察迩言，隐恶而扬善。执其两端，用其中于民。其斯以为舜乎。”其大意是：“舜是具有大智（大知）的人呀！他好请教又好观察，不轻信近言，弃恶扬善。充分掌握恶善的内容及程度，用从中（其）得出的道理（中）来引导民众，这就是舜之所以能成为舜帝的原因吧。”在这段话里，需要充分理解什么叫“执其两端”。其实这话很直白，没有什么难理解的，只是需要你在理解此话的同时，将自己的位置处置正确。比如，你面对的是根竹竿，当需要“执其两端”时，你是否考虑了：有那么长的手臂将两端都执住吗？如果手臂不够长怎么办？若面对的是两端重量不等的竹竿，你是否考虑了：需要多大的力量才能将其平稳举起？应该站在什么位置将其举起？如果你在读孔子这段话的时候，根本就没有去思考“执其两端”的背后条件，就不可能真正理解孔子这段话所含的意义。再如《中庸》开篇即说：“喜怒哀乐之未发，谓之中；发而皆中节，谓之和。中也者，天下之大本也；和也者，天下之达道也。致中和，天地位焉，万物育焉。”这段的大意是：“具有喜怒哀乐是天性，谓之中。天性发泄有度有节是人性，谓之和。‘中’是自然之道，‘和’是人的行为与道相谐，是‘达道’。人生存在天地气交之间，能与天地和谐相处是到达了最高的做人之道，也是万物能够生生不息的根本之道，是人之‘极’。”

由此可见，“中庸”可以这样理解：“庸”当与“镛”同意，镛即大钟。《诗经》中有：“簴业维枞，贲鼓维镛。于论鼓钟，于乐辟雍。”“镛钟”是悬在文庙的最后一道大门即大成门（"孔子之谓集大成"）之右的大钟。镛钟体大，其声洪亮，音域极广，古代除了用于奏乐之外，还用以传递信号。镛钟是能涵盖整个乐章音符的大钟，所以具有极强的协调能力；镛钟是可执其两端之音，用韵以谐和于乐的大钟。从前面所讲述的琴弦与驻波、谐波的关系，我们应该可以清楚地理解"镛"的含义，"庸"是"镛"的引伸意义。在此，我们再一次看到中国传统文化将"琴"与"君子"同语的真正含义。可见"中庸"应该也是人追求的目标：心怀博大，能容天下之事；行动甚细，能弃恶扬善利万物生生不息。这无疑是为人的精神世界树立了一根表杆，希望人性围绕此"极"来旋转。

"极"对"整体"的作用是中国传统文化突出的特色之一，这个特殊表现在各个方面。以中国传统音乐强调"宫"音为例，从出土的中国传统乐器证明，中国历来就知道音非只有五个，但无论作曲还是按季祭祀，都强调定"宫"音。实际五音皆可为"宫"音，只是调不同而已。为了表达不同的情感，在作曲之前就要先将"宫"音调定下，这似乎很好理解，但为什么不能像现代音乐 C 大调、B 小调那样说成黄钟大调、林钟小调呢？这就是中国传统文化的思考维度与现代思考维度的差别。现代思考维度趋于"专业化"，所以尽可能地以音调说音调。中国传统文化的思考维度是"天地人物"立体多维模式，需要"远取诸物，近取诸身"，所以不能将眼光仅仅停留在音调上，要放在天地之间，考察其与天地的和谐程度以及对人性的影响后方可定案。虽然知道音有七个，但只有五个是整数，且这五个整数音均匀分插在十二律中，似有意规引"旋相归宫"，充分呈现了自然的生生不息、循环往复的"天性"。所以五音代表"天"；定哪个音为"宫"，是季节对"天"的应和，是人的选择，所以被暂时定为"宫"的音代表"地"；奏乐属于"人"。以"宫"定音，是要达到"天地人"为一整体的思维趋向。这如同朱世杰以天元、地元、人元、物元来建立多元高次方程组时将天元置于中一样。

这种立体多维模式思维也是中国传统文化突出的特色之一，这与中国原始的以"圭表"观天地是分不开的，"圭表"在沟通天地之时，建立起中国以"面"为变数的基础数学。中国的数学对现代数学概念中的"自然数"并不关注，因为他们睁眼看世界时，映入眼中的是倍数及开方的离散数字，无论是圭表日影还是音律变化，都是以倍数或开方的数级来跳动，连贯的自然数甚至代表一维的无穷小数，或是用来填充离散数字之间的空白，或是以此来描绘离散数字的运动轨迹。因此，可以据情按方位等将连贯的自然数分类。立体多维模式思维在传统的文化生活中，比比皆是。如《水浒传》中的"一百单八将"，《西游记》中的"七十二变"，以及结婚嫁妆中的"百子图"，其背后分别是最高音"徵"的律数，具有金革含义音"商"的律数，以及具有"安泰兴旺"含义的数学纵横图。中国传统的立体多维模式思维引领中华民族坚定地延续历史，不忘初衷地走在认知之前，获得最完整、最牢固、最富内含的整体概念。

（三）和谐是永恒的主题

中国传统文化另一个突出的特色是"和谐"，和谐是万物生存的永恒主题。

和谐二字人人皆知，但未必人人都能理解透彻。如：和谐有条件吗？有什么条件？

自然界是和谐的吗？自然的和谐表现在何处？和谐是对谁而言？

一恒星年等于365日6时9分10秒；一回归年是365天5小时48分46秒，即365.2422天。恒星月27日7小时43分11.51秒；朔望月的长度不固定，长时达29天19小时多，短时仅为29天6小时4分多，平均为29日12时44分2.86秒，即29.530589天。无论恒星日、月，还是回归年、朔望月，没有一个是整天数，这是自然的、现实的，是不以人的意志而转移的历数。音律不能自然“归宫”，方圆不能自然“成率”，这都是自然，是不可改变的自然。这是和谐吗？什么是和谐？

《文心雕龙》云：“振叶以寻根，观澜而索源”“务先大体，鉴必穷源。”让我们再回顾一下《中庸》的话：“致中和，天地位焉，万物育焉。”对此的解释多为：如果能做到不偏执，达到中和的境界，那么天地都会安居正位，万物都可以发育生长。此解释并不能明确是谁中和了？怎么实现中和的？寻古索源，《尚书・舜典》记载：“帝曰：‘夔！命汝典乐，教胄子，直而温，宽而栗，刚而无虐，简而无傲。诗言志，歌咏言，声依咏，律和声。八音克谐，无相夺伦，神人以和。’夔曰：‘吁！予击石拊石，百兽率舞。’”可见，帝是以诗歌、声乐的递进关系来论教育，以“百兽率舞”的场面来示和谐。《左传・襄公十一年》：“如乐之和，无所不谐。”《周礼・春官》：“合天地之化，百物之产，以事鬼神，以谐万民，以致百物。”无论是乐之和、舞之谐、事鬼神，岂不都是人有意而为之吗？由此思来，唯南宋叶适说得明确：“古之人，使中和为我用，则天地自位，万物自育。”乐和是人为而非音变，舞谐是人编而非动为，是这些和谐（中和）的东西被（为）我所用，因我用了这些东西中的“和谐”规律，才有了“天地自位，万物自育”。“和谐”隐藏在那些能在天地气交中生存下来的万物中，是一种能抓住天地气交为生存所用的东西，是万物自育之位与天自位、地自位的“和谐”。人的生存也需要与天地“和谐”，“和谐”是对人说的。

自然界动植物的生存状态以示人，天地二者本身自有“冲气以为和”的规律。人想如掌握音律一样主动地掌握天地规律，前提是必须“致广大而尽精微，极高明而道中庸”（《中庸・第二十七章》）。南宋叶适（又称水心先生），著有《水心文集》《水心别集》，他在文集中从多方面论述了《中庸》的上述观点，如：“欲折衷天下之义理，必尽考详天下之事物而后不谬”（《水心文集・卷二十九》）；“上古圣人之治天下，至矣。其道在于器数，其通变在于事物；……则无验于事者其言不合，无考于器者其道不化，论高而实违，是又不可也”（《水心别集・卷五》）；“观众器者为良匠，观众病者为良医，尽观而后自为之，故无泥古之失，而有合道之功”（《水心别集・卷十二》）。

“和谐”是生存的前提。天地之气在冲撞中前进，万物之所以能在这冲撞的气旋中获得生存，必定是这冲撞的气旋中有适宜不同物种生存的流动轨迹。人需要的是温柔和缓的流动轨迹，从身边动植物的生长状态可以看出，温柔和缓的流动轨迹是存在的，但是范围不大。人若想扩大生存范围，想生存得更舒服，就必须更好地设计自己以适应更大范围的气旋环境，这就是“和谐”。“和谐”的结果如音乐、歌舞一样美好，但“和谐”的过程是需要付出极广大而尽精微的观测工作和极高明而敏悟道的计算定夺。即便是作曲、编舞也非一蹴而就，且不是人人可为，何况这是面对天地自然，关系到生命延续生存的社会性“和谐”问题。从本书前文的内容应该能够体会到，人为求得“和谐”是多么努力地坚持做观天测地的工作。可能有人对中国传统的“阴阳”历法不理解，因为我们现在使用的日历也能很好地满足生活工作需求，这个单纯的太阳历比阴阳历计算起来简单多了，为什么中国人要如此费力地去搞阴阳历？这是“格局”问题。

以下棋为例，无论中国象棋还是国际象棋，最终目的是置对方的主帅于死地，与其他棋子有关但并非必不可少。而围棋的目的是获取最大限度的地盘，并不是要杀死对方，最好的结局就是略胜一筹地与对手和平共处，这是围棋最大的特点，这个特点应该说也是中国传统文化的特点。再如，围棋与五子棋棋盘形式和棋子都一样，无非按规定围棋应该是 19×19 = 361 个格，五子棋为 15×15 = 225 个格，虽然用五子棋盘也可以下围棋，但是是从整体布局来计算，因中部空间明显减少，双方所占地盘很难均匀。结果是难度下降的同时趣味性大幅度下降。五子棋取胜规则与围棋不同，与所占地盘无关，而是无论横竖斜只要“五子连珠”就可以，所以棋盘大些、小些关系不大。这就是格局。可见格局是与目的密切相关的范围问题。中国象棋、国际象棋是在 10×9 和 8×8 的范围内拼杀，五子棋是左右拉帮。拼杀者需要大家一起努力，但并非缺一不可，若能有个狙击手，其他人就不用费力了；拉帮者很难大大方方地占据地盘。唯有围棋的每一个棋子都一样，且都一步一步默默地为整体的利益尽心尽力地坚守住自己的位置，它们不想置谁于死地，只是全体努力合围成一个都不能少的共存整体。这也是中国传统文化的格局，这个格局是“牵一发而动全身”的格局。可见，格局是具有一定实力的涵养和目的：格是棋盘，是框架，是实力，如镛钟可含众多音频；局是涵养，是目的，是取胜的规则，是“极”。没有一定实力的涵养和明确的目的，不可能达到“和谐”。

和谐的前提是格局。纵观我们生活中的棋艺和其他竞技游戏，如象棋那样以杀死对方为胜者多，如围棋那样略胜一筹地与对手和平共处的少，说明人之本性的格局以取“胜”为多，要达到“和谐”的格局是需要经过悟“道”，悟出自然生存的本性才可达到。其实两者初衷的偏差非常微小，但结果差别很大。就如同游戏一样，初衷只是在一起玩，有的玩着玩着就打起来了，有的越玩越有兴趣，儿童的表现常常更能赤裸裸地反映一些问题。我们可以用一个大家熟悉的数学题来说明格局与和谐的关系。0.99 与 1.01 这两个数相差仅 0.02，但是它们各自旋转 365 次方后，其结果比“差之毫厘，谬之千里”还可怕。0.99 的 365 次方的结果是 0.02551796445229；1.01 的 365 次方是 37.78343433289。对数学敏感的同学一定明白，对于正指数来说，只要底数大于 1，其结果会越来越大；底数小于 1，其结果会越来越趋于 0。这就是格局与“和谐”的关系。中国传统文化强调“和谐”，其背后是有强大的格局在支撑，如果看不到这个问题，“和谐”只能停留在口头上。医学也是如此，中医能以“和谐”取胜，其中必有合理的格局。格局不是一个单纯的文学词语，它是与综合计算密切相关的结构。

中国的西北被高山峻岭及黄沙干旱的草原包围着，东南面则是丘陵、平原和大海，如此广大多样的土地，自盘古时就已经成为一体。三国时期吴国人徐整著《三五历纪》，称盘古倒下时“四肢五体为四极五岳，血液为江河，筋脉为地里，肌肉为田土”。即盘古的头化作东岳泰山，脚化作西岳华山，左臂化作南岳衡山，右臂化作了北岳恒山，腹部化作中岳嵩山。将这五山所在地连接起来，则是从山东到陕西、从湖南到山西的大片土地。从古籍记载可见，伏羲既教民作网渔猎，又教民养蚕化布；既刀耕火种，又养伏牺牲。种类繁多劳作的背后，必有广大地域的承载。广大的地域、复杂的地形，必须在大格局之下才能成为密不可分的整体。单纯的太阳历无法计算潮起潮落，不适应靠海生存的人们；单纯的太阴历不能精确地计算四季节气，不适应靠农作物生存的人们。在没有机械表的古代，星空就是最大最准确的钟表，月亮的圆缺变化是最明显最容易看懂的日历，制历怎么能缺了月亮呢。中国栖身在如此大格局的土地上，不得不用阴阳历，且在如此制历的过程中，逐渐夯实了中国传统文化的格局。格局是由多维立体筹算模式形成的思维代言词汇，最基础、最根本的是对自然之数的准确把握。

1972 年在马王堆汉墓发现了最早记录行星运动的帛书手稿，手稿无标题，故据内容定名为《五星占》。手稿前半部保存了甘德、石申天文著作中的部分内容，依次描述了木、火、土、水、金五大行星的运动规律及占验结果。手稿后半部有一张表格，记载着计算木、土、金三星的位置，及五星的会合周期等，从秦始皇元年（前 246）到汉文帝三年（前 177），时间跨度超过 70 年，内容极为详尽，如关于金星的记载说："正月与营室晨出东方，二百二十四日晨出东方；浸行百二十日；又出西方二百二十四日，入西方；伏十六日九十六分；晨出东方。"这说明，观察者准确地分辨出金星上合与下合的时间（"合"即金星—太阳—地球或太阳—金星—地球，成一直线），将上述四个阶段的日数加起来，就得出了它的会合期为 584.4 日，比现在的精确数据只多了 0.486 日。并且算出金星 8 年有五个会合期："五出，为日八岁，而复与营室晨出东方"。数值古今对比见下表。

表 2.6 五星会合期差值表

	恒星周期			冲合周期		
	木星	土星	金星	木星	土星	金星
五星占值	12.000 年	30.000 年	224.770 日	395.690 日	377.000 日	584.400 日
现代值	11.862 年	29.457 年	224.701 日	398.884 日	378.092 日	583.914 日
差值	0.14 年	0.54 年	0.07 日	3.20 日	1.09 日	0.486 日

这就是中华民族为求"和谐"所做的努力。《周礼·地官·大司徒》："以六乐防万民之情，而教之和。""和谐"从指代音律协调、阴阳历协调等具体的实用含义，演化为泛指社会公德、社会秩序等一些精神层面的含义时，更多的是以人的行为来标定，而非以数字来标定。无论是用数字标定，还是用行为标定，对于任何一个集合，想成为"牵一发而动全身"的整体，"和谐"是其唯一的道路，也是永恒的课题，因为不仅天地在以螺旋式前进，万物都是以螺旋式前进。"天极"一周需要 2.6 万年，71.2 年西移一度。即便我们不考虑银河系的问题，不考虑进化问题等，只以"天极"的周期为本，在我们数万代中，每一代的年，绝非是同样的"天极"，所以我们必须不断地计算以求理想的"和谐"。

"和谐"是永恒的课题。中国传统文化强调"克己复礼"的实质，就在于"求大同、存小异”以达“和谐”的目的；中国传统文化强调“元亨利贞”的实质在于“不忘初衷”，每一步努力不是为了突出个性，而是为了整体的追求更上一层楼。这些人人皆知的词语，存在于实际生活中的各各角落，尤其在人体的生长发育中体现得淋漓尽致。但是，就像人们对中庸的理解，想中庸的和谐多，计算其格局的少；想“克己复礼”的多，计算“元亨利贞”的步骤、尺度的少。久而久之，这些词句的内涵都没了，就剩下传统文化遗留下来的“习惯用语”了。中国传统文化多以寓教于乐的形式在民间传播，但不等于这些文化只是文人、政教的产物，需要清楚这是源于中华民族数千万年对自然观测、究理、计算的结果，是从“科学”中提炼出来的“道理”。

三、中医思维特色

中医的思维特色源于中国传统文化。中医视万物如俄罗斯套娃一样，天地是最大的套娃；人体是次大的套娃；五藏虽然有各自不同的功能，但实质它们各自都是一个完整的小套娃。它们具有同样数量的五官、纹饰等，区别只是大小不同。这就如同乐器，无论大小必有五音六律，区别在于大者所含的音域更宽阔而已，所以无论是大的，还是小的，只要有一个发音，就会因为“同频”或“倍频”而产生反应。这个反应具体到人体，如果增加了整个机体的稳定度，使各藏腑功能更加和谐，那么这个反应就是“正气”；反之，如果其反应降低了整个机体的稳定度，干扰了各藏腑功能的和谐，那么这个反应就是“邪气”。所以，在中医看来，人如大海中一小舟，会养生者如会使舵，可随浪逐波而远行，不养生者如不会使舵，则寸步难行。

医者应该是最会使舵，且能预知风浪并适时改舵者。所以在中医的思维中，除了外伤及“厉气”“瘴气”等具有明显传染性的疾病外，一般内科杂病的发生，均与整体“和谐”程度密切相关。“天人合一”的思维模式让中医总能从自然动植物生存的规律中思考出人的生存规律及变化。数千年来，中医确实在“天人合一”的模式下取得了有目共睹的满意疗效，但是有人讲“西医能说清楚病人得什么病，虽然治不好，但西医是科学的；中医能治好他的病，就是说不清楚病人得什么病，所以中医不科学”。此话代表了一部分迫切求“理”者的观点。我们分析一下，这句话可以这样翻译，“科学是被认识的事实，未被认识的事实就是不科学”。但是不可忽视的一个问题是，认识是有历史性和局限性的，所以人的认识是不断进步的。科学是伴随认识的进步而不断进步的，科学的属性就是要不断地挖掘尚未被认识的事实。换言之，临床发生的事实应该是科学的源泉，抛弃事实就是断绝科学生存之路。如果临床证明中医有效，这其中必含有没被认识的科学意义，我们不能因为认识跟不上而以“不科学”之名将其弃之。人类是先知道白菜能吃、谷子解饥，后来才知道白菜含维生素、谷子含淀粉，如果我们都等到科学认证了它们的有效成分后再吃这些东西，人类早就饿死了。如果抱定“非科学而不用”的思维，那就是丢掉了数千年来人类积累的宝贵财富。

中国传统文化源于天文术数，而非源于神驰空想。中医秉承了中国传统文化，遨游在阴阳五行之气中，思辨于律吕术数之林内，这其中含有众多已经被认识的事实，怎么中医就不“科学”了呢？人类原始的智慧是被自然逼迫出来的，人类原始的智慧是一种带有“野性”的开创性智慧，人类也正是凭借这股“野性”冲开了禁锢的枷锁，成为万灵之主。“科学”只不过是开创性智慧手中的探铲，人类如果脱离开创性智慧，“科学”的探铲将处于原地空掘的状态。

（一）中医整体观的极坐标是生生不息

中国传统文化警示我们，“极”对整体观的影响很大，并提示“中庸”是人的社会属性之“极”。对于中医来讲，更需要确定人生命体的“极”，只有确定了生命体的“极”，才能整体掌握生命体的运行因素，医者才能有的放矢地动手。所以在谈论中医的整体观之前，必须将医学的“极”定下来。

现代的医学中没有“极”的概念，有的是行医的目的和养生的目标，即“健康”。无论是养生还是行医，都是为了更好地、有质量地生存，以“健康”二字代表之应该没问题。问题是如何有尺度地来衡量“健康”。《辞海》对健康的解释：“人体各器官系统发育良好，功能正常，体质健壮，精力充沛并且具有良好劳动效能的状态。通常用人体测量、体格检查和各种生理指标来衡量”。各器官系统发育良好，功能正常，确实是“健康”的基本必要条件，但仅有此不足以证明“健康”，即使加上各种生理指标也难证明“健康”，这种现象在临床中很常见。如头痛者、失眠者、抑郁症者，以及一些不育不孕者，他们的生理指标都可以在正常范围之内，但他们很痛苦，他们会主动找医生来解决这些痛苦。反之，一些生理指标不正常者，完全可以平静幸福地颐养天年。生活中可见，运动员很有体力但不一定健康，千金小姐没有体力但不一定不健康；身体健康者不一定长寿，百病缠身者不一定不长寿。“健康”是一个优良的状态，难以代表医学的“极”。

中国传统文化从自然界的角度论生物之“极”为“生生不息”。从自然界的高度来广视生物界，会清楚地看到整个生物界确实都在围绕“生生不息”这个“极”在旋转，人也不例外。自然界中的任何生物个体都在努力地“经营”生存，无论遇到何种艰难险阻、肢残病痛，生物们都会想尽一切办法来克服，以达“生生不息”的目的。医生的作用是帮助解决个体的肢残病痛，政府的作用是帮助解决群体生活的艰难险阻，是以外力来帮助生物体达到“生生不息”状态的。所以中国历代有志之士们皆抱有“不为良相，便为良医”“进则救世，退则救民”的理念。

为了“生生不息”，物种必须有一定的群；为了“生生不息”，任何物种都必须努力改造自己以适应其生存环境；为了“生生不息”，个体必须努力生长发育达到一定的健康水平；为了“生生不息”，个体中的每一个组织器官都必须像围棋棋子一样坚守自己的岗位；为了“生生不息”，人必须学会一定的劳动技能以获得能量；为了“生生不息”，人必须学习以使自己的精神世界与人文环境相适应。“生生不息”牵动着生物群体、个体及个体内每个微小的动态趋势。“生生不息”是以阴阳之气相交并相冲，相冲后相和，相和以化生，将天地之气与人体内每一微小的气化联系在一起，这动态的阴阳之气如丝如弦地将俄罗斯套娃层层有序地包裹在一起，形成了中医的“天地人”三位一体的整体观。中医在这样高于“健康”格局的“生生不息”的“极”下，所讲的一些词汇虽然与“健康”格局下的词汇相同，但其内涵却不一样。就如同对不懂围棋的人讲棋艺时，那人想的"博弈"多是"杀掉""吞并""战胜"等，很难从"和平共处"的角度去品味棋趣。

中医的整体观体现在"天人合一"和"人身自为小周天"的表述中，更发源于古人对"气交"的认识。古人认为万物不是凭空而来，而是天地阴阳之气交感的结果。在《晋书·纪瞻传》中记载："太极者，盖谓混沌之时，朦昧未分，日月含其辉，八卦隐其神，天地混其体，圣人藏其身，然后廓然既变，清浊乃陈，二仪著象，阴阳交泰，万物始萌，六合闿拓。""太极"是含有一定物质、功能、信息的统一体，是"气"尚未分化态，即气未分为阴阳的混沌体。未分化的气中隐藏着一切变化之机，一旦时机成熟便分为阴阳，阴阳代表上下、清浊、刚柔、升降等同一事物的两方面，阴阳感应交合则化生万物，所以《易经·系辞传》有"一阴一阳之谓道""有天地，然后有万物"之说。"万物化醇"是由于"天地氤氲"所为，万物化生于天地之交感，人也是如此。中医认为，人体的气机无不应天地之气升降而升降。若将人视为宇宙间一子系统，那么人体子系统与自然界大系统的"气交"就是中医"天人合一"的表述；若将人视为一大系统，那么人体内各子系统与人大系统的"气交"就是"人身自为小周天"的表述。自然界大系统"气交"的平衡状态直接影响人体的平衡状态，如果人体能受纳自然界的"气交"化为自身之物则正气增，反之则正气减。中医所说的"邪之所凑，其气必虚"，用通俗的话讲就是"疾病的产生，是因正气不足"。如一负压瓶，开盖后，空气自然进入，若进入的气提高了该瓶的稳定性就是"正气"，若降低了其稳定性就是"邪气"，所以信息本无性，视受者而定，故"治病必求于本，本于阴阳"，本于气交过程中的阴阳协调。阴阳协调要比阴阳各自的强盛更重要。

中医将人置于天地之间来认识，其强大的格局将世间万物的"关系"置于首要地位，恩格斯说："自然科学证实了黑格尔说过的话：相互作用是事物真正的终极原因。我们不能追溯到比对这个相互作用的认识更远的地方，因为正是在它背后没有什么要认识的了。"中医从"关系"的角度、从全盘的范围来思考人体状态，虽然从解剖角度看很粗糙，但不会丢失任何作用的内容。在圈定了阈值范围后再慢慢寻找其变幻的术数也是中国传统文化思维的沿用，该思维模式在我们日常生活中也可以看到，如中国人写地址或标日期时，习惯从大范围开始，顺序向小范围写，即省→市→区→街，或年→月→日→时，这与西方其他国家民族的习惯相反，此习惯在医学研究方面也有明显的表现。西医的整体是以神经系统、内分泌系统、血液循环系统、呼吸系统、消化系统等各系统组合成的整体，强调的是个体结构形态与整体的关系，从临床治疗效果也证实，西医治疗结构形态性病变要强于功能紊乱性病变。以最有"整体"代表性的"系统生物学"来说，目前的研究操作过程也与中医的"整体"概念完全不同。虽然系统生物学提出的许多理念非常清晰地表达了中医理念的内涵之意，如"整体大于部分之和""生命是远离平衡态的开放系统""生命以负熵流为食"等，但是，基本工作流程有如下四个阶段：第一是确定系统结构阶段。将选定的研究对象视为一个系统，对该系统的所有组分进行了解和确定，描绘出该系统的结构，包括基因组成、代谢成分、细胞内外信息传递结构、途径及由结构不同而导致的作用机理。第二是通过干扰系统结构进行研究阶段。改变被研究对象的内部结构、成分或外部生存条件，观测该情况下系统所发生的基因、代谢、细胞内外受体等相应的变化，并将这些不同层次的信息进行整合。第三是数据处理阶段。把通过实验得到的数据与理论模型预测的情况进行比较、研究。第四是提出符合自然现象的学术或理论阶段。修正、重复以上步骤，不断地通过实验数据对观察对象进行研究，以提出符合自然现象的科学的学术观点或理论依据。简单讲，其系统流程就是，先设定一个系统的干涉环境，然后开始从 DNA → mRNA →蛋白质→蛋白质相互作用网络→细胞→器官→个体→群体的研究，即从小→大的流程。中医讲“感应”是先有“感”后有“应”，如无“感”就无“应”。“生生不息”对于人来讲可以分为“生理性”和“精神性”两个方面。人体理想的状态是把“感”都“应”成“正气”，所以很注重“感”的变化。系统生物的研究，是人为地首先设定研究条件，省略“感”的过程，如此所得结果的本身缺乏闭合的整体性，应该是个“整合”概念，而不是“整体”概念。

不过必须表明的是，中医需要各式各样的结构内容来猜测其无形的“气动”规律，这不是中医今天的追求，中医历朝历代都有以解剖来剖析“气动”的内容，无论这个解剖内容如何，中医都可以接受。因为中医是最大的“中庸”，它必须涵盖所有的音频，必须能将“两端”执住，无论对错都是“消息”，都对寻找“气动”规律有价值。但是需要清楚的是，在实际应用时不要本末倒置，不要以“整合”替代“整体”，不要只看到“应”看不到“感”，不要只看到有形的结构甚至离子效应，还要明白人是个精神性动物，人的欲望趋向至今尚难以用设备检查，难以用计算机分析出来。虽然说人的欲望趋向不是一般医生应该管的范围，但是如果心态的变化扰动了气血的正常运行轨迹，中医是可以凭借其专有技能明明白白获知的，可以通过语言及药物进行有的放矢的调节，这得益于中医的理、法、方、药是一脉相承的整体，中医的整体概念是：魂魄一体、形神共俱。

中医以“生生不息”为坐标、将多层子系统有机地套在一起的思维属于大系统思维。古老的中医在“生生不息”的坐标下，自发地形成了系统性思维，明确指出“生之本，本于阴阳”（《黄帝内经·素问·生气通天论》），“从阴阳则生，逆之则死”（《黄帝内经·素问·四气调神大论》），以及“法于阴阳，和于术数，食饮有节，起居有常，不妄作劳，故能形与神俱，而尽终其天年，度百岁乃去”（《黄帝内经·素问·上古天真论》）。这些内容将中医的阈值范围定在天之阳气与地之阴气相互冲和之间，人与自然界万物相同，都是生存在这阴阳冲和之间的一粟。当将人体置于宇宙中，人体是大宇宙系统中的子系统，强调人体要随宇宙气交的变化而变化；当仅就人体系统而言，人体自身如同宇宙，自成一个小天地，人体这大系统中又包含多个子系统，如五藏、六腑、经脉等，各子系统间的小气交要与人体的大气交相融合，以保持整体相对的动态平衡状态。人的整体阴阳之气冲和程度是保证五藏六腑得以润泽的根本，五藏六腑得以润泽就可强壮，否则就削弱。人体系统的稳定性涉及遗传及体内外诸多因素，如何综合考虑这些因素，使不同的各体都能达到符合自己的平衡状态是中医追求的目标。延长人体系统平衡状态就是延长人体系统的稳定性，就是延长人的生存期，所以中医将此称为“养生”。现代的“健康”概念是个相对静止的概念，传统的“养生”概念是个动态的概念。若将“健康”视为人体系统自身稳定性的代词，那么“养生”就是促使整体系统不断地接近符合自身的、相对的“健康”状态。对医学来讲，“养生”比“健康”更具有实际意义。

医学正是在提高认知的带领下，以“科学”不断替代“科学”一步一步前进的。我们必须承认一个事实，人类距离全面揭露人体秘密还有很远的路程。所以医学必须给今后的路程“留白”，就像中国画给欣赏者“留白”一样，留出遐想的余地。医学要留出发展的方向，既不能以今日一时之理盖全部之理，也不可以“不知”而慢待事实，因为诸多的临床问题、数千年的中医文献记载都在为“留白”指出方向。中医从大到小的过程中，每一步都有“留白”，只有从“生生不息”的格局来审视人体，才能有自信地主动“留白”；只有站在“生生不息”的格局上来审视人体，才能给予人体恰如其分的“阈值”；有了明确的“阈值”，就有了探究的范围和方向。

中医的整体理论思维和丰富的临床经验，可以让医学研究的探铲，铲铲有收获。

（二）中医的识病观

中医习惯称“病人”为“患者”，称“得病”为“患病”，为什么？好像很少有人议论这个问题，这现象不由地使笔者联想到一个画面：一个爱唠叨的家长，总是非常认真地念叨着什么什么该做、什么什么不该做。一个懵懵懂懂的小孩，似懂非懂地听着，突然外面传来歌声，小孩跑出去，将一切都忘了。因为他们没有尝到生活之苦，难以理解成人的经验之说。现代的中医学子们就如同那个小孩，虽然读了许多中医经典，一上临床，听到西医病理，就将中医的“正邪”含义忘了。因为他们还没有经历临床治疗结果的不如意，没有体会到动物实验的结果与人体之间的差异，没有认识到精神因素已经成为现代人患病的主要原因。

理解中国传统文化，不要忘了中国的象形文字。董仲舒在《春秋繁露·天道无二》中说：“心止于一中者，谓之忠；持二中者，谓之患。”《说文解字》：“患，犹也。从心上贯吅，吅亦声。”连声吅叫贯连心头，必是听到且心动了，心有应动谓之“”。小篆的得字“”的右边是上“贝”下“手”，表示“行有所得”（《说文解字》）。若说“得病”等于是说该病是此人想获得的东西；若说“患病”等于是说某物贯吅，此人心应有动，动之结果是病，那个贯吅人心的某物应该与“病”有“呼应”。中医认为，“病”不是人想获得的东西，而是人体“感”后的“反应”，所以当称“病人”为“患者”，称“得病”为“患病”。

说“患者”“患病”，意在强调“病”是因“感应”而得，“感”体外之吅声是第一步，“应”之是第二步。如《黄帝内经·灵枢·岁露论》：“人与天地相参也，与日月相应也。故月满则海水西盛，人血气积，肌肉充，皮肤致，毛发坚，腠理郄，烟垢着。当是之时，虽遇贼风，其入浅不深。至其月郭空，则海水东盛，人气血虚，其卫气去，形独居，肌肉减，皮肤纵，腠理开，毛发残，腠理薄，烟垢落。当是之时，遇贼风则其入深，其病人也卒暴。”人与自然界的变化相应的理念非中医特有，而是中国传统文化的基本内容之一。如西汉董仲舒（前179—前104）在《春秋繁露·同类相动·第五十七》中曰：“百物去其所与异，而从其所与同。故气同则会，声比则应，其验皦然也。试调琴瑟而错之，鼓其宫，则他宫应之，鼓其商，而他商应之，五音比而自鸣，非有神，其数然也。美事召美类，恶事召恶类，类之相应而起也，如马鸣则马应之，牛鸣则牛应之。”《春秋繁露·循天之道·第七十七》又曰:“故天地之化，春气生，而百物皆出，夏气养，而百物皆长，秋气杀，而百物皆死，冬气收，而百物皆藏。是故惟天地之气而精，出入无形，而物莫不应，实之至也。”在中国传统文化的眼里，世间万物“通天下一气耳”(《庄子·知北游》)，万物的“生生不息”是感应自然界的气动及气化的外在表现。

在中医的眼里，人患病的第一步，并不是因为“外邪”有意战胜了“正气”后进入了人体，而是个体对“外气”有感而后的反应。若这个反应对机体有利，增加了机体的平衡力度，则称为“正气”;若这个反应对机体不利，削弱了机体的平衡力度，则称为“邪气”,“邪气”伤人达到人体难以自愈时，即是“病”。对于人来讲，感应当从自然环境和人文环境两方面来论述。如《黄帝内经·素问·上古天真论》曰:“夫上古圣人之教下也，皆谓之虚邪贼风，避之有时，恬淡虚无，真气从之，精神内守，病安从来。”此文前半段说的是如何避免自然环境之病，后半段说的是如何避免人文环境之病。

自然环境致病的主要因素是“虚邪贼风”。王冰曰:“窃害中和，谓之贼风。”《灵枢·九宫八风》云:“风从其所居之乡来为实风，主生、长养万物;从其冲后来为虚风，伤人者也，主杀、主害者也。谨候虚风而避之，故圣人日避虚邪之道，如避矢石然，邪弗能害，此之谓也。”所谓“从其冲后来为虚风”，是指与月建节令的相反方向所来之风，即非时之气、反季节气候等。总之，对于“虚邪贼风”躲之避之，不与其产生“感应”，就可以不患病。人文环境致病的主要因素是“精神失于内守”。对此《素问·上古天真论》接着说:“是以志闲而少欲，心安而不惧，形劳而不倦，气从以顺，各从其欲，皆得所愿。故美其食，任其服，乐其俗，高下不相慕，其民故曰朴。是以嗜欲不能劳其目，淫邪不能惑其心，愚智贤不肖不惧于物，故合于道。所以能年皆度百岁，而动作不衰者，以其德全不危也。”“精神内守”，不为过度的欲望、情志所动摇，即对一切诱惑不感兴趣、没反应，病能从哪来呢。不过要想做到“精神内守”，必须具备“恬淡虚无”的遥远眼光。虚与墟同义，皆为“大土丘”。原始氏族社会的人群多在大土丘上建房屋，待战争、瘟疫、洪水等一来，房屋倒塌，杂草丛生，皆归一片废墟，什么也没有了，只有原本的“虚无”。故“恬”为舌应心，以心安少欲为好;“惔”为心火旺，以平静适度为佳;做好当下该做的事，不被躁狂所干扰，天地之气方可以与我并生，精神方可不涣散而内守为一，以达“生生不息”。

“恬惔虚无，真气从之，精神内守，病安从来”，非医家一家之言，中国的道家、儒家等对此也给予了很多的解释，是构成中国传统文化的重要组成部分。如《庄子·刻意》:“夫恬惔寂漠、虚无无为，此天地之平而道德之质也。故曰：圣人休休焉则平易矣，平易则恬惔矣。平易恬惔，则忧患不能入，邪气不能袭，故其德全而神不亏。故曰：圣人之生也天行，其死也物化；静而与阴同德，动而与阳同波；不为福先，不为祸始……虚无恬惔，乃合天德。”《春秋繁露·循天之道·第七十七》曰:“怒则气高，喜则气散，忧则气狂，惧则气慑，……凡气从心，心，气之君也，何为而气不随也，是以天下之道者，皆言内心其本也。故仁人之所以多寿者，外无贪而内清净，心和平而不失中正，取天地之美，以养其身，是其且多且治。……民皆知爱其衣食，而不爱其天气，天气之于人，重于衣食，衣食尽，尚犹有闲，气尽而立终。故养生之大者，乃在爱气，气从神而成，神从意而出，心之所之谓意，意劳者神扰，神扰者气少，气少者难久矣；故君子闲欲止恶以平意，平意以静神，静神以养气，气多而治，则养身之大者得矣。"人是精神性动物，社会的进步越发凸显人文环境对人的生存的影响，这个问题好像中国人自古就知道，中医不仅有众多方药治疗自然环境造成的病，还有众多方药调节人文环境造成的病，如临床常用的"逍遥散""柴胡疏肝散""甘麦大枣汤""百合地黄汤""酸枣仁汤"等，临床可以加减应用于各种情志病变。现代医学虽然对神经系统的结构、功能皆有很多且很深入的研究成果，但临床上可以满意解决与"精神""情志"因素相关病变的方法却不多，这是需要思考的问题。

某一事件的整体变化对另一事件的整体影响是最容易感知的自然现象，如气候的变化对动植物的影响，人的思想变化对社会的影响，父母的情绪变化对子女行为的影响，环境的变化对人体心身健康的影响，微生物对人体免疫机制的影响，人文因素对机体神经－免疫－内分泌的影响等，这些变化是显现的，但变化的结果因人、因时、因地而大不相同，即使是同一种因素作用于同一个体也会因该个体当时的初始状态不同而不同。这些显而易见的自然现象，很难用实体解剖、线性的因果关系来解答。因为这些变化是经过变化体以整体为单位，对外界因素作了处理后产生的整体反应。这些被整合了的、有作用的因素很难用一个明确的名词来表述，中医曾用"消息"来表述，如《伤寒论·辨霍乱病脉证并治》"吐利止而身痛不休者，当消息，和解其外，宜桂枝汤小和之"，《金匮要略·疟病脉证并治》云"弦数者，风发也，以饮食消息止之"。"当消息"即斟酌病情之意，"消息止"即病情停止发展之意。总之，"消息"是概括了机体对外界刺激的反应状态及趋势，是强调"感应"的动态。中医说"医，《易》也"，正是因为"《易》以感为体"（慧远）。说"《易》以感为体"，是因为《易》没有有形的实体（《易经·系辞上》"故神无方而易无体"），而是以无形的感应实现了"生生之道"，故《老子》说"道可道，非常道"。《易经·系辞下》说"易无思也，无为也，寂然不动，感而遂通天下之故"，即"易"的变化是一种感通，是阴阳交而万物生的自然感应之态，而非有思有意之为。天地之变化，日月之周流，四时之往来，阴阳之消息，都是在不断地创生，故《易经·系辞传》说"生生之谓易"。"生生之谓易"，生生源于自然的感应，生生源于无形的感应。如此说来，"生生不息"是处于感应场中。

《素问·阴阳应象大论》曰："天气通于肺，地气通于嗌，风气通于肝，雷气通于心，谷气通于脾，雨气通于肾。"《素问·针解》云："人皮应天，人肉应地，人脉应人，人筋应时，人声应音，人阴阳合气应律，人齿面目应星，人出入气应风，人九窍三百六十五络应野。"在中医看来，自然之气与人体五藏六腑、皮肉血脉皆互通、互应。《素问·六微旨大论》说："上下之位，气交之中，人之居也……气交之分，人气从之，万物由之，此之谓也。""气"不仅是万物始原，而且是万物存在的普通形式，世间万物皆由"气交"而化生，由"气交"而存在，人也是如此。人既是"气交"的产物，又在不断地进行"气交"的过程中维持着生命。万物在"气交"的冲和中求得发展，人体也是如此。"易具医之理，医得易之用"，"阴阳虽备于《内经》，变化莫大乎《周易》"（张景岳语），人体藏腑之气在不停地升降运动着，如：坎阳蒸腾使肾水上升济心火，心火下降温煦肾水则精得神之养；坎阳升暖脾土则水谷运化不滞，坎阴涵养肝木则气血疏泄不郁等。人体之气血和畅，阴阳交泰，生生化化，品物咸章，无不依赖于脏腑升降运动的正常，故《医学求是》曰：“明乎藏腑阴阳升降之理，凡病皆得其要领。”可见中医的整体观念是动态的整体观念。中医的患病观念是感应场中“一物不应，乱之端也”（《荀子·君道》）的患病观念。

（三）中医的治疗观

谈中医的治疗观必以西医的治疗观作对比才好说清楚，但是需要明确的是，这不是单纯的个人认识问题，而是整个学术的“整体观”的格局不同所导致的，也是人类认识世界的步伐所必行的一步。

其实中国传统文化也是如此一步一步走过来的，最典型、最基础的步伐就是“方圆相接”的步伐，即以方定出精确数值，以圆回归自然的“道数”。精确的数值让人类更清晰地、更自信地去行动；“道数”可约束人类不要因过分的自信而跑偏。人类正是依靠这两条腿，一时左、一时右而前进的。当今的医学发展正处在需要“道数”来规整精确数值的时代，从“青霉素”抗菌效果震撼世界到今天慎用“抗生素”，精确数值给人类带来难以计数的成果，同时也带来了与自然不协调的事件。这种与自然不协调事件的持续发生，最终会反过来影响人体健康。如最常见的“荨麻疹”，大家都知道这是一种免疫反应，并且常与神经状态相关，从现代医学的理论来讲，免疫反应本身也不能排除神经递质的作用。但是临床上，传统中医可以根据具体情况灵活组方用药得到满意疗效；西医则需要检查过敏原，若无明显过敏原治疗起来就比较麻烦，常常用药时消退，停药后易复发，因为可用的药只有对抗性的而无调节性的。最显而易见的疑问是，有一些年龄较大的患者，数年或数十年对某物不过敏，现在突然出现了过敏，若也给予抗过敏药（抗组胺药）治疗，是否思考过其治疗的是因还是果？为什么大家都明白应该如何取舍，却无计可施呢？

生物体是个“自组织系统”，它可以自行建立秩序，即使外力干预了它的生存环境，它也有一定的能力来恢复它固有的内在秩序。这些认识不是中医所独有，但是目前的医疗用药以及西医药理的作用目标，有没有将此概念涵盖在内呢？无论中医还是西医，任何人都知道人体具有强大的自我适应、自我调节、自我修复等能力，但是为什么在治疗的过程中却几乎一致地使用抗生素、抗疼痛、抗过敏、抗抑郁、抗肿瘤、降血压、降血糖等药物？就连树木被刮破都可自愈，临床治疗过程中有多少留给机体自己进行维护的人体自愈内容？《素问·四气调神大论》曰：“圣人不治已病治未病，不治已乱治未乱。”并指出，“夫病已成而后药之，乱已成而后治之，譬犹渴而穿井，斗而铸锥，不亦晚乎！”明代李中梓《医宗必读》曰：“本之为言，根也。世未有无源之流、无根之木。澄其源而流自清，灌其根而枝乃茂，自然之经也。”中医讲的“根”应该包含“自组织能力”“自愈力”，所以中医常常强调“三分治疗七分养”。不过需要明确的是，这里说的“养”并非不服药，而是不服治疗性的药，可以服用促进“自愈力”的药。如失眠者，先期可以服用一些“重镇安神”之品，以快速扭转其失眠之“标”症；随后要通过服用

"甘麦大枣汤"或"酸枣仁汤"的加减方来达到"和中养心以安神"或"滋阴养血以安神"的目的。"甘麦大枣汤"由甘草、小麦、大枣三味药组成，"酸枣仁汤"由酸枣仁、甘草、知母、茯苓、川芎五味药组成，从药物组成可见两方没有什么针对性的抑制目的，基本是以食疗来养其自愈力。

生物都有其一定限数的寿命，除意外死亡因素外，一般的寿命年限几乎一致，唯人的寿命参差不齐相差很大，不可否认的是此问题与精神因素有关，现代医学对这个显而易见的事实关注了多少？中医关注人的精神作用由来已久，"恬淡虚无，精神内守"是人防病的首要关卡。《素问·举痛论》曰："余知百病生于气也，怒则气上，喜则气缓，悲则气消，恐则气下，寒则气收，炅则气泄，惊则气乱，劳则气耗，思则气结。"《景岳全书》说："气之为用，无所不至，一有不调，则无所不病。故其在外，则有六气之侵；在内，则有九气之乱。而凡病之为虚为实，为热为寒，至其变态，莫可名状。欲求其本，则止一气字足以尽之。盖气有不调之处，即病本所在之处也。"情志扰乱气机各有各的特点，但气乱为病一也。即所谓"一物不应，乱之端也"。《杂病源流犀烛·诸变源流》说："诸郁，藏气病也，其原本于思虑过深，更兼藏气弱，致六郁之病生焉。"张景岳说："痰即人身之津液，无非水谷之所化，此痰亦既化之物，而非不化之属也。但化得其正，则形体强，荣卫充，而痰涎本皆血气，若化失其正，则藏腑病、津液败，而血气皆痰涎。"《素问·调经论》说："五藏之道皆出于经隧，以行血气，血气不和，百病乃变化而生。"《慎斋遗书》说："病于形者，不能无害于神；病于神者，不能无害于形。"故中医有"百病生于气"之说，所以中医临床治疗也多兼顾情志给药。现代医学研究也证实，几乎所有的疾病都或多或少地与人文环境、精神因素、心理素质有关，如失眠、抑郁、免疫紊乱、高血压、糖尿病、心脑血管病、恶性肿瘤等，但其治疗几乎都是"靶点"式。治疗失眠、抑郁的药基本是作用于中枢神经的"靶点"；免疫紊乱则用激素药控制；高血压、糖尿病、心脑血管病更是强调准确的"靶点"控制；恶性肿瘤除了杀细胞还是杀细胞，不管敌我一起杀，根本就没有思考情志的余地。为什么现代医学已经认识到诸病与情志有关系，而药物却跟不上呢？而且对中医如此关注情志的治疗不能给予一定的纳入呢？

中医认为患病是各系统间的相互"感应"，人体对外环境存在"易感""不感"及两者之间的状态，人体内各系统对人体"感"的反应也存在"强反应""不反应"及两者之间的状态。以外感病毒来说，"易感"又"强反应"者是病情难以恢复者；"易感"而"不反应"者是"无症状感应者"，是最可怕、最强的传播者；"不感"者即不带病毒的正常人；处于"易感""不感"两者之间者，则视其"反应"的强弱来决定其病情的轻重。以目前大家熟悉的新型冠状病毒来说，其感染途径是新型冠状病毒以其表面的刺突蛋白与人体呼吸道、消化道中的某类细胞上的受体相结合，被结合了的宿主就是"感染者"，具有一定的传染性。但这个感染者可以发病也可以不发病，发病是因为这个感染者的免疫系统为了将病毒赶尽杀绝而发起的进攻，因新型冠状病毒过强地占领侵略之地，造成战斗激烈致两败俱伤。疫苗就是模仿的病毒刺突蛋白，先进入人体以练兵，待真的病毒来袭时可以达到有备而战的目的。对于无备战的患者来说，中医治疗原则是"急者治其标、缓者治其本"。治其标时当以急速控制病情发展为要，以现代的急救手段为优；治其本时就需要思考何是“本”。《素问・标本病传论》：“病有标本，知标本者，万举万当，不知标本，是谓妄行。”明代李中梓在《医宗必读》中说：“见痰休治痰，见血休治血，见汗不发汗，有热莫攻热，喘气毋耗气，精遗勿涩泄，明得个中趣，方是医中杰。”中医为何有此论述，就在于求“本”。不可否认的是，“同频”共振的自然现象也是“本”之一。在此若将“同频”或“倍频”视为“本”，则可以通过改变其“频”而使其不发生“感应”或减弱其“感应”，从而达到阻止病情继续发展的目的。可惜现代医学的研究方法不能给予明确的合理证据，哪怕有与中医的“感应”不同，但不是“靶点”式的证据也可以让人们感觉到现代医学有容纳中医的可能性，但就目前的研究结论看，所提到的多是：“可以肯定的是，中药方剂中有六种对这四个蛋白靶标具有高效抑制作用，提示中药能够抑制病毒的复制，阻断炎症风暴”；“分子生物学研究也证明，该方在调节固有免疫和细胞免疫方面活性显著。药效物质研究也在深化，方子中的虎杖有效组分对新冠病毒有较强抑制作用，马鞭草组分对肺小支气管有明显抗炎作用，可阻止形成包裹沉寂病毒的痰栓，有效避免患者‘复阳’”等。这些研究结果仍然是以西药对抗“靶点”的指标来进行评定的，没有任何突破性的评价，为什么？

思维趋向决定了研究发展的结果。仍以棋盘为例，围棋的格局达到 19×19 的格局，当双方占据了 3、4 线后，还留有 13×13 或 11×11 的地盘，尚可再周旋一番，后还有余地；象棋，无论是 8×8 还是 9×10，都没有可周旋的余地。围棋是以双方“和平共处、略胜一筹”为胜；象棋是以杀掉对方为胜，不同的格局决定了取胜的手段。若将格局仅限于人体，人体就是最大的格局，自然环境和人文环境的影响因素及人的适应变化等，都可以不在考虑范围之内，所以只有当机体出现了明显的异常变化后，才能根据已经出现的证据来进行治疗，这时已经没有回旋余地了，治疗的目的自然是以尽快消除对方来取胜。中医的格局是天地，人是天地间一粟，当然存在自然环境和人文环境两方面的影响因素，以及人对其的适应性变化。中医的格局可以让医者在人对外界因素“感”的一环就进行有效的调整。此外，当思维趋向于整个自然界时，看到的是自然界中所有的生物都是在以“生生不息”为“极”而行动。病毒也是为了它的“生生不息”在拼命地寻找宿主，同时也在不断地改变自己以求能更长久地生存，所以也要不断地变异。变异的规律与生物生命时限规律一样，从弱到强到衰，最后不是与宿主和平共处就是灭亡。于是，中医对病毒的态度是，避其锋芒，改变频率，适度接触以达和平共处。

回顾一下中医的发展史可以明显地看到中医是在不断地“抗疫”过程中发展壮大起来的。如《黄帝内经》曰：“五疫之至，皆相染易，无问大小，病状相似”；张仲景《伤寒杂病论・序》曰：“余宗族素多，向余二百。建安纪年以来，犹未十稔，其死亡者三分有二，伤寒十居其七”；曹植在《说疫气》中对建安二十二年瘟疫的惨状描述：“疠气流行，家家有僵尸之痛，室室有号泣之哀。或阖门而殪，或覆族而丧。”可见《伤寒论》的是在“大疫”中产生的。明代吴又可在《温疫论》序中说：“崇祯辛巳，疫气流行，感者多，于五六月益甚，或合门传染。”可见“温病”也是在“大疫”中产生的。从公元 3 世纪晋代中医葛洪（283—363）的《肘后备急方》记载治疗天花、狂犬病、疟疾等疫病的方药，到 20 世纪 50 年代中医蒲辅周、邓铁涛治疗流行性乙型脑炎的方药，中医治疗疫病的方药、方法层出不穷。虽然所有中药方都有核心方，但都是与时俱进地、一人一方地使用，说明中医并非以"杀死侵略者"为治疗宗旨，而且明智地认识到，由 DNA 串联起来的生物界，是以"生生不息"为"极"，所有的所作所为不过是围绕自然之"极"在旋转而已。以杀死对方为目的的治疗，并不可能得到长久的"生生不息"，长久的"生生不息"是需要有一个"和平共处"的环境。

中医的临床治疗效果及中医的脉诊都以实例明显地展示了人体中存在旋转的波动，而且这些与现代的自然科学研究有一定的吻合。从思维的格局看，中医是超前的医学，中医的"模糊"是科技落后的现实反映，中医需要科技来一步一步将"模糊"转化为"精准"，所以中医是"道理阖一"的医学。

参考文献

[1] 郑祖襄. 中国古代音乐史［M］. 上海：上海音乐学院出版社，2009.
[2] 尹其颖. 筹与籁的辨析［M］. 南京：南京大学出版社，1992.
[3] 黄翔鹏. 中国人的音乐和音乐学［M］. 济南：山东文艺出版社，1997.
[4] 王巍. 中国考古学大辞典［M］. 上海：上海辞书出版社，2014.
[5] 刘玉堂. 从曾侯乙编钟看古代科技与文化融合［N］. 中国社会科学报，2019.
[6] 黄翔鹏. 均钟考——曾侯乙墓五弦器研究（上）［J］. 黄钟（武汉音乐学院学报），1989（1）：38–51.
[7] 冯时. 中国古文字学概论［M］. 北京：中国社会科学出版社，2016.
[8] 王洪军.《管子·地员》、《吕氏春秋·音律》引发的与三分损益律相关问题之思考［J］. 黄钟（武汉音乐学院学报），2011（4）：261–266.
[9] 马忠林，王鸿钧，孙宏安，等.《数学教育史简编》［M］. 南宁：广西教育出版社，1991.
[10] 恩格斯. 自然辩证法［M］. 北京：人民出版社，2015.
[11] 陈其射. 试论简单整数等差律——浅析三分损益律学思维前兆［J］. 中央音乐学院学报. 1986（1）：17–21.
[12] 崔宪. 钟律与琴律［J］. 中央音乐学院学报，1995（1）：86–93.
[13] 赵玉卿. 中国乐律学新论［M］. 重庆：西南师范大学出版社，2016.
[14] 孙克仁. 先秦乐律考拾［M］. 上海：中西书局，2017.
[15] 汪舒旋.《古乐经传》通释［M］. 成都：四川大学出版社，2015.
[16] 胡朴安. 文字学常识［M］. 北京：中华书局，2016.
[17] 张远山. 独与天地精神往来：庄子奥义［M］. 成都：天地出版社，2020.
[18] 量子学派. 公式之美［M］. 北京：北京大学出版社，2020.
[19] 李学勤. 夏商周文明研究［M］. 北京：商务印书馆，2015.
[20] 陈忠，盛毅华. 现代系统科学学［M］. 上海：上海科学技术文献出版社，2005.
[21] 苗东升. 复杂性科学研究［M］. 北京：中国书籍出版社，2013.
[22]《中国音乐文物大系》总编辑部. 中国音乐文物大系·湖北卷［M］. 郑州：大象出版社，1999.

[23] 陈应时. 中国乐律学探微[M]. 上海：上海音乐学院出版社，2004.
[24] 缪天瑞. 律学[M]. 北京：人民音乐出版社，1996.
[25] 王子初. 马王堆七弦琴和早期琴史问题[J]. 上海文博论丛，2005（4）：40-45.
[26]《中国音乐文物大系》总编辑部. 中国音乐文物大系·山西卷[M]. 郑州：大象出版社，2000.
[27] 中国社会科学院考古研究所山西工作队，临汾地区文化局. 山西襄汾县陶寺遗址发掘简报[J]. 考古，1980（1）：18-31.
[28] 戴念祖，白欣. 戴念祖文集·第三册[M]. 北京：中国科学技术出版社，2019.

第三章

中医及传统文化中的超前思维

世人皆知中医理论的核心内容是“阴阳五行”，且“阴阳五行”非中医所独有，而是依赖自然生存的原始社会和农耕社会中，人们具有一定野性的开拓思维的产物。“阴阳五行”涵盖了极强的自然规律，是对自然界各种交错变幻形态的高度抽象描述，所以对于“阴阳五行”的概念问题多被归于“哲学”范畴。目前我们从书本上得知的“阴阳”是矛盾的两方面，“五行”是万物的归类和生克关系。就现代人的智力水平，若脱离“阴阳五行”就不能成为一名好中医的说法应该不成立。但临床事实告诉我们，脱离了“阴阳五行”确实难成为一名好中医，因为古老的“阴阳五行”之“道”内含着超前的自然之“理”。

今天，当将物质分割至夸克粒子也不足以解释自然现象时，人们想到了量子力学和超弦理论，虽然它们存在“测不准”及“不确定性”，但更接近自然真相。量子力学和超弦理论告诉我们，自然界的基本单位不是占据空间单独一点的基本粒子，而是一小段“能量弦”，万物都在“能量弦”的角动力下进行螺旋式循环运动。

以“龙”为图腾的中国传统文化认为，天赋予“龙”在人间主宰一切，可化生万物，也可统治万物。“龙”上天入海，旋转而行，行速而不定，见首不见尾；急则狂风暴雨，缓则润物无声，显则风吹草动，隐则气化无痕；“龙”居海以水贡献于天，又奉天之命而行，使天阳地水时时相交；“龙”自由行在世间及天地多维之间。可见，中国的“龙”就是中国传统文化的承载者，是“阴阳五行”的实施者，是“能量弦”的代表者。

信息化的今天，使我们的思维与中国远古先圣们的思维在空间上无比接近。中国传统文化是以“龙”为图腾的“律历文化”，因为“音生于风”是“龙”吟，是“弦”的自然之常态，是天地人借“弦”沟通的文化，是纯粹的自然文化，是超前的自然认识。

人们说数学的美是简捷的逻辑。中医基础理论的美，何止是简捷的逻辑，可以说是对自然生态系统的结构和生存逻辑的简捷架构。在中医思维的简捷架构中只有大小一致的黑白阴阳两棋子，只有平等空间范围、平等自由行动权、平等距离的活动步伐，没有任何人为的设计框架作为先决条件来倾斜它们的前进步伐。人的权力只有思考，思考如何与世界万物和平共处。在如此没有任何可借之力的环境下，中国传统文化及中医思维不得不抬头仰望天空，低头环视万物，闭目思考天地运转的规律及万物追随之“极”的自然之力，从而得出万物在天地气交之中以求得“生生不息”的认识，如此的认识将“阴阳气交”及“无中生有”等一些无形之物，在不知不觉中视为万物化生之源的“龙”。

眼见为实是需要借助科技手段才能达到的，随着科技手段的进步，以往的一些无形之物被显像，为中国传统文化及中医思维超前的意识给予了一定的实质性的认可。

第一节　一张小纸条展示的“道”及“拓扑”

一、手工操作小纸条

1. 操作过程

① 取一个小纸条，应该是越小越能说明问题。但是，作为演示，必须能够清楚地看到为好，所以可选一张 A4 纸，纵向折叠 4 份，剪下一份为演示小纸条。此时这个小纸条没有反正面的区别，也没有前后端的区别。若以“阴阳”论之，这个小纸条现在没有阴阳属性。

② 随意挑选这个小纸条的一面，用笔在这面上任意划上一个标记作为“阴”面。实际对一个无属性的小纸条来说，本无“阴阳”之分，但强分之，可有无数分法，若以端头来说，则将两端论阴阳；若以面来说，则将正反面论阴阳。可是一旦我们定下了阴阳，这个纸条就有了具体的唯一的属性形式。

③ 这个小纸条虽然有了属性，但是不可能有任何变幻。因为无论你如何分裂它，它只是一些更小的、有“阴阳”属性的小纸条、小纸块，不会有不同的形态出现。但是，当我们将这个有属性纸条的两端连接起来成为一个闭合的环，就有了基本的“系统”概念，因为闭合的整体已经有了内外之分及界面，有了相互联系、相互作用的阴阳元素。奥地利生物学家贝塔朗菲（1901—1972）在《一般系统论》中说：“系统是相互联系相互作用的诸元素的综合体。”

需要注意的是，这个自形闭合的纸条有最基本的两种形式：一是不扭转地、两端平接，即阴面接阴面，阳面接阳面，可称为“平面环”（图 3.1）；一是扭转地、两端阴阳错接，即阴面接阳面，阳面接阴面，此谓“莫比乌斯环”（图 3.2）。

④ 以环的边线为平行线，将两个环分别平行剪开。你将发现这两个环剪开后的结果不一样：“平面环”变成 2 个与原来一样的“平面环”；“莫比乌斯环”仍然是一个环，并没有分离成两个，而是一个空间扩大了一倍，且多了一个扭力的，像个“8”字的环，但这个“8”字的中间没有死结，是有一定活动范围的类“8”字的环（图 3.3）。

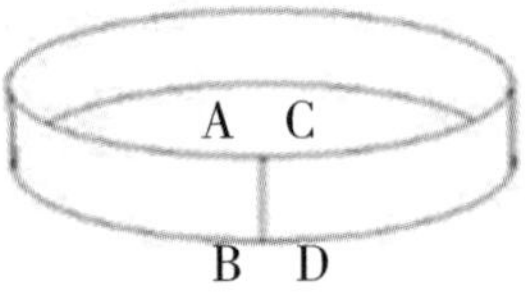

图 3.1

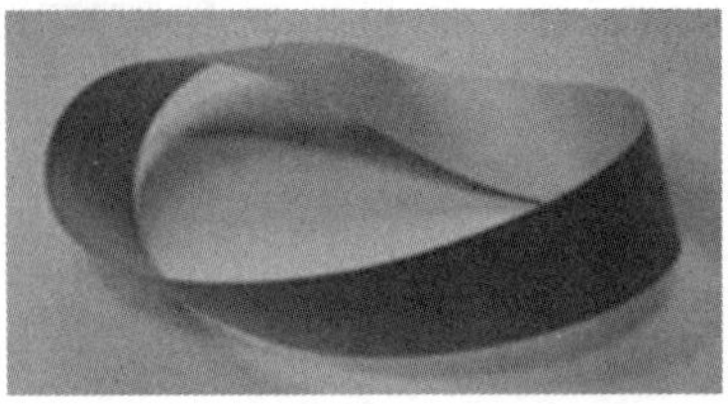

图 3.2

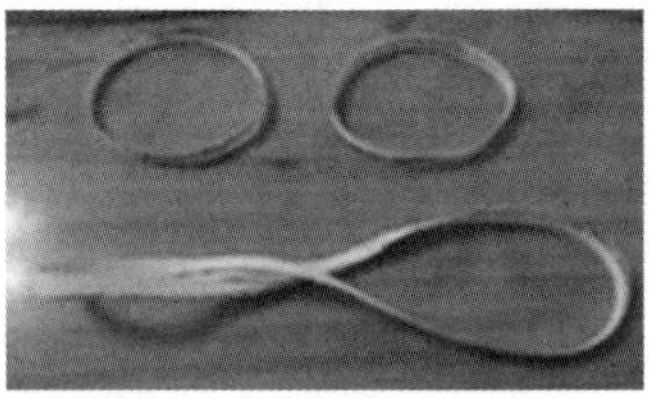

图 3.3

⑤ 重复上述的剪法：“平面环”将得到4个与原来一样的“平面环”；“莫比乌斯环”将得到2个纠缠在一起的、同等空间的类“8”字环。若将这2个类“8”字环撑起，可见中间是个井字环，这个井字环将这纠缠在一起的2个环分为5个环，即中央1个井字环、周围4个环，共5个环（图3.4、图3.5）。

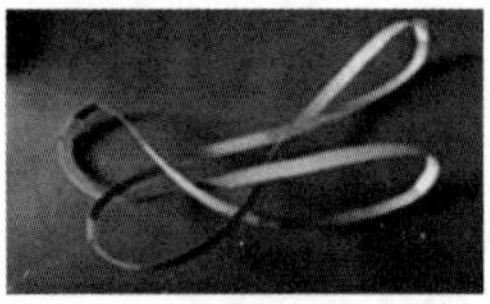

图 3.4

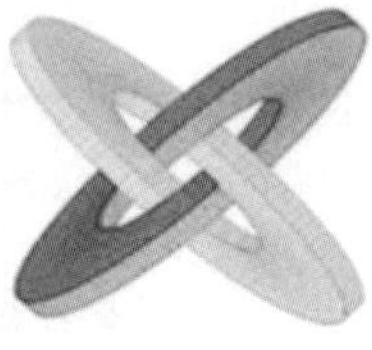

图 3.5

⑥ 再重复上述的剪法：“平面环”得到4个与原来一样的、各自独立的环；“莫比乌斯环”得到的是4个纠缠在一起的类5环结构的环。如此下去，则将有8、16、32……个纠缠在一起的、等比发展之数的环。

2. 梳理手工操作“莫比乌斯环”的变化结果

① 操作的第一步，展示的是一个无性混体的小纸条。

② 操作的第二步，无性混体有了阴阳属性，可谓混沌开始分形。

③ 操作的第三步，当具有阴阳属性的小纸条，交错地闭合成环后，就有了自我独立的体系，从构型上有了质的变化，由一个“混沌”体，生成了具有阴阳同体的“一”，到此可谓“无中生有”。

④ 操作的第四步，“无中生有”的这个“一”，变成了空间和扭力皆扩大了一倍的类“8”字环，这不是简单的“分解”，应该看作是“裂解”，即“一”裂解成“二”。这个“二”虽然是个三维空间的“二”，但其空间伸展方向只有2个端点，即具有类线性的约束。

⑤ 操作的第五步，1个“二”变成了2个纠缠在一起的“二”，并且构成类5环结构的结构。而且这个由2个“8”字环构成的类5环，其结构已经突破了空间范围的约束，各自以三维空间的结构向四方伸展，即空间伸展方向已有4个端点。

⑥ 类5环的结构再向下分解，仍然是中间1环，四周是以2为底的指数级递增变化。如将类5环再进一步分解，就成了中间1环，四周8环的结构，即1环+8环=9环。若再分解，其结构是1环+16环=17环、1环+32环=33环……无论是将中间1环视为平面的环，还是视为立体的轴，其他环都将以空间立体的结构相互影响。由此可见，中国传统文化中的数值是自然空间动态的数值。

3.“平面环”与“莫比乌斯环”的变化比较

①“平面环”无论如何分解，产生的结果都是与原来构型完全一样的，仅仅是从

“混沌”变成具有阴阳属性的独立体，即始终是一个一个独立的环。这些独立的环在分开的那一瞬间，相互之间就不再存在任何关联，结果是各自为政的、永远的“一”。

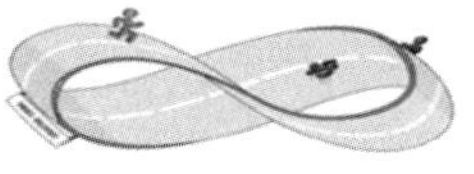
图 3.6

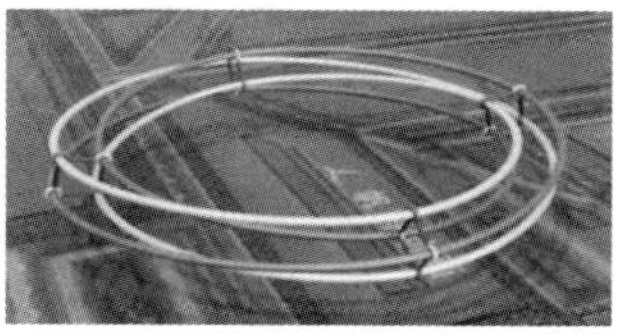
图 3.7

②“平面环”是二维平面环；“莫比乌斯环”是三维平立体环（图 3.6、图 3.7）。

③“莫比乌斯环”在从“混沌”变为“阴阳交错”的、独立的“一”的基础上，“裂解”成扭力及空间扩大一倍的“二”；再由“二”变成中间 1 环，四周的环变化以 2 为底、空间动态以 3 为底、以指数级递增变化的整体结构。结果形成以一轴心为缠绕的、占有无极空间的、多维动态的整体。

二、从纸环的变幻过程看中国传统文化

1.“有生于无”

若将那无性的小纸条视为“无”，那么操作的第二步就有了“阴”“阳”属性，第三步是“阴阳相交”成了“一”，即从“无”到“有”的关键过程是“阴阳”扭转交错相接。

老子《道德经》第四十章只有两句话：“反者道之动，弱者道之用。天下万物生于有，有生于无。”“反者”：一说为相反，对立面；一说为循环往复，反即“返”之意。笔者认为在此应取“返”之意。如老子在《道德经》第二十五章说：“有物混成，先天地生。寂兮寥兮，独立而不改，周行而不殆，可以为天地母。吾不知其名，强字之曰道，强为之名曰大。大曰逝，逝曰远，远曰反。”这段话的意思是：有一物，无边无际、无形无色无声、浑然一体，在天地形成以前就存在了。它独一无二地、循环往复地运行而永不衰竭，可以作为万物的根本。我不知道它的名字，所以勉强把它叫作“道”，再勉强给它起个名字叫作“大”。它广大无边而运行不息，运行不息而伸展遥远，伸展遥远而又返回本原。此段论述的内容与《道德经》第四十章论述的内容基本一致，都是在讲万物生成的根本是什么。其中“远曰反”中的“反”，也是“返”的意思。老子在《道德经》第十四章说：“视而不见，名曰夷；听之不闻，名曰希；搏之不得，名曰微。此三者不可致诘，故混而为一。”用现代语言讲，就是（有物存在，但是）看不见它，谓之“夷”；听不到它，谓之“希”；摸不到它，谓之“微”。这三者的原因无从追究，因此视其为浑然一体。

将老子《道德经》第四十章、第二十五章和第十四章合起来可以理解为：天下万物生于有，有生于无。无不是什么都没有，而是一个无形无色无声的浑然体。此浑然体虽然无形无色无声，但循环往复地运行而永不衰竭，虽然它可以无边无际地伸展致远，但定会有规律地返回到原来的时空点；此浑然体在发挥作用时是柔弱的，柔弱到人无法感到它的存在。世间万物都是由这无形无色无声的浑然体在不休止的运动中化生的。这些变化过程虽然人难以看到、听到、触到，但它是真实存在的。

2."一生二，二生三，三生万物"

有了"一"，"一"裂解成不同构型的"二"，"二"裂解成不同构型的"三"，"三"裂解成相同构型的8、16、32……等比之数的环。

老子《道德经》第四十二章："道生一，一生二，二生三，三生万物。万物负阴而抱阳，冲气以为和。"冲的繁体字是"衝"，"衝"的本意是指在一个交通要道相撞。言外之意就是必须有一个如何解决"相撞"的方案。在众多方案中，只要不是两败俱伤，就是"气和"，只不过存在何方谦让、何方气盛的差别，但都是"活"、都是"生"的解决方案。

万物之所以能"生活"，就是因为它们在阴阳相"衝"时选择了"冲气以为和"。而先决条件是阴阳不仅由"道"而生，而且由"道"化为一。有了"阴阳交错"连接在一起的"一"，就有了一生二，二生三的变化。从"一"到"三"，其化生的是能量释放和结构定型。"三"之后，几乎再无如此明显的质变，只是数量的变化。换言之，万物无论如何变化，都离不开基础的前三步。万物的差异，可视为在阴阳冲和过程中产生的偏差，而出现了不同的表观差异。若不是"阴阳交错"连接在一起，即使分解无数次，也不可能有变化。可见，"道生一，一生二，二生三，三生万物。万物负阴而抱阳，冲气以为和"是对自然世界的真实描述。

3."阴阳气交"是"化生万物"的始动要素

请再做一次检验，用笔从"阴阳交错"连接环的任意一面开始，顺环的长轴画线，你会发现这条线将无休止地走在阴阳两面，且其间没有间断。

问题是，如果从那阴阳不相交的纸环的一面起画线，若不将其捅破或翻转过来是不会毫无间断地到达另一面的。换言之，我们通过非常简单的一扭，竟然扭出一个三维空间。而这非常简单的一扭，正是"阴阳气交"的开始。万物化生虽然复杂，但启动点就在这非常简单的"阴阳气交"。

可见，所谓的"阴阳气交"并非是简单的正负对冲，而是"阴阳相摩相荡而化生万物"(《易经·系辞》)，是具有一定旋转之力在内的。借用现代语言可以说"阴阳气交"是含有一定"角动量"的"冲和"，正是这个"角动量"造就了"化生万物"的可能性。

4."数起于一，立于三，成于五，盛于七，处于九"

"数起于一，立于三，成于五，盛于七，处于九"，此话最初来源已经无法考证，多以三国时代吴国人徐整所著的《三五历纪》为出处。《三五历纪》是论三皇以来之事，包括盘古开天的传说，其中记载："天地浑沌如鸡子。盘古生在其中，万八千岁，天地开辟。阳清为天，阴浊为地。盘古在其中，一日九变。神于天，圣于地。天日高一丈，地日厚一丈，盘古日长一丈，如此万八千岁。天数极高，地数极深，盘古极长。后乃有三皇。数起于一，立于三，成于五，盛于七，极于九，故天去地九万里。"历代对"数起于一，立于三，成于五，盛于七，极于九"的解释是众说纷纭。笔者在此无意深究，只想从自然变化的过程中来体会中国文化字面后面的涵义。

从阴阳交错相接形成环的过程中可以看到，若将阴阳交错相接形成环视为第一步，则是"数起于一"。那第三步即"立于三"，同时也是"成于五"。因为在第三步，此环的形态即将固定，且固定在中央1个环、周围4个环，形成一个以五环为整体的构型。故说“数起于一，立于三，成于五”。

以“成于五”再往下分解，则环数有 1 环 +8 环 =9 环，每环自成立体 3 维，则 9×3 共 27 静维，也可视为 27 环；每环活动维数是 3 维，则 27 静维 ×3 共 81 动维，也可以按 9 环 ×9 杂维（空间 3 维，每维各有 3 维），仍是 81 动维；当以“十”为限定的模式范围，按模余数学算，则有 7 静维、9 杂维、1 动维。从系统整体观念看：1 是整体统一体、9 是极数、7 是盛数，故曰“盛于七，处于九”。“盛于七，处于九”与“立于三、成于五”是相同的对仗说法，“成于五”是指 5 环，“立于三”是指 3×3 维。换言之，“数起于一，立于三，成于五，盛于七，处于九”，是在讲“盘古一画开天地”，5 环 3 维是繁基，7 环 9 维是繁极；一画与 5 环 3 维之间是气化生变的阶段。若以“生长壮老已”来划分，则阴阳相交成一后才始生，5 环 9 维是始长，9 环 27 维是始壮，27 维齐动则混为一体是始老，老极则返已。

5.“天覆地载，人居其中”与“天人相应”

阴阳交错相接的莫比乌斯环，无论如何分裂，都逃不出以中心环为轴、以四周环的顶点为边界的空间范围。若将莫比乌斯环视为万物生存的环境，则万物也不可能逃离这既定的 9 环、81 维的模型空间，人也如此，并且时刻被这 8 环的运动所干扰，可谓“天覆地载，人居其中”。而人体是一个系统的整体，“系统是相互联系、相互作用的诸元素的综合体”，能相互联系又相互作用必是一个旋转活动的整体，应该其维是 81、其数是 1 的“远曰反”的浑然一体，即系统就是 1。这个“远曰反”的浑然一体一旦成立，自然内含“起于一，立于三，成于五，盛于七，处于九”的变数，可谓“天人相应”。

最显而易见的是，因为地球有引力，人无论如何蹦跳都逃离不了地球。但实质上，固锁人和万物的不是地球的引力，而是水。水可以吸纳太阳光，水可以将昼夜温差变小，水可以溶解并催化万物，水可以与气混合，正是水的这些特性，让万物得以生存，而地球给予万物立足之地。人立于地球的土地上，吸吮着“水火交融”的空气，吃着“春生秋熟”的东西，岂不正是“五行”的生态模型，当以“天覆地载，人居其中”来概括，可谓“大道至简”。

老子说：“人法地，地法天，天法道，道法自然。”《黄帝内经・素问・六微旨大论》记载：“岐伯曰：言天者求之本，言地者求之位，言人者求之气交。帝曰：何谓气交？岐伯曰：上下之位，气交之中，人之居也。天枢之上，天气主之；天枢之下，地气主之；气交之分，人气从之，万物由之，此之谓也。”可见“天人相应”是一个在动态环境中如何求生存的问题。

这个问题对现代的一般人来讲几乎不用关心，除非你的工作性质与星球运动直接相关，因为人们对四季气候变化及不同地带的气候变化已经有了习以为常的应对措施。但是不要忘了，“天人相应”的生存道理并非只对人有效，对地球上所有的生物都有效。“生生不息”也不只是人的追求，而是地球上所有生物的共同追求。当人在努力与环境相应的同时，其他生物也在耕耘着它们需要的生存环境，这其中包括以人体为宿主的病毒、细菌等。现代的人们很清楚如何将环境及自身搞干净，却常常忽略了“干净不等于卫生”。

干净可以做到一尘不染，但这样是否能更好地保卫机体的生存呢？大家都知道，若要存放新鲜的水果就不能去洗，因为水洗会将其表面的似蜡的保护层破坏，从而水果内部的水分就容易丢失且容易被霉菌感染。这个问题对于人来说也是如此，人的表皮上都有一层“皮脂膜”，“皮脂膜”中含有众多与个体相匹配的免疫因子及适宜的 pH 值，对皮肤乃至整个机体都有着重要的“卫生”功能，但这个“卫生”常被“干净”所替代。再如，中医儿科有一“变蒸”学说。变者易也，蒸者热也，“变蒸”是指婴幼儿通过“发热”而完成形体、功能、智力的发育过程。一般讲 32 日一变，64 日一蒸，合谓“变蒸”。隋代巢元方《诸病源候论》等医籍关于变蒸的记载认为：小儿自初生起，32 日一变，64 日一蒸，10 变 5 蒸，历 320 日，小蒸完毕；小蒸以后是大蒸，大蒸共 3 次，第 1、第 2 次各 64 日，第 3 次为 128 日。合计 576 日，变蒸完毕。“变蒸”理论表明小儿生长发育是一个连续的量变及阶段性质变的过程。这个发育过程完全符合自然生长规律，没有什么可说的，问题是当小儿处于“蒸”的时候会伴有发热。就现代理论而言，小儿发热是最常见的症状，甚至是唯一症状。这与小儿体温调节中枢发育不完善、免疫机制的建立、筋骨的发育等都有一定的关系，当发育到一定程度或对外环境的敏感度突然提高时，都会产生低度至中度的发热，且症状比较单一。这是新生儿与“天相应”的自然过程，此时给予一定的护理即可，不可贸然使用抗生素、退烧药等。但是，现在没有养育经验的父母太多了，容不得医护人员解释。不得不说，丢失了中国传统文化就丢失了自然之“道”。

“道”不分科，得“道”者一通百通；“学”必分科，得“学”丰富后才有通融“道”的可能，故老子说：“为学日益，为道日损。”在追求“理”的今天，随着科技手段的提高，一些与“道”相应的“理”在不断地被挖掘出来，医学不能脱离这些“道”和“理”行事。

6.“克己复礼”与“元亨利贞”

在阴阳交错相接的莫比乌斯环中，虽然任何一条环都具有自己的自由，可以向任何方向扭转、伸展，但毕竟要受到其他环所占的位置的影响，同时它的扭转占位也同样影响着其他环的活动自由。此外，可以看到，这些环不仅相互影响，其自己本身的“阴阳相交”的扭力也对它伸展方向及其他环的扭力有影响。即万物都有自由，但万物的自由皆受来自内、外界因素的影响，所以自由是有度的。这个“自由度”是多方面的，若以生长强弱来标定，那么对于个体来说，自然是越强盛越好；但是对于整体来说，强盛不可以超过“自由度”，否则整体就破裂了。要知道，莫比乌斯环表面看可以分为 2 的 n 次方环 +1 环，但实际就是 1 个环，所以只要有 1 个破裂的口，就可以导致整体的毁坏，即“一物不应，乱之端也”。所以对于整体系统来说，虽然整体系统的强盛是以各子系统的强盛为基础，但各子系统的强盛必须有度，必须以不打破整体系统的运行规律为前提。

“元亨利贞”出自《易经》乾卦的卦辞，《易传 · 文言》云：“元者，善之长也；亨者，嘉之会也；利者，义之和也；贞者，事之干也。”宋代程颐解释为：“元者万物之始，亨者万物之长，利者万物之遂，贞者万物之成。”西汉代刘向整理编辑《贾谊新书 · 道术》曰：“言行抱一谓之贞。”“元亨利贞”强调的是万物遵循天道运行，万物需要应时地随着季节的变化而变化才得以周而复始地“生生不息”发展。取利是万物之欲望，能将利归本干以成全整体发展才是“贞”。“克己复礼”出自《论语·颜渊》，一般多直接解释为“克制自己的私欲，使言行举止合乎礼节”。若放入自然界可谓，为了整体的发展而约束个体，个体不可强盛到突破了整体运转的承受力。“克己复礼”与“元亨利贞”结合起来，指出了个体在自然界发展的原则：自然界的运动形式是立体的螺旋循环式，螺旋本身是积蓄能力的过程，每一环的蓄力都成为上升之“利”的循环。所以必须要适时地“克己复礼”以能“归位”成“贞”。这才能保证莫比乌斯环既有活性又不破裂。

当将此理念用于医学，看看现实的研究追求、临床治疗标准，就会发现存在许多问题。如在研究中药的有效成分时，是否同时设定了这个中药在实践中对机体的平衡作用？含众多有效成分的单味中药，其内含的各个有效成分之间的比例是否与稳定机体的平衡有关？各个有效成分与机体的平衡作用是怎样的关系？好像现代药理研究中没有具体的这些内容。临床所用药物除了对抗性、抑制性外，有多少是起到调节作用的？在丢失了中国传统文化的今天，中医的思维很难被完整地阐述，中医需要借助先进的、符合自然之道的理论更好地解释自己。

7. 天地气交与类轮胎形

莫比乌斯环展示的是中心 1 环 + 四周 2 的 n 次方环，可见这是个轮胎形。

我国最古老的算数书《周髀算经》记载西周开国时期（约前 1000）周公旦与商高的对话，商高说“故折矩以为句广三，股修四，径隅五”，而且在此之前已有以“表杆八尺”来测日影的记载。表八对股四、影六对勾三，这分明就是实用性勾股定理的真实写照，因为 6∶8∶10=3∶4∶5，可见古人选八尺为表，不只是因为人“身高八尺”。

在中国传统文化中，“执中”者是可通“天地”之人，所以勾三股四弦五的“勾股定理”，并非单纯的一个“数学定理”那么简单，那是如何掌握“天地气交”变化规律的问题。有意思的是，以若干相同尺寸的直角三角形为单位来拼图，只要该图能拼成正方形，在这个正方形的中心必有空穴。

东汉末至三国时期的赵爽在《勾股圆方图注》中创制了一幅“勾股圆方图”。该图以 4 个勾三股四弦五的直角三角形，勾股相接、弦弦相连地组成一个大正方形，这个大正方形的中心还有一个小正方形的空穴（图 3.8）。自然这个正方形的边长为 5，其面积是 5×5=25。但是 4 个直角三角形的总面积是 4×6=24，由此得知中心的空穴面积是 1。这个图形很像莫比乌斯环的“五环”图。更有意思的是，以不同连接方法将勾三股四弦五的直角三角形拼成正方形时，总会得到一个中心有空穴的正方形。举例说明如下。

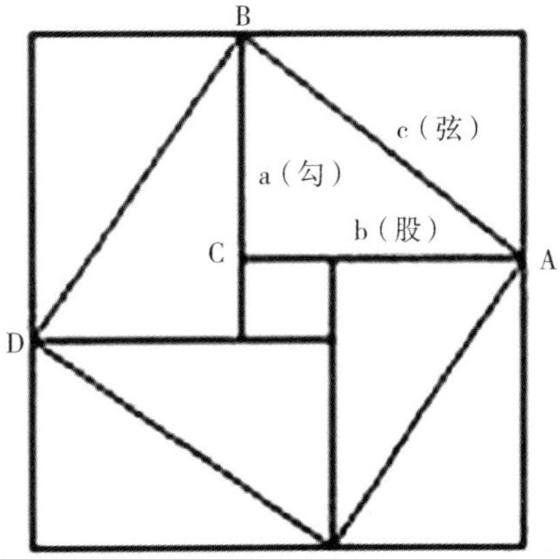

图 3.8　勾股圆方图

①勾与股首尾相接，盘成一个边长为 7 的正方形，面积是 7×7=49，但实际三角形总面积是 8×6=48，差值 1 是中心空穴的面积。

②弦与勾相接，盘成一个边长为 8 的正方形，

面积是 8×8=64；但实际三角形总面积是 8×6=48，64–48=16，16 就是中心空穴的面积。

③弦与股首尾相接，盘成一个边长为 9 的正方形，面积是 9×9=81，但实际三角形总面积是 12×6=72；差值 9 是中心空穴的面积。

从以上拼图得知，以边长而论，5 以下不成形，6 可成实心的长方形而非正方形，5、7、8、9 为中空的正方形，5、7 中空都是 1。此外，这些 25、49、64、81 拼图总面积及 24、48、72 等这些拼图实际面积的数值是不是很有意思？由此我们也可以从中更深入地理解：为什么这些数值在中国传统文化中几乎都有一席之位。

无论从"河图""洛书"的构型图来讲，还是从《周髀算经》所说"取竹空径一寸，长八尺，捕影而视之，空正掩日，而日应空之孔，由此观之，率八十寸，而得径一寸""此一者，天道之数"，以及悠扬的五音六律如何在数字间旋转归"宫"等内容来讲，这些自然的构型和数值从不同角度提示：自然空间是"类轮胎形"，并且需要清楚的是，这个"类轮胎"不是静止的"轮胎"，而是如运动中的莫比乌斯环，是带有旋转角力的轮胎。中国的文化是寻自然之"道"、尊重自然之"理"的文化，所以中国文化天生与数学、物理、医学混为一体，使不明其"道"中之"理"的人们，不得不给予它一个"哲学"的名称。是我们的祖先太超前了，还是我们自己落后了？为什么今天的我们不能用中国传统的思维方式和中国式的数学、物理语言来解释它？

三、医学中的"拓扑"

拓扑是研究几何图形或空间在连续改变形状后还能保持不变的一些性质的一个学科。"拓扑"的概念在不同的学科有不同的解释，但其共性是"物体在形变方面的稳健性"，即无论物体怎样变化，其形态都是"无效循环"。如物理学中的量子霍尔效应的"边缘态"，无论边缘如何形变，电流也能持续存在；如生物化学的拓扑酶，整个过程除了以热的形式消耗了能量之外，酶没有产生其他影响。

从"阴阳相交"到变化成"多维空间集于中"的莫比乌斯环，是拓扑学中最简单的图形，是由十九世纪的德国数学家莫比乌斯发现的，故此得名。其实在中国古天文发展过程中，在中国数学及筹算发展过程中，以及在中国历法的建立过程中，都充斥"拓扑"的理念，这些理念已经成为中国传统文化的奠基石之一。尤其是中医，至今仍然保持用传统的语言来描述这些理念，用阴阳五行来统述其理论、诊断、选方、用药，以一个不变的架构来应万变形态的做法本身就是地道的"拓扑"思维方法。"拓扑"思维方法让自古就有解剖研究的中医，在不忽略实体解剖的基础上，更加追求看不见的"感应""信息"等内容，追求"多维空间集于中"的空间构型及其内部各子系统对整体能质转化的影响。"拓扑"思维方法涉及现代广泛的数、理、化内容，尤其在医学中，人体的发生、发育以及酶的活动、蛋白质的合成、干细胞的调控等等，都存在"拓扑"构型。

莫比乌斯环是个类轮胎形结构，"五行"是个类轮胎形结构，"河图洛书"是个类轮胎形结构。其实人体自身也是一个类轮胎形结构：外界由皮肤包裹成一个连续的、封闭的整体，中心被消化道所贯穿。而且如此结构，自胚胎时就开始出现了，虽然从胚胎到成人，这期间发生了翻天覆地的变化，但此结构没有变。中医将脾胃等主管消化的功能视为“中土”，不知与拓扑理论是有意的结合还是无意的碰撞。

1. 人体发生学中的“拓扑”

受精卵通过细胞增殖、子细胞生长、组织器官分化等过程发育而来。受精卵到达输卵管子宫端时，已经分裂出实心的细胞团，即桑葚胚；进入子宫腔后继续分裂形成囊胚，囊胚外围的滋养层细胞分泌一种蛋白分解酶，该酶溶解子宫内膜，将受精卵埋入子宫内膜，即着床；囊胚细胞继续分裂成外胚层和内胚层，即二胚层；受精后三周，在内胚层和外胚层之间又分化出中胚层，成为三胚层。

胚层的分化是由三个胚层向不同组织结构分化发育的过程，结构的分化伴随着功能的分化，往往是不可逆的。但是三个胚层的分化发育又是相互依存和相互作用的结果，一旦一处发育异常，结果必不只是出现单一问题。以外胚层的分化为例，外胚层在脊索和轴旁中胚层诱导下加厚，形成神经板，并随着脊索延长；在神经板增宽的同时，中央凹陷为神经沟，沟两侧边缘隆起为神经褶。发育到第 22 天时，神经沟开始闭合，但头、尾端未闭合，分别形成前、后神经孔。发育到第 4 周末，前、后神经孔闭合，膨大的头端发育成脑；在神经褶愈合的过程中，它的一些细胞迁移到神经管成为神经嵴，以后分化为脑神经节、脊神经节、内脏运动神经节和周围神经；神经孔闭合后，外胚层的其余部分脱离神经管，将分化为皮肤的表皮、口腔、鼻腔与肛门的上皮，还有腺垂体、眼晶状体、内耳膜迷路等。

“后神经孔闭合不良”是临床常见的外胚层发育不良表现，症状以超过 3 岁孩子经常尿床为多见，一般随着发育，症状可逐渐消失。但是若“腺垂体发育不良”影响可就大了，因为小儿赖以生长的“生长激素”就是由它分泌。腺垂体也源于外胚层，但是腺垂体却又主导由中胚层发生的骨骼生长问题。可见，分之有层，功能交叉。

2. 拓扑异构酶

异构酶是催化生成异构体反应酶的总称。DNA 拓扑异构酶是存在于细胞核内的一类酶，他们能够催化 DNA 链的断裂和结合，从而控制 DNA 的结构状态。拓扑异构酶是广泛存在于从细菌到人类等各种生物体中，在 DNA 复制、转录、重组、基因表达等过程中起着调节构型变化作用的酶。拓扑异构酶分为Ⅰ型和Ⅱ型两种亚型，Ⅰ型能使 DNA 的一条链断裂和再连接，Ⅱ型能使 DNA 的两条链同时断裂和再连接。因 DNA 分子通常处于超螺旋状态，当一条链有开口时，DNA 的两条链会自发松弛至解开，所以Ⅰ型无需供给能量，而Ⅱ型需要 ATP 供给能量。顾名思义，拓扑异构酶在改变 DNA 结构状态的过程中，自行根据实际情况发生着拓扑性的变形结构。细菌的 DNA 旋转酶是需要由 ATP 供给能量的拓扑异构酶，因为它需要每分钟引入大约 100 个负超螺旋（左手螺旋）到同一个双链闭环 DNA 分子中去。

3. 细胞膜的“拓扑”

主要由磷脂、蛋白质、糖类等物质组成的三层结构的细胞膜处处呈现着“拓扑”现象，最容易看到的是它的“胞吞”和“胞吐”，这是细胞膜最基本的一种功能，有赖于细胞膜的流动性，如果细胞丧失了这种功能，细胞就会死亡。此外，细胞膜能接收外界信号依靠的是以共价键的形式和膜脂质或蛋白质结合的一些寡糖链和多糖链，它们就如同收音机上的“天线”，“天线”以构型不同及变换不同的角度来接受不同频道的广播，寡糖链和多糖链以不同结构及变换不同的角度来接受细胞间质中的各种信息（神经递质、免疫因子、激素物质等），同时它们也以其自己特有的结构和角度来拒绝与一些物质同流合污，所以被命名为“受体”或“抗原”。如 ABO 血型就是由结合在膜脂质的鞘氨醇分子上的上寡糖链不同所决定的。病毒的感染过程通常从病毒结合到细胞表面上的糖分子开始，这些糖分子包括：①以硫酸乙酰肝素为代表的糖胺聚糖和糖蛋白（注意：肝素与硫酸乙酰肝素的区别，肝素由紧靠血管的肥大细胞产生，并储存于肥大细胞的颗粒中，具有抗凝血作用；硫酸乙酰肝素是一种广泛分布于动物细胞表面和细胞外基质的糖胺聚糖，参与细胞之间和细胞与基质之间的相互作用）。②糖脂上带有的含有唾液酸的糖等。唾液酸是 9- 碳单糖的衍生物，学名称为“N- 乙酰基神经氨酸”。

目前对新型冠状病毒感染过程最为关注的是：人体细胞受到病毒干扰时会产生一种称为干扰素的细胞因子来干扰病毒的侵犯。研究发现“气道上皮细胞中血管紧张素转化酶 2（ACE2）是干扰素刺激的基因（ISG）”，即干扰素可以导致 ACE2 增多，ACE2 正是新型冠状病毒刺突的结合点，研究数据表明新型冠状病毒可以利用物种特异性干扰素驱动的 ACE2 上调来增强感染。通俗地讲，人体免疫系统想通过增加干扰素来抵抗新型冠状病毒，但是干扰素又需要 ACE2 来帮忙，增加的 ACE2 附着于内皮细胞表面，成为新型冠状病毒入侵细胞的抓手，使其感染性增强了。但不可忽略的是，新型冠状病毒表面的刺突蛋白被聚糖所覆盖，而人体内的许多蛋白质也都顶戴着相同类型的聚糖，这样形同的“糖帽”，让人体免疫系统误认为是“自己人”而放行。当病毒一旦过了“糖”的检查关，开始接近蛋白质时，立即摘下“糖帽”，暴露刺突，一把抓住 ACE2，打开细胞膜进入细胞内。可见，后面的动作连贯且凶猛，但是戴着“糖帽”时的侵入动作会缓和的多。

众所周知，中药是以水煎为主，析出的成分多与“糖”有关，现代研究也证明，黄芪多糖、猪苓多糖、云芝多糖等众多中药多糖均有双向调节作用，在抗菌、抗病毒、抗肿瘤等多方面已经显示出临床效果。中医药数千年的发展历程在默默地提醒人们，中医药的治疗位点，主要是将一切问题解决在大家都还在带着“糖帽”的时间段内，这样大家都有商量的余地，可以通过改变“糖帽”的方位来拒绝对方或接受对方，通过改变“感应”程度为手段，以达“不相与共”或“和平共处”的目的。不过，对“糖帽”的研究确实很难，一个由三种单糖组成的寡糖就可以产生 1056 个异构体，若含 4 种单糖，从理论上讲可以产生上万种异构体。这对现代药理学来说还是个难题，但中医药却因行走在自然之“道”上，靠“神农尝百草”以性味归经等方法，将这个问题的实用性在“模糊”地行走过程中解决了，而今对这个实用的“模糊”给予有“理”的解答却成了难题。对此，大家将如何评价？是感叹中医药“超前”的伟大？还是因做不出题而弃之？好像现实中两种情况都有。

第二节　阴阳化生与宇称不守恒

《淮南子·天文训》曰:“阴阳合和而万物生。”《周易·系辞下》曰:“天地絪缊，万物化醇；男女构精，万物化生。”《黄帝内经·素问·天元纪大论》曰:“夫五运阴阳者，天地之道也，万物之纲纪，变化之父母，生杀之本始，神明之府也，可不通乎。”《类经附翼·医易义》说:“天地之道，以阴阳二气而造化万物，人生之理，以阴阳二气长养百骸。”即天下万物皆源于阴阳，源于阴阳二气的相互冲和。只有静止的阴阳不能化生万物，阴阳必须相互感召、相交、相冲，而后相和才有化生。如《素问·四气调神大论》说:“天地气交，万物华实。”《素问·六微旨大论》云:“气之升降，天地之更用也……升已而降，降者谓天；降已而升，升者谓地。天气下降，气流于地；地气上升，气腾于天。故高下相召，升降相因，而变作矣。”《素问·六微旨大论》说:“上下之位，气交之中，人之居也……气交之分，人气从之，万物由之，此之谓也。”《易经·泰卦·彖传》云:“天地交而万物通也，上下交而其志同也。”泰卦是三阳在下、三阴在上，以示阳升，阴降，二气相接相交而为泰。“泰，通也。”诸通达吉亨的关键是天地阴阳之气交，万物化生非“气交”不成。清朝御医黄元御（1705—1758）在《四圣心源·卷一·天人解》中说:“阴阳未判，一气混茫。气含阴阳，则有清浊，清则浮升，浊则沉降，自然之性也。升则为阳，降则为阴，阴阳异位，两仪分焉。清浊之间，是谓中气，中气者，阴阳升降之枢轴，所谓土也。枢轴运转，清气左旋，升而化火，浊气右转，降而化水。化火则热，化水则寒。方其半升，未成火也，谓之曰木。木之气温，升而不已，积温成热，而化火矣。方其半降，未成水也，谓之曰金。金之气凉，降而不已，积凉成寒，而化水矣。水火金木，是名四象。四象即阴阳之升降，阴阳即中气之浮沉。”无论是中国传统文化还是中医，“阴阳气交化生万物”是一个共识的概念。

虽然“阴阳气交化生万物”久已成为共识，但究竟如何“化生”仍是个谜。《老子》认为这是“玄之又玄，众妙之门”。自此，“玄”字以涵盖万物无穷奥妙的变化之义、总括天地万物运行规律之微妙的“道”，被学者们不断追究。如《庄子·天地》说:“玄古之君天下，无为也，天德而已矣。”《淮南子·主术训》说:“天道玄默，无容无则。”扬雄（前53—18）在《太玄·玄摛》中说:“玄者，幽摛万类而不见形者。资陶虚无而生乎规，神明而定摹，通同古今以开类，摛错阴阳而发气。”《说文解字》曰:“幽远也。黑而有赤色者为玄。”古时染丝“五入为緅，七入为缁”（《考工记·钟氏》），緅是黑色，缁为赤色。郑玄注:“凡玄色者，在緅缁之间，其六入者与。”即“玄”处于似是非是之间，看似有，摸之无。《说文解字注》曰:“谓玄也，小则隐。”汉代王充（约27—97）《论衡·龙虚篇》曰:“天地之间，恍惚无形，寒暑风雨之气乃之谓神。”

阴阳气交，变幻无形，玄之又玄，万物生成。这个“玄之又玄”的千古之谜，竟然在20世纪50年代中期被中国人自己破解了。他（她）们是杨振宁、李政道和吴健雄。破解的原理是“宇称不守恒”。

我们熟知的是能量守恒定律、质量守恒定律、角动量守恒定律、电荷守恒定律等。何谓"宇称不守恒"？先让我们看看何谓"宇称守恒"吧。

物理学中每一个守恒律对应着一个对称律。"能量守恒对应时间平移不变性，动量守恒对应空间平移不变性，角动量守恒对应旋转不变性，宇称守恒则代表空间反射不变性。""宇称守恒定律"是指在任何情况下，任何粒子的镜象与该粒子除自旋方向外，具有完全相同的性质。简单地讲，宇称就是一种空间的左右对称。通俗地讲，宇称就像一个人的左右手在空间的形象，左右手的空间的形象又好似一只手照镜时，镜里与镜外的形象。如果两个粒子相互呈此形象就是"宇称"。在引力、电磁力、强力范围内，基本粒子都恪守"宇称守恒"不变性。在20世纪初，物理学家们普遍认为，所有基本粒子相互作用过程都是宇称守恒的，故于1926年提出了"宇称守恒定律"，并且将其进一步推进到弱力范围。强力和弱力都存在于原子核中，强力存在质子与中子间；弱力存在于 β 衰变过程中的电子与中微子之间。

自1895年，德国物理学家威廉·康拉德·伦琴发现X射线以来，物理界对放射性元素产生了兴趣。研究结果得知，放射线具有 α 、β 、γ 三种不同的成分。20世纪30年代物理界的兴趣转移到"是什么力量把 α 、β 、γ 射线中的粒子从原子核内部抛出来的"，1930年W.E.泡利、1933年E.费密等提出 β－衰变放出e–或e+的同时还放出一个中微子。放出e+为"正 β 衰变"，其核内的一个质子变成中子；放出e–为"负 β 衰变"，其核内的一个中子转变为质子。1949年，科学家在宇宙射线的照片中看到一种奇异的粒子，4年之后，用强大的加速器又人为地获得了这种粒子，命名为K介子。K介子有4种，两种分别带正、负电荷，记作K ±；另外两种不带电荷，记作K° 和K。K介子非常不稳定，一亿分之一秒左右衰变成更小的 π 介子。奇怪的是，有2种K介子：一种衰变成2个 π 介子，一种衰变成2个 π 介子。为了研究便利，将衰变成2个 π 介子的命名为 θ 介子，将衰变成3个 π 介子的命名为 τ 介子。θ 和 τ 介子除了衰变产生的 π 介子数不同外，其他如质量、自旋、电荷、寿命等性质完全一样。按"宇称守恒定律"说，微观粒子体系在发生某种变化过程时，如核反应、基本粒子的产生和衰变等，其变化前的总宇称（其值为+1或–1）必须等于变化后的总宇称。假如 θ 与 τ 是同一种粒子，就打破了"宇称守恒定律"。

1956年，杨振宁和李政道共同发表论文《弱相互作用中的宇称质疑》，论文中叙述了5个物理实验，给出了需要测量的"赝标量"（与核的自旋和电子的动量相关的一个物理量）的数据，意在表明：θ 和 τ 是完全相同的同一种粒子，但在弱相互作用的环境中，它们的运动规律却不一定完全相同。文章明确指出"摆脱这种困境的一种方法是，假定宇称不严格守恒"。此时的华裔物理学家吴健雄女士已在 β 衰变方面做了许多实验工作。1957年1月初，当得知李－杨提出在 β 衰变过程中宇称可能不守恒之后，立即进行了实验。她在极低温度0.01K（只比绝对零度–273.15℃高0.01K，此时的粒子几乎不动）下用强磁场将原子核极化，使一套装置中的钴60原子核自旋方向转向左旋，另一套装置中的钴60原子核自旋方向转向右旋，这两套装置中的钴60互为镜像。实验结果表明，这两套装置中的钴60放射出来的电子数有很大差异，而且电子放射的方向也不能互相对称。实验结果证实了弱相互作用中的宇称不守恒（图 3.9）。

时间走到 20 世纪后期时，许多物理实验不断地揭露出原子核内部微小粒子及量子这些“玄之又玄”中的小隐。现举例说明如下。

① 中子由一个带$\frac{2}{3}$ e 正电荷的上夸克和两个带$\frac{1}{3}$ e 负电荷的下夸克组成，两种夸克的电荷相互抵消，所以中子不显电性。质子是由两个带$\frac{2}{3}$ e 正电荷的上夸克和一个带$\frac{1}{3}$ e 负电荷的下夸克组成，所以带一个单位正电荷。游离于原子核之外的自由中子是不稳定的，在平均 15 分钟内，可通过放出 1 个电子和 1 个反中微子衰变成质子。即当下夸克变成了上夸克时，中子变成了质子（图 3.10）。中微子其实就是各种核反应过程中所产生的亚粒子，它几乎没有质量，并且是以接近光的速度穿过宇宙，虽然它无处不在，但却难以被仪器捕获，所以中微子至今仍然是一个让人难以揣摩的谜。质子稳定，半衰期最短为 1035 年。弱力衰变对原子的稳定性非常重要，在为太阳提供能量的核聚变反应中也扮演着重要角色。没有它，太阳就不会照耀，万物也就不会存在。

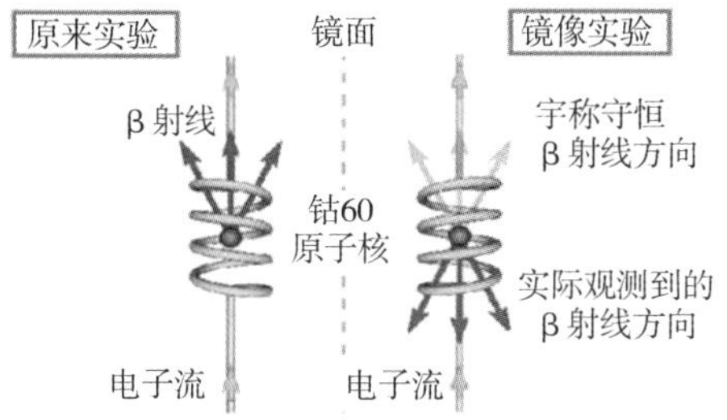

图 3.9　宇称不守恒实验示意图

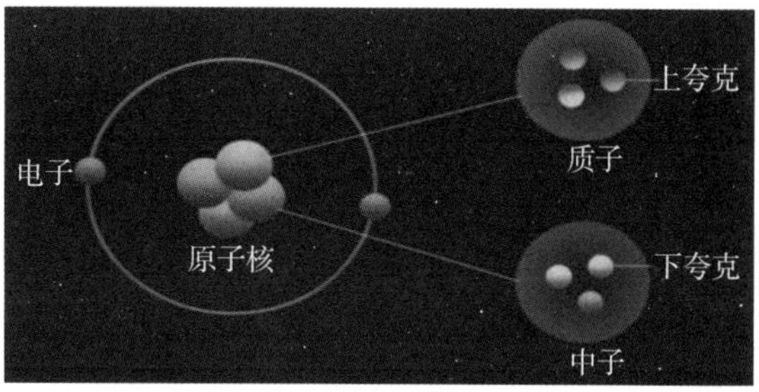

图 3.10　原子核结构示意图

② 弱力和电磁力被认为是同一种力（电弱力）的两种表现。虽然弱力作用的强度与电磁作用强度相差许多数量级，但是强度是随着作用距离的变化而变化的。当粒子之间的距离小于 10^{-17}m 后，弱力将随着距离的减小而迅速增大，最后将达到可以与同样距离的电磁力相比较的程度。

③ 在量子力学里，真空并不是全无一物的空间，引力子、胶子、光子和玻色子等这些所谓的“虚粒子”，会持续地随机生成或湮灭于空间的任意位置，从而造成奥妙的量子效应。即在温度降低或粒子密度变大等特殊条件下，由大量粒子组成的宏观系统呈现出的整体量子现象，如原子气体的玻色－爱因斯坦凝聚（光速在凝聚内骤降）、超流性、超导电性和约瑟夫逊效应（隧道效应）等都是宏观量子效应。

上述这些成果与 1954 年杨振宁和 R.L. 米尔斯提出的杨－米尔斯理论密切相关，杨－米尔斯理论是一套非常基础的、依靠数学（群论）来推导预测可发生事件的理论。随后在全世界各实验室及科学家们的共同努力下给予不断补充，如夸克模型的建立、渐近自由的提出、希格斯机制的设定等，尤其是希格斯机制中的“对称性破缺”理论是一个跨物理学、生物学、社会学与系统论等学科的概念。现已证明宇宙真空充满了引力子和反引力子，并且引力子总量多于反引力子，即“对称性破缺”的本质源于宇宙真空的不对称性。宏观世界貌似对称现象比比皆是，如太阳的圆形、四季的轮换、雪花的形态等，这让我们误以为微观世界也是对称的，但当物理学进入了亚原子世界时，却发现那里的对称是破缺的。就像我们的机体，表面看我们的躯干、手足、眼耳都是左右对称的，实际机体内部各脏器没有一处是对称性的。有意思的是，无论有无、盛衰，都是由这个“对称性破缺”造成的。

系统跨越某临界值时，从原有对称性较高的状态变成“对称性破缺”，同时出现若干个对称性较低但更加稳定的状态，系统将向其中之一稳定状态过渡。系统也会因受到一个小扰动而出现“对称性破缺”，且这种扰动特别容易造成上下级的相互干扰。这种干扰多渐进式地发展，当生物体内某一低级系统受到干扰后，短期内生物体大系统很难有所察觉，但当其干扰从“量变到质变”时，生物体大系统的“对称性破缺”就不可阻挡地出现了，以致系统整体衰败。

在物理实验中，正反粒子总是成对地产生或湮灭，可现实是宇宙中的引力子总量多于反引力子。如果宇宙从大爆炸开始就一切对称的话，世界应该湮灭于等量的正反粒子中。可现实是，在地球上很难发现反物质，而宇宙真空中的引力子多于反引力子。现代物理认为对称性破缺是一个吸收新能量、新物质或新信息的过程，是重组原子结构、丰富分子系统的过程，是创世界的过程。

“手性”从中微子、原子、分子，到生物大分子蛋白质、核酸、多糖等都有。问题是为什么在自然界中氨基酸有 L 和 D 两种对映异构体，而组成蛋白质的氨基酸却几乎都是 L 型；天然糖有 D 和 L 糖两种对映异构体，但核糖核酸 RNA、脱氧核糖核酸 DNA 中的核糖却全是 D 糖。1995 年 3 月，美国《科学》杂志报道，在洛杉矶召开的“生物分子手性均一起源”的国际会议上，大多数专家认为“手性起源先于生命”。人体的调节充满着反馈机制，反馈机制的自催化过程，通过循环结构将微小的差距放大。分子的手性根源来自弱相互作用，弱相互作用所诱发的费米子的手征性，主要通过反馈特征的自催化效应及其他某种放大机制，放大到分子尺度，从而成为生命形成重要的驱动因素。生物体内化合物的这种左右不对称性正是生命力的体现。维持这种左右不平衡状态的是生物体内的酶，生物一旦死亡，酶便失去活力，造成左右不平衡的生物化学反应也就停止了。由此可见，生命与分子的不对称性息息相关。

第三节　从“太虚”及“阴阳气交”看“混沌分形”

“混沌分形”对于中国人来说太熟悉了，虽然这是一个现代的“数理化概念”，但它已经随着中国传统文化浸透在中医各个方面并流传至今。翻开中国古籍，从盘古开天的神话传说，到《老子》《庄子》《管子》的言论，无不涉及“混沌分形”的内容，只是用词不同而已。

如坐落于五台山、海拔 1700 余米的南山寺，其大乘门内的影壁上镶嵌 3 块汉白玉，左右为长方形，中间为圆形，上面分别有雕刻的题字。中间圆形汉白玉上题字是“当处以来，混元一气。天地回覆，日月光明，分形变化，大道虚空。万赖圣人，性中觉灵。

迷悟解决，善德无穷。悬机高钧，老主无生”，署名“愚居士题刻”。据资料记载，此寺始建于1296年的元代，明代1541年重建，1829年清道光年间扩建，民国年间曾改建。此题字无论是出于何朝代，其中的“混元一气……分形变化”都让人瞠目结舌，因为我们现在使用的“分形”一词，被公认为是1975年首次由哈佛大学教授曼德勃罗特参照拉丁文提出的，即使这里的“题刻”是民国年间的作品，其“分形变化”一词的出现，也实在耐人寻味，何况“分形”还与“混元”对仗。

盘古开天的记载最早见于三国时期吴国徐整著的《三五历纪》：“天地浑沌如鸡子。盘古生在其中，万八千岁，天地开辟，阳清为天，阴浊为地。盘古在其中，一日九变。神于天，圣于地。天日高一丈，地日厚一丈，盘古日长一丈，如此万八千岁。天数极高，地数极深，盘古极长。后乃有三皇……故天去地九万里。……四肢五体为四极五岳，血液为江河，筋脉为地里，肌肉为田土，发为星辰，皮肤为草木，齿骨为金石，精髓为珠玉，汗流为雨泽。身之诸虫，因风所感，化为黎甿。”一个混混沌沌的弹丸之物，就因为内藏了个“盘古”，结果“盘古”醒来不断地长，最后化为山河星辰、草木金石、百虫黎民。这岂不是一个活脱脱的“混沌分形”吗？

《管子·心术上》曰：“虚者万物之始也。”《列子·天瑞》曰：“太初，气之始也；……气、形、质具而未相离，故曰浑沦。浑沦者，言万物相浑沦而未相离也。”《吕氏春秋·大乐》曰：“万物所出，造于太一，化于阴阳，……道也者，至精也不可为形，不可为名，强为之名，谓之太一。”西汉董仲舒《春秋繁露·五行》曰：“天地之气，合而为一，分为阴阳，判为四时，列为五行，行者行也。”东汉何休《春秋公羊解诂》曰：“元者，气也，无形以起，有形以分，造起天地，天地之始也。”东汉班固撰《白虎通·天地》曰：“始起之天，始起先有太初，后有太始，形兆既成，名曰太素，混沌相连，视之不见，听之不闻，然后剖判清浊。既分，精出曜布，度物施生。”东汉天文学家张衡概括了春秋战国至汉代提出的“太始”“太虚”“太素”“元气”“道”等的概念，在《灵宪》中将天地之生成分三个阶段。一为“溟涬”：这是个里虚外无、无边无际的空间，这里静悄悄一片沉寂，什么物质都没有，但是存在着万物变化规律的“道根”，是具有自主能力的自然发展阶段。二为“庞鸿”：这是个浑然宏大的空间，内含各种不同的物质性元气，不断地运转、冲和，互相混合在一起。这是“道之干”的阶段，是质变前身的“混沌”阶段。三为“太元”：这是秉承“道干既育，有物成体”，发展而来的“刚柔始分，清浊异位”的阶段。从此，天行地承，气交冲和积聚，化醇构精，万物有生。“天地气交”到此才是我们熟悉的人间世界。这不是在描述人与万物如何从“混沌”中“分化”及“成形”的过程吗？

《老子·道德经·第二十五章》说：“有物混成，先天地生。寂兮寥兮，独立而不改，周行而不殆，可以为天下母。吾不知其名，强字之曰道，强为之名曰大。大曰逝，逝曰远，远曰反。故道大，天大，地大，人亦大。域中有四大，而人居其一焉。人法地，地法天，天法道，道法自然。”“道”不是一种单质物，在天地尚未成形时它就存在，存在于那清虚寂静、广阔无边的宇宙中，无声无形、悄然自立地运转，亘古不变，周而复始，无所不在。天下有形的万物皆由这无形的“混成”之物所生，最远的就是最近的，最后的就是最初的，道为天地万物之源，而最终一切又返归于道。出土文物告诉我们，乐器由来已久，天象亘古就在，自然无形，但变象无穷。"道"既是圆也是弦，从其回归讲是圆，从其运动讲是弦。这与音律的"九九归一"、《易》的"元亨利贞"同出一辙。《乐记》云："地气上升，天气下降，阴阳相摩，地气相荡，鼓之以雷霆，奋之以风雨，动之以四时，焕之以日月，而百化与焉。如此，则乐者天地之和也。"先人将日月的交替视为阴阳升降的表征，将乐视为天地阴阳二气荡摩而和产物。日历从冬至到下一个冬至是一个轮回，音律从黄钟到下一个清黄钟也是一个轮回。无论是日历还是音律，都含有自然的"阴阳"两质、弦动的多维之线面以及有感而应的现象。多向动态瞬时产生，在不同的可视尺度下形成不同等级的"混成之物"。

秦九韶在《数书九章·序》中写道："周教六艺，数实成之。学士大夫，所从来尚矣。其用本太虚生一而周流无穷，大则可以通神明，顺性命；小则可以经世务，类万物，讵容以浅近窥哉？若昔推策以迎日，定律而知气。髀矩浚川，土圭度晷。天地之大，囿焉而不能外，况其间总总者乎？爰自河图、洛书，闿发秘奥，八卦、九畴，错综精微，极而至于大衍、皇极之用。而人事之变无不该，鬼神之情莫能隐矣。圣人神之，言而遗其粗；常人昧之，由而莫之觉。要其归，则数与道非二本也。""数与道非二本"被学者们谓之"数道不二论""数道合一论"。数与道这两个抽象概念，也遵循了"大曰逝，逝曰远，远曰反"的自然规律，"五行""太一"启于数，远至"五材""五类""阴阳""浑沌"等概念，现在也在逐渐被数所解释。

"六艺，数实成之"，六艺古指礼、乐、射、御、书、数。"艺"字最初写作"埶"，商代甲骨文""像一个人双手捧着一棵树苗的样子，本义指种植，种植是含有"技能"操作的工作，中医也需要"技能"。从"技能"的角度讲，中医也是"艺"，所以中医也需要"数实成之"。中医确实是不断地以临床实践中的"数实"来发展自己。

一、中医重视解剖更关心"阴阳气交"的"分化"问题

中医的医学内容与中国传统文化密切相关，在不同时代会有不同的人文内容加入，从而使本以"数实"为己任的中医，逐渐地披上了"哲学"的外衣。当人们都在争论它的"哲学"概念的时候，当"哲学"成为一切学术的"皇冠"的时候，它的自然现象就杳然而逝了，甚至有人视中医理论为自圆其说的工具。殊不知被现代医学视为医学中最具有科学性的人体解剖，早在公元前的中医典籍《黄帝内经》《难经》中就已有记载，且历代不断修正补充。各朝代还有官方组织的医学和法医的解剖研究工作，并且不断地出现了一些与人体解剖相关的专著及图谱，尤其从宋代以后更为盛行，强调访验尸体后绘制人体藏腑、血脉、经络，以此来提高医术。此外，被现代视为先进的"疫苗"理念和做法，中医也是走在世界各国之前。

1. 先秦有关解剖内容记载

《黄帝内经·灵枢·经水》篇曰："若夫八尺之士，皮肉在此，外可度量切循而得之，其死可解剖而视之。其藏之坚脆，府之大小，谷之多少，脉之长短，血之清浊，气之多少，十二经之多血少气，与其少血多气，与其皆多血气，与其皆少血气，皆有大数。"

《黄帝内经·灵枢·肠胃》记载："唇至齿，长九分，广二寸半；齿以后至会厌，深三寸半，大容五合；舌重十两，长七寸，广二寸半；咽门重十两，广一寸半；至胃，长一尺六寸；胃纡曲屈，伸之，长二尺六寸，大一尺五寸，径五寸，大容二斗五升；小肠，后附脊，左环回周叠积，其注于回肠者，外附于脐，上回运环十六曲，大二寸半，径八分分之少半，长三丈三尺；回肠，当脐左环，回周叶积而下，回运环反十六曲，大四寸，径一寸寸之少半，长二丈一尺；广肠，传脊以受回肠，左环，叶脊上下辟，大八寸，径二寸寸之大半，长二尺八寸；肠胃所入至所出，长六尺四寸四分，回曲环反三十二曲也。"

《难经·四十二难》指出："肝重二斤四两，左三叶，右四叶，凡七叶。心重十二两，中有七孔三毛，盛精汁三合。脾重二斤三两，扁广三寸，长五寸，有散膏半斤，主裹血，温五脏。肺重三斤三两，凡八叶。肾有两枚，重一斤一两。"

《难经·四十四难》中提出："唇为飞门，齿为户门，会厌为吸门，胃为贲门，太仓下口为幽门，大肠小肠为阑门，下极为魄门，故曰七冲门也。"

《史记·扁鹊仓公列传》记载："医有俞跗，治病不以汤液醴洒，针石跻引，案扤毒熨，一拨见病之应，因五脏之输，乃割皮解肌，诀脉结筋，搦髓脑，揲荒爪幕，湔浣肠胃，漱涤五脏，练精易形。"

2. 汉唐时期有关解剖内容记载

据《汉书·王莽传》记载，东汉时，捕获了反抗者王孙庆后，"使太医、尚方与巧屠共刳剥之，量度五脏，以竹筳导其脉，知所终始，云可以治病"。《后汉书》记载："华佗精于方药，病结在内，针药所不及者先与以酒服麻沸散，既醉无所觉，因刳破腹背，抽割积聚，若在胃肠，则断截湔洗，除去疾秽，既而缝合，傅以神膏，四五日疮愈，一月之中平复矣。"隋朝巢元方《诸病源候论》记载："肠两头见者，可速续之。先以针缕如法，连续断肠，便取鸡血，涂其际，勿令气泄，即推内之。肠但出不断者，当作大麦粥，取其汁持洗肠，以水渍内之，当作研米粥饮之。二十余日稍强糜食之，百日后乃可进食耳。"这无疑是在描述肠吻合术及术后调养方法。

3. 宋元时期有关解剖内容记载

北宋时期刊行了《欧希范五脏图》《存真图》及《洗冤集录》等。《欧希范五脏图》是北宋庆历年间（1041—1048）州吏吴简命医生与画工，对被朝廷处死的欧希范等56人，在行刑当时进行剖腹探索，并据其所观察到的脏腑位置绘制成图。其中记载："肺之下则有心、肝、胆，脾胃之下有小肠，小肠下有大肠，小肠皆莹洁无物，大肠则为滓秽。大肠之旁有膀胱……肾则有二，一在肝之右，微下，一在脾之左，微上。脾则在心之左。"所描述各脏器的解剖位置和形态与现代解剖知识基本一致。

北宋杨介所著《存真图》与《存真环中图》中，"存真"指脏腑，"环中"指经络。《存真图》是崇宁年间（1102—1106），"泗州刑贼于市"，泗州郡守李夷"遣医并画工往，亲决膜，摘膏肓，曲折图之，尽得纤悉"，当地著名的医者杨介根据古书校验此次解剖所画的图。该图绘制十分精细准确，"比欧希范五脏图过之远矣"，故命名为《存真图》。《存真图》被此后医籍大量引用，影响非常深远。宋代朱肱《内外二景图》、明代高武

《针灸聚英》、杨继洲《针灸大成》等书，均引用了《存真图》中不少内容。明末医家施沛在《脏腑指掌图书》中说："余得宋时杨介所绘《存真图》原本，互相参考纂为是编。"《存真图》在中国古代解剖学史中占有不可替代的地位。

南宋法医学家宋慈（1186—1249）编撰的《洗冤集录》刊于1247年，分五卷五十三目，内容大致分作检验官员应有的态度和原则、各种尸伤的检验和区分方法、保辜和各种救急处理等三个方面。内记人体解剖、尸体检查、现场勘察、死伤原因鉴定及急救、解毒等内容。《洗冤集录》是世界上现存第一部系统的法医学专著。

元代医学家滑寿（约1304—1386）的《十四经发挥》指出"肝之为脏……其脏在右胁右肾之前，并胃着脊之第九椎。心形如未敷莲花，居肺下膈上，附着于脊之第五椎。脾……掩乎太仓，附着于脊之第十一椎……"，更加形象、细致地描述了五脏的形态和位置。

4. 明清时期有关解剖内容记载

明朝李中梓的《医宗必读·行方智圆心小胆大论》涵盖了《新改正内景脏腑图》和其他的脏腑解剖图，对肝的位置、心的外形及心外组织的描述更加精确："肝居膈下，上着脊之九椎下。心象尖圆，形如莲蕊。心外有赤黄裹脂，是为心包络。"明朝赵献可的《医贯·玄元肤论·内经十二官论》记载："咽喉二窍，同出一脘……喉在前主出，咽在后主吞。喉系坚空，连接肺本，为气息之路……咽系柔空，下接胃本……言语呼吸则会厌开张，当食言语，则水谷乘气，送入喉脘，遂呛而咳矣。"强调了咽喉与食管、呼吸道相通，但食管与呼吸道二道并列而不相通。明朝张景岳的《周身骨部名目》详细计量了人体骨度分寸，为针灸推拿的发展提供了"数实"的度量资料。明朝以后，医者对解剖更加重视，强调人体解剖以及亲自观察人体五脏的重要性。如《医学统宗》作者何柬曾说，自己年轻时"以医随师征南，历剖贼腹，考验腑脏"。

清代王清任对解剖学的研究可谓认真执着，历时40年，通过观察死于瘟疫、战乱、死囚的尸体而著成《医林改错》，为人体解剖提供了划时代的内容。该书否定了《内经》中肺为"六叶两耳"的不实说法，以"肺管下分两杈，入肺两叶，每杈分九中杈，每中杈分九小杈，每小杈长数小枝，枝之尽头处并无孔窍，其形仿佛麒麟菜"，细致地、"数实"地描述了肺的结构。如此细致认真地解剖至肺泡，是有史以来第一位。将肺泡称为麒麟菜也是独家之为。麒麟菜是藻类植物，软骨质，肥厚多肉，先端尖细，两边或周围具疣状突起，其具有消痰、清热之功效。可见将肺泡形容为麒麟菜确实不错。。

此外，清代吴谦等人编撰的《医宗金鉴·刺灸心法要诀》也记载了大量的解剖学史实，并对前人的研究成果进行注释及补充。如根据《内经》中"膀胱当十九椎，居肾下，大肠之前，有下口，无上口"，将其对膀胱的描述注释为"下联前阴，溺之所出"，进一步完善了对膀胱解剖形态、位置及功能的认识。可见中医从未停止解剖、实证研究。在16世纪以前，人体的实际解剖工作在欧洲还是很少见的，而我国古代中医各家很早就进行了人体解剖研究。

5. 有关"疫苗"内容的记载

有文献表明接种"疫苗"防止疫病传染的方法最早见于晋代中医名著《肘后备急

方》。这个成书于3世纪的《肘后备急方》由道家、炼丹家葛洪（284—364）所著，内含众多与时代环境相关的内容，如防“疠气”“虫咬”“疫病”的方药。诺贝尔奖获得者屠呦呦的“青蒿”原始使用方法就得于《肘后备急方》。

天花病毒曾经是令世人非常恐惧的一种烈性传染病，葛洪在《肘后备急方》中说：“比岁有病时行，仍发疮头面及身，须臾周匝，状如火疮，皆载白浆，百随决随生，不即治，剧者多死，度治得差后，疮瘢紫黑，弥岁方灭，此恶毒之气。世人云，元徽四年，此疮从西东流，遍于海中……以建武中于南阳击虏所得，乃呼为‘虏疮’”，并且赋予了相应的治疗药方。《肘后备急方》中还记载：“疗猘犬咬人方，仍杀所咬犬，取脑傅之，后不复发。”可见当时已经知道病犬的大脑有致病物质，而接触该物质后可达到不复发的治疗效果。现代研究证明，狂犬病病毒的糖蛋白能与乙酰胆碱结合，病毒在脑灰质内大量复制，决定了狂犬病毒的噬神经性。取狂犬大脑傅之的实质是取被感染了的狗所产生的“抗毒素”，这完全符合现代的防疫及治疗方法。在科技手段还落后的时代，无论中医还是西医，都没有办法对这些超先进的科学预见及治疗方法给予更多的探讨和更深的解释，只能用“以毒攻毒”一语概之。

唐代已经有了江南赵氏始传鼻苗种痘之法及《千金要方》“治小儿疣目方：以针及小刀子决目四面，令似血出，取患疮人疮中汁黄脓傅之”等人痘接种法。到了明代，人痘接种法已广泛应用，并日臻完善。于清代乾隆七年（1742）刊行的《御纂医宗金鉴·卷六十·幼科种痘心法要旨》专门论述了人工种痘问题：“苗者，痘之痂也。种痘者，全资乎此”，并讲解了“水苗种法”“旱苗种法”“痘衣种法”“痘浆种法”等4种人痘接种法以及适应症、禁忌事件、补种等。如“小儿出痘者，当长浆浆足之时，则彼痘气充盛，取其贴身裹衣，与未出痘之儿女服之，服二三日夜间亦不脱下，至九日十一日始发热，此乃衣传，然恐气薄不透，多有不热不出，其法不灵，故不可用”。这些在当时都是世界最先进的防疫手段及疗法。

历史事实证明，中医起源于解剖，且在不断地完善解剖，但解剖内容并没有纳入中医基础理论的范畴，为什么？无论是超先进的“免疫”疗法还是精湛的实体“解剖”，中医临床是作为“必知内容”来记住，但不是作为“反复思考”的理论来学习。相反，一些模棱两可的推论却不断地被中医基础理论所包容，并且历代医者为某一推论的准确性和实用性不惜花费毕生的心血来反复探讨。为什么？

《医林改错》是王清任坚持40年“亲见脏腑”之作，他自己曾多次至义塚、刑场看破腹露脏的尸体。他在自序中写道：“余著《医林改错》一书，非治病全书，乃记脏腑之书也。其中当上有不实不尽之处，后人倘遇机会，亲见脏腑，精查增补，抑有幸矣！”如此严谨的考实医书被视为“非治病全书”，此观点不仅仅是王清任本人，可以说无论古今，所有的中医家都这样认为。

这是因为中医基础理论的取舍标准不是单纯以人的肉眼所见为标准，不只局限于肉眼所见有形之物结构的描述。因为实践告诉中医，有形之物结构的变化知之便知之，几乎不留悬念，但人体的病变并非可以用“明了”的结构变化来说明病变的因果关系。何况某些动态的物质一经解剖就消失了，如中医的经络，有些经络是处于皮里膜外的间隙之中，且有精液及气运行其间，解剖破坏了它的封闭性，一切随即化为无有。所以中医虽然有解剖，但理论并不以此为基础；虽然有先进的疗效，但理论并不以某一具体的疗效手段为基础；而是以这些作为实证，以这些实证内含的自然之道为基础，建立中医的源于实践但不局限于实证，以自然之道圭测人体自然象为基础的、多层次系统相互关联的整体理论。"系统是由相互联系和相互作用的若干要素有机地结合成特定结构，从而具有不同于各个要素独自具有的新功能的整体"。中医关注的是"整体"，是系统与系统之间的"感应"问题，是人如何与自然环境、人文环境和谐相应地演化生存，这无疑是以平衡多方位信息为主导的认知过程。中医是在筛选实证基础上建立起来的医学，中医理论源于实践而高于实证，所以在某些问题上不能用现有的局限性知识来衡量它。如在中医方剂研究中，若单纯用"有效成分"来研究，则很难有符合中医临床应用的答案。

这是因为中医非常明白，世间的万物及人之所以能"生生不息"，依赖的是功能与物质转化，功能与物质转化的实质都存在从"混沌"中"分化"至"成形"，或从"成形"到"分化"至"混沌"的过程。且其形是"拓扑"之形，所以无论是从"混沌"到"成形"，还是从"成形"到"分化"的过程，其关键是如何"分化"。

二、古今"混沌分形"的概念

无论是讲述"阴阳气交"和"玄之又玄"，还是谈论"感应"和"生生不息"，总归是以事物形态的变化结果来追溯其变的走向，从形之不同来分析"交变""玄妙"之因。事物形态之变自然有"力"在做功，"气交""玄"应内含旋转之力；"感应"应受外之弦力；"生生不息"应是循环之力，即有变必有力。力虽有内外之分，但实质都是物物的相互作用，只是所处的层次不同而已。从高层次看低层次的变化，其力就是系统内部问题；从低层次看高层次，其力就是系统外部问题；在同层次互看，其力就是物与物的相互作用力。所以就变化而言，其因都是"力"，都是物与物的相互作用力。中国传统文化对此"力"追溯从未间断，就连文学作品中也不乏此内容，如《红楼梦》戚序本第四回有"阴阳交结变无伦，幻境生时即是真"。元朝王惟一《西江月·太极未分混沌》："太极未分混沌，两仪已非其中。一阳才动破鸿蒙，造化从兹运用。水火升沉南北，木金间隔西东。略移斗柄指坤宫，尽把五行错综。"唐代吕岩《七言》："周行独力出群伦，默默昏昏亘古存。无象无形潜造化，有门有户在乾坤。"无象无形的混沌太极，内潜造化阴阳破鸿蒙，阴阳交变群伦开乾坤，五行生时幻境即是真。"万物负阴而抱阳"，"阴阳不测之谓神"，五行幻境玄于"神"，"神"是交变之"x"（未知数）的力。

此逻辑至今仍应用于中医，如《灵枢·本神》"两精相搏谓之神"这句话可以从两个不同的角度说，一是"神"在阴阳相交之时产生，二是因"神"出现则混沌开始分化出阴阳互动的两极。此后"神"藏于"心"，主五藏，度生死。"得神者昌，失神者亡"（《素问·移精变气论》）；"根于中者，命曰神机，神去则机息"（《素问·五常政大论》）；"主明则下安，以此养生则寿，殁世不殆，以为天下则大昌；主不明则十二官危，使道闭塞不通，形乃大伤，以此养生则殃，以为天下者，其宗大危"（《素问·六节藏象论》）。虽然多家反复强调"神"为阳、主动，但很少有将"神之动"与"气之动"的根本区别讲清楚。这既是语言的不足，更是因为中医超前的认识难以普及所致。今天，随着“混沌分形”理论越来越被人们认识，这个问题应该比较好理解了。

人类几千年来从未停止探索物体与物体之间的相互作用“力”。目前最成熟、最普及的是“万有引力”和“电磁力”，其次是原子核内的“强力”和“弱力”。但是四力尚不能解释自然界尤其是具有耗散结构（开放性）的生物系统的非线性事物发展变化趋势，典型的故事当数美国气象学家爱德华·洛伦兹讲的“蝴蝶效应”。“蝴蝶效应”表明，一切复杂系统，在一定的阈值条件下，其长时期大范围的未来行为，对初始条件数值的微小变动或偏差极为敏感，即初值稍有变动或偏差，将导致未来结果的巨大差异，这往往是难以预测的。也就是说，自然界还存在一种“力”，这种力是复杂系统自身内禀的，复杂系统在这种力的作用下，在一定的阈值范围内呈“混沌”状态，或在超出一定的阈值范围外呈“混沌”状态。换言之，混沌和不混沌是由“力”所为，并且这个“力”对初始条件数值非常敏感。因为这个“力”具有吸引整个系统朝某方向发展的特性，故被命名为“吸引子”。

“吸引子”有两面性，平时是遵守“最小阻力定律”，即使有外界干扰，只要不超过一定阈值，它就能很快将整体系统拉回到均衡稳定状态，使整体系统的运动向着“最小阻力”方向发展。但是，“吸引子”一旦变了脸，那不要说外界的干扰了，就是自身的微小差异也将导致“差之毫厘，谬之千里”的结局，从而使整体系统极度敏感，任何细微的差异都将引起不可预料的后果。能造成如此不可预料结果的“吸引子”，被冠名为“奇异吸引子”，此前没变脸的“吸引子”叫“平庸吸引子”。研究“奇异吸引子”的方法很多，其中最重要的一类方法是“分形”。

人们常将“混沌分形”放在一起说，好似分形与混沌有很大的交集，其实它们在产生过程中并没有关系，混沌是物理性概念，分形是数学概念。分形是研究混沌的方法之一，研究混沌的方法很多，但是混沌形成过程中存在简单的重复反馈叠加现象，与数学上自相似的“分数维度”重复迭代现象有共性，所以分形成为研究混沌现象的重要方法。混沌系统的重复反馈叠加现象似有“奇异吸引子”在发挥作用，分形正是通过那个自相似的分维重复迭代方法来描绘混沌这个“奇异吸引子”，以便追踪出迫使有规律运行系统变成混沌系统的幕后之力。总之，混沌的背后拥有的精细结构就是分形，分形是具有分维的自相似性的迭代结构。混沌偏于研究总体的确定性及控制方法，分形偏于研究局部的随机性及其和总体的关系。

1919年波兰数学家卡鲁扎第一次提出，宇宙也许不只有3个空间维度，而是有更多。1967年，美国数学家曼德勃罗发表题为《英国的海岸线有多长》的论文，提出整个海岸线的长短是与其测量尺度相关，尺度越小海岸线越长。如对同一海岸线，人用皮尺测量的长度绝对没有蚂蚁行走的长度长，因为蚂蚁不能越过比自己身体长的凹凸之地，而皮尺再柔软也不能塞入细小的凹凸之地中。曼德勃罗的同事们很快意识到这是个无解的问题，因为随着尺度的缩小将要进行无穷无尽的测量，所以必须寻找新的方法对自然界中不规则的形态进行观察和测量，自此分形思想在数学界开始发芽。1973年，曼德勃罗首次提出了分维和分形几何的设想。分形（Fractal）一词，源于拉丁文“Fractus”，其原意为不规则、支离破碎等意义。分形通常被定义为："一个粗糙或零碎的几何形状，可以分成数个部分，且每一部分都（至少近似地）是整体缩小后的形状。"这句话至少包含了四个我们不熟悉的概念：分维、自相似、迭代、拓扑传递性。

1. 分形维数

分形维数简称为"分维"。我们习惯以一维、二维、三维这样的整数维度来表述线、面、体的空间占有维度，分形则是用分数维度来表述它们的空间占有量。试想，一段凹凸不平的海岸线，是应该用一维的线还是用二维的面来表述它的空间占有量？好像都不合适，因为它处于直线与平面之间，所以其维度应为 1 至 2 之间的分数。如将一条固定长度的直线，反复不断地弯折，使其成为由一条折线组成的面，就像将毛线织成了毛衣的过程，你如何形容这个毛衣的空间维度？应该说其维度数随着编织的过程，从 1 维→大于 1 维→2 维→大于 2 维→3 维；反之，拆毛衣的过程就成了从 3 维→小于 3 维→2 维→小于 2 维→1 维。同理，从一固定面积的平面，如三角形、四方形、多边形中不断地、间隔地挖掉与该平面形态相似的三角形、四方形、多边形后，这个平面的分形维度数随之越来越远离 2 而接近 1；在一固定的正方体、长方体等立方体中，不断挖掉与该整体相似的小立方体，其分形维度数随之越来越远离 3 而接近 2；但是若将一个大立方体，在原固有的范围内，不断地分割成 4 个、16 个……相似的小立方体，其整体度维数自然要大于 3，分化的越多，维数越大。不过分形的一维长度增加一倍，其空间的尺度却不一定变为原来的整数倍，因为对于海岸线等无法用 1、2、3 整数描述，需要综合分析后得出个非整数的分数维度值来描述，由此产生了"分形维数"。在自然界中许多貌似不规则、杂乱无章的东西，随着我们观察空间尺度的不断变小，会发现其结构或形成过程中都是以相似的小结构或一定的小数值堆积或累积而成的，可以说是一种拓扑。

再如，我们站在高高的楼上看到地面上有个光亮的圆点，随着我们往下走，空间尺度不断变小，那个圆点的分形在某种结构或过程的特征却都是相似的球体，这个圆点在我们的眼里越来越呈现出它自然的"三维"立体形象；突然那球滚起来，在地面上展开铺成一片，占了一定面积；随后又伸展成一长长的细塑料绳，变成了"一维"之物；当你来到这个"一维"的塑料绳跟前，发现这原来是个细细的塑料管，管中有水流出，这分明又是个"三维"立体之物；此外，这个塑料管随着它的形态变化，其通水量及水流速度是截然不同的。如果这个塑料管的变形是一个连续变化的运动，则从"三维"到"一维"的过程中，一定存在既有多于"二维"又有少于"二维"的过程，且最后的"三维"与管腔被压瘪团在一起成球形的"三维"，其功能肯定不同。而类似这样以变形来完成功能的事实，在生物界太普遍了。如果我们固守"三维"来描述其功能，不能不说太"宽泛"、太"粗糙"了。所以用"分维"来细化分形是必要的。

例如人体的肺泡，每个肺泡都不是完整的立体，也不是平铺的平面，每个肺泡都是不封口的球形，所以每个肺泡的分形维数高达 2.97。正是由于肺能有如此高分维的肺泡，使肺整体的气血交换面积随着分形维数增高而扩大，成人正常肺泡的表面积可高达网球场大小（约 $670m^2$），从而大大增加了气血交换面积。当因病造成肺泡破裂融合成"肺大泡"时，肺泡的分形降低，其维数也自然降低，随之气血交换面积降低。

2. 自相似性

自然界中自相似的分形随处可见，如花草树木的叶脉与它的分枝、树干的枝杈与分枝都有明显的自相似性；每一粒菜花的形态与它整体形态有明显的自相似性；每一瓣雪花的形态结构与它整体形态有明显的自相似性。从自然界的植物、河流、山峦、云雾到人体的胚胎结构、脏器、细胞，处处都有自相似性的分形。可以说，自相似性的分形是拓扑物态。拓扑物态的定义是：物质发生连续形变所处的相对稳定的物态。

自相似是分形的核心，对于很多貌似无规则的复杂现象，特别是在时间和空间上存在无穷迭代的非线性系统具有很强的描述能力。分形的奇妙之处在于以往看似无规则、碎片状的东西，其实也有确定性规律。自相似性是从不同尺度的对称出发，分形形体中的自相似性可以是完全相同，也可以是统计意义上的相似。在形态和结构上存在着自相似性的几何形体就是几何分形，在功能上存在着自相似性的几何形体就是功能分形；在信息上存在着自相似性的几何形体就是信息分形。人体从胚胎发育成形的过程中，既保持着三层胚胎形状的自相似性，又存在着信息的自相似性；成形人体中的每个细胞都包含着整体的全部信息；此外，气管的分支、大脑表面的皱纹分形、血管和神经的分支等等，无不存在相似性的分形。分形结构都是极为复杂的和紧实的，如脑褶和肺脏。这种复杂的紧实结构，大大提高了它们在单位空间中处理信息的能力。

自相似性与测量精准度相关，复杂系统的每一处都存在着自相似性，但只有放大倍数达到一定高度才能看到。计算机模拟的分形图很明确地说明了这个问题，即图形中总是包含着形状类似的图形，即便放大到上亿倍，看到的还是同样的形状，永无休止。自相似性不仅与测量数据的精准度相关，更与其图形的特征性密切相关，忽略了系统的特征性因素，尽管收集了越来越多的数据，也很难从中找出真实有价值的东西。如“可见光”只占整个电磁波中窄窄一段，且颜色也是依人的主观感受而定的。人眼视网膜上有杆状细胞和锥状细胞，杆状细胞对光的刺激产生明亮感，锥状细胞不仅能感受光的刺激而且对红、绿、蓝三种光线的电磁波最敏感，从而可以辨别颜色。颜色的亮度是电磁波的幅度，颜色的饱和度（纯度）是白光在颜色中所占的比例，任何两个频率相加是无法合成另一个频率的，所以光谱是一维的色相，而人眼反应的颜色是三维构成的混和频率。若将白光视为“混沌”，各色可谓是红、绿、蓝三色相的分形，但一束白光透过三棱镜可拆分为赤、橙、黄、绿、青、蓝、紫七种颜色光。在这些色彩变幻中，不可忽略的是人眼对电磁波的敏感特性。可见，自相似性并非纯数学抽象的产物，而是对普遍存在的复杂几何形态的科学概括。

3. 迭代与递归

自相似性的形成与局部重复地反馈某一活动的积累密切相关，这种重复反馈的活动叫“迭代”。每一次迭代得到的结果将成为下一次迭代的初始值，即“迭代”是一种不断用变量的旧值递推新值的过程。迭代算法是非常适合计算机解决问题的一种方法，当给予计算机一组指令（或一定步骤），让其在进行重复性操作时，每次都从变量的原值推出它的一个新值，这是计算机最擅长的工作。给定一个系统特性的参数，让计算机开始不停地进行迭代操作，即相当于进行自相似的分形操作，这种具有确定性参数的操作结果可以是随机的、杂乱无章的，并且是对初始值很敏感的混沌系统。而事实证明，复杂性是源于自相似的简单迭代。若舍去"迭代"过程，只谈"迭代"性质，可以简单明了地说，在一个固定区域内不断地进行分形叫"迭代"。此外，若是在空间以自相似形态延伸的分形，叫"递归"，如机体中到处延伸的血管、神经等。从理论上讲，递归和迭代在时间复杂度方面是等价的。

4. 拓扑传递性

拓扑传递性概念是说，给定一个开放集，无穷层次嵌套的自相似结构会与所有其他开放集相交。例如做"千层饼"，初始将面团压扁拉长到一定厚度时，在上面放油和五香粉，然后进行折叠、压扁拉长到原厚度，再折叠、压扁拉长到原厚度；如此反复操作，面团间的油和五香粉在反复折叠下被不断地延展。因面团的层次是以指数级增加，折叠10次，面团就成了1024层了，并且层层都有均匀的油和五香粉；折叠20次，就成了100万余层了，每层都有均匀的油和五香粉。经过足够长时间的反复操作，原来相邻的两个油滴和五香粉粒越来越分离，原来不相邻的油滴和五香粉粒可能越来越靠近，这些"自相似结构"在轻松的折叠中走遍了所有区域。可见折叠是一种最强烈的非线性作用，轨道的指数分离及汇聚是"对初始条件敏感性"形成的根本。

5. "限制性三体"及混沌分岔值

混沌并非是混乱，混沌是一种较高层次的有序。如人体属于自组织开放系统，即该系统具有自我调动自己内部各子系统共同为某一生存目的而运动的能力，同时又有不断地从系统外部获取能量、信息以补充系统内部需要的能力。开放系统来自外界的干扰既多又难以预料，只有保持高度的适应性，才能"生生不息"。高度的适应性是以整体能及时适度变化为基础，这个基础的背后就是"混沌"。因为"混沌"的特性是对初始条件极为敏感，用通俗的话讲，就是"混沌"非常听话，很好调动，所以"混沌"可以无顿挫地去适应变化。生物体是以整体中包含不同层次的众多"混沌"状态的子系统而存在的，因为越"混沌"的子系统，越容易被整体调节。但需要清楚的是，生物体整体是有目的和有序的稳定系统，各个不同层次的子系统可以处于不同状态，既可以是有序的运转状态，也可以是混沌的状态，它们是以整体稳定为准绳，随时变化以待完成整体需要的本质工作。换言之，子系统的混沌状态常常是为了整体稳态所需要而做的功。生物体在平静的状态下，也需要体内的某些子系统处于混沌状态。生理学分形研究及临床分形研究已证明，健康成人的心率曲线是凹凸不平、不规则的，又呈某种自相似性，貌似混沌状态。而癫痫和帕金森病患者的心率曲线反而呈现更多的规则性和周期性行为，表现得更有规律。对心脏窦性节律的研究发现，正常人即使在静息状态下，R–R 间隔仍表现出很大程度的变化，呈现出混沌状态。疾病状态时 R–R 间隔趋于整齐即复杂性减小了。

1887 年瑞典国王奥斯卡二世悬赏 2500 瑞典克朗解求"太阳系的稳定性"问题。物理学家们将此类问题称为"N 体问题"。当 N=1 或 N=2 时，答案是显而易见的。N=1 时物体最后归于静止或匀速直线运动；N=2 时，两个相互吸引的天体轨道运动可以是各种圆锥曲线，如太阳与地球的近似二体系统的椭圆运动。N=3 时，可以列出含有九个方程的微分方程组，但是求这个方程的解则是难上加难，因为不存在一般条件下的精确解。

当时法国数学家昂利・庞加莱（1854—1912）采用了“限制性三体问题”的方法，即设定其中一个天体的质量与其他两个天体的质量相比如“小尘埃”那样可以忽略（图3.11），这样使九个方程简化成了三个微分方程，然后研究“小尘埃”在所谓“同宿轨道”和“异宿轨道”（相当于奇点）附近的行为，但一直没有得到满意的结果。他发现此时的方程解的状况非常复杂，以至于对于给定的初始条件，几乎是没有办法预测第三星体运行的长期轨道。最后他感叹地说：“无法画出来的图形的复杂性令我震惊！”（图3.12）。这种对于轨道的长时间行为的不确定性，正是被现在称之为混沌的现象。这也成了庞加莱曾经证明的“只有大于3维的连续系统，才会出现混沌”这个结论的由来。

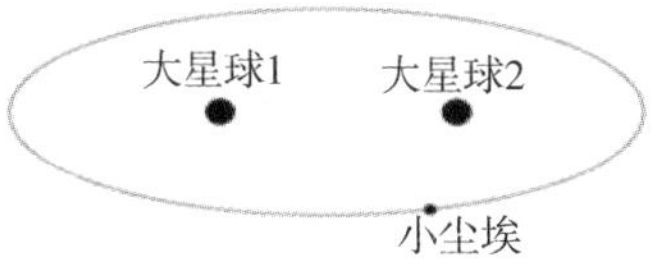

图 3.11　三体运动

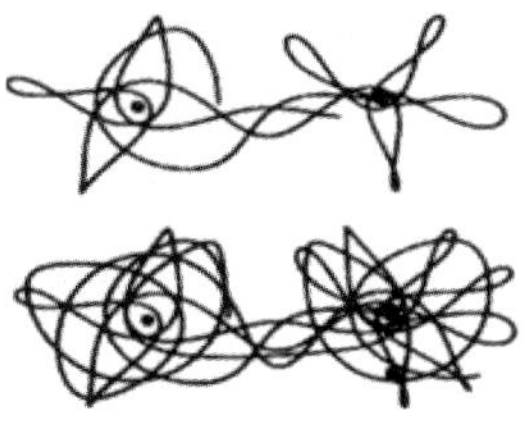
图 3.12　小尘埃的轨道图

众所周知，生态繁衍与其增长率有关。研究人口论的马尔萨斯列出了迭代繁衍的公式，并指出繁衍的结果与公式中k值的幂级数增长密切相关［k=（1+r），r是增长率］。但这个公式没有考虑同期的死亡率，后被英国科学家罗伯特・梅更改为：

$$x_{n+1} = kx_n - k(x_n)^2 = kx_n(1 - x_n)$$

显而易见，该方程的关键仍然是参数k，且这是一个非线性方程，非线性的方程易藏混沌。罗伯特・梅依据这个方程对昆虫群体的繁殖规律进行了研究，结果发现，混沌是否出现与k值相关：当k值比较小的时候，群体数的最后归宿是0；k值在1～3之间，群体数处于一个固定平衡值；k值达到3.8时，群体数值呈现出无规律的状态，并且最终趋向混沌。细分从k=3到k=3.8的一段数值及图形：即使让k的数值平滑地增长，系统的长期行为还是出现了分岔；当k在3附近，系统的行为从原来的一条曲线分成了两支；当k在3.45附近，两条曲线各分出了两支，共成了四支；此后便以倍数增长，分成了八支、十六支……分支越来越多，相邻分岔的距离却越来越短，最后无法清楚地分辨那些分岔的距离以致成为混沌。此外，当k值在3～3.4之间，系统处于“双态平衡”，即群体数将在两个数值之间迭代循环，也就是周期加倍。从k值在3.4～3.57之间，群体数将在更多的数值之间迭代循环。当k值在3.57之后，分支之间交互缠绕，倍周期分岔现象呈崩溃之势，进入混沌的范围。

由此得知，系统从任何初始值出发进行迭代时，只要参数值k≤3时，系统会长期趋于一个稳定的状态，这个状态一般是人们可以预知终极的状态。当k值在3附近时，系统出现突变，由原来的一条曲线分成了两支，即开始出现分岔。k值达到3.45附近时，再次出现分岔，两条曲线分成了四支。此后，分支倍增且分岔的距离越来越短，以至无法分辨而呈“混沌”状。分岔是混沌出现的先兆，是动态系统演化过程中突然发生质变的节点。分岔是具有一定阈值的行为，说明了量变可以引起质变的规律。

1975年米切尔・费根鲍姆（1944—2019）注意到，在 $x_{n+1} = kx_n(1 - x_n)$ 方程式，随着k的增大，分岔出现得越来越快，越来越密集：

第一个分岔①＝3，第二个②＝3.44948697，第三个③＝3.5440903，

第四个④= 3.5644073，第五个⑤= 3.5687594……

其分岔间的距离比，即：

② – ① / ③ – ② =4.7514　③ – ② / ④ – ③ =4.6562　④ – ③ / ⑤ – ④ =4.6683、

⑤ – ④ / ⑥ – ⑤ =4.6686　⑥ – ⑤ / ⑦ – ⑥ =4.6692　⑦ – ⑥ / ⑧ – ⑦ =4.6694……

如此计算下去，比值收敛于一个常数 δ，δ=4.66920160910299067185320……

同时，分岔后的宽度 W 也越来越小，它们的比值 Wn/Wn+1 也收敛于一个常数 α，α=2.50290778750……

由此费根鲍姆发现：倍周期分岔的 b 的那些数值，距离之比接近常数 4.6692……因为在参数 k 小于 3.57 时，以 2 为周期开始的倍周期分岔已经结束了。当参数 k 大于 3.57 时，出现周期 3 开始的倍周期分岔。这一现象也被华人数学家李天岩及他的导师约克关注到，李天岩对此进行了更深的论证。1975 年 12 月《美国数学月刊》刊登了二人合作发表的论文 *Period Three Implies Chaos*（《周期三意味着混沌》）。他们在文章中指出：若函数有 3 周期点，则有任何 k 周期点，简而言之，三生万物。并且“周期三的出现预示着混沌的出现”成为李 – 约克定理。中国有句俗语“事不过三”，不知道这是否与老子的“三生万物”在民间的普及有关，但中国传统文化对一、三、五等奇数赋予“阳性”“易动”的概念由来已久。

1963 年美国气象学家爱德华·诺顿洛伦茨（1917—2008）在提交纽约科学院的论文中说：“一个气象学家提及，如果这个理论被证明正确，一只海鸥扇动翅膀，足以永远改变天气变化。”该论文描述和分析了他在制作电脑程序以模拟影响气象变化的大气对流气时出现的的问题。一天，洛伦茨将数据输入那台运转速度很慢的计算机，以验证上一次的结果。为了躲开计算机的噪音，他去喝了杯咖啡。当他回来时，惊讶地发现，虽然两次的条件完全相同，参数也几乎相同，但结果数值的差异非常大。图像显示，两条曲线开始吻合在一起，后来却分道扬镳了（图 3.13）。两次唯一的区别是，输入的参数相差 0.000127，即初次是 0.506127，这次为了节省空间只输入了 0.506。仅仅因一个微小区别的连锁反应，造成了巨大误差。于是他认定，“对初始值的极端不稳定性”即是“混沌”。

热对流问题是影响天气的重要因素，洛伦茨将包含无穷多自由度的热对流偏微分方程简化为三个变量的一阶非线性常微分方程组：$dx/dt=-\sigma x+\sigma y$　$dy/dt=rx-y-xz$。

$dz/dt=bz+xy$ 式中 x 表示大气对流强度，y 表示上升流与下降流温差，z 表示垂直温度剖面变化。系数 σ 为普朗特数（流体中能量和动量迁移过程的相互影响的比值标量），r 为瑞利数（与浮力驱动对流相关的比值标量），b 为量度水平温度结构与垂直温度结构衰减率之差异。当 σ=10，r=28，b=8/3，求解方程组。结果发现，这极度简化了的系统，出现了极为复杂的运动形式。起始值的细微变化，足以使轨道全然改观。把计算结果在 xyz 的三维相空间中画出来，则是一条在三维空间似乎无序地左右回旋的连续光滑曲线。并且无论初始值选取在哪里，系统轨道皆来回盘旋形成浑然一体的左右两簇，宛如颤动中的一对蝴蝶翅膀（图 3.14）。但轨道左右跳动的顺序和次数完全不同，如果选取任意接近的两个点为初始值，其运动轨迹以指数方式迅速分离，由于初值的细微不同，运动是不可预测的。此后，他在演讲和论文中，便用更形象的“蝴蝶”取代了“海鸥”，对此效应阐述为“南美洲一只蝴蝶扇一扇翅膀，就会在佛罗里达引起一场飓风”，这就是混沌学中著名的“蝴蝶效应”。

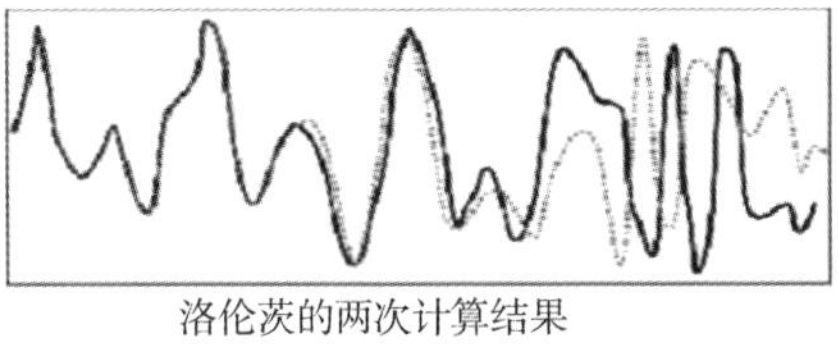

图 3.13　洛伦茨的两次计算结果

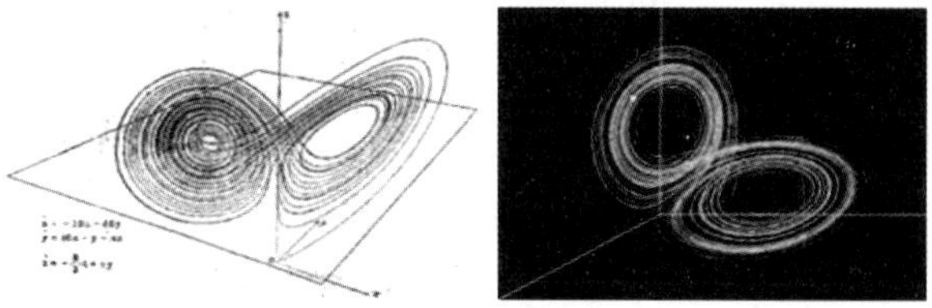

图 3.14　蝴蝶效应图

“蝴蝶效应”实际上是动力学系统行为对初值敏感依赖性的一种通俗说法。导致“蝴蝶效应”的吸引子被称为“洛伦茨吸引子”，洛伦茨吸引子的分形维数是 2.06±0.01。其系统运行的图形是：在一个三维空间里由两片组成，每片的中心有一个不动点，运动轨迹在一侧旋绕到一定程度后，就随机地跳到另一侧，然后开始在另一侧旋绕，旋绕到一定程度后，又突然跳回到原来的那一侧继续旋绕，如此来回盘旋画出个类 8 字圈，这个三维空间的类 8 字圈具有一定的内、外边界。轨迹虽然在两片上跳来跳去，但又绝不自身相交，说明该系统的运动轨迹永不重复，不构成任何周期运动，即系统的状态变化具有随机的不可预测性。“混沌现象的轨线进入吸引子后，两条距离非常近的轨线将发生指数分离，而两个状态点也迅速分开，此时，吸引子外的所有运动轨线都将进入吸引子之内，而内部的轨线又迅速分开。从吸引子外部看，是聚集的过程；从吸引子内部看，是分散的过程。”即混沌吸引子主导的两条运行轨道，既要以指数分离而互相排斥，又要保持在有限空间中，形成了完美的对立统一体。这个原本有确定系数、确定方程、确定初始值的系统，虽然整体形态上也具有一定规则和有序性，但内里却包含着无序且随机的运动轨迹。当时，洛伦茨将此现象表述为“确定性非周期流”。

洛伦茨进一步发现，混沌仍有某种条理性。仔细核对计算机输出的几千个可能的解，发现其随机分布只是在某种状态的范围内产生。例如每天的气象可以有无穷个不可预测的数值组态，但逐年的气象多少保持某种稳定性。这一现象被视为“混沌有界性”或称为“混沌吸引域”。这是一个非常有意思的现象，简单地讲就是，混沌的运动轨线始终局限于一个确定的区域之内，这个区域称为混沌吸引域。无论混沌系统内部多么不稳定，但它的运行轨线都不会超越这个区域，由此保证了整体的稳定性。

6. 混沌理论改变着我们的认知

① 混沌是生命力的表现。以往的数理化知识，让我们习惯地接受了由牛顿经典力学建立起来的因果决定论和概率论。混沌告诉我们，人对“初始条件”测量的不确定性，决定了人对未来的预测能力是有限的。局部“因”的百万分之一的误差将有“失之千里”的结果，以往粗略的因果关系及概率很难给出准确的结论。混沌理论努力将确定性和随机性两者相矛盾的结果统一起来，让我们更接近现实。如健康人的脑电图和心脏的窦性节律并不是规则的，而是混沌的，混沌系统对外界的刺激反应比非混沌系统快，混沌是生命力的表现，这些现实打破了以往的传统认识。

②“混沌”并不“混乱”。“混沌”并不是“混乱”，而是一种“无穷嵌套的自相似结构”运动的结果。物质运动的量度是时空，运动变化伴随能量变化。混沌是时间上的分形，分形是空间上的混沌。混沌理论让人领悟到复杂系统是混沌分形体，其变化与时俱进且有节点，其拓扑传递性使系统处处具有自相似的结构，可谓“大道至简”，复杂事物都是由简单的分形迭代演化而成，部分和整体具有自相似。

③ 混沌需要进行整体思考。“混沌理论是一种兼具质性思考与量化分析的方法”，对于混沌系统的行为探讨，“必须用整体、连续的，而不是单一的数据关系，才能加以解释和预测”。混沌系统具有的多样性和多尺度性，及其运动轨迹对初始条件的敏感性，决定了其变化的随机性。所以对混沌系统的探讨既需要量化的数值，也需要对整体特性的思考。

三、从混沌理论看中医超前思维

中医的超前思维源于中国传统文化。由天文学、数学、音律学等构成的超前的中国传统文化，在中国古思想家、史学家的笔下反复提炼、延展，浸入到中国各行各业之中，包括中医。在这些流传下来的文化中，既有“万物生于有，有生于无”“二炁交感，化生万物”“易有太极，是生两仪”“天地媾精，化生万物”“道生一，一生二，二生三，三生万物”等文化思想，又有“阴阳者，天地之道也，万物之纲纪，变化之父母，生杀之本始，神明之府也”“天以阴阳而化生万物，人以阴阳而荣养一身，阴阳之道，顺之则生，逆之则死”等中医基础理论。就那么几个简单的字，就那么简单几句话，为什么能从古说到今，不能不说是被中国文化中的超前思维所吸引。中国文化对“混沌”的思考，不逊于对“阴阳”及“道生”的认识，中医临床诊治过程体现着对“混沌系统”的分析、预判及控制的要求，中医的基础理论中涵盖着众多“混沌分形”的内容。

（一）中医临床诊断过程是对“混沌系统”的分析及预判

从古至今，中医临床在诊断过程中非常注重形态和思辨两方面问题。所谓“形态”，包括解剖结构、检测数据及中医特有的望、闻、问、切。所谓“思辨”是中医临床对具体问题的理论分析与实践经验的叠加思考。

1. 中医临床的“形态”诊断

中医临床的“形态”诊断包括解剖结构、检测数据及中医特有的望、闻、问、切。中医自古就非常重视解剖，现代的中医更是要熟练地掌握与本学科相关的一切西医内容，否则很难准确地掌握患者病情。现代中医临床医生看化验单、CT 片、心电图要比西医熟练，否则一天看不了几个患者，因为他每次都要进行望、闻、问、切，很花费时间；而现代中医临床医生对西药的临床作用机理要比西医清楚，因为完全不用西医就来中医求治的患者很少，中医临床医生必须准确把握患者病变的基础及原貌才好施治，所以不得不熟知西药的作用机理以及不良反应，以求能准确判断出目前病变症状与基础病变症状的差值。从古至今，中医临床如履薄冰，因为干扰因素越来越多。中医临床大夫远没有西医医生理直气壮，因为有众多诊断技能难以言传。

望、闻、问、切是中医诊断特有的技能，用现代“系统界面”的理论来讲是整体掌握系统动态的好方法；用“混沌理论”来讲，也是不失“系统整体动态”的好方法。但是，因为个体的复杂性，难以用语言准确地全面地描述，难以用统一标准来规范。课堂上很难讲清楚，临床上短时间内难有共识。尤其是脉诊，这是需要医生具有一定灵敏度的指端触觉技能，就如同歌唱家需要具有一定听觉的灵敏度和发音技巧一样。大家都知道，即使是天生好嗓子也需要训练才能成为歌唱家。同样道理，指端灵敏度也是需要训练的，但是现代中医缺乏对指端灵敏度训练的过程。脉诊的准确度是需要会脉诊的人来判断，很难让他人像听歌那样来判断好坏，当绝大多数中医师都不会脉诊时，脉诊即使能准确地诊断出问题，也会被他人视为“无稽之谈”。中医可以通过脉诊寻觅到尚未发生器质性病变的异常体征，可以凭此来组方施药以及时调整，这是所谓“中医治未病”的真正价值所在。但是，在大多数中医师都不会脉诊时，就失去了中医同行的支持；因为病变尚未形成器质性损害，西医的检测、检查也很难有阳性结果；最后，现实迫使着中医一步步向具有说服力的西医诊断靠近，且步步远离中医诊断。

失去了中医诊断，就失去了中医的根基，因为不能从临床实践中获得中医的“阴阳气血”“寒热虚实”在人体的表现，以及这些表现与平衡度有何差异，就不可能很好地使用中药，中药本身也是依据中医望、闻、问、切的结果定制的。同一病，西医可以用同一药治疗，中医则需要个体化，不同的个体给予不同的组方，并且还要随着患者的居住地的气候不同、病程进展时间段的不同等，给予不同的组方，而这些是必须按中医诊断的结果进行的。离开中医诊断，就断了理解中医理论的源泉，这是西医诊断无法替代的。

“混沌”理论让我们看到了中医的诊断是与西医诊断有差别的，中医的诊断是对“混沌系统整体运动趋势”的判断，这是符合自然的、合理的诊断。

2. 中医临床的“思辨”诊断

“思辨”是中医临床对具体问题的理论分析与实践经验的叠加思考。中医自古就有解剖，但中医基础理论中几乎没有解剖内容，王清任在《医林改错·自序》中说:“余著《医林改错》一书，非治病全书，乃记脏腑之书也。……如半身不遂内有四十种气亏之症，小儿抽风门有二十种气亏之症，如遇杂症，必于六十种内互考参观，庶免谬误。”如此热衷于解剖的名医大家，却在此书开篇中说，这本解剖书“非治病全书”，只是记载脏腑之书，若“遇杂症”还必须参考上述的内科六十种气亏之症来诊断。说明中医深深体会到，自古流传下来的医学经验确实具有正确判断人体变化的有形证据和思辨内容。解剖内容不足以阐述那些有形证据，更谈不上阐述思辨内容。即使科技发达的今天，仍然不能单纯以数据类的有形证据来说明一切。

混沌对初始条件的敏感性和人测量能力的有限性决定了我们不能仅以数据来判断和预测人体状态。虽然“混沌分形”是放之四海皆准的学说，但是“混沌”“分形”它们相互不能成为对方的解，因为分形是无限的，混沌是无形的，可以不断接近，但没有准确的答案，这是混沌系统内禀的特性，就像无限不循环小数一样。即便清楚了混沌的分形特性，混沌系统的最后之解也是如此，那么对于那些不知道混沌分形特性的混沌系统来说，可想而知求其答案将多么难。中国传统文化的智慧让中医从一开始就知道，有形的证据很重要，但思辨也不能少，思辨是理论与实践经验的叠加，是从原本看不到的地方找出问题的关键所在。

思辨源于事实更高于事实，所以中医历代不断延续地补充、修正、提高自己的思辨。中医的思辨源于临床事实，源于临床经验，被历代临床证实有效的内容是中医思辨的重要内容。混沌系统的复杂个性决定了人体各有各的不同，同一种病在不同个体中的发展趋势会随个体差异而出现明显偏差。中医临床对患同一种病的两个人，几乎不会给予同样的处方，说明中医不仅具有判断病性的能力，还有判断个体差异的能力。西医的检测指标是给予判断病性的依据，中医的望、闻、问、切是给予判断病性和个体差异的依据，只有中医的思辨才能将病变的共性与患者的个性结合起来，所以中医的临床经验从未忽略思辨的内容，这是中医与现代医学明显的差异。

现代医学和中医都强调“以证据说话”，现代医学的证据是绝对“数据”性证据，甚至以大量的实验数据来替代临床数据的不足；中医的证据不仅要“数据”性证据，更需要临床结局的证据，甚至抛弃实验数据，不厌其烦地、一点一点地去积累临床结局证据。因为中医的基础理论，自古就建立在“混沌分形”之中。

3. 中西医思维习惯不同的困惑

中国学者将“Fractal”这个原意为“不规则、支离破碎”的拉丁文译为“分形”是很明智的，因为“分形”对于中国人来说太熟悉了。《吕氏春秋·精通》曰：“父母之于子也，子之于父母也，一体而两分，同气而异息。”此后“分形同气”“分形连气”“分形共气”之词或其意多出现在古诗词中。如曹植《求自试表》说“诚与国分形同气，忧患共之者也”，《宋书·傅隆传》说“父子至亲，分形同气”，二者表明的是：形体各别，气息相通。“山重水复疑无路，柳暗花明又一村”（陆游），“叠峰西驰，万马回旋”（辛弃疾），“正入万山圈子里，一山放出一山拦”（杨万里），读者眼前必然出现“相似套叠”的山峦、复水以及如星散落的村庄、狂风飞旋中的马蹄声等，所表明的是：相似形态，重复套叠。《西游记·第十四回》开篇曰：“无体之体即真体，无相之相即实相。非色非空非不空，……内外灵光到处同，一佛国在一沙中。一粒沙含大千界，一个身心万法同。”表明的是：无体无相无色“道”不空，混沌炁化万法分形同。

如此三项表述，可以概括现代对“混沌分形”理论描述。①混沌非混乱，而是一种“无穷嵌套的自相似结构”运动的结果，可概括为：“道”，虽无体无色却不空，混沌分形相似态，重重叠叠套无穷。②分形是由无穷多层次的、尺度大小不同的、自相似性、层次嵌套而形成的结构。可描述为：混沌炁化万法同，形体各异气相通。

中国人的“混沌分形”思维是在实际生活中建立的，是由自己真实的感受而发的，是用形象的语言描述的，是通过诗词歌赋延续的，中国人对“混沌分形”思维的运用如走路、观花一样自然。这种数千年的思维方式已经成为“遗传”因素沁入心灵，只是中国人不习惯用西方的语言来解释而已。如现代一些学者已经明确指出，自然界中最常见的运动形态，往往既不是完全确定的，也不是完全随机的，而是介于两者之间，用量子力学的语言表述，这是“不确定性原理”“测不准原理”。“不确定性”和“测不准”是站在线性的、机械性的、可测量的角度而言。而中国自古就习惯站在非线性的、自然生态的角度看世界，对此熟视无睹，根本就不存在差异，反而温和地将此描述为“具有灵活性”。

中国语言本身也具有“灵活性”，即使一个字也有不同的含义，这个多义的“灵活性”使其“确定性”程度大大降低。这个语言的特性有利于人的思维发展，但不利于在“术数”中使用。当今科技需要“确定”再“确定”的结果，西方一些定义性语言翻译成中文时就不得不“绕之又绕”地将其固定，致使中国人对其所谓的“术语”更加难以理解和讲述，同时也使中国人的思维失掉了形象的图案而变得枯燥乏味。当思维从“感受而发”变成了“机械性输入”时，中国传统的“扩展性联想”思维就失去了活力；当思维习惯了“机械输入”式的学习方法，中国传统的“灵活性”就失去了用武之地。

现代中医正处于“扩展性联想”和“灵活性”思维将越来越失去活力和用武之地的时代。当然，中国传统的“混沌分形”尚未进入专业的“术数”阶段，所以没有“分维”的概念。但不可否认的是，医学的“混沌分形”思维比“术数”的“分维”概念更具有实用性。“思维”是格局问题，“术数”是操手问题，必然是先确定了格局，才好不断地去训练适合格局的操手。

（二）中医强调“天时地利人和”是对混沌“三体”变量的掌握

无论是中国传统文化还是中医，对某一事物的发展趋势的预判，强调“天时、地利、人和”。此话始见于孟子从军事角度论“仁政”问题，《孟子·公孙丑下》曰：“天时不如地利，地利不如人和。……域民不以封疆之界，固国不以山溪之险，威天下不以兵革之利。得道者多助，失道者寡助。”意思是：封锁边境线未必就可以控制住百姓，山川的险阻未必就可以保住国家，强兵利器未必就可以威震天下，得人心者得天下，故曰“天时不如地利，地利不如人和”。军事家孙膑在《孙膑兵法·月战》中说：“间于天地之间，莫贵于人。……天时、地利、人和，三者不得，虽胜有殃。”意思是：天地之间最宝贵的是人。……天时、地利、人和三者缺一不可，若有缺，即使取胜，也是暂时的，必留有后患。荀子在谈论如何才能做个好君主时，强调了“义”和“信”，以及因才施用，人尽其才。最后他在谈到纯朴自然的农夫的生存之道时说：“农夫朴力而寡能，则上不失天时，下不失地利，中得人和而百事不废。”（《荀子·王霸篇》）意思是：朴实的农夫不寻求其他能力，专心努力务农以丰衣足食，这样上不会失去天时，下不会失去地利，中间得到人和，做事易成功，而百事不废。将以上三篇古文的论述观点综合起来看，得出以下感悟。

天地阴阳气交，人在气交之间生存。故人生存状态的第一要素，也是最基本的要素是必须随天地阴阳气交的运动而变动。天地阴阳气交的有形之物是“天时”“地利”。

“天时”周天 365 度，分四季、二十四节气。天时的运动带来不同的季节，不同的季节有不同的气候，人必须遵循天时的运转规律而行事。

“地利”给予万物各种各样的物质能量以利润生。不同的地区、地势、地理环境有不同的“地利”，人必须顺应“地利”的现实情况而谋生。

人的变数最多且最难掌握。若心无旁骛地务农以丰衣足食，努力顺天时、应地利去做事，则可百事不废。但若不知顺天时、应地利，则一事无成。务农如此，其他行业也如此。历史的阶段是天时，民众的意愿是地利，领导者的向往是人和；国家的政策是天时，经营的对象是地利，个人的目的是人和。

可见，一事之成必有天时、地利、人和三位一体的相互和谐运转。在这三者中，最为重要的是天时，无天日则无阳光，无热力之源；其次是地利，地不给利则物不得生；对自然来讲，人是无足轻重的。但是从变数来讲，人是第一的，人的变数最多；其次是地利，因为人可以改造地利；最有定数的是天时。

《周易·系辞下》曰："《易》之为书也，广大悉备。有天道焉，有人道焉，有地道焉。兼三才而两之，故六。六者非它也，三才之道也。道有变动，故曰爻；爻有等，故曰物；物相杂，故曰文；文不当，故吉凶生焉。"《说卦传》云："昔者圣人之作《易》也，将以顺性命之理。是以立天之道，曰阴与阳；立地之道，曰柔与刚；立人之道，曰仁与义。兼三才而两之，故易六画而成卦。分阴分阳，迭用柔刚，故易六位而成章。"董仲舒《立元神》中说："天地人，万物之本也。天生之，地养之，人成之。天生之以孝悌，地养之以衣食，人成之以礼乐，三者相为手足，合以成礼，不可一无也。"由此可见，《易》的实质就是对天、地、人三位一体运转变化的推测。

一般讲《易经》的六十四卦是由乾（☰）、坤（☷），震（☳）、艮（☶），离（☲）、坎（☵），兑（☱）、巽（☴）八个单卦任意两个上下组合而成，其解说也多以八卦为基础来论述。但也可将这六爻的卦视为天、地、人三位一体的组合符号，即上两爻代表天、下两爻代表地、中间两爻代表人。从各卦总体大意的解释，也可反映出卦是天、地、人三位一体的符号。下面选择"天地气交""天地气不交"和"无天时"或"无地利"三组、十六个卦象进行说明。

① 六十四卦中，标准"天地气交"的卦只有四个，它们以泰卦为首，其次是临卦、大壮卦、归妹卦。该四卦因为是标准的"天地气交"，所以仅看人的行为就可以了。

11 号泰卦，上阴下阳，阳升阴降，下阳上升，上阴下降，一派自然的阴阳气交之象。且中爻也为上阴下阳，呈和顺气交之象，故文献都以"安泰和平、吉祥通达"说之。

19 号临卦，两中爻皆为阴，呈谨慎虚心地顺时而为之象，故文献多以"元亨利贞、生生不息"说之。

34 号大壮卦，两中爻皆为阳，呈刚壮气盛之象，故文献多标以"运势强盛"，且提醒"宜心平气和，须知物极必反"。

54 号归妹卦，中爻为上阳下阴，呈逆天地之道而行之象，故文献曰："征凶，无攸利。"即"出征凶险，无所利"，"违反常理，其道将穷"。

上述卦义说明，人需与天地之道和谐行事，和谐则万事兴，违反则一事无成。

② 六十四卦中，标准"天地气不交"的卦也只有四个，它们以否卦为首，其次是观卦、遁卦、渐卦。该四卦是标准的"天地气不交"，故可以通过中爻人的行为，看在逆境中人的作用有多大。

12 号否卦，上阳下阴，阳升阴降，上阳上升，下阴下降，阴阳两离离。且中爻也为上阳下阴，呈离离之象，故曰："天地不交，否。"否卦是天地隔阂不气交，万物闭塞无交感之象。《左传·宣公十二年》："执事顺成为臧，逆为否。"《匡谬正俗》："否者，蔽固不通之称”。

20 号观卦，其意为时机不对，故文献多标以“阴长阳消，正道衰微，万物难行”。两中爻皆为阴，为平心静观行事之机为好，故卦名为“观”。

33 号遁卦，两中爻皆为阳，虽然志刚气壮，但时机不对，以躲避、隐藏为好，故卦名为“遁”。《说文解字》曰：“遁，迁也。一曰逃也。从辵，盾声。”

53 号渐卦，虽然也是无天地时机之卦，但中爻为上阴下阳，呈和顺气交之象。北宋易学家邵雍解曰：“循序渐进，积少成多；渐进即利，性急即败。”

上述卦义提示，在无时机的逆境中，人的努力是必要的，但努力不可张扬，要不急不躁地、循序不停地努力，以达“积少成多”的效果。

③ 六十四卦中，天地全阳或全阴的卦各四个，包括乾、坤两卦。乾坤两卦大家都知道，在此就不谈了。余下的天地全阳或全阴的卦各有三个。

天地全阳，天刚气燥风波易起。中爻上阴下阳者为 9 号小畜卦，“刚中而志行，君子以懿文德”；中爻上阳下阴者为 10 号履卦，以刚对刚，欲行却难，“需量力而行”；中爻双阴者为 61 号中孚卦，以柔克刚，以“诚信”息“风波”。

天地全阴，地利不足，但“积中不败”。中爻上阴下阳者为 15 号谦卦，“劳谦君子、不违则也”；中爻上阳下阴者为 16 号豫卦，“大有得，志大行也”；中爻双阳者为 62 号小过卦，“君子以行过乎恭”，北宋易学家邵雍解曰：“阴顺阳困，柔软用事；谨慎自持，不宜急进。”

上述卦义提示，无论环境如何，人可遵道而逐渐取胜。此外，天时比地利更有决定性。

将上述各卦卦义简要摘录于下，以便理解天、地、人三者的关系：

11 泰卦：顺天应时，事事吉祥，通泰。	12 否卦：天地不交，万物不通，否。
19 临卦：莅临，顺时而为，大利。	20 观卦：阴长阳消，正道衰微，观察。
34 大壮卦：运势强盛，利贞。	33 遁卦：阴长阳消，时运不佳，退隐。
54 归妹卦：非正常组合，进不以道，难久。	53 渐卦：时来运转，可以得意，渐进。
15 谦卦：大运已过，虚怀若谷，遵时养晦。	09 小畜卦：运势反覆，浅蓄，待时机。
02 坤卦：地势坤，君子以厚德载物。	01 乾卦：天行健，君子以自强不息。
16 豫卦：冬去春来，奋发有为，欢愉。	10 履卦：刚对刚行却难，德之基以和行。
62 小过卦：君子以行过乎恭。	61 中孚卦：利涉大川，利贞。

不仅《周易》可以说明中国传统文化中包含超前的“混沌分形”理论，老子的论述更是“混沌分形”理论的全景。《道德经二十五章》曰：“有物混成，先天地生。寂兮寥兮，独立而不改，周行而不殆，可以为天下母。吾不知其名，强字之曰道，强为之名曰大。大曰逝，逝曰远，远曰反。故道大，天大，地大，人亦大。域中有四大，而人居其一焉。人法地，地法天，天法道，道法自然。”大意是：有一个先天地而生的混然之物，我不知道怎么称呼它，勉强给它取了个字叫“道”。“道”无声无色无体，空而无象，清虚寂静，悄然自立，但又无所不在、运行不息。万物得此“物”之妙，生生不息，化化

不能已。故曰“可以为天下母”。我不知道其名，但知道它大而无外，小而无内，无所不包，高而无上，故勉强以“大”名之。言其大，逝逝往之，稍纵即逝，无边无际、无始无终。川流不息，周而复始，逝远即近，其终亦始。所以是“道大，天大，地大，人亦大。域中有四大，而人居其一焉。人法地，地法天，天法道，道法自然”。老子从“混沌”的特性论述到“混沌”运行的“三位一体”，名之为“道”。换言之，“道”不动时谓之“混沌”，“混沌”动时谓之“道”。“道”动非线性，而是天地阴阳气交，并且有人在其中。中国传统文化不缺乏“混沌分形”思维，缺乏的是如何与现代科技沟通的语言。传统中医脱胎于中国传统文化，中医现在的处境与中国传统文化的处境一样，甚至有过之而无不及。中医基础理论的核心，无外乎“阴阳气交”和“阴阳五行”，这些有目共睹的、很形象的“混沌分形”理论，没有得到应有的重视，即使以此理论获得了实实在在的临床效果，仍然被冠以“不科学”之名而弃之。

《黄帝内经·素问·四气调神大论》：“春三月，此谓发陈，天地俱生，万物以荣，夜卧早起，广步于庭，被发缓形，以使志生，生而勿杀，予而勿夺，赏而勿罚。此春气之应，养生之道也。逆之则伤肝，夏为寒变，奉长者少。夏三月，此谓蕃秀，天地气交，万物华实，夜卧早起，无厌于日，使志无怒，使华英成秀，使气得泄，若所爱在外。此夏气之应，养长之道也。逆之则伤心，秋为痎疟，奉收者少，冬至重病。秋三月，此谓容平，天气以急，地气以明，早卧早起，与鸡俱兴，使志安宁，以缓秋刑，收敛神气，使秋气平，无外其志，使肺气清。此秋气之应，养收之道也，逆之则伤肺，冬为飧泄，奉藏者少。冬三月，此谓闭藏，水冰地坼，无扰乎阳，早卧晚起，必待日光，使志若伏若匿，若有私意，若已有得，去寒就温，无泄皮肤，使气亟夺，此冬气之应，养藏之道也。逆之则伤肾，春为痿厥，奉生者少。”此篇论述的目的在于告诉人们，一年四季天时不同，气候不同，物的生长状态不同，人需应时而注意自己的情志及调养藏腑之道。

《黄帝内经·素问·异法方宜论》：“黄帝曰：医之治病也，一病而治各不同，皆愈，何也？岐伯对曰：地势使然也。故东方之域，天地之所始生也，鱼盐之地，海滨傍水。其民食鱼而嗜咸，皆安其处，美其食。鱼者使人热中，盐者胜血，故其民皆黑色疏理，其病皆为痈疡，其治宜砭石。故砭石者，亦从东方来。西方者，金玉之域，沙石之处，天地之所收引也。其民陵居而多风，水土刚强，其民不衣而褐荐，其民华食而脂肥，故邪不能伤其形体，其病生于内，其治宜毒药。故毒药者，亦从西方来。北方者，天地所闭藏之域也，其地高陵居，风寒冰冽。其民乐野处而乳食，藏寒生满病，其治宜灸焫。故灸焫者，亦从北方来。南方者，天地所长养，阳之所盛处也，其地下，水土弱，雾露之所聚也。其民嗜酸而食腐，故其民皆致理而赤色，其病挛痹，其治宜微针。故九针者，亦从南方来。中央者，其地平以湿，天地所以生万物也众。其民食杂而不劳，故其病多痿厥寒热，其治宜导引按跻。故导引按跻者，亦从中央出也。故圣人杂合以治，各得其所宜。故治所以异而病皆愈者，得病之情，知治之大体也。”此篇论述的目的在于告诉人们，人居中与四方，因地域不同而气候不同、饮食不同、体质不同，故患同一病而治法不同。

《黄帝内经·素问·上古天真论》：“余闻上古之人，春秋皆度百岁，而动作不衰。今时之人，年半百而动作皆衰者，时世异耶？人将失之耶？岐伯对曰：上古之人，其知道者，法于阴阳，和于术数，食饮有节，起居有常，不妄作劳，故能形与神俱，而尽终其天年，度百岁乃去。今时之人不然也，以酒为浆，以妄为常，醉以入房，以欲竭其精，以耗散其真，不知持满，不时御神，务快其心，逆于生乐，起居无节，故半百而衰也。夫上古圣人之教下也，皆谓之虚邪贼风，避之有时，恬淡虚无，真气从之，精神内守，病安从来。是以志闲而少欲，心安而不惧，形劳而不倦，气从以顺，各从其欲，皆得所愿。故美其食，任其服，乐其俗，高下不相慕，其民故曰朴。是以嗜欲不能劳其目，淫邪不能惑其心，愚智贤不肖不惧于物，故合于道。所以能年皆度百岁。而动作不衰者，以其德全不危也。”“黄帝曰：余闻上古有真人者，提挈天地，把握阴阳，呼吸精气，独立守神，肌肉若一，故能寿敝天地，无有终时，此其道生。中古之时，有至人者，淳德全道，和于阴阳，调于四时，去世离俗，积精全神，游行天地之间，视听八达之外。此盖益其寿命而强者也，亦归于真人。其次有圣人者，处天地之和，从八风之理，适嗜欲于世俗之间，无恚嗔之心，行不欲离于世，被服章，举不欲观于俗，外不劳形于事，内无思想之患，以恬愉为务，以自得为功，形体不敝，精神不散，亦可以百数。其次有贤人者，法则天地，象似日月，辨列星辰，逆从阴阳，分别四时，将从上古。合同于道，亦可使益寿而有极时。”此篇论述以人的寿命长短将人分为“真人”“至人”“圣人”“贤人”，“真人”提挈天地、把握阴阳、独立守神；“至人”游天地之间、和于阴阳，积精全神；“圣人”法于阴阳、和于术数、恬淡虚无、精神内守；“贤人”学古人，法天地、从阴阳、别四时，以符合生存之道，但缺少了自身的精神修养，故寿命最短。

《黄帝内经》不厌其烦地讲述“天地阴阳”的阴阳术数和“地域五行”的五行术数对人体的影响。更强调的是人的精神欲望，无欲不等于无思无志，而是要熟知天地阴阳术数，“适嗜欲于世俗之间，无恚嗔之心”，“自得为功，精神不散”。所以《黄帝内经》将《上古天真论》放在篇首，意在强调天、地、人三才之中，人的重要性不可忽略，人的精神作用又是重中之重。故《黄帝内经·素问·灵兰秘典论》曰：“心者，君主之官也，神明出焉。……凡此十二官者，不得相失也，故主明则下安，以此养生则寿，殁世不殆，以为天下则大昌；主不明则十二官危，使道闭塞而不通，形乃大伤，以此养生则殃，以为天下者，其宗大危。戒之戒之！”

“差之毫厘，谬以千里”和“千里之堤，毁于蚁穴”，在中国是妇孺皆知的成语，可以用来形容混沌系统对“初始条件”极度敏感的特性。虽然这两个成语讲的变化比“蝴蝶效应”慢多了，但世上也不乏有此慢性发展的事态。在天、地、人三才中，因人性格差异导致最后结局不同的实例太多了，人的微小因素差异是致世态繁杂多变的重要因素。所以无论是从政者还是从医者，都非常关心人的精神问题。因为精神上的追求很难显像，更无尺度可测量，难以掌控却易于多变。即使同父同母所生，甚至双胞胎，其精神上的追求及尺度也很难完全相同。而那细微的差别，常常就会导致他们的身体状况在几十年后出现很大的不同。如大家非常熟悉的史上最好的两兄弟，苏轼（1037—1101）享年 64 岁，苏辙（1039—1112）享年近 74 岁。二人同时参加科举考试并一起进士及第，共同为朝并三观一致，虽对王安石变法有共同看法，但最后的结局大不同。差异仅在“爽朗豪放且心直口快"与"思维活跃却沉默寡言"之间。苏轼深知自己的遭遇是"祸从口出"，苏辙也多次规劝，无奈"本性难移"。一个反复获罪，一个常常化险为夷。

1079年苏轼因乌台诗案被捕入狱；苏辙上书请求以自己的官职为兄赎罪，不准，牵连被贬为监筠州（今江西高安）盐酒税。1097年因政见不同，苏轼被贬海南儋州，苏辙被贬雷州。1100年宋徽宗即位，朝廷大赦，苏轼复任朝奉郎。1101年苏轼在北归途中于江苏常州逝世，无暇整理旧作，更无安度晚年之说了。

1098年苏辙移到循州安置。1100年移永州、岳州安置，复职太中大夫。1103年苏辙为避祸，独自迁居汝南。1104年苏辙定居颍川，筑室曰"遗老斋"，自号"颍滨遗老"，终日读书著述、默坐参禅，谢绝宾客，绝口不谈时事，将所感皆寄托于诗中。1108年复任朝议大夫，迁任中大夫。1112年以太中大夫之职退休，同年病逝于许昌。苏辙晚年平静祥和，在颍昌与他的三个儿子忙于经营住宅。

笔者在此描述大家熟悉的二人，只是以一个医者的角度，从性格对"寿命"的影响来举例而已，并非涉及一个人对精神追求的取舍。若从精神追求来讲，可能苏轼过得更爽快，那另当别论。

将人置于宇宙间，其混沌系统有天、地、人三位一体；将人自身视为混沌系统，人体即有先天与后天之别，又有精神与肉体之差。先后天分别对精神与肉体给予不同程度的、难以一概而论的影响；肉体之差尚可查之，精神之差无形无色又无声。精神因素自身就是个混沌体，且其"吸引子"有"七情六欲"十三个（此数正和琴徽十三个）。所以，人之精神是最复杂的"混沌体"。人一生的成败、身体的盛衰皆与精神的导向有很大关系。中医非常重视精神因素，有众多行之有效的"疏肝理气""安神解郁"等经典中医方剂，说明中医不仅熟知"混沌分形"，而且中医可以在一定程度上有效地控制"混沌"的人体。

（三）"阴阳五行"可谓拓扑传递性的自相似分形

中医可以在一定程度上有效地控制"混沌"人体，得力于中医"阴阳五行"的基础理论。中医认为，世上万物皆可归为"阴阳"两类，世上万物皆由"阴阳气交"而化生。换言之，世上除了"阴阳"已无旁物，为何仅仅"阴阳"二者的"气交"却能化生出如此繁华的世界？

用现代"混沌"理论来说，应该是因其初始认定的"迭代"基数不同而造成的。通俗地讲，大家知道乐理中的音名是按CDEFGAB排列，它们相应地对等于简谱的1234567。虽然按常规C发do音，但实际所有的音都可以定为do音，只是当你选定了某一字母为do音后，其他音要按照CDEFGAB的音程顺序排列好，注意EF、BC之间是半音，其余是全音就是了。我们常听说的C大调、D大调、G大调等就是以C、D、G为基础do音的乐曲，不同的基础曲调决定了乐曲所选用音的频率范围，再加上不同的节拍，就可以生出难以计数的乐曲。从古至今，各民族都是用这屈指可数的"五音七声十二律"创作出属于自己民族、民风的多如繁星的乐曲，甚至有的民族只用其中三个音也创作出了许多有特色的乐曲。但是，若跳出乐理看乐曲，不过是音和节拍两项。事实也是如此，仅用一个音，给予不同的节拍就可以表达不同的情感，发挥不同的作用，战鼓、军号就是这样发挥作用的。乐曲与战鼓、军号的不同在于音和节拍两项的多样性及多乐器的协调合作，但其本质的关键点是一样的。即无论乐曲多复杂，需要控制的是“音与节拍”；无论乐队有多少乐器在协奏，需要控制的是“音与节拍”；简单的战鼓和军号，需要控制的仍是“音与节拍”。所不同的是，不同的乐曲所遵循的“音”及“节拍”的规律不同，用“混沌”理论的语言讲，是与其拓扑传递性的自相似分形不同，而拓扑传递性的自相似分形是与其“迭代”基数密切相关的。可见，即使三个音加以不同的节拍也可创作出无穷个乐曲。

人体所含的因素比乐器复杂多了，特别是中医反复强调的“阴阳五行”，历代中医大师们无一不是既通《易》又懂“道”的专家，原因就在于中医秉承了中国传统文化，中国传统文化源于《易》之图、“道”之理。无论《易》还是“道”，都将宇宙视为“混沌”体，将大千世界视为“阴阳气交而化生”的产物，将万物视为“阴阳五行”之器。人体是万物中一员，故也不外“阴阳五行”之器已。若将人体视为“混沌”体，“混沌”内的“阴阳五行”等同于“混沌”内的“拓扑传递性的自相似分形”，简称为“混沌”内的“分形”。

若用现代科技的“混沌分形”语言来讲“阴阳五行”，需要先明确几个概念。

1. “混沌”

在中国人的概念中，“混沌”分为两种，它们同时存在于自然界，一种是目前还未进入分化阶段的沉静的、不可“开窍”的“混沌”体；另一种是正在进入分化的欲动的、自行出“道”的“混元”体。但是，在古籍中，“混沌”与“混元”并非可以如此绝对分清，常有混为一谈者。如北宋张君房《云笈七签·卷五十六 诸家气法部一·元气论并序》曰：“混沌之先，太无空焉；混沌之始，太和寄焉。寂兮寥兮，无适无莫。三一合元，六一合气，都无形象，窈窈冥冥，是为太易，元气未形；渐谓太初，元气始萌；次谓太始，形气始端；又谓太素，形气有质；复谓太极，质变有气；气未分形，结胚象卵，气圆形备，谓之太一。元气先清，升上为天，元气后浊，降下为地，太无虚空之道已生焉。道既无生，自然之本，不可名宣，乃知自然者，道之父母，气之根本也。夫自然本一，大道本一，元气本一。……一含五气，……五气未形，三才未分，二仪未立，谓之混沌，亦谓混元。”

纵观多家论述，可以清楚地得知，在中国古人的概念中，称其为“混沌”或“混元”无所谓，但需要知道它们含有两层意思。为清楚中国概念的“混沌”与现代“混沌”理论中“混沌”的区别，在此笔者依据“元，始也”进行区分。《说文》及《易经》曰：“易有太极，始生两仪，两仪生四象，四象生八卦。”孔颖达疏：“太极谓天地未分之前，元气混而为一，即是太初、太一也。”即“混沌”是自然存在的、沉静不可“开窍”者，“混元”是有欲动而自行出“道”者。现代“混沌”理论中的“混沌”当属“混元”。

（1）沉静的“混沌”

《庄子·内篇·应帝王》曰：“南海之帝为倏，北海之帝为忽，中央之帝为浑沌。倏与忽时相与遇于浑沌之地，浑沌待之甚善。倏与忽谋报浑沌之德，曰：‘人皆有七窍以视听食息，此独无有，尝试凿之。’日凿一窍，七日而浑沌死。”《列子·天瑞篇》曰：“浑沦者，言万物相浑沦而未相离也。视之不见，听之不闻，循之不得，故曰易也。”三国时期吴国人徐整著《三五历纪》说：“天地浑沌如鸡子。盘古生其中，万八千岁，天地开辟。阳清为天，阴浊为地。盘古在其中，一日九变。神于天，圣于地。天日高一丈，地日厚一丈，盘古日长一丈，如此万八千岁。天数极高，地数极深，盘古极长，后乃有三皇。数起于一，立于三，成于五，盛于七，处于九，故天去地九万里。”老子《道德经》曰：“道生一，一生二，二生三，三生万物。”《庄子·大宗师》曰：“夫道，有情有信，无为无形；可传而不可受，可得而不可见；自本自根，未有天地，自古以固存；神鬼神帝，生天生地；在太极之先而不为高，在六极之下而不为深，先天地生而不为久，长于上古而不为老。”可见此处讲的“浑沌”是不能“开窍”的，是无形、无声、无色、无为、自根自本、无天无地、无时无空、无生无死的“混沌”体；“混沌”体中含有“道”，“道”是“一”的前身，“道”与“混沌”一样，无形、无声、无色、无为，大至无边，小至无极，遍及处处，所有的情、信、感、应中都有“道”存在，但“道”摸不着、看不见。在中国人的概念中，虽说“混沌”无形，但是却以有形的“天地浑沌如鸡子”来试图说明：这个“混沌”体是自然存在的，这个“混沌”体中涵“道”，“道”是一种化生的规律。

“混沌”在中国人的概念中，无论是大到无边无际的宇宙，还是小到一粒种子，甚至看不到的真菌孢子、原子、原子核等，都是“混沌”体。凡是“混沌”，都内含着同样的、紧缩在一起的、具有生命力的物质和能量，这些具有生命力的物质和能量的变化的规律被称为“道”。即“混沌”为意象的体，“道”为意象的用。“道”之静而不为，是“混沌”；“道”之动而分化，是“混元”。

（2）欲动的“混元”

战国早期著作《列子·天瑞第一》记载：“子列子曰：昔者圣人因阴阳以统天地。夫有形者生于无形，则天地安从生？故曰：有太易，有太初，有太始，有太素。太易者，未见气也；太初者，气之始也；太始者，形之始也；太素者，质之始也。气形质具而未相离，故曰浑沦。浑沦者，言万物相浑沦而未相离也。视之不见，听之不闻，循之不得，故曰易也。易无形埒（高诱注：‘埒，形也。’即，易无形状），易变而为一，一变而为七，七变而为九。九变者，九也，乃复变而为一。一者，形变之始也，清轻者上为天，浊重者下为地，冲和气者为人；故天地含精，万物化生。”晚唐之道书《至言总·卷之四·会稽禹穴道士范修然撰·运气》曰：“混元之气，自无而生有。有曰太极，是生两仪，两仪既分，四象昭晰，阴阳变化，万物生焉。”成书于宋明之间的《性命圭旨·元集·大道说》说：“夫道也者，位天地、育万物，曰道；揭日月、生五行，曰道；多于恒河沙数，曰道；孤则独无一侣，曰道；直入鸿蒙而还归溟涬，曰道；善集造化而颉超圣凡，曰道；目下机境未兆而突而灵通，曰道；眼前生杀分明而无能逃避，曰道；处卑污而大尊贵，曰道；居幽暗而极高明，曰道；细入刹尘，曰道；大包天地，曰道；从无入有，曰道；作佛成仙，曰道。佛经五千四十八卷，也说不到了处；《中庸》三十三章，也说不到穷处；《道德》五千余言，也说不到极处。道也者，果何谓也？一言以定之，曰炁也。原夫一炁蟠集，溟溟涬涬，窅窅莫测，氤氲活动，含灵至妙，是为太乙，是为未始之始也，是为道也，故曰无始。夫天地之有始也，一炁动荡，虚无开合，雌雄感召，黑白交凝，有无相射，混混沌沌，冲虚至圣，包元含灵，神明变化，恍惚立报，是为太易，是为有始之始也，是谓道生一也，是曰元始。夫天地之太极也，一炁斯析，真宰自判，交映罗列，万灵肃护，阴阳判分，是为太极，是谓一生二也，是曰虚黄。阴阳既判，天地位焉，人乃育焉，是谓二生三也，是曰混元。”

“混元”又被称为“太极”“太初”“太一”等，“混元”为“一”为“始”。“混元”一旦“出道”就不可逆地分化下去，“道生一，一生二”，二即阴阳；“二生三”，三即阴阳气交所化生的有形之物，故曰“三生万物”。万物皆由阴阳而生，且万物皆为阴阳之居；阴阳合而为一，分而为二，交化成三。成三也可理解为“天、地、人”三物同为一体，也可理解为“父母与子”三人一家。即此时在中国的概念中又如同“混沌”与“混元”一样产生了不同的概念：从“一生二，二生三”说，二是指一阴一阳；但逆着说，三是三物，是“天、地、人”或“父母与子”，因物物有阴、有阳、有阴阳气交，则此时的阴阳共有九个（三物 × 阴阳三态）。反观“二”即“天地”或“父母”本应各自是阴阳合体，只不过偏于一方而已。这就是中国人的思维特点，“到什么时候说什么话”。

中国人的思维特点是真正的“与时俱进”“大道至简”。没有人不知道，动植物的繁殖、结果是要经过一定生长期的，小苗、幼子尚在“混元”启动期，不过自身已有“阴阳气交”，但不能形成繁殖性的“阴阳气交”。能形成繁殖性“阴阳气交”的动植物，也不过是雌雄结合而已，从本质上说，无外乎“阴阳气交”。千言万语说不尽的是“阴阳”有序变化之“道”。“道”因时机不同、环境不同、个体不同，因此阴阳变化之序不同。序不同，结果不同，形态不同，但是都在“道”内，否则不可能有物成形。“道”之内只有阴阳，故型异应是“阴阳气交”过程中，阴阳随机变化运行轨迹的结果。

2.“气”

“道也者，果何谓也？一言以定之，曰炁也。”无论是“炁”还是“气”都是一种看不见的、自然存在的、本根本体的动力。《庄子·齐物》有云：“夫大块噫气，其名为风。”即气要能看见就是风了。《庄子·外篇·至乐》云：“察其始而本无生，非徒无生也，而本无形，非徒无形也，而本无气。杂乎芒芴之间，变而有气，气变而有形，形变而有生。”意思是说，气是从“芒芴”中出来的，“芒芴”就是老子说的“恍兮惚兮”的“恍惚”。“气”贯穿于天地之间、万物之中，冲气以为和则变，“气”是驱动生死之徒。

甲骨文及金文、大篆中未见“炁”字，想必是后世随着对“气”的认识越来越深化，为了提示有一种气是无形的，但内涵化生之阳、真火（“灬”表示火），而非含水化可化为如云雾、风雨等的气。强调自然界尚存在着看不见的，且具有再生能力的、内含高能量的“炁”。如宋代张载《正蒙·太和篇》所说：“太虚不能无气，气不能不聚为万物，万物不能不散而为太虚。”用现在的物理知识来讲，世间确实存在这两种不同的气，一个是我们可以体会到的、有流动性的“气”；一个是我们难以体会到的、有一定能量的“炁”，如电力、原子核力等。但无论是“炁”还是“气”，都是动之“力”。

（1）气动化阴阳

“气”看不见，但其作用的结果可以看到。从“气”的作用结果看，总体可分为上下、左右、寒热、虚实、明暗、刚柔、男女、雌雄等，即气之动必有对立面为其结果做标记，但站在结果的角度看标记，看到的就是相互对立、相互依存、互生互长的两方面。阴阳者，万物分类也，无气之阴阳，为一体分两类之属性，谓阴、阳；有气之阴阳，为气动之势的偏差，谓阴气、阳气。所以，“气”多与其他词合用，以描述“气”的性质，如“元气”描述的是化生的“动力”；“阴气”描述的是下沉的、凝滞的“动力”；“阳气”描述的是生发的、温暖的、活跃的“动力”；“气化”描述的是使作用对象发生了“质变”的“动力”；“正气”是人持正义的“动力”等。因为“万物之生，皆禀元气”，所以“气力”的足亏是人体强弱的根本因素之一。《难经·八难》说：“气者，人之根本也，根绝则茎叶枯矣。”

（2）气是交流媒介和信息

气动使宇宙万物在物与物不接触的情况下，或在看不到物与物相互接触的情况下，相互发生作用，即“气”是一种交流媒介，“气”也是信息。气协阴阳，以成天地；天地之气交感，以生万物。《易传·乾·文言》说：“同声相应，同气相求，水流湿，火就燥，云从龙，风从虎，圣人作而万物睹。本乎天者亲上，本乎地者亲下。则各从其类也。”《周易·咸卦·彖》曰：“咸，感也。……天地感而万物化生，圣人感人心而天下和平。观其所感，而天地万物之情可见矣。”《吕氏春秋·览·恃君览·召类》曰：“类同相召，气同则合，声比则应。故鼓宫而宫应，鼓角而角动。以龙致雨，以形逐影。”《图书编·乾象典》说：“气至而物感，则物感而候变。”

（3）阴阳之气，化分五行

乾隆钦定的《协纪辨方》说：“行也者，言其行于地也。质行于地，而气通于此数之有五焉，故曰五行。”汉代董仲舒在《春秋繁露·卷十三》中说：“天地之气，合而为一，分为阴阳，判为四时，列为五行。”北宋周敦颐《太极图说》曰：“无极而太极，太极动而生阳，动极而静，静极复动，一动一静，互为其根，分阴分阳，两仪立焉。阳变阴合，而生水火木金土，五气顺布，四时行焉。五行一阴阳也，阴阳一太极也，太极本无极也。”清代名医黄元御在《四圣心源·天人解》中说：“天地阴阳，清浊之间，是为中气，中气者，阴阳升降之枢轴，所谓土也。枢轴运转，清气左旋，升而化火，浊气右转，降而化水。化火则热，化水则寒。方其半升，未成火也，谓之曰木。木之气温，升而不已，积温成热，而化火矣。方其半降，未成水也，谓之曰金。金之气凉，降而不已，积凉成寒，而化水矣。水火金木，是名四象。四象即阴阳之升降，阴阳即中气之浮沉。”

可见中国传统文化和中医很清楚：从混沌→阴阳→五行，皆是气动所为。五行是对阴阳的进一步分化。气动无形、无声、无色，无依据可求证，故归纳气的作用结果之形的属性，以其属性的代表之形来形象地阐述万物。万物依所含阴阳的偏差而属性不同，阴阳偏差的产生源于万物自身阴阳气交，如同天地气交出现的不同时运有不同阴阳之偏差的季节一样，万物自身的阴阳气交也有其发育阶段之“道”的不同阴阳之偏差。实际万物在自身的阴阳气交的过程中，不可避免地要受到外界阴阳之气的影响。如此复杂的“气动”，被中国人用简单的“三体一气”及“三步分化”就说清楚了，不可不谓之“超前思维”。

3.“五行”

“五行”是自然界气动所为之象，是对阴气、阳气属性的进一步分化。混沌分化为阴阳，阴阳分化为五行；阴阳之中有阴阳，五行之中有五行。阴阳是混沌体中对立统一的运动，五行是以先后天四者阴阳交会转化比例来描述的“混沌”体。“分形”迭代成混沌，混沌处处含“五行”（表 3.1）；“分形”将整数维度化为分数维度，“五行”将整体阴阳化为不同比例的阴阳。“阴阳五行”可谓拓扑传递性的自相似分形。

表 3.1 五行对应关系

自然界							五行	人体						
五音	五味	五色	五化	五气	五方	五季		五脏	五腑	五官	五体	五志	五液	五华
角	酸	青	生	风	东	春	木	肝	胆	目	筋	怒	泪	爪
徵	苦	赤	长	暑	南	夏	火	心	小肠	舌	脉	喜	汗	面
宫	甘	黄	化	湿	中	长夏	土	脾	胃	口	肉	思	涎	唇
商	辛	白	收	燥	西	秋	金	肺	大肠	鼻	皮	悲	涕	毛
羽	咸	黑	藏	寒	北	冬	水	肾	膀胱	耳	骨	恐	唾	发

“五行”可谓是中国式的“分形”。“分形”是以不同尺度的构型来描述某一类“混沌”体。中国的“五行”是对万物生存力组合关系的描述，这种组合关系决定了万物的生、长、壮、老、已，是一种对“道”的运行的描述，而非以“数”来确定某一个体的运行轨迹，故可以“举一反三”来学习。“举一反三”也是中国人习惯的思维方法，这种思维方法是一种求“道”的方法，与现代求“数”的思维方法不太适应，这种不适应造成了相互间沟通的难度和混淆，这很可怕，可怕在“数”以可见的事实将看不见的“道”抹平。为此，笔者以混沌的“分形”和“吸引子”为例，进一步说明如何从中国传统思维来看这些问题。

简单明了的混沌分形图当数海岸线和雪花曲线图，海岸线图的迭代分形过程是：以一条直线线段为 1，取该线段中间的 1/3，然后在此 1/3 的长度内延展线条的长度，使此处成为突出的等腰三角形。此后，不断地取直线线段中间的 1/3，并重复上述操作，就得到了一条海岸线迭代曲线图（图 3.15）。如将上述直线换成一个正三角形，把其每边的中间三分之一去掉，加以一个正三角形的两个向外突出的变与掉的部分连接，反复地重复该操作，就得到了一个雪花迭代曲线图（图 3.16）。在这些过程中，初始的线段长是 1，一次迭代后其长度变成了 4/3，再一次就变成了 16/9；如此无限迭代下去，其长度就变成了 4/3 的 n 次方，当 n 趋于无穷大时，其长度也就趋于无限长了。迭代的结果就是一模一样的东西在不断地加入后，虽然总体范围没变，随着一模一样的东西不断地缩小尺度，其边界的长度在无限增长。从前面讲的“肺的分形”中得知，在同等范围内，由于肺泡的分维增加，肺泡的边界面积明显增大，肺的气血交换功能难以想象地提高了。

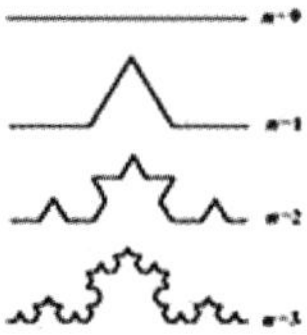

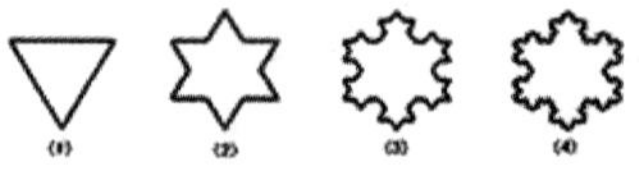

图 3.15　海岸线迭代曲线　　图 3.16　雪花迭代曲线图

中医的阴阳五行从来没有按几分之几去划分，也没有什么具体的构型。但实际上，从来就不缺乏这种分化和构型。中医的五藏六腑、十二经脉、皮肤腠理、三焦七窍，无不含有阴阳五行的内容，从中药的性味归经来看就可一目了然。如治疗临床最常见“头痛”的中药有羌活、葛根、细辛、白芷、川芎、藁本、夏枯草、决明子、菟丝子、天麻、钩藤等，这些药物有的偏凉，有的偏温；有的偏元阳，有的偏滋阴。其中羌活，性温味辛入太阳、厥阴肝经，治头痛项强和头旋目赤；决明子，性平微凉入肝经，清肝明目，治风热头痛和风热赤眼；菟丝子，性微温入肝、肾经，益精髓明目，治血虚头痛和视物昏花；夏枯草，性辛寒入肝、胆经，清肝泻火明目，治肝阳上亢头痛和目赤肿痛。这四味药是临床常用药，且皆可治疗头痛和眼疾，一位中医师若搞不清楚头痛或眼疾中的阴阳偏差，就无法在这四味药中作出选择；若搞不清楚头痛或眼疾中阳亢的程度，就无法在决明子与夏枯草之间进行选择；若搞不清楚头痛或眼疾的阴阳偏差是以整体为重还是以局部为重，就无法在羌活与其他药物之间进行选择。可见，虽然中医没有明确地按几分之几去划分阴阳，但任何一位中医临床医生都会心里有“数”地来衡量患者整体阴阳的偏差和局部阴阳的偏差，否则将寸步难行。

梁朝陶弘景《辅行诀》曰：“经云：在天成象，在地成形，天有五气，化生五味，五味之变，不可胜数。今者约列二十五种，以明五行互含之迹，以明五味变化之用，如下。味辛皆属木，桂为之主，椒为火，姜为土，细辛为金，附子为水。味咸皆属火，旋覆花为之主，大黄为木，泽泻为土，厚朴为金，硝石为水。味甘皆属土，人参为之主，甘草为木，大枣为火，麦冬为金，茯苓为水。味酸皆属金，五味子为之主，枳实为木，豉为火，芍药为土，薯蓣为水。味苦皆属水，地黄为之主，黄芩为木，黄连为火，白术为土，竹叶为金。此二十五味，为诸药之精，多疗诸五脏六腑内损诸病，学者当深契焉。”同是辛味皆属木，尚有进一步的“五行”属性的区分；同是咸味皆属火，同是甘味皆属土，同是酸味皆属金，同是苦味皆属水，都不乏在同一味及属性的基础上，再进一步进行“五行”属性的区分。可见中医的“五行”完全可以与“分形”媲美。

西医是以解剖及物质的形态结构为基础进行研究，中医是以“气化性质”或称为“混沌系统运行状态”为基础进行研究。所以，西医学生首先学的是“解剖结构”，中医学生首先要清楚的是“阴阳五行”。《黄帝内经》和历代中医书反复强调的也是“阴阳五行”，如此强调的意在于：如何从症状上、外观上来判断人体整体或 / 和局部“阴阳五行”的“气化”状态及运行轨迹。如中医将“阴阳”两项分化为三阴三阳共六项，并以手足分论而成十二经脉；《黄帝内经 · 灵枢 · 阴阳二十五人》将人体分化成五五二十五种状态，以“五行”性质的偏差来描述人的体质等，实质都是以语言为尺度，来更精细地去描述气动方向，或者可以说是描述系统运行轨迹。传统的中医师都明白，其分化并非就此固定，可以“举一反三”地、灵活地因时、因地、因人、因局部特殊情况，具体问题具体分形。关键是，如何能准确地掌握系统运行轨迹。

同样是为了掌握混沌系统的运行轨迹，中医是以“混沌→阴阳→五行”的模式来论述，而“混沌分形”理论是以“吸引子”的模式来论述，实际两者没有分歧，分歧的产生是思维和词汇的差异。混沌理论建立的目的是为了更好地预知和掌握系统运行轨迹，中医师的技能也不过就是两方面，一是预知人体系统正常和异常的运行轨迹，二是掌握调整人体系统异常的运行轨迹回归正常，两方面合起来也就是“预知和掌握系统运行轨迹”而已。从中医传统思维来看“吸引子”问题，不过是自然之“道”。

在现实中，若单从运动的趋向看，好似所有运动都在被特定的“吸引子”所吸引，如“大河向东流”“树上的苹果向地落”“冷凝热胀”等。还有“自组织系统”或“自治系统”，其变化常常是非可见的因果关系，如动植物的生长周期、自繁殖系统、动物及人类的欲望等，这两类的“吸引子”可以让它们的吸引对象排除万难趋向于它们的既定方向。我们可以看到，放在阴暗角落里的花草，为了能得到阳光，会拼命地向有阳光的地方伸展生长，结果它们会比同类长得更高，越过了墙头，看到了太阳；结果它们会比同类长的更长，爬过了一切阻挡物，看到了太阳。这就是“自组织系统”或“自治系统”赤裸裸的表现，它们运行的轨迹可以因为初始环境不同而不同，但目标绝对不会改变。这在中医被看作是“本性难移”的自然之“道”。

另外有一类“吸引子”就很难如此清楚地看到了。这类“吸引子”多发生在“耗散系统”。“耗散系统”是需要不断地与外环境交换能量、物质才能维持应有秩序的系统，所以也称为“开放系统”。简单讲，“耗散系统”就是随着能量不断耗散而自由度降低的系统，如人必须不断吃饭来维持能量，否则将没有能力“自由”行动。有“生命”的“耗散系统”，同时也是“自组织系统”，也就是说它最少有两个“吸引子”，一个供能，一个耗能。若简单形象地讲，可以把这个“混沌”体视为一条琴弦，供能（弹拨）后它就开始跳动，跳动的同时在耗能，要维持它的跳动就要不断地供能，也就是不断地弹拨它。当弹拨的力量达到一定程度且平稳给予时，琴弦就会出现周期性振荡，可以出现不同的谐波，并且影响其他琴弦的振荡。但是，无论琴弦如何振荡，从整体看，琴弦静止时的位置是它的基准位置，其波动只不过以基准位置为中心上下振荡而已。这一现象称为“混沌有界性”，其运动轨线始终局限于一个确定的区域，这个区域称为混沌吸引域。

不过这根弦的振荡幅度与外界给予的弹拨力是不成比例的，很微小的同频音波就可使它振荡发音，过大的弹拨力未必能使它发出相应强的音响，这里存在能量与质量抗衡问题。此现象可以简单地视为“远则吸、近则斥”。过大力量的弹拨将激发这根弦为了维护自己的存在而亮出了“质量”，如果琴弦的“质量”能与弹拨的能量抗衡，则整个系统仍在原秩序下运行，紧绷着的琴弦仍然在振荡。不过这时很危险，任何一个微小的外力都可能使琴弦“质量”没法与弹拨力的能量抗衡而断掉，瞬时琴弦上每个振荡力点的运动轨迹都将发生改变，而很难预料琴弦断掉的那一刹那，琴弦上每个振荡的力点将在空中划出什么样的轨迹。但是，有生命的混沌系统还有另一种可能，即“混沌”主动打破原有的秩序，以改变自己的“质量”，并且达到一个新的稳定态。这两步现象在“混沌”理论中被描述为：“无论初始值选取在哪里，系统轨道有同一归宿，形成所谓奇异吸引子。在奇异吸引子上，如果选取任意接近的两个点为初始值，其运动轨迹以指数方式迅速分离，表现出对初值的极端敏感”“混沌内部的随机性，是在系统自身演化的动力学过程中由于内在非线性机制作用而自发产生出来的。”此时，从系统内部看，系统是“混沌”的；从系统外部看，系统是有序的演化过程。

热力学的耗散概念是不涉及质量问题的。如琴弦的“质量”不可能因为越弹越结实，只能通过更换不同的材质来增强自己的“质量”。但是人体不同，人体肯定是耗散系统，因为人不吃饭就会死掉；同时也是不断改变质量的系统，因为人体不光有整体的发育、壮老等缓慢变化，人体内的细胞们还时时发生着代谢性的结构变化。所以人体可以通过机体的锻炼和精神的修养来增强体质即“质量”；反之，人体也可以因为精神压力、睡眠不足等使“质量”下降，此时将不耐外力的干扰，容易偏离正常的运行轨迹。

一条振荡的琴弦，必有自身质量的“固有力”以及外界的“动力”和“阻力”三个“吸引子”共同作用。“动力”是人为的，自然有多种不确定因素；“阻力”除与空气的流动速度和湿度有关外，还与周围物体的回音程度有关，所以“动力”和“阻力”是可以随时随地变动的力。要获得理想的音调、音色、音的强度，必须三力和谐，否则必有偏差。这只是对一条琴弦的分析，谈不上真正的混沌。若以整体的古琴而论，当如何分析呢？当谈到以“七弦琴”“五弦琴”作曲时，人们更关注的是一部乐曲的分形问题，此时讨论的应该变成“七音”或“五音十二律”了。也就是说，我们关注的“混沌”体不同，讨论的“分形”内容也不同。“混沌”体有不同的层次，“分形”也有相应的不同层次。若以“数”来“分形”，则将随着“混沌”体的层次不同而有不同的“数”，可见以“数”无法求尽这幅古琴所能弹奏的曲子。一副无生命的琴，可以被人变成如此复杂的“混沌”体。一个有生命的、有着千变万差思想的“混沌”人体，将是怎样的复杂。在此是否理解了中国传统文化喜欢古琴的深在情意和思绪？作为医生又该如何把握人体这个无比复杂的“混沌”运行轨迹呢？

中国的数学历史证明，中国人是非常熟悉“数”的民族，而且非常清楚“数”对认识世界的必要性，否则不会费尽心思地去研究“阴阳历”，不会对“无理数”如此尊重，不会有“三生万物”一说。正是因为他们懂得“数”的精确性和不可求尽性，所以放弃了以“数”来标定天下，而是选择了以“道”来标定天下，即以“道”的“分形”来论天下，来论人体，从而建立了“混沌→阴阳→五行”的理论模式。理论具有思维导向作用，思维要比术数重要，虽然中医没有将数学纳入“阴阳五行”中，但是并不妨碍中医应用“混沌分形”的思维来思考临床问题，更不妨碍中医在确定性质后，对性质程度的考量。

分析到此，我们可以清楚地看到，中国人的思维非常真实地反应自然。从现代先进的“混沌”理论来看，大千世界皆是因“复杂系统内部运行轨迹”的不同造成的，其轨迹可以通过“分形”来寻找和描述。中国人从古至今都在不断地用“阴阳气交”的运动趋势来描述事态的发展、人体的发育等，即以“阴阳”及“五行”为尺度，对复杂的混沌系统内部的运行轨迹进行描述。由于中国人将“气”贯穿于“混沌→阴阳→五行”之中，并且将此概念连贯性地应用于各行各业，统用于宇宙万物及社会管理，致使中国人的思维方式在不知不觉中已经习惯性地应用了“道”模式的“混沌分形”。“道”模式的“混沌分形”比现代的“混沌分形”还复杂，因为“五行”表明最少有5种作用力同时在系统内运转。“道”模式的“混沌”理论是以探讨自然本质问题为欲望，将亲身的实践经验作为探“道”的真实结果，从而形成的思维方式。“道”模式的“混沌”理论是从自然界万物生存的本性探求万物运行轨迹的根本“吸引子”。“道”模式的“混沌”理论是比现代“数”模式的“混沌”理论更复杂、更广泛、更深入，且被临床证实有实用价值的理论。

《汉书·艺文志》收载了老子的弟子文子所著文章，其首篇《文子·道原》解释老子“有物混成，先天地生”的“道”时说：“夫道者，高不可极，深不可测，苞裹天地，禀受无形，……夫道者，陶冶万物，终始无形，寂然不动，大通混冥，深闳广大不可为外，折毫剖芒不可为内，无环堵之宇，而生有无之间也。……音之数不过五，五音之变不可胜听也，味之数不过五，五味之变不可胜尝也，色之数不过五，五色之变不可胜观也。音者宫立而五音形矣，味者甘立而五味定矣，色者白立而五色成矣，道者一立而万物生矣。”无论文献还是考古都证实，中国古人对万物的起源的“道”具有超出宏观世界的认知。今天人人皆知，万物源于正负粒子，而粒子则是动态波的叠加，所以应该说，万物皆源于波。波动是一种自然能量，所以具有局限性；波动的空间是多维的，所以具有随机性。波粒本无别，但万物各有各自独特的形，正如《庄子·外篇·天地》所说：“天地虽大，其化均也；万物虽多，其治一也。”用难以尽意的文学语言所描述的古之“道”，被今天精炼的数理化语言表达地越来越接近准确，这是人类思维发展的自然结果，也是人类天生兴趣使然。但需要清楚的是，精者常失全，全者常难精。作为医学不可偏废任何一方，中医非常明白这其中的偏差，所以一边干着解剖的事，一边说着超脱了解剖内容的“道”之理。

综合上述内容，当我们知道了“莫比乌斯环”，就可以更清楚地理解“道生一，一生二，二生三，三生万物”和“五行，以土为中”等是一种超前的理论；当我们知道了“宇称不守恒”，就可以更清楚地理解“阴阳化生”是事实，不得不叹服先圣们超前的认识；当我们知道了“数”模式的“混沌分形”，就可以更清楚地理解传统的“混沌→阴阳→五行”模式是比“数”模式更具有概括性的“道”模式的“混沌”理论。这一切都在证明“中医是超前思维的医学”。

参考文献

［1］李喜先. 科学系统论［M］. 2版. 北京：科学出版社，2005.

［2］Sapoval B.Universalites et farctales［M］. Paris：Flammarion–Champs，2001.

［3］TAN CO, et al. Fractal properties of Human Hear Period Variability：Physiological and

Methodological Implications［J］.The Journal of Physiology，2009，587：3929–3941.
［4］刘芳，魏建西．心脏中的混沌现象［J］．国外医学·生物医学工程分册，1998，（2）：36–39.
［5］张天蓉．蝴蝶效应之谜［M］．北京：清华大学出版社，2013.
［6］张建树，管忠，于学文．混沌生物学［M］.2 版．北京：科学出版社，2006.
［7］蔡天新．数学与人类文明［M］．北京：商务印书馆，2012.
［8］罗素．数理哲学导论［M］．晏成书，译 . 北京：商务印书馆，2016.
［9］韩晓军．生物功能化界面［M］．哈尔滨：哈尔滨工业大学出版社，2017.
［10］时永香．细胞：一个和谐的社会［M］．北京：科学出版社，2015.
［11］费多益．科学的合理性［M］．北京：科学出版社，2004.

第四章

中医是“道理阖一”的医学

第一节 从中药方剂窥视“道”与“理”

探究“道理”是人类独有的天性，不过需要明确的是“道”与“理”是有区别的，“万物各异理，而道尽稽万物之理。”《韩非子·解老》:“道者，万物之所然也，万理之所稽也。理者，成物之文也；道者，万物之所以成也。”《管子·君臣上》说:“别交正分之谓理，顺理而不失之谓道。”“理”为具体事物的特殊规律，“道”为万物的普遍规律。日月无燃而自明，星辰无列而自序，风水无推而自动，禽兽无媒而自生，这是“道”，即《管子·内业》所说:“凡物之精，比则为生，下生五谷，上为列星；流于天地之间，谓之鬼神。”神鬼行道是思考所得，得其规律而难定其时，得其形象而难定其貌，即使思之结果确凿，也难精准掌控。“理”是可以掌控的“道”，人类是在不断探究“道”的过程中发现了“理”，“理”的本义是指在作坊里将山上挖来的璞石加工成美玉，使之成器，为人所用。医学是一门应用学科，所以不能缺少“理”，但也不能忘了“道”，因为人是世上最复杂的系统，即使当今最尖端的“数、理、化”之“理”，也尚未真正触及人的“性情”这个重要的机体稳定因素，且先进的“混沌分形”理论尚不及“阴阳五行”层次分明、概括面广且实用。所以，对于临床中医师来讲，既需要讲“理”，更需要通“道”。追求“道理阖一”是中医治学最根本的性质。

人类与万物最大的区别当数思维和理论的构建，理论以什么样的形式存在不可能脱离观察者的思维格局。追求自然的真实本质为人类思维构建了最大的兴趣，思维格局与研究者的观察和解决问题的经历密切相关。研究者的观察经历主要分为两种，一是在理论指导下的观察和解决问题的经历，二是在未完全固守理论下对实际问题的解决经历。理论可以让我们站在先辈们的肩膀上，从更高处起步，但理论也有约束性，会使我们难以看到理论外的东西，因为“理论决定了我们能够观察到什么”。换言之，要想观察得更真实，必须要有更真实的理论，真实的理论需要捕捉更真实的自然现象，需要观察者明白：要给理论“留白”，要时时从“留白”处窥视理论之外的自然面貌。

中医理论如中国画，只勾画出天、地、人的布局，其余一切都待实践者、探究者去填补。天、地、人的位置不变，布局就永远正确，其中的画就看大家如何填了，笔画重复的地方自然是被多人证实的内容，是临床有价值的内容，这些有临床价值的内容共同勾画出的形态构成了中医理论。所以中医理论与我们习惯的逻辑理论不同，它自身在不同区域给理论空出了期待填充的“留白”，让人的思维保留原始的野性的爆发力，这种“道理阖一”的思维格局是一种自然发展的人类思维。

一、从古籍中窥视中医的“道”与“理”

中医古籍《黄帝内经》中就阐明：“其死可解剖而视之。”《黄帝内经》对五藏六腑以及脑、髓、骨、脉、筋、皮等结构，均给予了系统的描述，且提出以“骨骼”为标准来衡量经脉气血的程度。如《灵枢·经水》记载：“黄帝曰：夫经脉之大小，血之多少，肤之厚薄，肉之坚脆，及腘之大小，可为量度乎？岐伯答曰：其可为度量者，取其中度也。”“伯高曰：先度其骨节之大小、广狭、长短，而脉度定矣。黄帝曰：愿闻众人之度。人长七尺五寸者，其骨节之大小长短各几何？伯高曰：头之大骨围二尺六寸，胸围四尺五寸，腰围四尺二寸。……结喉以下至缺盆中，长四寸。缺盆以下至䯏骬，长九寸，过则肺大，不满则肺小。䯏骬以下至天枢，长八寸，过则胃大，不及则胃小。……此众人骨之度也。”（《灵枢·骨度》）“岐伯答曰：手之六阳，从手至头，长五尺，五六三丈。手之六阴，从手至胸中，三尺五寸，三六一丈八尺，五六三尺，合二丈一尺。足之六阳，从足上至头，八尺，六八四丈八尺。足之六阴，从足至胸中，六尺五寸，六六三丈六尺，五六三尺，合三丈九尺。跷脉从足至目，七尺五寸，……督脉、任脉，各四尺五寸，……经脉为里，支而横者为络，络之别者为孙（络）。（孙络之）盛而血者疾诛之，盛者泻之，虚者饮药以补之。”（《灵枢·脉度》）如此“数”“形”具备的描述，不通过实际解剖是不可能得到的，可见中医解剖学水平之高和历史之久。

《素问·刺热》记载：“热病气穴：三椎下间，主胸中热；四椎下间，主膈中热；五椎下间，主肝热；六椎下间，主脾热；七椎下间，主肾热；荣在骶也，项上三椎陷者中也。”如此准确的定位治疗，在今天也不逊色。《灵枢·本藏》记载：“密理厚皮者，三焦膀胱厚；粗理薄皮者，三焦膀胱薄。疏腠理者，三焦膀胱缓；皮急而无毫毛者，三焦膀胱急。毫毛美而粗者，三焦膀胱直；稀毫毛者，三焦膀胱结也。”《素问·脏气法时论》记载：“肝病者，两胁下痛引少腹，令人善怒。虚则目䀮䀮无所见，耳无所闻，善恐，如人将捕之。……肺病者，喘咳逆气，肩背痛，汗出，尻阴股膝髀腨胻足皆痛；……肾病者，腹大胫肿，喘咳身重，寝汗出，憎风。”这些是将解剖与临床患病情况结合起来的描述，是以具体可见的“形”来解释看不见的、有名而无形的“膀胱经”“三焦经”的质地问题，以及藏腑病变的外在表现，以达到从体质的基础来掌握人体抗病能力的目的，同时开辟了从“系统界面”来掌握“系统内部”情况的具体“数”“形”描述方法。从“系统界面”来掌握“系统内部”情况是中医最重要的诊断方法。“系统界面”问题也是当今科研的热点，中医超前的思维使“界面”问题成为中医的诊断技能，中医的“界面”诊断技能往往先于“数”“形”诊断，从而可以通过掌握病情的发展趋势及时给予调治。

中医对病的认识，非常强调“气”和“风”的问题，认为“寒、湿、燥、火”等外邪，若无“风”煽动皆难入人体；“七情六欲”之“气”，若非过抑郁或过亢奋则难伤藏腑；营卫之血行，若无外“风”、内“气”的干扰也不可能离经叛道。《素问·五运行大论》记载：“帝曰：气相得而病者，何也？岐伯曰：以下临上，不当位也。帝曰：动静何如？岐伯曰：上者右行，下者左行，左右周天，余而复会也。……夫物之生从于化，物之极由乎变，变化之相薄，成败之所由也。故气有往复，用有迟速，四者之有，而化而变，风之来也。……帝曰：迟速往复，风所由生，而化而变，故因盛衰之变耳。成败倚伏游乎中，何也？岐伯曰：成败倚伏生乎动，动而不已则变作矣。帝曰：有期乎？岐伯曰：不生不化，静之期也。帝曰：不生化乎？岐伯曰：出入废则神机化灭，升降息则气立孤危。故，非出入则无以生长壮老已，非升降则无以生长化收藏。是以升降出入，无器不有。故器者，生化之宇，器散则分之，生化息矣。故无不出入，无不升降，化有小大，期有近远，四者之有，而贵常守，反常则灾害至矣。故曰：‘无形无患。’此之谓也。”《素问·本病论》记载：“上下各有不前，故名失守也。是故气交失易位，气交乃变，变易非常，即四时失序，万化不安，变民病也。帝曰：升降不前，愿闻其故，气交有变，何以明知？岐伯曰：昭乎问哉！明乎道矣。气交有变，是为天地机，但欲降而不得降者，地窒刑之。又有五运太过，而先天而至者，即交不前，但欲升而不得其升，中运抑之，但欲降而不得其降，中运抑之。于是有升之不前，降之不下者；有降之不下，升而至天者；有升降俱不前，作如此之分别，即气交之变，变之有异，常各各不同，灾有微甚者也。”《素问·举痛论》记载：“帝曰：善。余知百病生于气也，怒则气上，喜则气缓，悲则气消，恐则气下，寒则气收，炅则气泄，惊则气乱，劳则气耗，思则气结。九气不同，何病之生？岐伯曰：怒则气逆，甚则呕血及飧泄，故气上矣。喜则气和志达，荣卫通利，故气缓矣。悲则心系急，肺布叶举，而上焦不通，荣卫不散，热气在中，故气消矣。恐则精却，却则上焦闭，闭则气还，还则下焦胀，故气不行矣。寒则腠理闭，气不行，故气收矣。炅则腠理开，荣卫通，汗大泄，故气泄。惊则心无所倚，神无所归，虑无所定，故气乱矣。劳则喘息汗出，外内皆越，故气耗矣。思则心有所存，神有所归，正气留而不行，故气结矣。”中医认为病是由外“风”或/和内“气”扰动了人体气血原有秩序的运动轨迹而出现的异常症状。若从现代的“混沌”理论来讲，中医是从改变“混沌”体运行轨迹因素的根本性质来认识疾病的。当我们一旦明白了中医反复强调“气”和“风”的用意，何为“病”以及为何可以成为“病”也就一目了然，据此，自己就可以判断“病”的来去了，而不是机械性地背条文了。

当然《黄帝内经》中更多的是从“阴阳五行”之“道”来描述，如《灵枢·经脉》首先论述：“人始生，先成精，精成而脑髓生，骨为干，脉为营，筋为刚，肉为墙，皮肤坚而毛发长，谷入于胃，脉道以通，血气乃行。”然后有“肺手太阴之脉，起于中焦，……大肠手阳明之脉，起于大指次指之端，……胃足阳明之脉，起于鼻之交頞中，……脾足太阴之脉，起于大趾之端，……心手少阴之脉，起于心中，……小肠手太阳之脉，起于小指之端，……膀胱足太阳之脉，起于目内眦，……肾足少阴之脉，起于小趾之下，……心主手厥阴心包络之脉，起于胸中，……三焦手少阳之脉，起于小指次指之端，……胆足少阳之脉，起于目锐眦，……肝足厥阴之脉，起于大趾丛毛之际，……”逐一描述了十二经脉的循行路线及病变的外在表现特点。又如《素问·六微旨大论》记载：“岐伯曰：言天者求之本，言地者求之位，言人者求之气交。帝曰：何谓气交？岐伯曰：上下之位，气交之中，人之居也。故曰：‘天枢之上，天气主之；天枢之下，地气主之；气交之分，人气从之，万物由之。’此之谓也。”《素问·刺禁论》曰：“肝生于左，肺藏于右，心部于表，肾治于里，脾为之使，胃为之市。”这分明是“道”所讲的“阴阳气交”“左升右降”“阳表阴里”之理。虽说有关“道”的问题看不到，但自然界处处都有“道”之象，只有认真思考中国传统文化，中医“道”的问题就可迎刃而解。

此外，中医对人体解剖的认识不仅局限于现代解剖的“系统功能”的分化，好似将胚胎发育的三层结构拓扑到人体。如《素问·皮部论》曰：“凡十二经络脉者，皮之部也。是故百病之始生也，必先于皮毛。邪中之则腠理开，开则入客于络脉，留而不去，传入于经，留而不去，传入于腑，廪于肠胃。邪之始入于皮也，泝然起毫毛，开腠理，其入于络也，则络脉盛色变；其入客于经也，则感虚乃陷下。其留于筋骨之间，寒多则筋挛骨痛；热多则筋弛骨消，肉烁䐃破，毛直而败。帝曰：夫子言皮之十二部，其生病皆何如？岐伯曰：皮者，脉之部也。邪客于皮则腠理开，开则邪入客于络脉，络脉满则注于经脉，经脉满则入舍于腑藏也。故皮者有分部，不与而生大病也。”《素问·缪刺论》也说：“夫邪之客于形也，必先舍于皮毛；留而不去，入舍于孙脉；留而不去，入舍于络脉；留而不去，入舍于经脉；内连五藏，散于肠胃，阴阳俱感，五藏乃伤。此邪之从皮毛而入，极于五藏之次也，如此则治其经焉。”并且指出“故五藏六腑者，各有畔界”（《灵枢·胀论》）。所以在治疗时要注意不可不达病所，也不可超过畔界而引邪入内。《素问·刺要论》曰：“病有浮沉，刺有浅深，各至其理，无过其道，过之则内伤，不及则生外壅，壅则邪从之。浅深不得，反为大贼，内动五藏，后生大病。故曰：‘病有在毫毛腠理者，有在皮肤者，有在肌肉者，有在脉者，有在筋者，有在骨者，有在髓者。’是故刺毫毛腠理无伤皮，皮伤则内动肺，肺动则秋病温疟，泝泝然寒栗。”实际上，不仅针灸有层次之分，中药也有层次深浅之别。如《素问·至真要大论》曰：“调气之方，必别阴阳，定其中外，各守其乡。内者内治，外者外治，微者调之，其次平之，盛者夺之，汗之下之，寒热温凉，衰之以属，随其攸利，谨道如法，万举万全，气血正平，长有天命。”这方面的问题，从针刺的深浅程度来理解还比较直观，若从用药方面来理解就比较难了，但这又是难以回避的问题。

二、从中药“气味”窥视中医的“道”与“理”

2015年12月，屠呦呦在瑞典斯德哥尔摩接受了诺贝尔奖。此事得益于一千多年前的一部方书《肘后备急方》，该书记载用青蒿治疗疟疾寒热，原文说：“治寒热诸疟方第十六：治疟病方　鼠妇、豆豉二七枚，合捣令想和。未发时服二丸……又方，青蒿一握，以水二升浸，绞取汁，尽服之。”

《肘后备急方》是东晋葛洪所著。《肘后救卒方·华阳隐居·补阙肘后百一方》曰：“凡此诸方，皆是撮其枢要，或名医垂记，或累世传良，或博闻有验，或自用得力，故复各题秘要之说，以避文繁。……案病虽千种，大略只有三条而已，一则腑脏经络因邪生疾，二则四肢九窍内外交媾，三则假为他物横来伤害，此三条者，今各以类，而分别之，贵图仓卒之时，披寻简易故也。今以内疾为上卷，外发为中卷，他犯为下卷，具列之云。”其中方药很少赋予性味及配伍的解释，而是以病名为题，下列各种行之有效的治疗方药及方法。如：“治伤寒时气温病方：……又伤寒有数种，人不能别，令一药尽治之者。若初觉头痛，肉热，脉洪，起一二日，便作葱豉汤，用葱白一虎口，豉一升，以水三升，煮取一升，顿服取汗。不汗复更作，加葛根二两，升麻三两，五升水，煎取二升，分再服，必得汗。若不汗，更加麻黄二两，又用葱汤研米二合，水一升，煮之，少时下盐、豉，后纳葱白四物，令火煎取三升，分服取汗也。……三日以上，至七八日不解者，可服小柴胡汤。柴胡八两，人参、甘草、黄芩各三两，生姜八两，无者干姜三两，半夏五两，汤洗之，大枣十二枚，水九升，煮取二升半，分为三服，微覆取汗，半日须臾便瘥，若不好，更作一剂。若有热实，得汗不解，复满痛烦躁，欲谬语者，可服大柴胡汤方。柴胡半斤，大黄二两，黄芩三两，芍药二两，枳实十枚，半夏五两洗之，生姜五两，大枣十二枚，水一斗，煮取四升，当分为四服，当微利也。此四方最第一急须者，若幸可得药，便可不营之，保无死忧。诸小治为防以穷极耳，若病失治，及治不瘥，十日以上，皆名坏病，唯应服大小鳖甲汤。”这些记载与张仲景的《伤寒论》同出一辙，但几乎没有理论分析，只是临床实用的记载，所以多将其视为“一本临床实用手册”。

《肘后备急方》中除了众多至今行之有效的治疗方药和手段外，还有超前的免疫治疗方法。如记载治疗狂犬病时说：“疗猘犬咬人方：仍杀所咬犬，取脑傅之，后不复发。”即将咬人的狂犬杀了，取其新鲜的脑组织敷于伤口之上，可以治疗狂犬病且不复发。此法在唐代孙思邈的《千金要方》中也有记载。1000多年以后法国的巴斯德小组在制备狂犬病疫苗时（1880—1885）发现狂犬病毒在感病动物的脑和脊髓中存在增殖，并从中提取之后接种于家免脑中成为“固定病毒”培养。对于如此有效的治疗方法，无论是《肘后备急方》还是《千金要方》都不曾涉及理论问题。

在中医药发展历程中，如此这般临床实用的药书数不胜数，这些内容不但保证了实用性，也是中医药构建理论的素材。那么，中医药的理论起于何时何地，又是在什么样的环境下发展的呢？简单地讲，中医药理论伴随饮食料理而出现，伴随疫病而成长，伴随医药的临床实用而成熟。

（一）中医药理论初起于气味

中国延续的修史制度让我们能从不同角度看到中医药理论的发展历程。《史记·殷本纪》曰：“伊尹以滋味说汤。”《汉书·艺文志·经方类》曰：“《汤液经法》三十二卷。”三国西晋时期的皇甫谧在《针灸甲乙经·序》中说：“伊尹以元圣之才，撰用《神农本草》以为《汤液》……仲景广论《伊尹汤液》为十数卷，用之多验”。换言之，张仲景的《伤寒杂病论》是从《汤液经》扩充而来。南北朝时期梁代的陶弘景（456—536）在《辅行诀藏腑用药法要》（简称《辅行诀》）中记载了《汤液经法》一些内容和一幅汤液经法图，并说："商有圣相伊尹，撰《汤液经法》三卷，为方亦三百六十首……实万代医家之规范，苍生护命之大宝也。"还说："汉晋以还，诸名医辈，张机（张仲景）等……咸师式此《汤液经法》。"陶弘景对其图评价甚高："为《汤液经法》尽要之妙，学者能谙于此，医道毕矣。"元代王好古（1200—1264）认为："殷伊尹用《本草》为汤液，汉仲景广《汤液》为大法，此医家之正学，虽后世之明哲有作，皆不越此。"清代陈修园也指出："明药性者，始自神农，而伊尹配合而为汤液。仲景《伤寒》《金匮》之方，即其遗书也。"又说："长沙当日必非泛泛而求，大抵入手工夫，即以伊圣之方为据，有此病必用此方，用此方必用此药，其义精，其法严，毫厘千里之判，无一不了然于心……"可见，《汤液经法》对方剂理论的形成影响深远。

伊尹（约前1600年左右）是商朝名相，既精通烹饪，又通医学。相传《汤液经法》一书为伊尹所撰，故又名《伊尹汤液》。《史记》记载："伊尹名阿衡……乃为有莘氏媵臣，负鼎俎，以滋味说汤，致于王道。"其中"以滋味说汤"即用酸苦甘辛咸的道理教汤王治国理政的道理，故有"治大国如烹小鲜"之说。伊尹被后世尊称为"商元圣"，《汤液经法》是一部以病症为题，罗列治疗药物及方剂的中医药著作。此书在唐代之后失传。20世纪初，敦煌出土发现了《辅行诀》。《辅行诀》原书被毁，后由中国中医科学院中医文献学家马继兴等专家，以其抄本整理成书，附于《敦煌古医籍考释》一书中，将《辅行诀》及其《汤液经法》的部分内容公之于世，使今天的我们从中能清楚地看到中医药最初的面貌。

《汤液经法》和《辅行诀》的核心内容就是：以五行归纳五藏、五味，以五味归纳药性；以阴阳五行论藏腑气机互含关系；以五行生克关系示五味升降收散守之性；以药性与藏腑气机相对论补泻；以外邪传变时机论用方药等。

如《辅行诀·七·救五脏诸劳损病方》原文："经云：在天成象，在地成形，天有五气，化生五味，五味之变，不可胜数。今者约列二十五种，以明五行互含之迹，以明五味变化之用，如左：味辛皆属木，桂为之主，椒为火，姜为土，细辛为金，附子为水。味咸皆属火，旋覆［花］为之主，大黄为木，泽泻为土，厚朴为金，硝石为水。味甘皆属土，人参为之主，甘草为木，大枣为火，麦冬为金，茯苓为水。味酸皆属金，五味［子］为之主，枳实为木，豉为火，芍药为土，薯蓣为水。味苦皆属水，地黄为之主，黄芩为木，黄连为火，白术为土，竹叶为金。此二十五味，为诸药之精，多疗诸五脏六腑内损诸病，学者当深契焉。经云：主于补泻者为君，数量同于君而非主故为臣，从于佐监者为佐使。"

那么如何应用呢？我们只有从《辅行诀》所载的组方用药中找答案最实际。《辅行诀》从第一篇至第五篇，按肝、心（心包）、脾、肺、肾的顺序，分别论其虚实、小补泻方药、大补泻方药及方药所治疗的证等。第六篇记载了5个救误治的泻方。第七篇记载了救五藏诸劳损病方及"汤液经法图"（图4.1）。第八篇记载治疗外感天行的"二旦六神大小汤”。第九篇记载救五藏中恶卒死方。可见，除了第八篇、第九篇外，其余都是针对五藏虚或实给予补或泻的方药。

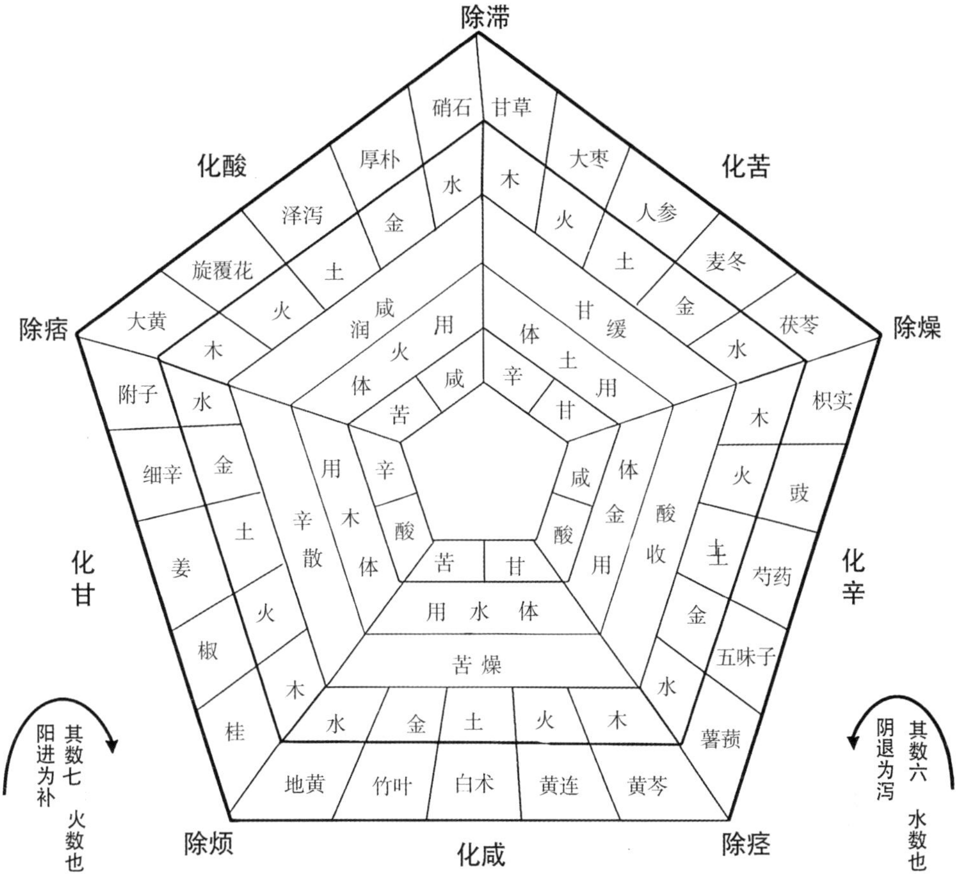

图 4.1 汤液经法图

（二）从《辅行诀》思考如何依“味”来组方

从《辅行诀》记载的内容中可以看到中药是如何依“味”来组方。“味”与其五藏属性密切相关，五藏属性不同则气味不同，并且所喜好的气味也不同，由此药味也具有了相对的属性关系。进一步研究可以看到，五藏属性之间的生克关系与药味的属性之间具有相对的补泻关系，不同属性的五藏具有属于自己的补泻方药。让我们分两步来细细分析一下。

1. 确定五味化合与五藏补泻的关系

（1）五味的属性

辛属木，咸属火，甘属土，酸属金，苦属水。

（2）五味化合

按“汤液经法图”所标示：辛酸化甘用木体，咸苦化酸用火体，辛甘化苦用土体，咸酸化辛用金体，甘苦化咸用水体。

（3）五藏之德与五味的补泻关系

按《辅行诀》记载有：肝德在散，以辛补之，酸泻之，甘以缓之。心德在耎，以咸补之，苦泻之，酸以收之。脾德在缓，以甘补之，辛泻之，苦以燥之。肺德在收，以酸补之，咸泻之，辛以散之。肾德在坚，以苦补之，甘泻之，咸以润之。

2. 五味化合与五藏补泻的具体内容

（1）肝（肝德在散，以辛补之，酸泻之，甘以缓之）

小泻肝汤：　枳实　芍药　生姜（大泻肝汤：小泻肝汤＋炙甘草　黄芩　大黄）

泻肝汤：　　枳实　芍药　旋覆花　竹叶　代赭石

小补肝汤：　桂枝　干姜　五味子　大枣（大补肝汤：小补肝汤＋旋覆花　代赭石　竹叶）

养生补肝汤：蜀椒　桂心　韭叶　　芍药　芒硝　胡麻油

分析：

①补肝

小补肝汤：桂枝、干姜味辛以补之；大枣味甘以缓之；五味子味酸＋大枣味甘→酸甘化阴以益肝阴；辛酸化甘用木体，即缓之；辛甘化苦用土体，即补脾土以扶肝木。方药整体为以辛补之，以甘缓之为主；辅以酸甘化肝阴，补土以扶木。

大补肝汤：再添加旋覆花、代赭石、竹叶，旋覆花味咸、竹叶味苦→咸苦化酸，味酸与味辛之品相配→辛酸化甘以缓之。

养生补肝汤：蜀椒、桂心味辛以补之；味辛之品＋芍药味酸→辛酸化甘以缓之。

②泻肝

小泻肝汤：枳实、芍药味酸→以酸泻之；生姜味辛以散之。方药整体为以酸泻之。

大泻肝汤：再添加炙甘草、黄芩、大黄，大黄味咸＋黄芩味苦→咸苦化酸以泻之；味酸之品＋炙甘草味甘→酸甘化阴以泻肝火。方药整体为以酸泻之，滋阴泻火。

泻肝汤：枳实、芍药味酸以泻之；旋覆花味咸＋竹叶味苦→咸苦化酸以泻之；味酸之品＋旋覆花味咸→咸酸化辛用金体，金克木以抑之。方药整体为以酸泻之，以金抑之。

③其他

"酸甘化阴"是中医临床常用的"滋阴养血柔肝"或"养阴清热"或"滋阴泻火"的配伍理论，但《辅行诀》的性味理论中没有此说。可是，无论是补肝方还是泻肝方，都用上了该理论。

小补肝汤中用了"补土以扶木"的方法，但《辅行诀》的性味理论中也没有此说。《难经·七十七难》说："所谓治未病者，见肝之病，则知肝当传之于脾，故先实脾气，无令得受肝之邪。"《金匮要略》云："夫治未病者，见肝之病，知肝传脾，当先实脾，四季脾旺不受邪，即勿补之；中工不晓其传，见肝之病，不解实脾，惟治肝也。""五藏相通，移皆有次"（《素问，玉机真脏论》），五藏相通，其病也相互影响。尤以肝主疏泄、脾主运化这种"气动"最易受干扰。临床所见，若肝先病，肝主疏泄之气不足，影响到脾胃升降功能失常，称为"木郁土壅"，治当以疏肝为主，补脾为辅；若脾胃先病，影响到肝的正常疏泄功能，称为"土壅木郁"，治当以健脾为主，疏肝为辅。但无论是谁先谁后，都不可忽略脾胃消化饮食问题。所以，治有主辅，但健脾必贯之。

（2）心（心德在耎，以咸补之，苦泻之，酸以收之）

小泻心汤：　龙胆草　栀子　戎盐（大泻心汤：小泻心汤＋苦参　升麻　豉）

小补心汤：　栝蒌　薤白　半夏（大补心汤：小补心汤＋枳实　厚朴　桂枝）

小泻心包汤：黄连　黄芩　大黄（大泻心包汤：小泻心包汤＋芍药　干姜　炙甘草）

泻心汤：　黄连　黄芩　人参　干姜　炙甘草

小补心包汤：代赭石　旋覆花　竹叶　豉（大补心包汤：小补心包汤＋人参　炙甘草　干姜）

调中补心汤：旋覆花　栗子　葱叶　豉　栀子　人参

注：小泻心包汤、小补心包汤原文为小泻心汤 2、小补心汤 2，为简明，笔者直接写以“心包”替代“2”。

分析：

①补心

小补心包汤：旋覆花味咸以补心；豉味酸以收心；竹叶味苦以泻心，且咸苦化酸用火体，即补心。方药整体为以咸补心，以酸收心，且咸苦化酸以补心。

大补心包汤：再添加人参、炙甘草、干姜，人参、炙甘草味甘＋干姜味辛→辛甘化苦用土体，以健脾生血养心。

调中补心汤：旋覆花味咸以补心；豉味酸以收心；人参、栗子味甘，健脾生血以养心；旋覆花味咸＋栀子味苦→咸苦化酸用火体，即补心；人参味甘＋葱叶味辛→辛甘化苦用土体，以健脾生血养心，正所谓“调中补心汤”。方药整体为补心、收心、养心。

②泻心

小泻心包汤：黄连、黄芩味苦以泻心；大黄味咸则补心；咸苦化酸用火体。应该说小泻心包汤是平补平泻方。

大泻心包汤：再添加芍药、干姜、炙甘草，炙甘草味甘＋干姜味辛→辛甘化苦以泻心；芍药味酸以收之。

泻心汤：黄连、黄芩味苦以泻心；人参、炙甘草味甘＋干姜味辛→辛甘化苦以泻心；味苦之品＋味甘之品→甘苦化咸用水体，水克火以抑之。方药整体为以苦泻心，以水抑火。

③其他

从药物组成看，调中补心汤与大补心包汤相似；泻心汤与大泻心包汤相似。可见，所谓调中补心汤、泻心汤，指的是补心包和泻心包。从中可以更深入地理解中医所讲的“心不受邪，心包代之”。

调中补心汤无论从方名还是从方药组成来看，都明显是健脾生血以养心。可见，补藏并非单纯以本藏之味或化合的体味来补之，还有以益他藏来养自藏的配伍方法。

（3）脾（脾德在缓，以甘补之，辛泻之，苦以燥之）

小泻脾汤：　附子　干姜　炙甘草（大泻脾汤：小泻脾汤＋黄芩　大黄　芍药）

泻脾汤：　炮附子　干姜　麦冬　五味子　旋覆花

小补脾汤：　　炙甘草　干姜　人参　白术（大补脾汤：去掉白术，再＋莪术　麦冬　五味子　旋覆花）

建中补脾汤：炙甘草　生姜　大枣　黄饴　桂枝　芍药

分析：

①补脾

小补脾汤：人参、炙甘草味甘以补之；白术味苦以燥之；味甘之品＋干姜味辛→辛甘化苦用土体。

大补脾汤：去掉白术，再添加莪术、麦冬、五味子、旋覆花，麦门冬味甘以补之；味甘之品＋莪术味辛→辛甘化苦用土体；旋覆花味咸＋五味子味酸→咸酸化辛用金体，少量味辛＋大量味甘之品→辛甘化苦用土体。

建中补脾汤：炙甘草、大枣、黄饴味甘以补之；味甘之品＋生姜、桂枝味辛→辛甘化苦用土体；味辛＋芍药味酸→辛酸化甘用木体，少量味甘＋大量味甘之品→同气相求共补之。

②泻脾

泻脾汤：炮附子、干姜味辛以泻之；五味子味酸＋旋覆花味咸→咸酸化辛，味辛主体＋化辛→同气相求共泻之；味辛主体＋五味子味酸→辛酸化甘用木体，木克脾土以抑之；味甘麦冬护卫中土。方药整体为以辛泻之、以木抑之为主，但不忘护卫中土。

③其他

“同气相求”：在主体性味明显占位后，其他化合之味虽有体用，但更偏于“同气相求”地跟随主体发挥作用。

“护卫中土”：中土是后天之本，时时不可忘记护卫。

（4）肺（肺德在收，以酸补之，咸泻之，辛以散之）

小泻肺汤：　　葶苈子　大黄　　芍药（大泻肺汤：小泻肺汤＋炙甘草　黄芩　干姜）

泻肺汤：　　　葶苈子　大黄　　生地黄　竹叶　甘草

小补肺汤：　　麦门冬　五味子　旋覆花　细辛（大补肺汤：再＋地黄　竹叶　甘草）

宁气补肺汤：麦门冬　五味子　旋覆花　芥子　竹叶　白截浆（白醋）

分析：

①补肺

小补肺汤：五味子味酸以补之；细辛味辛以散之；麦门冬味甘补脾土以生肺金；五味子味酸＋旋覆花味咸→咸酸化辛用金体。

大补肺汤：再添加地黄、竹叶、甘草。地黄、竹叶味苦，甘草味甘→甘苦化咸用水体，意在强子以补母。或分而论述：甘草味甘补脾土以生肺金；地黄、竹叶味苦，入肾水，意在强子以补母。

宁气补肺汤：五味子味酸以补之；芥子味辛以散之；麦门冬味甘补脾土以生肺金；竹叶味苦入肾水，意在强子以补母。五味子味酸＋旋覆花味咸→咸酸化辛用金体。方药整体为以酸补之、以辛散之，益脾土以生金，强子以补母，又咸酸化辛用金体。

②泻肺

小泻肺汤：大黄味咸以泻之；葶苈子味辛以散之；芍药味酸，“味酸皆属金”，芍药在此可谓“引经药”。

大泻肺汤：再添加炙甘草、黄芩、干姜，干姜味辛以散之。大黄味咸＋黄芩味苦→咸苦化酸用火体，火克金以抑之；炙甘草护脾胃、调和诸药。

泻肺汤：大黄味咸以泻之；葶苈子味辛以散之；大黄味咸＋生地黄、竹叶味苦→咸苦化酸用火体，火克金以抑之；甘草护脾胃、调和诸药。

③其他

《难经·六十九难》：“虚者补其母，实者泻其子，当先补之，然后泻之。”土生金，土为金之母，即甘为脾土，为肺金之母。补肺汤皆以味甘的麦门冬为首，意在补脾土以生肺金，即“虚者补其母”。

《难经·七十五难》：“子能令母实，母能令子虚。”金生水，水是金的子，水足则金不亏，子强则母不虚，这就是“子能令母实”的关系。大补肺汤用味苦的地黄、竹叶，其意就在强子以补其母。

“引经药”已经实实在在地出现在那时的方药中，但《辅行诀》并没有明确地将其单列出来讲解。

（5）肾（肾德在坚，以苦补之，甘泻之，咸以润之）

小泻肾汤：　茯苓　甘草　黄芩（大泻肾汤：再＋大黄　芍药　干姜）

泻肾汤：　茯苓　甘草　桂枝　生姜　五味子

小补肾汤：　地黄　甘草　竹叶　泽泻（大补肾汤：再＋桂枝　干姜　五味子）

固元补肾汤：地黄　炙甘草　王瓜根　薤白　干姜　苦酒

分析：

①补肾

小补肾汤：地黄、竹叶味苦以补之；泽泻味咸以润之；味苦之品＋甘草味甘→甘苦化咸用水体以强之。

大补肾汤：再添加桂枝、干姜、五味子。桂枝、干姜味辛＋五味子味酸→辛酸化甘用木体，强子以补母。

固元补肾汤：地黄、王瓜根味苦以补之；味苦之品＋炙甘草味甘→甘苦化咸用水体以强之；薤白、干姜味辛，味辛皆属木→强子以补母，或辛以散肺，母疏则子畅。

②泻肾

小泻肾汤：茯苓、甘草味甘以泻之；味甘之品＋黄芩味苦→甘苦化咸用水体以护之。

大泻肾汤：再添加大黄、芍药、干姜，大黄味咸以润之，或大黄味咸皆属火，阳火化阴水，以达“水火既济”，即“润之”目的；芍药味酸以泻肝，意在“实者泻其子”；干姜味辛以散肺，意在母疏则子畅。

泻肾汤：茯苓、甘草味甘以泻之；五味子味酸以泻肝；桂枝、生姜味辛以散肺；味甘之品＋味辛之品→辛甘化苦用土体，土克水以抑之。方药整体为以甘泻之、以土抑之；“泻其子”“疏其母”以达调和之目的。

③其他

肾为后天之本，肾实则水不化而见“小便赤少”“时足胫肿”。故治肾实不在泻水，更在使水化，使水流通畅，使水能留在脾土。所以，当肾水不足时，以苦味泻火而留肾水；当肾水过多时，以咸味益火而使水化。且无论肾水不足，还是肾水过多，都需甘味健脾土以固肾水，并佐以散肺、疏肝之品以达水化无阻。

（三）中药“气味”的临床应用

通过对上述诸方的分析可以看出“凡药之所用，皆以气味为主”（《汤液本草·东垣先生用药心法·卷上》）。“以气味为主”配伍组方，成为中药最初的“道理”依据。而且上述诸方多被后世以原方或加减方应用于临床，如：

“泻肾汤”被《金匮要略》以“茯苓桂枝五味甘草汤”、《千金翼方》以“茯苓桂心甘草五味子汤”、《三因方》以“茯苓五味子汤、《普济方》以“苓桂味甘汤”、《类聚方》以“苓桂五味甘草汤”、《血证论》以“桂苓甘草五味汤”等所记载。

“小补脾汤”被《伤寒论》以“理中汤”、《金匮要略》以“人参汤”、《备急千金要方》以“治中汤”、《鸡峰普济方》以“理中煎”、《校注妇人良方》以“人参理中汤”等所记载。

“小泻心包汤”被《金匮要略》以“大黄黄连泻心汤”记载。

“小补心汤”被《金匮要略》以“瓜蒌薤白半夏汤”记载。

“小泻肝汤”被《金匮要略》以“枳实芍药散”记载。

“小泻脾汤”被《伤寒论》以“干姜附子汤”记载。

“大补心包汤”被《伤寒论》以“旋覆花代赭石汤”记载。

这些方子还多以“药对”的形式被后世反复应用，如“小补肺汤”中的麦冬与五味子，二药一润一敛，成为药对；桂枝与甘草，二药一辛一甘，为“辛甘化阳”；芍药与甘草，二药一酸一甘，为“酸甘化阴”等等。这些记载充分证明了“以气味为主”配伍组方“道理”的可靠性和临床“应用”的有效性。

距今2000年前的《辅行诀藏腑用药法要》是继承了距今3600多年的《汤液经法》而发展起来的。那么《汤液经法》中众多药物的药味都是伊尹品尝出来的吗？肯定不是。这里就要说到“神农尝百草”了。因为《汤液经法》中的药物性味与功能的关系、药物五味相化合的关系等，必须建立在对单味药亲自品尝及准确定味的基础上，这绝非一人一时之事。应该在此前有多人已经亲自“尝百草”，并将其味道以各种方式传授下来，最后才“集腋成裘”地成为《神农本草经》。

《神农本草经》可简称为《本经》，是现存最早的本草学专著。该书以上药为君，主养命以应天，无毒，久服不伤人；中药为臣，主养性以应人，无毒有毒，斟酌其宜；下药为佐使，主治病以应地，多毒，不可久服。由此分三品类收载365种药物，“法三百六十五度，一度应一日，以成一岁”。《本经》以药名为题，药名下记载该药的“气味”，然后才是该药的“主治”内容。下面摘抄上品5个药以示之。

“人参　味甘微寒。主补五脏，安精神，定魂魄，止惊悸，除邪气，明目，……

甘草　味甘平。主五脏六府寒热邪气，坚筋骨，长肌肉，倍力，金创，解毒。……
天门冬　味苦平。主诸暴风湿偏痹，强骨髓，杀三虫，去伏尸。……
干地黄　味甘寒。主折跌绝筋，伤中，逐血痹，填骨髓，长肌肉，作汤，……
术　味苦温。主风寒湿痹死肌，痉疸，止汗，除热，消食，作煎饵。……”

《神农本草经》中记载的每一味药都有其自己的“气味”。“气味”是人“感觉”的结果，不亲自品尝是很难断定的。无论怎么说，《神农本草经》对如此众多药给予“气味”的标注，脱离不了人亲自“品尝”这一关。此外，我们从中也看到，《本经》没有“归经”的专项标注，也没有强调“气味”与五藏的补泻关系。像《汤液经法》和《辅行诀》这样，明确强调中药“气味”对藏腑补泻的影响记载，应该是出于《本经》而胜于《本经》。这是质的转变，若将《神农本草经》视为五音，那么《汤液经法》和《辅行诀》就是教授如何作曲的教科书，而且是非常简明实用的教科书。更伟大的是，它依“五行”之“道”，将“气味”之间的作用及与藏腑、病变之间作用之“理”有机地结合起来。“道”是看不见的，“理”是必须持有反复实践所得证据的，《伤寒杂病论》的临床效果及《辅行诀》所载众方对后世的影响，皆证明该“道理”确有实效。

《名医别录》约成书于汉末，是此前历代医家对《神农本草经》一书药物的药性功用主治等内容陆续补充之外，又汇集了365种新药物而成。原书早佚。陶弘景撰注《本草经集注》时将《名医别录》也辑入本书。《名医别录》中记载的药物主治功效，有一些已经超过《神农本草经》，且在个别药味之后附有方剂，是本草著作中最早附有方剂者。《神农本草经》佚文记载：“掌禹锡（北宋医药学家）曰：本草例，《神农本经》以朱书，《名医别录》以墨书，神农药三百六十五种，今此言倍其数，合七百三十名，是并《名医别录》副品而言也，则此下节别录之文也，当作墨书矣，盖传写浸久，朱墨错乱之所致耳。……药有君臣佐使，以相宣摄合和，宜用一君、二臣、三佐、五使，又可一君、三臣、九佐使也。药有阴阳配合，子母兄弟，根茎花实，草石骨肉。有单行者，有相须者，有相使者，有相畏者，有相恶者，有相反者，有相杀者，凡此七情，合和时之当用，相须相使者良，勿用相恶相反者。若有毒宜制，可用相畏相杀者，不尔，勿合用也。药有酸咸甘苦辛五味，又有寒热温凉四气及有毒无毒”“诸药：其味酸者，补肝养心除肾病；其味苦者，补心养脾除肝病；其味甘者，补肺养脾除心病；其味辛者，补肺养肾除脾病；其味咸者，补肺除肝病。故五味应五行，四体应四时，夫人性生于四时，然后命于五行，以一补身，不死命神，以母养子，长生延年，以子守母除病究年（《太平御览》引《养生要略》，《神农经》）。”元代王好古撰《汤液本草·序一》曰：“世皆知《素问》为医之祖，而不知轩岐之书实出于《神农本草》也。殷伊尹用《本草》为汤液，汉仲景广《汤液》为大法，此医家之正学，虽后世之明哲有作，皆不越此。”

五味的属性渊源已久，《尚书·洪范》云：“五行：一曰水，二曰火，三曰木，四曰金，五曰土。水曰润下，火曰炎上，木曰曲直，金曰从革，土爰稼穑。润下作咸，炎上作苦，曲直作酸，从革作辛，稼穑作甘。”后简化为“咸味属水，苦味属火，酸味属木，辛味属金，甘味属土”。这些内容在中医药书中一脉相承地被应用，如《黄帝内经·素问·金匮真言论》载：“东方青色，入通于肝，其味酸；南方赤色，入通于心，其味苦；

中央黄色，入通于脾，其味甘；西方白色，入通于肺，其味辛；北方黑色，入通于肾，其味咸。”《黄帝内经·素问·宣明五气》曰：“五味所入，酸入肝，辛入肺，苦入心，咸入肾，甘入脾，是谓五入。”《黄帝内经·素问·至真要大论》载：“夫五味入胃，各归所喜，故酸先入肝，苦先入心，甘先入脾，辛先入肺，咸先入肾。”《黄帝内经》与《尚书》的观点一致：东方青色属木味酸入肝，南方赤色属火味苦入心，中央黄色属土味甘入脾，西方白色属金味辛入肺，北方黑色属水味咸入肾。此观点被后世沿用，唐、宋时诸家本草，对药物功效及藏腑功能的论述日渐增多，诸如“补肺”“益脾”“安心”之类的名词，比比皆是，且基本都是持上述观点。

虽说中药的“气味”是指“四气五味”，即寒、热、温、凉四之气，酸、苦、甘、辛、咸五味，但实际中药书中所记载的“气味”多超出此范围。如，除四气外，还有“大热”“大寒”“微温”“微凉”以及“性平”。“性平”之药多是对人无害且“润物细无声”之品，不似其他“四气”来去明显。《神农本草经》365种药中，平性药有100味之多。李时珍在《本草纲目》草部卷前绪论中说：“五性焉，寒热温凉平。”从此，“四气”又有了“五性”之说。《中华人民共和国药典》（简称《药典》）记载：“按药性查药：寒性、热性、温性、凉性、平性。”同样，“五味”除了最基本辛、甘、酸、苦、咸外，还有淡味、涩味等，如《内经》云：“辛甘淡属阳，酸苦咸属阴。”这已经是六味了。《药典》记载：“按药味查药：甘味、苦味、辛味、酸味、咸味、涩味、淡味。”这是七味。

《汤液本草·制方之法》曰：“凡同气之物必有诸味，同味之物必有诸气。互相气味，各有浓薄，性用不等。”一般而言，气味相同功效也大致相同，气味不同功效则有所区别，一药兼有数味者其治疗范围会扩大。但是古籍所载药的“气味”时有不同，且“气味”与藏腑的关系也有不同，如何理解这些有差异的记载呢？

1. 从人的认识发展看中药的“道”与“理”

《神农本草经》所载的药物，基本上是一药一气味，如巴戟天味辛微温，《本草纲目》则记载巴戟天辛、甘，微温，无毒，多了“甘味”。从人的认识发展看，对某药的“气味”补充或是修正都是很自然的现象。再如北宋时期寇宗奭所撰《本草衍义》一书中说：“葶苈，葶苈用子。子之味有甜、苦两等，其形则一也。经既言味辛苦，即甜者不复更入药也。大概治体皆以行水走泄为用，故曰久服令人虚。盖取苦泄之义，其理甚明。《药性论》所说尽矣，但不当言味酸。”又说：“车前，陶隐居云：其叶捣取汁服，疗泄精。大误矣！此药甘滑，利小便，走泄精气。经云：主小便赤，下气。有人作菜食，小便不禁，几为所误。”这是寇氏参考各家之说，依据个人亲身经历所总结出的经验。中药的发展基本都是如此，靠真实的人体实验，一步一步走出来的。中药的气味理论是与“五行”相关的，但也是人亲自品尝出来的，是“道”与“理”结合的产物。

2. 从临床应用看中药的“道”与“理”

《神农本草经百种录》刊于1736年，是清代徐大椿编撰的药学著作。徐大椿认的“气味”应是药物对人体作用倾向的标定，他在《神农本草经百种录·上品·丹砂》中说：“盖入口则知其味，入腹则知其性。”由此说来，药的自然气味作用还待“入口”“入腹”后，视其产生的作用来标定，如此便可以理解“人参”的“气味”差异。“人参”历来都是位居上品的重要药，备受历代医药家关注，但是却出现了“寒与温”气的相反记录。

“人参”在《神农本草经》《本草纲目》《神农本草经百种录》等书籍中，皆记载为“味甘微寒”。但《名医别录》曰：“神草。微温，疗肠胃中冷，心腹鼓痛……”甄权《药性本草》曰：“主五劳七损，虚损痰弱，……冷气逆上，伤寒不下食。凡虚而多梦纷纭者，加之。”《洁古珍珠囊》曰：“人参，性温，味甘，微苦，气味俱薄，浮而升，阳中之阳也。”李杲《用药法象》曰：“人参，甘温，能补肺中元气。”

从临床应用看，有的药是以自然气味与作用效果相同表现于临床，有的药是以自然气味与作用效果有差异表现于临床。因为“气味”是中药临床配伍的重要依据，所以，在知道药的自然气味的同时，更要了解药“入口”“入腹”后产生的临床效果。依其效果来标定“气味”更具有临床指导性作用。随着临床实践的增多，有关“气味”的记载的不同也在增多，不同味道药物作用于人体后，产生了不同的反应或 / 和获得不同的治疗效果。因此，中药书中记载的药物性味，有些不是药物真实的味道，而是对药物临床作用的概括。中药的气味，不仅仅是中药的自然气味，更是药物作用人体后的“气味”，这个“气味”更具有临床意义，更具有专业性，更符合药物作用之“理”的要求。

再以《辅行诀》记载的二十五味药为蓝本，与《神农本草经》《本草纲目》对比一下其气味的异同，在自然所为与人所为之间，体会一下这里“道”与“理”的关系。

（1）《辅行诀》与《神农本草经》（简称《本草经》）对比

《神农本草经》记载的二十五味药气味摘录如下。

味辛皆属木：蜀椒味辛温，桂枝味辛温，姜味辛温，细辛味辛温，附子味辛温。

味咸皆属火：旋覆花味咸温，大黄味苦寒，泽泻味甘寒，厚朴味苦温，硝石味苦寒。

味甘皆属土：麦冬味甘平，大枣味甘平，甘草味甘平，茯苓味甘平，人参味甘微寒。

味酸皆属金：枳实味苦寒，芍药味苦平，五味子味酸温，薯蓣味甘温。豉未找到。

味苦皆属水：黄连味苦寒，黄芩味苦平，白术味苦温，竹叶味苦平，地黄味甘寒。

总计：《辅行诀》记载的 25 味药，其中 16 味药与《神农本草经》相符合，占 64%。

《辅行诀》“味辛皆属木”的 5 药，《本草经》中皆为“味辛温”；

《辅行诀》“味甘皆属土”的 5 药，《本草经》中皆为“味甘”（4 药为甘平）；

《辅行诀》“味苦皆属水”的 5 药，《本草经》中 4 药“味苦”、1 药“味甘寒”；

《辅行诀》“味咸皆属火”的 5 药，《本草经》1 药“味咸”、3 药“苦”、1 药“甘”；

《辅行诀》“味酸皆属金”的 5 药，《本草经》1 药“味酸”、2 药“苦”、1 药“甘”，豆豉在《本草经》中未找到。

（2）《辅行诀》与《本草纲目》对比

《本草纲目》记载的二十五味药气味摘录如下。

味辛皆属木：蜀椒味辛温，桂枝味辛温，姜味辛温，细辛味辛温，附子味辛温。

味咸皆属火：旋覆花味咸温，大黄味苦寒，泽泻味甘寒，厚朴味苦温，硝石辛苦大温。

味甘皆属土：麦门冬味甘平，大枣味甘辛热，甘草味甘平，茯苓味甘平，人参味甘微寒。

味酸皆属金：枳实味甘平，芍药味苦平，五味子味酸温，薯蓣味甘温平，豆豉味苦寒。

味苦皆属水：黄连味苦寒，黄芩味苦平，白术味甘温，竹叶味甘寒，地黄（生：甘寒；熟：甘微苦微温）。

总计:《辅行诀》的25味药中14味药与《本草纲目》的"味"相符合，占56%。

《辅行诀》"味辛皆属木"的5药，与《本草纲目》中记载相同；

《辅行诀》"味甘皆属土"的5药,《本草纲目》也皆"味甘"，但大枣甘辛热；

《辅行诀》"味苦皆属水"的5药,《本草纲目》则2"苦"、3"甘"；

《辅行诀》"味咸皆属火"的5药,《本草纲目》1"咸"、2"苦"、1"甘"、1"辛苦"；

《辅行诀》"味酸皆属金"的5药,《本草纲目》则1药"酸"、2"苦"、2"甘"。

《辅行诀》与《神农本草经》的药味相符度是64%;《辅行诀》与《本草纲目》的药味相符度是56%;《本草纲目》中有19味药与《神农本草经》中的24味药的味相符合,《本草纲目》与《神农本草经》的药味相符度是79%。这是中医药的"道理"在临床实践中相互映照、相互对比、相互交错的结果，是中医药发展的步伐。

此外,《本草纲目》所记载的药物性味，多有与其他古籍记载不同之处，如:"豆豉",《名医别录》《药性论》《汤液本草》都记载为"苦",《本草纲目》认为"性平温"。"厚朴",《药性论》记载为"味苦辛",《名医别录》记载为"大温",《本草纲目》认为"苦温、无毒。"有意思的是《本草纲目》记载生地黄"甘寒、无毒"，熟地黄"甘微苦微温、无毒",《珍珠囊》也记载熟地黄"甘苦"。也就是说，地黄原本是"甘"的，熟地黄比生地黄味偏"苦"。依我们现在的知识来讲，地黄转化为熟地黄的过程也是"糖化"的过程，且实际测得葡萄糖含量，熟地黄（约8.57%）也是明显高于鲜地黄（约1.56%）。不过《药典》记载:"鲜地黄：甘、苦，寒。生地黄：甘，寒。熟地黄：甘，微温。"《中药大辞典》记载：干地黄甘、苦，凉；熟地黄甘，微温。这一不同是中医药发展步伐的成果，还是确有口味与入腹作用的区别？尚无这方面的研究。

现代记载药物的气味，大多是以其所含成分来较准确地确定其"味"，按一般道理来讲，以成分来确定"味"本身也就带有一定的治疗作用。但是，中药的成分复杂，可知的有效成分有限，我们既要尊重科学之理，也不可忘了自然之道，尤其在阅读古籍时，应注意自然之"味"与"入口""入腹"作用后气味的改变。最后，还是摘抄几段先辈的教导给大家看看吧。

李东垣（1180—1251）在《脾胃论·君臣佐使法》中说:"凡药之所用，皆以气味为主。"其又于《脾胃论·藏气法时升降浮沉补泻之图》中指出"戊湿其本气平，其兼气温、凉、寒、热，在人以胃应之。己土其本味咸，其兼味辛、甘、酸、苦"，其中"在人"以脾应之。脾胃兼化，其病治之各从其宜，不可定体，肝肺之病，在水火之间，顺逆传变不同，温凉不定，当求责耳。"

王好古（约1200—1264）在《汤液本草》中说:"药之辛、甘、酸、苦、咸，味也；

寒、热、温、凉，气也。味则五，气则四，五味之中，每一味各有四气，有使气者，有使味者，有气味俱使者……所用不一也。”

李时珍（1518—1593）在《本草纲目》中说：“酸咸无升，甘辛无降，寒无浮，热无沉。”

徐洄溪（1693—1771）在《神农本草经百种录》中说：“凡药之用，或取其气，或取其味……或取其所生之时，或取其所生之地，各以其所偏胜，而即资之疗疾，故能补偏救弊，调和藏腑，深求其理，可自得之。”

3. 从“五味”与“五藏”关系看中药的“道”与“理”

中医药古籍所记载的五藏与五行的关系基本是一致的，即肝属木、心属火、脾属土、肺属金、肾属水。但是当以气味为主题，与五藏、五行对应时，则出现了不同的关系。

《内经》曰：“酸入肝，辛入肺，苦入心，咸入肾，甘入脾。”

《辅行诀》曰：“味辛皆属木，味咸皆属火，味甘皆属土，味酸皆属金，味苦皆属水。”

“入肝”即“入木”“属木”，即“属肝”。那么，如何理解“酸入肝”与“辛属木”的关系呢？

若从五行的属性来说，当以《尚书·洪范》“水曰润下，火曰炎上，木曰曲直，金曰从革，土爰稼穑。润下作咸，炎上作苦，曲直作酸，从革作辛，稼穑作甘”为准。将上段内容简化一下，则是：水曰润下作咸，火曰炎上作苦，木曰曲直作酸，金曰从革作辛，土爰稼穑作甘。再简化一下：水咸，火苦，木酸，金辛，土甘。可见此说法与《内经》相同。

若从气味之动的趋向来讲，五味除脾居中为“甘缓”之外，其余四味，辛之气味主发散与酸之气味主收敛、苦之气味主炎上与咸之气味主润下，两两呈对冲之势。中药认为在正常情况下，五藏以脾居中如枢以斡旋气机，其余四藏两两呈对冲之势进行气交，具体讲就是：肝肺以“左升右降”之势进行气交，即肝气上升、肺气下降，所以在肝应为辛散、在肺应为酸敛；心肾以“水火既济”之势进行气交，即肾气上升、心气下降，所以在肾应为苦炎、在心应为咸润。散与炎皆上升，但毕竟一个是以肝之气为主，一个是以肾之阳（先天之阳或称命门之火）为主，其力度是不同的；敛与润皆下降，一个是肺气，一个是心阳，其力度也是不同的。除去文字对力度（也可视为性质）的描述，就单纯五藏应持有的正常气动趋向来讲，自然是与《辅行诀》所说相同，即味辛皆属肝木，味咸皆属心火，味甘皆属脾土，味酸皆属肺金，味苦皆属肾水。

可见，《内经》与《辅行诀》没有差异，差异出在我们理解的程度。我们最先理解的是五藏本身的属性，就是《内经》所说的属性，或称为五藏之体性。其后理解的是五藏正常气动趋向属性，就是《辅行诀》所说的属性，或称为五藏之用性。体性与用性相反，就如同《易经》中的泰卦。泰卦标定的是天地气交，万物亨通。若从天地本身的属性讲，自然是三阳在上、三阴在下；但是若从天地之气的趋向讲，则应三阴在上、三阳在下。《易经》的卦象是为预测万物万事的动态趋势，是对“气动趋势”的推测，所以泰卦是三阴在上、三阳在下。

也可以这样理解：五藏如五个"吸引子"。脾居中如枢，原地斡旋，并传力于其余四藏；其余四藏皆以脾为"吸引子"而旋转，同时它们两两成相对性"吸引子"，每对"吸引子"将吸引"气动"以类"8"字状（或称蝴蝶状）旋转。由此，只有脾不断地以斡旋产力，并将力输送于四周，周围各环才能保持旋转的相对平衡，两个类"8"字状系统才能保持一定的有序性，五藏整体系统才能稳定。

当以五味来归纳药物作用时，必定是经过了长期"神农尝百草"的过程，每味药的药味实实在在地告诉我们，中医药是源于人的"味觉、嗅觉"的真实感受，源于难以计数的人体临床实验和经验，源于数千年不断地传授和继承的结果。

上述这些古籍所讲述的药物本身的体味、气动趋向之味、作用性质的性味以及味与味之间的搭配效果等，为临床选药组方提供了原则性的指导意见。随着中医药的发展，一些更具有临床准确性治疗效果的药物被逐渐提炼出来，最终形成了另一类具有选药组方原则性指导意义的"道理"，即药物的"归经"。

三、从中药"归经"窥视中医的"道"与"理"

"归经"是紧随"气味"之后的中药理论，使中药的气味有了进一步的分化，并出现了作用部位的归类。

（一）中药"归经"始于《伤寒》全于《温病》

"归经"概念的真正建立，应归于张仲景的《伤寒杂病论》。《伤寒杂病论》成书约在200—210年左右。原书失散后，后经王叔和等人收集整理校勘，分编为《伤寒论》《金匮要略》两部。《伤寒论》是以"六经辨证"为纲论述伤寒类急性传染病，凸显了"归经"的概念。《伤寒论》从介绍六经与六经辨证讲到六经传变，建立了系统的"归经"概念，如麻黄、桂枝为太阳经药，知母、石膏为阳明经药，柴胡、黄芩为少阳经药等。这些药的"归经"属性被后世沿用。如成书于公元1116年，由北宋寇宗奭编撰的《本草衍义·卷七·泽泻》记载："泽泻，其功尤长于行水。……张仲景八味丸用之者，亦不过引接桂、附等归就肾经，别无他意。"此段论述是透过张仲景六经辨证的临床分型，直指药物和/或方剂临床作用的"原因"，又建立了一个从"归经"来认识中药作用的"道理"的方法。

此后中医药家对"归经"问题不断进行补修，金代医家张元素（1125—约1210）在所著《医学启源·卷之上》载有"五藏六腑，除心包络十一经脉证法"，《医学启源·卷之下·用药备旨》载有"各经引用""五味所用"等专题。在"各经引用"中记载："太阳经，羌活；……少阳经，柴胡；……阳明经，升麻、白芷；……太阴经，白芍药……少阴经，知母……厥阴经，青皮；……以上十二经之的药也。"既延续了仲景之意，又点出了各经的特用药的代表。张元素的弟子王好古撰《汤液本草》时，基本每药名下皆赋予"气味、归经"，如："升麻，气平味苦甘。微苦，微寒，味薄气浓，阳中之阴也。无毒。阳明经本经药，亦走手阳明经、太阴经""羌活，气微温，味苦甘平；苦辛，气味俱轻，阳也。无毒。足太阳经、厥阴经药，太阳经本经药也""独活，气味与羌活同。无毒。气浓味薄，升也，苦辛。足少阴肾经行经之药”“柴胡，气平，味微苦，微寒。气味俱轻，阳也，升也，纯阳，无毒。少阳经、厥阴经行”“葛根，气平，味甘。无毒。阳明经引经药，足阳明经行经的药”。王好古在《汤液本草·序一》中说：“予集是书，复以《本草》正条，各从三阴三阳十二经为例，仍以主病者为元首，臣佐使应次之，……如太阳经当用桂枝汤、麻黄汤，必以麻黄、桂枝为主，本方中余药后附之。如阳明经当用白虎汤，必以石膏为主，本方中余药后附之。如少阳经当用三禁汤，必以柴胡为主，本方中余药后附之。如太阴、少阴、厥阴之经，所用热药，皆仿诸此。”至此，系统的中药“归经”理论始建成。

明代李时珍的《本草纲目》中，虽然每药名下没有“归经”的专属内容，但“归经”问题在叙述临床治疗过程中多有讨论。如“赤箭（即天麻），辛、温、无毒。主治诸风湿痹、四肢拘挛、瘫患不随、眩晕头痛等症。”李时珍说：“天麻乃肝经气分之药”“独活，气味，苦甘平无毒。主治，……太阳头痛。用羌活，防风、红豆，等分为末。每取少许吸入鼻孔”“防风，凡腰痛项强，不可回头，乃手足太阳症，必须用此。”

此外，明代其他中药专著多有“归经”内容，如李中梓（1588—1655）所撰《本草通玄》含341种药，基本在各药名下直接介绍性味、归经、用药要点。如“天麻甘平，为肝家气分之品”“黄连苦寒，入心，为治火之主药”“胡黄连苦寒，入心，旁通肝胆”“黄芩苦寒，轻飘入肺，坚实者入大肠”“柴胡苦而微寒，入胆经”“前胡味苦，微寒，肺肝药也”。每药都有明确的归经，且“叙说简明，不尚浮词”。随着温病学派的兴起，又产生了卫、气、营、血及三焦归经的新概念，使归经学说臻于完善。

中药书中有关“归经”的论述也与“气味”的论述一样，有同有异，且逐渐增多。仍以“人参”为例，看看“归经”的发展。

《名医别录》曰：“人参，微温。……黄帝、岐伯：甘，无毒。”没有谈到归经问题。

《汤液本草》曰：“气温，味甘。甘而微苦，微寒，气味俱轻，阳也。阳中微阴，无毒。……补肺之阳、泻肺之阴也，……肺为天之地，即手太阴也。”没有明确的“归经”二字，但不乏归肺之意。

《薛氏医案》曰：“人参，但入肺经，助肺气而通经活血，乃气中之血药也。”《本草通玄》曰：“人参，职专补气，而肺为主气之脏，故独入肺经也。”《薛氏医案》刊于明万历年间，《本草通玄》刊于明末，始见“入经”提法，但未成为必备内容。

《药典》：“人参……甘、微苦，平。归脾、肺、心经。”《中药大辞典》：“人参……性味甘微苦，温。入脾、肺经。”近代中药的“归经”已经成为必备内容。

《中药大辞典》分上、下两册，共收载中药5767味。“归经”已经作为查寻药物方法之一，分为胃经、脾经、大肠经、肾经、肺经、心经、肝经、膀胱经、胆经、三焦经、小肠经、心包经，共十二经。

（二）从《辅行诀》看中药“归经”的出身

《黄帝内经》不仅叙述了十二经脉及奇经八脉的走向、性质，也论述了经脉与藏腑的关系及五味入于脾胃后先入经的关系，还包含气血循经走行与四季及十二时辰的关系等，并且说明"经脉者，所以能决死生，处百病，调虚实，不可不通"(《黄帝内经·灵枢·经脉》)。但是，实实在在地将这些应用于临床实践的最早记载，当数张仲景的《伤寒杂病论》和陶弘景的《辅行诀》。《辅行诀》更简明，故以之为"本"来看看"归经"的出身。

《辅行诀·八·二旦六神大小汤》记载："弘景曰：外感天行，经方之治，有二旦、六神大小等汤。昔南阳张机，依此诸方，撰为《伤寒论》一部，疗治明悉，后学咸尊奉之。山林僻居，仓卒难防外感之疾，日数传变，生死往往在三五日间，岂可疏忽。若能深明此数方者，则庶无蹈险之虞也，今亦录而识之。"随后记载大小阳旦汤、大小阴旦汤、大小青龙汤、大小白虎汤、大小朱鸟汤、大小玄武汤、大小勾陈汤、大小腾蛇汤，共十六个治疗"天行病"(外感病)的方药。为简明扼要，只摘其症状和方药组成如下。

小阳旦汤：治天行[病]发热，自汗出而恶风，鼻鸣干呕者。桂枝三两，芍药三两，生姜二两，炙甘草二两，大枣十二枚。

(补：正阳旦汤。若治虚劳里急者，正阳旦汤主之。其方由小阳旦汤加饴糖一升组成。)

小阴旦汤：治天行[病]身热，汗出，头目痛，腹中痛，干呕，下利者。黄芩三两，芍药三两，生姜二两，炙甘草二两，大枣十二枚。

大阳旦汤：治凡病汗出不止，气息惙惙，身劳力怯，恶风凉，腹中拘急，不欲饮食，皆宜此方。若脉虚大者，为更切证也。黄芪五两，人参、桂枝、生姜各三两，炙甘草二两，芍药六两，大枣十二枚，饴一升。

大阴旦汤：治凡病头目眩晕，咽中干，每喜干呕，食不下，心中烦满，胸胁支痛，往来寒热方：柴胡八两，人参、黄芩、生姜各三两，炙甘草二两，芍药四两，大枣十二枚，半夏一升。

小青龙汤：治天行，发热恶寒，汗不出而喘，身疼痛，脉紧者方。麻黄三两，杏仁半升，桂枝二两，炙甘草三两。

大青龙汤：治天行，表不解，心下有水气，干呕，发热而喘咳不已者。麻黄、细辛、芍药、炙甘草、桂枝各三两，五味子半升，半夏半升，干姜三两。

小白虎汤：治天行热病，大汗出不止，口舌干燥，饮水数升不已，脉洪大者方。石膏如鸡子大，知母六两，炙甘草二两，粳米六合。

大白虎汤：治天行热病，心中烦热，时自汗出，舌干，渴欲饮水，时呷嗽不已，久不解者方。石膏如鸡子大一枚，麦门冬半升，炙甘草二两，粳米六合，半夏半升，生姜二两，竹叶三大握。

小朱鸟汤：治天行热病，心气不足，内生烦热，坐卧不安，时下利纯血如鸡鸭肝者方。鸡子黄二枚，阿胶三锭，黄连四两，黄芩、芍药各二两。

大朱鸟汤：治天行热病，重下恶毒痢，痢下纯血，日数十行，羸瘦如柴，心中不安，腹中绞急，痛如刀刺方。鸡子黄二枚，阿胶三锭，黄连四两，黄芩、芍药各二两，人参二两，干姜二两。

小玄武汤：治天行病，肾气不足，内生虚寒，小便不利，腹中痛，四肢冷者方。茯苓三两，芍药三两，白术二两，干姜三两，附子一枚。

大玄武汤：治肾气虚疲，少腹中冷，腰背沉重，四肢［冷］清，小便不利，大便鸭溏，日十余行，气惙力弱者方。茯苓三两，白术二两，附子一枚，芍药二两，干姜二两人参二两，炙甘草二两。

小勾陈汤：治天行热病，脾气不足，饮食不化，腰痛，下痢方。甘草三两，干姜、人参各二两，大枣六枚。

大勾陈汤：治天行热病，脾气虚，邪热入里，腹中雷鸣切痛，呕吐下利不止者方。甘草、人参各三两，半夏一升，生姜二两，黄芩二两，黄连二两，大枣十二枚。

小腾蛇汤：治天行热病，胃气素实，邪气不除，腹满而喘，汗出不止者方。枳实三两，厚朴二两，甘草二两，芒硝二两。

大腾蛇汤：治天行热病，邪热不除，大腑闭结，腹中大满实，汗出而喘，时神昏不识人，宜此方。急下之方：枳实三两，厚朴、甘草、大黄、葶苈、生姜、芒硝（后下）。

凡是学过中医的人，从方药组成及方名应该已经感觉到这些内容与《伤寒论》的内容有许多相似之处，事实确实如此。此外，“青龙”“白虎”“朱鸟”“玄武”这些名称无疑是代指“东西南北”四方，结合《辅行诀》有关藏与气味的学说，不难得知其分别是指病在肝木厥阴、病在肺金阳明、病在心火少阳、病在肾水太阳，结合其所述症状，也是与此基本符合。此外，大小勾陈汤所述症状明确指出，“脾气不足”“脾气虚”，故应为病在脾土太阴。因此，大小青龙汤、大小白虎汤、大小朱鸟汤、大小玄武汤、大小勾陈汤这十个方药可视为“五藏”之方。尚还有阳旦、阴旦、腾蛇三组六方不知归属，我们再仔细看看陶弘景怎么说。

“弘景曰：阳旦者，升阳之方，以黄芪为主；阴旦者，扶阴之方，以柴胡为主；青龙者，宣发之方，以麻黄为主；白虎者，收重之方，以石膏为主；朱鸟者，清滋之方，以鸡子黄为主；玄武者，温渗之方，以附子为主。此六方者，为六合之正精，升降阴阳，交互金木，既济水火，乃神明之剂也。张机撰《伤寒论》，避道家之称，故其方皆非正名也，但以某药名之，以推主为识耳。”

陶弘景认为，这是四方加上下的“六合之正精”，明确指出这些方药组成是秉承“阴阳五行”而来。《伤寒论》毕竟是专业的临床著作，改换方名应该是为了更便于临床记忆和灵活应用。

世上许多事都有一个结，具有扩展思路的学说常常难于精准地用于实践操作，具有专业实践操作的学说又常常对思路的扩展有一定的固锁性。实际这个“结”的出现并非是学说本身的问题，而是人的思维惯性及惰性的结果，即一旦有了一个有效的学说指导实践获得了满意疗效，就可以高枕无忧了，除非这个学说在实践中碰壁到头破血流，否则很难被更改。这个学说的“理性”大小，可以从“碰壁”产生的时效、次数和程度来衡量。不过中医的“理性”之外还有一个“道”的格局，不用等到“头破血流”时就可以跳出“理性”去“道”的格局中去找新的学说，所以中医几乎没有固定的“理”，且“学说”满天下。但是，只要太阳系没变，我们还住在地球上，中医格局的“道”就不会变，有了问题都可以退回到"道"中找找答案。

（三）《辅行诀》与《伤寒论》对照看"归经"的临床应用

从"道"的角度讲，气动在六合之内处处皆有，以面向阳光坐北朝南来排序，必是青龙、朱鸟、白虎、玄武和上下，中为枢。以五藏气交来讲，五藏之间除了按顺序的平面运转之外，还有肝肺的上下气交和心肾的上下既济。心肾的上下既济在里面，属于核心主导地位，有心包护卫，外邪难犯，心肾只要自己不衰就可以。肝肺的上下气交在外，最易被外邪侵犯，并且一旦上下气交不顺，则直接影响脾的气机斡旋，因为上下运动要经过中枢地带，且脾的气机斡旋之力除了来自心肾的核力，还需要肝肺气交的协力，尤其需要肝的疏泄之力，所以有"阳旦者，升阳之方，以黄芪为主；阴旦者，扶阴之方，以柴胡为主"。当气机阻塞了脾斡旋气机，必须用"龙腾虎跃"之力将其冲开，故有了"腾蛇"之方。下面，我们结合中医方书鼻祖《伤寒论》，进一步理解《辅行诀》布方施药之"道"。

1.《辅行诀》与《伤寒论》相比外感病方药

（1）小阳旦汤与桂枝汤

《辅行诀》小阳旦汤与《伤寒论》桂枝汤相比：药物组成相同，剂量基本一致，症状类似："太阳中风，阳浮而阴弱，阳浮者，热自发；阴弱者，汗自出。啬啬恶寒，淅淅恶风，翕翕发热，鼻鸣干呕者，桂枝汤主之"。

（2）大阳旦汤与黄芪建中汤

《辅行诀》大阳旦汤比小阳旦汤多了黄芪、人参、饴糖三味药。大阳旦汤与《金匮要略》黄芪建中汤相比：黄芪建中汤少一味人参，且黄芪的剂量是一两半，而大阳旦汤中黄芪是五两，其余药物、剂量皆相同。大阳旦汤与《伤寒论》桂枝加芍药生姜各一两人参三两新加汤相比：除缺少黄芪、饴糖外，皆相同。大阳旦汤与《伤寒论》小建中汤相比：除缺少黄芪、人参外皆相同。从三方比较来看：按药味说，应与黄芪建中汤相似，但剂量之差使其作用偏差太大;《伤寒论》桂枝加芍药生姜各一两人参三两新加汤与小建中汤有一脉相承之意，以小建中汤健脾固中，加人参为新加汤，主治"发汗后，身疼痛，脉沉迟者，桂枝加芍药生姜各一两人参三两新加汤主之"，为太阳病，风寒闭表无汗，理应辛温发汗，但发汗后，身痛未解反有加，脉沉迟，为阴血不足，阳气亦虚，故加芍药以和营止痛，加生姜以增散寒之力，添人参以补气养血扶弱，合为"新加汤"。在此基础上，若"汗出不止，身劳力怯"，宜再加大量黄芪以增加其升阳之力，固表御邪。

《伤寒论·辨太阳病脉证并治上》在论述伤寒误服桂枝汤致变证及随证施治之法时曾自设问答，申明其义，从而引出了"阳旦"证。"问曰：证像阳旦，按法治之而增剧，厥逆，咽中干，两胫拘挛而谵语，……何以知此？答曰：寸口脉浮而大，浮为风，大为虚，风则生微热，虚则两胫挛，病形像桂枝，因加附子参其间，增桂令汗出，附子温经，亡阳故也……故知病可愈。"这里虽然给出了"阳旦证"，但未列出"阳旦汤"。宋代林亿等认为是"桂枝汤"；清代陈修园认为应当是"桂枝汤增桂加附子"；清代沈明宗认为是"桂枝汤加黄芩"；清代吴谦等认为"值时令温热，或其人有热，用阳旦汤，即桂枝汤加黄芩也；值时令寒冷，或其人有寒，用阴旦汤，即桂枝汤加干姜也”。可见中医大家们，虽然“理”有分歧，但都不会离“道”。

（3）小阴旦汤与黄芩汤、黄芩加半夏生姜汤

小阴旦汤主治：天行［病］身热，汗出，头目痛，腹中痛，干呕，下利者。《伤寒论》曰：“太阳与少阳合病，自下利者，与黄芩汤，若呕者，黄芩加半夏生姜汤主之。”小阴旦汤组成：黄芩、芍药各三两，生姜、炙甘草各二两，大枣十二枚。黄芩汤组成：黄芩三两，芍药二两，炙甘草二两，大枣十二枚。黄芩加半夏生姜汤组成：黄芩、生姜各三两，芍药、炙甘草各二两，大枣十二枚，半夏半升。若简单看之，可谓小阴旦汤即《伤寒论》黄芩汤加生姜二两；但是从小阴旦汤“干呕，下利”来看，应与《伤寒论》黄芩加半夏生姜汤去半夏更相符。可见小阴旦汤用于“干呕”但“呕”不太重者。

（4）大阴旦汤与小柴胡汤

《伤寒论》曰：“伤寒五六日，中风，往来寒热，胸胁苦满，嘿嘿不欲饮食，心烦喜呕，或胸中烦而不呕，或渴，或腹中痛，或胁下痞硬，或心下悸，小便不利，或不渴，身有微热，或咳者，小柴胡汤主之。”小柴胡汤药物组成：柴胡、黄芩、人参、炙甘草、生姜、大枣、半夏。《辅行诀》与《伤寒论》的主症皆为往来寒热、心胸烦满、喜干呕等。《辅行诀》的大阴旦汤多了一味芍药；其他药物剂量，《辅行诀》中柴胡、半夏的量比《伤寒论》小柴胡汤多一些。

（5）小青龙汤与麻黄汤

《辅行诀》小青龙汤与《伤寒论》麻黄汤相比，药物组成相同，剂量基本一致，症状类似，为“太阳病，头痛发热，身疼腰痛，骨节疼痛，恶风无汗而喘者”，药用麻黄、桂枝、炙甘草、杏仁。

（6）大青龙汤与小青龙汤

《辅行诀》大青龙汤与《伤寒论》小青龙汤相比，药物组成相同，剂量基本一致，症状类似，为“伤寒表不解，心下有水气，干呕，发热而咳，或渴，或利，或噎，或小便不利、少腹满，或喘者”，药用麻黄、细辛、芍药、桂枝、炙甘草、半夏、五味子、干姜。

青龙汤是宣发之方，以麻黄为主。《辅行诀》中的小青龙汤是《伤寒论》中的麻黄汤，大青龙汤是《伤寒论》中的小青龙汤。

（7）小白虎汤与白虎汤

《辅行诀》小白虎汤与《伤寒论》白虎汤相比：药物组成相同，剂量基本一致，症状类似，为“太阳病，服桂枝汤后，大汗出，脉洪大者”，药用知母、石膏、炙甘草、粳米。

（8）大白虎汤与竹叶石膏汤

《辅行诀》大白虎汤与《伤寒论》竹叶石膏汤相比，《辅行诀》大白虎汤少了一味人参，多了一味生姜。所用剂量差不多，但症状不同。《伤寒论》：“寒解后，虚羸少气，气逆欲吐，竹叶石膏汤主之。”药用竹叶、石膏、麦门冬、半夏、人参、炙甘草、粳米。《辅行诀》：“治天行热病，心中烦热，时自汗出，舌干，渴欲饮水，时呷嗽不已，久不解

者方。”两者主要差异:《伤寒论》为“寒解、虚羸”;《辅行诀》为“病未解”;《辅行诀》大白虎汤之症更像《灵枢·经别》所说的“足阳明之正，上至髀，入于腹里，属胃，散之脾，上通于心”的阳明胃热大盛、循经上扰心宫而“心中烦热”者。即《伤寒论》竹叶石膏汤已有正气不足，故用人参以补虚;《辅行诀》大白虎汤正邪势均力敌，相争不下，故以生姜助阳以辛散驱邪。

（9）小朱鸟汤与黄连阿胶汤

《辅行诀》小朱鸟汤与《伤寒论》黄连阿胶汤相比，药物组成相同，剂量基本一致，症状类似，为“少阴病，得之二三日以上，心中烦，不得卧”，药用黄连、黄芩、芍药、鸡子黄、阿胶。

（10）大朱鸟汤与黄连阿胶汤

《辅行诀》大朱鸟汤比小朱鸟汤仅多了人参、干姜两味药，因此也就是比《伤寒论》黄连阿胶汤多了人参、干姜两味药。此方应为小朱鸟汤的重症而设。

朱鸟汤是针对少阴心肾，调节水火既济之剂，以泻火滋水、交通心肾为主选药组方。“鸡子黄禀南方之火色，入通于心，可以补离宫之火”;“黑驴皮禀北方之水色，且咸先入肾，可以补坎宫之精”;佐芍药之酸，收阴气而泄邪热;黄连、黄芩之苦直折心火。大朱鸟汤在此基础上加了人参补五脏、安神定魄，加干姜温中逐邪以复正气。

（11）小玄武汤与真武汤

《辅行诀》小玄武汤与《伤寒论》真武汤相比，药物组成及剂量基本一致，唯以干姜易生姜。症状上,《辅行诀》曰:“肾气不足，内生虚寒，小便不利，腹中痛，四肢冷者”;《伤寒论》曰:“少阴病，二三日不已，至四五日，腹痛，小便不利，四肢沉重疼痛，自下利者，此为有水气。其人或咳，或小便利，或下利，或呕者，真武汤主之”，药用茯苓、芍药、白术、生姜、炮附子。《伤寒论》比《辅行诀》论述更丰富，但终归皆是少阴病肾气不足，内生虚寒而见小便不利、腹中痛等。

（12）大玄武汤与真武汤加理中汤合方

《辅行诀》大玄武汤相当于《伤寒论》的真武汤与理中汤合方。真武汤组成：茯苓、白术、附子、芍药、生姜;理中汤组成：人参、干姜、白术、炙甘草;真武汤与理中汤合并，则组成为：茯苓、白术、附子、芍药、人参、干姜、炙甘草。二者合方与大玄武汤的药物组成及剂量基本一致。理中汤治伤寒太阴病，自利不渴，寒多而呕，腹痛便溏，脉沉无力。较单纯的真武汤多了温中的作用，更符合脾肾阳虚而见“少腹中冷，四肢冷清，腰背沉重，大便鸭溏”等大玄武汤所见之症。

《辅行诀》云:“玄武者，温渗之方，以附子为主。”《伤寒论》真武汤，温阳利水，附子为君。大玄武汤是在小玄武汤的基础上加人参补五脏，加炙甘草和中缓急、调和诸药。

（13）小勾陈汤与泻心汤及甘草干姜汤

《辅行诀》小勾陈汤由甘草、干姜、人参、大枣四味药组成。这四味药在《伤寒论》中被多方使用，如半夏泻心汤、生姜泻心汤、黄连汤、小柴胡汤、炙甘草汤、理中汤等，是健脾益中的四味常用组合药。在《伤寒论》中未找到相应的单方，反在后世的中医药书中频频出现。如唐代孙思邈《备急惠千金要方》云："生姜甘草汤，治肺痿咳唾涎沫不止，咽燥而渴。生姜五两，人参二两，甘草四两，大枣十五枚。"《脉因证治·卷三·三十七 痈疽》："甘草干姜人参治肺痿。甘草四两，干姜二两，人参一两，大枣三个"。若从治疗肺痿而论，可追溯到《金匮要略》："肺痿吐涎沫而不咳者，其人不渴，必遗尿，小便数，所以然者，以上虚不能制下故也。此为肺中冷，必咳多涎唾，甘草干姜汤以温之。炙甘草四两，干姜二两。"这些方剂的组方特点为：甘草用量独重，益脾摄涎，温肺止咳；干姜味辛大热，入肺胃二经，温肺暖胃，化饮止呕；两药组合，为治虚寒肺痿之主药；再加人参、大枣，均不离太阴脾肺二经，符合小勾陈汤"治天行热病，脾气不足，饮食不化，腰痛，下痢方"的要求。

（14）大勾陈汤与半夏泻心汤

《辅行诀》大勾陈汤与《伤寒论》半夏泻心汤相比，药物组成一致，剂量上，《伤寒论》中黄芩多一两、黄连少一两。《伤寒论》曰："伤寒五六日，呕而发热者，柴胡汤证具，而以他药下之，柴胡证仍在者，复与柴胡汤。此虽已下之，不为逆，必蒸蒸而振，却发热汗出而解。若心下满而硬痛者，此为结胸也，大陷胸汤主之。但满而不痛者，此为痞，柴胡不中与之，宜半夏泻心汤。"药用半夏半升，黄芩、干姜、人参、炙甘草各三两，黄连一两，大枣十二枚。与《伤寒论》生姜泻心汤相比，药物组成中多了一味生姜，剂量上干姜少了二两，其余同半夏泻心汤。《伤寒论》曰："伤寒，汗出解之后，胃中不和，心下痞硬，干噫食臭，胁下有水气，腹中雷鸣下利者，生姜泻心汤主之。"药用生姜四两，干姜一两，半夏半升，黄芩、人参、炙甘草各三两，黄连一两，大枣十二枚。《伤寒论》两方皆与《辅行诀》大勾陈汤相似，但其中半夏泻心汤所述症状多变，不易理解。虽然生姜泻心汤的组成多了一味生姜，但症状明了，且与大勾陈汤"天行热病，脾气虚，邪热入里，腹中雷鸣切痛，呕吐下利不止者"极为相似。

（15）小腾蛇汤、大腾蛇汤与承气汤

《辅行诀》小腾蛇汤、《辅行诀》大腾蛇汤，皆治天行热病，胃气素实，大腑闭结，邪气不除，腹满而喘者。不同的是：小腾蛇汤，汗出不止；大腾蛇汤，汗出而喘，时神昏不识人。两方皆用枳实三两、厚朴二两、甘草二两、芒硝二两（后下），此也是小腾蛇汤方。大腾蛇汤在此基础上加大黄、葶苈、生姜三味药，皆为通腹驱邪之方。《伤寒论》中与此相符的方，皆以"承气汤"贯名，如："阳明病，不吐不下，心烦者，可与调胃承气汤"，药用炙甘草二两、芒硝半斤、大黄四两；"阳明病，脉迟，虽汗出不恶寒者，其身必重，短气，腹满而喘，有潮热者，此外欲解，可攻里也。手足濈然而汗出者，此大便已硬也，大承气汤主之"，药用大黄四两、厚朴半斤、枳实五枚、芒硝三合。小承气汤即大承气汤去软坚下热的芒硝，并减少行气消胀的厚朴、枳实用量而成。此外，可参考的还有《伤寒论》中的大陷胸丸："病发于阳，而反下之，热入因作结胸；病发于阴，而反下之，因作痞也，所以成结胸者，以下太早故也。结胸者，项亦强，为柔痉状，下之和，宜大陷胸丸"，药用大黄半斤、葶苈子半升、芒硝半升、杏仁半升。综合比较，"大承气汤"与"调胃承气汤"相合，去掉大黄，调整厚朴的用量，基本相当于"小腾蛇汤"；"大承气汤"与"大陷胸丸"相合，去掉杏仁，加炙甘草，调厚朴的用量，基本相当于"大腾蛇汤"；三者主治对象也分别基本相当。

综上所述：

小阳旦汤－桂枝汤；大阳旦汤－新加汤；桂枝汤、新加汤皆为太阳经方。

小阴旦汤－黄芩汤加生姜；大阴旦汤－小柴胡汤；黄芩汤、小柴胡汤属少阳经方。

小青龙汤－麻黄汤；大青龙汤－小青龙汤；麻黄汤为太阳经方，小青龙汤为太阳太阴经方。

小白虎汤－白虎汤；大白虎汤－竹叶石膏汤；白虎汤、竹叶石膏汤皆为阳明经方。

小朱鸟汤－黄连阿胶汤；大朱鸟汤－黄连阿胶汤加参姜；黄连阿胶汤为少阴经方。

小玄武汤－真武汤；大玄武汤－真武汤＋理中汤；真武汤为少阴经方，理中汤为太阴经方。

小勾陈汤－甘草干姜汤；大勾陈汤－生姜泻心汤；甘草干姜汤为太阴经方，泻心汤为厥阴经方。

大小腾蛇汤－承气汤、大陷胸丸，皆为阳明经方。

2.《辅行诀》与《伤寒论》相比布方施药之序

（1）整合《辅行诀》外感方药的排列顺序

大小阳旦汤——太阳经（膀胱）。

大小青龙汤——太阳经、太阳太阴经（膀胱；膀胱、脾、肺）。

大小白虎汤——阳明经（大肠、胃）；大小腾蛇汤－阳明经（大肠、胃）。

大小阴旦汤——少阳经（三焦、胆）。

大小朱鸟汤——少阴经（心）。

大小玄武汤——少阴经、少阴太阴经（肾；肾、脾、肺）。

大小勾陈汤——太阴经、太阴厥阴经（脾、肺；心包、肝）。

（2）从《辅行诀》用药排序看其中的病邪传变

《伤寒论》讲的六经病传变顺序，一般是"太阳→阳明→少阳→太阴→少阴→厥阴"。从上述《辅行诀》用药排序看：

①"阳旦"示太阳初升或正气之阳抗邪之初，战场在边境的太阳膀胱经。

②"青龙"示太阳升或正气阳盛，正邪相争，邪尚在外，战场在太阳膀胱经及脾、肺经。

③"白虎"正气阳盛，邪气凶猛，正邪势均力敌，邪在外围的内侧，战场在阳明经。

④"阴旦"示太阳始降或正气始弱，邪气散开，战场面积扩大，在三焦、胆经呈拉锯状态。此是正邪相争的转折点。

⑤"朱鸟"正邪皆旺盛，或患者本身心气不足，战斗直接干扰了心神。《辅行诀》小朱鸟汤与《伤寒论》黄连阿胶汤的药物组成相同，剂量基本一致。大朱鸟汤比小朱鸟汤仅多了人参、干姜两味药，应为小朱鸟汤的重症而设。

⑥"玄武"示久战耗伤肾阴，治当滋养少阴心肾经，且益太阴经之脾肺，一以后天养先天之肾，二以益肺养心并达虚补其母的目的（肺为肾之母）。

⑦"勾陈"，古代星宿名，勾陈一即北极星。《易冒》曰："勾陈之象，实名麒麟，位

居中央，权司戊日。盖仁兽而以土德为治也……腾蛇之将，职附勾陈，游巡于前，权司己日。盖火神而配土德以行也。”“勾陈”居中，似脾土，主整体气机的斡旋，其太阴脾、肺经及厥阴心包、肝经，为阴中之阳藏，只要这些藏能“自强不息”，整体自能稳定。所以“勾陈”所列的方药，可以酌情加到任何方剂中。

可见《辅行诀》所列方药排序不是以病邪传变顺序而述，是以五藏方位为主线而列。但其中也不乏有明显的“太阳→阳明→少阳”的顺序，只是后三阴经顺序有些混肴。总体来说，无论是《伤寒论》还是《辅行诀》，其布阵都是：三阳在外战斗，三阴在内自强。所以，三阴方也多在治疗杂症的《金匮要略》中出现。

（3）太阳经不通过少阳而直接传阳明的道理

无论是《辅行诀》还是《伤寒论》，其病邪的传变顺序皆是“太阳→阳明→少阳”。按经络的走行顺序来讲，病邪若顺经传变应该是“太阳→少阳→阳明”，且《伤寒论》所示病邪在阴经的传变顺序“太阴→少阴→厥阴”就是明显的顺经传变过程。为什么病邪在阳经的传变可以不通过少阳，从太阳经直接传入阳明经呢？这个问题，充分体现了中医是“道理阖一”的医学。

①应该清楚，临床治疗是实实在在的人体实验，来不得半点虚假做作。外邪的传变过程是自然而为，非人为所作，医学史也证明了这个传变顺序是符合实际的。

②以解剖学的人体结构讲，皮肤和黏膜都属于人体系统的界面，都直接与外界沟通，只不过一个在外，一个在内而已，所以它们同为第一道防线。

③从人体的拓扑形态来讲，人体是轮胎形结构；从系统角度来讲，系统界面是外来微生物最先攻克的战线。外来微生物想占领该系统必须从界面开始，人体的轮胎形界面使外来微生物不得不形成“轮胎外侧→轮胎内侧→轮胎体松软的间质→轮胎体坚硬的支撑物”的感染顺序，这也是外来微生物最容易扩展的自然顺序。

中药理论发展的每一步都是人体真实验证的结果，是用一个个鲜活的生命或痛苦换来的结果，而非当今试管中的化学反应或动物验证的结果。中医药理论自起步的那一天，就是在以真实的人体病变为对象，在失败与成功的比较中寻求规律，而后在规律中探究机理而成的理论。前一步是原始的寻“道”术，后一步是努力以专业性的“理”对普适的“道”进行更准确的解释。但是，需要清楚的是，“道”是无止境的，“理”是需要不断推进的。

第二节　从中医“五藏”的概念窥视“道”与“理”

中医的道理很多，学说很杂，但皆可以从“阴阳五行”之纲而归纳出来，就如同用分形来归纳混沌。如前面讲的“五味”“归经”，是最具有临床意义的道理，虽然其背后涉及“正气内存”“病变传经”“营卫气血”等，但它们终离不开“阴阳五行”模式下的“五藏”功能、相互关系及病变特点。

按中医讲，脏器的“脏”字应为“藏”字。金文写作“𦼓”，表示为：兵戈护卫下的一位运筹帷幄的将领。《说文解字》曰：“藏，匿也。”《吕氏春秋·察今》曰：“见瓶水之冰，而知天下之寒，鱼鳖之藏也。”中医的“五藏”概念确实与解剖的“五脏”概念不同，中医“五藏”的形态功能是“阴阳五行”的“气动”概念，是一种“活体”概念，所以众多内容一旦解剖即成“死体”而消失。并且所谓“气动”有象无形，很难以有形之物作证据，只有依靠千百年来无数的临床之象来总结提炼，真如同提炼出“见瓶之冰”“知鳖之藏”的程度。应该讲，这个由众多个体主观集合起来的经验，经过多方验证已然成为了客观的事实。此节将以中医“五藏”概念为切入点，剖析一下中医的“道理”。

一、中医传统的“五藏”概念

中西医对人体重要脏器的功能都非常重视，也极尽其力地对脏器功能进行研究。因为脏器功能是人体混沌系统运转的吸引子，只有搞清楚正常情况下脏器功能及其特性，才有可能对人体系统运转情况给予正确的判断。

“阴阳五行”的道理是否能应用于医学，还需要医学自己用了以后才能回答。中医经历了数千年的临床考验至今仍然不衰，且一直遵循着“阴阳五行”在医学中演绎的理论。事实证明，“阴阳五行”演绎的“五藏”理论确实可以承担中医学理论核心内容。从解剖学的角度讲，凡器官皆有自己的特点功能，中医的“五藏”特点功能是什么？中医为何将器官分为“五藏六腑”？

《素问·五藏别论》曰：“所谓五藏者，藏精气而不泻也，故满而不能实；六腑者，传化物而不藏，故实而不能满也。所以然者，水谷入口，则胃实而肠虚；食下则肠实而胃虚。故曰实而不满，满而不实也。”从专论“五藏六腑”的字面看，好像就是“藏精不泻”与“化物不藏”的区别。但是，若将临床治疗“五藏六腑”问题摆出来细细分析，你将看到“五藏”是与人的精神、情志密切相关的脏器，而“六腑”基本没有此功能。例如，对失眠症，临床治疗要从“心肾既济”去思考，不会从小肠与膀胱的关系去思考；对烦躁抑郁症，临床治疗要从“肝肺气交”或“肝”本身“阴阳气血”的平衡关系去思考，不会责之于胆和大肠。由此可以得知，中医的道理是与临床紧密对应的，如果不在实践中去体会，将很难悟出其道理及背后的真谛。

中医的“五藏”并非单纯的五个解剖脏器，而是概括整体机能的五个属性，所以中医的“五藏”应称为“五藏学说”，其学说内容散在于古籍各章节之中。中医的“五藏”概念随着临床的发展应用在不断地被充实，但其基础内容自《内经》时代已经确定，让我们从了解其基础内容开始吧。

《素问·灵兰秘典论》曰：“心者，君主之官也，神明出焉。肺者，相傅之官，治节出焉。肝者，将军之官，谋虑出焉。胆者，中正之官，决断出焉。膻中者，臣使之官，喜乐出焉。脾胃者，仓廪之官，五味出焉。大肠者，传道之官，变化出焉。小肠者，受盛之官，化物出焉。肾者，作强之官，伎巧出焉。三焦者，决渎之官，水道出焉。膀胱者，州都之官，津液藏焉，气化则能出矣。凡此十二官者，不得相失也。故主明则下安，以此养生则寿，殁世不殆，以为天下则大昌。主不明则十二官危，使道闭塞而不通，形乃大伤，以此养生则殃，以为天下者，其宗大危，戒之戒之！至道在微，变化无穷，孰知其原！窘乎哉！消者瞿瞿，孰知其要！闵闵之当，孰者为良！恍惚之数，生于毫厘，毫厘之数，起于度量，千之万之，可以益大，推之大之，其形乃制。”

《素问·五藏生成》曰：“心之合脉也，其荣色也，其主肾也。肺之合皮也，其荣毛也，其主心也。肝之合筋也，其荣爪也，其主肺也。脾之合肉也，其荣唇也，其主肝也。肾之合骨也，其荣发也，其主脾也。是故多食咸，则脉凝泣而变色；多食苦，则皮槁而毛拔；多食辛，则筋急而爪枯；多食酸，则肉胝胎而唇揭；多食甘，则骨痛而发落，此五味之所伤也。故心欲苦，肺欲辛，肝欲酸，脾欲甘，肾欲咸，此五味之所合也。”

将上述内容归纳成下表。

	藏	官象	作	主	志	体	液	荣	味	腑	其他
木	肝	将军	谋虑	主疏泄藏血	怒	合筋	泪	爪	酸	胆	疏泄情志于气机
火	心	君主	神明	主血脉藏神	喜	合脉	汗	色	苦	小肠	五藏六腑之大主
土	脾	仓廪	五味	主运化统血	思	合肉	涎	唇	甘	胃	后天之本、旺于四时
金	肺	相傅	治节	主气司呼吸	悲	合皮	涕	毛	辛	大肠	朝百脉、肺叶娇嫩
水	肾	作强	伎巧	主藏精纳气	恐	合骨	唾	发	咸	膀胱	先天之本、生髓通脑

中医认为，经络是“内属于腑脏，外络于肢节”的系统。经络系统将五藏、六腑、五体、五官、九窍、四肢百骸等全身每个细胞及每个细胞的功能都联结起来，成为无死角的有机整体。经络是经脉（主要位于体内的主干及分支）与络脉（体表的细小分支结成网络状）的总称。

经络既是气血运行的通道，也是沟通、联络、牵制藏腑、肢体、皮毛、五官、九窍等活动的线索。这是中医整体观的解剖模式，在这个模式中，有可以看到的有形之物，也有看不到的无形之物；有现代解剖的内容，也有不同于现代解剖的内容；虽然没有将结构与功能分述清楚，但却包含了所有的结构与功能之象。从此应该可以比较具体地体会到，“整体”的概念在中医与现代医学中是不同的。中医的“整体”如莫比乌斯环，“牵一发而动全身”；现代医学的“整体”却是各个器官的“联合体”。中医的“整体”要求各个器官统一为了“生生不息”而行动，现代医学的“整体”要求各个器官做好、做强自己的本职工作。中医“整体”的统一性决定，以整体利益为先，各自的本职工作随整体利益在一定范围内调整；现代医学的“整体”，以检测各自的本职工作状态为先，如何配合整体利益，好像那是“药物”的事。中西医都在为人体“整体”效果在工作，中医的作用点在于如何通过藏腑之间的相互牵制来自我寻求平衡以调整“全身”，西医的作用点在于如何通过“药物”来消除或补充那些机体内多出或缺少的物质以整理“正常值”。中西医的一念之差，导致药物作用结果的差距，远至双方相互难以理解、难以沟通。

因此搞清楚中医的五藏概念是学习中医的纲领性问题，尤其是一些用现代概念无法解释的中医“五藏”概念。如中医五藏中不包括现代医学不可忽略的“大脑”，这似乎是不可理解的问题。连五官、九窍都讲得头头是道的中医，怎么会忽略了“万灵之主”的大脑呢？还有"脾"本是免疫系统的脏器，中医不将其归于"卫外"的"肺"系，却将其归为"消化系统"，为什么？而本属于消化系统的"肝"，竟然不是时时为耗散的人体增加能量的"后天之本"，却以"疏泄情志与气机"为主要功能，这中医的"肝"到底是什么？

1. 心

（1）解剖学概念的心属于血液循环系统

循环系统是分布于全身的封闭管道系统，包括心血管系统和淋巴系统。心血管系统包括心脏、动脉、毛细血管和静脉。淋巴系统包括淋巴管和淋巴器官，是血液循环的支流，协助静脉运回体液入循环系统，属循环系统的辅助部分。一言以蔽之，心是机体血液循环的动力器官。

（2）中医"心"的功能

心者，生之本，神之变也；心之合脉，脉舍神，其充在血脉，其华在面。心藏神，神之处也；心为君主之官，神明出焉。为阳中之太阳，通于夏气。喜伤心，心气虚则悲，实则笑不休等。归纳要点如下。

①心主血脉："人心动，则血行于诸经，……是心主血也"（《医学入门·脏腑》）。此与现代解剖概念的心基本相同。

②心主神志："心者，五脏六腑之大主也，精神之所舍也"（《灵枢·邪客》）。

③心之外象：在体合脉，开窍于舌，其华在面，在液为汗；在志为喜。

（3）思考

唯有"心主血脉"一项与现代概念基本吻合。最需思考的是如何理解"心为君主之官，神明出焉"。现代知识告诉我们，思维属于大脑功能，中医的心是否包括了大脑的功能？神明与思维有何不同？

2. 肝

（1）解剖学概念的肝属于消化系统

消化系统由消化道和消化腺两部分组成。消化道是一条起自口腔，经咽、食道、胃、小肠、大肠，到肛门的很长的肌性管道。消化腺有唾液腺、胃腺、胰腺、肠腺和肝脏（胆囊）。消化系统的基本生理功能是摄取、转运、消化食物和吸收营养、排泄废物。其中胃是储存食物并通过蠕动搅磨食物，使食物与胃液充分混合的器官。食物的营养成分被吸收进入小肠壁中的毛细血管，然后逐步汇入门静脉进入肝脏。在肝脏内，门静脉又分为许多细小的血管，流入的血液在此进行处理后，富含营养物质的血液再流入体循环。许多药物需要通过肝处理，肝有合成与储存多种维生素、制造凝血因子、分泌及排泄胆汁、灭活激素等作用，可见肝脏是以代谢功能为主的器官。一言以蔽之，肝是机体最大的化工厂。

（2）中医"肝"的功能

肝者，罢极之本；肝之合筋，其充在筋，其华在爪。肝藏血，血舍魂，魂之居也。为阴中之少阳，通于春气。怒伤肝，肝气虚则恐，实则怒。归纳要点如下。

①肝主疏泄，疏泄情志与气机。

②肝主动，为筋之宗。

③肝藏血，人卧血归肝；血舍魂，肝为魂居之处。

④肝之外象：在体合筋，其充在筋，其华在爪，开窍于目，在液为泪；在志为怒。

（3）思考

从实质性功能讲，中西医的肝相差甚远，若强言其相同点，唯“肝藏血”这点有部分相同，因为肝代谢过程中的输入输出物质都藏在血中。并且从时间生物学讲，人安静地睡卧时，肝才能很好地进行代谢工作。除此之外无一项相合。

①现代知识告诉我们“疏泄情志与气机”应属大脑急、慢性应激反应，其中包括下丘脑－垂体－肾上腺皮质轴、丘脑－垂体－甲状腺轴、丘脑－垂体－性腺轴以及交感神经－肾上腺髓质系统等脑神经与内分泌问题。

②“肝主动，为筋之宗”应归属运动神经系统。

③如此复杂的的机制，中医是如何掌控的？

3. 脾

（1）解剖学概念的脾属于免疫系统

免疫系统是机体执行免疫应答及免疫功能的重要系统，由免疫器官、免疫细胞和免疫分子组成。脾脏属于免疫器官之一，脾在胚胎时期为造血器官，自骨髓开始造血后，脾演变为人体最大的外周免疫器官。它承担着过滤血液的职能，除去死亡的血细胞，吞噬病毒和细菌，并激活 B 细胞使其产生大量的抗体等。一言以蔽之，脾是机体免疫的军营。

（2）中医“脾”的功能

脾者，仓廪之本，五味出焉；脾之合肉也，其充在肌，其华在唇四白。脾藏营，营之居也，营舍意。此至阴之类，通于土气，主四时。思伤脾，脾气虚则四肢不用，五藏不安。实则腹胀，经溲不利。归纳要点如下。

①胃主纳食，脾主运化。脾为气血生化之源，且主统血。《素问·奇病论》曰：“五味入口，藏于胃，脾为之行其精气。”明代万密斋说：“受水谷之入而变化者，脾胃之阳也；散水谷之气以成营卫者，脾胃之阴也。”脾胃共主受纳、运化，同为后天之本，李东垣在《脾胃论》中说：“悉言人以胃气为本。盖人受水谷之气以生，所谓清气、营气、运气、卫气、春升之气，皆胃气之别称也。”《沈注金匮要略·卷十六》曰：“人五藏六腑之血，全赖脾气统摄。”此与现代消化系统功能几乎无异。

②脾胃位居中焦，为人体气机斡旋之枢纽。《说文》曰：“斡，蠡柄也。”段玉裁注：“判瓠为瓢以为勺，必执其柄而后可以挹物。执其柄则运旋在我，故谓之斡。”脾胃是机体气机运转的轴心，既有不断给予动力功能，又有时时调节整体平衡功能，故可视为人体自组织系统自我“运旋”的“斡”。

③脾主升清，胃主降浊。清指精微物质。《素问·经脉别论》曰：“饮入于胃，游溢精气，上输于脾，脾气散精，上归于肺，通调水道，下输膀胱，水精四布，五经并行。合于四时，五藏阴阳，揆度以为常也。”清代程杏轩在《医述》中说：“盖脾主运化，其用在于无形，其属土，地气上腾，然后能载物，故健行而不息，是脾之宜升也明矣。胃者，水

谷之海，容受糟粕，其主纳，纳则贵下行，譬如水之性莫不就下，是胃之宜降也又明矣。”

④脾之外象：在体合肉，主四肢，开窍于口，其华在唇，在液为涎，脾藏意，在志为思。

⑤藏腑关系：脾与胃相表里。

（3）思考

①《黄帝内经·素问·五脏别论》曰：“所谓五脏者，藏精气而不泻也，故满而不能实；六腑者，传化物而不藏，故实而不能满也。”可见中医的藏腑关系比较明确。因功能与物质不可分，五藏以藏精不泻为本，所以论功能时主要以五藏为准，但唯论脾时，处处不离胃，此中的实质内涵是何？现代知识告诉我们胃属于消化系统，脾属于免疫系统，两者为何在中医中竟然成了密不可分的表里关系？

②从现代的知识讲，气动原于肺，血动原于心，气机是生命之本，那么主宰气机的应该是心肺，为何中医却认为脾胃是机体气机运转的轴心？

4. 肺

（1）解剖学概念的肺属于呼吸系统

呼吸系统是机体与外界进行气体交换的一系列器官的总称，包括鼻、咽、喉、气管，由大量的肺泡、血管、淋巴管、神经构成的肺，以及胸膜等组织。临床上常将鼻、咽、喉称为上呼吸道，喉以下的气体通道称为下呼吸道。上呼吸道及气管主要是负责传送气体，呼吸道内表面都分布有分泌液和纤毛，它们具有温暖、湿润和净化吸入的空气的作用。支气管在肺内反复分支可达 23 ～ 25 级，后形成肺泡。肺泡之间的间质内含有丰富的毛细血管网，毛细血管膜与肺泡膜共同组成呼吸膜，血液和肺泡内气体进行气体交换必须通过呼吸膜才能进行。一言以蔽之，肺是机体进行内外气体交换器官。

（2）中医“肺”的功能

肺者，气之本，肺藏气；肺之合皮也，其充在皮，其华在毛。肺为相傅之官，治节出焉。肺藏魄，魄之处也。为阳中之太阴，通于秋气。忧伤肺，肺气虚则鼻塞不利、少气，实则喘喝胸盈仰息。归纳要点如下。

①肺主气，司呼吸，开窍于鼻，在液为涕。肺主一身之气，与天气直接相通，

②肺朝百脉，外合皮毛，肺主宣卫气，调节腠理之开阖。《素问·经脉别论》曰：“食气入胃，浊气归心，淫精于脉，脉气流经，经气归于肺，肺朝百脉，输精于皮毛。”

③肺主治节，为娇脏，寒热皆所不宜。《辨证奇闻·痹证门》曰：“肺为相傅之官，治节出焉。统辑之气，无经不达，无脏不转，是乃肺之充，而肺乃气之主也。”

④肺为水之上源，通调水道，下输膀胱。

⑤肺为魄居之处，在志为忧。肺与大肠为表里。

（3）思考

现代知识告诉我们肺是血氧补充器，补充了氧的血液在心脏泵的作用下流遍机体每个角落。这与中医肺主气司呼吸、肺朝百脉的特点等基本一致。问题是如何理解其中的“肺主治节”以及“肺外合皮毛，主宣卫气”？

5. 肾

（1）解剖学概念的肾属于泌尿系统功能

泌尿系统由肾脏、输尿管、膀胱及尿道组成，其主要功能为排泄尿液。肾脏由肾实质和肾盂两部分组成。肾实质承担主要功能，肾盂主承接被排泄的尿液。肾实质由众多毛细血管球（肾小球）及其外面包裹的肾小囊组成。肾小囊由扁平上皮构成并分内外两层，两层之间有囊腔，即紧包在毛细血管球外面的内层细胞膜在血管球极袢处返折而成外层细胞膜，外层细胞膜汇集至中央形成管道，此管道（肾小管）长达 30 ～ 50mm，前段盘曲在所属肾小体周围，是重吸收功能的重要组成部分；其余部分具有吸收水、钠离子，排泌钾离子、氢离子、NH_3，以及受醛固酮和抗利尿激素调节，参与调节尿液浓缩和稀释等作用。流经肾小球的血液成分除血细胞和大分子蛋白质外，均被滤入肾小囊内，形成原尿。原尿通过肾小管时又将其中绝大部分水、全部的糖和一部分盐重新吸收，送回血液，大部分氮不再被吸收。剩下的含有残余物质的浓缩液体就是尿，约占原尿的1%。这一过程维持了体内电解质和酸碱平衡，这其中既有肾脏维生素 D_3 的活化作用，也有甲状旁腺激素通过刺激肾小管上皮细胞产生增钙抑磷的重吸收等作用。此外，在肾小球的入球小动脉近血管极处有由球旁细胞、致密斑、球外系膜细胞和极周细胞组成的肾小球旁器，肾小球旁器分泌的肾素可以通过收缩血管和增加体液容量的双重作用使血压升高。肾脏还可分泌促红细胞生成素，作用于骨髓造血系统，促进原始红细胞的分化和成熟。一言以蔽之，肾是机体重要的血液过滤器和强骨、促血成熟器官。

（2）中医“肾”的功能

肾者，主蛰，封藏之本；肾之合骨也，其充在骨，其华在发。肾藏精，精之处也，作强之官，伎巧出焉。为阴中之太阴，通于冬气。肾藏志，精舍志，恐伤肾，肾气虚则厥，实则胀。归纳要点如下。

①肾为先天之本，主蛰，藏精。“蛰，藏也”（《说文》）、“静也”（《尔雅》）。虞注：“蛰，潜藏也。”肾有潜藏“精”之功能，精虽源于先天，但也需要后天之物不断生化而成。

②肾主骨生髓，主生长发育，主生殖。

③肾主水。生命离不开水，肾主水有两层含义。其一如《素问·水热论》说：“肾者至阴也，至阴者盛水也。”即水的代谢为肾所主，肾的水液代谢功能失常临床将出现水肿症。其二如《素问·逆调论》说：“肾者水藏，主津液。”《素问·上古天真论》说：“肾者主水，受五脏六腑之精而藏之。”是指机体内的血液、组织液、津液、唾液、消化液、精液等，这些包含了许多与生命活动有关物质的体液，都是靠肾阳的气化功能而成。

④肾主纳气，“肺为气之主，肾为气之根”，肺司呼吸，肾主纳气。

⑤肾之外象：腰为肾之腑；肾在体为骨，其华在发，开窍于耳及二阴，在液为唾；在志为恐。

（3）思考

从肾主水而论，中西医在肾的生尿、排尿以及维持体内电解质和酸碱平衡方面的认识是基本一致的。从肾藏精、肾主骨而论，这应该与肾可以分泌肾素、促红细胞生成素以及与甲状旁腺激素等有一定关系，而且甲状旁腺激素可以通过肾对钙、磷的调节来影响骨代谢及骨质的变化。但目前的认识还不足以说明中医肾的真正内涵。

①何为“先天之本”？“肾主生殖”是否表明中医的肾包括了解剖学的生殖系统内容？如此划分的临床意义何在？

②如何理解“肾主骨生髓”中的“生髓”问题？

③如何理解“肺主呼气，肾主纳气”？

纵观上述问题，各藏都有各藏对应的解剖性功能内容，唯“脾”不知所以；肝相差得太远，难与“肝主动、主疏泄情志与气机”功能相联系；肺的疑问最少，主要疑问集中在“肺主治节”“肺外合皮毛，主宣卫气”上；心的疑问最直接，“心主神明”直接涉及大脑主思维的功能；肾的问题比较复杂，不知为何有“肾生髓、主纳气”功能及“先天”作用。

二、从现有解剖寻中医“五藏”

从现代解剖学概念看，人体可分为 9 大系统：循环系统、呼吸系统、消化系统、运动系统、生殖系统、泌尿系统、神经系统、内分泌系统、感觉器官。

从现代解剖学角度看，除了内分泌系统外，其他各个系统都可以单独地、自成体系地被完整地剥离出来。从各系统示意图也可以看到，呼吸系统、消化系统、血液循环系统、神经系统等都可以完整地独立出来。因此，无论五藏还是系统，它们可以像机械零件那样被单独制作、单独修理、单独安装。现实的医学也多在此观念下进行发展。

这些系统几乎囊括了人体所有有形之物，中医的“五藏”应该也囊括在内。不过细细分析，并非如此。中医“五藏”概念的本身就涵盖了各个系统的内容，也就是说中医五藏的概念要远远大于目前解剖学五脏的概念。此外，虽然中医的经络在目前的解剖学中尚未找到，但是在中医看来经络是实实在在存在的有形之体。在经络的贯穿性、网络性的联通下，人体名副其实地成为从中央藏腑到天涯海角每个细胞难解难分的一个整体。中医不能将“五藏”系统完整地剥离出来，不能单独修理某一个内藏。中医识人体如自然界的星辰天地，天地星辰各有各的活动范围，超出这个活动范围，就不是某个星辰自己的事了，将是所有星辰平衡的问题。所以，中医的外科与现代解剖学的外科不同，虽然刀剑之疾的治疗与现代解剖学外科几乎无疑，但是那些由于机体内部原因造成的“外伤”，如免疫造成的脉管炎、溶骨症、股骨头坏死等，中医几乎不采用手术治疗。不同的“五藏”系统概念，在最初可以同时学习，可以互惠，可是到了实战的临床，双方所采取的手段和结构重建将是天壤之别，难以相互理解。

中医是走在“道”上，但很希望“道”上的路标多些、清晰些，以防走错了“道”。因为“道”是没有路标的路，需要靠感知地磁方位、星辰方位来寻路，每个人对天地的感应存在差异，所以都在如履薄冰地前进。西医是以路标为“理”，因为“理”是大家可见且被论证是正确的路，人多力量大，走错了没关系，很快就可以更换路标，大家又可以齐心合力一起走。问题是，正确的方向是由自然来锁定的，无论如何最终要归于“道”上。临床许多事实证明了这个观点的合理性，许多科研内容也在不断证明这个观点的合理性，其中不乏有关经络学说的内容。

随着人们认识的深入，发现以往对淋巴系统和筋膜系统的认识不够充分，一般将其归于循环系统、运动系统一带而过。肿瘤病变的转移让人关注到了淋巴系统，自身免疫病的多样性促使医学对细胞间质和筋膜有了新的看法。随着现代医学的研究深入，原来认为难于理解的一些中医内容不断被认识，如中医临床的“痰湿证”与淋巴系统、经络系统与筋膜系统的关系等。同时也为中医的“五藏”中“脾主运化，主统血”和“肝主动，在体合筋”等内容补充更自信的内容，这个更自信内容的基础是源于可视的解剖。

（一）从筋膜－结缔组织寻中医“五藏”

以往，红斑狼疮、硬皮病、皮肌炎、干燥综合征、变应性血管炎、结节性多动脉炎以及类风湿性关节炎等被统称为“结缔组织病”。所谓“结缔组织病”是指多系统、多器官受累的自身免疫性疾病。那么为什么这个“结缔组织”一发病就会如此繁多复杂、涉及范围如此广泛呢？这个问题曾经令人不解，因为以往多是以各种胶原蛋白及纤维组织来解释结缔组织，此解释虽然具有较明确的局部认识，但缺乏整体观。随着研究的深入，“筋膜”一词在21世纪登台亮相了。在2007年第一届世界筋膜研究大会召开后，“筋膜”和“结缔组织”就逐渐被当作同义词使用了。

我们都见过用树叶作的书签或丝瓜络吧，那是一个没有任何叶片体的“完整”树叶或是一个没有任何“肉质”的“完整”丝瓜，只是由连贯的“丝”结成的网。实际人体也是如此，那“丝”状的网就是“筋膜”。如此看来，所谓“筋膜”若称为“筋膜网络”更形象。但是，若将“筋膜”只视为“丝”状的“人体结构物质”则缺乏了“活”的内容。毕竟“人体结构物质”在活体中是具有代谢变化的、有生理作用的，而非单纯的“结构”意义。因此，在“筋膜”的框架内，必有活的“结缔组织”的活动。

结缔组织皆分化于胚胎时期的中胚层组织中的间充质，间充质由间充质细胞和基质构成。间充质细胞具有很强的分化潜能，在胚胎时期能分化成各种原始结缔组织细胞、内皮细胞、平滑肌细胞等，成体的结缔组织内仍保留少量未分化的间充质细胞，可以分化为成纤维细胞、脂肪细胞以及血管壁的平滑肌和内皮细胞等。成体结缔组织由多种细胞和大量的细胞外基质构成，特点是细胞种类多、数量少，细胞外基质多。细胞外基质包括细丝状纤维、无定型基质和组织液，细胞散在其中，无极性。细胞外基质是细胞赖以生存的微环境。成体结缔组织细胞主要是成纤维细胞，成纤维细胞分泌基质和所有纤维成分，当它成熟至分化停止时就化名为纤维细胞，纤维和基质又合称“间质”或“细胞外基质”（ECM）。由于结缔组织的基质中所含的各种纤维蛋白比例以及含水量的不同，由此而形成的组织结构和功能不同，可将结缔组织分为胶体状态的固有结缔组织、固体状态的软骨组织和骨组织、液体状态的血液和淋巴。一般所说的结缔组织是指固有结缔组织。固有结缔组织分布广泛，根据结构和功能又分为“疏松结缔组织”“网状组织”“致密结缔组织”和“脂肪组织”。

疏松结缔组织又称蜂窝组织，因纤维含量较少、排列稀疏而得名，内含多种细胞，如成纤维细胞、脂肪细胞、间充质细胞，以及一切与免疫相关的淋巴细胞、单核细胞、肥大细胞、巨噬细胞、中性粒细胞、浆细胞等，这些细胞散在于大量基质内，广泛分布于器官之间、组织之间和细胞之间，具有连接、支持、营养、运输、防御等功能。

网状组织由网状细胞、网状纤维和基质构成。网状纤维细而多分支，网孔内充满基质和淋巴细胞、巨噬细胞、血细胞等。网状组织主要分布于红骨髓、脾、扁桃体、淋巴结和呼吸道、消化道黏膜固有层中，也分布在毛细血管周围、肾小管周围、上皮基膜的网板中，是造血器官和淋巴器官的基本组成成分。

“筋膜”多属于致密结缔组织，致密结缔组织与疏松结缔组织基本相同，特点是纤维多，基质少，中含少量纤维细胞、血管和淋巴管。纤维紧密排列，依构成形式可分为：规则致密结缔组织，纤维顺着受力的方向平行排列成束，见于肌腱、韧带、腱膜等；不规则致密结缔组织，纤维彼此交织成致密的板层结构，见于硬脑膜、真皮、柔软的器官的被膜等；弹性组织，是以富于弹性的纤维为主，新鲜状态下呈黄色，又名黄纤维。排列成束或编织成膜状的致密结缔组织，见于项韧带、动脉中膜的弹性膜、呼吸道和消化道黏膜固有层等。每个细胞的活动都与筋膜的张力以及所处的结缔组织环境相关。筋膜将器官包裹在结缔组织膜层中，悬挂在体腔内。每个器官都覆盖着由浆膜隔开的双层筋膜，如大脑中的脑膜、心脏外部的心包、肺部的胸膜、腹部的腹膜、骨外膜等都是“筋膜－结缔组织”。当将“筋膜”和“结缔组织”结合起来，人们看到的是什么？

让－克劳德·甘博图在其所著《认识活体筋膜》的前言和序言中说：“细胞实际上并不遍布整个身体，同时与形成人体并无关联。在半个多世纪的研究中被忽视的胞外世界和细胞世界一样重要。我需要传达对长期被忽视的体内物理作用力的重要性的理解，这些力量将它们的法则施加于各个层面，并使空间和时间的复杂性不断演进。我在进入一个分形和异常混乱的世界过程中经历了很大的难题，因为在此过程中我需要抛开既有的合理定律。我开始认识到，这种看似混乱的纤维紊乱，连同组织的可持续性，才真正能够确保生物体的能动性和效率性。秩序和相称的概念突然受到非线性和明显混沌的颠覆，这实际上却成就了适应性，使人体以最有效的方式进行自主构建。最后，我想让其他人感受到这一探索的结果，它打破了我们在已有学术成果上的确定性，引领我们进入量子物理学、分形化和生物张拉整体的领域。自然无疑是脆弱和复杂的结合体，但它正在逐渐变得更容易理解。”此段论述在告知我们，机体是在结缔组织的环境里工作的，混沌人体中多个吸引子造成的运动轨迹，都是在穿越结缔组织过程中完成的，而这个组织是真实的整体架构。

1. 人体内外界面——皮肤与黏膜的“筋膜－结缔组织”

（1）皮肤与“筋膜－结缔组织”

人体外表界面的皮肤是由表皮、真皮及皮下组织三层结构组成。表皮由外胚层分化而来；真皮和皮下组织都属于“筋膜－结缔组织”，由中胚层分化而来。

表皮内有丰富的神经末梢，但没有血管。表皮从外至内依次为角质层（掌跖部还有透明层）、颗粒层、棘层、基底层，由四层细胞重叠而成。

真皮主要由胶原纤维、弹力纤维、网状纤维和无定型的基质组成。真皮分乳头层和网状层两层，两者之间无明显界限。乳头层以突起乳头嵌入表皮深面，内含丰富的毛细血管网和感觉神经末梢，如触觉小体；真皮靠近皮下组织的是网状层，主要由粗大的胶原纤维束和弹性纤维束组成。此层有较大的血管、淋巴管以及汗腺、毛囊、皮脂腺等；神经和神经末梢也较丰富，深层有环层小体，能感受压迫和振动的刺激。

皮下组织由大量的脂肪细胞和疏松的结缔组织构成，连接皮肤与肌肉，又称为“皮下脂肪组织”“蜂窝组织”，解剖学上称为“浅筋膜”，其厚度因体表部位、年龄、性别、内分泌、营养和健康状态等而有明显差异。结缔组织将脂肪分成无数小格，小格中除脂肪外还有神经和血管，特点是纤维分布比较疏松，而基质相对较多，血管丰富，是一个天然的缓冲垫，能缓冲外来压力，结缔组织还是热的绝缘体，能够储存能量，临床上常在此做皮下注射。皮下组织有感觉功能，可以将皮肤感受器感受到的外界各种刺激传递给大脑；可以通过调控皮脂腺和汗腺分泌，从而调节体温、参与机体电解质代谢、参与氧气与二氧化碳的代谢，以及于表皮形成皮脂膜保护和润泽皮肤，这些功能也是外用药物和化妆品产生作用的基础。

（2）黏膜与“筋膜－结缔组织”

人体内部界面的黏膜是由上皮组织和结缔组织构成的膜状结构，其中结缔组织部分被习惯地称为“固有层”，“固有层”内含丰富的血管、毛细血管、淋巴管等。人体口腔、鼻腔、气管、支气管、肺、消化系统、子宫、卵巢、输卵管、肾脏、膀胱、尿道等都覆盖着一层黏膜组织，呼吸道的上皮上还有一层纤毛。由于皮肤与黏膜的“筋膜－结缔组织”中含有大量淋巴管和各种免疫细胞，所以构成人体最前沿的防御系统。

黏膜免疫系统主要由黏膜结合淋巴组织构成，它们沿着呼吸道、消化道、泌尿生殖道黏膜上皮及某些外分泌腺（胰腺、乳腺、泪道、唾液腺分泌管等）分布并广泛存在，主要是通过产生分泌型 IgA（sIgA）和 IgM，起着哨卫作用。此外，黏膜有一“共同黏膜系统免疫现象”：在黏膜某一处致敏的淋巴细胞可以传播到黏膜组织的各个部位，如鼻咽部接触的某抗原，可以同时在直肠、呼吸道其他部位、阴道产生相应的 IgA 和 IgG 抗体。

2. 神经系统的“筋膜－结缔组织”

神经外膜是包裹着周围神经的致密结缔组织，当外膜深入包裹到每根神经上时称为神经内膜，内外膜之间还有神经束膜包裹着神经纤维束。筋膜组织中含有丰富的交感神经末梢、副交感神经末梢以及感受器，如感受肌纤维牵张力的高尔基腱器官（神经腱梭）、感受压力和触觉的帕西尼小体（环层小体）、感受剪切力的鲁菲尼小体（慢适应性机械感受器）等。笼统地讲，浅筋膜受皮神经支配、深筋膜受运动神经支配。“筋膜－结缔组织”具有对局部组织的营养和代谢作用，神经系统包裹的“筋膜－结缔组织”比肌肉厚多了，说明神经系统比肌肉更需要营养和好的生存环境。

头部的浅筋膜含脂肪组织较少，内有颞浅动脉、颞浅静脉、面横动脉、耳后动脉、耳后静脉、耳颞神经、耳大神经、枕小神经等，且多由基底部向颅顶部走行。

脑脊膜是包在脑和脊髓外面的结缔组织膜，有三层，由外向内是硬膜、蛛网膜、软膜。蛛网膜是由薄层纤细的结缔组织构成，内含有脑脊液；软膜富含血管。血管进入脑内时，软膜和蛛网膜也随之进入脑内。当小血管进一步分支成毛细血管时，软膜组织则消失，毛细血管由星形胶质细胞突起所包裹。富含血管的软膜与有分泌脑脊液功能的室管膜相贴突入脑室，形成皱襞状结构。筋膜学认为“脑脊液循环”是中枢神经系统中特化的"淋巴系统"。

3. 骨系统的"筋膜－结缔组织"

骨膜、骨质、骨髓是不同的结缔组织。

骨外膜（骨膜）为内、外两层。外层为致密结缔组织，内层为富含血管、神经和骨祖细胞的疏松结缔组织。骨内膜由一层骨祖细胞和少量结缔组织构成。骨祖细胞具有成骨和成软骨的双重潜能。

骨髓存在于骨松质腔隙和长骨骨髓腔内，由多种类型的细胞和网状结缔组织构成，为柔软、富有血液的组织，分为红骨髓和黄骨髓。红骨髓由血窦和造血组织构成，主要含有骨髓造血干细胞和骨髓间充质干细胞。

骨髓造血干细胞能分化为红细胞、白细胞、血小板等血细胞系统的祖细胞。所以红骨髓中除了干细胞外，还有各种祖细胞和各种血细胞系不同发育阶段的细胞。

骨髓间充质干细胞（BMSC），即骨髓基质成纤维细胞，是骨髓中除造血干细胞以外的另一种重要的成体干细胞，参与构成造血微环境，同时还具有多向分化潜能、低免疫原性、扩增迅速、遗传背景稳定等特点，具有向中胚层和神经外胚层来源的组织细胞分化的能力。依据其在骨范围内、外的分化，可将其分为两大阵营。

①在骨范围内的分化：主要是向成骨细胞、脂肪组织、软骨组织分化。这其中最主要的是向成骨细胞的分化，也称为"骨代谢"，因为人一生都在不断地通过骨形成、骨重塑两个阶段进行着"骨代谢"。骨形成在个体生长发育期起主要作用，骨重塑则持续整个生命周期。骨髓间充质干细胞在多种类型细胞间和细胞内信号的传递所形成的"骨代谢调控负反馈环路"指导下进行：骨髓间充质干细胞→骨原细胞→成骨前体细胞→成熟的骨细胞→终末骨细胞的代谢过程。

② 在骨范围外的分化：据相关报道，人骨髓间充质干细胞（hMSCs）能分化成造血干细胞，心肌、骨骼肌、肌腱，神经细胞、神经胶质细胞，肝细胞、肝组织、肾组织，成纤维细胞、基质细胞等，还能分泌多种生长因子、细胞因子等来支持造血。

骨髓的神经来自脊神经，神经束的分支缠绕动脉壁呈网状分布，骨髓的全部动脉都有神经束伴行，神经纤维终于动脉的平滑肌。毛细血管只在其行程的某些部分与很细的无鞘神经纤维接触，这些神经纤维终于毛细血管或造血细胞间。骨髓的静脉系统也有神经，但比动脉少些。位于造血组织中的无鞘神经纤维末端含有神经介质，可以影响造血。骨髓血管内皮细胞中有可以刺激骨髓祖细胞生长的 P 物质的神经激肽受体。骨髓的动脉和静脉以多种方式和途径进出骨髓，血管内皮细胞与造血细胞有密切的解剖关系，是维持体内、体外造血微环境中重要的基质成分。体外实验证明，造血祖细胞与内皮细胞直接接触，7 天后可使祖细胞数量扩增 5 倍。

4. 内脏的"筋膜－结缔组织"

所有的内脏都是被双层"筋膜－结缔组织"的膜性囊包裹着挂在体腔中。紧贴脏器的称为脏层，外层称为壁层。一般脏层是单层细胞组成的浆膜，可生成液体和进行离子交换；壁层是胶原纤维和大量弹力纤维交织而成的纤维膜。因为脏器内部的结构不同，其分布的"筋膜－结缔组织"也有所不同。

（1）心包

心包在中医的认识中具有与其他藏器包膜不同的含意，事实也是如此。“心包”被认为就是心包膜，但它是一个近似锥形的纤维浆膜囊，可分为纤维性心包和浆膜性心包两部分。纤维性心包是一个坚韧的致密结缔组织囊，其上部在出入心脏的大血管根部与血管外膜相移行，底部附着于膈肌的中心腱上；浆膜性心包分为脏、壁两层，壁层与纤维性心包的内面紧贴，共同构成心包膜的壁层；脏层紧贴于心肌的外面：实际形成了外、脏、壁三层包膜。心脏主要是由心肌组织构成的中空的肌性器官，内部的结缔组织主要是血管和瓣膜。

（2）胸膜

胸膜是由脏、壁两层膜构成，胸膜的脏层除了覆盖在肺表面外，还伸入肺的叶间裂中，与肺实质紧密相连。在肺的内部，肺小叶周围有完整的结缔组织，内含有静脉和淋巴管；相邻两肺泡间的组织为肺泡隔，内有丰富的毛细血管及弹性纤维、网状纤维。氧气从肺泡向血液弥散，要依次经过：肺泡内表面液膜→肺泡上皮细胞膜→肺泡上皮与毛细血管内皮之间的间质→毛细血管内皮细胞膜。这四层膜厚度平均不到 1 微米，合称为呼吸膜。

（3）肝

肝表面大部分覆有一层富含有弹性纤维的结缔组织被膜，被膜表面有浆膜覆盖，结缔组织在肝门外随门静脉、肝动脉和肝管的分支伸入肝实质内，形成网状支架，将肝实质分隔成许多具有相似形态和相同功能的基本单位——肝小叶。肝小叶为多角棱柱状，约 1mm×2mm 大小，每个肝小叶的中轴贯穿一条静脉，为中央静脉。小叶肝细胞以中央静脉为中心呈放射状排列，形成肝细胞索。肝细胞索相互吻合成网，在索之间（网眼间）有窦状隙和扩大了的毛细血管（即血窦），所有的血液都流入肝静脉参与体循环；肝细胞间的管状间隙成毛细胆管。可见肝小叶是由肝细胞、肝血窦、毛细胆管和相当于毛细淋巴管的窦周隙（狄氏间隙）以中央静脉为中心呈放射状排列的复杂立体构型。当肝细胞广泛变性和坏死时，纤维组织弥漫性增生，并有再生小结节形成，正常肝小叶结构和血管解剖结构破坏，就会形成肝纤维化、肝硬化。

（4）脾

脾位于血液循环的通路上，是淋巴器官。脾发生于人胚第 5 周，脾内结缔组织的原基由胃背系膜上增厚的间充质分化而成。胎儿在子宫内第 5 个月以前，脾为造血器官，此后脾造血功能逐渐被骨髓代替，但成人脾内仍含少量造血干细胞。由致密结缔组织构成的脾被膜向脾实质伸出索条状小梁构成支架，小梁中有动脉、静脉和神经。脾内 90% 的毛细血管末端呈喇叭状开放于脾索，开口处有巨噬细胞位于其附近，巨噬细胞可吞噬衰老的红细胞和血小板，脾中几乎有一半细胞具有吞噬能力。髓索中弯曲、狭窄的网状结构及巨噬细胞构成良好的过滤系统，可以清除衰老的粒细胞、血小板、红细胞和免疫复合物等。血液进入脾索后，流动缓慢，血浆常先渗入血窦内，红细胞可通过脾窦内皮细胞间隙进入血液循环。脾是高效的免疫反应器官，具有捕捉、处理、浓缩抗原的功能。此外，吞噬性网状细胞和内皮细胞使铁再循环并转入血浆中，以后血浆再把铁移入骨髓。

脾索具有伸缩性，以此可以控制释放脾中的细胞、血浆容量等。

（5）肾脏

肾的被膜：肾表面包有三层被膜，从外向内依次为肾筋膜、脂肪囊、纤维囊。肾筋膜穿过脂肪囊与肾纤维囊紧密相连，主要起固定作用。脂肪囊包裹肾和肾上腺，其厚度成人的可达 2mm 左右，有支持和保护肾的作用。纤维囊贴在肾表面，薄而坚韧，由致密结缔组织和少量弹性纤维构成。

肾脏是由众多具有过滤功能的血管和收集尿液的肾小管相互攀扣组成，它们的核心部位称为“肾小体”，“肾小体”就是一个个过滤单位的重要部位。肾小体包括由毛细血管缠绕组成的“肾小球”和负责收集尿液的“肾小囊”两部分。肾单位之间有血管和结缔组织支撑，称为肾间质。

肾小囊（包绕在血管球外面的凹陷的双层囊，壁层细胞下面为肾小球周围基膜）→近端肾小管曲部→近端肾小管直部→髓袢→远端肾小管→肾小盏→肾盂（出肾门）→输尿管。

肾的血液循环：腹主动脉分支（入肾门）→肾动脉（短粗流量大，4 ～ 5 分钟即可过滤体内全部流经肾内的血液）→入球小动脉（管径比出球微动脉粗且血压高，利于滤过）→肾小球毛细血管（多袢状毛细血管盘绕而成）→球后毛细血管网（分布在肾小管周围，有利于肾小管上皮细胞重吸收的物质进入血流）→出球微动脉（屈曲细长，平滑肌收缩可主动调节血管内的血压）→再分支成毛细血管网缠绕于肾小管外→髓质内直小血管袢与髓袢伴行（有利于肾小管和集合小管的重吸收和尿液浓缩）→小叶间静脉→肾静脉（出肾门）→入下腔静脉。肾小球毛细血管壁的结构复杂，由内皮细胞、基底膜和上皮细胞组成，从而保证了肾小球毛细血管的选择性滤过功能，另一方面也可使血流中的一些特殊物质选择性地沉积于毛细血管壁的不同部位。

肾间质：由疏松的结缔组织构成，细胞之间的基质含量很丰富。肾皮质部分主要是网状纤维和胶原纤维，其细胞主要是成纤维细胞，其次为巨噬细胞。从肾髓质到肾乳头，结缔组织数量逐渐增加，乳头处集合小管、直血管之间为疏松结缔组织，细胞间质含量丰富，肾血管周围也有较多的网状纤维。肾髓质中的间质细胞可分泌前列腺素。此外，现代解剖学将那些具有维系肾小球、肾小囊等位置的间质统称为“系膜”。系膜与毛细血管的内皮直接相邻，也可以说系膜是肾小球毛细血管丛及小叶间的轴心组织，因其除了起到支持作用外，系膜细胞还有多种功能。系膜细胞中存在收缩性纤维丝，可通过调节肾小球毛细血管表面积来控制肾小球的血流量；系膜细胞还有吞噬及清除免疫复合物、异常蛋白质等作用。若中毒或疾病将系膜细胞溶解，肾小球结构即被破坏而丧失功能。

支配肾的神经主要有交感神经与副交感神经。交感神经来自腹腔神经丛发出的肾丛，副交感神经来自迷走神经的分支。这些神经沿肾血管进入肾实质内，形成神经末梢网，分布于肾血管、肾间质和球旁复合体。

肾有两组淋巴丛，即肾内淋巴丛和被膜淋巴丛。肾内的毛细淋巴管分布在肾小体和肾小管周围，沿血管逐级汇成小叶间、弓形和叶间淋巴管，经肾门淋巴管出肾。被膜内的毛细淋巴管，汇合而成淋巴管，或与肾内淋巴丛吻合，或汇入邻近器官的淋巴管。

“筋膜”因为有了结缔组织而具有了活性，结缔组织的活性更多的是源于结缔组织的基质。结缔组织的基质是由生物大分子构成的胶状物质和回旋于血管、淋巴管的组织液所构成。

结缔组织基质的生物大分子主要成分为蛋白多糖和糖蛋白。蛋白多糖是由蛋白质与大量多糖结合成的大分子复合物，能结合大量水，便于血液与细胞之间进行物质交换，对局部营养物质、代谢产物、激素物质、气体分子等的传递过程有影响。糖蛋白的主要成分是蛋白质，参与基质分子筛的构成，并通过它们的连接和介导作用影响细胞的附着和移动，以及参与调节细胞的生长和分化。

结缔组织中的组织液就是分布在血管与细胞之间的液体，是从毛细血管动脉端渗入基质内的液体，该液体经毛细血管静脉端和毛细淋巴管回流入血液或淋巴，从而形成组织液的不断更新，有利于血液与细胞进行物质交换，成为组织和细胞赖以生存的内环境。（图 4.38）当组织液的渗出、回流或机体水盐、蛋白质代谢发生障碍时，可导致基质中的组织液含量增多或减少，从而出现组织水肿或脱水。

纵观全身各脏腑、器官、组织和筋膜，都是固守原地，唯有血液系统是流动的，尤其是生存在结缔组织基质中的毛细血管和毛细淋巴管，它们与结缔组织基质构成了人体交易的大市场，是机体“活”的场所。充分认识它们，是深度认识机体“整体”性的前提。

（二）从淋巴系统寻中医“五藏”

淋巴系统是遍布全身各处的网状液体系统。淋巴系统由淋巴管（分为毛细淋巴管、淋巴管、淋巴干与淋巴导管），免疫细胞，淋巴组织，淋巴器官构成。

1. 淋巴管

淋巴管走行顺序：毛细淋巴管→集合淋巴管（分深浅两层）→淋巴干（9 条）→淋巴导管（右淋巴导管和左淋巴导管，左淋巴导管习惯称为“胸导管”）→ 上腔静脉→右心房、右心室→肺动脉→肺循环→左心房、左心室→主动脉→体循环→结缔组织基质→毛细淋巴管。

淋巴系统起始于组织间隙中的结缔组织基质，起始端是毛细淋巴管的膨大的盲端，除脑、脊髓、骨髓、软骨、角膜、晶状体、牙釉质外，遍及全身各处，彼此吻合成网。毛细淋巴管径粗细大小不等，一般比毛细血管略粗，其管壁仅有单层内皮细胞呈叠瓦状扣合而成，可以向管腔内飘动，形成向管腔内开放的单向活瓣；内皮细胞间的间隙大，没有完整基膜，组织液以及悬浮其中的微粒，如蛋白质、脂滴、细菌、癌细胞、异物等大分子物质等，都可通过这种活瓣进入毛细淋巴管，而不会倒流。淋巴系统循环速度很慢，它是靠重力和肌肉挤压推进淋巴液往前运动的。促使组织液进入毛细淋巴管的动力是组织液和毛细淋巴管内淋巴液的压力差，任何来自外部对淋巴管的压力都能推进淋巴液流动，如骨骼肌收缩、临近动脉的搏动、呼吸造成胸导管内负压等，以及外部物体对身体组织的压迫和按摩。毛细淋巴管汇合而成集合淋巴管，后者管壁中有平滑肌，可以收缩。浅淋巴管收纳皮肤及浅筋膜的淋巴，多伴浅静脉走行；深淋巴管收纳肌肉、肌腱、筋膜、骨和关节等处的淋巴，多伴深部血管走行；深、浅淋巴管以深筋膜为界，之间有相互吻合的交通支，如咽淋巴环。

2. 各淋巴干收集淋巴的范围

颈干（左右支）：由头颈部的淋巴管汇集而成。

锁骨下干（左右支）：由上肢和部分胸腹壁的淋巴管汇集而成。

支气管纵隔干（左右支）：由胸腔脏器和部分胸腹壁的淋巴管汇集而成。

腰干（左右支）：由下肢、盆部、腹腔成对脏器和部分腹壁的淋巴管汇集而成。

肠干：由腹腔不成对脏器的淋巴管汇集而成。

3. 淋巴导管收集淋巴的范围

（1）右淋巴导管，位于右颈根部，长 1 ～ 1.5cm，管径约 2mm，收集范围是：

右颈干、右锁骨下干、右支气管纵隔干→至右颈根部，注入右淋巴导管→右静脉角→上腔静脉→心脏。

（2）胸导管（左淋巴导管），为体内最大的淋巴管，长 30 ～ 40cm，起始部膨大呈囊状，称为"乳糜池"。通常位于第 1 腰椎椎体前方（第 11 胸椎～第 2 腰椎，各部的形态及位置常有变异）。身体其余部分淋巴液则回流至胸导管，可分为腹腔和肢体两部分：

①腹腔部分：左、右腰干和肠干→胸导管→与脊柱平行上行，在第五胸椎处偏向左，至颈根部→注入左静脉角→上腔静脉→心脏。

②沿途接受左支气管纵隔干、左颈干、左锁骨下干，及左上半身的淋巴→注入左静脉角→上腔静脉→心脏。

4. 淋巴细胞

在淋巴系统中，除了起支架作用的细胞和流经其间的细胞外，就是具有免疫作用的细胞。所谓淋巴细胞就是驻扎在淋巴组织内的免疫细胞。免疫细胞大体可分为：细胞免疫的 T 淋巴细胞、体液免疫的 B 淋巴细胞、吞噬细胞三大系统。吞噬细胞系统主要由单核细胞转化而来的具有很强吞噬功能的细胞系统组成，如皮肤组织中的朗格汉斯细胞、神经系统中的小胶质细胞、骨组织中的破骨细胞、肝内的枯否氏细胞、肺内的尘细胞，以及淋巴内的树突状细胞、交错突细胞、面纱细胞，还有非专职的内皮细胞等。它们具有吞噬、分泌和抗原提呈作用。此外，常见的免疫细胞还有浆细胞、肥大细胞、粒细胞等。其中面纱细胞是表皮朗格汉斯细胞吞噬抗原后，经输入淋巴管进入淋巴结，在淋巴窦处形成面纱细胞，然后面纱细胞迁移到深层的副皮质区转化为交错突细胞。

淋巴细胞鉴别敌我的主要工具是察看对方身上与生俱来的标志——"主要组织相容性复合分子"（MHC，在人体称为 HLA）。其中 MHC-Ⅰ类分子分布于机体的所有细胞，MHC-Ⅱ类分子仅分布于免疫系统的某些细胞。T 细胞、B 细胞表面有特异性的抗原受体，它们在鉴别对方是否有 MHC 标志的基础上，发挥特异性的抗原受体的作用，将带有相应抗原的对象捉住。其中 B 淋巴细胞在骨髓中发育后进入淋巴系统，受刺激后转化为浆细胞而产生抗体，执行体液免疫功能。部分活化的 B 细胞成为长寿的记忆性 B 细胞，当再次遇到同样抗原时则迅速扩增，启动更大范围的体液免疫应答。T 淋巴细胞在胸腺中发育后进入淋巴系统，受刺激后通过分泌淋巴因子执行细胞免疫功能，据其分泌淋巴因子的不同可分为 Tc 细胞（毒杀性 T 细胞）、Th 细胞（辅助性 T 细胞）、Ts 细胞（抑制性 T 细胞）等亚群。长寿的记忆性 T 细胞是活化后恢复静止的 T 细胞，当再次遇到同样抗原时则迅速扩增，启动更大范围的细胞免疫应答。

5. 淋巴组织

淋巴组织是以网状组织为支架，网孔中充满淋巴细胞和其他免疫细胞的组织。淋巴组织主要有两种形态。

① 弥散淋巴组织：所谓弥散是因为它与周围组织界限不明显。弥散淋巴组织多位于毛细血管后微静脉区域，毛细血管后微静脉的内皮细胞常为立方形，故又称为高内皮微静脉（HEV）。该区域是血液中的细胞，包括循环的淋巴细胞进入淋巴组织的通道。该区域驻扎的细胞多以 T 细胞为主，还有密集的大、中、小淋巴细胞，巨噬细胞，浆细胞，树突细胞，交错突细胞（IDC，由骨髓中单核细胞发育而成），它们将接受抗原刺激而发生变化。

② 淋巴小结（淋巴滤泡）：淋巴小结位于弥散淋巴组织中，是以 B 淋巴细胞聚积为主的椭圆形小体，还含有 Th 细胞等。内有生发中心，以分裂快的大、中 B 细胞为主，也包含 Th 细胞、巨噬细胞、滤泡树突状细胞等。依据其有无生发中心可分为初级淋巴小结（无生发中心）、次级淋巴小结（发生中心）及小结帽（记忆 B 细胞）。

6. 淋巴器官

淋巴器官分为中枢淋巴器官和周围淋巴器官两种。

① 中枢淋巴器官：中枢淋巴器官主要指骨髓、胸腺，是培育特异性淋巴细胞的场所。淋巴干细胞在骨髓形成童贞 T 细胞、B 细胞，胸腺培育 T 细胞。淋巴干细胞的分化主要受激素及微环境的影响，与抗原刺激无关。

幼儿时期的胸腺参与造血功能；出生后至一岁婴儿的胸腺快速生长，约重 70 克，之后便逐渐停止生长，青春期之后，胸腺开始逐渐萎缩，淋巴球数目减少，大部分被脂肪与结缔组织所取代，老年时仅约 3 克重。胸腺上皮细胞又名“上皮性网状细胞”，该细胞能分泌释放胸腺激素和胸腺激生成素，并有诱导胸腺细胞发育分化成 T 细胞的作用。

淋巴干细胞进入胸腺的皮层后称为胸腺细胞，占皮质细胞总数的 85% ～ 90%，但只有 5% 的胸腺细胞能分化为 T 细胞，并转移到胸腺髓质继续分化。此后 T 细胞可产生一种识别“异、同”的受体，该受体可以辨识目标细胞是否具有与机体相同的抗原，即“MHC 表面抗原”。此时的 T 细胞就具有监视外来细胞、自身变异细胞等异物的监视作用。所以 T 细胞被称为“胸腺依赖型 T 细胞”。胸腺依赖型 T 细胞出了胸腺后便进入周边淋巴组织中循环。T 细胞的生命周期为数周至数年，甚至可能存活十数年，平均约为 2 ～ 4 年。虽然胸腺被视为一个特化的 T 细胞器官，但有时也会出现少量成熟的 B 细胞、B 细胞的生发中心，甚至会出现更少见的浆细胞。这种现象在小儿尤其常见，成人则较少见。

② 周围淋巴器官：周围淋巴器官主要指脾、淋巴结、扁桃体、呼吸道和消化道黏膜下层的弥散淋巴组织等。由中枢淋巴器官输入的淋巴细胞，在此等待接受抗原刺激而被激活、转化，引起免疫应答。淋巴细胞接受抗原刺激后可进一步分裂（单株增殖）与分

化，产生大量效应细胞，如记忆细胞、分泌针对性抗体的细胞等，以增强机体抵抗力。

7. 淋巴液的功能

淋巴液的功能最少有以下三种。

① 回收蛋白质，调节体液平衡：组织液中的蛋白质分子不能通过毛细血管壁进入血液，但很容易通过毛细淋巴管壁进入淋巴液。每天有 75 ～ 200g 蛋白质由淋巴液带回血液中，因此组织液中的蛋白质浓度能保持在较低的水平。如果身体中主要的淋巴管被阻塞，则组织液中蛋白质将积聚增多，组织液胶体渗透压不断升高，发生严重水肿。淋巴液虽然流动很慢，但一天的回流量也能相当于全身血浆的总量。

② 运输营养物质：食物的消化吸收主要在小肠，但尚需要各部位的消化酶配合，因不同的消化酶所处的主要位置不同，所以不同食物被消化的位置也不同。唾液淀粉酶在口腔将淀粉分解为麦芽糖；胃液在胃中将蛋白质分解成多肽；肝脏分泌的胆汁和胰脏分泌的胰液在十二指肠共同将脂肪乳化（以胆汁为主），同时胰液将糖和蛋白质进一步消化；最后它们统统进入小肠，小肠分泌肠液将麦芽糖分解成葡萄糖，将多肽分解成氨基酸，将小分子的脂肪分解成甘油和脂肪酸，然后小肠黏膜开始吸收这些营养物质。其中水解后的小分子物质透过黏膜进入血液；但是大分子脂肪和蛋白质，特别是脂肪约 80% ～ 90% 是经小肠绒毛上的毛细淋巴管吸收，此时的淋巴液因其外观呈牛奶样而被称为乳糜液，乳糜液经肠干→乳糜池→胸导管→输送入血液，淋巴液在此具有向全身输送营养物质的作用。小肠长达 5m 以上，专司吸收营养。据统计，小肠全部绒毛共 400 万个以上，每个绒毛约长 0.5 ～ 1.5μm，由此大大地扩展了吸收面积。并且绒毛里还有平滑肌纤维，能通过收缩舒张加速物质的吸收。

③ 防御和免疫功能：淋巴液在回流入血液的过程中要经过多个淋巴结，淋巴结以过滤及细胞作用参与免疫反应，成为人体重要的防御屏障。

8. 淋巴结的结构及功能

淋巴结沿淋巴管道分布，并多位于血管周围，成群位于身体较隐蔽的凹窝处，如颈部、腋窝、腹股沟、器官门附近，人体有 500 左右个淋巴结。

（1）淋巴结结构

淋巴结以致密结缔组织为被膜，并向内延伸，反复分叉成小梁构成支架。以网状细胞及网状纤维为基质，网状纤维均被网状细胞突起包裹着，内含淋巴细胞、巨噬细胞、浆细胞、交错突细胞、小结树突细胞以及肥大细胞等，它们构成"小梁周窦"，是淋巴液的主流通道。因多种游离的免疫细胞位于网状细胞突起之间的网眼中，且有一连串的纤维质瓣膜，淋巴液从此流过时可滤出微生物和异物并加以清理，成为阻止病变蔓延和扩散的防御屏障。一般所讲的淋巴窦，包括被膜下皮质淋巴窦和小梁周围窦，其与输入淋巴管相通。窦内有较多的巨噬细胞、扁平的网状细胞、淋巴细胞和面纱细胞等。淋巴结的实质部分由皮质区和髓质区构成。

①皮质区：皮质区最外层即近被膜处有薄薄的一层"皮质淋巴窦"，其内侧紧接"浅皮质区"，再往内是"深皮质区"又称"副皮质区"。

浅皮质区由众多淋巴小结和小结间区构成。淋巴小结是由初级淋巴小结和次级淋巴小结构成，主要驻扎着 B 淋巴细胞，其间有少量 T 淋巴细胞和巨噬细胞，中央为生发中心。

深皮质区为大片弥散淋巴组织，由网状纤维分割成多个深皮质单位，每个单位中心是一条淋巴管，周围环绕着 T 淋巴细胞，边缘有少量毛细血管后静脉（高内皮微静脉），是淋巴细胞再循环的途径。深皮质区主要驻扎着 T 淋巴细胞，故又称为胸腺依赖区。还有交错突细胞，该细胞有许多突起，伸入相邻的淋巴细胞间，具有较强的抗原提呈能力。

②髓质区：髓质区位于淋巴结深部，由髓索和髓窦构成。

髓索是条索状淋巴组织，内含 B 细胞、T 细胞，但以 B 细胞为主，还有浆细胞、肥大细胞、巨噬细胞等。

髓窦是宽大的窦状淋巴组织，髓窦内富含巨噬细胞，故此处有较强的滤过作用。

（2）淋巴结的主要功能

淋巴结的主要功能，随其不同部位的组织结构不同而不同。淋巴管中淋巴液的走行顺序为：淋巴管→淋巴结被膜处的输入淋巴管→皮质淋巴窦→浅皮质区→深皮质区→髓索→髓窦→淋巴结输出端。一路下来所产生的免疫效应有以下方面。

①过滤淋巴液

淋巴液在淋巴窦内缓慢迂回地移动，有利于过滤淋巴液中的病原微生物、抗原异体物等，加之浆细胞分泌抗体、巨噬细胞进行捕捉和吞噬等，对细菌的清除率可达 99%，从而起到净化淋巴液，防止病原体扩散的作用。

②产生免疫应答

淋巴结中的淋巴细胞遇到抗原即迅速增殖、浆细胞增多、淋巴小结增多增大，细胞免疫应答和体液免疫应答发生，从而造成淋巴结肿大。具体机理如下。

从皮肤、黏膜侵入机体的病原微生物、毒素或其他有害异物，很容易随毛细淋巴管中的淋巴液进入局部引流淋巴结。这些带有异体抗原的物质进入淋巴结后，巨噬细胞和交错突细胞可捕获并处理其抗原，使相应特异性受体的淋巴细胞发生转化。B 细胞受刺激活化后，高速分化增殖，生成大量的浆细胞形成生发中心；识别抗原与细胞间协作的部位在浅层皮质与深层皮质交界处。引起体液免疫应答时，淋巴小结增多增大，髓索内浆细胞增多。引起细胞免疫应答时，深皮质区明显扩大，效应性 T 细胞输出增多。淋巴结内的 T 细胞约占淋巴细胞总数的 75%，B 细胞约占 25%。T 细胞也可在淋巴结内分化增殖为致敏淋巴细胞。不管发生哪类免疫应答，都会引起局部淋巴结肿大。淋巴结内细胞免疫应答和体液免疫应答常同时发生，以哪一种为主视抗原性质而定。可见，淋巴结是淋巴细胞对抗原产生免疫应答的起始部位，也是发生免疫应答的主要场所之一。

此外，位于淋巴结滤泡中的滤泡树突状细胞（FDCs）表面有丰富的 Fc 受体，可与 B 细胞紧密接触，使抗原－抗体复合物在其树突上形成免疫复合物包被小体而长期保存，通过这种方式可将抗原长期保留在滤泡内，这对形成和维持 B 记忆细胞、诱导再次免疫应答很有意义。淋巴结中的 B 细胞可识别、结合游离的抗原，通过 T–B 细胞的相互作用，B 细胞增殖、分化为浆细胞，并分泌抗体。

巨噬细胞或树突状细胞等一些抗原提呈细胞，在周围组织中摄取抗原后可迁移至淋巴结，并将经加工、处理的抗原肽提呈给 T 细胞，使其活化、增殖、分化为效应 T 细胞。效应 T 细胞除在淋巴结内发挥免疫效应外，更主要的是通过输出淋巴管，经胸导管进入血流，再分布至全身，发挥免疫应答效应。

③淋巴细胞再循环

高内皮小静脉（HEV）中的淋巴细胞→其中约有 10% 的淋巴细胞穿过 HEV →穿越网状细胞间隙→进入淋巴组织间隙→输出淋巴管→胸导管→返回血液循环→进入另一个淋巴结或其他淋巴器官（淋巴细胞表面存在各种黏附因子，不同亚群的淋巴细胞归巢时能选择特定的淋巴器官，如 B 细胞易入肠道黏膜的淋巴组织，T 细胞易入淋巴结等）→淋巴细胞穿过 HEV →进入淋巴组织间隙。

参加再循环最频繁的是记忆 T 细胞和记忆 B 细胞。T 淋巴细胞循环一周约 18 ～ 24 小时，B 淋巴细胞循环一周约 30 小时。此过程的意义在于传递抗原信息，促进免疫细胞间的相互协作，使全身的免疫系统（细胞、组织和器官等）形成功能目标一致的统一体。

④淋巴结与血成分的关系

当人的骨髓出现纤维化失去造血功能以后，属于淋巴系统的脾脏可以恢复造血功能，全身各处的淋巴系统可以制造淋巴细胞，从而维持血液成分，维持人的生命活动。当血容量过多时，淋巴管还起到分流作用，能够协助体液回流，是静脉的辅助通道。

⑤淋巴结与神经的关系

淋巴结实质内有许多神经末梢，但淋巴小结内尚未发现。淋巴细胞表面有多种神经递质受体，说明神经系统对淋巴结内的免疫应答有一定的调节作用。

（三）从中医五藏之名看相关的神经 - 免疫特点

1. 脾脏的神经 - 免疫特点

（1）脾脏大体结构

位于左上腹季肋区的脾脏约 12cm 长，是人体最大的淋巴器官。但是脾没有输入淋巴管，脾内也没有淋巴窦，取而代之的是大量的血窦（脾窦）。脾的主要功能是过滤血液，清除血液中的病原体、微生物等异物，回收破损和衰老的血细胞及其残骸；同时也是储存血液的场所。脾被一个致密的纤维弹性化的外囊包裹，包膜在脾门处特别厚，并延伸入脾内形成许多小梁，小梁间的网状组织结构则形成了脾淋巴组织的细微支架。在苏木素和伊红染色的脾脏组织切片上，可以看见两种脾脏组织：一种为黑色或紫色以小淋巴细胞为主的白髓，另一种为红色以血液填充的窦状结构为主的红髓。红、白髓的形成，与血液在脾内流动、过滤等过程中，不同区域所含物质内容不同密切相关。血液在脾内流动过程基本顺序如下。

腹主动脉→脾动脉→入脾门，形成小梁动脉→进入动脉周围淋巴鞘，成为中央动脉→此后，分为主干、侧支两部分→……

a. 中央动脉→主干→毛微动脉（开口于脾索）→大部分通过脾索后再进入脾血窦，少数直接进入脾血窦→髓微静脉→小梁静脉→脾静脉。

b. 中央动脉→侧支→末端形成边缘窦（抗原及淋巴细胞进出的通道）→脾血窦→髓微静脉→小梁静脉→汇入脾静脉。

血液从进入脾脏，一路走下来，尤其在红髓区，一边被过滤、筛选、标定，一边被淘汰、解体、消杀，最后剩下的汇聚于脾静脉，出脾脏。然后这些干净的血液，通过门静脉进入人体最大的化工厂——肝脏。

（2）脾内免疫的具体内容

① 白髓：脾动脉来自腹主动脉的分支，从脾门进入脾脏，分支后沿脾小梁伸展，故名为小梁动脉；小梁动脉再分支，离开小梁，伸展入白髓的中心，称为中心动脉（中心动脉属于平滑肌动脉，可以通过收缩和舒张来改变血流）；中心动脉分出许多分支，多数纤细四处延展进入红髓的髓索中，少部分仍保留动脉性质成为动脉毛细血管；毛细血管继续向前行，终止于边缘区域，有些进一步延伸到红髓。此外，有些分支从红髓弯曲回来围绕白髓边缘，形成紧密分布的网状血管性淋巴滤泡。白髓区域没有毛细血管后静脉，缺乏静脉窦。在脾脏，无论大小，只要是动脉血管就被免疫细胞所包裹，因包裹的细胞种类不同、密度不同，白髓又可分为淋巴鞘区、脾小结区、边缘区三个区域。不同区域的免疫作用也不尽相同。

a.“动脉周围淋巴鞘”：中心动脉周围被大量密集的 T 淋巴细胞包围，形成白色淋巴鞘故得此名，又称为 T 细胞区、胸腺依赖区。在此区常见并指状树突细胞（IDC），IDC 能伸出巨大的胞质突起环绕 T 细胞，提供 T 细胞的选择性位置。用电子显微镜可以观察到，T 淋巴细胞与 IDC 紧密连结，经过强烈的抗原刺激、激发细胞免疫后更明显。它们对抗原特异性 T 淋巴细胞的增殖是非常重要的。

b.“脾小结”：是脾内的淋巴小结，位于淋巴鞘的边缘地带，为初级淋巴滤泡，内含大量 B 细胞，受抗原刺激后可形成生发中心，引起体液免疫应答，同时淋巴小结会大量增多，故又称 B 细胞区、非胸腺依赖区。生发中心有滤泡树突细胞（FDC），FDC 可将外源性抗原长时间保留在膜上。FDC 在抗原提呈中可能主要负责滤泡中 B 细胞的分化，也与记忆细胞的增殖和持续产生抗体有关。

c.“边缘区”：是指位于红、白髓的交界处的白髓边缘，宽约 100μm 左右。此处淋巴细胞比淋巴鞘区稀疏，比红髓区密。从胸腺或骨髓迁入脾的淋巴细胞会在这里进一步成熟，B 细胞通常会在这里开始活化，该区域有大量的巨噬细胞，可对抗原进行处理，还有浆细胞和少量的并指状树突细胞。边缘区有大量的循环血液，因为许多动脉血管在此终止，且其中大部分毛细血管末端开口呈喇叭状，它们将血直接吐入紧挨边缘区的脾索内，血细胞的行程就此开始，从而使边缘区最先接触来自动脉循环中的血液，是血液中淋巴细胞进入脾内淋巴组织的重要通路。因此边缘区很容易成为抗原滞留地带。故边缘区是脾内首先捕获抗原的区域，是引发免疫反应的重要部位。此外，边缘窦的淋巴细胞有许多微绒毛，使淋巴细胞可以与网状细胞接触，以便移动到适合的微环境中。这些淋巴细胞一旦到达目的地，微绒毛就消失了。

② 红髓：由网状纤维所支持的高度血管化组织及充满血液的静脉窦及脾索所构成。髓索围成无数髓窦（脾窦），窦内为循环的血液，侵入血中的病原体等异物可被密布在髓索内的巨噬细胞和树突状细胞捕捉、吞噬、消灭。

a.“脾索”是内含 T 细胞、B 细胞、浆细胞、巨噬细胞和大量血细胞的条索状结构。

由网状细胞覆盖着动脉和静脉的外膜而成，因网状细胞内含有肌动蛋白样纤维，当网状细胞突起收缩和舒张时，脾索体积将随之缩小、张大，从而达到释放或储存脾中细胞的目的。脾索内有鞘毛细血管、鞘毛细血管、毛细血管，脾内90%的毛细血管末端呈喇叭状开放于脾索，脾索中含有红细胞、颗粒性白细胞、淋巴细胞、浆细胞和巨噬细胞等各种细胞。血液进入脾索后，流动缓慢，血浆常先渗入血窦内，巨噬细胞负责吞噬大量被破坏的红细胞和血小板，未衰老的红细胞可通过脾窦内皮细胞间隙进入血液循环。

髓索是由髓索中弯曲狭窄的网状结构与巨噬细胞构成，有良好的过滤功能。脾索的特殊结构，使通过此处的红细胞膜逐渐丢失，特别是比较老的红细胞更是如此。无膜红细胞发生球形化变异，从而变形能力下降，不易通过脾索中的狭窄通道和内皮细胞间的缝隙，最终被吞噬细胞吞噬。吞噬性网状细胞和内皮细胞可以将红细胞中的"铁"转入血浆中，然后血浆再把铁移入骨髓，使"铁"得到再利用。患遗传性球形红细胞增多症、自身免疫性溶血性贫血症者，由于吞噬细胞亚群有所不同，而不能形成"铁"的再循环利用。正常情况下，髓索还要清除血小板和衰老的粒细胞等，所以当脾肿大或功能亢进时，红细胞破坏过多，可导致贫血；而脾切除后，血中衰老的及异形红细胞增多。

脾的髓索循环有开放式"慢速通道"和闭路式"快速通道"两种。开放式"慢速通道"是毛动脉开口于脾索，血液经过髓索的网状结构进入脾窦；闭路式"快速通道"是毛动脉直接开口于脾窦，血液不经过髓索进入脾窦，相当于封闭式血循环。正常情况下，开放循环占90%，闭路循环占10%。在某些疾病或脾切除后，开放循环和封闭循环的比例会改变。

b."脾血窦"是由长杆状内皮细胞构成的髓微静脉。内皮细胞间相距0.5μm，相邻网状纤维间相距2～3μm，且基膜不完整，从而脾窦的窦壁呈多孔隙状。脾血窦外侧有较多的巨噬细胞，其突起可通过内皮间隙伸向窦腔。内皮细胞胞质内有纵行的微丝束，微丝束收缩时可使孔隙变窄或消失，具有调节细胞间隙大小的作用。基膜处有成束的微纤维可保持特有形态，以利于细胞穿入窦腔。内皮细胞腔面有大量吞饮泡，在正常情况下吞噬能力低，但在溶血性疾病时，吞噬作用明显增强。当红细胞含有大包涵体时，很容易在内皮细胞缝隙间被卡住，利于巨噬细胞对其进行吞噬和解体。安静时，一侧心室每次搏动所输出的血量为60～80mL，每分钟心输出量约4～6L。正常脾每分钟接纳的血液达200～500mL，平均约350mL，占心输出量的5%～8%，成为流经血液最多的免疫监视器官。

（3）特殊免疫细胞

脾脏不仅具有上述的过滤血液性的免疫监视功能，还有特殊免疫细胞的免疫监视功能。

T抑制细胞的前体细胞及效应细胞几乎都在脾分化发育，其他器官很少有此功能。此外，脾内还有许多特殊免疫细胞，如K细胞及NK细胞。

K细胞又称杀伤细胞，是抗体依赖性淋巴细胞。它直接从骨髓的多能干细胞衍化而来，表面无抗原标志，但有抗体IgG的受体，只能杀伤被抗体（IgG）覆盖的靶细胞，即当特异性免疫球蛋白G（IgG）与靶细胞膜上的抗原结合成抗原－抗体复合物时，才能触发K细胞的活性，使靶细胞裂解。K细胞的杀伤作用在肿瘤免疫、抗病毒免疫以及清除自身衰残细胞方面均有重要作用。研究发现，K细胞在腹腔渗出液和脾脏中较多，淋巴结中较少，胸导管淋巴液中没有，说明K细胞不参加淋巴细胞的再循环。

NK细胞又称自然杀伤细胞，NK细胞因表面缺少T细胞和B细胞的特异性标志而曾被称为裸细胞。NK细胞识别靶细胞是非特异性的，不需抗体的存在，不需经抗原致敏，也不需要其他细胞的配合，自己单独就可杀伤某些肿瘤细胞或被病毒感染的细胞，所以称为“自然杀伤细胞”。它具有广谱抗瘤作用，特别是对淋巴瘤和白血病细胞作用更为明显。它在血流中到处巡视，一旦发现没有戴MHC这个“同体”标记的细胞，NK细胞的受体立即发出信号，将该细胞作为外来的“异体”细胞，向其释放有毒的颗粒和肿瘤坏死因子（TNF）等，使“异体”细胞溶化。有研究证实NK细胞可在5分钟之内使癌细胞死亡，被医学上视为人体抵抗癌细胞和病毒感染细胞的第一道防线。NK细胞主要存在于外周血和脾脏中，在外周血中仅占淋巴细胞的5%～10%，但杀伤效应却很高。

（4）脾与血细胞及血浆的关系（造血、储血、滤血、摄铁、调节血容量）

脾在子宫内第5个月以前为造血器官，此后，脾内的微环境不再适合造血，但脾内仍含少量造血干细胞（约为骨髓的1/10），在严重贫血或某些病理状态下可以恢复造血。

脾可以储存和释放血，脾的血管、网状结构、被膜的神经调节使脾收缩和舒张，提供储存细胞的潜在能力。脾可选择性地保留和储存血小板、淋巴细胞、网织红细胞等。当机体因剧烈运动或突然失血而急需血时，脾通过被膜和小梁内平滑肌的收缩，可以迅速将所储存的血细胞和血小板等送入血液循环。

脾可控制血浆容量和白蛋白合成。具有慢性进行性脾大的患者中，多数患者血浆容量和白蛋白总量超过正常。肿大程度与脾本身过剩的血浆量有关，脾可含有全部血浆量的11%。脾切除后6个月，血浆和白蛋白的量最终降到低点，达到稳定的水平。但是，脾对血浆容量和白蛋白合成的反馈作用还不清楚。

（5）交感神经对脾脏免疫功能的影响

脾脏的神经纤维处于结构不断重塑、功能不断改建的过程中，这与机体不断接受刺激，免疫系统与神经内分泌系统同时不断地感受刺激、协调功能、做出应答和调节有关。支配脾脏的神经主要是腹腔交感神经节后纤维，它对脾脏免疫功能的影响主要表现为调节脾脏血液灌流量和影响脾免疫细胞功能。脾交感神经对内毒素的敏感性较高，能快速调节脾脏血流量，使之表现出相应的免疫反应。研究发现全身发热引起的脾脏交感神经冲动释放，会引起脾脏细胞因子相关基因表达的改变，其中以IL-1、IL-6最为明显，但对免疫功能影响的具体作用还不清楚。

2. 肝脏的神经－免疫特点

肝脏有2条入肝血管和1条出肝血管。其中肝动脉、门静脉及胆总管等在肝门处被肝门的结缔组织鞘包裹着一起并行入肝；肝静脉分为左、中、右静脉，出肝后即注入下腔静脉。肝动脉和肝静脉是一般性质的肝体血管，门静脉是功能血管。

肝由肝动脉和门静脉双重血管供应血液，肝血供的1/4来自肝动脉，3/4来自门静脉。

肝动脉是来自心脏的动脉，富含氧气，是肝的营养血管，入肝脏后分为各级分支到小叶间动脉，直接给肝脏供血。门静脉是来自消化道的血管，富含营养物，是肝的功能血管，进入肝脏后分为各级分支到小叶间静脉，以使血液中的物质得到肝脏的充分“加工”。

肝淋巴系统自然要从上述血管行程的途中产生，上述血管的行程顺序如下。

“门静脉”“肝动脉”“胆总管”在肝门处被结缔组织鞘包在一起→入肝→分左右两大支进一步深入→不断分支进入每个肝小叶→肝小叶周边→门脉和动脉小叶分支→流经肝血窦→汇入中央静脉→若干小叶内静脉→汇合成小叶下静脉→汇合成 2 ～ 3 支肝静脉→自肝脏后面的腔静脉沟内穿出，出肝→立即注入下腔静脉。

（1）窦周隙的结构和内容物

肝深淋巴管系统在上述过程中产生，开始于肝血窦内皮与肝细胞之间的间隙（窦周隙）。所以窦周隙的结构及其内容物必是了解肝深淋巴管系统的前提。

① 肝动脉：肝动脉是腹腔动脉的三大分支之一，大部分由腹腔动脉发出后，为肝总动脉（约有 30% 异变于胃左动脉或肠系膜动脉），在肝门处入肝后分左右支（肝固有动脉），进一步深入且不断分支深入，直至肝血窦，主要给肝供氧气。

② 门静脉：门静脉是由很多消化道属的毛细血管汇集而成的几条支静脉（脾静脉、肠系膜上静脉、胃左静脉、胃右静脉、附脐静脉和胆囊静脉等）又不断汇集而成的粗大静脉。门静脉的结构特点是，两端都与毛细血管相连，而且通体没有瓣膜；门静脉的含血量占肝总血量的 70% 左右。如此宽容、畅流的门静脉，自然成为肝主体血流，但门静脉的压力远远低于肝动脉，且门静脉只供应了肝脏约 5% 静息氧耗。

进入肝脏的门静脉是将来自胃肠消化道以及经脾过滤了的血液等一起输送入肝，以待肝脏进行加工、处理。汇入胸导管中的淋巴液有近 25% ～ 50% 产自肝脏，这与门静脉的功劳密不可分。门静脉的血液中富含人体需要的糖、蛋白质、脂肪三大能量原料，又含有各种微量元素、从脾来的大量铁元素，以及从肠系膜吸收来的药物、毒物等。某种意义上讲，门静脉的性质应属于淋巴系统，若肝脏被视为最大的淋巴液产生器官也理所应当。

按照淋巴生成结构，谈肝脏的淋巴系统时，多数将“门静脉”与“肝淋巴系统”分开讲解，并且将与门静脉相接的肝淋巴系统称为“肝深层淋巴系统”，将回收肝脏外包膜中的淋巴称为“肝浅层淋巴系统”。但是若从内容物来讲，浅层是一般意义的淋巴系统；深层收纳的物质，只有少部分来自“肝动脉”，大多数是来自“门静脉”，所以“肝窦周隙”中的物质主要是来自“门静脉”。由此可以说，肝脏这个“人体大化工厂”的工作流程是由“门静脉的淋巴系统”建立起来的。

③ 肝血窦及窦周隙：肝毛细淋巴管起源于肝血窦的内皮细胞与肝细胞之间的间隙——“窦周隙”。其内容物，一方面来自门静脉和肝动脉的血液过滤物，另一方面来自肝细胞的分泌物。

肝窦起于肝小叶的周边部位，由门静脉和肝动脉的末梢分支流注其中，汇集到肝小叶的中心，进入中央静脉，最后汇合成肝静脉。肝血窦是特化的毛细血管网，其血管壁不完整。肝血窦的内皮细胞有比一般血窦更大的孔而且无基膜，细胞之间的间隙也较大，内有枯否氏细胞（肝巨噬细胞）、大颗粒淋巴细胞（类似 NK 细胞），形成一个有较大通透性和防御性的网，来自门静脉的血液和肝动脉的血液都将在此接受检查，血浆携带着乳糜微粒和一些大分子物质将顺利地过滤到窦周隙。

肝细胞中富含线粒体（平均每个肝细胞约含 400 个线粒体）、内质网、核蛋白体和大量酶类，以此来完成众多复杂的代谢。线粒体与三羧酸循环、呼吸链及氧化磷酸化、脂肪酸的 β－氧化及酮体生成、氨基酸的脱氨基、转氨基及尿素合成等有密切关系；粗面内质网是合成各种蛋白质和酶类的场所；滑面内质网则与糖原的合成和分解、胆红素、激素、药物、染料及毒物等的生物转化有关；溶酶体中含 10 余种水解酶类，它与胆红素的分泌以及胆褐素和铁颗粒的代谢有关等。肝细胞面向肝窦的细胞膜有微绒毛，从而增大了肝细胞摄取血浆物质和排泌其分泌产物如脂蛋白、维生素 A 等的面积。

由内皮细胞与肝细胞构成的窦周隙、肝血窦，内含随血浆一起流入的各种物质，无疑是肝血流与肝实质细胞相互交换物质的大市场。肝的毛细淋巴管裸身处于如此复杂的血浆中，回收那些应该出肝、但又难以进入血管的物质，如血浆中 80% ～ 90% 的蛋白质是由肝淋巴回收的。各处毛细淋巴管就近分为上行、下行两路，逐步融合形成两条较大的淋巴管，分别出肝。

（2）肝的淋巴系统

按习惯肝淋巴系统分为肝浅淋巴管系统、肝深淋巴管系统两部分。

① 肝浅淋巴管系统

肝浅淋巴管在整个肝脏表面的浆膜下组织内行走。肝后面的中部、尾状叶表面、肝右叶下面的后部，这些区域的淋巴管伴随下腔静脉至其末端周围的淋巴结。位于冠状韧带和右三角韧带内的淋巴管可直接进入胸导管，不涉及任何中间淋巴结。

此外，来自肝下面、肝前面和肝上面的大部分淋巴管全部汇聚至肝门，中止于心旁淋巴结；来自肝左叶后面外侧端几条淋巴管行向食管下口处，中止于贲门旁淋巴结；来自肝右面和肝上面右端的 1 ～ 2 条淋巴管伴随膈下动脉通过膈右脚至腹腔淋巴结。

② 肝深淋巴管系统

肝深淋巴管系统在上述过程中产生，从肝血窦开始，具体流经顺序如下。

肝脏上部的淋巴管→升干→ 5 ～ 6 集合淋巴管→沿下腔静脉上行→出肝脏→入后腹膜内的一般淋巴系统。

肝脏下部的淋巴管→降干→ 12 ～ 15 集合淋巴管汇聚于肝门处（占肝淋巴液 80%）→出肝门（与门静脉、肝动脉和胆管一起行走在格林森鞘中）→肝门淋巴结、胰周淋巴结，其中：

a. 肝门淋巴结→腹腔干淋巴结→主动脉旁淋巴结→乳糜池→胸导管→……血液循环；

b. 肝门淋巴结→胃食管旁淋巴结→后腹膜淋巴结→……血液循环；

c. 肝门淋巴结→胰周淋巴结→肠系膜上淋巴结→……血液循环。

（3）肝肠循环及其他代谢

参加肝肠循环的内源性物质主要有胆汁酸、胆色素等。

① 胆汁酸的肝肠循环

胆汁中 50% ～ 70% 为胆汁酸，其余主要为水。胆汁酸分子既含亲水基又含疏水基，故可通过亲水和疏水两个侧面来降低油与水两相之间的表面张力，从而达到乳化的作用，是机体脂代谢的重要环节。在胆汁中，胆汁酸一部分以自由酸形式存在，一部分以钠盐形式存在（胆汁酸盐 = 胆汁酸 + 甘氨酸或牛磺酸结合形成的钠盐或钾盐）。胆汁主要在肠道内发挥乳化脂肪和促进脂溶性维生素、微量元素（铁和钙）吸收等作用。

进餐后 1 ～ 2 小时内的血清胆汁酸水平比空腹时大约高出两倍左右，消化道的脂类物质要靠胆汁酸来乳化吸收，肠肝循环中胆汁酸和胆汁酸盐的总量称为胆汁酸池或胆汁酸库，正常人的胆汁酸池的量是稳定的，约为 3 ～ 4g，肝脏每天只能合成 0.4 ～ 0.6g，而成人肠道每日可吸收的胆汁酸总量可达 12 ～ 32g，故机体必须以每天 8 ～ 12 次的肝肠循环来满足要求。也就是说，胆汁酸的来源可分为原生和再生，原生即胆固醇在肝细胞内转化而成；再生是通过胆汁酸在肝肠之间反复吸收再循环利用而得，这就是胆汁酸的肝肠循环。

除脑组织外，各种组织都能合成胆固醇，且肝是主要场所，胆固醇是固醇类激素的原材料、生物膜的构成成分，其中约 1/4 分布在脑及神经组织中。此外，在皮肤它被氧化为 7- 脱氢胆固醇，再经紫外光照射转变为维生素 D_3；在肝细胞中它可氧化成胆汁酸。

相邻肝细胞的局部质膜凹陷成槽，形成封闭的毛细胆管。毛细胆管以盲端起于中央静脉附近，并呈放射状走向肝小叶的周边→至小叶边缘汇成数条"赫令管"（短小的胆管）→离开小叶边缘→汇合成"小叶间胆管"→分别汇合成左肝管、右肝管→汇合成肝总管→肝总管与胆囊管汇合成胆总管［肝总管→胆囊（胆汁酸在此被浓缩并储存）→胆囊管→胆总管］→胆总管与门静脉、肝动脉一起被结缔组织鞘膜包着出肝→在胰腺背侧与胰管汇合（胆汁可增强胰腺液的脂解作用）→十二指肠降部内侧入十二指肠……以胆汁酸和胆汁酸盐形式发挥作用……→回肠末端，绝大部分被吸收→肠系膜静脉→门静脉→重新回到肝脏（一次性吸收约 80%～ 90%）……→再次进入胆汁中，这就是胆汁酸的肝肠循环。

据研究，溶解 10 个分子的胆固醇，需要 60 ～ 70 个分子的胆汁酸或胆盐和 20 ～ 30 个分子的卵磷脂，胆固醇在胆汁中的溶解度主要取决于胆固醇、胆盐和卵磷脂三者含量的比例。胆汁酸的肝肠循环常常会影响一些药物、微量元素等的吸收代谢。

②胆红素的肝肠循环

机体内的胆红素约 80% 来自衰老的红细胞，20% 来自未成熟的造血细胞以及含铁卟啉的酶和蛋白质。成人每天约 8g 血红蛋白被巨噬细胞等吞噬分解为珠蛋白和血红素，然后转化为"铁"和胆绿素，胆绿素可再转化成胆红素。成人每天可产生约 250mg ～ 300mg 不溶于水的间接胆红素（非结合胆红素），但是它有亲脂性，故可透过细胞膜对细胞产生毒性。

间接胆红素（非结合胆红素）在窦周隙与肝细胞微绒毛上的受体结合→入肝细胞（在酶的作用下转化）→直接胆红素（结合胆红素）→出肝细胞→毛细胆管→随胆汁行走→入肠道内→直接胆红素（结合胆红素）在酶促反应及细菌作用下→变为胆红素、二氢中胆红素、中胆红素→再复原为胆素原（尿胆原）→在回肠末端，10%～20%胆素原被肠道重吸收→入肝脏→被氧化成胆红素→形成胆红素的肝肠循环。

此外，未被肠道重吸收的胆素原→大肠→随粪便排出体外（约40mg/日～280mg/日）；部分胆素原→被肠黏膜吸收→血液→肾脏→随尿液排出体外；正常情况下，每天肝可转化产生0.3～1.5g间接胆红素，超过1.5g即可出现黄疸。

③肝脏的其他代谢

肝是糖、蛋白质、脂肪三大物质代谢的重要基地，如肝要将从小肠黏膜吸收来的单糖转化变为肝糖原而贮存起来以备用（一般成人肝内约含100g肝糖原，够禁食24小时之用）；将吸收来的氨基酸在肝脏内进行脱氨、转氨，合成蛋白质供机体独用；将外脂肪在肝内变为体脂而贮存备用等。此外，肝还负责维生素和激素代谢。

肝是维生素A、维生素C、维生素D、维生素E、维生素K、维生素B_1、维生素B_6、维生素B_{12}、烟酸、叶酸等多种维生素贮存和代谢的场所，人体95%的维生素A都贮存在肝内。肝脏直接参与多种维生素的代谢转化，如将β胡萝卜素转变为维生素A，将维生素D_3转变为25-(OH)D_3等；将维生素PP（尼克酰胺）合成NAD+及NADP+，将维生素B_6合成磷酸吡哆醛，将维生素B_2合成FAD，将维生素B_1合成TPP等。肝中的胰岛素酶能迅速使胰岛素灭活（半衰期3分钟～5分钟）；部分甲状腺素在肝内放出碘而失去活性，雌激素、醛固酮、抗利尿激素（血管升压素）在肝内与葡萄糖醛酸结合失去活性；雄激素在肝内与硫酸结合失去活性等。

（4）肝内神经分布及与免疫的关系

肝脏与腹腔内其他器官一样，同由周围自主神经系统来协调支配。所谓自主神经就是指几乎不受人的意志控制和支配的神经，包括交感神经、副交感神经、感觉运动神经等，调控内脏的副交感神经和感觉运动神经在延脑的第十对脑神经节处混合在一起，称为“迷走神经”。所以内脏的自主神经是由交感神经、副交感神经、感觉运动神经混合构成，或说是由交感神经与迷走神经混合构成。不过在肝脏的实体细胞中没有感觉神经，肝实质病变在没有涉及肝的外包膜时不会有感觉。所以，当就肝实质而论时可以只谈交感和副交感神经，不过若涉及整体调节时应该以交感神经与迷走神经来论为妥，因为整体问题必然涉及心肺供氧的速度及其他功能器官的代谢问题。

交感神经兴奋时常伴有肾上腺髓质的分泌，因此又称为交感－肾上腺系统。迷走神经兴奋时常伴有胰岛素的分泌，所以又称迷走－胰岛系统。从能量代谢的角度看，交感神经的功能可促进能量消耗，而副交感神经的功能则是加强能量储存。内脏是提供动物能量来源的必要物质基础的器官，强调及时做好应急反应、快速释放能源是其主要责任，这个功能由交感神经完成；内脏自身也需要储存能量保持实力，所以要尽量减少能源的消耗和尽量合成并储存能源，这个功能由副交感神经来负责。两者的行动区别是，交感神经必须“及时应付”，副交感神经需要“慢工出细活”。两者协调的结果，即平时自主神经纤维以低频的冲动传到效应器来保持一种常态性刺激，称为“紧张性效应”；应急反应时，会发生交感－肾上腺系统一系列的广泛活动，此时心跳加速、支气管扩张、血管紧张收缩，与此相伴的是肝糖原分解加速等；副交感神经，一是在安静的情况下，通过适度抑制心肺功能及腺体分泌等来降低能量的损耗，二是当交感神经过度兴奋时，会反馈性地释放乙酰胆碱来加以控制，保证机体整体性的动态稳定。肝的神经系统也是在此原则下工作。

支配肝的交感神经，是同时支配腹腔中的脾、胃、肾、胰腺、小肠和近端结肠的交感神经，它们同来自胸 5 ～胸 12 脊髓侧角的腹腔神经节，其神经末梢的递质是去甲肾上腺素。支配肝的副交感神经，是包括支配胸腔中的心肺及腹腔中众多器官的迷走神经。因为迷走神经是含有感觉运动和副交感神经的混合神经，所以它可以同时通过传导器官和脏器的感觉冲动及控制心肌、平滑肌和腺体活动来调节循环、呼吸、消化三个系统。迷走神经包含 80% 的传入纤维（传递内脏、躯体和味觉）、20% 的副交感神经传出纤维。迷走神经的腹腔支较粗大，于贲门附近发出胃前、胃后、肝、腹腔等分支，与交感神经纤维一起随腹腔干动脉、肠系膜上动脉、肾动脉及其分支分布于肝、脾、胰、小肠、肾以及肾上腺等。自主神经纤维（含交感神经和副交感神经的纤维）在肝门处分布于门静脉、肝动脉、胆管的分支周围并与其一同入肝，沿着进入肝脏的两条主要血管形成神经丛，肝前丛在肝动脉周围形成鞘，肝后丛主要沿肝外胆管和门静脉分布形成肝丛，神经丛分布至胆道和肝，参与有关肝的分泌活动。入肝后的分支几乎不含感觉神经纤维，主要含交感和副交感神经纤维。

肝脏在维持机体生命方面具有多种功能，包括维持代谢稳态，产生凝血因子和血清蛋白，以及排泄体内代谢产物和化学物质等，这些皆不可能离开神经的调节，且肝与胃肠道无论是从血液讲（门静脉接收了近 70% 从肠道来的静脉血液），还是从神经分布讲，都有着密不可分的关系。肠道微生物自然产生的胆汁酸、胆碱、短链脂肪酸、神经递质以及炎症因子、毒物等对宿主将有复杂的影响，加之“共同黏膜系统免疫现象”和肠道菌群的多样性（不同的遗传个体、不同年龄段、不同的饮食习惯、不同的作息时间等都将影响肠道菌群的生存状态，造成难以计数的肠道菌群多样性），使肝肠间的免疫关系错综复杂。免疫反应本身就与神经 - 内分泌关联，所以当免疫反应 - 神经调节 - 内分泌三者之间的平衡被打破，机体必将出现病变。现在已知的是，肠神经系统相当复杂，可以产生数十种神经递质参与免疫反应；交感神经系统可以通过免疫器官如脾脏、胸腺和淋巴结的神经支配来上调或下调免疫反应，如交感神经系统通过作用于肝星状细胞发挥促炎症、促纤维化的作用；副交感神经可以通过表达白细胞介素 -1 受体来干扰免疫反应等。

因此，在多种毒性损伤模型中，迷走神经具有保护、抗炎作用。相反，交感神经元在大多数肝细胞损伤模型中能促进炎症和肝损伤。近年来，众多研究从免疫角度探讨了副交感神经系统如何发挥稳定机体作用，很有新意。

研究表明，在肝、脾、胃肠道等网状内皮系统中，存在着一种神经生理机制的免疫调节系统，这个系统发挥作用的启动神经物质是乙酰胆碱。当乙酰胆碱与巨噬细胞及其他具有 α-7 烟碱 - 乙酰胆碱受体（α7-AChR）的细胞相结合，就可以抑制致炎细胞因子的合成及释放，从而防止组织损伤。研究发现迷走神经可以介导“胆碱能抗炎通路”。炎症反应对机体的利弊是双向的，炎症反应可以有效地抵御病原体入侵，故当炎症反应低下时，机体防御能力也下降，从而易出现继发性感染；但是，若炎症反应过度，必将产生过量的致炎细胞因子，诱发广泛的组织损伤和器官功能障碍。大量的致炎细胞因子造成的慢性炎症，与促使自身免疫性疾病发生的病理密切相关。拮抗肿瘤坏死因子（TNF-α）、白介素-1（IL-1）等致炎细胞因子，对于治疗自身免疫性疾病是有意义的。当抗炎信号经迷走神经纤维到达肝、脾、肾、胃肠道等网状内皮系统时，经迷走神经释放的乙酰胆碱与巨噬细胞、内皮细胞、神经胶质等细胞表面表达的α-7烟碱型-乙酰胆碱受体（α7-AChR）相结合，可以抑制肿瘤坏死因子等致炎细胞因子的合成，从而阻断或降低过度的炎症反应。由此可见，迷走神经是神经内分泌-免疫轴的主要组成部分，也是其协调、恢复机体内稳态的重要作用机制之一。

自主神经系统的活动是不随意的，但是它与情绪波动有密切关系。可以看到，当人受到情绪性刺激，所引发情绪的激动度和紧张度增长时，生理唤醒水平和器官激活的程度也提高，如：焦虑引起消化道蠕动减弱，消化液分泌被抑制；愤怒引起肾上腺激素分泌增加，心血管活动加速，血压、血糖升高，皮温升高；恐惧则导致外周血管收缩，面色苍白，咽、口发干，皮温下降，出冷汗等。这说明所谓的自主神经系统不受意志支配，是指不受人大脑的主观意志支配，但确与人的内心活动、情感、欲望、惊恐等密切相关。

（5）肝脏病变特点

肝脏病变特点是由它的结构特点和功能特点决定的。

①肝的实体细胞很小，且除了每个实体细胞被结缔组织所包裹外，在肝小叶自身和小叶与小叶之间充满了结缔组织，尤其是密布的肝血窦可以说就是一个网状结缔组织机构，所有肝病变最容易显现的是“纤维化”。

②丰富复杂的神经系统使其对人的“七情六欲”非常敏感，虽然目前没有直接的证据深入地说明此问题，但临床不乏因“七情六欲”导致免疫功能障碍，继而出现“自身免疫性肝纤维化”病情加重的患者。

③肝是机体能量和物资生产、供应的总机构，其微小的差错对其他组织器官来讲都将是大的影响，但是目前这方面的研究不足，如临床多见皮肤、胃肠和呼吸道的免疫病变，关于这些疾病的治疗多从其局部过敏原来考虑，很少涉及肝与神经免疫关系。但中医在此方面历来都比较重视，不过需要说明的是，中医所谓的从“肝”调理并非是指现代解剖学的肝；中医治疗免疫性病变多是从肺、脾入手，并携肝以调治，这其中必有一定的道理。

3. 呼吸系统（咽、肺）的神经-免疫特点

（1）咽部淋巴组织

咽上起颅底，下至第6颈椎，全长约12cm。后壁与椎前筋膜相邻，两侧与颈部大血管、神经毗邻。自上而下分为鼻咽、口咽、喉咽。

鼻咽下致软腭游离缘平面，向前经后鼻孔通鼻腔，左右有咽鼓管与中耳相通，咽鼓管咽口周围有散在的淋巴组织构成“咽鼓管扁桃体”；鼻咽的顶部与后壁移行处黏膜内有丰富的淋巴组织集聚构成的“腺样体”（咽扁桃体）。

口咽位于软腭与会厌软骨之间，向前经咽峡与口腔相通，后壁平对第2、3颈椎椎体。两侧的腭舌弓、腭咽弓（后腭弓）、腭垂腭与舌根背共同围成一环形狭窄部分，两腭弓之间是扁桃体窝，内有“腭扁桃体”；两侧腭弓后方各有纵行条索状淋巴组织称为“咽侧索”；咽后壁有“咽后壁淋巴滤泡”，舌后三分之一处有“舌扁桃体”。

咽黏膜下淋巴组织比较丰富，其中较大的淋巴组织团块相互排列成环状分布，称为咽淋巴环。咽淋巴环有内环、外环之分。内环淋巴组织主要包括：腺样体（咽扁桃体）、咽鼓管扁桃体、腭扁桃体、咽侧索、咽后壁淋巴滤泡、舌扁桃体。外环淋巴组织主要包括：咽后淋巴结、下颌角淋巴结、颌下淋巴结、颏下淋巴结等。淋巴液的流向，是内环淋巴液从咽部流向颈部外环淋巴结，因内外环淋巴组织相通，咽喉部感染时，内环淋巴可扩散转移至相应的外环淋巴结。其中扁桃体是最大的淋巴组织，尤其是腭扁桃体，即通常说的扁桃体和腺样体，其黏膜内含有大量淋巴组织，且没有输入管，仅有输出管注入附近的淋巴结，是经常接触抗原引起局部免疫应答的部位。

腺样体又称咽扁桃体或增殖体，位于鼻咽顶部与后壁交界处，位置比较隐蔽，需要用反光的鼻咽镜才能照见。表面被覆假复层纤毛柱状上皮，黏膜形成一些纵行皱襞，内有许多淋巴组织。受感染时可增生肥大，致使阻塞咽鼓管，甚至进一步使中耳积液形成分泌性中耳炎。这种情况多发生在儿童期，因为腺样体在小儿时较肥大，且咽鼓管的倾斜度小，偏于水平位。到了成人期腺样体多有萎缩，且咽鼓管倾斜度明显加大。

腭扁桃体位于扁桃体窝中，扁桃体窝由口咽的扁桃体柱限定。前柱由腭舌肌组成，后柱由腭咽肌构成，是咽部最大的淋巴组织，儿童的较为肥大突出。腭扁桃体的黏膜表面覆有复层扁平上皮，上皮向固有层内陷形成 10 ～ 20 个隐窝，内有大量弥散淋巴组织及淋巴小结。这些扁桃体被咽基底筋膜的特殊部分包裹着，它们是最常见的扁桃体感染组。新生儿扁桃体很小，组织结构上也缺乏生发中心和浆细胞。咽扁桃体通常于出生后 6 个月时已经明显发育，而腭扁桃体一般需 1 岁末才开始发育。1 岁～ 3 岁小儿建立自动免疫时，扁桃体逐渐增大，至 3 岁～ 5 岁时更明显，这个时候免疫活动也最活跃，可时常出现扁桃体肿大现象。一般 6 岁～ 8 岁时发育达到高峰期，12 岁左右停止发育，14 岁～ 15 岁时逐渐退化。儿童口鼻咽部的炎症病灶所引起的颈项部及其他部位淋巴结肿大，实际上是淋巴系统的一种防御反应，其病理表现多是网状红细胞增生。

咽喉与口鼻相通，是饮食、呼吸的必经之路，是人体第一时间直接与外界联络的部位，不可避免地时时与细菌、病毒、异物等接触。咽部丰富的淋巴组织和扁桃体，就是执行着如边防军的作用。正常情况下，由于扁桃体表面上皮完整和黏液腺不断分泌，可将细菌随同脱落的上皮细胞从隐窝口排出，以此来巩固机体边防线的牢固，同时通过过滤、检查、标记等各种手段构成机体前线的免疫防御功能。

扁桃体含有许多 T 细胞、B 细胞、浆细胞、巨噬细胞和少量 K 细胞、NK 细胞及郎格汉斯细胞，还包含专门的上皮 M 细胞，可捕获抗原并将抗原通过口鼻进入滤泡外区域或淋巴滤泡。然后淋巴滤泡释放表达抗体的记忆 B 细胞或浆细胞，这些细胞迁移到扁桃体并产生抗体。这些抗体随后被释放到扁桃体隐窝腔中。五种免疫球蛋白（IgM、IgG、IgA、IgD、IgE）均在扁桃体中产生，其中分泌型 IgA 是呼吸道、消化道、泌尿生殖道等抵御病原体及有害物质的第一道免疫防线，是机体黏膜免疫最重要的抗体。

在人体中，IgA 的结构主要以单体、双体及多体的形态存在，由黏膜表面附近固有层中的浆细胞产生。分泌型二聚体 IgA（SIgA）是由 2 个 IgA 单体，靠 1 条 J 链和 1 条分泌片（SC）粘连在一起。J 链由浆细胞产生，SC 源于上皮细胞，是上皮细胞上的多聚免疫球蛋白受体（pIgR）的一部分。因 SC 高度稳定，其多糖侧链具有防止蛋白酶降解的作用，使 SIgA 对蛋白酶的敏感性下降，从而增强了黏附作用及防御能力。并且 SC 上的糖基黏附于黏膜上皮，更使 SIgA 整齐地排列在黏膜表面，形成隔离保护层，可有效地阻止病毒的入侵。分泌型 IgA 广泛分布于唾液、泪液、乳汁，以及胃肠道、呼吸道、泌尿生殖道黏膜分泌液中，可以抑制微生物在呼吸道上皮附着，减缓病毒繁殖。SIgA 对某些病毒、细菌和一般抗原物质具有抗体活性，是抗感染、抗过敏的一道重要的免疫“屏障”。

IgA 不能通过胎盘从母体转移给胎儿，新生儿血清中无 IgA 抗体，出生后 4 个月～ 6 个月才开始合成，这期间主要靠母乳给予，哺乳期产妇乳腺组织中含有大量 IgA，占初乳中免疫球蛋白总量的 89.8%。IgA 缺乏易使上呼吸道感染、变态反应、哮喘和自身免疫性疾病的发病增加。SIgA 除了对细菌有直接影响外，还有中和细菌毒素，保护上皮细胞免受毒性刺激等作用。在肠腔中，SIgA 还参与建立和维持健康的肠道微生物环境，具有调节肠道微生物群组成的作用，肝脏是通过门静脉接受肠源性产物的前线器官，肝脏会受到肠内稳态紊乱的严重影响，从这个角度联想，SIgA 与肝功能之间的关系是应该思考的课题。

（2）肺的淋巴系统

肺部淋巴系统，可分为肺内的深淋巴系统和胸膜下浅淋巴系统两部分。

胸膜下淋巴系统分布于肺的表面，它们从多个方向向肺门集中，汇集成胸膜下集合管，并在肺门处与肺内来的深组集合管合并或单独注入肺门淋巴结。

深淋巴系统极为丰富，从肺组织内开始，从围绕终末细支气管及呼吸性细支气管黏膜下层和外层的结缔组织内的毛细淋巴管网开始→淋巴管丛→小叶间淋巴管→小叶内淋巴管→肺的淋巴结→支气管肺门淋巴结→气管支气管下淋巴结→气管支气管上淋巴结→气管旁淋巴结→肺门淋巴结（一路与肺血管和各级支气管回流上行至支气管→肺门淋巴结）。

医学上一般将人的支气管分为 24 级分支：肺段气管（1 级），此后支气管经肺门入肺→肺叶支气管（2 级，肺右 3 支、左 2 支）→肺段支气管（3 级～ 4 级，右 10 支、左 8 支），此后反复分支→小支气管（5 级～ 10 级），继而再分支→细支气管（11 级～ 13 级）又分支→终末细支气管（14 级～ 16 级），到此为肺内的导气部。以下的分支为肺的呼吸部：→呼吸细支气管（17 级～ 19 级）→肺泡管（20 级～ 22 级）→肺泡囊（23 级）→肺泡（24 级）。

两组淋巴管丛在胸膜下和肺门处都有吻合。聚集在肺、胸膜、肺门、纵隔前后的脉管和淋巴组织形成复杂的网络结构，对肺间质液体、细胞、代谢物有着复杂的交叉影响。肺淋巴系统和结缔组织的密集度是其他脏器难以比拟的，如此结构自然是与肺时刻难以挑选地吸入周围空气有关，肺无休时、无处可躲，必须应对一年四季不断更变的气候、人为造成的空气污染等，在这种情况下，肺淋巴系统的作用不仅是清除吸入的尘粒，同时还参与免疫防御，调节代谢和内分泌，维持机体内环境稳定等生理作用。由此丰富的胶原结缔组织、结构复杂的血管网络系统、一刻不能停的呼吸功能等，使肺有了与众不同的病变现象，这就是中医说的"肺为娇藏"易患病、"肺朝百脉"易影响全身。

（3）肺的病变特点

肺的病变与肝的病变相似之处是易出现细胞间质间的结缔组织病变。不同的是，平时，肺患得患失，来去匆匆；肝稳健而行，来去隐隐。久之，肺忍辱负重，很少显露；肝认真反馈，时时小报。终之，肺病伤及心体；肝病伤及脾胃。具体如下。

肺炎是临床普通常见病，无论是感染性肺炎（细菌性肺炎、病毒性肺炎、支原体性肺炎），还是过敏性肺炎，一般都来得快，治愈率也高；但是肝炎的类型远少于肺，可治愈率也远低于肺炎。这与肺在外、肝在内有直接关系。类风湿性关节炎、红斑狼疮、系统性硬皮病、混合性结缔组织病等自身免疫病病变者，应该说几乎无一例外地伴有间质性肺病及肺纤维化，从临床经验讲，这些病最初的突破口，多是呼吸道防御能力不强。但是即使已经被确诊为结缔组织病（CTD）的患者，也未必能从CT或外科肺活检病理发现间质性肺炎的表现，且很难依据患者的呼吸情况明确判断其肺间质性问题。但肝则不然，众多代谢指标，多少都能从其微小的差异之间窥知一二。肺病若不断发展，最终将导致肺心病。

① 肺内淋巴结病变

肺内淋巴结（IPLNs）是指发生在肺四级支气管平面以下、肺实质内的淋巴结，其发生率为1.5%～7.0%。IPLNs直径较小，直径多在0.5cm左右，并且大部分患者无明显临床症状，多因体检或其他原因进行胸部CT检查被偶然发现。儿童IPLNs呈灰红色，质地偏软，尘细胞较少；成人IPLNs多呈黑色，质硬，尘细胞密集、分布广泛。这与年龄增长、残存淋巴结内有未被分解的尘粒（炭末沉着）有关；当伴发纤维化、玻璃样变时，其引流和清除尘粒作用大大减弱，甚至丧失，进而加重其残存尘粒量。其好发位置多在气管隆嵴以下水平并靠近胸膜或叶间裂处，且右肺多于左肺，下肺多于中上肺，可能与肺下叶通气功能及淋巴液产生均多于上叶有关，也可能与胸膜下深、浅淋巴管交通网丰富，易致局部淋巴组织反应性增生形成淋巴结等有关。

② 特发性肺间质纤维化

特发性肺间质纤维化（IPF）是指原因不明的弥漫性肺间质纤维化，可发生于任何年龄，但以中老年者多，多数患者呈慢性病程。临床特征是进行性呼吸困难，有限制性通气功能障碍和肺的顺应性降低。患者支气管肺泡灌洗液和血清中可检出免疫复合物（IgG-抗原复合物及IgM-C3b-抗原复合物）。肺泡腔内充满脱落的肺泡上皮细胞、肺泡巨噬细胞和淋巴细胞、中性粒细胞，有时可见透明膜形成。病变之初以肺间质水肿，广泛的成纤维细胞增生，及肺泡间隔显著增宽为主。随后，肺泡腔和肺间质中的细胞逐渐减少，肺泡腔内炎性渗出物可发生机化，肺间质纤维组织逐渐增多。晚期，弥漫性纤维化使肺体积缩小、质地变硬，导致肺功能不全和心力衰竭。

③慢性支气管炎→肺气肿→肺心病

慢性支气管炎往往是因多种因素长期作用所致，起病多见于感冒，其因多与呼吸系统防御功能受损有关，吸烟者比不吸烟者的患病率高 2 ～ 8 倍，多在气候变化比较剧烈的季节发病。各级支气管均可受累，受累的细支气管愈多，病变愈重，后果也愈严重。主要的病变为：黏膜上皮纤毛倒伏，甚至脱失。上皮细胞变性、坏死脱落。黏液腺肥大、增生，分泌亢进。管壁充血，淋巴细胞、浆细胞浸润。严重者管壁平滑肌束断裂、萎缩或平滑肌束可增生肥大，使管腔变窄而致患者喘息困难。当炎症向管壁周围组织及肺泡扩展，导致细支气管周围炎、纤维闭塞性细支气管炎后，则形成慢性阻塞性肺气肿的病变基础。肺气肿是呼吸性细支气管末梢的肺组织因残气量不断增多而发生扩张，肺泡扩大、肺泡间隔断裂，扩张的肺泡互相融合形成气肿囊腔，以致肺组织弹性减弱、容积增大的一种病理状态。慢性肺疾病引起肺循环阻力增加、肺动脉压力升高，导致右心室发生心肌细胞适应性肥大。心肌细胞的适应能力是有限度的，当右心室负荷增高 2 ～ 3.5 倍时，则出现以右心室肥厚心腔扩张为特征的心脏病，简称为肺心病。在我国肺心病的发病率以东北和华北地区较高，应该与当地气候寒冷干燥及使用的燃料、吸烟的习惯有关。

4. 心及肾脏的神经 – 免疫特点

心和肾的淋巴组织类似，是中规中矩地各就其位，没有什么特殊的结构。在心内膜、心肌层、心外膜均有毛细淋巴管网，各网之间相互交通。心肌层的毛细淋巴管并不丰富，仅存于心肌纤维束之间的结缔组织内。心脏因免疫引起的病变多在心肌和主要由结缔组织构成的心瓣膜上。肾有肾实质内淋巴丛和被膜淋巴丛，肾皮质内淋巴管少见，髓质中几乎不存在淋巴管，在肾包膜内存在少量淋巴管。临床最常见的、因免疫问题引发的心肾病变，主要是感染 A 族乙型溶血性链球菌（GAS）引起的“风湿性心脏病”（风心病）和“急性肾小球肾炎”，还有 IgA 肾炎。

（1）风心病和急性肾小球肾炎

心脏的神经 – 免疫疾病可因其病变重点位置不同而分为心内膜炎、心肌炎、心外膜炎；肾脏的神经 – 免疫疾病主要是肾小球基底膜发生免疫性病理损伤。

人类约 90% 的链球菌感染是由 GAS 引起的。目前已知它唯一重要的生物宿主是人类，在非人灵长类动物和其他哺乳动物中，可能会发生偶尔或非常罕见的自然感染。它主要的定植部位是人的口咽黏膜上皮、皮肤表皮表层。链球菌根据溶血与否分为 α、β、γ 三型。α 型不完全溶血，称为甲型溶血性链球菌，呈半透明溶血环，多为条件致病菌。β 型完全溶血，称为乙型溶血性链球菌，呈完全透明的溶血环，是致病力强的病菌。γ 型不溶血，称为丙型溶血性链球菌，一般情况下不致病。其中根据抗原结构不同，乙型溶血性链球菌又分为 18 个族，其中 A 族（GAS）主要引起咽炎、猩红热、皮肤感染，并与风湿热（风心病、关节炎等）和肾炎等有关。据生化分类法，A 族乙型溶血性链球菌（GAS）此菌为化脓链球菌。依其表面抗原的不同又可分为 90 多种血清型，其中表面抗原 M 蛋白则是其具有致病能力的重要因素，可抵抗机体白细胞对它的吞噬。机体感染后可获得对 M 蛋白的特异性免疫力，抗链球菌 M 蛋白抗体于链球菌感染几周至几个月内即可在血清中测出，在体内可存在 1 ～ 2 年，时间长者可持续存在 10 ～ 30 年。实验证明抗 M 蛋白特异性抗体可防止同型链球菌的再次感染。但 A 族链球菌至少存在 60 个

M 蛋白亚型，各型间无交叉免疫力。因此，机体可因被不同型别的细菌侵入而导致链球菌的反复感染。此外，细胞壁有脂磷壁酸质，这也是一种重要毒力因子，能使细菌附着到宿主黏膜及细胞膜上。

风心病临床表现：风心病患者在发病前，常有反复发作的 A 族链球菌感染的咽炎；初次发作的风湿热，可能导致心脏的轻微损伤，反复发作可加剧心脏的损伤。潜伏期为 1 ～ 5 周，易感人群为 5 岁～ 15 岁的儿童。从患者的上呼吸道中可分离出 A 族链球菌，但心脏及关节病变部位均未分离出细菌。风湿热可能的发病机制是链球菌菌体表面 M 抗原及细胞壁中的多糖抗原与心瓣膜及心肌组织存在抗原性的交叉反应，导致机体的免疫病理损伤。

急性肾小球肾炎临床表现：已证实 A 族链球菌引起的上呼吸道及皮肤感染均可继发急性肾小球肾炎。从流行病学角度分析两种继发感染存在明显的差异：a. 继发于上呼吸道感染的急性肾小球肾炎多发生在一年中寒冷的季节，易感人群多为儿童及青少年；b. 继发于皮肤感染的急性肾小球肾炎多发生在热而潮湿的季节，易感人群可为所有人。与风湿热不同，急性肾小球肾炎恢复后极少复发。推断发生急性肾小球肾炎有两种途径：一是链球菌菌体抗原与机体产生的相应抗体形成抗原抗体复合物沉积于肾小球基底膜，激活补体导致肾小球基底膜损伤；二是肾小球基底膜成分与 A 族链球菌膜表面结构有共同的抗原决定簇，导致肾小球基底膜发生免疫病理损伤。

病变过程：其所有的病变过程都不外炎细胞浸润、浆液渗出而出现积液、肿胀等。在心脏，当免疫复合物刺激纤维素渗出为主时，将引起纤维组织增生，造成瓣膜增厚；当伴小灶状的纤维素样坏死时，可形成小瘢痕；当大量纤维素不能被溶解吸收而发生机化、大片纤维素样坏死或硬化时，可见瓣膜短缩、互相粘连，以及形成缩窄性心外膜炎等。在肾脏，借助光镜可见急性肾小球肾炎患者的毛细血管内内皮及系膜细胞弥漫增生，中性粒细胞浸润；IgG 及 C3 呈粗颗粒状沿毛细血管壁、系膜区沉积；借助电镜可见肾小球上皮细胞下有驼峰状大块电子致密物沉积。一般起病 2 周后免疫复合物下降，病情开始稳定、逐渐好转，8 周内逐渐恢复正常。

（2）IgA 肾炎

IgA 肾炎临床表现：该病的发生与急性肾小球肾炎相似，多发生在感冒、扁桃体炎等黏膜感染后，该病复发也多在黏膜感染后。且靠肾穿刺活检确诊者 80% 的 IgA 肾病患者是青壮年，其初患病时的年龄应更低。该病与急性肾小球肾炎的初期症状和预后不同，IgA 肾炎患者最初症状可以不明显，轻者为无症状性镜下血尿，持续 1 ～ 3 天后自行缓解，所以很容易忽略。当这样的情况反复出现，即每当上呼吸道、肠道出现感染后就伴有肉眼血尿，且病理也有轻度的系膜基质增生时，则可提示其病变类型为 IgA 肾炎。该病自发缓解率仅占 4% ～ 20%，最终发展成尿毒症者约 35%，其余为持续的血尿或蛋白尿。病理以不超过 30% 肾小球出现新月体为主，若新月体超过 50% 则为急进性 IgA 肾病。所谓新月体，是由肾小球毛细血管的坏死和间质血管炎所形成，是 IgA 肾炎发展至 4 ～ 5 期时出现的病理改变。一般 3 期患者的病理改变是肾小球弥漫性系膜增宽，是典型的结缔组织病变。

病理表现及研究认识：IgA 肾病为原发性肾小球疾病，因肾活检、免疫荧光检查时肾小球系膜区有大量颗粒状 IgA 沉积而得名。以往认为本病所沉积的 IgA 可能是黏膜源性的 IgA2，然而近年的研究证实本病所沉积的是 IgA1，是系统源性的，主要由骨髓和淋巴系统产生。免疫荧光镜下，可见在肾小球系膜中呈弥漫分布的颗粒或团块状 IgA 沉积物，主要是 IgA1。约 60% ～ 90% 的病例伴 C3 和 IgG 沉积，但强度较弱。此外，发现患者多有 β1,3- 半乳糖转移酶缺陷，改变了 IgA1 或含 IgA1 复合物的清除率，导致 IgA1 在系膜区沉积。增宽的系膜区除见系膜细胞增生外，还可见细胞周围出现较多的系膜基质。

有报道终末期 IgA 肾病者接受肾移植后，移植肾很快发生系膜区 IgA 沉积；若供肾者有亚临床 IgA 肾病，植入非 IgA 肾病尿毒症者体内后，供肾系膜区 IgA 沉积物常迅速消失，提示至少在某些 IgA 肾病病人中存在着基因的易感性。

5. 皮肤的神经 – 免疫特点

从皮肤重量与面积的角度来看，皮肤是人体最大的器官。皮肤是由两个胚层发展而来。表皮和周围神经及黑素母细胞发生于外胚层；真皮及皮下属于结缔组织，发生于中胚层。数层表皮皆由基底层细胞分化而来，紧密排列的细胞构成机体屏障。表皮与真皮以波浪形交叉吻合，被称为“乳头层”。皮肤血管源于皮下脂肪组织的大血管不断分支而成，皮下大血管入真皮后先于真皮下部平行构成“真皮下血管丛”；然后分支上行至乳头下部，与真皮下血管丛平行分支构成“真皮乳头下血管丛”；从真皮上血管再次分支并弯曲成袢曲状进入乳头内构成“真皮乳头层血管”。真皮乳头层血管丛多袢曲，主要供给真皮乳头以及表皮营养，对表皮的营养状态及病变影响较大。其间的毛细血管直径平均为 7 ～ 9μm，只可容 1 ～ 2 个红细胞通过，管壁仅由单层内皮细胞所构成。

皮肤的淋巴管网伴随着真皮乳头下血管丛（浅丛）和真皮下血管丛（深丛）的微动静脉与皮肤表面平行，淋巴液循环于表皮细胞的间隙和真皮胶原纤维之间，淋巴管盲端始于真皮乳头层的中、下部交界处，形成乳头下浅淋巴网和真皮淋巴网。淋巴网中的淋巴液逐渐汇入皮下组织的淋巴管，再经淋巴结到达大淋巴管，然后进入全身的大循环。毛细淋巴管管腔不规则，仅由一层内皮细胞及稀疏的网状纤维构成，内皮细胞之间通透性较大，呈窦状，周围没有外被细胞。因毛细淋巴管内的压力低于毛细血管，故皮肤中的组织液及游走细胞、细菌、肿瘤细胞等均易通过淋巴管到达淋巴结，最后被吞噬处理或引起免疫反应，免疫反应产物也可通过淋巴管迁移到皮肤，出现皮肤病变。

皮肤组织中神经装置特别丰富，不仅有向心性感觉神经纤维，而且有离心性运动神经纤维。其分支伴随动脉分支进入真皮以后，再分出细支进入真皮乳头层内，呈网状分布。皮肤内所有自主神经末梢均呈细小树枝状分布，而感觉神经末梢则可分为游离神经末梢和终末小体两种。后者除有神经纤维的终末外，有的还有特殊的结构。① 痛觉感受器，位于表皮内；②触觉感受器，位于真皮乳头体内；③温觉感受器，很多小支盘绕成球状，冷觉感受器位于真皮浅层，热觉感受器位于真皮深部；④ 压觉感受器，呈同心圆环层结构，体积最大（直径 0.5mm ～ 2 mm 以上），位于真皮较深部和皮下组织中。

皮肤既需要防御异物及外界微生物的入侵，又要适度地与外界微生物共生，生存迫使皮肤成长为多功能组织结构。如由皮脂腺分泌的油脂、汗腺的汗液及皮肤角质层的代谢物混合形成的"皮脂膜"，除了自身带有抗菌肽外，还在表皮葡萄球菌等作用下生成游离脂肪酸来调节皮肤表面的 pH 值。人体不同部位的菌群不同，不同部位的 pH 值也不同，皮肤表面弱酸性薄膜成为人体第一道天然防线的前沿。皮肤第一道防线的实体是占据表皮 95% 以上的角质形成细胞，真皮中的主角成纤维细胞，及主要负责皮肤警卫的朗格汉斯细胞等。

（1）角质形成细胞（KC）：表皮细胞皆由表皮中的角质形成细胞分化而成。角质形成细胞是一种非专职抗原提呈细胞。正常角质形成细胞的增殖主要发生在基底层，然后分化演变成棘细胞层、颗粒细胞层、透明细胞层和角质层。正常情况下，角质形成细胞既不出现吞噬现象也不产生或仅少量地分泌某些细胞因子。角质形成细胞默默地通过细胞间桥紧密连接在一起，构成"万里长城"。一旦出现情况，角质形成细胞就变成了具有吞噬作用的细胞，同时还可以合成和分泌白介素、干扰素等细胞因子。因为角质形成细胞可以表达大部分已知的与免疫反应有关的膜表面分子（MHC- Ⅰ类抗原、Fc-IgG 受体、TGF-α、TNF-α、CD1、CD16、CD44、CD54 等），具有所有识别和吞噬异体物的本能。角质形成细胞吞噬外来物，摄取其抗原，并加工处理后呈递给淋巴细胞；角质形成细胞分泌的细胞因子、趋化因子和神经介质（如儿茶酚胺等），能通过基底膜影响真皮微环境，从而产生广泛的免疫学特性。

角质形成细胞有一特殊的 Toll 样受体，Toll 样受体（TLR）是连接非特异性免疫和特异性免疫的桥梁。当微生物突破机体的物理屏障（皮肤、黏膜等）时，TLR 可以识别它们并激活机体产生免疫细胞应答。这种物质是大多数革兰氏阴性细菌产生的脂多糖（LPS），以往称为"内毒素"。Toll 蛋白在结构上与哺乳动物中一种天然免疫功能分子——白细胞介素 1 受体（IL-1R）具有同源性。后发现 TLR4 能够探测 LPS，能够激活与适应性免疫有关的基因，被命名为 TLR4。每种 TLR 可识别不同类别的分子。

此外，皮肤中还驻扎着各种专职防御性细胞，如朗格汉斯细胞、树突状细胞、巨噬细胞、γδT 细胞（γδT cells 是 T 细胞的一个亚型，大多数 T 细胞的细胞膜上 TCR 由 α、β 两个不同的糖蛋白链组成。而这种 T 细胞是由 γ、δ 组成的）等。还有大量的 T 细胞定居于皮肤，它们通过直接杀伤、吞噬递呈抗原、分泌细胞因子等方式建立了稳固的第一道防线，在肿瘤免疫监视、维持上皮稳态、创伤修复和皮肤炎症方面起重要作用。

（2）成纤维细胞：成纤维细胞是人体中广泛存在的重要结缔组织细胞，正常情况下，真皮结缔组织中只有散在分布的少量成纤维细胞，它们处于代谢和功能的静息状态，只有在创伤或某些疾病过程中才可能显现出其活跃的生物学特性，从而具有不同的表型，这些细胞表型与其分泌的细胞外基质、细胞因子以及所表达的表面分子、受体等构成成纤维细胞的表型特征。真皮成纤维细胞最基本的功能是合成胶原、纤维粘连蛋白、层粘连蛋白、糖胺聚糖等细胞外基质成分，并合成各种降解基质的酶类如胶原酶、弹性蛋白酶、糖蛋白酶等，从而介导细胞外基质的周转，这些化学趋化性及分裂增殖等能力在创伤修复中起到十分重要的作用。成纤维细胞可通过产生 IL-1、IL-6、IL-8、IFN-β、TGF-α、TGF-β、GM-CSF 等多种细胞因子广泛参与免疫反应过程。此外，真皮成纤维细胞还可分泌表皮细胞生长所需的角质形成细胞生长因子，还能产生一氧化氮、表达一氧化氮合成酶，生成前列腺素 E2（PGE2）等，这些与自身免疫病的发生、发展有着密切联系。如在银屑病皮损和非皮损的成纤维细胞中，cAMP- 依赖性蛋白激酶异常，有研究者认为银屑病皮肤最初的异常实际上是成纤维细胞的异常。在运用活皮肤相等物的培养模型时，当基质中含有银屑病成纤维细胞时，正常角质形成细胞增殖明显。

（3）朗格汉斯细胞（LC）：朗格汉斯细胞位于表皮基底细胞层上部，大约一个 LC 能与 20 个角质形成细胞接触，表皮中的 LC 约占表皮细胞总数的 3% ～ 8%。LC 与神经纤维密切接触，当受到外界刺激时，神经纤维分布增加，其感觉末梢释放的神经肽可作用于 LC 而发挥免疫抑制作用。LC 的主要功能就是作为抗原递呈细胞（APC），捕获抗原，加工处理抗原，将处理好的抗原有效地递交给淋巴细胞，准确、有效地完成这一连贯性任务。而所有这些作用的初始都有赖于 LC 表面表达的多种膜蛋白，细胞膜蛋白的表达是随其功能的需要而变化的。LC 上的最基本膜蛋白有：a. IgG 分子 Fc 段（Fc–IgG）和补体复合物 C3 的受体位点；b. CD1 糖蛋白抗原，CD1 参与 LC 的抗原处理和呈递过程，是 LC 主要特征之一；c. 主要组织相容复合体（MHC- Ⅱ），LC 的抗原呈递功能与其 MHC- Ⅱ类分子的表达水平密切相关。LC 将外源抗原处理成免疫多肽，同时其迁移活性在许多刺激下会自发增加而使 LC 离开皮肤，经真皮淋巴管移行到局部引流淋巴结，在淋巴结内分化成表达高水平 MHC- Ⅱ分子和共刺激分子如 B7–1（CD80）和 B7–2（CD86），共刺激分子能使 LC 很有效地将其细胞表面的抗原多肽递呈给童贞抗原 – 反应性 T 细胞和刺激其活化增殖，引发一系列免疫反应。LC 还表达 IL–2R、FcR、IgER 以及多种黏附分子如 ICAM–1、ICAM–2、CD44 等。在递呈抗原的过程中，LC 产生释放白细胞介素 –1（IL–1）作用于 Th 细胞，促使 Th 产生 IL–2 并表达 IL–2R，从而使 T 细胞大量活化、增殖，进而分泌 IL–6、肿坏死因子（TNF）、巨噬细胞炎症蛋白（MIP）、粒细胞 – 巨噬细胞集落刺激因子（GM–CSF）等多种细胞因子和黏附分子。除此之外，LC 还可表达和分泌一些神经样物质，如某些仅在神经细胞上表达的标记性蛋白——S100 蛋白、神经特异性烯醇化酶（NSE）；合成、分泌一些神经递质，如降钙素基因相关肽（CGRP）、P 物质、血管活性肠肽（VIP）等。

（4）其他重要活性因子：除了以上属于淋巴系统的专职防御细胞外，位于表皮和口腔黏膜的下面，还有一种与神经密切相关的细胞——麦克尔细胞或称梅克尔细胞（Merkel cell）。它在皮肤内分布不规则，偶尔成群排列，多簇集成盘状。在每个梅克尔细胞基底下部紧贴着一个半月板样的神经末梢，并有一根感觉神经纤维在盘处终止。研究表明，皮肤中存在至少 50 种包括神经肽类和神经激素在内的各种神经介质。在皮肤病的发生发展中，有很多介质参与这些过程。以最常见的皮肤炎症来说，在皮肤炎症过程中可以形成、释放种类繁多的活性物质，它们适度地参与反应，可以起到良好的防御、杀菌及修复作用；过度将引起病变症状。依据其效应可分为四类：a. 血管活性介质与平滑肌收缩介质，代表物有组胺、腺苷、血小板激活因子、花生四烯酸代谢产物（前列腺素、白三烯）等；b. 趋化因子，代表物有细胞因子、血小板激活因子、补体产物、白三烯 B4 等；c. 蛋白聚糖；d. 酶类介质。从血小板激活因子和花生四烯酸代谢产物的分类可以看出，这些不过是人为分类而已，实际它们的作用常常是混合的，且与神经调节密切相关。下面通过几种物质进行说明。

① 组胺：组胺是由左旋组氨酸脱羧后生成并储存于肥大细胞和嗜碱性粒细胞的颗粒中，组胺在颗粒中以与肝素结合的形式存在，当通过脱颗粒作用释放到细胞外时，组胺与肝素分离，发挥活性作用。其主要作用有：a. 舒血管，可引起微动脉舒张，使毛细血管后微静脉的通透性增强，血中大分子物质渗出；b. 平滑肌收缩，使多种组织的平滑肌收缩，尤其是支气管平滑肌，可引起支气管哮喘（由 H1 受体介导），还能引起胃酸大量分泌（由 H2 受体介导）；c. 刺激神经末梢导致局部充血水肿，引起皮肤发红和瘙痒等。

② 5- 羟色胺（5-HT）：5-HT 源于肠黏膜的肠嗜铬细胞、肥大细胞、血小板和嗜碱性粒细胞。由色氨酸羟化和脱羧而成，储存于血小板的颗粒中。在精神因素、体液因子等作用下，出现具有生物活性的 5-HT。5-HT 能收缩血管平滑肌，对皮肤的红斑、水肿、发绀、出血、疼痛及瘙痒有一定作用。

③ 花生四烯酸代谢产物：可分为经环氧化酶作用产生的前列腺素（PG）和经脂氧化酶作用产生的白三烯（LT）两类。不过这类物质不是储存性介质，是在过敏反应发生后才产生的。前列腺素是一类有生理活性的不饱和脂肪酸，是具有多种生理作用的活性物质，能介导细胞增殖、分化、凋亡等一系列细胞活动。前列腺素分为多种类型，不同的类型对血管平滑肌以及支气管平滑肌作用也不一样。如前列腺素 F 和前列腺素 E 可促使血管平滑肌松弛，减少血流外周阻力，从而起到降血压目的。但是在气管则不同，前列腺素 E 能使支气管平滑肌松弛，而前列腺素 F 正好相反，可促进支气管平滑肌收缩。此外，还能促腺体分泌、防止血小板凝聚等等。前列腺素半衰期很短。白三烯是一组炎性介质，炎症的红肿热痛与它密切相关。它对人体支气管平滑肌的收缩作用较组胺、血小板活化因子强约 1000 倍，它尚可刺激黏液分泌，增加血管通透性，促进黏膜水肿形成等。

④ 血小板激活因子（PAF）：PAF 正常情况下以一种非活化形式储存于细胞中，细胞活化时释放出来，可凝聚和活化血小板，使其释放活性胺类，引起毛细血管扩张和通透性增强；可激活中性粒细胞和嗜酸性粒细胞，是已知的最强的嗜酸性粒细胞趋化因子，可引起红肿和白细胞浸润；吸入时可引起急性的支气管收缩。

⑤ 激肽：激肽包括一系列具有化学趋化性、血管活性和平滑肌收缩功能的血浆蛋白，如缓激肽、胰激肽、血管紧张素、P 物质（SP）等。P 物质对皮肤影响是多方面的，P 物质主要由感觉神经末梢释放，它通过趋化免疫细胞、调节细胞因子的产生以及舒张微血管等参与皮肤局部免疫炎症反应；还可促进皮肤内多种细胞的分裂、增殖以及细胞 DNA 的合成，参与皮肤创伤的修复。在致炎因子作用下，从感觉神经末梢释放的 P 物质，能使邻近的肥大细胞释放组胺，而组胺和激肽等炎症介质又可刺激感觉神经末梢释放 P 物质。此外，P 物质作为一种重要的瘙痒介质，与多种瘙痒性皮肤疾病的发生和发展有关。

⑥ 皮肤中的化学趋化因子：趋化因子是能使细胞发生趋化作用的细胞因子总称，所有脊椎动物和一些病毒、细菌中都有趋化因子存在，但不存在于其他无脊椎动物体内。

趋化因子由中性粒细胞、单核细胞等多种细胞分泌产生。趋化因子与其受体相互作用，在多种炎性疾病中起重要作用。趋化因子受体是G蛋白偶连的跨膜受体，选择性地表达在靶细胞表面。趋化因子的主要作用是趋化细胞的迁移。细胞沿着趋化因子浓度增加的信号向趋化因子源处迁徙。有些趋化因子在免疫监视过程中控制免疫细胞趋化，如诱导淋巴细胞到淋巴结等。

⑦ 感觉神经肽：淋巴组织和淋巴器官由神经支配，这些神经纤维伴随血管穿过被膜进入淋巴组织，其性质为交感、副交感神经纤维和肽能神经纤维。在淋巴结的包膜下及包膜内，可见乙酰胆碱（Ach）能神经纤维；在淋巴结实质中有去甲肾上腺素（NE）能神经围绕周边血管成丛分布，少许游离在实质中；肽能纤维主要支配外周淋巴结及皮肤淋巴组织。众多神经肽物质如快递员一样游走在神经纤维与免疫细胞之间，快速准确地传递信息。感觉神经末梢释放的肽类物质主要包括：血管活性肠肽（VIP）、降钙素基因相关肽（CGRP）、神经激肽Y（NPY）、P物质等。感觉神经肽具有明显的促炎作用，能通过轴突反射机制引起神经源性炎症和加重炎症反应。

⑧ 降钙素基因相关肽（CGRP）：CGRP广泛的分布于中枢、外周和其他系统中，生物半衰期约为18分钟。CGRP几乎存在于所有的血管神经纤维内，含CGRP的神经纤维在血管外膜或平滑肌交织成网，包绕整个血管。目前证实CGRP是哺乳动物皮肤内主要的神经肽类的成分之一，在皮肤全层和附件中均含有CGRP神经分布，尤其在真皮乳头层、表皮、毛囊和真皮深层分布较密集。含CGRP神经大多沿血管走行，最后以裸露神经末端离开微血管进入真皮和表皮。这些神经纤维穿透基底膜进入表皮，可直接影响角质形成细胞、朗格汉斯细胞、树突细胞、微血管内皮细胞和淋巴细胞等功能。它不仅作为神经递质传递痛觉信息，而且是一种强血管扩张剂，CGRP还可引起包括皮肤在内的周围神经源性炎症，并参与调节皮肤免疫功能。CGRP可以直接促进角质形成细胞DNA的合成，研究发现，银屑病患者皮损处CGRP的含量增加，CGRP阳性神经纤维增生，CGRP可以通过与角质形成细胞膜上CGRP受体结合，促进细胞合成cGMP，刺激诱导角质形成细胞增殖。目前已证明CGRP是由传出神经元合成，当包括皮肤在内的组织受到伤害刺激时，存在于神经末梢与细胞膜表面的受体被激活，引起膜外钙离子内流，使细胞内钙离子的浓度升高，进而引起CGRP的释放。CGRP对多种免疫功能均有调节作用，常见的炎症介质如5-羟色胺、前列腺素、TNF、缓激肽等可刺激免疫细胞产生CGRP。CGRP在与受体结合后能抑制肿瘤坏死因子TNF-α、IL-1、IL-12，并双相调节IL-6的生成。多种实验均表明，在炎症有局部反应或全身反应时，血浆CGRP水平均增高，而CGRP可能通过不同途径抑制炎症因子的活化与释放，减轻对机体产生的不良反应。所以，CGRP通过参与机体免疫系统的调节来维持机体内环境的稳态。

（5）皮肤与中枢神经的关系

生活经验和临床表现都提示，人的本能行为和情绪活动会明显改变人的表情和皮肤状况。所谓“本能行为”就是“欲”，即指动物在进化过程中形成，并经遗传固定下来的对个体和种属生存具有重要意义的行为，如摄食、饮水和性行为等。所谓情绪就是“情”，即指人类对环境刺激所表达的一种特殊的心理体验和某种固定形式的躯体行为表现。"欲""情"对皮肤的影响与中枢神经系统的组织结构和内在物质因素相关。

大脑从进化来讲可分为旧脑、间脑、新脑三部分。旧脑与脑干连接，是最早发育的部分，主要传递处理明确的信息；新脑是指最后进化发育的大脑皮层部分，是与后天学习密切相关的，是综合分析处理复杂信息的中枢；间脑位于旧脑顶端，被大脑皮层包裹着，处于整个大脑的核心位置，是与人的"七情六欲"信息密切相关的感受器及处理器。幼儿在新脑还没有发育时，其吃喝、哭笑、好恶等表现基本"不过脑子"，就是由间脑处理的结果。间脑也可称为边缘系统，其中的主要功能核有丘脑、下丘脑、杏仁核、海马体等，它们主要接受内脏活动、皮肤感觉、听觉、视觉等自主神经信息。简单讲，海马体与记忆有关，杏仁核与惊恐有关，丘脑与感觉有关，下丘脑与内分泌有关，实际情况要更为复杂。研究者们逐渐发现，情绪本质上是一种由扣带回、杏仁核等神经核团投射到各种高级皮层的神经冲动。这些神经冲动的来源各不相同，但均是通过杏仁核、扣带回等几个重要的神经核相互交叉投射到丘脑换元，在这过程之中，可能同时介导了由情绪带来的众多机体反应，如呼吸、心跳、汗腺分泌等自主神经的表现。研究证实丘脑能将各个遗传信息合成为一个特殊的信息集合，这个具有特殊性质的信息集合是对事物的觉知，称为丘觉。丘觉是与遗传相关的自我意识，正是因为有了这个遗传的意识模型，才能对外界的事物构成相应的感觉样本，并将这些感觉样本的信息投射给大脑。也就是说，各种基本的自我意识是将来自皮肤的感觉、内脏的感觉以及视觉和听觉的冲动进行粗略的加工及不同程度的信息标定后传给大脑皮层，由大脑皮层给予思考并发出对应行动的信号。但是其中最基本的反应，对于没有受过训练的一般人来讲是不受大脑控制的，它们直接通过下丘脑的细胞分泌出相应的介质（下丘脑是保证生存基本活动的中枢，如可直接调节体温、体液、摄食等），同时将一些递质下传到垂体，垂体以神经和内分泌两种形式综合地对机体进行调整。

下丘脑位于丘脑下沟的下方，构成第三脑室的下壁，界限不甚分明，向下延伸与垂体柄相连。下丘脑仅重 4g，只占全脑的 0.3% 左右，但接受很多神经冲动，下丘脑能神经元与来自其他部位的神经纤维有广泛的突触联系，其神经递质比较复杂，可分为两大类：一类递质是肽类物质，如脑啡肽、β－内啡肽、神经降压素、P 物质、血管活性肠肽及胆囊收缩素等；另一类递质是单胺类物质，主要有多巴胺（DA）、去甲肾上腺素（NE）与 5－羟色胺（5–HT）。这些物质是外周神经分泌物，多与淋巴免疫反应密切相关（因血脑屏障的作用，外周的 5–HT 与中枢的 5–HT 分属两个独立系统），尤其与皮肤中的神经递质几乎是吻合的。下丘脑也是较高级的调节中枢，其调节路径主要有三类。① 下丘脑神经传导束：下丘脑核发出下行传导束到达脑干和脊髓的植物性神经中枢，再通过植物性神经调节内脏活动。② 下丘脑垂体束：从下丘脑视上核和室旁核的神经元发出的神经纤维直接进入神经垂体，称下丘脑垂体束，两核合成和分泌的激素沿此束被运送至神经垂体贮藏，需要时再释放入血液循环。③ 下丘脑激素腺垂体系统：下丘脑分泌多种多肽类神经激素，经垂体门脉进入腺垂体（下丘脑中许多小细胞神经分泌系统轴突终止于初级毛细血管网周围，这些毛细血管由垂体上下动脉分支形成并通过该区域进入到腺垂体），对腺垂体的分泌起特异性刺激作用或抑制作用。下丘脑通过上述途径，对心跳、血压、胃肠蠕动、体温、水平衡、睡眠、内分泌和情绪反应等进行调节，特别是对性行为和生殖具有重要的生理调节能力。此外，研究发现，下丘脑调节肽除调节腺垂体功能外，它们几乎都具有垂体外作用，可见人的基本功能调节是相当复杂的。目前已知除多巴胺外，下丘脑分泌的脑激素都是多肽类物质，如促甲状腺激素释放激素（TRH）、促肾上腺激素释放激素（CRF）、促肾上腺皮质激素释放激素（CRH）及促性腺激素释放激素（GnRH）等。腺垂体可以释放的激素有：促甲状腺激素（TSH）、促肾上腺皮质激素（ACTH）、卵泡刺激素（FSH）、黄体生成素（LH）、催乳素（PRL）。在腺垂体中间部含有的阿皮素原（POMC）是垂体多种激素的共同前体，包括ACTH、β-促脂素（LPH）、促黑（细胞）激素（MSH）等。可见，机体中没有纯粹的"内分泌"，任何一个内分泌系统的功能发挥都不可能与神经脱离关系，只不过是以谁为主而已。

皮肤细胞及其中的淋巴细胞和神经感受器等所分泌的物质与下丘脑及垂体所分泌的物质几乎相同，如人皮肤角质形成细胞、黑素细胞、成纤维细胞、内皮细胞和免疫细胞等都能合成分泌CRH，且存在CRH受体。成纤维细胞、毛囊的外毛根鞘细胞、皮脂腺细胞在CRH和ACTH的刺激下能够合成分泌皮质醇。在皮肤中，神经纤维可分泌P物质、血管活性肠肽、降钙素基因相关肽、胃泌素释放肽、组氨酸异亮氨酸肽、神经降压素、内啡肽、神经激肽、缓激肽等众多神经肽，以及乙酰胆碱、儿茶酚胺、催乳素、促黑素细胞激素等神经、内分泌物质，并且表达受体。可见皮肤中的神经-内分泌物质之间的复杂程度并不亚于中枢神经系统，皮肤与神经系统和免疫系统不是独立的系统，从大脑到皮肤存在着至少三个环：神经系统环、内分泌系统环、免疫系统环。

三、以"五行"概念思考结缔组织属性

上述的现代解剖内容告诉我们，筋膜-结缔组织及以淋巴系统为中心构成的免疫学是将那些分散的解剖内容串联在一起的结构及物质基础，是机体进行整体协调的基本立足之地。

筋膜构成了整体的框架，使所有的脏器、组织、细胞有了自己相对稳定的居住地，可以踏实地、按部就班地工作和生存。且筋膜是个有生命的活体，其成纤维细胞综合来自体内外的刺激，并依据机体整体的需要，适度地分泌纤维，以一定的物理规律来构建机体的框架，包括骨骼的形状。这个规律犹如蜘蛛搭建蜘蛛网，某处受力明显某处就粗壮结实，某处如粘到昆虫就会将昆虫包裹成球，为体内的免疫防御以及体外的劳作适应留出了极大的可调控范围。筋膜构建除了物理性的，还有生化和生物性的内容，即其既有来自神经、内分泌、免疫的调控物质，也有先天遗传及后天人意志的影响。而筋膜构型本身也反过来影响人整体的功能，尤其劳作力和免疫力。

免疫力建立的核心是淋巴系统，上述内容明确说明，淋巴系统的活动是离不开神经-内分泌的调节的；淋巴系统的功能不只是免疫，更基本的是对纳入胃肠的物质进行吸收、输送入肝，协助肝分解、代谢、整合三大营养物质及其他一切入肝之品。而后，还要参与血液循环系统中的蛋白质、脂肪等营养物质的回收和运输，调节血管内外的液体平衡，过滤并净化体内所有细胞间质中的物质，以保证整个机体无死角地、随时随地

得到营养物，清除代谢物及异物，维护所有细胞的生存环境。如此说来，淋巴系统是一个怎样的概念？它既能吞噬、分解、清除体内异物，又能保证体内所有细胞得到营养，这是否像土壤？

结缔组织包括骨、软骨、肌腱、筋膜、淋巴、血管等，若将淋巴系统视为土壤，筋膜、肌腱、软骨等就如同由岩石组成的地壳，血管如河流，它们共同在神经－内分泌的调控下养育着机体。神经－内分泌虽然紧密相连，但是从来源讲，神经的中枢更偏于大脑皮层（新脑），内分泌的中枢更偏于大脑的间脑。大脑皮层主要发展趋向是不断接受外界信息而建立的思维神经体系，而间脑神经核一般都是相对固定保守的自主神经体系。大脑皮层赋予人不同的知识思维；间脑神经核保证了人是个活体，也保证种群的生生不息。大脑皮层与间脑之间存在着相辅相成的关系。它们与皮肤及内脏的感觉神经存在着环形的输入、输出关系，而这些关系的协调结果，都将综合地影响着筋膜的构建及淋巴系统的功能，并以机体整体的免疫状态呈现出来。所以，既可以从中枢到外周将神经、内分泌各自分别视为一个环形的体系，也可将神经－内分泌联起来视为一个环形的体系，应该说，后面这个神经－内分泌联起来的环形的体系更符合自然的实情。

免疫系统与神经、内分泌的信息递质和表面受体多有共性。以细胞因子为例，细胞因子是由免疫原、有丝分裂原或其他刺激物在各种细胞中诱导的低分子量可溶性蛋白质，它们具有调节先天免疫和适应性免疫、造血、细胞生长、修复受损组织等多种功能。淋巴免疫细胞可以分泌众多细胞因子，以其中的 IL–1、IL–2、IL–6、TNF 而论，它们皆可在循环血中检测到。并且 IL–1、IL–2 可不同程度地影响感觉性神经末梢，刺激神经元放电。中枢神经系统和内分泌系统既可表达 IL–1，IL–1 受体（IL–1R）也可存在于神经及内分泌细胞膜上。IL–1 对垂体前叶、肾上腺皮质和髓质、性腺、甲状腺以及胰岛等内分泌系统有广泛的影响。当人处于非快动眼睡眠（NREM）时，血浆中 IL–1 达高峰，人为促进脑内 IL–1 的合成可引起明显的外周免疫抑制效应，如 NK 细胞活性降低，淋巴细胞对有丝裂原刺激反应降低，IL–2 分泌减少等。在外周神经系统中，IL–1 可增加交感神经节中 P 物质（SP）的合成，促进雪旺氏细胞（周围神经的胶质细胞）的增殖，通过提高胆碱乙酰化酶（ChAT）的活性而促进 ACh 的合成，并且可以诱导神经生长因子（NGF）的生成。IL–2 可以参与海马体的学习和记忆过程，免疫反应时参与下丘脑－垂体－肾上腺皮质轴系的激活。人体各个系统都有分泌 IL–6 的细胞，其生物效应极为广泛，如调节 B 细胞的生长和分化，增强 NK 细胞的杀伤效应，刺激造血干细胞的增生分化等，已知银屑病患者及肿瘤患者血液中的 IL–6 含量增高。

所有的免疫细胞包括 T 细胞、B 细胞、巨噬细胞、NK 细胞、颗粒细胞、成纤维细胞、星形胶质细胞、上皮细胞等都可以合成分泌肿瘤坏死因子（TNF），TNF 在体内外均能杀死或抑制某些肿瘤细胞并具有抗病毒作用，TNF–α 有中枢致热效应，并促进星形胶质细胞表达，脑啡肽原 mDNA，TNF–α 可影响各种垂体前叶激素的分泌。这些类似的内容数不胜数。总之，免疫细胞因子与神经、内分泌之间有“扯不断，理还乱”的关系。概括地说，所有的内分泌功能均受神经系统的直接或间接支配，神经与内分泌之间可以通过激素无障碍交接；神经与免疫之间可以通过神经肽无障碍交接；神经－内分泌联合起来的那个环形的体系，与免疫系统之间的关系可以由激素、神经肽、神经递质、细胞因子等多方面实现。

已经明确神经－内分泌－免疫是个网络系统。如果将神经与神经、内分泌与内分泌、免疫与免疫的交接视为一个平面的环形圈，那么上述的神经与内分泌、神经与免疫、内分泌与免疫的无障碍交接就可以视为一个立体面的莫比乌斯环。事实上，这三个莫比乌斯环是联通的，三维空间的莫比乌斯环还可以想象出来，但是如何将有关联的三个莫比乌斯环的空间结构想象出来？笔者认为，以目前人们认识的空间结构讲，还是按照中医的构思来解答比较现实。即将免疫视为中心环、神经与内分泌视为莫比乌斯环，无数个神经与内分泌莫比乌斯环围绕在以免疫为中心的环周围。也可以说，是无数个神经与内分泌的莫比乌斯环围绕出了一个免疫中心。当如此来看神经－内分泌－免疫的关系时，就同本书第三章中讲的莫比乌斯环很相似，是你中有我、我中有你，牵一发而动全身的整体关系。

神经和内分泌都有自己比较专一的递质和受体，唯与免疫相关的淋巴细胞（T 细胞、B 细胞、巨噬细胞等细胞）及一些体细胞（成纤维细胞、角质细胞）的递质及受体相对多样，且会随周围情况灵活改变，从而保证了生命体多样性的适应能力。免疫功能的适应性及防御性正是依赖淋巴细胞及一些体细胞所特有的灵活多变性而实现的，或者说人体免疫功能的适应性及防御性建立的基础是结缔组织的可伸缩性和适度的敏感性。结缔组织涵盖了筋膜、淋巴细胞和血管，当将免疫系统视为神经－内分泌构成的众多莫比乌斯环的中心，也就是将结缔组织置于神经－内分泌构成的众多莫比乌斯环的中心。进一步说，就是将“土地”置于神经－内分泌构成的众多莫比乌斯环的中心，即结缔组织当属“土”。

当这个构思成立时，中医的“五藏”就可以在“道理阖一”的构架下展示出来。

第三节 “道理阖一”的中医“五藏”概念

本章第二节在梳理中医“五藏”概念时，对每“藏”都提出了许多思考，并且从现代解剖的角度寻找出具有牵一发而动全身的整体模型，即神经－内分泌－免疫网络系统。这个将三个系统连贯起来成为“网络”的认识不是中医提出的，是现代医学基于解剖及分子生物学得出的。不过当笔者用中医整体思维来理解这个“网络”时得出这样的空间结构：神经－内分泌的关系是立体的莫比乌斯环，无数个神经－内分泌构成的莫比乌斯环围绕出了一个免疫中心。

神经－内分泌－免疫网络系统本身就是针对人体这个“混沌系统”建立起来的一种解释，所以应该将神经、内分泌、免疫看作是 3 个“吸引子”，人体是在这 3 个“吸引子”共同作用下的一个动态的“混沌体”。但是目前尚没有关于这个“混沌体”的分形模式。

中医应用中国传统文化的“阴阳五行”这一分形模式有效地解决了临床问题，故应该可以用“阴阳五行”这一分形来解答这个神经-内分泌-免疫网络“混沌体”。但是前提是，何为“阴阳”？何为“五行”？“五行”含有5个元素，神经-内分泌-免疫网络只有3个元素，如何看待这些问题？虽然从解剖学角度可以将结缔组织视为“土地”，但是如何从解剖学角度来认识中医的“五藏”？

生物体的许多问题，都是建立在拓扑的立体空间中，最简单的拓扑当数“莫比乌斯环”。当将神经-内分泌视为据有两个扭力、类“8”字的莫比乌斯环时，可以看到在人体存在两个神经-内分泌环：从人体为轮胎型结构讲，有内、外两个神经-内分泌环；从中枢神经与外周神经讲，仍然有内、外两个神经-内分泌环；从外胚胎的发育讲，表皮与神经系统各成体系、各为一环，又被由中胚层发育而来的结缔组织拉扯在一起，而且两者间皆存在自行、但又关联的神经-内分泌环。仔细想想，无论如何分化内、外神经-内分泌环，以及内、外神经-内分泌环之间的信息交流等，皆绕不开结缔组织这个免疫大田园。

当一个莫比乌斯环分裂成两个类“8”字的莫比乌斯环时，环数从“1”变为了“5”。也就是说，中心1个环为“土”，两个“神经-内分泌”环围绕“土”形成4个环，至此结构有了5个元素，其中的中心“土”应是结缔组织。笔者意在以此为构架，在本节解答本章第二节提出的众多疑问，讨论中医“五藏”中的“道”与“理”，看看此构架能承接多少中医之“道”和解剖之“理”。

中医的“五藏”概念难以让现代学子们理解的原因，除了现代学子们缺乏传统中医文化外，更是因为“五藏”概念本身缺乏解剖可见的实物。如：中医说的“心主神明”“脾主运化”“肝主疏泄”等，这些具体功能的实施体是谁？我们可以不对号入座地将中医的“心”针对解剖的“心”理解，但也应有个相对差不多的实体物吧，那它们是谁？

本章第二节在纵观“五藏”问题后，认为各藏都有各藏对应的解剖性功能内容，唯“脾”不知所以；解剖的肝与“动”相差得太远了些；肺的疑问主要集中在“肺主治节”“肺外合皮毛，主宣卫气”；心的疑问最直接，“心主神明”直接涉及了大脑主思维的功能；肾的问题比较复杂，不知为何有“肾生髓、主纳气”及“先天”作用。

本节重点在于：依解剖之“理”释中医“五藏”之“疑”。

一、“心”之道与理

本章第二节提出“心”的疑问是：中医讲“心为君主之官，神明出焉”。现代知识告诉我们：思维属于大脑功能。那么中医的心是否包括了大脑的功能？神明与思维有何不同？

解答此问题先从“心不受邪”开始吧。《黄帝内经·灵枢·邪客》：“黄帝曰：手少阴之脉，独无腧，何也？岐伯曰：少阴，心脉也。心者，五藏六腑之大主也，精神之所舍也，其藏坚固，邪弗能容也。客之则心伤，心伤则神去，神去则死矣。故诸邪之在于心者，皆在于心之包络。包络者，心主之脉也，故独无腧焉。黄帝曰：少阴独无腧者，不病乎？岐伯曰：其外经病而藏不病，故独取其经于掌后锐骨之端。其余脉出入屈折，其行之徐疾，皆如手太阴心主之脉行也。故本腧者，皆因其气之虚实疾徐以取之，是谓因冲而泻，因衰而补，如是者，邪气得去，真气坚固，是谓因天之序。”因此，中医有“心不受邪”“心包代之”之说。

1. 主神明之“心”在脑

在论“心不受邪”之前需要明确的是，中医的“心”有至少两个概念，一个是“心主血脉”的“心”，另一个是“心主神明”的“心”。“主血脉”的“心”有各种病变现象，如孙思邈在《千金方·心脏方·心脏脉论第一》中提到的“凡心病之状，胸内痛，胁支满，两胁下痛，膺背肩胛间痛，两臂内痛，虚则胸腹大，胁下与腰背相引而痛，……心中风者，翕翕发热，不能起，……心中寒者，其人病心如啖蒜齑状，剧者心痛彻背，背痛彻心如蛊注，其脉浮者，自吐乃愈”等。而我们讨论的是“主神明”的“心”。

五藏中“不受邪”者唯这个主神明的“心”所有，因此可以将此为突破点，找找这个“心”在哪。从中国传统文化讲，神是不食人间烟火的，不食人间烟火就可以不依靠“土壤”而生存。在前面已经谈过，结缔组织包括骨、软骨、肌腱、筋膜、淋巴、血管等，其中前四项可视为“地壳”，淋巴可视为“土壤”。按照这个思路来追寻，解剖学中的“心”并没有比其他脏腑明显地缺少淋巴组织，可以说“主神明”的“心”应另有所居。就淋巴组织而言，纵观机体所有地界，唯大脑中缺少淋巴组织。

“脑内不存在淋巴系统”一直存在我们的教科书中，进入21世纪后，随着科技的进步以及对阿尔茨海默病（AD）的研究，这个论点才发生了动摇。从解剖学讲，脑组织表面和内都没有淋巴管，也没有T细胞、B细胞等淋巴细胞以及细胞发生免疫应答的场所。大脑的中枢神经系统内无淋巴液，只有脑脊液。脑脊液是充满脑室系统、蛛网膜下隙和脊髓中央管内的无色透明液体，大部分是血浆的一种超滤液，部分由脑室脉络丛产生。脑室脉络丛是分布在左右侧脑室的底部和第三、第四脑室的顶部的毛细血管网，其上覆盖一层室管膜上皮，只向脑室腔和蛛网膜下腔分泌脑脊液。其成分为多种浓度不等的无机离子、葡萄糖、微量蛋白和少量淋巴细胞，pH值为7.4。其循行路线大体是：从左右侧脑室，过室间孔→第三脑室，过中脑水管→第四脑室，过后正中孔和左右外侧孔→蛛网膜下隙，过蛛网膜粒→上矢状窦→窦汇→左右横窦→左右乙状窦→颈内静脉。可见，脑脊液不与脑实质直接接触，虽然可以认为脑脊液替代了淋巴液，但脑实质中没有脑脊液是事实。这是一个不可思议的事实，因为大脑的代谢是极其活跃的，怎么可以没有“土壤”呢?

一切组织“活”的基本原则是蛋白质清除率必须接近蛋白质合成率，必须有进有出，必须有“土壤”纳垢及给养。随着研究的深入，进入21世纪后，研究者们发现在大脑中广泛存在的星形胶质细胞默默地承担着“土壤”的功能。

2. 脑胶质－淋巴途径

星形胶质细胞是胶质细胞中胞体最大的，直径3～5μm，从胞体发出许多长而分支的突起，伸展填充在神经细胞的胞体及其突起之间，帮助神经元及其突触在结构上保持绝缘，为神经元提供钠离子赘合，以及发挥营养、支持和分隔神经细胞的作用。星形胶质细胞也能产生和分泌某些神经递质以及表达某些神经递质受体，可对一些神经活性物质产生反应。星形胶质细胞之间的细胞间隙狭窄，仅约 3nm，内含组织液，可使细胞形成同步活动等。星形胶质细胞除与神经细胞关系密切外，还与毛细血管有着密切的关系。

星形胶质细胞突起的末端常膨大形成脚板或终足，有些脚板贴附在邻近的毛细血管壁上，因此这些脚板又被称为血管足或血管周足，它们几乎包裹脑毛细血管 80% 以上的面积，而其与脑毛细血管内皮细胞之间的紧密连接可能是形成血脑屏障的基础，并从血液中摄取营养物质供应神经元。星形胶质细胞上有某些受体，且是脑中糖原的主要贮存部位，当神经元高度活跃，通过血脑屏障提供的血糖不能满足需要时，在递质的作用下可以将胶质细胞中的糖原分解成葡萄糖为神经元提供能量。星形胶质细胞可以将神经元释放的谷氨酸和 γ–氨基丁酸回收，然后经酶催化转变为这两种物质的前体，再供神经元使用。星形胶质细胞如此"厚德载物"的行为不止如此。2012 年美国罗切斯特大学医学中心发现并提出了"脑胶质–淋巴途径"。"脑胶质–淋巴途径"是由星形胶质细胞水通道蛋白 4（AQP4）介导的，依靠动脉、静脉周围血管间隙的"脑脊液–脑组织液"交换流动的系统，即胶质淋巴系统具有清除废物的功能。其过程大体是：在动脉的搏动、呼吸的节律、脑脊液的压力梯度等作用下，蛛网膜下腔的脑脊液沿动脉周围间隙进入脑的深部，到脑实质内，然后通过星形胶质细胞水通道蛋白 4（AQP4）与脑组织液进行交换，同时这种交换将会驱动代谢产物和组织液进入到静脉周围间隙，从而最终进入到脑脊液循环，回到蛛网膜下腔脑脊液中，通过上矢状窦进入到颈内静脉或通过毛细淋巴管进入到颈部淋巴管，从而将脑内代谢产物等排出颅外。简单扼要地讲：大脑依赖星形胶质细胞的"终足"和其体表的水通道蛋白（AQP4）完成了脑脊液和组织液的交换，建立了"类淋巴系统"。

"类淋巴系统"毕竟与"淋巴系统"不同，"类淋巴系统"比"淋巴系统"干净多了，其中的营养成分也精致多了，"神"与"人"确实存在不同。中医讲"主神明""不受邪"的"心"应该就居住在这个"类淋巴系统"地界内。"神"是不受"人"控制的，且"人"很难达到"神"的自由度。"神"不是思维不是梦，却又主导着人的行动。中国传统文化说"一阴一阳之谓道"，"阴阳不测谓之神"，表明"神"是阴阳相互作用时难以预料的结果，而阴阳又是实实在在的不同属性的东西，那么其"难以预料"应该与人的知识水平和认识程度有关。由此说来，"神"还是"非神"是认识程度的问题，"山崩钟应"可谓"神"，也可谓"共振"而"非神"。从中医的临床治疗方药也可看到，中医历来就有两套不同的治疗方案来对应治疗两个不同的"心"。举例说明如下。

《辅行诀》中的"小补心汤"（药物组成：栝蒌、薤白、半夏）和《金匮要略》的"瓜蒌薤白半夏汤"针对的是"主血脉"的"心"。《金匮要略》第九篇第四条曰："胸痹不得卧，心痛彻背者，栝蒌薤白半夏汤主之。"现代临床也是将其作为治疗"肺心病"的核心方。而《痘疹全书》卷下记载的"黄连安神丸"（药物组成：黄连、当归、龙胆草、石菖蒲、全蝎、茯神等）主治"浑身壮热，未至羸瘦，但多搐掣，烦躁不宁"，是因为小儿中枢神经发育尚未完善，高热时易对中枢神经造成刺激而引起抽搐，此方就是针对中枢神经因高热而出现障碍所设。这里的"安神"，指的就是住在"类淋巴系统"地界内的那个"心神"。临床所见，《辅行诀》中的"小泻心包汤"及《金匮要略》的"大黄黄连泻心汤”也有通便退热安神的作用，也就是：言之心神，治之脑神。

想必古人认为大脑是后天思维的产地，是一个能想办法将众多河流（巛＝川）归于安逸（乂）的肉（月）球（○），即“腦”；或者说是个能压下“凶”、藏住的“凶”的肉球，即“脑”。从大脑的发展目标来讲，确实是个为了寻找生存之路、化凶为吉的器官。而那个不被思维所左右的、处于动物最基本的“情欲”之心不应该与这个“腦”或这个“脑”相提并论。不过作为人的“情欲”是与动物的“情欲”有一明显的不同，人是要穿衣服具有“羞耻感”的动物，“羞耻感”的波动与心跳脉搏密切相关，是可以从那个主血脉的“心”窥知的。再则，那个“脑”的问题当属后天学习历练之事，而非医者之责，故以一个“心”来概括两个含义是可以的。若对此分析不满足，或你还是在感叹中医的五藏认识难以驱驾疾病的话，下面的事实应该可以满足你对中医临床和中医理论更深的认识。

3. 涤痰开窍大法佐证了中医之道可自然收纳实事之理

无论医生还是百姓，都知道脑血管意外有出血性和缺血性两种，但是无论哪种都与血管、血流状态变化有关。所以最根本的关注点是在血管与血流上，如治疗缺血性脑卒中，首选就是“溶栓、降纤、抗凝及阻止血小板聚集”；虽然治疗出血者必先“降压、止血、清血”，但稳定后的恢复性治疗也是要通过肢体锻炼及“针刺”等来刺激其康复。这些治疗原则用中医的话来说就是“活血通瘀”“通经活络”。也就是说，按照现代的病理理论，中医的治疗原则应该是“活血通瘀”“通经活络”，临床确实多有这样实施的。但是，如果你认真查阅一下这方面的中医古籍及临床用药，就会发现中医治疗与大脑相关的病变时，无论其病变的性质是寒、热、虚、实，其用药都有一个共同点——“祛痰”，包括治疗脑血管意外；而且无论急性期、慢性期，“祛痰”虽然不是处方的首要内容，但却是一个不可缺少的内容。

如大家比较熟悉的治疗脑血管意外的中成药：

安宫牛黄丸（清代吴鞠通《温病条辨》方）的功能是“清热开窍、豁痰解毒”。

至宝丹（北宋官方药局《太平惠民和剂局方》）的功能是“清热祛痰、芳香开窍”。

苏合香丸（北宋官方药局《太平惠民和剂局方》）更是单纯地用于“痰壅气闭，阳气不运、阴气暴盛之阴闭”，强调临床中应用时“中病即止”，即“一旦神清，便当它图”。

还有涤痰汤，药物组成：半夏、胆南星、橘红、枳实、茯苓、人参、石菖蒲、竹茹、甘草、生姜、大枣，主治中风痰迷心窍，舌强不能语。这个方子至今被临床广泛用于与大脑相关的病症，如失眠、抑郁症、狂躁症、精神分裂症、癫痫、脑血管意外以及健忘症、阿尔茨海默病等。追溯一下这个方子的来源：“涤痰汤”记载于南宋严用和（1199—1267）所著《严氏济生方》一书；但在这之前，北宋的陈无择（1131—1189）在《三因极一病证方论》中记载了一首“温胆汤”，分别用于三处，其中两处用于治疗“虚烦证治”篇和“惊悸证治”篇，此方较“涤痰汤”少了胆南星、人参、石菖蒲。陈氏云温胆汤既“治大病后虚烦不得眠”，又“治心胆虚怯，触事易惊，或梦寐不祥，或异象惑，遂致心惊胆慑，气郁生涎，涎与气搏，变生诸证，或短气悸乏，或复自汗，四肢浮肿，饮食无味，心虚烦闷，坐卧不安”，可见陈氏温胆汤祛痰、涤痰之力确实弱些。但陈氏“温胆汤”比唐代孙思邈（541—682）《备急千金要方》中记载的“温胆汤”多了茯苓和大枣两味药，提高了健脾益气、运化痰湿的作用，不过孙思邈已经将此方用于“治大病后虚烦不得眠，此胆寒故也，宜服之方”。而孙思邈“温胆汤”的思路，可追溯到张仲景《金匮要略》、陶弘景《辅行诀》。

陶弘景《辅行诀》的“泻肝汤”（旋覆花、代赭石、枳实、竹叶、芍药）和“大补心包汤”（旋覆花、代赭石、竹叶、人参、炙甘草、干姜、豉）；张仲景《伤寒论·辨太阳病脉证并治》中的“旋覆代赭汤”（旋覆花、代赭石、半夏、甘草、人参、生姜、大枣，原文：“伤寒发汗，若吐若下，解后心下痞硬，噫气不除者，旋覆代赭汤主之”）；《金匮要略·呕吐哕下利病脉证治》中的“橘皮竹茹汤”（橘皮、竹茹、大枣、生姜、甘草、人参，原文：“哕逆者，橘皮竹茹汤主之”）；《金匮要略·痰饮咳嗽病》中的“小半夏加茯苓汤”（半夏、生姜、茯苓，原文：“卒呕吐，心下痞，膈间有水，眩悸者，小半夏加茯苓汤主之”）。

这些药方的组成都有一个明显的特点：“开郁化痰”。开郁化痰意图最简明的是小半夏加茯苓汤，委婉一些的是橘皮竹茹汤，两方相合后，与涤痰汤相比，少了三味药：胆南星、枳实、石菖蒲。胆南星具有清火化痰、熄风定惊之功效。枳实具有破气消积、化痰除痞之功效。石菖蒲具有开窍豁痰、醒神益智之功效。可见在治疗脑卒中或狂躁症时，此三味药确实不可少，但两方相合也已经奠定了“开郁化痰”的框架。再看泻肝汤、大补心包汤、旋覆代赭汤三方，三方的特点是：以旋覆花、代赭石两药为主，代赭石入心肝经，平肝潜阳，确有助涤痰汤治疗一些伴有阳亢症之功；旋覆花入肺经，消胸中痰，与石菖蒲直入心包、开心窍的作用相比较弱，故后世在治疗头目不清时多用石菖蒲而不用旋覆花。此三方相合后，与涤痰汤相比，少了至少四味药，因为其中的胆南星可以用代赭石替代；虽说可用竹叶代竹茹以清心，但祛痰之力几乎没有；余下橘红、茯苓、石菖蒲三味，尤没有茯苓、石菖蒲二味，似不足以达到“豁痰开窍”之目的。

由上述内容可得出如下结论。

①中医自古认为头目不清、心神不定、眩晕恶心与“痰”有关，且“痰”可伴有寒热虚实之不同，治之可据病情用药，但祛痰不可少。

②中医是在“道”中上下求索。中医视“痰”如自然界中水的气化：水气化成云，以行天地气交之性，以养万物化生之责。但太冷易致水凝成雾使人晕，太热易如暑天使人昏，水多则昏天黑地，水少则光耀目旋。以人言之，天地气交即心肾既济。水之气化适度则需要脾、肺、肝三藏配合，一需脾将水谷化为精微，二需肺将精微加以气化并宣散，三需肝调节疏泄气机将肺宣散的精微化为动力之气。这三部曲，任何一步配合不好，都将影响“水之气化”，水不气化就是痰。

③中医认定这个自然之“道”，不断地在这个自然之“道”中上下求索，从而产生了各种不同的药物组成的方剂，虽药物不同，但祛痰之理不变。初期从不同角度给予了探索，后期从小半夏加茯苓汤、二陈汤到孙氏温胆汤、陈氏温胆汤，逐渐形成了涤痰汤。猛回首，千年已过。多少临床失败与成功，多少先人为后人少走弯路而临床求真、归纳溯源、笔耕不辍。先圣们告诉我们，心神因有心包保护，外邪很难侵犯，但是心神易被

七情六欲所困而迷惑，易被痰湿所蒙而眩晕，所以心神之病多表现为头脑异常之症，治疗要以“祛痰”贯穿始终，即使是因血管堵塞造成的中风偏瘫，也不要忘了“以祛痰来醒脑开窍”。

中医先圣们从“道”中准确求出了治疗大脑之症当以“痰”为主要问题，其“理”何在？这就是我们今天应该回答的问题了。

延续中医“道”的思维来深一步讲，“淋巴系统”如“土壤”，它需要将内含的营养液化或气化后输送给万物，一旦这个液化或气化过程不顺利，则营养液成为浊液、成为“痰”，营养越多的地方越容易形成“痰”。正如张景岳说：“痰即人身之津液，无非水谷之所化，此痰亦既化之物，而非不化之属也。但化得其正，则形体强，荣卫充，而痰涎本皆血气，若化失其正，则藏腑病、津液败，而血气皆痰涎。”“类淋巴系统”虽然干净，但营养不少且管道极其精微，是个很易形成无菌性“痰”的“土壤”。此分析在现代解剖学的病理中得到了验证。现在已经明确，脑动脉走行于大脑皮层表面的蛛网膜下腔中，并且由软脑膜包绕着深入到脑实质中，再进一步延伸为“穿支动脉”，在软脑膜与穿支动脉之间形成的间隙称为“血管周围间隙”。所谓类淋巴系统就是由脑脊液（CSF）、血管周围间隙（PVS）、水通道蛋白 4（AQP4）、脑间质液（ISF）共同构成。其流动途径为：蛛网膜下腔中的脑脊液进入动脉周围间隙中，然后借助血管壁的搏动，通过围绕在动脉周围间隙的星形胶质细胞终足膜上的 AQP4 流入脑实质中，成为 ISF 的一部分；ISF 在脑实质内弥漫散开到脑的各个区域，脑实质中的代谢物混入 ISF 中，部分混有代谢物的 ISF 经 AQP4 蛋白进入静脉的血管周围间隙中，一部分直接进入脑膜淋巴管，另一部分先汇入硬脑膜窦，再进入脑膜淋巴管中，最终流向颈深淋巴结。可见星形胶质细胞在此过程中起到不可缺少的桥梁作用。一旦星形胶质细胞这个桥梁出现问题，CSF-ISF 的对流受阻，必将出现局部混合液体的潴留。并且星形胶质细胞负责清理神经元活动时拾取所释放的递质，以保持神经元的正常代谢。如，星形胶质细胞是谷氨酸（Glu）和 γ- 氨基丁酸（GABA）的代谢场所，谷氨酸是神经细胞中的兴奋性神经递质，主要在星形胶质细胞中代谢。因为其转化酶（谷氨酰胺转化酶）只在胶质细胞表达，不在神经元表达，所以谷氨酸必须经过星形胶质细胞将其转化为谷氨酰胺后再交给神经元使用。而此过程有赖于星形胶质细胞膜上钠离子 - 钾离子 -ATP 酶形成的电位变化，一旦星形胶质细胞的膜电位去极化→随后谷氨酸的清除率下降→谷氨酸对神经元的激活增强→出现某些与神经相关的病症（如癫痫等）。

①脑卒中：脑卒中后大量代谢废物堆积所引起的水肿、神经性炎症等病理反应是致死、致残的主要原因。无论是出血性还是缺血性脑卒中，其星形胶质细胞的应急反应，既有促进神经元和血管再生及修复等好的一面，也有不可避免的不好的一面。

在应急情况下，星形胶质细胞释放多种细胞因子并影响血管，首先，提高了血管的耐缺氧性，同时也明显地增大了血管的通透性，血脑屏障的完整性被破坏；其次，星形胶质细胞的体积变大，细胞内多种蛋白增生，发出异常信号，同时应有的代谢功能降低；第三星形胶质细胞终足富含缝隙连接通道，缝隙连接在生理条件下总是开放的，促进代谢物之间的沟通和信息交换，在缺血、缺氧的情况下，缝隙连接处谷氨酸清除率下降，细胞外钾离子增加，导致异常兴奋性因素增加，特别是当受损的星形胶质细胞成了瘢痕，虽然有利于将病变区域与正常区域隔离开，但同时也阻碍了轴突的再生。

总之，星形胶质细胞对脑卒中的恢复具有重要意义。脑卒中星形胶质细胞的异常反应致使大脑代谢废物清除率显著降低。沉积的代谢物既可占位性地阻碍大脑营养的供应，又可扰乱中枢神经系统正常的神经递质传递，使原本一个局部简单的出血或缺血，变成了整体的稳态失衡，使在消除了原病因的情况下，病变也在不断地发展。所以，改善大脑中类淋巴系统的整体状态，就是改善神经细胞的生存环境，是脑卒中治疗期和恢复期不可忽略的问题。

中医临床对脑卒中有"急者祛痰为先，缓者化痰为本"一说，恰当地迎合了解剖学的病理过程。

② 阿尔茨海默病（AD）：阿尔茨海默病是最常见的神经退行性疾病。目前认为 AD 主要病理变化是神经细胞外 β－淀粉样蛋白（Aβ）和磷酸化 tau 蛋白在脑内的异常沉积，而蛋白清除途径受损是异常沉积的原因之一。

研究发现，星形胶质细胞表面调节水转运的水通道蛋白 4（AQP4）在蛋白清除方面发挥着重要作用。AQP4 位于星形胶质细胞足突和室管膜上，具有介导水的快速转运、参与维持细胞外液离子平衡、影响神元活动和突触重塑等作用，对维持星形胶质细胞的功能具有重要作用。AD 中存在着星形胶质细胞的极化现象，表现为细胞上的 AQP4 移位，即终足膜上的 AQP4 减少，终足膜以外区域的 AQP4 增多，进而导致 CSF–ISF 交换障碍，脑中 Aβ 和磷酸化 tau 蛋白的清除异常。通过对水通道蛋白 4 基因敲除的 APP/PS1 小鼠做实验可以看到，该小鼠脑脊液对流显著减慢，β－淀粉样蛋白清除率下降，继而导致沉积增加。该模型鼠在 4 月龄时大脑可见老年斑；6 月龄时在大脑皮层发现 Aβ 沉淀；与同胞野生型相比，在 10 ～ 12 月龄时出现记忆相关的行为学缺陷。

金元医家朱丹溪在《丹溪心法・卷四・健忘》中说："健忘，精神短少者多，亦有痰者。"其附方是归脾汤和定志丸。前方是"健脾养心"的代表方。后方的药物组成是：远志、人参、石菖蒲、白茯苓，意在"豁痰开窍益智"。清初医家陈士铎在《石室秘录・卷六・呆病》中说："故治呆无奇法，治痰即治呆也。然而痰势最盛，呆气最深，若以寻常二陈汤治之，安得获效。方用逐呆仙丹（人参、白术、茯神、半夏、白芥子、附子、白薇、菟丝子、朱砂）……以茯神为君，使痰在心者尽祛之而出，其余消痰之药，又得附子引之，无经不入，将遍身上下之痰，尽行祛入膀胱之中，而消化矣，白薇、菟丝子，皆是安神妙药，而朱砂镇魂定魄，实多奇功，所以用之而奏效也。"

③其他：目前研究认为，帕金森病、肌萎缩侧索硬化、视神经脊髓炎谱系疾病等均与 AQP4 有关，如当机体免疫系统发生异常时，产生了针对 AQP4 的自身抗体，当该抗体进入中枢神经系统与 AQP4 结合造成星形胶质细胞损害时，随着连锁反应的不同，出现不同的病症。此外，研究表明，在自然睡眠和麻醉状态下，CSF–ISF 的对流交换显著增加，类淋巴系统清除代谢废物的功能增强，CSF–ISF 的液体交换主要发生于非快速动眼（NREM）期中的慢波睡眠（SWS）期。临床试验发现，急性睡眠剥夺会导致健康成人的右侧海马和丘脑的 β－淀粉样蛋白（Aβ）负荷显著增加，表明睡眠参与了类淋巴

系统对异常蛋白的清除过程。因而推测褪黑素能改善轻、中度AD患者的认知功能，可能与褪黑素是一种与昼夜节律同步的神经激素，可以改善睡眠质量，从而提高类淋巴系统清除Aβ 有关。并认为与年龄有关的睡眠质量受损可能与老人神经退行性的发生有关，并影响AD患病率增加。从解剖可以看到，AD患者血管周围AQP4的完整性降低。此外，大脑的液体传输系统是靠心脏搏动来驱动神经纤维中的CSF转运，患有心排血量减少相关的心脏病，如充血性心力衰竭、心律失常者可能存在记忆力、认知能力下降，这除了脑灌注不足外，应有淋巴液流量减少的原因。

中医之“道”在此有了一定“理”的内容。中医临床强调从痰治疗脑病的经验学说，在此有了科学的内容。再进一步讲，那个具有先天遗传性质的“七情六欲”应该住在“间脑”，它们虽然可以通过“修行”来改善，但往往不受大脑皮层所控制。临床常常可以看到，不同的人对同一事反应不同，不同年龄阶段的同一人对同一事反应不同。这里既有人性本质的差异，也有后天学习修行的差异。换言之，既有“间脑”的问题，也有大脑皮层对“间脑”条件反射的修炼问题。所谓的“修心养性”，修的是“间脑”。“间脑”虽然可以用思维去修，但毕竟不是大脑皮层思维可以完全控制的事。

机体的神经活动是混合的，有的被大脑皮层控制，有的不被大脑皮层控制，有的来自中枢神经系统，也有外周局部的反应以及细胞的自主运动，这些来自各种名目的神经反应共性就是“动”。“动”是中枢神经系统意图下的各种可见的行为现象。换言之，“动”虽然是中枢神经系统的意图，但将这意图赋予行为现象者另有其主。以军事行动来比喻，军事行动的目的是君主的意图，但采取何种行动来取胜是将军的责任。若将“君主”视为“心”，那么“将军”就是“肝”。中医古籍《黄帝内经·灵兰秘典论》云：“心者，君主之官也，神明出焉。肺者，相傅之官，治节出焉。肝者，将军之官，谋虑出焉。”（灵兰即灵台兰室藏书之所，高士宗：“神灵相接，其气如兰。”）当我们从现代解剖学角度找到了“神明之心”，那么“将军之肝”就可按图索骥地去寻找。

二、“肝”之道与理

本章第二节中有关“肝”的疑问是：①现代知识告诉我们“疏泄情志与气机”应属大脑急、慢性应激反应，其中包括下丘脑－垂体－肾上腺皮质轴、丘脑－垂体－甲状腺轴、丘脑－垂体－性腺轴以及交感神经－肾上腺髓质系统等脑神经与内分泌问题；②“肝主动，为筋之宗”应归属运动神经系统；③如此复杂的机制，中医是如何掌控的？

因为“肝”属于“将军”，它可以不顾一切、不计后果地去完成“心神”的旨意，所以中医的“肝病”多是“亢盛”或“抑郁”。实质就是“动”的过度而撩起了“心火”，耗了“肾阴”；或是“动”的不足而妨碍了正常的气血运行，致使脾气不得运化，后天补给不足。又因肝肺是气交关系，所以无论肝“动”过度还是不足，都将影响肺的功能。因为“肝”执行的是“心神”的旨意，且“心火上炎”“肾阴不足”“后天补先天不足”“肺金不化肾水”等问题，都将对“肝”的执行力度造成影响，显现出各种异常的“动”象。从解剖学角度讲，“动”象异常必是“神经－内分泌”环路问题。

从阴阳五行的性质及生克关系来讲"肝"并不复杂，因为它不像"心神"那样变幻无穷，让人难以判断。只是"肝之动"除了疏泄君主的"情志"外，还有疏泄"气机"的责任，一身将有情与无情同时担负，两者之间难免有混肴之时。好在现代解剖学也在逐渐拨开这方面的云雾，使我们看到，不仅"神经－内分泌"环路就是有情与无情的混合体，而且"动"不单与"神经－内分泌"的解剖环路相关，还与许多局部产生的细胞因子、神经递质及各种介质等相关，如中医的"肝"与前列腺素的关系。

前列腺素（PG）是一种局部激素，它的前身是存在于细胞膜上的不饱和脂肪酸花生四烯酸（AA）。花生四烯酸以结合状态的磷脂存在于细胞膜上，当受到刺激后，就从细胞膜上脱落下来成为游离状态，并且立即进行连锁反应生成前列腺素E、前列腺素F、前列腺素A、前列腺素I和血栓素（TXA）。这些反应在人体除成熟的红细胞外，几乎各组织细胞都能合成，但由于各组织细胞所含酶的种类、数量及局部细胞因子的不同等原因，其最终生成物有所不同。如血小板主要合成TXA2，血管内皮细胞主要合成PGI2，两者相互拮抗以调节血小板的凝集。前列腺素A则主要在肾髓质合成，随血流到肾皮质，与肾球旁细胞分泌的肾素形成一对拮抗物，以调整全身血管舒张、收缩等。PGE、PGF的作用则是复杂多变的，并且与中医"肝"的功能很相似。

中医的任何一个脏腑概念都不可能用一两个指标来解释，但某一指标与某脏腑的功能变化吻合度越大，其研究意义也就越大。前列腺素虽然与中医其他脏腑功能变化也有吻合之处，但就前列腺素E、前列腺素F而言，与中医"肝"的吻合度最大。肝的功能有：藏血，主疏泄、主筋，其华在爪，开窍于目。肝与他脏的关系有：肾生肝（水生木）、肝克脾（木克土）、肺克肝（金克木）。肝病变的主要现象有：木郁化火；肝主一身之气，气滞则血瘀等。下面逐条来说明肝与前列腺素的关系。

① 肝藏血

《素问·五脏生成》："人卧血归于肝，肝受血而能视，足受血而能步，掌受血而能握，指受血而能摄。"从"人卧血归于肝"一句理解，肝是藏血器官，但临床上多有养血调肝的治法，少有养肝补血的治法，并且当肝血不足而目不能视、足不能行时，也不主张用生血之方，因其病变不是由贫血所致，而多是与局部神经营养状态不佳、微循环及组织代谢不利等因素有关，可见"肝血"非现代概念的"血"。结合"肝体阴而用阳"之说来认识，中医的"肝藏血"是使血为其用的意思，将血用于肢末、脏器的微循环及组织，而与心主血脉功能不同。前列腺素是控制微循环、调节局部组织内环境的重要物质之一，其作用途径有以下3个方面。a. 前列腺素E和前列腺素F可以改变红细胞的变形能力，使红细胞有度地通过直径小于自身的毛细血管，调节组织血供。b. 红细胞糖酵解过程中产生的2，3－二磷酸甘油酸和氧对血红蛋白皆有亲和力，前列腺素E可以增加2，3－二磷酸甘油酸的生成。血流通过肺部时，由于氧分压高，受2，3－二磷酸甘油酸的影响不大，当血液流经组织时，在前列腺素E的作用下，红细胞中2，3－二磷酸甘油酸浓度相对增高，促使红细胞释放氧以供组织需要。c. 存在于肾髓质的前列腺素E有促进生成促红细胞生成素的作用，后者的作用是促进骨髓造血。可见，前列腺素E与血、氧的调配关系密切，与肝藏血功能相似。

② 肝主疏泄，疏泄情志与气机

肝主疏泄情志，是指肝有使人情志舒畅的作用。如果肝气不舒就会使人情绪不佳，出现烦躁易怒或郁闷欲哭等。肝气郁久则可内生肝火，火热生风则可见癫狂、抽风等。反之，情绪不佳、世事刺激也可影响肝气的疏泄而出现上述诸症。这些是临床常见现象，是与中枢神经系统反应有关的现象。中枢神经系统能自发地释放前列腺素，整个中枢神经系统组织内都含有前列腺素，前列腺素 E 对中枢神经系统有镇静、安定作用，而且 PGF2α 可以易化运动通路。实验证明，癫痫、高热、精神分裂症皆与前列腺素 E、前列腺素 F 有关。女性前列腺素 F2α ／前列腺素 E 的比值随月经周期的变化而变化，其比值可以从月经前的 3.2 下降至月经后的 0.6，临床上常见女性有周期性情绪变化，多为月经前烦躁不安，月经后可自行缓解，这种典型的“肝气不疏”征象与前列腺素 E、前列腺素 F 的关系恐怕不是偶然的。

肝主疏泄气机，是指调节藏腑气机的升降出入。各藏腑虽然有自己独特的调理气机功能，如肺主宣发、脾主运化等，但其本身的动力是由“肝”所主，故谓“肝主一身之气机”。当肝气不疏或肝气横逆时就会造成藏腑功能紊乱。《素问・五常政大论》曰：“木德周行……其用曲直。”《素问・五运行大论》曰：“肝……其用为动。”人身的非自主之动主要由平滑肌所为，前列腺素 E、前列腺素 F 最主要、最普遍的生理功能就是调节平滑肌的运动。前列腺素 E、前列腺素 F 对心血管、支气管、胃肠道、输尿管、膀胱、子宫等皆有明显的收缩、扩张作用，而且这些作用不被神经介质阻断剂和神经节阻断剂所阻断，说明前列腺素对平滑肌的作用不是通过神经及其递质发挥的，而是直接作用。当前列腺素 E、前列腺素 F 失调时就会造成上述组织器官功能紊乱。如前列腺素 E、前列腺素 F 对胃肠道均起收缩作用，并能促进肠液分泌，当失调时可引起疼痛性腹泻，该症与中医名方“痛泻要方”的适应证相同，“痛泻要方”的方意是疏肝理气兼健脾，治疗因肝气横逆而致的疼痛性腹泻，这提示前列腺素 E、前列腺素 F 与“肝”主疏泄相关。

③ 肝主筋，其华在爪，开窍于目

“前阴者，宗筋之所聚”，“肝之经脉绕阴器”。人体中含前列腺素种类最多、量最大的部位是生殖器，如男性的睾丸（阴器、前阴），此处的含量是其他组织的 10^3 倍以上，真可谓前阴者前列腺素之所汇。爪甲与表皮是同类组织，表皮中所含的前列腺素主要是前列腺素 E 和前列腺素 F，它们参与表皮的屏障作用和表皮细胞的分裂、分化。银屑病患者普遍存在表皮前列腺素 E ／前列腺素 F（PGE ／ PGF）比值异常，血浆中花生四烯酸的含量低下，甲皱微循环异常等现象。我们在进行“肝血风瘀”课题研究时，曾对高血压病、冠心病、胃溃疡病的肝郁证患者进行舌苔细胞学检查，结果角化前细胞数明显减少，角化和超角化细胞总数均明显高于健康对照组。可以认为“肝其华在爪”与前列腺素其华在表相通。在五官中，以眼睛虹膜含前列腺素 E、前列腺素 F 最多，且对瞳孔的收缩有强烈作用。中医认为肝开窍于目，目中黑睛属肝。《医宗金鉴》说：“瞳神缩小如针簪，劳伤精血损肾肝。”青光眼的发病与前列腺素有密切关系，在中医认为是肝的病变。

④ 肝与他脏的关系

a. "水生木"："肾主生殖"，生殖器部位的前列腺素 E、前列腺素 F 与性激素之间有协调和协同作用。如促性腺激素可刺激前列腺素 E、前列腺素 F 合成，前列腺素 E 能增加垂体的促黄体激素（LH）储存；前列腺素 F 能引起黄体退化等。前列腺素与性腺激素的关系也符合中医临床理论"肝肾同源"。

b. "金克木"：在生理状态下，肝木必须受肺金的制约。前列腺素的灭活场所有肺、肝、肾等，但前列腺素 E、前列腺素 F 的灭活场所主要在肺，通过一次肺循环就有 90% 以上的前列腺素被灭活。目前尚未见到有关前列腺素在肺中灭活率下降而引发病变的报道，但有资料表明银屑病患者的肺功能异常，虽然仅凭此报道不足以说明银屑病与前列腺素在肺部灭活有关，但有报道称银屑病与周围组织细胞的缺氧有关，中医肺的概念并不局限于解剖概念上的肺，因此不能不关注两者间的关系。

c. "木克土"：在生理状态下，脾胃需要肝适度的制约，如果制约不足或过度都会产生病变。存在于胃黏膜层中的前列腺素 E、前列腺素 F 的作用是促使胃黏液分泌增多，由于情绪不畅或精神紧张造成的脾胃病变在中医辨证中多责于"怒伤肝"或"肝气横逆"。实验证明，前列腺素可以抑制大鼠应激性溃疡的发生。并且有资料表明十二指肠溃疡患者的胃窦、十二指肠球部黏膜中前列腺素含量明显低下。前列腺素可以加速胃溃疡患者的溃疡愈合。临床上治疗肝克脾胃导致胃溃疡的代表方药是左金丸，实验表明左金丸对阿司匹林造成的溃疡有明显的抑制作用。阿司匹林是抑制花生四烯酸向前列腺素转化的药物，由此可知溃疡的形成是由于胃黏膜中前列腺素生成降低所致。左金丸可以抑制这种溃疡形成，证明左金丸有拮抗阿司匹林、促进前列腺素生成的作用。肝与前列腺素的关系又一次从理论到临床相吻合。

⑤ 肝的病变现象

a. "木生火"：中医认为木郁则生热、生火，火性热、色红。木郁即肝郁，肝郁则气滞不通，不通则痛。因此伴有明显疼痛的，以红、热为主要体征的病变多责于"肝火"。前列腺素 E、前列腺素 F 是作用很强的致痛物质，同时也是炎性介质，凡以红、肿、热、痛为主症的炎症组织中皆含有大量的前列腺素。

b. "肝为风性，善行而数变"：此句的意思是肝的性质像风，好行窜而且变化多端。前列腺素是局部激素，尤其是前列腺素 E、前列腺素 F 处于随时合成、随时作用、随时灭活的状态，因此常突然发作、突然缓解，时而在此，时而在彼，并且随组织部位的不同而产生不同的现象，如风性往来无常。如痛经和妊娠性恶心、呕吐等皆为前列腺素所致，其特点是来去如风，因前列腺素的半衰期仅 8 分钟。

c. "肝主一身之气机""气为之血帅，气行则血行，气滞则血瘀"：银屑病患者有明显的微循环障碍，血小板聚集率增高。在血小板聚集过程中除前列腺素 I2 与血栓素（TXA2）相互拮抗外，血小板内前列腺素 E2 通过增加 cAMP 及与 ADP 竞争受体等作用，在抑制血小板聚集过程中发挥着重要作用。

⑥ 前列腺素的特点与中医"肝"的特性

前列腺素作为一种激素有以下几个特点。

a. 前列腺素是局部产生、局部作用，既没有特定的内分泌腺也没有特异的促激素。中医认为肝气行于全身无处不有，但无特定的产生部位，与其他脏腑也没有隶属关系，只是相互制约的循环往复关系。

b. 前列腺素 E、前列腺素 F 在不同的部位作用不同，时以拮抗作用出现，时以协同作用出现，且同一种前列腺素在相同的组织器官中，在不同的生理条件下会产生不同的作用结果。如前列腺素 F 对非妊娠子宫起收缩作用，对妊娠子宫起扩张作用。肝气随所主藏腑功能的不同而表现出不同的作用，肝之病变随病变的部位不同、身体状况不同而表现不同。如在目为障，在肤为燥，在情志既可为狂也可为呆。

c. 前列腺素无综合征，“肝”的病变也无综合征。如肝郁之证，可在内科的高血压、妇科的经前期紧张症、皮肤科的银屑病等各种不同的病症中出现，但没有一种病为肝郁所特有，不会出现因胰岛素、甲状腺素等分泌异常而患糖尿病、甲亢等综合征。肝气行于全身无处不有，既无特定的、系统的病变，也常常与它病混合出现，前列腺素也是遍布于全身，虽无综合征，但任何病变的过程中都会影响它或有它参与。

此外，中医认为“肝主情志”，“肝藏血，血舍魂，肝气虚则恐，实则怒”。神是阴阳相合之物，魂为阳神，随气而变，魄为阴神，随形而化。阳主运用，阴主藏受，故魂运行于表达于外，魄静守于内思于内。《性命圭旨・魂魄说》曰：“鬼云为魂，鬼白为魄。云者风，风者木。白者气，气者金。……魂昼寓于目，魄夜舍肝。寓目能见，舍肝能梦，梦多者，魄制魂，觉多者，魂胜魄。”魂魄相互为用，与神意相连。从五行生化讲，肝属木、心属火、肺属金、肾属水、脾属土。肝疏泄不畅、肺化水不足都将导致心神失养而不寐。故张介宾说：“魂之为言，如梦寐恍惚，变幻游行之境是也。”（《类经・藏象论》）朱熹在《朱子》中曰：“魂阳而魄阴，魂动而魄静。……魄盛则耳目聪明，能记忆。老人目昏耳聩，记事不得者，魄衰也。”可见中国人认为神、魂、魄有昼夜不同的运动形式，且三者一体，这种认识由来已久。结合现代解剖学内容，可以认为：肝在执行“心神”旨意时，常因各种因素的干扰而出现用力过度或用力不足的情况，无论过度还是不足，都将使魂魄的比例处于动荡之中，同时也将影响“类淋巴系统”代谢的通畅程度，通畅程度明显异常，自然影响中枢神经而出现“肝火扰心”等症状，甚至出现情志性病证。

三、“脾”之道与理

本章第二节提出“脾”的疑问有以下两个方面。①《黄帝内经・素问・五脏别论》曰：“所谓五藏者，藏精气而不泻也，故满而不能实；六腑者，传化物而不藏，故实而不能满也。”可见中医的藏腑关系比较明确。因功能与物质不可分，五藏以藏精不泻为本，所以论功能时主要以五藏为准，但唯论脾时，处处不离胃，此中的实质内涵是何？现代知识告诉我们胃属于消化系统，脾属于免疫系统，两者为何竟然成了密不可分的表里关系？ ②从现代的知识讲，气动原于肺，血动原于心，气机是生命之本，那么主宰气机的应该是心肺，为何中医却认为脾胃是机体气机运转的轴心？

从字面上讲，“脾”是“卑”肉，天尊地卑，“脾”就是“地”的代名词。虽然不可以妄想古人已经知道“脾”在淋巴系统中占有重要地位，但是若以“脾”来作为淋巴系统的代表，尤其是代表内藏中的门静脉及肝肠之间的淋巴系统循环，却可谓实至名归。可以说，所谓“脾”，实际概括了整体消化系统，包括解剖概念的肝及整个结缔组织系统。没有解剖的肝，就没有“脾主运化”；没有结缔组织系统，就没有“脾属土”之性。有关“脾属土”的解剖内容已经在上节论述筋膜－结缔组织系统和淋巴系统时反复说明了，在此就不赘述了。

所谓“藏藏精气而不泻”“腑传化物而不藏”可以这样理解：藏具有化物成精的作用，因五藏据五行之性，各化一精藏于一藏，故谓“五藏”；腑只是传递已经化了的物，是“五藏”之附属，故谓“腑”。虽然胃看似是传递之器，但实实在在具有化物之效，且是后天纳物第一关，其所纳之物与其他“腑”被动受纳不同，而是有选择的，且直接影响“脾”的化物结果。但是，若按此理来推论，“心与小肠为表里”好像就难解释了，不过要从现代研究所得“脑肠肽”构成的“脑肠轴”来讲也好理解。脑肠肽是指在胃肠道和脑中双重分布的肽类统称，目前已发现的50多种胃肠肽中，至少有20多种也分布于脑中。生活和临床中均可以看到精神因素影响食欲及胃肠道对食物的消化吸收。众多研究也证明，焦虑症、抑郁症患者伴功能性消化不良的比率明显高于健康人群。因脑肠肽可通过脑肠轴传递，既能破坏下丘脑及边缘系统的平衡，也可使胃肠收缩的频率和传导速度减慢，进而导致胃排空障碍，出现腹胀、腹痛、嗳气等消化不良症状。而且众多有关脑肠肽的研究也表明，胃溃疡、肠道菌群失调、肠易激综合征以及小儿厌食症等均与精神心理异常有关。如此说来，将小肠作为“心神”的“腑”应该可以理解。

从平面看，气动原于肺，血动原于心，所以主宰气机的应该是心肺。但是立体地看，物之所以能形成并维持活体，一是求于先天精血，二是赖于后天能量的补给。至于心肺功能是活物自带的功能，而非求来所得，求来是需要付出才可得到。已经出世的人体，自然已经完成了求于先天精血的过程，剩下的就是如何赖于后天能量的补给问题了。解决这个问题，一是有赖于胃通过各种办法将外物纳入体内并使之成为脾可以接受的东西；二是有赖于“脾”调动各种消化酶将外物拆分、解体、分拣、保留可用原材料，再次组合成符合自体所需要的物质，通过各种渠道输送到机体各个角落，以滋养每一个细胞。“脾”的整个工作过程绝非解剖概念的心肺那样跳动就可完成，并且解剖概念的心肺细胞也需要“脾”的不断补给才能维持活性。可见，中医的气机，是从立体的、“道”的角度提出的，故曰：脾胃是机体气机运转的轴心，脾为气机斡旋之枢纽。

四、“肺”之道与理

本章第二节提出“肺”的疑问是：如何理解其中的“肺主治节”以及“肺外合皮毛，主宣卫气”？

首先需要理解“治节”二字，一般的解释是治理、调节和节制。笔者认为首先应该想到的是“节气”问题，节气是气候变化的转折点，“节”似竹节，气行至节处多滞塞不通畅，不通则病。濮阳M45号墓和陶寺遗址的观星台等证实了中医对四季及节气的认识由来已久，中医对“五运六气”有专业性研究，临床候脉诊断、处方用药都非常重视与季节的关系。“交节病变”是中医临床非常常见且备受关注的问题。中医是个尊重自然的医学，强调的是“顺势而为”，肺是五藏中唯一一个时刻与外界空气相通的藏器，所以让肺来解决“适时生存”问题可谓“责无旁贷”。

肺在获得外界信息后，还要结合“心神”的旨意，综合分析后对机体中各器官、组织给予适度的调理，故《内经》称肺为“相傅之官”。“相傅”是辅佐君王的宰相，如诸葛亮辅佐刘备，既要与孙权、曹魏搞外交，又要派将布兵夺地盘，同时还要选址安民大生产，以助刘备光复汉业。在人体中，肺一边与外界沟通，一边酌情分配各组织器官的用血氧量（昼夜不同、静动有异），同时还利用体表各种感觉器习惯地、警惕地、敏锐地（肺为娇藏）分辨外界情况，巩固机体的防御系统（主行卫气），以完成“心神”的旨意，确实是“相傅之官”。张介宾在《类经·藏象类》中注解：“肺与心皆居膈上，位高近君，犹之宰辅，故称相傅之官。肺主气，气调则营卫脏腑无所不治，故曰治节出焉。”所以“肺主治节”应该理解为“据节气而治”，其中的“治”有调节、节制等治疗次序、节奏等含义。

临床所见春秋季多感冒、过敏，即属于“交节病变”。正常人的身体会随气候变化自我调节，适应能力较差者必是正气不足之人。叶天士在《临证指南医案》中说：“交节病变，总是虚证。”张志聪在《素问集注》中说：“春夏之时，阳盛于外而虚于内；秋冬之时，阴盛于外而虚于内。”在中医看来，所谓“邪气”有两种，一种是流行性传染病，中医统称为“疫”“厉气”“戾气”等；另一种是非流行性病，即使因病毒、致病菌引起，在中医看来也是因为人体自身“正气不足”所致，“正气足，邪不可干”“邪之所凑，其气必虚”。道理是，万物皆在空间流动，腠理紧密（自体皮肤黏膜防御能力强），则异体微生物无孔而入；腠理不密，则无论是正常的自然风，还是本无入侵条件的异体微生物，均可从稀疏的腠理进入体内，这些进入体内的自然风、异体微生物，中医都称为“邪”或“邪气”。此时若“正气不虚”，拒邪于外，病可自愈；若“正气不足”，拒邪无力，病自形成。所以，中医治病与现代治病的理念不同，类似于围棋与象棋的胜负标准不同，一个是守住自己的领地就足矣，一个是无论赔上多少棋子也要将对方杀得干干净净。理念不同，着手点不同，中医的着手点在最易被外邪侵犯的肺与皮毛。从现代解剖学观点看，这也是绝对正确的，肺与皮毛的淋巴组织对机体整个防御系统来讲也是最前沿、最敏感、最复杂的。

气血津液是维持机体存活的基本物质，它们的生成依赖于藏腑之间的相承共济，它们的作用结果返还于藏腑，藏腑百骸得气之温煦、血之濡养、津液之滋润才得以存活，才能发挥其各自正常的功能。而气血津液相互之间也存在相互依存、相互作用的关系。气血津液分之各有其名，实为一体，皆由五谷精华所化生，但各有其位，各负其责，如《黄帝内经·灵枢·决气》曰：“上焦开发，宣五谷味，熏肤充身泽毛，若雾露之溉，是谓气。腠理发泄，汗出溱溱，是谓津。谷入气满，淖泽注于骨，骨属屈伸泄泽，补益脑髓，皮肤润泽，是谓液。中焦受气取汁，变化而赤，是谓血。壅遏营气，令无所避，是谓脉。”即气、津、液、血皆是上焦宣发的五谷精华。上焦有心肺二藏，肺主一身之气，气携五谷精华发散全身，初起在上如雾露，谓之“气”；行于途中，气缓精凝，入骨为“髓”，化赤为“血”；行于肢末及腠理皮肤，与“肝”气相交，使外周神经及一切与"动"相关的组织得以滋养，从而提高其"卫外"功能的警惕性和处理能力。《黄帝内经·灵枢·营卫生会》说："人受气于谷，谷入于胃，以传与肺，五脏六腑，皆以受气。其清者为营，浊者为卫，营在脉中，卫在脉外。"此条明确指出，肺气裹挟着五谷精华，宣洒于五藏六腑，其中，清者入脉中为"营"，浊者在脉外为"卫"。《黄帝内经·灵枢·邪客》曰："营气者，泌其津液，注之于脉，化以为血，以荣四末，内注五脏六腑，以应刻数焉（昼夜的时间刻数）。卫气者，出其悍气之慓疾（气强悍、性敏捷），而先行于四末分肉皮肤之间，而不休者也。"

综上所述，就"卫气"而言，"卫气"与"营血"同源，只是营血行脉内，卫气行脉外；营血性清，卫气性浊；营血责在营养五藏六腑，卫气责在紧密固卫肌肤。此外，《黄帝内经·灵枢·邪客》说"卫气者……而先行于四末分肉皮肤之间"，应该可以理解为"起始于四末分肉皮肤之间"。若说古人是以"营卫"来表述后天的作用，一是营内以续生生不息之力，二是强正气卫外以防诸邪干扰，是完全可以说通。但是，古人是如何指出"卫气……先行于四末分肉皮肤之间"？这难道不是对淋巴液的描述吗？

"肺主皮毛"并不是皮毛也能呼吸，没有可观的气血交换的结构怎么能谈到"呼吸"呢？临床可见"肺主皮毛"的理论更多的是用于"肺开玄府"等方面，虽然从呼吸的角度讲，皮肤几乎是不能呼吸的，但是皮肤需要"通气"，皮肤需要感知外界温度的变化，并且会根据其温度的差异来调整汗腺、皮质腺的分泌及立毛肌的活动等，所以"肺主皮毛"更多地表现在肺通气或说肺呼气方面。此外，临床所见结缔组织性皮肤病多与一定程度的"肺纤维化"有关，而结缔组织病变几乎皆与自身免疫相关。实际上，结缔组织性皮肤病变、皮肤感觉神经的反应以及淋巴免疫细胞的反应都是难以分开的。

解剖学让我们看到，淋巴组织分布最多的系统是消化系统、呼吸系统和皮肤，但是消化系统尚有各种消化酶、酸碱液帮助解决防御问题，呼吸系统和皮肤几乎全靠淋巴组织了。呼吸系统和皮肤都位于时刻与外界相通的人体界面，呼吸系统为了防卫，从上呼吸道开始就步步设防，咽喉部几乎就是个全方位的淋巴结节集中营，肺内也充满了淋巴组织；皮肤为了防卫，连最表位的角质细胞都可以调动起来，变成具有吞噬作用的细胞，不仅分泌白介素、干扰素等细胞因子，还释放各种与免疫反应有关的受体。肺脏本身没有感觉神经，对外界的温度感觉是依靠上呼吸道和皮肤中丰富的"温觉感受器"感知的，皮肤中的神经感受器等所分泌的物质与下丘脑及垂体所分泌的物质几乎相同，皮肤与中枢神经系统借助这些介质构成了完整闭合的环，这个环成为"肺主皮毛"的信息依据，"肺"依据此信息进行具体的呼吸道黏膜细胞、呼吸肌及立毛肌的调整等，从而使皮肤的汗腺、皮脂腺和黏膜细胞的分泌物及量等，趋向适应外界气温的变化。这是建立机体防卫最最基本的功能，"肺主皮毛"是与"肺主治节""肺主宣卫气"密不可分的概念。

五、"肾"之道与理

本章第二节提出"肾"的疑问是以下3个方面。①何为"先天之本"？"肾主生殖"是否表明中医的肾包括了解剖学的生殖系统内容？如此划分的临床意义何在？②如何理解"肾主骨生髓"中的"生髓"问题？③如何理解"肺主呼气，肾主纳气"？

从解剖学的概念来看肾脏，确实与“先天”没什么关系，但是与“主骨”“纳气”“主生殖”有关。

1. 1a– 羟化酶与“肾主骨”

人体内的胆固醇在体内氧化后变成7– 脱氢胆固醇，皮肤中的7– 脱氢胆固醇在紫外线的照射下变成维生素 D_3 前体物质，然后经36小时自动异构化为维生素 D_3 入血，随血入肝；在肝细胞微粒体中经维生素D–25羟化酶催化，转变为25–(OH)D_3，并随血入肾；在肾近曲小管上皮细胞线粒体内1α–羟化酶系（包括黄素酶、铁硫蛋白和细胞色素P450）的作用下，转变成1,25–$(OH)_2D_3$。此外，肾脏中还有活性较弱的24,25–$(OH)_2D_3$ 及1,24,25–$(OH)_2D_3$ 等代谢产物。1,25–$(OH)_2D_3$ 是体内的唯一活性代谢产物，能促进小肠对钙、磷的吸收，这是其最主要的生理功能。1,25–$(OH)_2D_3$ 对骨有溶骨和成骨的双重作用，其作用的偏重受血钙浓度及甲状旁腺素的影响。当1,25–$(OH)_2D_3$ 增加了小肠对钙、磷的吸收，血钙增高时，1,25–$(OH)_2D_3$ 则偏于刺激成骨细胞分泌胶原，促进骨的生成。

1α–羟化酶主要存在近端肾小管上皮细胞线粒体内。众多研究已经证实，缺乏1α–羟化酶可以导致骨质疏松。因为骨代谢与血钙有关，1α–羟化酶通过影响维生素D的活化而影响小肠对钙的吸收。骨是一种特殊的结缔组织，不仅作为人体的支架组织，而且是人体中钙、磷的最大储库。成骨细胞是骨形成的主要功能细胞，负责骨基质的合成、分泌和矿化。人体骨组织不断地进行着分解吸收与新骨的形成重建。在此过程中，破骨细胞负责骨的分解与吸收；成骨细胞负责分泌骨基质，骨基质矿化形成正常骨组织。成骨细胞和破骨细胞上皆有维生素D受体（VDR），所以1,25–$(OH)_2D_3$ 的作用是双向的。当作用于成骨细胞时，可促进成骨细胞合成分泌基质蛋白（骨桥蛋白OPN）和骨钙蛋白（OC）。基质蛋白对细胞的黏着和迁移非常重要，骨钙蛋白是骨组织中最丰富的非胶原蛋白，具有调节矿盐结晶生成，促进骨基质矿化的作用。

因为骨代谢与肾小管上皮细胞内的1α–羟化酶密切相关，故有众多研究者们认为可以用此“理”对中医“肾主骨”一说给予解释。

2. 胆固醇、维生素D以及内分泌系统与“肾主骨生髓通于脑”

胆固醇在神经组织和肾上腺中含量特别丰富，约占脑固体物质的17%。脑内胆固醇含量占人体所有胆固醇的23%，在维持细胞膜完整性、髓鞘形成、突触发生和神经传递中起着至关重要的作用。由于血脑屏障的存在，很少或几乎没有胆固醇能够从外周循环向中枢神经系统中转运。因此，脑部所需的胆固醇基本来源于内源性合成，神经元可以产生自身生长与突触发生所需的多数胆固醇。当神经元发育成熟后，合成内源性胆固醇的功能逐渐被星形胶质细胞和少突胶质细胞所取代。

已知胆固醇参与了神经元树突、轴突的形成，神经元的存活，神经修复重塑以及神经发育相关信号通路的传递等。体外实验中发现，由神经胶质细胞产生的胆固醇在突触形成过程中起着决定性作用，证实大脑的胆固醇代谢与神经细胞的生长发育、大脑的学习和记忆功能之间存在着一种联系。近年研究体外培养小鼠神经细胞发现，在神经细胞发育过程中，神经胶质细胞包括少突胶质细胞与星形胶质细胞，其标志物出现与维生素

D 呈一定的浓度依赖性；研究显示，在大鼠处于胚胎阶段时，其中枢神经系统内就有维生素 D 受体（VDR）存在，维生素 D 可以在促进神经元分化与成熟、保护神经细胞并减轻毒性反应等多个方面发挥作用。

人体内维生素 D 在转变为具有活性的 $1,25\text{-}(OH)_2D_3$ 的过程中，维生素 D 受体的存在以及肾中的 1α－羟化酶的催化作用是必要的。而 1α－羟化酶是由 P450c27（CYP27）基因编码产生的。VDR 属于核受体家族，在体内许多组织均有表达，包括小脑颗粒细胞、丘脑、下丘脑、海马体、杏仁核等。此外，早已经明确胆固醇除了可以转化为维生素 D_3 外，还可转化为类固醇激素和胆汁酸等。所谓类固醇激素主要包括性激素和肾上腺皮质激素两大类。虽然目前还不清楚在大脑中胆固醇、维生素 D 与人体三大内分泌系统（下丘脑－垂体－肾上腺轴（HPA）、下丘脑－垂体－性腺轴、下丘脑－垂体－甲状腺轴）的具体关系，但无论是解剖学研究还是动物实验、临床病理研究，均在表明它们之间有着千丝万缕的关系。

中医临床效果和一些药理实验，都在表明“补肾”可以强骨，可以益智。如大家熟悉的著名方剂“六味地黄丸”，源自宋代儿科专著《小儿药证直诀》，主治小儿发育不良，表现为立迟、行迟、发迟、齿迟、语迟的“五迟”证。这是典型从“补肾”入手解决骨的发育和智力发育问题的方药。智力发育问题必然涉及“髓”的问题。中医的“髓”应该包括解剖学中的骨髓、脊髓神经（脊髓）及大脑中枢神经系统（脑髓），只有这样才能解决“语迟”（大脑神经系统）、“行迟”（小脑神经系统），这一问题也得到临床实践的证实。本方重用熟地黄为君，滋阴补肾，填精益髓；配伍山茱萸养肝涩精，山药补脾固精，两药都可协助熟地黄以充复肾中阴精，共为臣药。此方的构思原则，被现代中医临床广泛应用于各科，且众多临床研究都有“理”证明其效果的真实性。可见，中医之“道”是方向，不是路“标”。

3. 细胞色素 P450c19 与“肾主生殖”

性激素对骨形成有显而易见的影响，研究表明，无论成骨细胞还是破骨细胞均有雄性激素和雌性激素的受体，故其作用是多方面的、复杂的。二十世纪末人们开始关注遗传因素对骨量的影响，并陆续发现了许多影响骨代谢的基因变异，认为一些基因或位点的多态性类型组成个体的特定骨代谢类型。在研究的众多因素中，发现细胞色素 P450c19（CYP19）基因编码的芳香化酶对骨代谢的影响很有意义。CYP19 位于 15 号染色体长臂 21.2 区，它在转录时，由于多种组织特异性启动子的不同，拼接的第一个外显子通常不被翻译，从而导致芳香化酶活性或表达量的不同，这种基因多态性与骨代谢的差异密切相关，可以作为老年男性原发性骨质疏松症的评价指标。随后发现脂肪细胞内含有高浓度的 CYP19 酶，在体内可催化睾酮、雄烯二酮向雌酮、雌二醇转化，故又称为雌激素合成酶。在研究肾脏调节生成活性 $1,25\text{-}(OH)_2D_3$ 中发现，卵巢及睾丸处有可与之结合的受体，当活性维生素 D_3 与之结合时，可调节 CYP19 的表达，从而达到调节性激素的合成作用，对人体的生殖机能产生影响。近十多年来，临床研究发现与 CYP19 基因多态性有关的雌激素依赖性疾病有乳腺癌、子宫内膜癌、子宫肌瘤、子宫内膜异位症等，与骨质疏松相关的研究可谓备受关注，中医以此为指标，对一些传统的“补肾壮骨药”进行研究，均得到与“肾主骨”相符合的结论。又因为 CYP19 在性腺、肾上腺、肾、脑、胎盘及脂肪组织合成性激素起着重要作用，有研究人员提出这些内容也是对中医“肾主生殖”的一种解释。

但是需要仔细分析的是，CYP19 酶与性激素的关系毋庸置疑，临床将 CYP19 酶作为评定效果指标是很好的选择，不过将其直接与解剖学的肾进行关联的解释，其密切性是欠缺的；虽然肾小管上皮细胞含 1α－羟化酶，可以活化维生素 D，活化的维生素 D 在卵巢及睾丸处可调节 CYP19 的表达，用这一连锁反应来解释“肾主生殖”确实有一定道理，但是在这一连锁反应中尚有许多未知因素起着关键性作用，而且体内 CYP19 酶含量最高的是脂肪细胞而不是解剖学的肾。从前两条的内容已经获知中医的“肾”与解剖学的肾不是相等关系，而且下丘脑－垂体－性腺轴、胆固醇及 1α－羟化酶等都可以表明 CYP19 酶与中医的“肾”肯定有关系。但是如果按照科学的要求来证明这个命题，应该具有一定程度的决定性依据才好下结论，显然目前还存在许多需要解答的问题。

4. 促红细胞生成素（EPO）与“肾主纳气”

促红细胞生成素又称红细胞刺激因子，90% 由肾间质成纤维细胞合成，少量自肝脏产生（在胚胎期，EPO 合成的主要场所是肝脏）。EPO 的主要生理功能是与红系祖细胞的表面受体结合，促进骨髓内红系定向干细胞分化为红系祖细胞，促进有核红细胞的血红蛋白合成，并促进骨髓内网织红细胞和红细胞的释放。人体肾脏每分钟大约接受 1 升左右的血液量，一旦血中含氧量降低，肾脏会有明显反应，从而合成 EPO；EPO 随血循环进入骨髓，与红系祖细胞的表面受体结合，促进其中的红系祖细胞向红细胞转变，使血液中成熟的红细胞增加，从而使机体的缺氧状况得到缓解。正常情况下人类的红细胞生成速率很低，但在缺氧时，因 EPO 的作用，红细胞的生成速率成倍提高。

目前多数研究者认为，肺的呼吸作用，构成了使红细胞中的 CO_2 与 O_2 交换的场所，以满足人体对氧的需求；肾合成分泌的 EPO 才是真正扩大人体氧含量的因素。故可以用此现象来解释中医“肺主呼气、肾主纳气”这一理论。

按照科学要求的角度和思路来证明这个命题是很有意义的，但是临床所见“肾不纳气”的患者多为肺纤维化、肺气肿、慢阻肺等患者，但这些患者患病的第一特征不是 EPO 的问题。也有研究者从呼吸运动中胸腔扩宽及膈肌的升降力度来补充说明“肾不纳气”的问题。从这些解释中可以看到：思路的格局决定着结果的评价。其实有关“肾”的好多问题，我们可以从解剖学的“间充质细胞”来解释。

5. 间充质细胞与“肾藏精为先天之本”

间充质细胞是存在于结缔组织间充质中的细胞，最初由胚胎时期的中胚层细胞分化而来。胚胎间充质细胞是一种多能干细胞，具有自我复制和多向分化的特性，承载了生命体的全部遗传信息，可以生长发育成新的个体。此时用中医的话讲间充质细胞就是“先天之精”。《黄帝内经·灵枢·本神》曰：“生之来，谓之精，两精相搏谓之神。”这里的“神”是指人体的化生，人体如何由两精化生成人尚且不知，这感觉很神奇。即使现在探讨一个受精卵的单细胞如何发育成复杂的组织、器官、系统乃至完整的有机个体，仍然是生命最大的奥秘。张景岳《类经》注云：“两精者，阴阳之精也。搏，交结也。易曰：天数五，地数五。五位相得而各有合。……凡万物生成之道，莫不阴阳交而后神明见。故人之生也，必合阴阳之气，构父母之精，两精相搏，形神乃成，所谓天地合气，命之曰人也。"《黄帝内经·灵枢·天年》说："血气已和，荣卫已通，五脏已成。神气舍心，魂魄毕具，乃成为人。"两精相搏的过程是气血先相和，随后建立气血营卫的通道，在此基础上化生出了五藏，五藏已成后神才来，并且住宿于心，有了心神，人未必成，还需要心神昼夜当值于肝肺才能成为正常的人。肝木由肾水所生，肺金由脾土所生。肾是先天之本，脾是后天之本。一个正常人的生命活动中，既有先天之精，又有后天之精。肺金生肾水，先天之精需要后天之精给予能量补充以维持其旺盛的再生能量，这一切化生过程既离不开结缔组织的滋养环境（脾土），也离不开间充质细胞的收纳（肾水）。所以中医说的成人体内"肾精"，虽然一般情况下主要是指具有强大分化能量的"先天之精"，但也不否认具有"后天之精"的成分。

从成体干细胞的角度讲，其定义是具有自我更新能力，并且能够产生至少一种类型的、高度分化的子代细胞的细胞。也就是说成体干细胞的分化潜能是不同的，有全能干细胞、多能干细胞和单能干细胞之分。

其一，全能干细胞，指一个细胞可形成一个完整的生命个体的干细胞。对人体来说这样的细胞理论上只有从受精卵到桑椹胚时期才有的细胞。

其二，单能干细胞，只能向单一方向分化，产生一种类型的细胞。如表皮组织基底层的干细胞、肌肉中的成肌细胞、肠上皮干细胞、视网膜干细胞等，是处于一种稳定的自我更新状态的细胞。

其三，多能干细胞，是除了以上两类干细胞外，具有向多种类型细胞分化能力的所有干细胞。即具有产生一种以上类型细胞的能力，但却失去了发育成完整个体能力的干细胞。多能干细胞是机体进行自我修复不可缺少的组织再生细胞库，它广泛存在于结缔组织的间质中，故又被称为"间充质细胞"，储存"间充质细胞"最大的库是骨。

骨的间充质细胞是胚胎时期中胚层间充质细胞的后裔，主要分布在骨膜下。它们平时多处于静息状态，当机体需要时，可以分化为成纤维细胞和多能骨原细胞，所以骨间充质细胞是骨的储备细胞。骨膜是骨的重要结构成分和功能成分，营养骨的血管需要穿行骨膜达到骨质内部；分布到骨的感觉神经主要是存在于骨膜上的感受器，它可以接受内、外环境刺激，并向骨组织传递应力、化学和生物学信息。骨间充质细胞在一定条件下可发育成骨、软骨、肌肉、肌腱、脂肪等组织，也可分化成神经系统的神经细胞和神经胶质细胞。成骨细胞、成软骨细胞和成纤维细胞都可以合成与分泌可溶性原胶原分子，它们在间质内互相聚合，紧密排列，形成胶原原纤维和胶原纤维。骨髓中的造血多能干细胞可分化出至少 12 种血细胞。由于骨膜中的间充质细胞与骨髓中的造血干细胞不是一个等级的干细胞，所以也有将前者称为"多潜能干细胞"、将后者称为"祖细胞"等不同的划分方式。研究表明，随着年龄的老化，骨间充质干细胞数目显著降低，增殖分化能力大幅度衰退，说明人的衰老和寿命的有限性是与骨间充质干细胞有关联的。

骨骼系统是指身体的各种硬骨骼、软骨与关节，这其中包括了骨髓、骨膜、神经、血管、筋膜（韧带、肌腱）和骨间质，其功能除了支持、运动外，还有造血（红骨髓）、储存脂质（黄骨髓）及维持矿物质平衡的功能。骨组织一生都在通过微细结构变化进行重塑，以适应内外环境和应力的变化（重塑过程的细胞行为与骨生长发育行为不同，生长发育是受骨细胞周期内细胞的功能和分化数量调节的，骨重塑中细胞的协调活动受局部信号对细胞及细胞间质的影响）。重塑过程的主角是成骨细胞和破骨细胞，其中破骨细胞的来源可能有二,一是由间充质干细胞分化形成，二是由单核巨噬细胞聚合形成。但是成骨细胞的前体主要就是骨间充质干细胞。可见骨膜下未分化的间充质多能干细胞对骨的生长发育和重塑具有无法替代的作用。并且骨间充质干细胞在发挥作用时要受到多种细胞因素及激素等的影响，这其中影响力非常明显的是肾上腺皮质分泌的糖皮质激素、生理浓度的生长素和甲状腺素（特别是 T3 和 T4）及性激素。体外培养骨间充质干细胞证明，雌激素能使骨间充质干细胞内一些与骨生成相关因子的基因表达上调（碱性磷酸酶、I 型胶原、TGF-β、BMP-2 和 cbfa1 等），并且使其表达雌激素受体 -α 增加，该受体是骨原细胞分化的激动因子。

综上所述，成体最具有生命力的当属结缔组织中的间充质细胞，而储存间充质细胞最多的地方是骨。骨间充质干细胞可以分化为成骨细胞、破骨细胞、纤维细胞、造血干细胞（包括红系、白系）、神经细胞、神经胶质细胞等，无疑与神经系统和免疫系统具有不可分隔的关系，且还受控于甲状腺、肾上腺、性腺三大内分泌系统；其具有时限性的增殖分化能力又赋予它自然而神秘的寿命概念。若将间充质细胞视为“肾”，将间充质细胞的再生、再分化能力视为“精”，那“肾藏精、主骨、生髓、主生殖”岂不是理所当然的了。

不过“肾主纳气”的问题，还需要再进一步讨论一下。

6. 间充质细胞与“肾主纳气”

临床所见“肾不纳气”的患者多为肺纤维化所致。肺纤维化的形成一般分为两种。一是因肺气肿、慢阻肺等病变的常年反复发作所致不同程度的肺纤维化，或者说正常的肺泡组织被修复的疤痕不同程度地替代。患者多有咳嗽、气喘等慢性肺病史，其病理是以成纤维细胞增殖、大量细胞外基质聚集并伴炎症损伤、组织结构破坏为特征，是由不明病因所致的肺间质性肺炎发展而来。肺间质是指除了肺泡以外的其他成分，包括肺泡外的血管、淋巴管及结缔组织等。患者初始症状不明显或有不同程度的干咳，一旦出现呼吸困难时，其病理已经是纤维化了。肺组织纤维化的严重后果是导致正常肺组织结构改变，功能丧失。当大量没有气体交换功能的纤维化组织代替肺泡，导致氧不能进入血液，或者无论如何用力吸气也难以缓解缺氧现状，自觉肺在呼吸而氧难入肺，这就是“肾不纳气”。

虽然从理论上讲，不论何种原因所致的肺纤维化，都与炎症损伤有关，但抗感染治疗却难以得到满意的疗效，这促使人们认识到持续性炎症并非是肺间质纤维化的唯一关键因素，需要更多地关注肺组织的损伤 - 修复过程。

一般较小的损伤，器官自身的实质细胞可通过一系列自我修复措施恢复正常结构和功能。当损伤程度超过了实质细胞的自我修复能力时，细胞外基质就会通过增生来修复受损的组织。细胞外基质在为体内各种不同类型的细胞提供生活环境的同时，也影响着细胞的生物学活动，通过有序的网络结构向细胞们传递信号。各种病原以及理化刺激都可激活肺部的修复机制，唤醒间质中待命的纤维细胞将其转化为成纤维细胞，通过有丝分裂大量增殖，并且合成分泌大量的胶原纤维和基质成分，快速将破损的组织用网状纤维临时勾连补缺，为组织细胞的再生搭建手脚架。然后，新生的组织细胞开始分裂生长并沿纤维搭建的手脚架延展。当新生的组织细胞填补了破损组织后，成纤维细胞、细胞外基质就会随之逐渐消退，只留下正常的组织，一切恢复正常。但是，如果病原刺激持续存在或者修复过程出现异常，会造成肺组织增厚或形成瘢痕、肺泡结构紊乱等，就成了"肺纤维化"。其形成过程的主要因素，一是对外界刺激的异常反应，二是衰老细胞对修复的影响。

细胞外基质的主要成分是胶原蛋白，一般情况下成纤维细胞是分泌胶原蛋白的主角，在修复过程中，间充质干细胞、内皮细胞、成骨细胞及某些上皮细胞等均可分泌胶原蛋白。细胞并不是直接与胶原蛋白进行接触来连接的，而是通过细胞膜上的被称为整合素的跨膜蛋白相连接。整合素为二聚体结构，一端连接胞内的微丝，另一端跨膜连接胞外的纤维黏连蛋白。纤维黏连蛋白的另一端则被固定在胶原纤维上，这一结构包括起辅助固定作用的衔接蛋白，起到细胞与细胞外基质的连接作用。几乎所有细胞中都存在核转录因子（NF-κB），它属于"快速作用"的初级转录因子，是对刺激的第一反应者。当外界各种刺激因素（病毒、细胞因子、辐射等）激活了细胞中的核转录因子（NF-κB），NF-κB一旦响应，便从细胞质转位于细胞核，并与细胞核内有NF-κB结合位点的基因结合，启动转录进程，产生一连串的下游反应：分泌多种细胞介导因子，包括巨噬细胞在内的炎症细胞向受刺激部位移动，刺激成纤维细胞增殖、分化及大量细胞外基质堆积。临床抗感染治疗对由此所产生的局部炎症效果不理想。这种情况持续下去，导致肺间质的纤维化程度越来越严重，肺泡上皮脱落、肺泡结构破坏，肺泡与毛细血管间隙增厚，无法恢复正常功能，最终成为"肺纤维化"。另外，随着年龄增加的衰老过程中也伴随着干细胞的衰老和耗竭，干细胞的衰老和耗竭现象对组织和器官的修复存在着严重不利影响，老年人的肺组织细胞难以修复，临床所见"肾不纳气"患者也以老年人多见。关于衰老与肺纤维化关系的机制研究有许多，其中有关线粒体的衰老与肺纤维化问题很有针对性意义。

线粒体是人体供能器，是细胞氧化磷酸化的发生场所，即在糖、脂、氨基酸等有机物的分解过程中，通过电子传递及氧的利用产生H_2O和ATP（能）必须是有氧的过程，人吸入体内的氧气90%以上被线粒体消耗掉。线粒体功能的下降是细胞衰老表现之一，正常情况下，异常线粒体会被细胞质内的自噬体清除或线粒体，与溶酶体融合后实现线粒体自噬，这是细胞通过自噬机制选择性清除异常线粒体的过程，是一种高度保守的适应性反应。当线粒体功能下降或自噬机制出现异常，其电子传递过程将出现障碍而使一些本该参加能量转化的活性氧（ROS）泄露，泄露出来的活性氧会到处去找电子并与之结合，从而对细胞造成破坏，故将活性氧改名为超氧自由基（ROS），当线粒体产生过多自由基时就会出现内源性损伤。除了产能和生物合成功能之外，线粒体还与细胞核之间通过信号传递进行交流，导致基因表达的变化以适应内稳态的要求。越来越多的研究揭示线粒体代谢物水平的变化，包括正常有氧代谢的副产物活性氧（ROS）也是影响细胞核进行基因表达的因素。并且线粒体的信号及代谢物不仅仅可以传递给同一个细胞中的细胞核，还可以被其他组织或器官感知到，来协调整个机体以应对机体内整体的稳态。

线粒体功能变化与年龄相关，衰老过程通常伴随线粒体的变化已被证实。随着年龄的增长，人体细胞线粒体 DNA 突变水平、呼吸链功能障碍以及超氧自由基等增加，导致多种相关疾病出现。特发性肺纤维化（IPF）是一种病因不明的渐进性不可逆转的弥漫性间质性肺疾病。临床可见年龄是特发性肺纤维化发展的重要风险因素。有证据表明异常线粒体表型、自噬体清除和线粒体自噬的缺陷也与特发性肺纤维化和损伤应答中肺纤维化的发展有关。一般情况下，内源性干细胞即自体的间充质干细胞，存在组织原位或者通过血液循环到达靶器官进行分化，发挥修复作用。在肺组织原位的肺上皮基底干细胞，可以分化成上皮细胞替代衰老和损伤的细胞进行修复。如肺泡本身同时存在两种肺泡上皮细胞。Ⅰ型肺泡上皮细胞覆盖肺泡约 95% 的表面积，是进行气体交换的部位，无增殖能力。Ⅱ型肺泡上皮细胞呈立方或圆形，散在凸起于Ⅰ型肺泡细胞之间，覆盖肺泡约 5% 表面积，内容物为肺泡表面活性物质，活性物质能以胞吐方式分泌到肺泡上皮表面，铺展为薄层液体膜，降低肺泡表面张力。当Ⅰ型肺泡上皮细胞损伤后，Ⅱ型肺泡细胞即刻开始增殖分化给予修补。而且，多种来源的间充质干细胞在体内体外均可转化为Ⅰ型、Ⅱ型肺泡上皮细胞，并表达肺表面活性物质相关蛋白 C（SP-C，SP-C 在Ⅱ型肺泡上皮细胞合成，参与肺泡表面张力的调节）。

间充质干细胞在稳定的环境中，一般维持较低的线粒体质量和较低的蛋白质生物合成活性。当环境发生变化时，间充质干细胞不仅具有发挥自我更新和分化的能力，可在损伤部位分泌多种具有生物活性的因子（神经生长因子、血管内皮生长因子、碱性成纤维生长因子等），以及与其他细胞相接触传导信号，而且可以将自身具有良好功能的线粒体捐献并转移到受损细胞。线粒体的转移是借助间充质干细胞与受损细胞之间搭建的“间隙连接”通道完成的。搭建的材料是连接蛋白（Cx），这是一种广泛分布于人体细胞的四次跨膜蛋白，它们以六聚体形式定位于细胞膜上，在细胞膜表面形成一个连接通道或半通道，负责介导细胞之间、细胞与细胞外基质之间的物质交换。而两个相邻细胞间的半通道相互对接，形成了允许相邻细胞胞质内离子和小分子物质直接交换的通道叫“间隙连接”（GJ）。插入到细胞膜的 Cx 正常情况下关闭，在与相邻细胞膜的 Cx 对接后才开放；而间隙连接通道静息状态下是开放的，是细胞间小分子物质转移的水相通道，对于生理功能的维持有着重要作用，线粒体就是借助此通道转移的。Cx 家族包括 Cx29、30、32、36、40、43、45，其中 Cx43 在骨间充质干细胞及中枢神经系统的含量最多。但是，衰老者的间充质干细胞也会衰老，衰老的间充质干细胞自身的线粒体功能就下降了，并且其分化和再生能力也下降，表现为对组织损伤反应迟钝、修复力下降，其转移线粒体的能力和质量也就可想而知了。上述的线粒体转移现象，是近年来开展用异体间充质细胞治疗肺纤维化研究中看到的现象，即是正常的间充质细胞对衰老细胞的解救现象。研究中所采集的干细胞，多是带有 Cx43 标记的骨间充质干细胞。

上述现象再一次提示我们：间充质干细胞是"肾"，"肾"的再生、再分化之能是"精"。若进一步分析"精"的话，间充质干细胞内可能还有不同层次的"精"或"两精相搏"之地，线粒体可以算是其中一"精"或一"两精相搏"之地。《素问·六节脏象论》曰："肾者，主蛰，封藏之本，精之处也。"在中医看来"肾"就是一个藏精之处，是一个"先天之精"的原住地。当这个藏精之地的线粒体衰老了，自然也就收不住气了，即"肾不纳气"。

结缔组织的"土"性可谓"脾为后天"的标志，具有再分化能力的间充质可谓"肾为先天"的标志，先天住在后天中，怎能不靠后天供养；"肺金"也埋在后天的"脾土"中，故有"土生金"之说；"肺"朝百脉与"肝"相接；"先天之肾"在胚胎形成的第一时间就以"动"生"神"。上述内容也让我们看到：从"道"来思考问题，可以无名但不会少意，这也是中医数千年仍有现实意义的根本原因。"散之在理，则有万殊。统之在道，则无二致。"源自宋明理学的这句话，用在中医之道与西医之理的关系上，可谓恰如其分。

参考文献

[1] Thomas W.Myers. 解剖列车［M］. 关玲，周维金，瓮长水，等，译. 北京：军事医学科学出版社，2015.

[2] 段相林，郭炳冉，辜清. 人体组织学与解剖学［M］. 5 版. 北京：高等教育出版社，2012.

[3] Maureen E.Taylor，kurt Drickamer. 糖生物学导论［M］. 马毓甲，译. 北京：化学工业出版社，2006.

[4] 陈惠黎，王克夷. 糖复合物的结构和功能［M］. 上海：上海医科大学出版社，1997.

[5] 张树政. 糖生物学与糖生物工程［M］. 北京：清华大学出版社，2002.

[6] 成军. 细胞外基质的分子生物学与临床疾病［M］. 北京：北京医科大学出版社，1999.

[7] 成军. 现代细胞自噬分子生物学［M］. 2 版. 北京：科学出版社，2018.

[8] 鞠躬，武胜昔 . 神经生物学［M］. 西安：第四军医大学出版社，2015.

[9] 杨长青，肖俊杰 . 特洛细胞［M］. 北京：科学出版社，2017.

[10] 王彤 . 骨髓间充质干细胞临床研究进展［M］. 北京：人民卫生出版社，2010.

[11] Richard Finkel，Luigi X.Cubeddu，Michelle A.Clark. 图解药理学［M］. 罗俊，译 . 北京：科学出版社，2014.

[12] 牛富文. 医用分子细胞生物学［M］. 郑州：河南医科大学出版社，1997.

[13] Raina M.Maire，lan L.Pepper，Charles P.Gerba. 环境微生物学［M］. 张甲耀，宋碧玉，郑连爽，等，译. 北京：科学出版社，2004.

[14] 张学军，刘维达，何春涤 . 现代皮肤病学基础［M］. 北京：人民卫生出版社，2001.

[15] 宋立人，洪恂，丁绪亮，等 . 现代中药学大辞典［M］. 北京：人民卫生出版社，2001.

[16] Thao Doan，Roger Melvold，Susan Viselli，等 . 图解免疫学［M］. 吕昌龙，译. 北京：科学出版社，2011.

第五章

临床需要道理阖一的医学

中医之道中的一些理论，随着科技的发展越来越彰显出其中深邃的内涵。由于时代的变迁、人们生活环境的变化，一些古时平凡的生活习惯及用品现在已经不存在了，若不用现代科技语言来填补那些古朴的理论，中医理论的真实含义就很难被学子们传承下去。当搞不清楚理论时，中医的价值就只剩临床治疗效果了。当搞不清楚理论时，对中医临床研究也只有依附那些自身尚未清楚的一些散在的指标了。因为若已经搞清楚且临床治疗效果满意的病症，一般也不会作为中医临床研究的对象了。所以一般热衷于研究的多是中医临床有效但机理不清，西医临床效果不好且不知道机理或不知道机理关键点的病症。虽然说，从有效的中医临床入手确实是寻找病理机制的好办法，但是，研究者必须要有自己的明确的理论方向，否则很容易被众多指标搞乱或被简单的指标带偏，最后的结论对中西医都缺乏开拓性指导意义。

上一章我们从医学的专业角度论述了中西医“藏腑”的差异，从中可以看到，中医的“藏腑”所涵盖的内容，可以无名但绝不缺少机体功能的内容，如中医没有淋巴系统之名，却以“脾土”和“肺主卫气”等涵盖了淋巴系统对周围组织营养和护卫等功能。没有混沌就没有孕育，没有分形就没有成长，这道理在中国传统文化面前简单到没有解释的意义。中医以“阴阳五行”这一从整体概括机体功能的理论方法，用现代语言讲是一种“混沌分形”思路的结果，绝非不懂者说的“妄自敷衍”。由此我们就可以理解，为什么西医那么多先进的科技成果却不能将中医收纳了。中医站在自然之“道”的角度，就如同手中握着“指南针”，以地磁来确定方向，所以无论何时何地都是正确的。但是，当需要寻找某一具体目标，只有方向是很费时间的，若有方向又有路标最好；反之，若只有路标没有方向，那与盲人点灯差不多了。路标是建立在一定地磁方向上，路标是“理”，地磁方向是“道”，所以“理”是“道”的子集。

临床医学是个几乎不可以试错的行业，但是同“理”不同“道”的现象在人的精神世界比比皆是，该现实既影响人的精神趋向也左右人的生活习惯，而这些都默默地为疾病的产生留下了伏笔。现在人们对“中医治未病”有不同的解释：中医的重点是“保健”，中医只能“治小病”，中医药是对西医药的“辅助性治疗”等。错！错！错！应该说“中医是治疗西医尚未认识到的病”。如银屑病、红斑狼疮、系统性硬皮病、过敏性哮喘、失眠、抑郁症等，这些从西医的角度讲都是与自身免疫及精神因素相关的病，故治疗几乎都是以阻断T淋巴细胞的增殖、控制丘脑－垂体－肾上腺轴的分泌等来抑制免疫，通过减少或增加中枢神经对神经递质的重摄取或干扰神经细胞受体等来调整中枢神经的活动。形象地说，这类治疗方法就如同“射靶标”一样，即使射不到靶心，也不至于脱靶。但治疗的现实告诉我们，这些治疗效果来得快，停药后反弹也快，且都有明显的不良反应，总的结果不理想。而中医的治疗可谓是因人因地因时制宜，一人一方、一季一方，且时时据情调方。中医的疗程与细胞生长周期相应，与免疫反应周期相应，与患者内心障碍缓解相应，与西药不良反应的消退期相应，虽然疗程要长一些，但稳定性好，总的结果令人满意。中医临床甚至可以不用药物治疗而到达缓解病情的效果，靠的就是医生对中医诊断的娴熟程度和对患者病变原因的分析能力。两者相差的原因是，西医将病当“靶标”打，中医将病当“安邦治国”来调理。“安邦治国”需要的不是武力而是协调，是一种力求自然平衡的做法。下面以银屑病为例来说明。

银屑病是最常见的自身免疫性病变，是一种与精神因素密切相关的病变，这是中西医都承认的事实。但是西医诊断靠病理检查，病理检查的对象是皮下乳头层血管的迂曲和角质细胞异常增生等，所以其治疗的重点是抑制免疫、抗角质细胞增生。有关精神因素问题，一是患者若不向医生主动讲述，医生很难关注到；二是精神因素问题不属于皮肤科治疗范围，即使患者提出，皮肤科医生也多是将其转诊到神经内科，两科医生所用药的吻合度在此必然存在问号。中医诊断依靠的是“望、闻、问、切”，一个中医师通过“四诊”看到了皮损特性，听到了患者的诉求，问出了患病的过程，切出了“五藏”之间的平衡关系，尤其可以从“肝脉”候出患者的情绪，从“心脉”候出患者睡眠的状态；医者可以主动询问患者有关情况，一边讲解着这些负面因素的危害，一边疏导着患者心理障碍，同时酌情选方，恰如其分地用药，治疗效果想不好都难。

所以说，所谓的“中医治未病”，是治疗那些西医“靶标”上没有的病，是治疗“内乱”的病。此外，中医还要治疗或减轻那些因用西医药而出现的不良反应，这常常被称为“辅助性治疗”。所谓“辅助”是指从旁帮助。换言之，必有主角在中位，才有辅助从旁位。但中医的“辅助性治疗”并非如此，仍以治疗银屑病为例，若保留免疫抑制剂，银屑病将永无消停之日。因为免疫抑制剂扰乱了“内环境”，所以只要用之必存在“内乱”，“内乱”就是失去了自组织系统的基本准则。中医药必须找到机体的平衡范围及基本准则后才好有分寸地进行协调。所以彻底去掉免疫抑制剂是前提，而不是中西药同时使用，所以不存在谁“辅助”谁。在治疗银屑病的过程中可以看到，凡是没有用过免疫抑制剂者，一般不超过3个月即痊愈。用过免疫抑制剂者（这其中不只是西医的免疫抑制问题，还有一些名为中药，实则是含细胞毒作用或免疫抑制作用的复方中药），如何缓解这些药物造成的不良反应以及何时能脱离这些药物的干扰是最大的难点。所以中医师必须熟知西药的药理作用机制及药代动力学内容，既要清楚西医的靶点在哪，还要清楚损伤的靶点什么时候能自愈。临床医学必须进行“道理阖一”的分析、诊断和治疗，否则中医很难坚守自己的理念进行实践。这种来自临床的压力比来自实验室的压力更紧迫。

“道理阖一”不是临床上简单的中西药结合使用，“道理阖一”是理论思维上的统一。今天，我们可以通过仪器设备解读往日藏在微观中的象，但同时我们又被藏在更微观中的“混沌”所吸引。这很像史铁生在《我与地坛》中所描述地坛公园中的夜晚：“一盏和一盏路灯相距很远，一段段明亮与明亮之间是一段段黑暗与黑暗，我的影子时而在明亮中显现，时而在黑暗中隐没。”人类好像一直走在夜晚这一盏和一盏相距很远的路灯下，明亮的前面是黑暗，黑暗中你又被前面的明亮吸引着奔跑。“人可以走向天堂，不可以走到天堂。走向，意味彼岸的成立。走到，岂非彼岸的消失？彼岸的消失即信仰的终结、拯救的放弃。因而天堂不是一处空间，不是一种物质性存在，而是道路，是精神的恒途。”（史铁生《病隙碎笔》）史铁生这段话可以参考《庄子・应帝王》来理解：“南海之帝为倏，北海之帝为忽，中央之帝为浑沌。倏与忽时相与遇于浑沌之地，浑沌待之甚善。倏与忽谋报浑沌之德，曰：‘人皆有七窍以视听食息，此独无有，尝试凿之。’日凿一窍，七日而浑沌死。”（南海之帝名叫倏，北海之帝名叫忽，中央之帝叫浑沌。倏与忽经常相约到浑沌所居的中央之地去游玩，浑沌对他们俩招待得很周到。倏与忽私下商量，要报答浑沌的盛情。倏说：“别人都有七窍用来视听食息，偏偏这么好的人却没有。”忽说：“我们为他开开窍吧。”于是他们俩每天为浑沌凿开一窍，花了七天凿出七窍，不料浑沌开窍后竟然死了。）无论是“明”“暗”，还是“倏”“忽”，都是短暂的，唯有“天堂”或“混沌”是永恒的，“混沌”既是从黑暗奔向光明的起点，也是无解的命题。人从“混沌”来，可说成“阴阳不测谓之神”；人向“混沌”去，可说成“魂魄离散谓之鬼”，因此，神鬼、魂魄、阴阳等皆混在一起。不同的是你和你的专业离你当代的“天堂”有多远，一生看清了几分“混沌”。医学是一个面对一个个有灵魂思想的人，一个个怀有自己特性的“混沌”的人，就疾病的病理、病机而论，虽然有其明了或可以逐渐明了的一面，但终有其难以明了的“混沌”内核。

医者必须明白，人与动物的区别就在这“混沌”内核。虽说破解“混沌”内核，仁者知其动的规律，智者识其物的变化，但医者不仅需要知其动、识其变，还必须知其然而达其所以然，有所为而又知有所不为。医者需通其道，透其理，达其意，惠其人。道理阖一是临床需要的医学，因为“理”是“道”的子集，所以临床道理阖一的步骤应该是：以中医定方向，以现代医学寻细节。“天下有常然。常然者，曲者不以钩，直者不以绳，圆者不以规，方者不以矩。附离不以胶漆，约束不以墨索”。若人为地“待钩绳规矩而正者，是削其性者也，待绳约胶漆而固者，是侵其德者”（《庄子・骈拇》）。人可以认知自然，求自然之道而行。不可以像倏忽那样，在没有清楚自然之道时就动手改造自然。中国传统文化是不断地求自然之道的文化，“道”之无穷、“道”之玄妙，赋予中国传统文化灿烂辉煌，而其最基本的色调是中国古天文、古乐、古数学及算筹，中医是它们的载体之一。中医生存了数千年，其中蕴涵了多少有价值的东西，只有中医界人士最有体会，我们不缺乏想象，但缺乏准确的认知和时代的语言。

第一节　从拓扑变幻看"五藏"的"气交"

我们现在生活的环境和所学的基础教育内容多是整齐规划、清楚明了的，但这是人为的结果，自然界并非如此。人可以改造人及农作物的生存环境，但很难改造自然进程本身。如在温室中生长的瓜果人们对其温度、阳光等的要求范围已经越来越狭窄，更不要说抗风雨了。但是，自然界不会因为这些人为的要求而改变自己的秉性，狂风暴雨、酷暑严寒、病毒变异等都自有规律地时时而至。因为太阳系各星球的运转规律没有变，"年""岁"之差仍在，"回归年"与"恒星年"之不同仍在。守在地球上，可以依年度日地将"岁差"舍弃，可以不计较小数点后面的数值，但需要知道的是，宇宙间所有的突破都是小数点最后面的那个数。大千世界、万紫千红，都是靠小数点后面的数积累至质变而现世的。世上自然形成的"数"绝大部分不是整数，如日、月的运转不能回归到整数，音难以归宫、径一非周三、方圆相接$\sqrt{2}$黄金分割无准限。阴阳相差一点点，点点旋出大世界，单取近似值无穷，整体旋转成浑圆。从天来的封闭圆形，应该是有多少柱就有多少隙；从音来的封闭圆形，应该有多少音就有多少律。可事实告诉我们，无论是"七衡六间"还是"五音六律"，任何一个封闭的圆形系统，其中的阴阳都不等。难怪"宇称不守恒"是被我炎黄子孙敲响，这无疑是《庄子·应帝王》思维的再现，古老的中国传统文化已经浸入我们骨髓中，它可以向各个方面发展，包括中医。

一、以莫比乌斯环释"五藏"的"气交"

在第三章第一节我们从"莫比乌斯环"及赵爽的"勾股圆方图"讲到人体拓扑的轮胎形态；从"宇称不守恒"及老子的《道德经》、秦九韶的《数书九章·序》讲到中医重视解剖更关心"阴阳气交"的"分化"问题，不知大家读后有何感想。就笔者自身而言，感慨的是：中国传统文化如此伟大，可今天却不得不借用"西方的科技成果"来进行讲解；中医的理论内涵如此实用，可却不得不像卞和献璧一样难于现世。当下，笔者仍然需要借助"莫比乌斯环"这个大家熟悉的图形来进一步讲解"五藏"的"气交"关系。

当一个没有阴阳之分的"混沌"球体，在旋转运动过程中出现了空洞的中心，这个中心让整个球体的旋转成为立体的简单的或称为一级"莫比乌斯环"。当简单的"莫比乌斯环"沿纵中线分开，就成为扭力及空间皆扩大一倍的二级"莫比乌斯环"。将这个二级"莫比乌斯环"再次沿纵中线分开，得到的是中间一环，周围四环的五环图形。并且此后无论如何重复上述的分解，只是周围的环数在增加，其结构和所占据的空间面积几乎无变化。可见其五环结构是最基本的稳定结构（附图1）。下面以这个最基本的五环结构来讨论一下中医"五藏"的"气交"关系。

1. 先后天的确定及"气交"

先天当属那个混沌未分的球体及最初的一级"莫比乌斯环"的环，这应该无疑问。后天当属五环的中心环，因为它的旋转运动是保证其他环能旋转的根本，是保持五环立体形状的根本。以附图 1 来说，可将红绿环视为先天，那个红绿、蓝黄组合的中心环是后天。

在先天的环中，若将绿色定为阴，则阳必是红色。因为蓝黄是从红绿环上分出来的，所以必有相应的阴阳在其中，若将蓝色定为阴，则阳必是黄色。

从运动的角度看，让这个环整体旋转起来，最平稳的动力作用在何方位最好？毫无疑问是在红绿、蓝黄组合的后天，因为后天的旋转对任何一方都是均衡的，并且不存在力的反转，反转的力被甩到各环的外端。外端可视为系统的界面，任何系统的界面都是系统最能扭转形势的部位，所以不会出现任何障碍。此外，后天的旋转力可以传导到四周，只要后天的旋转力在，这个五环的整体形态就在，整体旋转就在。

如果，后天环的旋转力度达不到让外周在四环立起来，这个五环的整体形态必下降。

如果，在外周四环中的某一环旋转得比后天环的旋转力度还大，那力的反转点就将移位，移位的反转点会影响该环旋转的流畅度以及后天环的旋转节律。

外周四环，在静态下或稳态下可分而论之，但因为其本身是一环不断反转运动形成的连套体，没有绝对可分而论之的可能。所以，当运动起来，尤其在失掉稳态下运动时，不可能有独善其身的可能。而扭转失稳态最好的办法，就是加大后天环的旋转力度。问题是，后天环的结实度即其环的质量是否可以承受住那个加大了力度的旋转。

从上述分析看，先后天的关系是主宰化生和维持化生的关系，是旋转力度与旋转稳定度的关系，是质量与动量的关系。

后天的组成原本就是先后天的共同合围，但若说“气交”，却不如红绿、蓝黄组合的那样亲密无间。倒是以占位论之更恰当，如当蓝黄组合环的旋转力度发生了变化，只要红绿这个先天环不倒，先后天之环仍可以维持旋转，只要后天的旋转在，就有向先天输送的力。从这个角度说，先后天是以力占位定型的关系。

2.“心肾”与“肝肺”的确定及“气交”

中医讲“肾为先天之本”，没有关于“心”是先天还是后天的说法，但是中医有“心主神明”的说法和“七情六欲”源于“心”的说法。“神”是先于“人”而存在的，“七情六欲”是与秉性有关系的。结合我们前面讲的解剖内容，间脑的一些神经反应多是与遗传和人类进化相关的最基本的生理反应，而非必须通过大脑皮层思考的反应。由此看来，“主神明”的“心”当属“先天”。中西医都非常强调人的精神作用，人的精神活动虽然与后天有关，但终归离不开先天最基础的内容。正因为此，人要进行教育，以建立一个相对正确、相对统一的世界观，这是每个民族、每个国家的头等大事。但是，文明的人类已上万年，每个人都有不同于他人的内心活动。可见，初始数值的微小偏差，对后面运动轨迹的影响有多大，“《易》曰：‘君子慎始，差若毫厘，谬以千里’”（《礼记·经解》），现存的《易经》各种版本里均没有这句话，但是春秋时期的《礼记·经解》及《史记·太史公自序》却有所记载：“故《易》曰：‘失之毫厘，差以千里’。”这可比《混沌分析学》提出“初始值的敏感性”早多了。现代人对中医有些内容理解不透，应该与现代教育有关。古时《易经》是必修内容，所以有关的基础知识就不会重复唠叨，就如同中国人进行乘法计算时，只默默地背“小九九”就行了，没人再唠叨是几个几相加而成。中医的“心”虽然没有明说当属“先天”，但是有关“心”的性质、功能范围、生成关系等不同角度都说明“心”当属“先天”。如从临床治疗讲，小儿“五迟”包括智力迟钝，是先天缺陷。中医认为，言为心声，脑为髓海，若肾精不充，则髓海不足，言语迟缓，智力不聪。治疗当用“六味地黄丸”，以熟地黄滋阴补肾填精为君药治之。从理论到临床，中医讲的“心”多是指“先天”。

若以红绿环为“先天”，因为蓝黄环是从红绿环上分下来的，则蓝绿环当属后来者。若将莫比乌斯环视为一个有生活体，那红绿环就是“本”，蓝黄环就是“枝”，因为这五环形成以后，无论怎么分，都只是环绕的圈数增加，没有任何空间占位的意义。故整体来讲，红绿环就是“本”，是先天；蓝黄环就是“枝”，是后来者；由红绿之“本”和蓝黄之“枝”构成的中心环是“后天”。

3. 以莫比乌斯环释“五藏”的“气交”关系

“脾”占中央环，“心肾”占红绿环，就剩“肝肺”和蓝黄环了，即蓝黄环代表“肝肺”。如此，整个五环结构为：红绿环为“心肾”，蓝黄环为“肝肺”，它们各自在环的两端反转，呈阴阳交换形态；同时代表“肾肝”属阴的绿蓝环和代表“心肺”属阳的红黄环，各自呈相同平面在中央环中相连接（附图 2）。

想象“肾”从外端顶点起步→到中央与“肝”顺接→“肝”开始外展→至顶端，反之与“心”相接→“心”从外端顶点向中央回收→到中央与“肺”顺接→“肺”开始外展→至顶端，反之与“肾”相接，如此构成一个闭合环。由这个闭合环可以得出以下结论。

①从总体看：“心肾”为本，“肝肺”为枝；“心肾”主内收，“肝肺”主外展；“肝肾”为阴，“心肺”为阳。

②分而论之：“肾”主藏精物，“心”主藏神气，故肾为阴，心为阳；肝拉肾阴外展至心阳，故为阴中之阳；肺拉心阳外展至肾阴，故为阳中之阴。

③从“气交”看：先解释一下何为“气”。“气”是看不见的“动力”，“气交”就是不同方向的“动力相搏”。从这个角度直白地理解，好像应该是肝与心交、肺与肾交。但中医不是这样讲，中医讲的是“心肾既济”“肝肺气交”。为什么？因为对于生命体来说，“动力相搏”的目的是“化生”，是为了“生生不息”，是保证“发生”和“成长”两个不同性质的“气交”。“心肾”是本，是保证“发生”之精物、之神气；“肝肺”是枝，是保证“成长”之动力，是与外界时时相应之气。从附图 1 也可以看到，代表“心肾”的两环旋转为一体，两者的张力是相反的，两者若不和谐相处，这个环就撕裂了。代表“肝肺”的两环也是如此。也就是说，一切“气交”是在保证“心肾既济”和谐、“肝肺气交”和顺的基础上才能进行，所以中医非常强调“心肾既济”“肝肺气交”，临床辨证、方药组成也多以此为原则。

二、从拓扑六边形看空间中“五藏六腑”的“气交”

自然界有许多六边形结构，如雪花、火山岩柱石、蜂巢、龟甲、昆虫复眼以及分子（苯、石墨）结构等。生物体内组成 DNA 的 4 个分子都以六边形结构为主体（两个嘧啶是六边形、两个嘌呤是六边形挎着五边形），这是为什么？有学说认为，在一个平面中，只有正三角形、正四边形、正六边形三种图形可以完全填满平面，既不互相重叠，也不留下空隙，即“空间填充原理”。有学说认为，正六边形单元格是边角交汇最省的、单元格最饱满的结构，即“最具效率原理”。笔者在此更想展示的是六边形结构的空间结构。

1. 用纸条折叠成正六边形

① 取一纸条，将其一端裁为 60° 斜边，以这 60° 斜边为边长反复折叠，或以这 60° 斜边为端，在这纸条画出 10 个等边三角形。然后开始将这 10 个等边三角形反复重叠后再展开，甩出 1 号角，每两角为一平面，顺着折线反转折叠，再把 10 号角与 1 号角胶粘固定，一个完美的等边六角形就完成了。

② 这时我们看到的是：一个正六边形，正面有 6 个反转角，反面有 3 个反转角，共 9 个角，中央是密合的洞。静看整个结构是个正反两面的“饼”形结构。如果让蚂蚁在上面爬，其结果应该与在“莫比乌斯带”上的结果一样，即可以无障碍地在正反两面爬行且无始无端。

2. 动态中的正六边形

当这个正六边形活动起来将颠覆你的想象。以中央密合的洞为集聚顶点，将这个六边形合拢起来，这时中央那个密合的洞没了，变成了可以开合自然的三瓣叶片；当将这三瓣叶片打开后，构型又恢复至静态的正六边形。如此重复这翻转动作，你将看到以下现象。

① 一旦六边形合拢起来，原来的中心孔就消失了，随着翻转移位至外边缘；同时外边缘移位至中心，以角构成中心孔。

② 这个看似只有两面构型的六边形，在动态的反转过程中，将会出现三个不同的面，即若以一个面固定来算，第一次在正面，第二次在反面且中心与外边缘换位，第三次在夹层中看不到，第四次恢复至正面。这可比“莫比乌斯环”高级了，“莫比乌斯环”的反转出现了无障碍的正反两面，让我们看到平面与立体交叉的关系。在这里我们将看到什么？好像仅让蚂蚁在上面爬爬已经不足以说明问题了。我们看到了正反两面，实质在运动中需要三维才能实现。那么，我们现在看到了三个面，在实质的运动中需要几维才能实现呢？

③ 此外，我们需要思考一个问题，“莫比乌斯环”和这个“正六边形”两个不同的拓扑构型在运动时有什么原则上的不同？

这个不同在于外边界。只要纸条够长，“莫比乌斯环”上的任何一环都可以朝一个方向无限延长或无限缩小，由此整体可以变幻出不同形状的外边界。而这个“正六边形”不可以，无论它是多长的纸条，它们都必须是三等分，否则不能进行反转运动，所以它只有一个圆形的外边界。

慢慢反转这个六边形，当完全使其呈立体状展开时，将看到的是：这是由一条不断扭转的条带构成的周围 3 个螺旋式圈和内、外两个可以互换的边界圆圈。换言之，外观的六边形，是以五个环形空间构成的支架。

3. 现实与中国文化联想的拷问

① "五音六律""五运六气""五藏六腑"，中国传统文化与"五环六边"的构型有何关系？

② 所有的正六边形的内角和都是720度，外角和为360度。中国传统节气的计算，除了太阳历的二十四节气外，还有指导农事活动的补充历法，即五日为一候，三候为一气，六气为一时，四时为一岁，一年共七十二候。5天乘以72候，等于360天；15天乘以6气，再乘以4时，等于360天；余下5～6天，百姓过"年"，历官找"鬼"，这是中国农业生活最有意思的节日。如此重视日月和谐制历的传统计算方法，却实实在在地从内角到外角与正六边形吻合，与"五运六气"相应。这是有意而为之吗？谁前谁后？

能被自然留下来的东西无论谁前谁后，有没有关系，都存在无意识的、必然的规律，这个规律就是自然之"道"。从某种意义说，拓扑学就是致力于将具有联系的点和线运动扫过空间的所有面（维度）结构集合起来。在拓扑学看来，小到难以看清的点和大到将宇宙都可以囊括了的球是一样的，因为它们的变化规律一样。

三、从拓扑弦理论思"五藏六腑"的"气交"空间

实际就附图1而论，红绿环与蓝黄环虽然是天然套在一起，且在中央可以相接，但并不是一个整体地无缝连接。且笔者上述设想："肾"起于外端→内顺连"肝"→外展反转连"心"→内顺连"肺"→外展反转连"肾"，在附图1根本不成立，因为附图1外展反转只有"心肾"和"肝肺"的连接，没有"心肝"和"肺肾"的连接。所以笔者又从百度网上找到类似的示意附图2，但附图2实际是"莫比乌斯三叶结图"。其折叠剪裁方法与"莫比乌斯环"同出一辙。

莫比乌斯环是将一纸条旋转了180°（半圈），当旋转两个半圈就是那个类"8"字环，当旋转了三个半圈，将获得图5.1那样的环：有3个拐角的正三角形。当将这个图形沿纵向剪开，就看到图5.2、图5.3的构型，这是两个无缝衔接、形状相同扣在一起的环。若用简图来解释，可以图5.4代之。此图为拓扑学中典型的"三叶扭结"图。

"三叶扭结"实际上是"莫比乌斯环"的三维扩展，或者说"三叶扭结"是比"莫比乌斯环"更高维的球体。1904年，法国数学家亨利·庞加莱提出了一个拓扑学的猜想："任何一个单连通的，封闭的三维流形一定同胚于一个三维的球面。"后来这个猜想被推广至三维以上空间，即"任何与n维球面同伦的n维封闭流形必定同胚于n维球面"，这被称为"高维庞加莱猜想"。所谓"同伦"，即"两个拓扑空间如果可以通过一系列连续的形变从一个变到另一个，那么就称这两个拓扑空间同伦"。简单讲，无论是圆形、方形、多边形，只要中间没有孔都可以看作圆形；无论何形，只要中间有一个孔就是轮胎形（面包圈形、甜圈圈形）。所以在拓扑学眼中，碗是圆形，茶杯是轮胎形；玩具熊是圆形，真的狗熊是轮胎形（图5.5、图5.6）。圆形投影是二维，本身是三维，可以紧缩至点状。轮胎形投影是三维，它本身是几维呢？轮胎形如何紧缩也不可能至点状。那么，点和圈用维数如何区别？再如这简单的"三叶扭结"，以我们的习惯思维视之应该是三维，但是我们知道，它比"莫比乌斯环"多扭了一个180°。或者我们将这个"三叶扭结"横

断开，反扭（即退扭）180° 后再将断端粘连上，此时看到的就是一个“莫比乌斯环”。那么，如何论述它们的维数？

1961 年美国数学家斯梅尔意识到庞加莱猜想在三维空间难以解决，故采取从高维来思考，并公布了自己对庞加莱猜想的五维空间和五维以上空间的证明，由此获得 1966 年菲尔兹奖。1983 年，美国数学家福里德曼证明四维空间中的庞加莱猜想，并获菲尔兹奖。2002 年 11 月至 2003 年 7 月之间，俄罗斯数学家格里戈里 · 佩雷尔曼在网上公布了他的手稿，他用微分几何的方法破解了三维空间中的庞加莱猜想，并获 2006 年度菲尔兹奖，但他拒绝了。

美国物理学家约翰 · 阿奇博尔德 · 惠勒（1911—2008）说：“质量牵着空间，告诉空间如何弯曲；空间牵着质量，告诉质量如何运动。”弦理论认为四种基本作用力（强力、弱力、电磁力、引力）及基本粒子（夸克、电子、中微子等）都是由一小段的抖动的能量弦所构成。如宇宙间的电子总是“永远地以固定不变的速率旋转”，这是一种“内禀的性质”，不是一时而为，故称为“自旋”。所有物质粒子都有与电子相同的自旋；而力的传递者们，除引力外，强力的胶子、弱力的玻色子、电磁力的光子，其自旋是物质粒子的两倍。引力在我们熟悉的三维空间中波动，而其他粒子则在各维卷曲的紧缩的空间里荡漾。可见，人的低维空间视野是依赖于高维世界而存在的。

在弦物理学家的眼里，宇宙是由一根根细小的弦组成，弦的共振模式就是基本粒子的质量和电荷。被我们视为 3 个维的空间，应该是 9 维或 10 维，再加上 1 维时间，共为 10 维或 11 维。对于我们非专业人员来讲，具体几维另当别论，明白这世界不仅仅是以“眼见为实”而存在的即可。此外要明白，万物皆凭“自旋”而生存，无论构型是“莫比乌斯环”的五环，还是“三叶扭结”的六边形，它们都无时无刻不在进行旋转。一切变化都在这相互协调的自旋过程中产生。

中国传统文化多以“玄之又玄”来讲述难以预测的变化，华夏民族以“龙”为图腾，汉代的石刻画像中的伏羲女娲图（图 5.7、图 5.8）、中国木建筑中各种榫卯结构、中国服装的布绳纽扣等等，这些迹象都在表明，中国传统文化中充满着拓扑“扭结”。《易经》本身就是一部拓扑“扭结”的基本结构图谱，若将⚎和⚍视为扭了一个 180 度的“莫比乌斯环”，那么☱☲☳☴☵☶可视为扭了三个 180 度的单个的“三叶扭结”。其中震巽、坎离、艮兑可视为“扭结”在一起的双“三叶扭结”。然后它们再相互“扭结”在一起，构成千变万化的世界。这种“玄之又玄，众妙之门”的思维趋向，影响着中国文化的各个方面，包括中医。

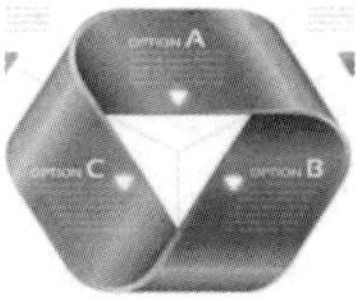

图 5.1

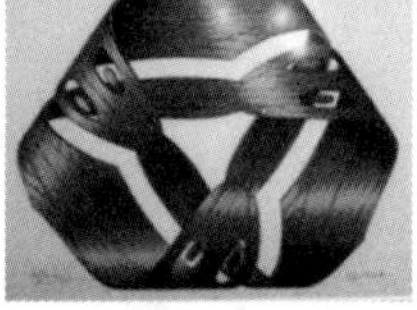
图 5.2

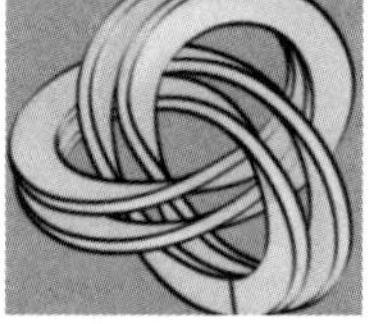
图 5.3

图 5.4

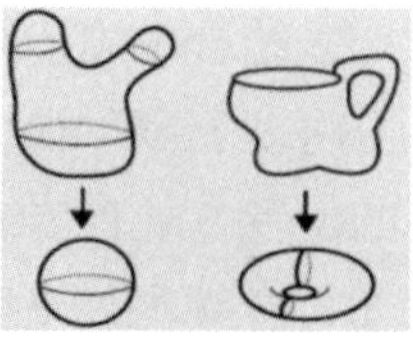
图 5.5

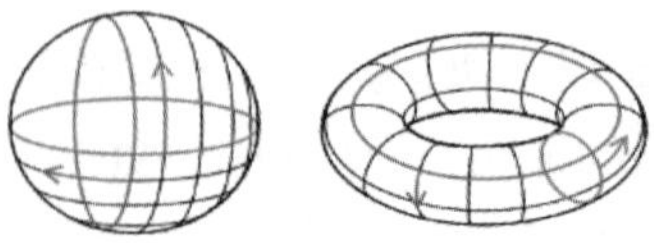

图 5.6

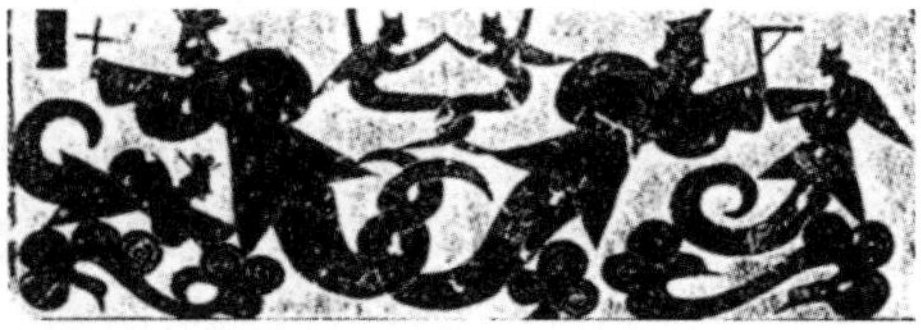

图 5.7

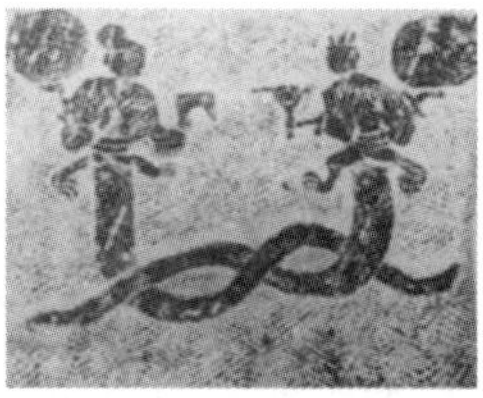

图 5.8

第二节　以正弦波及五点释中医"五藏"关系

我们从"莫比乌斯环"、反转"六边形"、拓扑"三叶结"等一直走到"弦理论"，越讲越复杂。人的本事就是将复杂的问题精简化，老子用一个"8"（玄）字将万物自禀的自旋及自旋带来千变万化都代表了。中国传统文化则用天干地支、阴阳二爻、河图洛书、五音六律等各种形式向人们传达着来自自然的"道"。中医接受并秉承了这自然之"道"，创建了"五藏六腑"理论。

中医从古至今从未忽视过解剖，但其理论却不依附于"眼见为实"的解剖，而是尊崇"五藏六腑"这个非解剖学实体的藏腑。这足以说明，早在远古华夏人们就已经知道人的"五官"所及之物有限，要以"同伦的拓扑"——"象"来破解世间自然规律。中医的"五藏六腑"不过是万"象"在人体的依托，是人体细胞、组织、脏腑等所有功能活动轨迹的集合。

既然是功能活动轨迹的集合，我们就可以酌情进行精简，使之更适合现代学子们的认知，以便更简洁明了地阐释中医的基础理论。音乐好像是自然界的共同语言，你看连风都有以不同的音调来表述自己情绪的能力，春风携细雨，鸟语伴花香，这都是再自然不过的现象。难怪在尚没有文字的时候，巫师们已经通过音乐来与天地人沟通了。

一、以正弦波及五点释"五藏"及"病"

中国的古琴素面无码、浑然天成，以琴弦思今天的"弦理论"就如同以"8"思"弦理论"，只不过弦理论众频交错、占维更多、变幻莫测而已。但是，无论频率快慢、如何交错、万般变幻，就一根弦而言，其动都是一样的"上下抖动"，无论它是奔跑还是绕圈都不会改变它自身的"上下抖动"，如光子偏振的几种方式总也离不开在一条基线上"上下抖动"。

结合中国传统文化对昼夜反转、四季轮回、爻爻变卦等内容，笔者认为，完全有理由将"五藏"视为一根完整的正弦波，波的四个端点和一个中心点为"五藏"各自所占的位置。既有传统五音为证，又有日月年轮为凭，"五藏"各自位置早已确定。

音频本是正弦波，四季围宫日月旋，春暖秋凉寒暑极，五音各频自和弦。冬羽夏徵上下端，春角秋商左右分，中宫居守频难偏。肾音羽、心声徵，水火既济上下攀；肝声角、肺音商，金木气交序相颁；后天脾土居中间，斡旋全体稳态添。世上"五行"天占三，只有金木用人间。

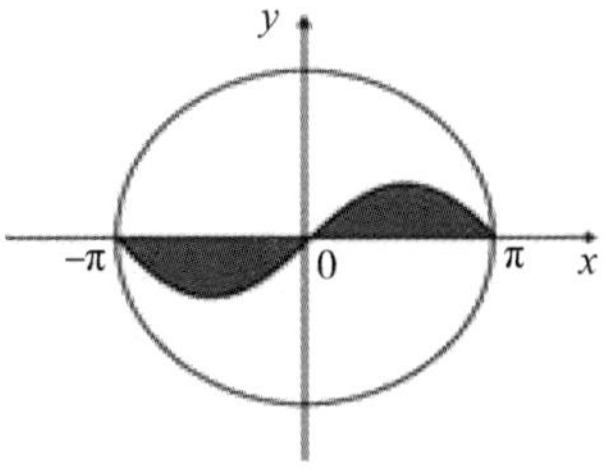

图 5.9 正弦图

以图 5.9 的正弦图示“五藏”则有：0 点为脾，−π 点为肝，π 点为肺；正弦波在 y 轴的正向顶点为心，负向顶点为肾。若以标准的正弦图 5.10 示“五藏”则有：π 点为脾，0 点为肝，2π 点为肺；y 轴的 1 为心、−1 为肾。这个“五藏图”是否与“莫比乌斯环”有相似之处？应该说，它更像“洛伦茨吸引子”形成的“蝴蝶效应”图。

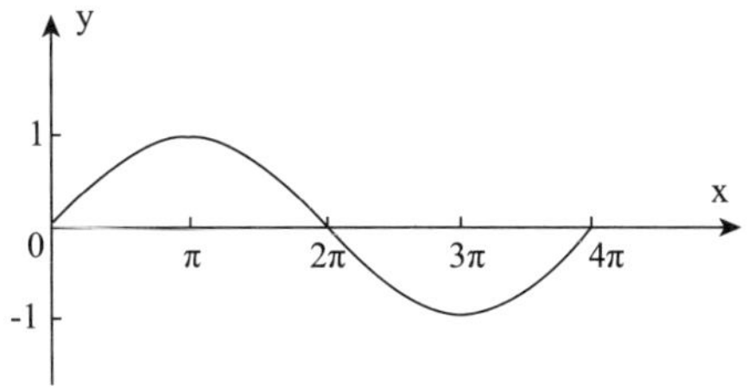

图 5.10 正弦图

① 以图论“五藏”动力（气化）的传导顺序

图 5.9 为：肾→肝→脾→心→肺→脾→肾。

图 5.10 为：肝→心→脾→肺→肾→脾→肝。

将两者结合起来应该是：肾→脾→肝→脾→心→脾→肺→脾→肾。

② 以图论“五藏”之间的相互张力关系

x 轴上有“肝”与“肺”，y 轴上有“心”与“肾”，可见“肝肺”“心肾”两两是自然形成的相互反作用力的关系。这个解释也可以从“莫比乌斯环”的“五环”结构图上明显体现出来，即“肝”与“肺”、“心”与“肾”必须相互协调旋转，否则就撕裂了。

③ 以图论音响和音频

y 轴的变动是振幅的变动，影响的是音响力度，即音调未变，但声音的强度变了。

x 轴的变动是频率的变动，影响的是音调，即音调变了，但声音的强度未变。

④ 以图论“心肾”“肝肺”

y 轴上的“心肾”是先天的定数，特点是平时变化不大，但随年龄变化而明显变化，影响的是人的遗传体质强度；x 轴上的“肝肺”是后天之数，特点是直接与外界相连，时时发生变化，影响的是人的整体平衡稳态。

⑤ 以图论“五藏”关系

“心肾”由先天基础确定了体质的强弱，显象于人的衰老、间充质干细胞的再生能力等。“心神”依赖“肾精”的涵纳和滋润，“肾主骨、生髓”的功能将“心神”与“肾精”两者形成无缝相连，就如同蚂蚁在“莫比乌斯环”上爬行，视之“阴阳”不同，行之毫无反转感，也无障碍感。

“肺”主呼吸、主皮毛、主治节，时时感受外界的温度、湿度、气味等自然变化，并进行适当的调整。“肺”朝百脉，百脉在肺气的推动下，携内外营养和信息分布到机体每个角落，把营养和信息留下，带走代谢物。肺通过百脉控制着体内每个微小的角落。

“肝”主动、主疏泄情绪和气机，时时感受人文的精神信息，一方面要应和“肺”的要求做无意识的“动”，另一方面要应和“心神”的要求做有意识的“动”，同时还要根据自身的质量（能力）来调整“应力”的大小。“应力”过大则扰“心神”，“心神”被扰，即可因亢奋而难眠；也可因疏泄不足而抑郁等。

“肝”主动，但动的实质是气；“肺”主呼吸而生气，但呼吸凭借的是动，气动将“肝”“肺”无缝相连。“肺”据皮毛获外界信息，“肝”据疏泄得内部信息，内外信息在“肝”“肺”之间游荡，将“肝”“肺”牵拉在一起。

“脾”如土承载着“四藏”，又上下左右前后全方位地斡旋，通过播散“精力”消减了系统的熵值。“脾”无时不在将外物转化为内精，且又时时全方位地周旋，所用的“动”比任何一藏都紧迫。所以一旦“肝”出问题，最容易显象的就是“脾”。

综合起来讲，先天的差别在强弱，后天的差别在减熵，“肝肺”互应调平衡。

⑥ 以图论中医整体平衡稳态及“病”

图 5.11：两波的 x 轴上的点位都没变，只是波的幅度一大一小，这不影响音频，不会变调，只是强度不同而已。从中医角度讲，就是先天的体质差别。

图 5.12：三个波的 x 轴上的点是等距离移位，所以仍是同频音，只是起始位置不同，音色不同。从中医角度讲，这就是性格的差异。

图 5.13：两波的 x 轴上的三个点位都没变，但其幅度差得太悬殊了。从中医角度讲，可以视为青壮年与耄耋老人的比较。

图 5.14：上下图相比，虽然中心“脾”位没变，但两端“肝肺”已经移位，即频率变了，音调变了。从中医角度讲，整体平衡变了，这就是“病”。

图 5.15：是明显的变频图，也就是“病图”。

图 5.16：显示关键的中心“脾”出问题了，其他“四藏”的位点都变了，因为“脾”不守位或运转失利，致使整体失掉了平衡位点，虽然图形的强度没减，但“肝肺”远离原位，波形已经倾斜，说明“病”得不轻。

以图论中医整体平衡稳态就是各就各位，尤其“肝”“肺”“脾”三点不能移位变频，移位变频就是病。实际生活中，最容易出问题的也是这三藏，因为这三藏运转对应的是频率，“心肾”对应的是强度。对于“病”来讲，主要是变频，虽然强度不够即容易变频，那总有可预防、可回避的余地，而一旦变频就失去了原有的调了，就是“病”。

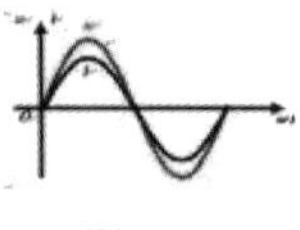

图 5.11

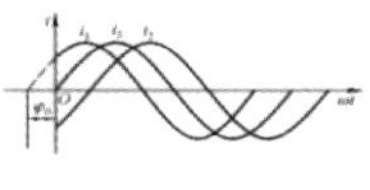

图 5.12

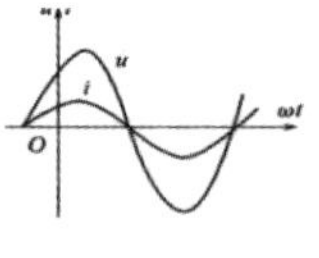

图 5.13

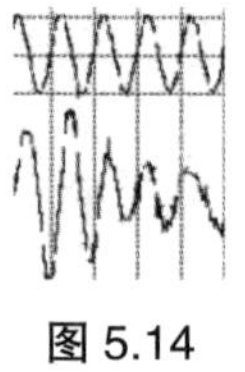

图 5.14

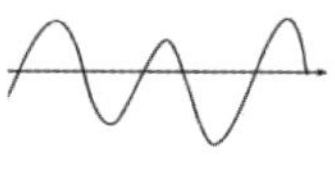

图 5.15

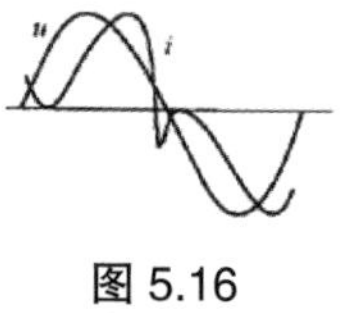

图 5.16

二、从临床现象看“病”的进化

万物时时在进化，人在进化，病毒也在变化，生存环境在改造机体适应能力的同时，也不同程度地使得机体对致“病”因素的反应力发生了变化。

如“新冠病毒感染”，让大家知道了什么叫“病毒变异”和“群体免疫”。人类走到今天，不知道与多少外环境中的微生物相互冲撞、摩擦、磨合以致达到兼容共生。根据《中国疫病史鉴》统计，从西汉到清末中国至少发生过 321 次大型瘟疫。就中医学术的每一步突破而言，也都是被大的“疫”情逼迫出来的。《伤寒论》是被东汉时期的大“疫”

逼迫出来的，《温疫论》是被17世纪中叶的大“疫”逼迫出来的。吴又可时代的医生们都试图用《伤寒论》法治疗当时的“疫”病，在毫无效果的情况下，吴又可想到“物者气之化也，气者物之变也”，从而另辟新路，著成了《温疫论》，奠定了此后温病学派的发展基础。《伤寒论》的方药虽然最初用于“疫”，但后被历代中医各家尊称为“经方”，广泛用于内科杂症。《温疫论》中那些当时用于“疫”的方药，流传至今也多被用于内科杂症，如柴胡清燥汤、蒌贝养荣汤、安神养血汤等，其代表方达原饮、半夏藿香汤、三甲散等，也多被加减应用于内科杂症。方药治疗对象的改变，说明“病”也在进化。

人体在进化过程中，会将可怕的“疫”修理成自身可以受用的东西，如将原本生存在人体之外的“疫”，修理成钥匙模盒保存于体内，该“疫”或类似的“疫”一旦再出现，即刻打开钥匙模盒，按模配钥匙，用这些钥匙就可以把“疫”解开或减轻“疫”的杀伤力。而且这个钥匙模还可随外来“疫”的变形而变形，当然它们都是以微小的自然变形在进展，最终它们成了人体防御能力的一部分，成了内科杂病的一部分。机体的进化过程也可以从遗传的DNA上看到。DNA存在编码区和非编码区，编码区为表达基因编码，非编码区的功能有识别信息和控制基因编码等，不过其中有大部分功能还未阐明。原核生物的编码区大于非编码区，真核生物的非编码区大于编码区，即生物进化程度越高，非编码区越大。如病毒的非编码区仅占5%左右，真核生物的非编码区占95%～97%。原核生物的基因为DNA上的连续性序列，不需要剪接就可以直接转录生成功能性RNA，它们没有或很少有DNA重复序列。在真核生物中，非剪接基因相对减少，DNA重复序列出现相对增加，如果蝇基因组中重复序列约占总量的3%，而人类基因组中重复序列约占总量的50%，并且功能相关的基因也大多分散在不同的染色体上，需要通过不同的剪切、拼接、组合才能产生不同的基因表达产物。可见生物的进化是在于可调性的增加和信息容量的增加，这个特性无疑也会体现在“病”的变态上。

人体信息容量的增加源于对外界事物的变化，与外界联系最密的是消化道、呼吸道以及神经、大脑。我们已经从农业社会进入了工业社会，以前农业生产受到季节性、地域性、周期性制约较大，且是人自己干活，以生产满足自家的口粮是最大的问题。那时的病除了“疫”就是“胃”的问题了，所以医生们关注的也多是这两方面的事。如清代名医程杏轩（1761—1777）在所著《医述·卷七·杂证汇参·脾胃》中说：“阴阳交而天地泰，精气合而人身安，人身一小天地，精气二字从米，是精气皆生于米也。故曰：得谷者昌，失谷者亡。人之所恃以生者，精气也，卫气也，营气也。精气从肾所生，卫气从肺所生，营气从肝、心所生，三者之气，虽各有所自，然合而一之，则均以脾胃为本。《经》曰：脾者孤脏，以灌四旁。又曰：五脏者，皆禀气于胃。故古人有补肾不如补脾之论也。凡病颠倒难明，必从脾胃调理。”

在物质丰富的今天，因胃摄取障碍而使正弦波中心点紊乱的“病”已经退居次位。何况饮食还可以选择，通过选择可以回避那些不适合的食物，避免“病”的出现。如此一来，“病”越来越集中于“精神”因素和外界“空气”两方面。农业社会人与自然保持着一种顺应关系，社会分化程度低，生活节奏慢，精神压力小。现代工业社会机器生产效率远远胜于人工，科技的进步，知识的分化，驱赶着人们争分夺秒地学习学习再学习，精神活动越来越多地占领人们日常生活的领地，剧烈分化的社会使人的意识不知不觉地进入了竞争状态。工业化改变着农业化的空气成分，人工化的物质气味替代着自然化的物质气味等，尤其这些空气、气味在短时间内突然、大量、不断变幻着出现，人的呼吸道黏膜因难以跟上它们的进化而应接不暇。并且当身处不适应的空气中时，人也不能停止呼吸，几乎没有选择回避的余地，所以只有任"病"肆意发展，从而过敏患者在增多。好在中医药在此方面有其特色，通过与"疫"实战得出来的中医，对于"肺"病变的认识极其超前，超前体现在"肺主皮毛、主卫气"等理论，以及依此理论创建的方药，使中医临床治疗直接将"肺"与皮肤黏膜免疫联系在一起了。临床实践和实验研究也证明，许多归肺的方药与免疫机制有关，如《中国中医药杂志》2014年7月刊登了顾浩等撰写的《基于药性组合的归肺经药理作用特征研究》一文，文中指出：平甘肺经药具有降血糖、抗缺氧及免疫促进作用；温苦肺经药具有祛痰、抗炎作用等。还有多方研究证明黄芪及玉屏风散具有提高、稳定自身免疫功能的作用。中药的"多糖性""双向调节性"等确切的药理作用，将中医的"肝肺气交"理论与现代的"免疫网络"理论联系在一起。

中医自古就非常重视"精神"因素造成的病症，《黄帝内经》开篇就强调最好的养生是"恬淡虚无""精神内守"。且有专篇论述情志致病的原因及相关的症状等，如"百病生于气也，怒则气上，喜则气缓，悲则气消，恐则气下，思则气结"；又"过喜伤心""过怒伤肝""过思伤脾""过悲伤肺""惊恐伤肾"；又"大怒则形气绝，而血菀于上，使人薄厥"。《灵枢·本藏》指出："志意者，所以御精神，收魂魄，适寒温，和喜怒者也……志意和则精神专直，魂魄不散，悔怒不起，五藏不受邪矣。"《灵枢·本神》曰："凡刺之法，先必本于神。"如此众多的论述和解释，说明精神致病很复杂。当代社会竞争现象普遍存在，人类智力的发展比机体任何部位进化得都快，此现象从幼儿发育状态都可以明显感觉到，更不用说现在的科技水平是多么推动人类神经系统的发育了。虽然说人类的智慧一直在进化，但其速度之快，应数当下。立志已经不是有志之人的专利，群体教育的氛围让人人争做有志者。人应该有志，但每个人很难预料自己所向往的志能在社会上展现多少，且自己应该要求多少，现实和内心的差距成为有志者的精神压力，这一现象太普遍了。

《灵枢·邪客》说："心者，五脏六腑之大主也，精神之所舍也。"徐灵胎说："心为一身之主，脏腑百骸，皆听命于心。"《素问·灵兰秘典论》云："主明则下安，以此养生则寿，殁世不殆，以为天下则大昌。主不明则十二官危，使道闭塞不通，形乃大伤，以此养生则殃，以为天下者，其宗大危。"可谓"一语中的"。临床可见许多免疫性病变与精神因素有关，患免疫性病变者多伴有失眠、情绪不稳定甚至自觉抑郁等。不同的时代有不同的生活环境，造就了不同的"病"。当今，以神经－内分泌－免疫网络紊乱引起的"免疫性病"越来越突显，这是与外环境密切相关的"病"，在中医属于"肝肺气交"不顺问题。

三、论"肝肺气交"与"免疫动态"

"免疫"是人体重要的自卫功能。免疫功能稳定就是指机体免疫功能及时且适度。

免疫功能稳定依靠的是两方面：内调节和外作用。内调节是指神经－内分泌－免疫三者之间的平衡；外作用主要是指细胞免疫（T细胞活化）和体液免疫（B细胞产生相应的免疫球蛋白）相互协调配合，适度反应，及时发挥作用。若反应不敏感，作用力过小，难解病痛；若反应超敏感，作用力过大，甚至将自身正常组织、器官都打击了，就成了“自身免疫性病”了。目前临床上的区别主要依靠检测是否有异常的自身抗体，若有异常的自身抗体就属于“自身免疫性病”，若没有就属“免疫性病”。前者又依据是否有多组织、多器官病变分为“系统性病变”和“器官特异性病变”。如“系统性病变”有系统性红斑狼疮、系统性硬皮病、血管炎、类风湿性关节炎、混合性结缔组织病等，“器官特异性病变”有胰岛素依赖型糖尿病、原发性胆汁性肝硬化、溃疡性结肠炎、寻常天疱疮、类天疱疮、强直性脊柱炎等。随着检测水平的提高，免疫性肝纤维化、特发型间质性肺纤维化以及肿瘤等病变被越来越清楚地归属于“自身免疫性病”。此外，“免疫性病”的名单随着人们认知的提高越来越多了，如IgA肾炎、哮喘、过敏性鼻炎、特异性皮炎、局部湿疹、荨麻疹、银屑病、白癜风、扁平苔藓等等。实际临床所见，许多心脑血管病、代谢障碍病等也与免疫有不同程度的关联，而且促发因素多与精神状态有关。所以医生在治疗上述病症期间也多嘱咐患者“注意情绪和睡眠”。

目前西医治疗这类疾病有一个共同点：主要用糖皮质激素或/和免疫抑制剂来针对性地抑制机体自身的免疫反应。最常用的是肾上腺糖皮质激素类制剂，如强的松、甲泼尼松、地塞米松等。其次是具有细胞毒性的药物，如他克莫司、环磷酰胺、氨甲蝶呤等。对于一般的“免疫性病”主要用抗组胺药物治疗，但对银屑病等顽固性病变也多使用糖皮质激素类药或/和细胞毒类药。从现有的医“理”讲，上述治疗原则没错，病是因过亢而成，抑制过亢则病当减。这个理在一维空间没问题，或在二维空间也有可缓解的余地，但在三维空间就行不通了。临床也证实，上述药物对于一般病程短、体质基础不错的患者有效，对于多数患者不理想。而中医药却在此多有成效。

中医药成效的取得源于其理论，源于其“肝肺气交”之理。有关这方面的理论在中医书籍中比比皆是，若以简明扼要又有系统的论述，笔者认为当属清代乾隆时期御医黄元御。黄元御所著的《四圣心源》中对此方面有清楚的论述，现摘录相关文字如下。

①《四圣心源·卷一·脏腑生成》：“人与天地相参也。阴阳肇基，爰有祖气，祖气者，人身之太极也。……祖气之内，含抱阴阳，阴阳之间，是谓中气。中者，土也。土分戊己，……己土上行，阴升而化阳，阳升于左，则为肝，升于上，则为心；戊土下行，阳降而化阴，阴降于右，则为肺，降于下，则为肾。肝属木而心属火，肺属金而肾属水，是人之五行也。”此段的逻辑关系是：人身之太极（祖气，含阴阳二气）→化阴阳之气于四周，且有中气在其间→中气分戊己，己升戊降→己升助肝上至心，戊降携肺下达肾→心火肾水融阴阳→人之五行由此成。

②《四圣心源·卷一·气血原本》：“肝藏血，肺藏气，而气原于胃，血本于脾。……午半阴生，阴生则降，三阴右降，则为肺金。肺金即心火之清降者也，故肺气清凉而性收敛。子半阳生，阳生则升，三阳左升，则为肝木。肝木即肾水之温升者也，故肝血温暖而性生发。……气统于肺，凡脏腑经络之气，皆肺气之所宣布也，其在脏腑则曰

气，而在经络则为卫。血统于肝，凡脏腑经络之血，皆肝血之所流注也，其在脏腑则曰血，而在经络则为营。营卫者，经络之气血也。"此段是对肝肺气血营卫立体交错运转的描述：

"肝"藏血→中午12点后阴生，血始降→肺金收敛心火右降→肝统血→在经络为营。

"肺"藏气→子夜12点后阳生，气始升→肝木夹携肾水左升→肺统气→在经络为卫。

③《四圣心源·卷一·精神化生》："肝血温升，升而不已，温化为热，则生心火；肺气清降，降而不已，清化为寒，则生肾水。水之寒者，五藏之悉凝也。阴极则阳生，故纯阴之中，又含阳气。火之热者，六腑之尽发也。阳极则阴生，故纯阳之中，又胎阴气。……神发于心，方其在肝，神未旺也，而已现其阳魂；精藏于肾，方其在肺，精未盈也，而先结其阴魄。《素问》：随神往来者谓之魂，并精出入者谓之魄。盖阳气方升，未能化神，先化其魂，阳气全升，则魂变而为神。魂者，神之初气，故随神而往来。阴气方降，未能生精，先生其魄，阴气全降，则魄变而为精。魄者，精之始基，故并精而出入也。"此段是对阴阳化生的论述，其中对"阴极则阳生，故纯阴之中，又含阳气""阳极则阴生，故纯阳之中，又胎阴气"的论述很是精辟。黄元御之前反复描述"肝肺"的阴阳如何旋转，如何昼夜颠倒地旋转，在这两句之前反复描述"肝温热""肺清凉"，又如何反转为"阴气""阳气"。笔者认为，这里面不是简单的"物极必反"之道理，他所谓的"阴气""阳气"是强调化生的既不是单纯的"阴阳"，也不是单纯的"气"，而是具有反转力量的、多维空间的"阴气""阳气"。笔者拙解如下。

肝血温，左升向南→越来越热→达心阳之火的热度。人之心阳如天之太阳，是机体生长的依靠。肺气清，右降向北→越来越冷→达肾阴之水的寒度。谓肺气清而不言寒凉或散热，是言"肺主气节"、使气"节"，"节"就要被压缩，随着气压的增大，气的扩散力越来越小，其内含的水越来越难以沸腾，从而温度也被保持在内。当肺将节节压缩的"气"传递到"肾"时，"肾"所接受的不只是一般的"高压水"，而是同时接受了"极高温的静止水"。用现代的理论讲，肾接受的是"超临界水"。

"超临界水"是超强压（22MPa以上）、超高温（374℃以上）的水。此水能自燃且能溶解很多物质（包括黄金），具有极强的氧化能力。现在还没有证明大地的包容性和化生性是否与此有关，但知道自然界本身存在"超临界水"。2008年8月，德国科学家在探究大西洋底某高温热液喷口时，意外发现那里的水温达到了惊人的464℃，这是人类在自然界中发现的温度最高的水，而且那里的水还脱离了固液气三种形态，达到了超临界状态。超临界状态的水不仅具备极强的氧化能力，而且还极其容易与油等物质混合，具备较强的融合能力。

笔者时常在想，为什么中医的理论与当今超前的科技理论能如此地吻合？被我们认为没有这些超前的科技理论的远古时代，怎么就能产生以"阴阳五行"这样简单抽象的思维来解释人体复杂功能运动的理论呢？可是，今天若不借助这"超临界水"，又怎么才能将上述的原文讲清楚呢？"水之寒者，五藏之悉凝也。""凝"是指由气态变液态或由液态变固态，这绝非是“水精四布，五经并行”或简单地“藏精于肾”级别的论述。按“超临界水”来讲，应该是五藏一起屏息施压，将高温的“阳”，压入“肾水”中，成为“水中真火”，即所谓“肾阴中的真火”。其整体过程应该是：

肝血边升边加热→达心火的热度（心火热度的高低，与遗传有关，也与后天有关，心火越高，最后形成的“超临界水”越多）→肺气开始加压来收敛水蒸气（不是以肺之凉来降温，而是以加压来固锁其分子活动能量）→肺气将这“超临界水”进一步压入肾中→五藏一起屏息施压→肾将这携带心之火的阳，吞纳入肾阴之中（肾阴收纳之力，与遗传有关，也与后天有关，收纳之力越强，最后形成的心火越高），故肾为“封藏之官”。

原文的下半段是以神、精、魂、魄再述阴阳在气交中反转升级的关系。

肝阴初升→阳魂始生→达心则神成；肺阳初降→阴魄始生→达肾则精成→精藏于肾。

由此可见，中医的五行之环是多维的、折叠的环中环。此外，原文说“火之热者，六腑之尽发也”，即五藏与六腑被气运包围成一个整体。

上述“五藏”运转过程，充分展示了“肝肺气交”的基本状态和“肝肺气交”在维护机体整体运转方面的重要性。“肝肺”位于界面，除了易被外界虚邪贼风干扰外，还时常受情志的干扰，同时在如何协调内部“应对”各种“外感”过程中，必存在神经－内分泌－免疫网络的动态平衡问题，“肝肺气交”理论与“自身免疫”理论在如何调节机体整体稳定性方面有了共同语言。

1.“肝肺气交”与“免疫动态”的内在功能

“肝肺气交”与“免疫动态”有相似内在功能：维持系统整体平衡稳态。

若以现代“理”的观点来看《灵枢·本神》所说“肝藏血，血舍魂……脾藏营，营舍意……心藏脉，脉舍神……肺藏气，气舍魄……肾藏精，精舍志”等内容，简直无法理解魂魄与气血、神志怎么扯上的关系。虽然笔者在前几章中也有散在的论述，但我们是否想看看古人到底是如何解释“精、气、神”和“鬼、魂、魄”的呢？南宋理学家陈淳（1159—1223）在所著《北溪字义·卷下·鬼神》中，对此解释非常到位，摘录如下。

“鬼神一节，说话甚长，当以圣经说鬼神本意作一项论，又以古人祭祀作一项论，又以后世淫祀作一项论，魂魄附又以后世妖怪作一项论。程子曰：鬼神者，造化之迹也。张子曰：鬼神者，二气之良能也。说得皆精切。造化之迹，以阴阳流行著见于天地间者言之。良能，言二气之往来，是自然能如此。大抵鬼神只是阴阳二气之屈伸往来。……天地间无物不具阴阳，阴阳无所不在，则鬼神亦无所不有。大抵神之为言伸也，伸是气之方长者也；鬼之为言归也，归是气之已退者也。自天地言之，天属阳，神也；地属阴，鬼也。……凡气之伸者皆为阳属神，凡气之屈者皆为阴属鬼。古人论鬼神，大概如此，更在人自体究。……盖人受阴阳二气而生，此身莫非阴阳。如气阳血阴，脉阳体阴，头阳足阴，上体为阳下体为阴。至于口之语默，目之寤寐，鼻息之呼吸，手足之屈伸，皆有阴阳分属。不特人如此，凡万物皆然。中庸所谓‘体物而不遗’者，言阴阳二气为物之体，而无不在耳。天地间无一物不是阴阳，则无一物不具鬼神。……人初间才受得气，便结成个胚胎模样，是魄。既成魄，便渐渐会动，属阳，曰魂。及形既生矣，神发知矣，故人之知觉属魂，形体属魄。阳为魂，阴为魄。魂者，阳之灵而气之英；魄者，阴之灵而体之精。如口鼻呼吸是气，那灵活处便是魂；耳目视听是体，那聪明处便是魄。《左传》曰：心之精爽，是谓魂魄。《淮南子》曰：阳神为魂，阴神为魄。魂魄二字，正犹精神二字。神即是魂，精即是魄。魂属阳，为神；魄属阴，为鬼。就人身上细论，大概阴阳二气会在吾身中为鬼神。以寤寐言，则寤属阳，寐属阴；以语默言，则语属阳，默属阴。及动静、进退、行止等，分属皆有阴阳。凡属阳者皆为魂，为神；凡属阴者皆为魄，为鬼。人自孩提至于壮，是气之伸，属神；中年以后，渐渐衰老，是气之屈，属鬼。以生死论，则生者，气之伸；死者，气之屈。就死上论，则魂之升者为神，魄之降者为鬼。魂气本乎天，故腾上；体魄本乎地，故降下。……易曰：精气为物，游魂为变，故知鬼神之情状。言阴精阳气聚而生物，乃神之伸也，而属乎阳。魂游魄降，散而为变，乃鬼之归也，而属乎阴。鬼神情状，大概不过如此。”读完上文，应该彻底明白了“鬼、魂、魄”与“精、气、神”的关系和含义，不过是物质与能量在人体转化的过程和外象。

结合《四圣心源》的内容，将“肝藏血，血舍魂……脾藏营，营舍意……心藏脉，脉舍神……肺藏气，气舍魄……肾藏精，精舍志”放入解剖学中看，可以这样理解：微循环和末梢神经（肝）保证了外周神经的灵敏度（魂），使其能感受到外界的变化，并将其感受上输至中枢神经（心），中枢神经（神）经过综合处理后，将神的决定下输至各组织器官实体（魄），魄产生出具有人体特性的功能（内化为精入肾，肾传志给予心，外现象为魄力）。

《黄帝内经·素问·经脉别论》云：“食气入胃，散精于肝，淫气于筋。食气入胃，浊气归心，淫精于脉。脉气流经，经气归于肺，肺朝百脉，输精于皮毛。毛脉合精，行气于腑，腑精神明，留于四脏。气归于权衡，权衡以平，气口成寸，以决死生。饮入于胃，游溢精气，上输于脾。脾气散精，上归于肺，通调水道，下输膀胱。水精四布，五经并行，合于四时五脏阴阳，揆度以为常也。”从人体是一个耗散系统讲，饮食入胃不过是个减熵过程。但是据《经脉别论》所言，饮食入胃后，淫气于筋，与毛脉合精，还具有权衡以平、揆度以为常等作用。细想，这实质是“脾土”的功能。上述过程的每一步，也不曾离开过“脾土”。

“脾土”相当于解剖学中的结缔组织。在此过程中，总有结缔组织这个“脾土”时时经营着内外信息（意）的传递，同时首先保证肺（皮肤黏膜免疫）的物质要求（土生金），使其有足够的魄力去战斗和防御。这一个轮回下来，中医将“五藏”所藏、所主、所使等都用上了，实实在在地进行了一轮全体总动员。

“五藏”非“五脏”。“藏”有收藏、藏储；隐匿、潜匿之意；“藏”，古字形为 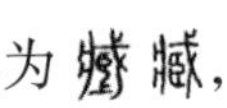，从艸，臧声。本意就是五个内藏多种谋略且可运筹帷幄的干将。从字源可以得知，若形象地说中医的“五藏”，就好似一国下属的部队番号或各种行政部门代号。中医所谓的“五藏”原本就不是一个一个的脏器名词，而是人的整个机体运转功能分类代号。机体运转是多方同时进行的、混合的“总动员”，很难分出彼此。不过其运转程序还是有一定规律可循，可以用“五行”的特点及相互关系来描述，故有了“五藏”之说。

机体的自然运转存在时间上的同步和空间上的套叠，所以不要说中医，就是现代医学也很难将不同的功能明确分开，好在现在有了神经－内分泌－免疫网络学说，使解剖概念下的脏腑、组织功能，从原本独立的清楚概念，变成了具有网络系统性的模糊概念。

自20世纪50年代以后，随着研究方法的改进，发现某些中枢神经核团或区域参与对机体免疫功能的调节，且机体接受抗原刺激后，脑内某些区域神经元的放电发生了改变。1974年，丹麦科学家Nieks K.Jerne根据现代免疫学对抗体分子独特型的认识，提出了著名的免疫网络学说。他强调，在免疫系统中，各个细胞克隆之间不是处于一种独立状态，而是相互刺激和相互制约的、对立统一整体。其内的“网络”联系在免疫调节中起重要作用。并因此与另外两位科学家一起分享了1984年的诺贝尔医学和生理学奖。20世纪70年代末，瑞士学者Basedousky以大量的实验依据提出了“神经内分泌免疫网络”（NEI网络）学说，指出神经、内分泌、免疫三个系统构成一个动态平衡的网络结构的整体系统。现在，越来越多的研究表明，神经－内分泌－免疫网络系统是人体内最复杂的调控网络，对维持机体的稳态起着关键性作用。神经、内分泌、免疫三者之间的复杂关系主要基于下述事实：

① 众多的神经递质、神经肽及激素于在体和离体条件下可影响免疫细胞及免疫应答的各环节；

② 免疫细胞膜上及胞内有多种神经肽及激素的受体表达；

③ 免疫细胞可合成某些神经肽；

④ 神经细胞及内分泌细胞均可合成及分泌多种细胞因子并直接作用于免疫细胞；

⑤ 神经系统内分泌系统及免疫系统间存在双向往返的反馈联系；

⑥ 许多临床疾病的发生和发展与神经系统、免疫系统和内分泌系统间的交互作用密切相关。

此外，需要清楚神经－内分泌－免疫网络除三者整体环路外，还包含以下几个环路：

①外周神经系统与中枢神经系统环路；

②下丘脑－垂体前叶与甲状腺、肾上腺皮质、性腺形成的环路等。

各种环路的主导者是免疫细胞因子，环路均具有自我调节的级联反应、适度放大的整合效应、反馈机理的自限性等。这些保证了机体的动态平衡，使整体系统处于相对稳定常态。

由此，中医的“肝肺气交”理论与现代医学“神经－内分泌－免疫”理论共融于“系统动态平衡”中。

2.“肝肺气交”与“免疫动态”的外在表现

“肝肺气交”体现了一系统与另外系统的信息互交，体现了系统与系统之间的界面反应或膜反应。人体界面主要包括皮肤黏膜的理化反应、生物性反应，以及大脑思维的人文性反应。站在中医角度看：“肺主皮毛”对应于皮肤黏膜问题，“心主神明”对应于大脑思维问题，"肝主动"对应于信息的传递"肝肺气交"应该是三藏的共同作用，但是"心为君主"，其思（文）、其动（武）理应由"相傅之官"的"肺"和"将军之官"的"肝"去执行，所以最终的外在表现主要是"肝肺气交"。"心"退隐为内在的承受能力，"心"的承受能力与人的先天遗传及后天教养等密切相关。此外，承受能力还与"脾土"密切相关，脾土生肺金，脾土不健则肺金不足以固卫体表，国防不利，外邪时时干扰，平安自然难。但"脾"的作用与"心"一样，属退隐于内的因素，所以主要干扰因素仍然是外环境的理化因素及生物因素、心理因素。处于干扰因素之中的"肝肺气交"表现，展示出整体稳态程度。

"肝肺气交"的平衡过程可以试用现代医学的"应激反应"来解析。"应激反应"是生物体的基本特性之一，即不论外界什么样的刺激（物理的、化学的、生物的或者是心理的刺激），机体都会产生一种非特应性的反应，是20世纪30年代由加拿大生理学家汉斯·塞里（1907—1982）提出的一个概括疾病发生发展的一般规律的学说。其过程主要是通过垂体－肾上腺轴动员全身各系统进行适应性变化，故可称为"全身适应综合征"。在"全身适应"过程中，涉及的主要问题是神经－内分泌－免疫网络的平衡能力。因个体对应激反应的程度不同，大体可出现"适应""紧张""紊乱"三种表现。

"适应"是一种惯性。当一个组织由于应激性而产生了一种反应，这种回路在反复重复类似刺激时发生几乎相同的反应，并在过程中不断自我强化，逐渐形成了路径依赖，就会保存到生存习惯中。外界刺激只要能融入该路径，就是"适应"性反应。

"紧张"是对超出"适应"范围刺激的反应。"紧张"有两条出路，一种是调动体内各种力量进行协调，积极地将其纳入"适应"范围，同时扩大了"适应"阈值，从而增强了机体平衡能力；一种是活动力不足，久久难以将其纳入"适应"范围，且时时干扰机体原有的平衡轨迹，削弱机体平衡能力。

"紊乱"是指某一刺激对某个体来说过于强大（多是负性刺激，也可以是正性刺激），打乱了神经－内分泌－免疫网络的平衡运动，从而出现了各种病症。如新型冠状病毒刺激引起的肺纤维化、精神刺激引起的抑郁症等。一般免疫性病变多因神经－内分泌－免疫网络调节失衡引起，如临床所见的系统性红斑狼疮、系统性硬皮病多伴有间质性肺炎、肺纤维化病变以及失眠、焦虑等症，这在中医看来就是"肝肺气交"失调证。

3."肝肺气交"与"免疫动态"对感应的解释

临床和生活中可见，不同的个体或同一个个体在不同时段对同一刺激的反应程度存在相当大的差异。这说明，除了特殊刺激，一般刺激造成病变的主要矛盾应该是机体内在的平衡能力。机体内在平衡能力的建立是"感"与"应"两方面问题。稳态需要的是灵敏地、准确地"感"，柔和地、清楚地"应"。

"感应"是有感在先，而后才有应。如共振是频率趋于合拍在先，振动在后，我们虽然看不见摸不着频率，但是可以从实实在在的振动现象推测出何频所在。琴弦的共振、建筑物的共振，无论其结果是美妙的音乐还是可怕的灾难，都是无心之作。但当此现象发生在有思维能力的人体，就不只是单纯的无心反应了，而是含有一定"处理"过程的活动。因其"处理"过程与系统的熵值和自组织能力有关，而这两个基本数值又时时变化，所以该“处理”过程中自然会出现数个不确定因子，加之人的复杂思维路径的干扰，使人体这个高级有序组织系统的运行轨迹出现难以计数的不同形态，相应每个人的“感”“应”也千差万别。这种差别可以从群体寿命差异中看到，即除去意外死亡者，人寿命的长短差异明显大于动物界的自然寿命差异，人类的病种明显多于动物界的病种。病亡者自然是因为内在的运行轨迹脱离平衡态所致，那么为什么人类“脱轨”比动物多呢？应该说是与人的心理“感应”的复杂性有关。《黄帝内经·素问·上古天真论》曰：“夫上古圣人之教下也，皆谓之虚邪贼风，避之有时，恬淡虚无，真气从之，精神内守，病安从来。是以志闲而少欲，心安而不惧，形劳而不倦，气从以顺，各从其欲，皆得所愿。故美其食，任其服，乐其俗，高下不相慕，其民故曰朴。是以嗜欲不能劳其目，淫邪不能惑其心，愚智贤不肖，不惧于物，故合于道。所以能年皆度百岁而动作不衰者，以其德全不危也。”这段话概括了中医提倡的对外界的“感应”态度。今天我们很难如此生活，但也需清楚中医对外界“病”的看法及“感应”的态度。

（1）“易感性”

易感性是现代医学的名词。是指在相同环境下，不同个体患病的风险程度。也有将易感性与易患性结合起来讨论患病率。也就是说，有人被感染但无症状为易感者，被感染且有症状为易患者。中医一般不这样讲，因为如果不感染就无症状，有症状必已经感染，感染了还没症状，那是“正气内存”所为，是另一回事。而是否易感是“同声相应，同气相求”之事，不是“感”不“感”的事。

新冠病毒感染和 SARS 使大家看到了易感性，即有的人虽然与感染者有过密切接触，但并没有被感染，而有的人只是空间交错就被感染了。后者为什么如此容易感染？主要就是依赖于先天遗传和后天免疫。后天免疫的建立是必不可少的内容，不只是针对疫病而言，平时随季节、地域等环境变化而建立起来的免疫反应更为重要，因为这个常态免疫反应是突发免疫反应的基础，只有这个基础免疫反应够宽广，遇到突发的疫情才有包含的可能。这如同琴弦的“共振”，如果天生就没有那个频率的弦，外界再响这琴弦也不会动，如人不会感染犬瘟病毒。但是如不是天生可以不响、天生不会被感染，就要想办法将那个外来频率的响声纳入自己的音调中，这就需要琴弦够长、够多，音域宽度够广。这样无论外界的音调多高多低，该琴都能将其纳入。实际我们平时说的“中庸”也是这个意思，“庸”与“镛”同义，是音域宽广的大钟。这些被感染者是与其自身的“易感性”相关，是与机体对外物的“感应”相关。这就如同“共振”，一座桥如果与其周围的海风产生“共振”，必定不能长寿，这与是用钢筋水泥建造的还是用木头建造的关系不大，甚至用木头建造的由于具有弹性缓冲了振动，反而比钢筋水泥建造的寿命还长。所以对于具有明显“感应”的生命体来讲，结构与功能虽然重要，但不是一切。也就是说，虽然我们常将“感应”作为一个词组来说，但在实际中“感”和“应”是分步的，在人体中，“感”和“应”的分步距离更大、更复杂。

（2）“无为而为”

所谓进化就是“感”和“应”的关系越来越符合、适应生存环境的要求。人类进化到今天，每个人都建立了与他人不同的“感”和“应”的关系，这是自然所为，是每个人成长过程中，尤其是在幼儿时期所处的环境不同造成的，不是由人的意志决定的，其中最为重要的"感应"是"免疫反应"。如婴幼儿的自然免疫反应，除了遗传赋予的固有免疫外，在分娩过程中，新生儿在母亲的产道中以颜面皮肤为先，首次接触到各种细菌；当张嘴大哭时，又以呼吸道和口腔黏膜为主，再次接触了环境空气中的菌群。此时的婴儿还没搭起免疫框架，没有"敌我"之分的反应，故很自然地将这些非致病菌群作为"自我"的一部分纳入将要搭建的免疫框架之中，成为免疫系统最大的奠基石。随后，婴儿一方面从母亲的乳汁中获得免疫球蛋白，另一方面不设障碍地（淋巴组织还未发育健全）广交朋友（细菌、病毒），同时逐渐打造免疫框架，逐渐填充免疫细胞和物质。在此过程中，所有被纳入的免疫功能都需要经过实战的锤炼、夯实后才能进入逐渐搭起的免疫框架中。整个过程需要数年，一般出生半年以内因为没有什么免疫建立，所以婴儿很少发烧；后随着免疫的搭建，开始出现发热；在2岁～5岁左右时免疫搭建处于达高峰期，发热的症状也比以往明显，且多伴有外周淋巴结肿大，尤其以咽部腺样体及喉部的扁桃体等多见；一直到8岁左右自然免疫搭建才逐渐趋于稳定发展。

人体发育的过程，是与外界"感应"的过程，是自然免疫搭建的过程，是机体与外界微生物进行实战和谈判的过程。只有在有限的发育期中建起自身免疫系统，才能保证机体最基本的健康。从中医的概念讲，是先将"脾土"的质量搞好了，使其能健壮康达地承载其他藏腑，才有其他藏腑发育的余地。适度的发热和淋巴结肿大是免疫建立过程中必有的症状，就如同开荒一样，只有开荒才可得到更多更好的土地，这对生长在农业社会的人来讲是再普通不过的常识，所以他们不会因为小儿发热而着急，一般也不会用药来治疗，并由此得了一个"变蒸"专业词。"变蒸"的意思是，小儿只有如此时时地发热，骨骼和智力等才能发育起来。即"变"是变其情志，发其聪明；"蒸"是蒸其血脉，长其百骸。这是自然的过程，不可以去人为干扰。

但是，中医如此"无为而为"的做法，很难被生长在工业化环境中的人们所理解，因为工业化必须在人的设定下，机器才能工作好。工业发展的好坏，全在人为的设计和设定，一切工作不用人，但一切又都是人力所为。就连蔬菜都被种植在人设计的大棚中，用设定好的温湿度等来反季节成长。如此强大的人为意识，很难看着小儿被自然左右而不管。退烧药、消炎药时时给予，使原本可以建成音准清晰的、音域宽广的琴弦，变成窄域且音调不准的琴弦。音域不够宽而难以容纳可合唱的音，音不准而容易跟着跑调的音频振荡。真火千锤锻宝剑，物当如此，人之初尚未成，理当自然来修成，现代的我们能容其几分。

人体的复杂性和人以本位来分析人的特殊性，要求我们尊重自然，谨守"无为而为"，尽量铸造出灵敏地、准确地"感"及柔和地、清楚地"应"的免疫感应体系。

（3）"正气存内，邪不可干"

疫情给我们普及了免疫的知识，大家应该明白一个道理：所谓健康不是体内干净，而是机体可以及时打扫干净。要做到及时打扫干净的先决条件是，必须具备识别"不净之物"的扫帚和吸尘器（免疫细胞）。这种有识别能力的扫帚和吸尘器自人之初就开始制作，为了适应外环境的不断变化，人体需要不停地制作或改造扫帚和吸尘器，一旦做得不及时或不合格，当“不净之物”粘到自身细胞上时，识别能力不强的扫帚或吸尘器就很容易连自身细胞一起除掉了。这个自身细胞所处的位置不重要还好，若重要就该出大事了。注射疫苗就是促使免疫细胞建立识别能力，以便可以及时地产生适度的反应。此外，免疫细胞的活动必然牵扯神经及内分泌的活动，如果神经－内分泌－免疫网络这个环够稳定，可以坚持到扫帚和吸尘器（免疫细胞）制作或改造出来，一切可回归平静，否则这个环一旦失衡，病变即出。所以，保证机体的稳定，一是提高免疫细胞的识别能力，二是加固神经－内分泌－免疫网络环的稳定性。提高免疫细胞的识别能力就需要多接触外环境，从小打下清晰的识别能力；稳固神经－内分泌－免疫网络环路，关键是要有好的精神状态和抗压心态。

中医视“疫”为“疫气”“戾气”“异气”，如《素问·本病论》说：“四时不节，即生大疫”，“气交失易位，气交乃变，变易非常，即四时失序，万化不安，变民病也。”曹植在《说疫气》中说：“阴阳失位，寒暑错时，是故生疫。”吴又可在《温疫论》中说：“夫温疫之为病，非风、非寒、非暑、非湿，乃天地间别有一种异气所感”，并指出：“本气充满，邪不易入，本气适逢亏欠，呼吸之间，外邪因而乘之。……若其年气来盛厉，不论强弱，正气稍衰者，触之即病，则又不拘于此矣。其感之深者，中而即发；感之浅者，邪不胜正，未能顿发。”王孟英《温热经纬》言：“外邪伤人必随人身之气而变，故人身阳气旺，即随火化而归阳明；阳气虚，即随湿化而归太阴也。”中医很清楚“疫”的传染性与一般的“虚邪贼风”不同，对于“虚邪贼风”适时避之就可以，因为“正气存内，邪不可干”。除了“疫”以外，中医对外感的看法与现代医学不同的是：中医几乎不强调“自身物”“外来物”“敌我”等，在中医看来，我的一切也是因你而所在。

中医认为人与万物一样，都是自然的造物，应生而不相害，谨守自身生长规律，以自强拒病之外。如《黄帝内经·四气调神大论》说：“圣人春夏养阳，秋冬养阴，以从其根，故与万物沉浮于生长之门。”这种“独善其身”的思维由来已久，如《庄子·齐物论》说：“万物与我并生，而天地与我为一。”《管子·心术上》说：“道也者，动不见其形，施不见其德，万物皆以得，然莫知其极。”尊“道”而生，即尊自然而生，如张景岳《类经附翼·医易义》说：“乃知天地之道，以阴阳二气而造化万物；人生之理，以阴阳二气而长养百骸。”人与万物一样禀阴阳二气而养生，故调和阴阳二气是拒邪之本，而非杀邪。“人以天地之气生，四时之法成”（《素问·宝命全形论》），人及万物必须顺应“天地气交”产生的气候变化来生存，否则即死亡，所以有“适者生存”一说。“适者生存”的关键在于“适应”，“适应”的前提是适时适度地“感应”，过迟、过慢、过强、过弱都将影响机体内部稳定程度。中医不以人肢体的完整论佳劣，不以肌肉的拉力论健康，不以吃喝论养生，中医视平稳为佳，以智慧及自控论健康、依礼乐来养生。

中医讲“邪之所凑，其气必虚”，用通俗的话讲就是“疾病的产生，是因正气不足”。所谓“邪”即“斜”也，是指应该生存在外界的东西跑“斜”（偏）了撞入了人体。若形象地理解它，可将人体视为一个瓶子，这瓶子如果已经成负压状态，开盖后，外界的气体自然进入，进入的气提高了该瓶的稳定性就是“正气”，降低了稳定性就是“邪气”。所以外界的“气”本无意，也无“正邪”之性，一切结果皆视受者而定，故“治病必求于本，本于阴阳"，本于"气交"过程中的阴阳协调，阴阳协调要比阴阳各自的强盛更重要。再举个例子，如吃馒头，吃的量合适是解饱，是增加正气；超量会致消化不良，甚至撑死。至于如何"适量"，从表面看与该人的体重、活动强度、停食时间等有关，但生活中我们可以看到一些瘦小者比肥大者还能吃。所以总体讲是与该人的"消化能力"有关，"消化能力"是"气化能力"之一，是大概念（气化）下的小概念（消化）。这只是举个简略的比喻而已。但是如果分不清楚概念的层次，就难以理解为什么小的比大的还能吃，若将思路钉在消化的小概念上，这题就很难有正确的解。

四、"病机"与"气交"的区别

"气交"的概念如此重要，为何目前中医界讲"病机"者多，讲气交者少呢？笔者认为不是"气交"失去了实际意义，而是在实际临床中不需要时时、事事从"气交"的角度去审视问题而已。这很像我们实际生活中不需要事事从"地心引力"的角度去审视问题一样。例如我们掉了东西或摔倒了，不会有人说"喂，你的东西被地球吸去了"，或"呀，你被地球吸倒了"。但是，研究航空的人绝对不会忽略"地心引力"问题，因为这是他一切思考、计算的基础。中国传统文化将"道"反复地讲，历代圣人、官人、文人也不断地探索和讲解，"道"已然成了妇孺皆知的问题，所以各行业的专著讲的内容主要是实践中如何操作的问题，这也是被认为推崇"务实"的证据，中医也是如此。《黄帝内经》中众多纯理论内容是唐代著名的"运气"学家王冰补充的。而且中国传统行业习惯在小范围的专业人员中传播相关技巧，很少明确该专业名词特有的"定理""定义"，甚至有意避开"定理""定义"，留出"空白"任你自行去"悟道"，这与现代的教育不一样。对于中国传统文化教育出身的医家来说，模糊的概念自有其一定的灵活度和再造空间，这也是自然之事。此外，"气交"与"病机"的混淆与语言的局限性也有关系，"气交"是不直观的概念，不如"病机"容易讲解。时至盛行讲"理"的今天，将平面"五行"取代立体"五行"都习以为常了的今天，将"病机"取代"气交"不足为奇。但是正规的中医学子们不可如此"道""理"不分。

从《黄帝内经·素问·至真要大论》病机十九条所述内容看，"病机"当是具体"病症"产生的关键"气机"，即气行变更的要害点。如"诸风掉眩，皆属于肝；诸寒收引，皆属于肾；诸气膹郁，皆属于肺；诸湿肿满，皆属于脾；……暴注下迫，皆属于热"。这分明是大"气交"概念下的"理"，虽然与现代的"病理"概念相比，"病机"还有"道"的含义，但此"道"非"气交"之道也。所以张景岳认为刘完素独取病机十九条演为原病式是偏言，他说："病机为跬步之法，法有未善，而局人心目，初学得之，多致终身不能超脱。"强调辨病不可忽视自身"气"的虚实，"病随气动，必察其机，治之得其要，是无失气宜也。……盖既以气宜言病机矣，又特以盛虚有无四字贯一篇之首尾，以尽其义，此正先圣心传"。所谓先圣心传是"气交变、五常政、至真要等论，皆详言五运六气各有太过不及，而天时民病变必因之，……此阴阳盛衰自然之理也，……藏五气六，各有所主，或实或虚，则亦无不随气之变而病有不同也"。其明确指出中医"病机"概念中含有不同层次的内容，而气交变、五常政才是先圣心传"精妙所在，最为吃紧纲领"，先圣心传的“气交变”的病机更为重要，而病机十九条的病机与此不同，是不同层次的病机。这个问题可以用简单的“交变”概念来清楚地解决。

“气交”之后就是“变”，那“病机”呢，“病机”之后有“变”吗？应该说“病机”是以“变”的结果反推“变”的特点，是一个需要明确再明确的问题。“气交”则是对自然万象生成、变化的解释，是完全不同层次的概念。需要注意的是，“气交变”的概念内含着“化”的概念，应该是：气交→化→变。因为化是中间产物，并且有时难以看到或不以其为讨论的对象，所以常常略去。但是若论“五行”的形成过程，则不可省略。因为它表述的是：阴阳二气→相冲交→化三→三再变→成五。研究“气交”是研究整体的运行过程及规律，研究如何可以使整体平衡地化生，从而也就了解了化生不好的原因；研究“病机”应该是思考“五是怎么变成的？”“这个变是谁在左右？”“变不成是哪出问题了？”等。所以“气交”与“病机”是不同的概念。在中医看来，“气交”是生命系统达到稳态的、“生生不息”的手段，是生命的自然现象。上下之位，气交之中，人之居也。形气相感，阴阳交变，化生万物。中医将此思维用于人体，则有肾水与心火的“气交”，名为“水火既济”；肝木与肺金的“气交”，名为“金木交并”；此外还有尊“五行”之说而论“脾为中宫”“孤脏以灌四旁”等。《素问·至真要大论》说“谨察阴阳所在而调之，以平为期”，以此可见中医的“阴阳”是可分开而论的。但《素问·天元纪大论》又说：“物生谓之化，物极谓之变，阴阳不测谓之神，神用无方谓之圣。”《内经》云：“且夫阴阳者，有名而无形。”杨上善说：“言阴阳之理，大而无外，细入无间，毫末之形，并阴阳雕刻，故其数者，不可胜数也。”人体从生到死就是一个“气交变”的自然缓慢而有一定趋势的过程，病变是以此变动为基础而发生的整体失衡。

“气交”关注的是系统稳定性强弱、系统稳定度阈值大小及系统轨迹问题，病机关注的是生命体内各子系统间的结构和秩序。由于系统内的结构、秩序和制动机制有相对正常的模板，异常时有证可查，所以病机要比“气交”更显而易见，也容易被主流医学同化为矛盾斗争的对立统一。“对抗性治疗”是目前主流医学临床广泛使用的治疗理论，如抗生素、抗过敏、抗增生等。在这些主流医学的引导下，中医发扬的是“清除性治疗”，如清热、除湿、排毒等治疗理论，而传统的“调和营卫”“斡旋脾胃”“心肾既济”等治疗理论逐渐在淡化，这些被淡化的理论正是张景岳提倡的“气交变”理论在临床治疗过程中的具体实施。由于理论的淡化，导致一些具有临床效果的方药因缺乏现代实验结果的支持而备受冷落。淡化了“气交”，简化了“五运”，中医越来越关注“理”，忽略了“道”，加之没有对专业词汇进行统一的“定理”“定义”标定，常常是难以用现有的词汇和语言来表达自己准确的思维，如中西医都讲“整体性”，中医是指通过“望、闻、问、切”四诊得出人体系统“整体”信息，西医是指通过血尿化验、超声波及射线检查等获得的人体系统在某一时刻的空间各物质状态的“综合”。类似的问题也会出现在具体实践操作中，现举例说明。

1. 植物药与中药

人们习惯于将植物性药物统统视为中药。但实际中药与植物药根本不同：中药有性味归经和完整的系统理论，植物药没有；中药讲究药对配伍，植物药没有；中药以复方君臣佐使相互配合发挥作用，植物药以单味有效成分来表明作用；中药是数千年的临床实践经验，植物药是几百年的实验室研究结果。两者可以相互借鉴，但绝不可以植物药替代中药。从植物药的角度讲，人参叶所含人参皂苷比人参多，但中医不用其叶；芍药苷是芍药的有效成分，赤芍中的含量比白芍多，但中医多用白芍，用赤芍是为用其凉血的作用；银杏叶研制成药后被广泛用于临床，这对中药毫无影响，没有哪位中医师开几克银杏叶来治病。相反，"甘温除大热"是中医临床用药理论之一，并且是在临床实践中得到证实的理论，但并不能得到现代的药理认可；柴胡疏肝散虽然临床有效，但难于找到理想的肝郁动物模型；而四氯化碳造成的肝损害在中医看来更偏重于脾病而不是肝病；用鼠尾自然角化过度来作"肌肤甲错"的模型，不太适合用于验证养血润肤的中药作用机制。类似的问题比比皆是。

2. 增加免疫力与扶持正气

无论是增加免疫力还是扶持正气，都是为了提高人体抵御外邪的能力，这应无差异。可是西医的做法是给机体输入转移因子、干扰素、胸腺素等；中医认为扶正是促使机体自身产生一些物质，这些物质的综合作用是使系统能正确地接受和传递信息，使机体在运动中求得相对稳态。而上述西医那些药物进入人体后的作用是复杂的，首先存在的问题是，因为这些药不会选择性地提高那些需要提高的免疫因子，从而存在影响机体的自稳态问题；其次，因为某些生物制剂对个体来讲就是异体物，在它进入人体的同时就要引起免疫反应，对人体自稳态是有负相作用的，所以这是中医不认可的。上述这 3 种增加免疫的代表药物，在中医看来无非就是搬外人来解决自家问题，这肯定不是长久之计。祝味菊（1884—1951）在《伤寒质疑》中说："西医诊病，恃其器械之精良，斤斤于病原之探索。彼心目中，只知研究此是何种疾病，不复考虑此是何种病人，更无暇分析其症候何者为太过、何者为不及、何者为合度、何者为合理。知镇静生温，而不知调节放温；知输送物资，而不知利用机能。病而无特效药，则惘惘然，惟有待期而已。此亦智者之一失也。"岂不是应谶了"粗工凶凶，以为可攻，故病未已，新病复起"（《黄帝内经・素问・移精变气论》）。中医看重的是活体的人，关注的是机体"正气"的"自愈力"，也可以说是系统的"自组织能力"。

自组织理论是 20 世纪 60 年代末期开始建立并发展起来的一种系统理论。一般来说，组织是指系统内的有序结构或这种有序结构的形成过程。自组织现象无论在自然界还是在人类社会中都普遍存在。在生物学是指一个系统在没有外部指令的条件下，靠系统内部某些机制（遗传、变异、优胜劣汰等），使各子系统之间能默契配合、相互协调地自行从简单向复杂、从粗糙向细致、从无序向稳定有序，不断地朝自我完善方向发展，从而逐步提高个体适应环境能力的过程。"自组织"系统需要在这远离平衡的某点或界面上启动"涨落"功能，使体系发生突变，从无序走向有序，即所谓"大曰逝，逝曰远，远曰反"的自然规律。所以对"自组织"系统而言，"混沌"现象与"自组织"现象是同一事物的"阴阳"两面，用《易经》的话讲就是"元亨"与"利贞"的动态过程。人体中有"无穷嵌套的自相似结构"，无数层次的周期波动，心电波、脑电波、呼吸波、血管脉波、细胞活动波、线粒体的振动波等等，它们必须既与整体在一定周期范围内合拍，同时还存在保持自己功能所需要的波动，这与大型交响乐差不多，要的不是谁音高、谁音强，而是整体的和谐。这就需要“克己复礼”，宁可低调合众，也不可高调离众，因为“能量永远会遵循阻力最小的途径”。生理学分形研究及临床分形研究已证明：健康成人的心率曲线是凹凸不平、不规则的，又呈某种自相似性，貌似混沌状态。而癫痫和帕金森病患者的心率曲线反而呈现更多的规则性和周期性行为，表现得更有规律。对心脏窦性节律的研究发现，正常人即使在静息状态下，R–R 间隔仍表现出很大程度的变化，呈现出混沌状态，这种混沌主要是由自主神经系统控制的。疾病状态时 R–R 间隔趋于整齐，即复杂性减小了。同样，随着年龄的增加，这种复杂性亦同样减小。由此说来，生命力的实质就是系统的自组织能力。

中国传统文化从古至今都满含着“自组织”观点，如“道生一，一生二，二生三，三生万物”“道常无为而无不为”等，此观点在中医临床的展示就是“正气存内，邪不可干”“邪之所凑，其气必虚”等。应该可以用“天行健，君子以自强不息”来形容机体不停地通过发挥“自组织能力”调节整体平衡稳定。增强系统整体自我组织能力的前提是各子系统的协调配合，中国传统文化将其说成“克己复礼”。在中医看来，人体的健康与否是以其整体自组织能力为准，而不是以单纯的结构形态或各子系统的功能状态为准。因为子系统的功能状态再好，也不如各子系统之间和谐重要。任何不和谐的“突显”，都将削弱整体自组织能力和整体稳态。大家都知道“生命在于运动”，事实确实如此。从系统角度看，人体有不同层次的运动。《易经》说：“吉凶悔吝，生乎动者也。”就是说，一切吉凶、烦忧都是因为“动”带来的，只要动就有“吉”或者“凶”两种结果等着你。人既然是一个活的生命体，就不可能不动，所以机体时时都在“吉”“凶”之间摇摆。但是“万物负阴而抱阳，冲气以为和”，“阴阳合和而万物生”。中医把生命看成一个具有组织能力的、开放的演化系统，中医治疗目的是维护或恢复系统内环境的动态平衡状态，增强系统的自组织能力。所以需要在掌握“气交”的基础上，再去分析“病机”问题。

从中医“五藏”来说，情志活动是心之感而肝之动。肝动适度，则肺应和谐，气机调畅，五脏协调。反之，若肝动过度，肺应接不暇，肺气的正常反应不足以减弱其冲动，肝的疏泄功能太过，情志亢奋，进一步扰乱气机，气机失调即可出现“肝阳上亢”证。所以在中医看来，在精神活动为主的当代，“心”之感与调节“肝肺气交”平衡、“免疫动态”稳定的反应密切相关。虽然在这过程中有物质和能量的变化，但初衷和结果都不是以可见的物体结构和能量变化为目的，这是与西医的最大区别。

五、“免疫动态”需要“气交”理论

“气交”是人体生命的体现。从整体来说，系统不过是一个“阴阳互动”体，“气”在系统内部的“阴阳”之动的行为是个连续过程，气存在于人体内，极为精微，无形可见，运行不息，是推动和调控人体生命活动的动力源泉。普朗克说：“科学是内在的整体，它被分解为单独的部门，不是取决于事物的本质，而是取决于人类认识能力的局限性。实际上存在着由物理到化学、通过生物学和人类学到社会科学的连续的链条，这是一个任何一处都不能被打断的链条。”我们所“感知”的自然界中绝大多数事件是非线性的，但目前绝大多数的数学语言和实验方法都要求"科学"研究必需将其规范在一定的线性范围内进行，这对简单事件影响不大，但对元素超过三个以上的复杂事件就会出现偏差，当事件过于复杂，每个单独出现、又尚不足以引起混乱的微小偏差积聚在一起，其偏差已不是可以用简单的叠加来解释的了，而是产生了整体性变化，以子系统加和作为其"科学"结论就失去了正确性。"感知"和"经验"是人类进步的镜子，没有"经验"传承的科学，没有"感知"领先的科学，是没有自身镜检的科学。中医具有久久不衰的生命力与它以"感知"和"经验"为镜，不断地反照自己、修正自己，使之不断逼近自然的真实境地有关。我们尊重科学，但也不能放弃对原始感知的思考。医学是一门应用学科，应用的现实需要该学科不断地简化自己的理论概念，无论是用语言还是用数字，越是清楚地、准确地、行之有效地标定了的理论概念，越是有价值。因此，中医不可能排斥现代医学的研究结果，因为正是现代医学的一步步地标定，才使中医更加准确地认识自己，它们是"系统医学""信息医学"不可缺少的两方面。我们可以在临床中宏观地标定其范围的同时，不断地摄取现代医学的研究结果来标定其准确度。

《白虎通》认为阴阳五行之气由宇宙中的"浑沌"一气所分，如该书《天地篇》说："浑沌相连，视之不见，听之不闻，然后剖判，清浊既分，精曜出布，庶物施生，精者为三光，号者为五行。"《管子·乘马》说："春秋冬夏，阴阳之推移也；时之短长，阴阳之利用也；日夜之易，阴阳之化也。"《吕氏春秋·大乐》说："太一出两仪，两仪出阴阳。阴阳变化，一上一下，合而成章。……万物所出，造于太一，化于阴阳。"《庄子·齐物论》说："方生方死，方死方生。"万物皆如此，只是位于不同的层次、不同的侧面，感受不同而已。我们看花草、蚊虫"方生方死"，花草、蚊虫看细菌"方生方死"；果实看花"方死方生"，下一代看上一代"方死方生"。我们的体内时刻都在进行着"方生方死，方死方生"的活动。且不说那确切的大肠杆菌的活动，我们消化道的代谢、神经递质的交换、内分泌系统的释放及灭活何时曾消停过？何时曾分毫不差地一致过？这些都要通过"气交"的冲和以达"气化"成适时需要的东西及合适比例的量。我们只需动动心思、动动腿脚，体内各子系统就要不停地折腾半天，从它们的角度看我们是不是也如我们看宇宙那么"神"。别说体内各子系统不能预测我们整体下一步的行动，就连我们自己也常常不知道下一步的行动。"阴阳不测之谓神"（《易·系辞上》），中医是最彻底的"无神论"者，因为它没有任何"虚无缥缈"的信仰，"神"是对未知"自然"敬仰的"尊称"。时至今天，无论是量子理论还是超弦理论皆肯定"物由阴阳粒子组成"，由阴阳粒子的角动生成。计算机通过二进制的"0"和"1"能够描绘出一个虚拟的、纷繁的世界，同理，自然界使用阴阳也可以创造出真实的、现实的万事万物的世界。计算机要对"0"和"1"进行程序安排，自然界要对阴阳进行"气交"安排。不同的软件有不同的程序，不同的物种有不同的"气交"；软件在不断地开发，物种在不断地变幻。说软件之"道"、物种之"道"很难说清，那是"玄而又玄"之道，难以描述。但二进制的"阴阳"之道，应该可以形象地表述为"气交"。"气交"是中医动态整体观不可缺少、无以替代的内容，是中医基础理论中的重要概念之一。

腾讯2018WE大会于2018年11月4日在北京召开，会议邀请到了一位精准医疗领先研究者，美国西奈山伊坎医学研究所所长 Joel Dudley，他讲了些值得我们深思的问题，笔者摘抄、归纳如下。Joel Dudley 一直致力于推动精准诊断与精准治疗。他们在使用了“大数据”进行科研后，越来越感到有些问题需要重新思考。①人类发现了上千个基因，并且有的基因会导致一种疾病，但到现在还是不能够治愈它。为什么人类发现基因的能力超过了治愈这种疾病的能力呢？Joel 认为，其背后的原因在于，“人类是一个非常庞大和复杂的适应性系统，有不同层级的连接。在一个细胞内部，会有涉及几百万次交互的庞大复杂的体系。还有环境和人体的交互等因素都需要考虑。一个复杂的事业性的系统有很多特点，最重要的是它会交互，它会随着时间的推移而进行变化，不可能只看单个的部分而了解整个的系统。但是在生物学当中我们一直是想了解部件，然后在这个基础之上再了解整个系统。所以，我们很难把对基因的了解转变成治疗的方法”。②曾经一位美国的国防部长说：“你不知道你所未知的地方。”确实有这样的现象，你觉得科学研究是要探索那些不知道的领域，但实际上很多时候，我们是通过既定的、现有的一些假设来探索未知。如“我们发现阿尔茨海默病人的大脑当中形成了淀粉样斑块，大家觉得如果我们可以消除这样的斑块，就可以逆转，这就是一个比较主导的假设。我们也一直尝试这样做，甚至差不多成功了，但是很遗憾，并没有真正地帮助治疗疾病，实际上有 300 多种药物都失败了，有 2000 多个临床实验也失败了。我们经历这么多的失败，都没有治好阿尔茨海默病。这个是美国国家研究院针对阿尔茨海默病的研究项目 AMP-AD，它实际上是最雄心勃勃的、以大数据为基础的治疗阿尔茨海默病的项目。它针对上千个病人，测量了很多的信息，而且是不同层级分子、表端基因、代谢的信息。所以说它是一个非常大的数据组，是有史以来关于阿尔茨海默病病人最大的数据组”。③“2 型糖尿病是一种代谢性的疾病。我们认为它是一种疾病，可是如果你从数据的角度上看这个病人，实际上病变并不是只是出现在同一个区域，如果我们只是把 2 型糖尿病认为是一种疾病的话，你会发现这有三个病变区域。我们要问的问题就是，2 型糖尿病是不是不止一种疾病，具体的细节我就不讲太多了，但是有一个非常重要的问题，就是从临床上来讲，不管你是在那三个区域的哪一个地方，比如说如果你是 2 型糖尿病病人，你是在最上面的地方，有可能你的心脏病发生的概率就会比其他糖尿病病人更高；如果你在最下面的区域，你癌症的发病率就会比其他糖尿病病人的概率更高。然后还有遗传方面的一些信息，帮助我们对于病人进行分组，这样的话我们就可以更加精准地去了解 2 型糖尿病到底是什么样的疾病。”

应该说自然形成的现象是“科学”探究的玄渊，而不是“科学”挖出个自然玄渊。所以，就目前来讲，不是中医尚“不科学”，而是“科学”尚未走进中医。人与动物的区别只是能否让这“大道”“显形”而已。显形之前这“道”中之理，在人之思而不得见，故谓“形而上”；显形之后这“道”以众人可视之理而呈现，故谓“形而下”。科技既是寻找道中之理的方法手段，也是人类寻思之理的体现。人类不断地让“形而上”的东西“显形”，有些“形而上”的东西很早就被人类搞“显形”了，或即使只是部分“显形”也足可以改善人类的生存环境。但有些“形而上”的东西若只用其部分的“显形”来作为唯一题解就会造成错误的后果，如我们用习惯的连续数学来解释量子力学就是错误的。

所以我们在不断认识“形而下”的同时，不要忽略了“形而上”，忽略“形而上”很容易成为“形而下”的奴隶。广义的科学应该包括“形而上”的内容。以音乐为例，对大众来说，会识乐谱就是科学，但对作曲家来说不仅需懂得乐理，还需要灵感，如果科学仅限于每个人都可以进行可复制的实验，这里的“灵感”就是“科学”之外的事，因为“灵感”很难复制，虽然每个人都有“灵感”。其实任何科学的创新都不可能没有“灵感”领路，只不过每个人视物的层次、角度不同，造成对世间信息的感应程度不同。解剖学内容未纳入中医基础理论核心，证明中医更追求表观之内的“本因”，追求“阴阳五行”变化的自然信息，追求唯人类所具有的“形而上”内容。中国传统文化与自然的真实性有着密切的关系，拓扑学“变换下的不变”观念与中国传统文化以“阴阳五行”来诠释万物“形而下”多样性中不变的“形而上”机理具有相同的自然根基 。

“道理”二字是对“形而上”和“形而下”的概括。“道理”是人的志向与实干的结合，没有实干的志向是妄想，没有志向的实干是盲干，但只有志向比实干宽广且遥远才能有好的实干效果，所以实干是志向的子集，理是道的子集。昨天的科技（子集）没有看懂中医（道），是因为昨天的子集还不够丰满。今天的科技应该可以看懂中医了，但是尚需要中医自己将其真正的内涵展现出来，否则易被误解。现有的医学研究，基本与南北两海之忽帝和倏帝差不多，怀着感激和热情之心给中医这“混沌”医学凿七窍，好在我们国家的历届领导及专家们坚守、保护了传统的中医，使之至今未被凿死。

第三节 “肝肺气交”理论在临床治疗自身免疫病的应用

学术与技术在不同的学科有不同的关联程度。如作曲家未必能成为歌唱家，数学家未必是个好会计，营养学家未必是个好厨师。但这无关紧要，只要前者不断探究，后者时时操练，两者相互配合，往往比一人同时兼顾学术和技术还要好。可是中医不行，因为无论是诊断、处方、用药，中医都不能完全以书本为依据。这也是中医难于被共识的要害所在，是中医与西医的有别之处。例如一个简单的发热，西医做个血常规检查即可诊断出是细菌感染还病毒感染，给予相应的药物就是了，这一切书本上都有明确、统一的流程和标准方案。可在中医不行，中医需要中医师依据自己的经验来判断内因、外因在发热这一病症中所占的责任比例，其次才分析是细菌感染还病毒感染问题，因为中医需要顾及该患者以后的“正气”问题，也就是理论中的整体平衡问题，这是中医治病的宗旨。

世界上既没有两个完全一样的人，也没有两个完全一样的病人。中医的诊断可以写成一样的结果、一样的辨证分型，但多是不一样的处方用药；每位中医师的理论观念和临床实践经验都不一样，对于同一患者可以开出不同的方药；单味中药就含有各种有效成分，精准确定以复方为主的中药药效药理一般很难实现，何况所谓的“无效成分”未必在整体方药中没有作用。中医的教科书只能以中医理论为纲，结合中药理论，将被数千年临床实践认证、确实行之有效的典型方药串联起来，给予大家一个相对明晰的、很有骨感的立体模式。这个典型方药或加固了原有的中医药理论，或修正了原有的中医药理论，所以教科书中的内容基本是经过提炼的精华。但人是进化的，病也在进化，精华坐实了理论，精华指明了大方向，但精华与现实的吻合度未必很好。所以需要临床医生要有一定的临床经验，尤其是判断病变关键要害的经验。实际任何修理行业，判断出现故障的根本原因都是进行修理之前的关键一步，而判断准确性与个人经验密切相关。但是目前的习惯是越来越趋向于法律规定。按照法的规定，西医的诊断有客观的仪器为凭证，选药及用药量有动物实验为依据。中医有什么？

工业化社会的人们习惯于将仪器设备的检验结果作为“客观”凭证，将人为的诊断视为“主观”臆断，尤其不懂中国传统文化者更是分不清楚中医以个人的“望、闻、问、切”来诊断病情是“臆断”还是“推测”。何为“臆断”？“管窥诸生，臆断瞽说”（《抱朴子》），“事不目见耳闻，而臆断其有无”（《石钟山记》）。何为“推测”？“三精数微，五纬会始，自非深推测，穷识晷变，岂能刊古革今，转正圭宿”（《宋书·律历志下》）。“臆断”和“推测”虽然都是出于某个人的“主观”意识，但“推测”是凭以往的经验，通过已经被验证过的事实来预计将发生的事件。人类发展的哪一步不是在“臆断”中证伪，在“推测”中求真，如此一步一步走过来的？！中医数千年行之有效的、人的智慧结晶，在机器这个“客观”面前却成了不可信的“主观”臆断。难道忘了机器的“客观”指标也是人的“主观”规定的。

中国传统文化推崇的是“天生我才必有用”。无论何人，不分贫富，不论贵贱，世间总有其擅长做的事。中国传统教育推崇的是“因材施教”，人如琴弦，弦各有自己固定的震动频率，所谓“悟性”，就是你那个特长“弦”的音频与你现在所学的专业几乎同频或倍频，可以隔空发出共振的“音”，因此“一点就通”。每个人有每个人独特的“弦”，所以对不同的行业或不同的事件有不同的“悟性”，“悟性”相当于“天赋的智力兴趣”，所以每个人应该以发挥自己的特长去经营一生。“悟”出什么都有可能，“仁者见仁，智者见智”，只要你觉得对你的发展有帮助就好。但是，若你选择了中医，无论你的“悟性”如何，只要喜欢这行业，就必须经过临床这外在之力，迫使自己建立起中医理论这根“弦”。虽然孔子说“有教无类”，但是对于学中医的学生来说，无论是想今后从事中医临床还是从事中西医结合临床，无论是想今后从事中医基础理论研究还是从事中医临床研究者，都必须去临床体会一下中医是如何取得效果的，这对今后判断临床效果、分析科研成果等，都具有一定准确性和前瞻性意义的。如，中医可通过调节“肝肺气交”治疗许多自身免疫性病变，但是这些有效的方药未必能通过动物实验的认证，而西医一些被动物实验认证有效的药物及理论，对中医来讲并没有实质性的参考意义。现举例予以说明。

仍以银屑病为例，寻常型银屑病的病理表现是：角化过度伴角化不全，毛细血管扩张延伸并迂曲，周围可见炎性细胞浸润。仅以改变上述病理变化以期恢复正常指标为目标，治疗选药很明确：激素药抗炎，抑制细胞生长的药抗角化。临床确实是很快见效。问题是停药后皮损复发。为什么？因为现在作为诊断的病理是对病名的一种确定，而不是原始病因的确定。现代医学对银屑病的原始病因可以罗列成厚厚的一本书，但是面对如何调节这些因子间的平衡问题则束手无策。并且目前尚未找到自然患银屑病的动物，只得用药物造模，如外涂5%咪喹莫特（其乳膏商品名为忧必青，用于治疗成人外生殖器和肛周尖锐湿疣），咪喹莫特为Toll样受体7/8激动剂（Toll样受体是单个的跨膜非催化性蛋白质，可以识别来源于微生物的具有保守结构的分子，是参与天然免疫的一类重要蛋白质分子，也是连接天然免疫和特异性免疫的桥梁），通过激活固有免疫系统导致中性粒细胞、γδT细胞产生炎症因子等，诱导小鼠出现银屑病样皮损。除此药外，还有十二烷基硫酸钠，通过使皮肤蛋白变性招来大量炎症介质和细胞因子，促发银屑病样皮损。普萘洛尔（心得安）可通过阻滞β－肾上腺素能受体，降低细胞内cAMP水平，从而使角质形成细胞增殖加速，诱发或加重银屑病。还有细胞因子直接注射诱导模型等。目前认为先进的造模是将银屑病患者皮肤移植到严重免疫缺陷小鼠上，之后再将自体皮损处T细胞注射进移植的真皮内，可观察到银屑病病理改变的维持。想想看，哪一个符合真正的银屑病发生过程？哪一个模型的基础可以近似患者病变的基础？当然，从科研角度讲这也是不得不如此为之的方法，因为我们不可以用人做实验。但是，这里有个误区：西医这样做是因为没有调节神经－内分泌－免疫网络的可靠药理，所以药的作用都是纯粹地"神农尝百草"式的摸索性寻找。中医不同，不仅有调节"肝肺气交"的理论，而且有其相应的方剂。中医在数千年前就已经"神农尝百草"了，已经从摸索中寻找到了行之有效的方法，建立了理法方药一脉相承的学科。如果中医的科研学子们不清楚中医的效果是通过临床获取患者具体的整体信息为前提得到的，反以机械性的操作理念来研究、解释中医，中医不倒退都很难。

西医的检查指标是一种"质"变的判断依据，对于内在的量的变化，以及各组织器官之间的量变关系很难给予有用的信息。如荨麻疹、银屑病、白癜风虽然有明显的症状，但除了局部病理切片有问题外，很难从其他西医检查中得出什么有用的信息；再如头痛、失眠、抑郁等只靠患者自述，而这些症状不仅可以单独出现，也可以伴随其他病症出现，而且往往这些症状先于体征出现。一般患者就诊时的主诉内容是他最关心的病和他感觉最痛苦的症状，其他与病有关的问题他不会讲，因为他不是医生，他不知道哪些问题与当前的病症有关。如银屑病患者常伴有情绪抑郁或烦躁，他不仅不会主动说，而且当你尚未取得他的信任时，他对医生问及此类问题很反感。中医可以从"望、闻、问、切"的过程中获得准确的信息，以确凿的证据来有的放矢地求证或直接给药，下次取效后再问，因为中医拿不出有法律意义的证据。这里一个重要的原因就是缺乏多学科高层次的互通、互助。医学发展至今天，需要中西医在高层次展开对话，两者从各自的角度向信息医学展望，应该说我们不是没有基础，而是没有真正的合作。具有信息药效学特点的多糖药理学可以成为中西医高层次对话的切入点。

从中医临床治疗免疫性病变所用的药物和其水煎剂得出的物质来看，中药产生效果的机理多与药物多糖性作用有关。氨基酸是以2个连接键（α－氨基和α－羧基）连接成的肽链，只有前后两侧可延续，所以一般不会形成分支；而一个糖残基可有4个糖苷键和α、β两种不同构型，所以糖不仅有众多分支而且构型复杂。由2个特定的氨基酸组成肽链，最多不过数十种异构体，而由4个特定的糖基组成的糖，理论上可有上万种异构体，所以有关糖的研究比蛋白研究复杂而且难度大得多。虽然目前对生物体内信息的传递多关注在膜蛋白上，但实际承担信息接受和发放任务的是存在于细胞膜外侧面的糖蛋白和糖脂上的糖。凸出于细胞膜上的蛋白并不是裸露在细胞表面，而是顶戴着茂盛的糖链。糖链以 N– 糖苷键的树枝状构型和 O– 糖苷键的树叶状构型这两种类型伸向空间，就如同天线一样，在变换着方位的同时随时随地接受或发放信息。糖链的生物合成是由糖基的供体、糖基的接受体、糖基转移酶这三类分子协调完成的，三者缺一不可。游离的单糖不能作为糖基的供体，一定要经过活化，一种单糖可以有多种活化的方式，而几种单糖也可以用同一种活化形式；参与糖链加工的糖基转移酶几乎都是膜结合酶，糖基转移酶又是蛋白质，他们是由基因编码的，一个基因码对应一个糖苷键，就此来说糖链是基因的次级产物。同一组基因不能产生结构不同的产物，所以基因表达产物结构的细微改变就可借助糖基化产生不同糖型，这些不同糖型的共存构成抗体的多态性，在和诸多受体相互作用时，留出了自然选择的余地。此外，是否能完成糖基化还与能被糖基化的氨基酸残基附近的肽段的序列和特定的立体结构有关，甚至在某个表达体系中重组的肽链某个位点被糖基化，而在另一个表达体系中同样的位点上就没有糖基化。不同种属的生物、同一生物个体的不同组织、同一组织的不同发育阶段，甚至同一细胞株的不同时相，其糖基转移酶的表达也有很大的差别。所以最终生成的糖链结构不但决定于每个糖基转移酶的专一性，而且也受到糖接受体的肽链结构和形成异型键能力的影响；同时细胞中各种糖蛋白糖链的结构或糖脂的组分受各种内外因素的影响而发生相应的改变，而这种改变又取决于各种因素对糖基转移酶的调控。可见糖链的合成过程不同于核酸和蛋白质的合成过程，它不是模板化的，它可以终止于不同的阶段，因此糖链结构普遍存在微不均一性。这种微不均一性为信息的多样性预留了空间。糖链的药理作用要比蛋白的药理作用更能说明问题、更有意义，多糖发挥着机体自身的生理功能的同时，又被体外病理因素所利用。宿主细胞表面糖链的特定糖基与病原体的识别和病原体的入侵有密切关系，所以不同细菌有其不同的易侵细胞，而且病原体表面糖链还可通过掩盖其自身下面的抗原使其不被宿主细胞识别而逃避免疫杀伤，即糖蛋白的糖链对蛋白部分的屏蔽作用不仅可防止糖蛋白的水解，还可阻止肽链中一些抗原决定簇被免疫系统识别而产生抗体。大量的实验证明，中药多糖调节免疫的作用是双向的。多糖的消炎、抗感染作用不仅可促进免疫细胞的功能，而且能改变病原体对靶细胞的吸附力等。事实表明，发展信息医学不仅是传统中医的需要，也是现代医学的需要。

中医是信息医学，中医获效的前提是取得准确的信息。恩格斯说：“自然科学证实了黑格尔说过的话：相互作用是事物真正的终极原因。我们不能追溯到比对这个相互作用的认识更远的地方，因为正是在它背后没有什么要认识的了。”（《自然辩证法》）中医追求人与自然的关系、五藏六腑的关系、十二经络的关系、营卫气血的关系、脉象与病变的关系、药味与归经的关系等等，对这些看不见摸不着的东西乐此不疲地不断探讨，而对解剖性的脏腑则视而不见，读了上述恩格斯的话应有所解悟：中医不是不懂解剖，中医古书中早就记载了较详细准确的解剖内容，只是事物之间的相互作用问题对人体健康的影响更直接和频繁，而对事物之间的相互作用关系的判断不是像解剖那样简单。对于解剖学来讲，只要能打开、能看到就有结论，随着科技手段的提高，能打开、能看到的东西越来越多，看似医学的发展越来越进步，但对于生命体如何进行信息处理的问题，并没有起到根本性的作用，可以说凭借解剖得到的认识不是医学的专利。相反，对错的判断，对关系学来讲就复杂多了，因为关系问题不仅与时间和空间变化有关，还与系统的结构和功能状态有关，并且与某事物作用于人体系统时的初始状态有着难以言说的关系，这些瞬间变化的各种因素是有机体信息处理复杂性的根本因素。中医经过数千年的观察总结，将内在的变化与外在的表象联系起来并上升为理论，该理论指导临床并取得了有目共睹的临床效果，抛弃中医就是抛弃人类数千年积累的医学财富。如何从整体上掌握人体系统信息，只有到中医临床方可知道。

因为目前中医许多东西不是单纯靠语言能说清楚的。如中医的诊断中的"望"和"切"，尤其"切"脉，是一种看不见、听不见的感觉。应该说世上没有真正同感的人，有的只是认可同感而已。以红绿色盲为例，色盲者看到红花肯定不是正常人看到的感觉，但当没有其他参照物的情况下，你问他这花的颜色，他的回答肯定也是"红色"。实际你和他都没法得到对方真正的感觉。这个"红色"只是共同认可的一个颜色词汇。无论书本以文字还是以绘图来表示，都不能真正转化成你的感觉，只有你自己感觉器官的体会才是专属于你的认可词汇。诊断不清，从何着手治疗？以何评价治疗的效果？靠西医的检查吗？实际任何人都可以想到，动脉的波动既有血管因素又有血流因素，既有来自心脏的力也有来自外周的"吸吮"的力，中医脉诊的位置近于外周又未远离主干，恰于内外信息交汇之处，既可探测人体内在和情志的基础态，又可探测外环境对人体影响变化的动态。就目前科技水平来讲，这已经不是什么尖端科学，可目前未见有可靠的脉诊仪，应该说是各学科相互交流不足所致。

临床疗效的取得，首先是理论，理论是主导辨证的基准，是正确分析病症背后机理的切入点。中医理论是无形的，西医理论有形、有模、有数据，临床如无坚定的中医理论基础，很容易随着患者急于求成的情绪流入西医理论。初入临床者，多认为中医药以及方药是疗效的关键，实际非也。这如同五谷杂粮、千河万井都可以养活我们一样，并非仅仅某一粮、某一水使人活。中医的方药也一样，并非一方专属一证、一药专治一病。中药数千种，方药随时变，准星只在于医者对信息掌握的准确度及信息内各部分的度量比例。只要切入点准，掌握信息量及分量比例，随手抓来任何方药都不会错，差距只是疗效的大小而已。切入点不准，灵丹妙药也无效。

"肝肺气交"初期的紊乱病变，多是感冒、鼻炎、失眠等临床轻度的免疫失调现象，这些病变一般非医务人员也比较清楚，因为每个人对此都会有不同程度的体会，所以单用语言并结合大家熟悉的西医诊断仍然可以讲清楚。而严重的"肝肺气交"紊乱病变就比较难以描述了，不过如果其病变发生在外表的皮肤上，大家可以从皮肤的表现等可见事实来体会中医"肝肺气交"理论在临床应用的效果。从效果来倒推其病变与药物之间的信息关系还是非常有意义的。以下笔者据此思路，舍去必须经临床具体切磋方可定论的脉象、药量两点，换成可见的皮损和西医的病理来介绍临床如何运用"肝肺气交"信息治疗"自身免疫"。

一、从信息角度释常见自身免疫病的“肝肺气交”状态

人体被皮肤、黏膜包裹着与外环境进行交流，细胞被细胞膜包裹着与体内的细胞外环境进行交流，细胞核、线粒体、高尔基体等亦是被生物膜包裹着与细胞内环境进行交流。这些交流中含有物质交换、能量长消、信息传递等等，且不同的反应都与“膜”的流动及瞬时变化的结构特性密切相关，而“膜”的状态又与其周围环境密切相关，周围环境即结缔组织。

结缔组织从指端末梢到心脏内膜无处不在，无时不动。它为神经细胞搭建了固定居所，为血氧的输送铺平了道路；隐蔽了具有再生能力的间充质干细胞，彰显了随心所欲的细胞因子。结缔组织柔韧有余地整合着机体动态平衡，它担负着机体的防御责任，传递着万种信息。下面我们就以它为对象，看看当机体出现问题时它有何相应的表现。

（一）抗核抗体指标及相应病症

抗核抗体（ANA）全称为“抗核酸抗原抗体”。当细胞破碎，原本在细胞核的核酸成分成为抗原（antigen，Ag）出现在不该出现的地方，引起了以 IgG 为主的 IgM、IgA、IgD 等免疫球蛋白（抗体）的围攻（免疫复合物），其他免疫细胞也会跟着来参战，使更多的细胞、细胞核破损，形成恶性循环，促使自身免疫病出现。不同 Ag 引发的自身免疫病存在差异，这个差异可以作为临床判断病症的性质及预后趋势的依据。由于正常情况下，人体血浆中也存在少量的 ANA 成分，所以只有当血清中 ANA 的含量（滴度）达到一定程度才有意义。需注意的是，因为检测 ANA 所用的方法和底物不同，其阳性滴度水平也不同。

ANA 检测靶抗原成分包括细胞核、细胞浆、细胞骨架及细胞分裂周期蛋白。其中细胞核部分又将可溶于盐水的一组 ANA 统称为抗 ENA 抗体。其检测程序是先用免疫荧光法筛选出有意义的样本，然后再进行详细的 ANA 免疫谱系检查，其检测报告也相应分为两部分。具体内容如下。

1. 免疫荧光法

若使用人喉癌上皮（Hepo–2）细胞做底物，其滴度达 ANA > 1∶80 才有临床意义。此步检测主要是对自身免疫性疾病的筛选。可分 5 种型态。

（1）均质型（H）：主要对应的是抗组蛋白抗体和抗 DNA 抗体。任何类型的抗体，如果滴度很高，均可以表现为均质型。主要与系统性红斑狼疮（SLE）相关。临床意义：高滴度见于 SLE，偏低滴度可见于类风湿性关节炎（RA）、慢性肝脏疾病、传染性单核细胞增多症或药物诱发的 SLE。

（2）核膜型（M）（周边型）：主要对应的是抗 dsDNA 抗体。临床意义：多见于狼疮肾病的患者，高滴度几乎仅见于 SLE，特别是活动期 SLE，其他自身免疫疾病很少见。

（3）斑点型（S）（颗粒型）：主要对应的是抗 ENA 抗体。临床意义：高滴度常见于混合性结缔组织病（MCTD），也见于 SLE、系统性硬化病（SSc）及干燥综合征（SS）等自身免疫性疾病。

（4）核仁型（N）：主要对应的是核仁中的核糖及低分子量 RNA 抗体等。临床意义：高滴度对诊断 SSc 具有一定特异性，也见于 SLE、雷诺现象者。

（5）胞浆型（C）：可分为胞浆颗粒型、高尔基体型、溶酶体型等。临床意义：与 SLE、多发性肌炎（PM）/ 皮肌炎（DM）、原发性胆汁性肝硬化（PBC）相关。

2. 抗 ANA 抗体谱系

（1）抗 DNA 抗体

①抗单链 DNA（ssDNA）抗体：ssDNA 即变性 DNA，抗体自然要围攻它，且多种免疫病都可以产生 ssDNA，故失去了临床意义。

②抗双链 DNA（dsDNA）抗体：dsDNA 是天然 DNA，dsDNA 遭围攻自然不对。dsDNA 抗体对 SLE 有较高的特异性，且与 SLE 的活动相平行。因为该抗体与 DNA 结合的免疫复合物易沉积于肾小球基底膜，且该抗体能直接将肾小球作为抗原来损害，所以，dsDNA 抗体阳性的 SLE 患者多伴有肾损害。此外与 SLE 急性皮炎、血管炎、浆膜腔炎等有关。

（2）抗脱氧核糖核蛋白抗体（DNP）

靶抗原是细胞核中的脱氧核糖核酸 – 组蛋白复合物。患者体内的抗 DNP 抗体可以广泛存在于骨髓、外周血、胞液、脑脊液，以及心包、胸腔、腹腔积液等体液中。依其可溶性和不溶性而分别产生两种抗体。

①可溶性 DNP 存在于各种关节炎患者的滑膜液中，造成类风湿性关节炎（RA）。

②不溶性 DNP，以往称其为"狼疮因子"。所谓狼疮细胞（LE）就是由 IgG 形成的 DNP 作用于细胞膜→细胞膜受损、细胞核胀大→变成均匀无结构的圆形烟雾状物质→被中性多形核白细胞吞噬→形成 LE。LE 可见于外周血和骨髓中，一般需要反复多次的镜检才能在患者的血液中找到它的踪迹。SLE 活动期阳性率可达 80% ～ 90%，非活动期阳性率为 20% 左右。LE 也可见于硬皮病、RA、慢性活动性肝炎等疾病，以及药物性 SLE。

（3）抗核小体抗体（AnuA/NU/NUC）

靶抗原是 DNA 与组蛋白形成的复合体。核小体是真核细胞染色体的基本复制单位，由组蛋白与 DNA 组成。当患者体内细胞凋亡异常将导致核小体过度释放。核小体既能活化 B 细胞产生自身抗体剂，又作为 T 细胞识别的自身抗原而引起抗 DNA 抗体和抗组蛋白抗体的形成。该抗体多出现于 SLE 的早期（可早于 dsDNA、AHA 出现），且与疾病的活动度呈正相关，是 SLE 高特异性标记物，与狼疮肾炎（LN）相关，用于 SLE 活动性监测。

（4）抗组蛋白抗体（AHA）

组蛋白是碱性蛋白质，有 5 个亚单位（H–1、H2A、H–2B、H–3、H–4），因在多种结缔组织病中出现而失掉特异性。临床意义主要是确定药物诱发的 SLE，其中以 H–2B、H–1 最敏感，H–2A 及 H–4 次之。

（5）抗核糖体 P 蛋白抗体（anti–P/rRNP）

靶抗原是胞浆中 60s 核糖体大亚基上的一种磷酸化蛋白，参与蛋白合成和 GTP 酶的激活。该抗体对抗 ds-DNA 抗体或抗 Sm 抗体阴性的 SLE 患者诊断具有参考意义，对 SLE 有较高的特异性，如果 SLE 患者出现阳性则表示与中枢神经系统、肝脏、肾脏受累有关。该抗体常于 SLE 活动期中存在，与抗 dsDNA 滴度和补体水平下降相平行，但有的 SLE 患者抗 rRNP 抗体并不随疾病的缓解而立即消失，而是维持 1 ～ 2 年后才转阴。可出现在 SLE 早期（可早于 NAN 及 dsDNA 出现）。

（6）抗着丝点抗体（ACA/CENP）

ACA 是染色体中一个狭小区段结构，靶抗原是着丝粒的 3 种着丝粒蛋白（Cen P），其中 Cen P-B 是主要成分，是一种 DNA 结合蛋白，集中于分裂的染色体和分裂间期的细胞核内。ACA 是 CREST 综合征患者特异性指标，检出率为 80% ～ 90%。ACA 与 Scl-70 有相互排斥现象，即 Scl-70 阳性者则抗着丝点抗体多为阴性。ACA 阳性患者少有内脏损害，SCL-70 阳性患者多有伴肺纤维化。

（7）抗线粒体自身抗体（AMA）

AMA 有 M1 ～ M9 九个亚型。AMA-M2 最为敏感，是原发性胆汁性肝硬化（PBC）的特异性标志；凡与 PBC 重叠的各种自身免疫病几乎都可检测到该指标阳性。SLE 可检测到低浓度的 AMA-M2 抗体。

（8）抗增殖细胞核抗原抗体（PCNA）

PCNA 阳性指体内存在针对细胞核中抗原物质所产生的一种自身抗体，与以下疾病有关。① SLE：早期发现 PCNA 阳性与 SLE 有关，但其阳性率很低，现已证实该抗体并非 SLE 所特有，但该抗体阳性的 SLE 患者更易出现皮疹、雷诺现象、神经精神狼疮和肾脏受累，并与疾病活动相关。②肿瘤：肿瘤细胞具有旺盛的增殖活性，PCNA 可以作为细胞增殖状态的指标，PCNA 与肿瘤的发生、发展、分级、分期、复发、转移、预后，以及患者对于放、化疗的敏感性有关。所以如果临床上发现 PCNA 阳性，除了要检查自身免疫性疾病，还要检查是否存在肿瘤。

（9）抗 ENA 抗体

靶抗原为溶于盐水的可提取性的核抗原成分：核酸、核蛋白，不含染色质成分。属于酸性核蛋白。功能：参与细胞内 DNA 复制，RNA 转录，蛋白翻译、合成。无种属差异。与疾病活动性大多无关。

① 抗 Sm 抗体：靶抗原是细胞核内的一组含尿嘧啶丰富的核糖核蛋白，Sm 和 U1-RNP 是同一分子复合物中的不同位点。抗 Sm 抗体是 SLE 标记性抗体，不论是否在活动期内均可阳性，但敏感性低（30% 左右）；故其阴性时不能排除 SLE（需参考 dsDNA）。Sm 抗体与临床症状和疾病转归之间的关系迄今尚无一致意见。

②抗 U1-RNP 抗体：是诊断混合性结缔组织病（MCTD）的重要血清学依据。此外阳性率从高至低为 SLE、SSc、DM、RA。临床指征有：双手肿胀、雷诺现象、肌炎、指（趾）端硬化等。

③抗 SS-A/Ro52 抗体、抗 SS-B/La 抗体：靶抗原是位于同一小分子核糖核蛋白上的相邻结构。SS-A 及 SS-B 对干燥综合征（SS）均具有特异性。SS-A/Ro52 多出现在 MCTD 及 SSc 中，其次是 SLE。SS-B/La 抗体几乎仅见于女性患者（29∶1），为 SS 标

志性抗体，比抗 SS-A/Ro52 抗体更具特异性。此外，还可见于光敏、血管炎、紫癜等。ANA 阴性的亚急性皮肤型红斑狼疮（SCLE）者 SS-A 常为阳性。

④抗 Scl-70 抗体：靶抗原是 DNA 拓扑异构酶 -1 的降解物，因异构酶 -1 的分子量为 70KD 而得名，主要存在核仁中，是 SSc 的标记抗体。若该抗体见于弥漫型 SSc 时预示病情发展快。还可见于 CREST 综合征患者。局限型硬皮病患者此抗体检出率很低。Scl-70 阳性患者易发生肺纤维化。该指标对于肺间质病（ILD）有提示意义。

注：“CREST 综合征”是系统性硬化病（SSc）的一个亚型，名字来源于其典型表现：钙质沉着（Calcinosis，C）、雷诺现象（Raynaud’s syndrome，R）、食道运动功能障碍（Esophageal dysmotility，E）、肢端硬化（Sclerodactyly，S）、毛细血管扩张（Telangiectasis，T），且常出现于干燥综合征（SS）。

⑤抗 Jo-1 抗体：靶抗原是组氨酸 tRNA 合成酶胞浆中的磷酸蛋白（其酶在胞浆中以小分子核糖核蛋白形式出现），是多发性肌炎（PM）和皮肌炎（DM）的标记性抗体，被认为是肺病相关性皮肌炎的标志性抗体。阳性者多合并间质性肺纤维化。该抗体出现的临床指征（抗 Jo-1 合成酶综合征）有：发热、关节炎、雷诺现象、技工手、肺间质病变、肌炎等。

⑥抗 PM-Scl 抗体：靶抗原主要是位于核仁的颗粒部分，是由 11 ～ 16 种蛋白多肽组成的复合物。因抗体多见于多发性肌炎（PM）者而得名，后发现该抗体更多见于 PM 和系统性硬化病（SSc）相重叠的患者中，故命名抗 PM-Scl 抗体。抗 PM-Scl 抗体对 PM、SSc 重叠性病症诊断及鉴别诊断有重要的临床价值。此外，抗 PM-Scl 抗体也可见于其他自身免疫病如未分化结缔组织病（UCTD）、干燥综合征（SS）等。

⑦抗 Mi-2 抗体：靶抗原是助核小体转换和 / 或滑动的超家族 ATPase 中的复合物之一，是一种较保守的转录辅助调节因子，主要通过染色体重组对细胞增殖进行调控。抗 Mi-2 抗体几乎仅出现于成人 DM、儿童皮肌炎（JDM）、PM、DM 及 PM 患者血清中，尤其对 DM 高度特异。90% 以上的抗 Mi-2 抗体阳性的患者临床多以皮肤损害为首发表现，常表现为“围巾”样皮疹或者表皮增生及以眶周为中心的紫红色水肿性斑、甲根皱襞僵直伴扩张性毛细血管性红斑等特征性皮肤损害。在 JDM 患者中还与肌无力、吞咽困难、水肿等有关。抗 Mi-2 抗体与恶性肿瘤和间质性肺病（ILD）的发生率呈负相关，该抗体阳性的 DM 患者对治疗的反应与预后均较好。

⑧抗 Ku 抗体：靶抗原 Ku 蛋白是 DNA 依赖蛋白激酶的 DNA 结合部分，催化 RNA 聚合酶Ⅱ及其他转录因子的磷酸化过程，参与双链 DNA 的损伤修复。抗 Ku 抗体呈阳性者，多为系统性硬化病（SSc）、多发性肌炎（PM）、混合性结缔组织病（MCTD）、干燥综合征（SS）以及 RA 等患者。SLE 患者出现此抗体时，预示已经或意味着将要发展为 SLE 皮肌炎重叠症。

通过上述的检测内容可以看到，这些信息是确定的也是迟缓的，因为患者在出现这些有意义的指标之前，应该已经发生了病变。那么临床制定的诊断标准是怎样的？

（二）常见自身免疫病的诊断标准

常见的自身免疫病有许多，笔者筛选的条件是：①已经通过临床治疗证明中医药确有疗效的病种；②有临床照片为依据的病例。如：特应性皮炎、银屑病、系统性红斑狼疮、系统性硬化病、变应性皮肤血管炎。现分述如下。

1. 特应性皮炎（AD）

（1）病理：特应性皮炎的诊断主要根据临床，皮肤活检对 AD 诊断价值不大。

（2）诊断标准：AD 主要是 Williams 诊断标准和 2020 年我国出台的张氏诊断标准。

Williams 诊断标准：

A. 主要标准：皮肤瘙痒。

B. 次要标准：① 2 岁前发病（适用于≥ 4 岁者）；②屈侧皮肤湿疹史（肘窝、腘窝、踝前、颈部，10 岁以下儿童包括颊部）；③全身皮肤干燥史、屈侧皮肤有湿疹（或 4 岁以下儿童面颊、前额、远端肢体可见湿疹）；④个人哮喘或过敏性鼻炎史（或 4 岁以下儿童一级亲属有特应性疾病史）。

确诊要求：主要标准 +3 条或 3 条以上次要标准。

我国张氏诊断标准：

①病程＞ 6 个月的对称性湿疹；②特应性个人史和 / 或家族史（包括湿疹、过敏性鼻炎、哮喘、过敏性结膜炎等）；③血清总 IgE 升高和 / 或外周血嗜酸性粒细胞升高和 / 或过敏原特异性 IgE 阳性（过敏原特异性 IgE 检测高于正常值 5 倍）。

确诊要求：① + ②或③。

注：2003 年世界变态反应组织（WAO）名词修改委员会根据语源学、描述学以及科学性几方面对皮炎、湿疹、特应性等名词统一认识，即“皮炎”包括了“湿疹”、接触性皮炎、脂溢性皮炎、光敏性皮炎等。其中具有特应性体质者称为“特应性皮炎”或“特应性湿疹”。

（3）病因：未明确，包括遗传易感性、食物或吸入过敏原刺激、自身抗原、感染及皮肤功能障碍。很多 AD 患者伴有焦虑、抑郁。个人既往史和家族史多有过敏性鼻炎、过敏性哮喘、过敏性结膜炎、荨麻疹等病症。

（4）治疗：一般以外用糖皮质激素类药为主，或加口服抗组胺类药；重者口服糖皮质激素类药或 / 和免疫抑制剂类药。

2. 银屑病（psoriasis）

（1）病理：①寻常型：表皮角化过度伴角化不全；乳头层毛细血管扩张延伸并迂曲。②脓疱型：寻常型病理 + 病变局部有炎性细胞浸润。③红皮病型：寻常型病理 + 真皮上部水肿、血管扩张充血、炎性细胞浸润。④关节型：寻常型病理 + 早期见关节滑膜水肿及血管周围炎性细胞浸润。长期见滑膜发生纤维化或 / 和典型的指（趾）骨溶解，但类风湿因子阴性。

（2）临床表现：以红斑、鳞屑为主，全身均可发病，以头皮、四肢伸侧较为常见，俗称“牛皮癣”。发病以青壮年为主，多在冬季加重。

（3）病因：不明。目前认为是多因素致病，与遗传、环境、感染、内分泌（妊娠后皮损减轻甚至消失，分娩后加重）、精神神经因素等有关。

（4）治疗：无特效疗法。①外用药：维生素 D_3 类似物、糖皮质激素、维 A 酸衍生物、免疫抑制剂。②内用药：免疫抑制剂。因糖皮质激素效果不理想且易"反跳"，故不用于寻常型。但糖皮质激素可与免疫抑制剂配合用于其他型。

3. 系统性红斑狼疮（SLE）

（1）病理：SLE 的病理形态常因病情及病变部位的不同变化较大。常见有：①小血管坏死性血管炎（血管壁有 DNA、C3、IgG 等沉积）；②表皮萎缩，基底细胞或真皮基层液化变性或坏死（表皮与真皮交界处有 IgG、IgM、IgA 及补体 C3、C4、C1q 等沉积）；③肾小管、间质及血管有上述免疫复合物沉积；④肺病变以间质性肺炎、弥漫性肺纤维化多见，肺毛细血管亦有线圈样病变；⑤滑膜、浆膜均有纤维蛋白样物质沉积、细胞增生及小血管类纤维素坏死；⑥神经系统病变表现为弥漫性神经细胞减少、小血管炎、微小梗死、坏死及出血；⑦心脏病变包括心包炎、心肌炎、心瓣膜及心内膜下结缔组织病变，主要表现为非细菌性疣赘性心内膜炎或无菌性疣状心内膜赘生物，常见于二尖瓣，其次为主动脉瓣及三尖瓣，也可累及腱索和乳头肌。

（2）诊断标准：2019 年 EULAR/ACR 推出的诊断标准

①入围标准：ANA 滴度≥ 1∶80（HEp–2 细胞方法）。

②多条临床和病理学标准，赋予权重评分（A+B ≥ 10 分即可考虑诊断 SLE）。

全身状况：发热＞ 38.3°C =2 分。

血液系统：溶血性贫血 = 4 分　血小板减少症＜ 100,000/mm³=4 分　白细胞减少症＜ 4,000/mm³=3 分。

神经系统：谵妄（意识改变或唤醒水平下降，在 SLE 症状发展时间数小时至 2 天内，一天内随症状起伏波动，和认知力急性或亚急性改变，或习惯、情绪改变有关）=2 分。

精神异常（无洞察力的妄想或幻觉，但没有精神错乱）= 3 分。

癫痫（癫痫大发作或部分 / 病灶性发作）= 5 分。

皮肤黏膜：非瘢痕性脱发 = 2 分，口腔溃疡 = 2 分，亚急性皮肤狼疮 = 4 分，急性皮肤狼疮 = 6 分。

浆膜腔：胸腔积液或心包积液 = 5 分，急性心包炎 = 6 分。

肌肉骨骼：关节受累（≥ 2 个关节滑膜炎，或≥ 2 个关节压痛，+ ≥ 30 分钟的晨僵）=6 分。

肾脏：蛋白尿＞ 0.5 g/24 h = 4 分。

肾活检：Ⅱ或Ⅴ型 LN= 8 分，Ⅲ或Ⅳ型 LN=10 分。

抗磷脂抗体（aLs）：aPLs IgG ＞ 40 GPL 单位或抗 β2– GPI IgG ＞ 40 单位或狼疮抗凝物（LA）阳性 = 2 分。

补体：低 C3 或低 C4 =3 分，低 C3 和低 C4= 4 分。

特异抗体：抗 dsDNA 阳性 或抗 Sm 阳性 = 6 分。

（3）病因：①遗传因素：具有家族聚集性，患者亲属较一般人患病率明显升高。②雌激素：多见于育龄期妇女，且妊娠、服用含雌激素药物（如避孕药）可诱发疾病加重。③阳光：红斑狼疮患者常在晒太阳后发病。④感染：病原微生物。⑤药物及化学试剂：可作为外来抗原，激活人体免疫系统，产生自身抗体，引起组织损伤。包括普鲁卡因胺、肼屈嗪、青霉胺、米诺环素、地尔硫卓、异烟肼、奎尼丁、抗 TNF-α 抑制剂等。

（4）治疗：主要通过应用糖皮质激素联合免疫抑制剂进行缓解性治疗，终生用药。

4. 系统性硬化病（SSc）

（1）病理：表现为典型的三联征，即微血管功能异常与损伤、免疫活化伴自身抗体产生、胶原和其他细胞外基质蛋白沉积导致组织纤维化。

（2）诊断标准：2013 年 ACR /EULAR 提出 SSc 分类标准（评分总和≥ 9 分）

① 双手指皮肤增厚并超过掌指关节远端（充分条件）=9 分。

② 手指（仅记最高分）：手指肿胀 =2 分；手指硬化 =4 分；雷诺现象 =3 分。

③ 指端损伤（仅记最高分）：指端溃疡 =2 分；指端凹陷性瘢痕 =3 分。

④ 毛细血管：毛细血管扩张 =2 分；甲皱毛细血管异常 =2 分。

⑤ 肺动脉高压和 / 或肺间质病变：肺动脉高压 =2 分；肺间质病变 =2 分。

⑥ 相关自身抗体（最高 3 分）：ACA，或 Scl-70，或抗 RNA 聚合酶Ⅲ抗体 =3 分。

（3）病因：尚未明确，可能与遗传、环境、雌性激素及化学用品有关。

（4）治疗：主要口服糖皮质激素和免疫抑制剂。虽然糖皮质激素不能阻止 SSc 进展，但对于早期皮肤水肿、炎症性肌病、间质性肺病有一定疗效。EULAR 共识：甲氨蝶呤可用于治疗 SSc 的皮肤病变，但其对内脏受累无明确疗效。

5. 变应性皮肤血管炎

（1）病理：依取材时间、病情程度不同，其病理变化可不同。典型变化是：以真皮上部小血管为中心的节段性分布的白细胞碎裂性血管炎。可伴有真皮毛细血管及小血管尤其是毛细血管后静脉内皮细胞肿胀、血管闭塞、血管壁纤维蛋白渗出、变性及坏死，红细胞外溢，血管壁及周围中性粒细胞的浸润伴有核碎裂，有少数嗜酸性粒细胞及单核细胞浸润。

（2）诊断标准：本病主要累及毛细血管、微静脉、微动脉等小血管，表现为小血管坏死性血管炎。儿童和成人均可累及，以青年女性多见。临床特征包括下肢斑丘疹、丘疹、可触及性紫癜、风团、结节或溃疡等。可伴有发热、乏力及关节痛，血沉快，甚至可伴有内脏损害。临床症状小腿及踝部为主的，可触及性紫癜为主的，多形性损害，有反复发作倾向。1990 年 ACR 对过敏性血管炎提出诊断标准（经典型：5 条中至少有 3 条即可诊断）。

①发作年龄大于 16 岁；②在疾病发作前有用药史；③可触及性紫癜；④斑丘疹性皮疹；⑤活检包括细动脉和细静脉有血管内和血管外的中性粒细胞浸润。

（3）病因：繁杂混乱。约 60%与药物、食物、化学用品、感染等有关。也有是自身免疫病的初期表现或并发症。

（4）治疗：①仅有皮损时用支持治疗，可选用抗组胺药、非甾体抗炎药等；②仅有溃疡性皮损，可选用沙利度胺、每周低剂量甲氨蝶呤和泼尼松治疗；③有系统累及时，可选用泼尼松、硫唑嘌呤、环磷酰胺、环孢素等。

总结上述各病的共性：

①病理：主要是结缔组织系统的免疫反应，包括血管、脏器滑膜、骨、成纤维细胞、胶原蛋白、细胞外基质等部位的炎性细胞浸润，免疫球蛋白及补体沉积，免疫造成的纤维化等。

②诊断：必须有确凿的证据，即明显的皮损或免疫指标。

③病因：杂乱不清。但都指出与遗传（过敏、易感性）、环境（过敏、特应性反应）、化学用品（特应性反应）、药物（特应性反应）、感染、性激素及精神因素等有关。

④治疗：主要用糖皮质激素类药和免疫抑制剂。

（三）从主流医学看自身免疫病的信息状态

前面的内容让我们从一个侧面看到了主流医学对常见自身免疫病的采集、分析及处理。但就现有的主流医学理论来讲，其中尚有许多不得不思考的问题。

1. 怎样看待这些病的病因

（1）遗传问题

这是各病都强调的问题，临床也常常听到患者说“我家某某也有这病，我这是遗传，治不好了……”这话出自患者之口也就罢了，但绝不可出于医者之口，因为这些病都属于多基因遗传病。而世上的病除了极少量的染色体病、线粒体病外，均是单基因遗传病和多基因遗传病。单基因遗传病和多基因遗传病的特点如下。

①“单基因遗传病”属于常染色体问题，特点是垂直分布，分为显性、隐性两种表现。

a. 常染色体显性遗传病的特点是：“代代相传，男女均等”；

b. 常染色体隐性遗传病的特点是：“若隐若现，男女均等”；

c. X 或 Y 连锁遗传病的特点是：绝对性别差异，可以从三代人之间查出来。

d. 单基因遗传病一般是出生就表现，有个别病为“延迟显性”，即在生命早期并不表达，而到一定年龄后才表现，如遗传性多囊肾、小脑性共济失调等。

②“多基因遗传病”是指：遗传性状不是由一对主基因决定，而是多对基因决定。这些基因对遗传性状的作用是微小的（称为微效基因），多对微效基因累加起来可以形成明显的表型效应（称为加性效应）。多基因遗传疾病的特点如下。

a. 由“微效基因”与环境因素共同促成。

b. 在随机杂交的群体中，变异范围很广泛，大多数个体接近中间型，极端变异个体很少。

c. 有家族聚集倾向，但同胞发病率低于 0.5 或 0.25，亲缘级别降低则发病风险降低。

d. 易感性与易患性：若干“微效基因”的累积效应决定了某个体对某种病的患病风险，即遗传易感性，若因此而患某病，则称某个体对某种病为易患性。

无论如何对比，上述这些自身免疫病都应该是地地道道的多基因遗传疾病，换言之，这些病虽然与遗传有关，但不是遗传的单方面责任，环境因素在其中有不可推卸的责任。

由此，是否应该这样思考：从自然角度讲，多基因是多态性的基础，是自然的，既无对错而论也无优良可言，更不是人应该干扰的对象。所以在讨论具体治疗时，首先应该从“适者生存”的观点出发，指导患者如何选择适宜生存的环境，如有些银屑病患者到了南方，不用服药病情自然就明显减轻甚至完全消退。所以对多基因遗传病的治疗，第一步应找出“环境致病因素”。

（2）环境致病因素及诊断标准

从上述各病症所罗列的病因看，除了遗传外，都不约而同地指出与环境、食物或吸入过敏原刺激、化学用品、药物、感染、性激素及精神因素等有关，且结论都是“病因尚不清楚”。临床所见确实如此，如特应性皮炎患者，对小儿特应性皮炎患者来说，应该没有什么精神因素问题，主要就是与食物或吸入过敏原刺激有关，但就是非常注意避免与这些诱因接触，有时也只是得到减轻症状的结果，几乎不能根除。成人的问题就更复杂了，很难有清楚的一对一的因果关系。虽然也有换了环境病症明显减轻者，不过只是部分特应性皮炎和部分银屑病患者有此现象，而其比例也不足以说明环境就是主导作用。

诊断标准是个定性标准，若以“量变到质变”的过程来讲，诊断标准是个妥妥“质变”了的标准。也就是说，在此之前应该有个“量变”的过程。在“量变”过程中各自身免疫病会有什么表现？应该如何应对？

目前主流医学是分科诊治，好处是可以集中精力专门研究本学科问题，弊端是对疾病的整体演变过程难以掌握，如一些自身免疫病在“量变”时多不在免疫科或风湿科就诊，那么其他科是否能及时地将其病症解决？若可以解决，是否应该将其他科的治疗方案纳入进来？这样讲似乎很有道理。但是，有谁可以在没有任何客观指标的依据下来诊断是某某病呢？如一患者因日晒颜面出现红斑，必是去皮肤科诊治，皮肤科以“日光性皮炎”诊治，完全正确。下次这患者再出现颜面红斑，她很可能就自己处理了。突然有一天她发热，一检测符合 SLE 诊断标准，就进了免疫科。颜面红斑与 SLE 关联有多大？这已经不是医务人员的专业判断了，只能通过非专业的患者诉说来判断了。再如一个反复去眼科治疗结膜炎的患者，突然发现身上出现了银屑病，他是否需要皮肤科、眼科分科去治疗？当一切可逆转的机会都在“小病”阶段失掉了，此时确诊对其治疗的意义，好像也只有“急者治其标”了。

2. 治疗目的与现实用药的差异

治疗目的有不同层次，消除病症恢复健康，缓解病症减轻痛苦，减轻痛苦延续生命。上述这些自身免疫病，除了突发的急性 SLE 外，还没有哪个是急性发作的病变。也就是说，应该有时间让患者改变致病因素，让医者给予针对性治疗。纵观各病症的用药，除特应性皮炎和轻度变应性皮肤血管炎没有强调口服糖皮质激素、免疫抑制剂外，其他无一例外不是糖皮质激素就是免疫抑制剂，甚至两种同用。

（1）糖皮质激素（GCS）

GCS 是由肾上腺皮质中束状带分泌的一类甾体激素，其分泌受垂体前叶分泌的促肾上腺皮质激素（ATCH）调节。它是人体内极为重要的应激反应调节激素，对免疫功能等起着重要调节作用。其生理作用主要是对糖、蛋白质、脂肪代谢进行调节，并影响机体的发育、生长等。所以对于GCS的使用要从两方面看：当机体内环境内GCS分泌不足时（发育不良、疾病、外援GCS的撤药综合征）→免疫功能趋于下降，可以适量补充外源性这类物质；但是当糖皮质激素过量（应激反应或外源性补充过量）→蛋白质合成就会受到抑制→免疫功能自然下降。GCS类药物依血浆半衰期分短、中、长效三类。短效有氢化可的松、可的松，中效有强的松、强的松龙、甲基强的松龙、去炎松，长效有地塞米松、倍他米松等。小量（生理水平）时主要产生生理作用，大量或高浓度时的药理作用主要是抗炎。GCS与靶细胞质内的GCS受体（GR）相结合后通过抑制炎症过程的某些环节，如对细胞因子（白介素、肿瘤坏死因子、巨噬细胞集落刺激因子）、炎症介质及一氧化氮合成酶等，而产生抗炎效应。在炎症初期，GCS可抑制毛细血管扩张，减轻渗出和水肿；抑制白细胞的浸润和吞噬，减轻炎症症状。在炎症后期，抑制毛细血管和成纤维细胞的增生，延缓肉芽组织的生成，减轻瘢痕和粘连等炎症后遗症。GCS可抑制巨噬细胞（MΦ）对抗原的吞噬和处理，影响机体的免疫过程。此外，通过干扰肥大细胞的脱颗粒作用，可以减少组胺的释放，降低毛细血管的通透性。但须清楚，炎症反应是机体的一种防御功能，炎症后期的反应更是组织修复的重要过程。GCS抑制炎症的同时也降低了机体的防御能力。长期大量应用GCS类药物容易导致钙流失，加之GCS通过多条途径抑制成骨增殖，刺激破骨细胞活化，导致骨质疏松。此外需要注意：可的松和泼尼松需在肝进行氢化，转变为氢化可的松和泼尼松龙（氢化泼尼松）后方能生效，所以对肝功低下的患者，宜直接使用氢化可的松和氢化泼尼松。

（2）免疫抑制剂（ISA）

顾名思义，免疫抑制剂是对机体的免疫反应具有抑制作用的药物，通过抑制与免疫反应有关细胞（T细胞、B细胞、MΦ等）的增殖和功能，降低抗体免疫反应。现用于自身免疫病的免疫抑制剂主要有：烷化剂（环磷酰胺），代谢拮抗剂（嘌呤类——硫唑嘌呤、叶酸代谢拮抗物——甲氨蝶呤等），细胞因子合成抑制剂（环孢菌素A、他克莫司等），中药（青黛）等。

环磷酰胺（CTX）：通过肝脏P450酶水解成醛磷酰胺，再运转到组织中形成磷酰胺氮芥而发挥作用。为细胞周期非特异性细胞毒药物，对G2期（DNA合成后期）作用更为强烈。主要的免疫抑制机制为：①使T淋巴细胞及B淋巴细胞绝对数目减少，早期对B淋巴细胞更明显；②明显抑制淋巴细胞对特异性抗原刺激后的母细胞转化；③抑制对新抗原的抗体反应及皮肤迟缓变态反应；④降低升高的免疫球蛋白水平。在自身免疫病中主要治疗狼疮性肾炎。其主要不良反应是抑制骨髓的造血功能，破坏卵巢中的卵泡，降低人体防癌的能力等，但常见的不良反应主要是严重的胃肠道反应，如恶心、呕吐、食欲不振等。

氨甲蝶呤（MTX）：为叶酸还原酶抑制剂。属细胞周期特异性药物，主要作用于S期，对G1期细胞作用较弱。主要通过抑制二氢叶酸还原酶，使二氢叶酸不能被还原成具有生理活性的四氢叶酸，从而使嘌呤核苷酸和嘧啶核苷酸的生物合成过程中一碳基团的转移受阻，导致DNA的生物合成受到明显抑制。但抑制RNA与蛋白质合成的作用较弱。本品常用于治疗银屑病，尤其是关节型银屑病，需要特别注意以下几方面问题。①糖皮质激素可使甲氨蝶呤血药水平升高，加重毒性反应。所以若两药联用，必须考虑甲氨蝶呤的用量。此外，两药长期联用可引起膀胱移行细胞癌，应定期进行尿检查。②保泰松被视为一种作用于中枢神经系统的解热镇痛药，实际其解热镇痛作用较弱而抗炎作用较强，因对炎性疼痛效果好而多被伴有关节炎的自身免疫病患者所喜用。但是保泰松与甲氨蝶呤联用可加重骨髓抑制。此外，其他消炎镇痛药如吲哚美辛（消炎痛）、酮洛芬（奥丁尼、维康利、奇力）、布洛芬等与甲氨蝶呤联用，抑制肾内前列腺素合成，使肾内血流量减少，甲氨蝶呤排出率降低，增强毒性反应。③乙醇可增强甲氨蝶呤对肝脏的毒性，诱发肝硬化，所以使用甲氨蝶呤者应禁酒。④由于甲氨蝶呤用后可引起血液中尿酸的水平增多，所以伴有痛风或高尿酸血症患者需注意。临床主要不良反应是骨髓抑制和对肝脏的影响。

硫唑嘌呤（AZA）：是 DNA 合成抑制剂。AZA 代谢成活性产物 6– 巯基嘌呤，能抑制嘌呤生物合成，而抑制 DNA、RNA 以及蛋白质合成，抑制淋巴细胞增殖反应，进而抑制淋巴细胞增殖。因抑制 T 细胞强度＞抑制 B 细胞强度，所以骨髓淋巴细胞及胸腺细胞对本品尤为敏感；能较明显地抑制初次免疫应答的抗体生成，而对再次应答的抑制效果明显下降。临床多用于治疗 SSc；用于治疗 SLE、变应血管炎时，应视情况给予，如伴有明显的肾及中枢神经系统损害且泼尼松治疗维持量＞ 15mg/ 日尚不能控制者。因其为非选择性地抑制机体细胞嘌呤核苷酸的合成制剂，所以不良反应也较多，如可引起代谢紊乱而出现三高症；引起粒细胞缺乏及血小板数量下降；有骨髓抑制及肝毒性作用等。不过常见的不良反应主要是恶心、口腔溃疡、肝功能异常及皮肤感染等。

他克莫司（FK506）：内服外用皆有。其作用除利用与细胞性蛋白质（FKBP12）相结合，而在细胞内蓄积产生效用外，其他作用同环孢素（CsA），即通过抑制白介素 –2（IL–2）的释放，全面抑制 T 淋巴细胞的作用，但其强度是环孢素 A 的 10 ～ 100 倍。他克莫司的效应似乎是与血清蛋白的结合率高，可以富集于红细胞中。其代谢也与环孢素 A 相同，经肝脏 CYP3A4 同工酶进行代谢。目前患者对此药多有误解，认为它“比糖皮质激素好，没有反跳的不良反应”，而被特应性皮炎、银屑病、扁平苔藓、接触性皮炎等患者广泛使用。但我们临床医生需注意，该药的免疫抑制作用要强于糖皮质激素，且有肾毒性和神经毒性作用。他克莫司可诱发糖尿病，概率为 10% ～ 30%；对消化系统、呼吸系统和循环系统均有不同程度的影响，不可随意使用。需要特别注意的是，他克莫司对神经系统及视觉有影响，故服用期间注意不良反应，尽量避免驾车等危险性操作。

麦考酚吗乙酯（MMF、骁悉、赛可平）：被认为是传统的免疫抑制剂里最贵但不良反应也相对较小的一种，是麦考酚酸（霉酚酸 MPA）的 2– 吗琳基乙酯化产物。口服后迅速在体内被血浆脂酶代谢为具有药理活性的产物霉酚酸（MPA）而发挥作用。服药 1 小时后血药浓度迅速达到高峰，之后快速下降。MPA 在肝脏经葡萄糖醛酸化代谢为稳定的、无药理活性的霉酚酸葡糖苷酸（MPAG），经肾随尿排出体外。在肠道经胆汁排泄的 MPAG 进入小肠，肠道菌群的葡萄糖苷酶将其转化为 MPA，经肠道再吸收，形成肠肝循环，故服用后 6 ～ 12 小时出现第二个血浆 MPA 高峰，其生物半衰期为 16 ～ 18 小时。MPA 能特异性地抑制淋巴细胞中次黄嘌呤单核苷酸脱氢酶（1MPDH）的活性，干扰鸟嘌呤核苷酸从头合成途径，使细胞停留于细胞周期的 G1 期，因而具有强大的抑制淋巴细胞增殖的作用，对 T 淋巴细胞及 B 淋巴细胞均有显著影响。此外，MPA 对白细胞 – 内皮细胞间的相互作用也有影响，能使 T 细胞与内皮细胞间的黏附力下降，不能穿过内皮达到炎症局部，因而具有潜在的浸润阻断活性。使用时需要注意以下三方面问题。① MPA 在肝脏内代谢形成失活的霉酚酸葡糖苷酸（MPAG），90% 以上以 MPAG 的形式经肾脏随尿排泄，所以有严重肾功能损害者（每分钟肾小球滤过率＜ 25mL/1.73m^2），每次用量不能超过 1g，2 次 / 日，不可与抑制肾功能的药物同用。②在用药期间接种减毒活疫苗可能无效。③服药期间可出现一些厌食、干咳、皮疹、骨痛、头痛、乏力等症，但 MMF 与环孢素、硫唑嘌呤、环磷酰胺等相比发生骨髓抑制情况较少。

来氟米特（Arava）：是人工合成的小分子异唑类化合物。口服吸收后在肝脏和肠壁的细胞质和微粒体内分解代谢，转化为活性产物丙二酸次氮酰胺。后者特异性作用于活化的淋巴细胞→阻断 IL–2 的基因转录→部分抑制 IL–2 的产生→减少抗体生成→抑制免疫应答。毒性较其他烷化剂轻但有蓄积作用；中度骨髓抑制；常见为恶心、厌食等消化道反应，偶见肝功能异常。

自身免疫病的发生，虽然表现以免疫细胞过度增生、细胞因子分泌紊乱等为主，但问题绝非只发生在免疫细胞上。退一步讲，就是初期发生于免疫细胞上，其进程的每一步都不可能不涉及“神经”和“内分泌”，因为许多细胞因子本身就兼顾着神经、免疫、内分泌的多重身份。糖皮质激素类药物本身就起到“内分泌”的外援作用，临床证实糖皮质激素可引起多种形式的行为异常，如神经过敏、激动、失眠等，说明在自身免疫病的发生及治疗过程中，时刻存在神经 – 内分泌 – 免疫网络平衡问题。糖皮质激素虽然有诸多问题，但还可以归为“同人属”物质；而免疫抑制剂则完全不是机体可以接受的物质，是“非人属”物质，是用通过削弱机体的自组织能力、自愈力，来求得低水平的安宁。当然在急性期，若不用药抑制其发展是很危险的，但是若企图靠这类药来找回健康是不可能的。这类药只能用于救急，绝不可过多使用。

3. 这些信息对中医“肝肺气交”的启发

（1）病理提供的信息

①外周小血管扩张、迂曲、充血→血管周围炎性细胞浸润、血管壁有复合物沉积、血管壁纤维蛋白渗出→小血管发炎、变性、坏死→纤维化。

②滑膜水肿→纤维化或 / 和骨溶解。

③脏器组织间质复合物沉积、细胞外基质蛋白沉积→纤维化。

这所有的一切都在结缔组织范围内，血管内皮细胞、脏器滑膜、骨、成纤维细胞、胶原蛋白属于结缔组织结构；炎性细胞浸润、免疫球蛋白及补体沉积属于免疫反应过程；纤维化是免疫反应的结果。

（2）从中医看这些信息

从中医的角度看这些信息，首先就是“脾土”的问题。

①“脾土”太贫瘠了则处处弱不禁风，脏器功能也弱，如特应性皮炎。

②“脾土”还可以因“肝”旺而“肺”相对跟不上“肝”的需求，出现肺卫外力有些弱，“脾土”不得不敏感地调动一切防御力来提高警惕，且把战争阻止在系统的表面，战争发生在第一防线时即是银屑病；若阻挡不住或某时气交发生紊乱，病邪深入些即见变应性血管炎；再深入至全民皆兵则是红斑狼疮。

③如果这“脾土”本身养分有问题或战争直接伤及脾土，则将出现系统性硬化病。

无论因何引起的战争，其结果都是破损（血管炎）、荒凉（骨损害），甚至一片寸草不生的焦土（纤维化）。

（3）病因提供的信息

中医强调的是“正气存内，邪不可干”和“自强不息”，因此主要从自身找问题。临床实际也是如此，那些因吸入性或接触性引起的各种过敏症，当完全脱离了过敏原，不用服药也能自愈。而我们所列举的这些自身免疫病既找不到确凿的过敏原，也很难自愈。为什么？最有可能的当属看不见的精神因素了，且从发病人群的精神状态看，也多是一些习惯地“自己给自己压力”的人。这些人多有“心神不安”的失眠状态或/和“肝气不疏”“肝火过旺”等证。同时，发病时多伴有过敏性鼻炎、鼻窦炎、慢性咽炎等，且病变的发生和/或加重常与季节有关，说明其背后是春秋两季早晚温差大、气候不稳定等，一旦皮肤黏膜免疫跟不上变化，症状也就随之显露出来。这些问题当归属“肺主皮毛”不利。肝肺一旦出现问题，气机不畅，机体平衡失调，各种病症自然出现。

（4）治疗用药提供的信息

中医治疗过程中要时时注意被药物抑制而出现的平衡假象，以及其假象多深，应当如何处理。因为中医的治疗必须落实在无干扰的机体自然状态下才有效。

总之，在中医看来，病症虽然与“脾土”弱有关，但发病离不开“肝肺气交”问题。

二、依“肝肺气交”理论构建治疗自身免疫病的框架

中医诊病不是以器官来分属而是以整体症状性质来归属，就如同管理城市，可以将一个城市划分为东南西北来分片管理，也可以依所属行业统筹管理，如设立卫生、科教、文艺、体育等几个部门去管理。在临床可以将中医的五藏视为管理人体的五个部门，当出现问题后，无论是眼科、胸科、皮肤科，先要确定属于五藏中的哪一藏为主、哪些藏为辅，它们之间的关系是怎样的，然后再根据病变的具体位置的特性给予不同的引经药，所以中医可以不分科。不分科的好处在于可以从量变到质变、全程观察病的发展历程，这对提前掌握病变的发展趋势非常重要。

以笔者选择的这五种自身免疫病而言，它们初期的表现很可能都一样，因为病因几乎相同，只是因个体差异而对相同的因素产生了不同的反应而已。在中医看来，有个体差异是正常的，就如同春天来了百花齐放，但是总有先后不同，就算是非常接近的杏树、桃树、李树，它们也不是同时开花，这就是自然。所以对中医来讲，不要说同病不同方，就是同病同人也会随时间的变化、环境的变化、情绪的变化而不同方，不可能像西医那样参考着检测指标改改剂量就可以了。中药没有西医那么大的冲击力，中药如同给土地施有机肥，首先要看这个土地是否乐于接受，然后要看这有机肥是否与这片土地上植物

的需求是否吻合，最后还得慢慢地等待这些植物自然地生长起来才算有结果。这确实是个缓慢的过程，它的缓慢是由其组织细胞的生长周期决定的，没有任何可商量的余地，这就是中医的临床过程。

虽然说是五种自身免疫病，但它们最初被病邪缠上的原因应该是与"脾土"不强有关。脾土不强，肺金难健，因为"脾土生肺金"，临床所见患者必是胃肠消化不太好且常常出现呼吸道或皮肤过敏症。若病停留于此，治也就很简单，只要围绕"健脾益肺"调节就可以了。这样的患者多见于儿童，尤其是特异性皮炎的患者。治疗这部分人群的难点不在患者，而往往在家长，因为小儿皮肤的皮脂腺尚未发育，表皮没有成人那么厚的皮脂膜保护，若洗浴不当，自然会影响其表皮的发育等。此外，这部分儿童在进入青春期时易伴有情绪问题，不可排除的是与青春期的大脑发育有关。临床可见家长常常带着孩子来看"抑郁症"，但在这些所谓的"抑郁症"孩子中，多数是青春期的正常表现，过于认真且过于担心的家长若时时在孩子面前议论此事，无形中使孩子的心理也有了"抑郁症"的概念。当填写调查表时，往往在无意中就填出个倾向于"抑郁症"的表，加之青春期一些易波动的神经反应，"抑郁症"这个帽子就被戴上了。中医不会完全以上述诊断标准为依据，中医要结合脉诊等来判断，判断问题与"五藏"的关系，给予相应的治疗。

在这五种自身免疫病中，除了儿童少有情绪干扰外，其他患者一般都在"脾""肺"的基础上加有情绪问题，有的甚至初起病因就是情绪。情绪问题虽然来源于"心"，但是如果"肝"能适度将"心"的意图处理好就不会得病，得病多是因将军之"肝"处理不当而致。"肝主疏泄"，疏泄情志与气机，肝气不疏，首先受影响的就是"脾土"，从五行讲是"木克脾土"。这时无论患者以前是否有"脾土"问题，都不要忘了"脾土"，即要"疏肝健脾"，以阻断恶性循环，否则，肝木克脾土→脾土生肺金不利→肺金化肾水不足→肾水不足，问题就复杂了。肾水不足者最常见的症状就是夜间失眠。因为睡眠有赖于肾水之阴将心火之阳涵纳，若肾水不足以涵纳心火→心阳浮动→失眠；再则，因为肝木当被肾水滋养，现在肾水不足以滋养肝木→肝木躁动不安→肝木生火扰心→相火难宁→心肾不交→失眠、烦躁……失眠、烦躁本身就可以扰乱免疫系统，此时病情不往下发展都难。

中医的治疗宗旨在于恢复机体的自组织能力、自愈能力，中医是以恢复自主、自治、自建为目的的治疗，所以必须从机体中找到其内在的、自主的强处，方好以此为根基来慢慢筑成整体的稳定。在此过程中，如何能不出大问题地将激素和免疫抑制剂撤掉是前提。撤激素和免疫抑制剂是医患双方的事，是需要费心思的事，但对中医来讲也是不做不行的事，因为这些外力直接影响着机体内部自组织能力的恢复。如果没有激素和免疫抑制剂这些外力，中医治疗这些自身免疫病要轻松多了，尤其是银屑病和特应性皮炎。应该说银屑病是最容易治疗的，因为银屑病患者主要病因就是"肝肺气交"失调，虽然也有部分患者存在"脾虚"问题，但一般"脾虚"的程度没有特应性皮炎那么严重，除非是两种疾病都有的患者。对于脾虚不明显者，只调肝肺即可，肝肺的变化是有数的，总是可以找到适宜的治疗方案，所以不应该存在"不可治愈"的问题。只是该病多与外感（肺）和情绪（肝）有关，谁也不能保证此次临床痊愈后，以后就永远没有外感和情绪干扰，所以银屑病的所谓复发与一般的“旧病复发”“撤药复发”不一样，多数患者应该是再一次患病。银屑病治疗的难点就在于撤激素、撤免疫抑制剂时的反跳，这同样也是红斑狼疮和硬皮病的治疗难题。

总之，中医临床治疗，先以辨证论治为原则，参考病种特性选侧重方向。结合这五种自身免疫病的具体情况，将治疗自身免疫病的框架分以下几个方面。

①从“健脾益肺”“疏肝健脾益肺”角度考虑如何解决“肺主皮毛”的问题；

②从“疏肝清肺”“养血安神”“养血柔肝”角度考虑解决“肝主疏泄”的问题；

③从“凉血息风”“滋阴补血”“滋阴柔肝”“补肾强骨”等角度考虑如何解决撤免疫抑制剂的问题。

（一）“肺主皮毛”的概念及病变特点

“肺司呼吸”“肺朝百脉”“肺主宣发”“肺主皮毛”，这实际是描述“肺”的连贯功能动作：因为肺司呼吸→所以百脉来朝→肺宣发百脉到每个角落→百脉将营养物质及具有动力作用的氧传递给四肢百骸及皮毛的结缔组织中。这是一个连贯的动作，其间任何一处出问题，都将影响结缔组织的营养及功能。所以肺的功能不佳→影响结缔组织→影响体液代谢，造成周围组织营养不良。

① 影响体液代谢→肺生痰，其他部位水肿。

② 皮肤组织营养不良→皮肤干燥无华，皮脂膜形成不佳，皮肤自身保湿能力及密致度下降，卫外不固而易被感染、易过敏。

③ 黏膜营养不良→黏膜细胞分泌功能下降→将使分泌型 IgA（SIgA）的形成产生缺陷。SIgA 覆盖在眼、鼻、咽、呼吸道、消化道和膀胱黏膜的表面，是黏膜防御系统的主要成分。IgA 功能不佳则容易出现自身免疫性疾病，如过敏、哮喘、IgA 肾病、慢性呼吸道疾病、慢性肠病等。这些病症均与我们提到的五种自身免疫病相关，可以是它们的先期症状。

④ 呼吸道组织营养不良→呼吸道黏膜细胞分泌功能下降→分泌黏液下降，纤毛摆动欠佳→物理性保湿保温能力下降，物理性阻挡和排除外界有害的刺激因子能力下降→呼吸道易被感染和过敏等。多见鼻咽干燥出血疼痛、局部淋巴结肿大、咽痒干咳或干咳无痰等。因为鼻腔、鼻窦、耳内的咽鼓管以及眼球上都覆以结缔组织膜，所以当咽部感染、过敏性鼻炎发作时，常常会涉及眼、耳、鼻、咽，儿童尤为严重。如涉及眼则出现“结膜炎”，涉及耳则出现“咽鼓管炎”“中耳炎”等。

⑤ 消化道组织营养不良→消化道黏膜细胞分泌功能下降→胃肠因消化液不足则消化不良；肝胆、胰脾对三大营养转化及血细胞的清理和铁回收功能不佳→机体营养不良、贫血或缺铁性贫血以及血脂、血糖异常等。这些症状多数属于中医“脾虚”范畴。

⑥ 若以“脾虚”为基点形成的病变，则比“肺主皮毛”表现得更虚弱些。因为“脾有生血、统血”功能，当“脾虚”时，不仅生化不足，也无力“统血”→周围组织持续缺少营养的程度远大于“肺气虚”时的情况，“肺气虚”只是输送的营养不及时，出现了

相对不足而已。当“脾虚”时，“脾主运化”不佳，水液气化不良，消化道的表现是易腹泻，呼吸道的表现是痰多、鼻涕多，皮肤的表现是体液渗出多。如此一来，上呼吸道不太干燥疼痛了，但痰多了；皮肤不干裂了，可湿疹出现了。“统血”无力，可见皮下有出血性青紫瘀斑点等；在女性还可见月经过多或淋漓不尽，伴有贫血等。

⑦ 当脾肺同病时，最易出现的症状就是“气血不足”，严重时可出现“血不养肝”，致使“肝失柔而躁”。其具体症状将随两藏偏差的比例不同而不同，且与病变的局部情况密切相关。若气血不足严重者，可见疲乏无力等；若肝失血养严重者，可见烦躁不安等。“气血不足”的体质，最容易因感染因素的加入使机体失去自组织能力而生病，因气血不足，病变多反应不太激烈，但也迟迟不见好，且易反复发作。如慢性鼻炎、咽炎、支气管炎、肺气肿、间质性肺炎等；复发性口腔溃疡、慢性腹泻、慢性结肠炎等。“肝失柔而躁”的体质，易见“肌肤甲错”、唇干、皮痒、毛发无华等。

无论是从解剖角度还是从中医辨证角度讲，任何人的具体症状及背后的病理变化都是不一样的，虽然我们可以人为地将其归纳为几种类型，但在临床时必须具体问题具体分析、处理。从混沌分形的角度讲，这是自然的真实面貌。

附：眼、耳、鼻的黏膜位置及常见的典型病变

① 眼黏膜包括结膜、睑膜、穹窿膜及结膜囊。免疫机制欠佳者易患结膜炎。

② 咽鼓管是鼻咽与鼓室相通连的管道，其内衬以黏膜并与鼻咽及鼓室黏膜相延续。小儿咽鼓管粗短，接近水平位，故咽部感染易经咽鼓管波及鼓室，引起中耳炎。

③ 鼻窦有四组：上颌窦、筛窦、额窦、蝶窦。上颌窦最大，容积最大者可达 20mL，是最容易感染发炎的鼻窦；蝶窦比较深，两边毗邻视神经和颈内动脉；筛窦在两个眼睛之间内眦的位置，发炎时会出现内眦部位的疼痛或压痛；额窦在眉毛的上方，眉弓的里面，发炎时会出现头痛及周围有闷痛感。

（二）“肝主疏泄”的概念及病变特点

“肝”在中医的概念可用一字说之——“动”。“动”有多方面。

《素问·上古天真论》说“丈夫八岁，肾气实，发长齿更。……丈夫七八，肝气衰，筋不能动”，此是说发育、生殖方面。这里的“筋”是指宗筋，宗筋是指三阴三阳的经筋，会合于前阴部（包括男子生殖器）。实际“肝”欲动，无论动什么地方都要通过筋来达到目的，从一个细胞的活动到一个脏器的活动，从皮肤立毛肌的活动到大脑中枢神经系统的活动等，没有任何一个活动不与筋有关。如《素问·痿论》说“肝主身之筋膜”，《素问·六节藏象论》说“肝者……其充在筋”。活体的筋是需要能量代谢的，并随其活动量的大小而消耗能量不同，这是机体中最耗能的组织。机体的能量代谢是靠血液奔跑在血管中而送达筋膜，从而筋膜才能动，故有“足受血而能步，掌受血而能握，指受血而能摄”之说。

中医讲，肝通过筋主动包括“肝主疏泄，疏泄情志与气机”，也就是说“肝”既疏泄大脑皮层的“心之意”也疏泄自主神经以及所有与神经有关的“动”。可见中医“筋”的概念包括了现代医学的“筋膜系统”和“神经系统”。《灵枢》说：“五藏六腑之精气，皆

上注于目而为之精，……血气之精而与脉并为系，上属于脑，后出于项中。”中医的“肝”既要服务于无思维的气机，又要服务于有思维的情志。“筋膜系统”和“神经系统”无疑与中医“肝”的功能范围相吻合。

“筋膜系统”和“神经系统”的活动需要“食气入胃，散精于肝，淫气于筋”（《素问・经脉别论》）。既需要“脾”运化来的营养物质（阴），又需要“肺”摄来的动力气（阳），而“肝动”时必然要消耗“脾阴”“肺阳”，且两者同时被消耗掉。并且，肝由肾水（阴）养，“肝动”即生火（阳），所以肝是“体阴而用阳”之藏。

“肝”有病必与“动”有关：

① 动不足→肝气郁→阻碍肺气宣发、脾血运化，气机疏泄不利→肺气不足，脾气不运，心情不畅。

肺气不足→进入“呼吸道组织营养不良”的循环圈；

脾气不运→脾滞或不纳，机体体能下降→“正气不足”→易被邪扰。

② 动之过→肝气亢→相火旺→火克金伤肺，即“木火刑金”→肺卫外不固→易被邪扰。

又，肝气亢→肝木生火扰心神→失眠；

又，肝气亢→气机冲动→易生内风→情志兴奋、躁热、皮肤瘙痒；

又，肝气亢→伤精耗气→肝木耗肾水过多→肾水不足→肝阴虚而肝阳躁动→阴虚火旺→木火刑金→“肝肺气交”失衡，诸症频发。

a. 木火刑金→肺气不固，若外邪乘虚入内→风邪相煽→无孔不入，或寒凝成痰，或炙热成毒。若木火夹外邪入营血→正邪相争，迫血妄行→出血；

b. 肾水不足而筋失养→轻者肌肤干燥，重者津液难生→口干舌燥、眼干目涩；

c. 肾主骨生髓之力下降→轻者骨缩、骨萎，重者骨溶；

d. 肾先天再分化能力下降→轻者见修复能力下降，重者见肺纤维化、系统性硬化病等。

③ 肝肺气交病变特点如下。

a. 情志导致的肝动失常，很少停留在简单的肝气亢盛或肝气郁滞阶段。情志问题可以被患者抑制而不表现，若不仔细进行“四诊”很难察觉。但是因为肝肺时时必须气交，两者无时不在相互牵制运行，所以临床可从“过敏”“咽痛”“目赤”等所谓的“上火”（上呼吸道感染）等症状表现出来，加之脉诊等，一般中医都可分辨出来。而这些症状很可能就是自身免疫病患者的发病前期表现，且不可以简单的上呼吸道感染处理。

b. 肝之动常常被人的情志所左右，所以肝动失常，要比脾、肺运行失常复杂。虽然肝动失常导致的一些气机失调可以通过药物来扭转，但情志问题尚需语言开导。成人患自身免疫性病，多多少少均伴有情志问题。所以治疗时，要格外关注“肝肺气交”平衡问题，及早阻断木火刑金的杂症出现。

c. 肝动失常易伤肾、蚀骨。已被确诊为自身免疫病者，多有使用糖皮质激素或 / 和免疫抑制剂的过程，因此中医治疗时，一定要关注该方面的问题。不同的病症使用糖皮质激素或 / 和免疫抑制剂，停药后的反应不同。总体来讲，糖皮质激素停药后反跳严重，但有一定自限时间和表现规律，相对免疫抑制剂来讲，还比较好控制；免疫抑制剂药后反跳的情况没有糖皮质激素来得快，也没有糖皮质激素来得激烈，但是恢复过程明显缓慢。临床对使用过此类药者，需要关注其骨损害。

（三）从“肝肺气交”角度治疗常见自身免疫病的主要步骤

对于任何医学生来讲，如何写病例是最基础的问题，而且有一定的格式要求和范例可查。但是，如何从“肝肺气交”角度来记录自身免疫病还有其特殊性，这里既需要摘录确凿的现代医学之“理”的内容，还需要中医通过“四诊”来判断藏腑关系，尤其是“肝肺气交”偏离正常轨迹的原发点。中医临床从“道”的角度来思考问题时与现代医学之“理”会有一定冲突，就上述五种自身免疫病来讲，其病变的原发点主要在“肝”与“肺”，临床时需要参考现代医学之“理”的内容，更要清楚病变之“道”中“理”的内容。如银屑病的病变原发点多与精神因素有关，临床所见患者多是来自发达地区的脑力工作者。在学生中多见于高二、高三的学生发病，虽然说发病可能与此阶段正处于发育期有关，但不可排除与此阶段学习紧张有关，而且这些学生几乎都是学习很自觉且成绩不错者，并且多在高考结束后 2 ～ 3 个月左右，皮损可以自行好转。此外，银屑病皮损在自然情况下，一般进入夏季后可以明显地自行好转甚至自愈，且改善睡眠会明显改善皮损，说明银屑病皮损存在周围神经营养欠佳的因素。这一切在提醒我们：敏感和灵敏是一种状态的两种说法，其背后均是以精密的信息传递路径为基础，没有精密的信息传递路径就不可能敏锐地感知外界变化，也不可能产生灵敏反应。但是如果一个设备过于灵敏，过度地发出让人警惕的信息就成了扰人的设备了。绝大多数银屑病患者类似这过于灵敏的设备。笔者认为，银屑病的发生是与人的神经系统进化快于体内其他系统发育有关。从中医角度讲，春、秋是肝木、肺金的季节。春木当发，秋金当敛，在这两季中存在着自然的“气动”偏差，是“肝肺气交”最不稳定的季节。所以不只是银屑病，任何曾经患过自身免疫病者，都需在这两个季节中注意外感、睡眠及过敏症，应提前服药以防后患。当临床清楚了这些内容，就明白了银屑病的表皮增厚是一种代偿性表现，虽然是病理诊断的指标，但不是病变的始动因素，故不可为了控制表皮的增生而服用或外用控制细胞正常生长的药物，否则将适得其反。这些认识是保证临床自信地采用中医思维施治的基础，有了这样的认识才能断然拒绝使用糖皮质激素或 / 和免疫抑制剂治疗银屑病。

临床对于其他类型的自身免疫病的判断，也需要进行一番如此“道理阖一”的分析，尤其是面对一些正在使用糖皮质激素和 / 或免疫抑制剂的患者，必须在认真分析检查指标的基础上，结合中医的“四诊”，判断患者患病的始动因素是什么？目前主要问题的关键点是什么？患者对曾用药物的敏感性怎样？以及目前患者的体质状态。只有对这些问题有所预判后，方可考虑如何撤药问题，如何制定整体治疗方案和具体选方用药。这可比目前规定的格式化的病例书写要求高多了，既面面俱到，又画龙点睛，为治疗效果做好预判。其步骤如下。

1. 已经确诊的患者

中医对已经确诊的患者临床处理的主要步骤如下。

① 记录并掌握最初确诊时的诊断依据、用药过程，以及随后主要治疗原则、所用药物的疗效凭证。通过患者对所用药的敏感性来判断患者体质情况及病变的程度。

② 搞清楚既往病史和家族史，预计患者体质的发展趋势及敏感问题。

③ 仔细询问当前患者的自我感觉，查阅最近的检查指标，记录阳性指标和当前所用药物等，检查患者体征，判断患者目前体质状态。

④ 通过反复使用中医脉诊、问诊来判断患者目前体质状态、辨证分型。

⑤ 决定治疗原则、步骤，处理目前的选方用药。

2. 尚未确诊的患者

所谓尚未确诊的患者是指有诸多免疫异常症状，但检测指标尚未达标者。中医对此类患者临床处理的主要步骤如下。

① 记录患者相关的检查指标。对从未检查者，必要时应嘱咐进行检查。记录患者所用药物、疗程及效果。

② 仔细询问当前患者的自我感觉，检查患者体征，判断患者目前体质状态。

③ 搞清楚既往病史和家族史，预计患者体质的发展趋势及敏感问题。

④ 通过反复使用中医脉诊、问诊来判断患者目前体质状态、五藏情况、辨证分型。

⑤ 决定治疗原则、步骤；处理目前的选方用药。

⑥ 交代其注意事项。

20 年前笔者在春夏相交之季随单位组织去北京郊区出诊，临诊了一位主诉“皮肤过敏、睡不好觉”的女性。中医“四诊”显示肺气不足、肝阴耗损。交谈中得知她正在为承包的果园管理着急，故很认真地跟她讲：这不是一般的皮肤过敏，是与日晒有关的皮损，……搞不好会变成红斑狼疮，等等。她很烦地白了我一眼走了。事后 2 年多，她到单位门诊来见我，哭着说“我得了红斑狼疮，协和已经确诊了”，并带来了之前我临诊时的记录。通过此记录，很快搞清楚了她的病变关键所在，施以适当的方药先稳定其病情发展，后以疏肝安神为主治疗，取得满意疗效。至今患者病情稳定，偶尔在春秋两季会出现轻度的皮肤过敏外，未形成其他病变损伤。

第四节　临床常见“肝肺气交”失常的症状及中医治法

“肝肺气交”的发展无外乎三个方向：自愈、持续、发展成病。促其发展的因素除了发育形成的必然规律外（老幼易患），只有内外两方面。内因主要是“肺”“脾”“肝”三藏，外因主要是“外感”“精神”。外感因素主要干扰肺，其次是脾；精神因素主要干扰肝，肝出了问题后才会影响脾。

外因干扰肺，轻者在鼻咽，重者入肺，其在自身免疫病变的主要反应是鼻炎、鼻窦炎、咽炎、支气管哮喘；最常见的连带反应是皮肤瘙痒、特应性皮炎、变应性血管炎等。

精神因素干扰肝，轻者失眠、头痛，重者烦躁、抑郁，其在自身免疫病变的主要反应是：轻者皮肤干燥瘙痒、皮下血管迂曲扩展、炎性细胞浸润等；重者免疫细胞对自身破碎的细胞内容物产生抗体，形成血管炎、红斑狼疮等，或连带结缔组织反应形成纤维化、硬皮病等。

如此看来，对于外因干扰肺者的关键是如何增强呼吸道的黏膜免疫，关注鼻炎、鼻窦炎、咽炎、支气管哮喘等疾病是重中之重；对于精神因素干扰肝者，其关键是如何解决情绪问题，关注失眠、头痛、烦躁、抑郁等是重中之重；同时临床可见，无论内因外因，无论特应性皮炎还是银屑病，患者最大的痛苦就是皮肤瘙痒。如果能将这几点把握住，就把握了常见自身免疫病的进程，从而可以解决临床最普遍、最常见的免疫失调问题，治病变于未然。

一、外因扰"肺"选方用药

（一）直捣病所

1. 治鼻炎、鼻窦炎方

①香芎去乌散（《魏氏家藏方》卷一） 主治：伤寒伤风，鼻塞头痛。

香附、白芷、川芎、石菖蒲、炙甘草。注：可酌情加减治鼻炎、鼻窦炎。

②川芎茶调散（《太平惠民和剂局方》） 主治：风邪头痛，或有恶寒，发热，鼻塞。

香附、白芷、川芎、薄荷叶、荆芥、防风、羌活、炙甘草。

③祛风清上散（《证治准绳》） 功能主治：祛风宣热。用于风热上攻，眉棱骨痛。

黄芩、白芷、羌活、防风、柴胡、川芎、荆芥、甘草。

④辛夷汤（《御药院方》） 主治：疏风消热，宣肺通窍。

辛夷、菊花、白芷、前胡、川芎、薄荷、石膏、白术、赤茯苓、生地黄、陈皮、炙甘草。

⑤鼻渊合剂（《中医临床家丛书·干祖望》） 功能：疏风清热，排脓消炎。

苍耳子、辛夷、鸭跖草、薄荷、桑叶、芦根、白芷。

2. 治上呼吸道感染方

①银翘散（《温病条辨》） 功能：辛凉解肌，宣散风热，除烦利咽。

金银花、连翘、桔梗、薄荷、竹叶、生甘草、荆芥穗、淡豆豉、牛蒡子、鲜苇根。

②桑菊饮（《温病条辨》） 功能：疏风清热宣肺。

桑叶、菊花、杏仁、连翘、薄荷、桔梗、甘草、苇根。

③升麻葛根汤（《外科大成》） 主治：发热气急。

升麻、葛根、白芍、柴胡、黄芩、栀子、木通、甘草。

④升葛补中汤（《外科大成》） 主治：咽喉、口舌虚火肿痛生疮。

升麻、葛根、赤芍、人参、桔梗、甘草、生姜。

⑤失音医案（《临证指南医案》） 主治：气分燥，津液亏。

枇杷叶、马兜铃、地骨皮、桑皮、麦冬、生甘草、桔梗、白粳米。

注:《临证指南医案》载:“夫宫商角徵羽，歌哭呼笑呻，此五藏所属之音声也。原其发声之本在于肾，其标则在乎肺。病有虚实，由咳嗽而起者居多。或肺有燥火，外感寒邪，火气郁遏而喑者。有肺金燥甚，木火上炎，咽干喉痹而喑者。有风热痰涎，壅遏肺窍而喑者。有嗔怒叫号，致伤会厌者。亦有龙相之火上炎，凌烁肺金，久咳不已而喑者。……有邪者，是肺家实也。无邪者，是久咳损肺，破碎无声也。其治法有寒者散寒，有火者清火，有风痰则祛风豁痰。若龙相上炎烁肺者，宜金水同治。若暴中之喑，全属少阴之虚，宜峻补肝肾。或稍兼痰火而治之。其用药总宜甘润，而不宜苦燥，斯得之矣。”

3. 清肺固卫方

① 益肺汤（《辨证录》） 功能：养阴清肺。

麦冬、天冬、生地黄、玄参。

② 养阴清肺汤（《重楼玉钥》） 功能：养阴清肺，宣肺达邪。

生地黄、麦冬、甘草、玄参、贝母、牡丹皮、薄荷、炒白芍。

③ 泻白散（《小儿药证直诀》） 功能：清泻肺热，平喘止咳。

地骨皮、桑白皮、炙甘草。

④ 清金化痰汤（《医学统旨》） 主治：热痰壅肺，咳嗽。

瓜蒌仁、桑白皮、贝母、麦冬、橘红、茯苓、黄芩、山栀子、知母、桔梗、甘草。

⑤ 杏苏散（《温病条辨》） 功能主治：轻宣凉燥，理肺化痰。用于外感凉燥咳证。

橘皮、半夏、茯苓、苏叶、前胡、杏仁、桔梗、枳壳、甘草、生姜、大枣。

⑥ 肺痹医案（《临证指南医案·卷四·肺痹》） 主治：风邪闭肺。

芦根、杏仁、连翘、通草、桑皮、桔梗。

注:《临证指南医案》载:“肺为呼吸之橐龠，位居最高，受藏腑上朝之清气，清肃之体，性主乎降，又为娇脏，不耐邪侵。凡六淫之气，一有所着，即能致病。其性恶寒恶热，恶燥恶湿，最畏火风。邪着则失其清肃降令，遂痹塞不通爽矣。今先生立法，因于风者，则用薄荷、桑叶、牛蒡之属，兼寒则用麻黄、杏仁之类。若温热之邪，壅遏而痹者，则有羚羊、射干、连翘、山栀、兜铃、竹叶、沙参、象贝。”

（二）健脾益肺固表

1. 健脾益肺方

① 玉屏风散（《究原方》） 功能：补脾实卫，益气固表。

防风、黄芪、白术。

② 养脾肥儿丸（《幼科发挥》） 主治：脾胃久虚，饮食少思。

人参、白术、茯苓、甘草、陈皮、枳实、木香、砂仁、山药、莲子肉、麦芽、神曲、山楂、青皮。

③ 四君子汤（《太平惠民和剂局方》） 功能：益气健脾荣卫。

人参、白术、茯苓、炙甘草。

六君子汤（《时方歌括》）：四君子汤加陈皮、半夏。

香砂六君子汤（《古今名医方论》）：六君子汤加木香、砂仁。

④ 参苓白术散（《太平惠民和剂局方》） 功能：补脾胃，益肺气。

党参、山药、莲子肉、炒白术、茯苓、薏苡仁、白扁豆、炙甘草、砂仁、陈皮、桔梗。

⑤ 助脾益肺汤（《胎产秘书》） 功能：健脾益肺。

黄芪、人参、麦门冬、五味子、当归、茯苓、干葛、升麻、炙甘草。

⑥胸痹医案（《临证指南医案·卷四·胸痹》） 主治：胸痹因怒而致，痰气凝结。

土瓜蒌、半夏、薤白、桂枝、茯苓、生姜。

2. 健脾益肺化痰方

① 健脾化痰汤（《何氏济生论》卷三） 功能：健脾化痰。

白术、陈皮、柴胡、当归、鳖甲、茯苓、人参、贝母、知母、黄芪、半夏（制）、黄芩、甘草、白芍。

② 刷痰汤（《魏氏家藏方》卷三） 主治：留饮停痰。

陈皮、制半夏、茯苓、苏叶、炒白术

③ 哮医案三例（《临证指南医案·卷四·哮》）

a. 邹某，七岁。宿哮肺病，久则气泄汗出，有食入泛呕之状。

人参、茯苓、白术、炙甘草。

b. 某患，十三岁。哮喘久咳。

桂枝木、杏仁、橘红、浓朴、炒半夏、炒白芥子。

c. 朱某，五十一岁。宿哮咳喘，遇劳发，小青龙去麻辛加糖炒石膏。

桂枝、芍药、五味子、半夏、干姜、炙甘草、糖炒石膏。

注:《临证指南医案》载:“哮与喘，微有不同，其症之轻重缓急，亦微各有异。盖哮症多有兼喘，而喘有不兼哮者。……若夫哮症，亦由初感外邪，失于表散，邪伏于里。留于肺俞，故频发频止，淹缠岁月。更有痰哮咸哮醋哮，过食生冷，及幼稚天哮诸症。案虽未备，阅先生之治法，大概以温通肺藏，下摄肾真为主。久发中虚，又必补益中气，其辛散苦寒豁痰破气之剂，在所不用。此可谓治病必求其本者矣。此症若得明理针灸之医，按穴灸治，尤易除根。噫！然则难遇其人耳。”

3. 祛风固卫止痒方

① 消风散（《外科正宗》） 主治：风疹、湿疹、皮肤瘙痒。

当归、生地黄、防风、蝉蜕、知母、苦参、胡麻、荆芥、苍术、牛蒡子、石膏、甘草、木通。

②加味羌活汤（《外科大成》） 主治：风寒暑湿外搏肌肤，发为瘾疹。

羌活、前胡、人参、桔梗、炙甘草、枳壳、川芎、天麻、茯苓、蝉蜕、薄荷。

③神仙换肌丸（《外科大成》） 主治：皮肤风热，痒不可忍者。

蝉蜕、僵蚕、防风、片芩、何首乌、栀子、白芷、荆芥穗、羌活、地肤子。

④ 清热消风散（《外科大成》） 主治：风热瘙痒。

苦参、金银花、蝉蜕、全蝎、皂角刺、猪牙皂、荆芥穗、防风、葱白。

⑤ 桑皮饮（《外科大成》） 主治：皮肤痛不可以手按者。

桑白皮、干葛、柴胡、黄芩、玄参、地骨皮、天冬、麦冬、木通、甘草。

注：此方可用于特应性皮炎患者撤西药后，静之皮肤痒，触之肌肤痛，痛苦难言者。

二、精神扰肝选方用药

1. 治疗失眠方

①养心丹（《魏氏家藏方》） 功能：宁心定志，升降真火，调养荣卫。

酸枣仁、茯神、炙黄芪、人参、柏子仁、熟地、当归、远志、五味子。

②肝风医案（《临证指南医案》） 主治：阳挟内风上巅，目昏耳鸣不寐。

熟地黄、炙龟甲、山萸肉、五味子、磁石、茯苓、旱莲草、女贞子。

③肝风医案（《临证指南医案》） 主治：阴亏阳浮，寤不成寐。

细生地、生白芍、生鳖甲、生龟甲、生虎骨、糯稻根煎药送滋肾丸。

④肝风医案（《临证指南医案》） 主治：心悸、眩晕、少寐（心营热）。

生地黄、阿胶、麦冬、白芍、小麦、茯神、炙甘草。

⑤虚劳医案（《临证指南医案》） 主治：寐醒神识不静，易惊汗出。

人参、熟地炭、萸肉炭、茯神、五味子、炒远志。

⑥虚劳医案（《临证指南医案》） 主治：阳浮扰神，魂魄不宁。

人参、炙甘草、建莲、茯神、龙骨、金箔。

⑦ 安心汤（《备急千金要方》） 功能：养血安神助眠。

人参、茯神、当归、芍药、远志、麦冬、甘草、大枣。

⑧ 酸枣仁汤　功能：养血安神、清热除烦。主治：肝血不足，虚热内扰失眠。

《金匮要略》酸枣仁汤：酸枣仁、甘草、茯苓、川芎。

《删补名医方论》酸枣仁汤：酸枣仁、甘草、知母、白茯苓、川芎。

《圣济总录·卷三十二》酸枣仁汤：酸枣仁、人参、石膏、赤茯苓、桂、知母、炙甘草。

《证治准绳》酸枣仁汤：酸枣仁、远志肉、黄芪、莲子肉、罗参、当归、白茯苓、茯神、陈皮、炙粉草。

《魏氏家藏方》茯神酸枣仁汤：酸枣仁、茯神、人参、炒白术、炙黄芪、山药、远志、木香、朱砂。

注:《临证指南医案》载:“肝者将军之官，相火内寄，得真水以涵濡，真气以制伏，木火遂生生之机。本无是症之名也，盖因情志不舒则生郁，言语不投则生嗔，谋虑过度则自竭。斯罢极之本，从中变火，攻冲激烈，升之不熄为风阳，抑而不透为郁气。……若过郁者宜辛宜凉，乘势达之为妥。过升者宜柔宜降，缓其旋扰为先。自竭者全属乎虚，当培其子母之藏。至于犯上侮中乘下诸累，散见各门，可考。”

2. 治疗颈项痛、头痛、头晕方

① 柴葛解肌汤（《伤寒六书》）注：去石膏，治低头繁忙写作，伴鼻咽部不适者。

柴胡、干葛、羌活、白芷、桔梗、黄芩、白芍、甘草、大枣、生姜、石膏。

② 九味羌活汤（《此事难知》） 主治：外感风寒湿邪，头痛项强。

羌活、防风、苍术、细辛、川芎、白芷、生地黄、黄芩、甘草。

③ 羌活胜湿汤（《奇效良方》） 主治：足太阳经头痛。

羌活、独活、藁本、防风、蔓荆子、川芎、炙甘草。

④ 头风医案（《临证指南医案》） 主治：木火上炎，偏头痛。

炒生地、蔓荆子、黄甘菊、茯苓、炒杞子、冬桑叶、炒牡丹皮、川斛。

⑤ 眩晕医案（《临证指南医案》） 主治：烦劳阳升，厥阳化风鼓动。

熟地黄、龟板、牡蛎、天门冬、萸肉、五味子、茯神、牛膝、远志、灵磁石。

注：《临证指南医案》载："头为诸阳之会，与厥阴肝脉会于巅，……如阴虚阳越而为头痛者，用仲景复脉汤。甘麦大枣法，加胶芍牡蛎，镇摄益虚，和阳熄风为主。如厥阳风木上触，兼内风而为头痛者，用首乌、柏仁、稆豆甘菊、生芍、杞子辈，熄肝风，滋肾液为主。一症而条分缕析，如此详明，可谓手法兼到者矣。（邹时乘）"

3. 治疗烦躁、抑郁方

① 逍遥散（《太平惠民和剂局方》） 功能：疏肝解郁，养血健脾。

当归、白芍药、柴胡、茯苓、白术、炙甘草、生姜。

② 柴胡疏肝散（《医学统旨》） 功能：疏肝理气解郁。

柴胡、芍药、川芎、香附、陈皮、枳壳、甘草。

③ 肝风医案（《临证指南医案》） 主治：惊怖多恐。

龟甲、龙骨、牡蛎、茯神、石菖蒲、远志。

④ 虚劳医案（《临证指南医案》） 主治：心烦不宁，目彩无光。

人参、熟地黄、天冬、麦冬、茯神、龟板。

⑤ 肝风医案（《临证指南医案》） 功能：解郁和中。

枸杞子、酸枣仁、炒柏子仁、金石斛、半夏曲、橘红、茯苓、黄菊花。

⑥ 肝风医案（《临证指南医案》） 功能：泄肝安胃。

桑叶、钩藤、远志、石菖蒲、半夏曲、广皮白、金斛、茯苓。

注：《临证指南医案》载："天地且有郁，而况于人乎……其原总由于心。因情志不遂，则郁而成病矣。……种种治法未能按症分析详论，今举其大纲，皆因郁则气滞，气滞久则必化热，热郁则津液耗而不流，升降之机失度。初伤气分，久延血分，延及郁劳沉。故先生用药大旨，每以苦辛凉润宣通，不投燥热敛涩呆补，此其治疗之大法也。……盖郁症全在病者能移情易性。医者构思灵巧，不重在攻补，而在乎用苦泄热，而不损胃。用辛理气，而不破气。用滑润濡燥涩，而不滋腻气机。用宣通而不揠苗助长。庶几或有幸成耳。"

4. 养血止痒方

① 四物消风散（《外科真铨》） 功能：调荣滋血消风。

生地、当归、白芍、川芎、防风、荆芥、蝉蜕、白鲜皮、薄荷、甘草 。

② 养血润肤饮（《外科证治全书》） 功能主治：血虚风燥。用于燥痒起皮，渐渐痒极。

当归、熟地黄、生地黄、黄芪、天冬、麦冬、升麻、黄芩、桃仁泥、红花、天花粉。

③ 清痒汤（《仙拈集》卷三） 功能：益气养血，祛风止痒。

生地黄、当归、赤芍、川芎、防风、荆芥、蝉蜕、黄芪、苦参、炒蒺藜、僵蚕、何首乌。

④ 复煎散（《外科大成》） 治：血虚风燥瘙痒。

当归、川芎、生地、玄参、羌活、荆芥穗（各一钱）、葱白（三根）、淡豆豉（五六十粒）。

⑤ 肝风医案（《临证指南医案》） 主治：内风旋动，烁筋损液，肤膝瘙痒。

犀角、羚羊角、生地黄、玄参、天冬、女贞子、茯神、生白芍、丹参、连翘、竹叶心、何首乌、黑芝麻、冬桑叶、青盐。

注：现用水牛角代犀角。

三、热入营血或肾虚骨损选方用药（撤激素及免疫抑制剂时酌情选方）

1. 清营透邪方

① 化毒汤（《魏氏家藏方》） 可酌情加减用于不同程度的热入营血、发斑。

嫩紫草、升麻、炙甘草。

② 凉血五根汤（《赵炳南临床经验集》） 功能：凉血活血。主治：血热发斑。

白茅根、瓜蒌根、紫草根、茜草根、紫菜根、板蓝根。

③ 痧疹瘰医案（《临证指南医案》） 主治：伏气热蕴三焦，心凛热发。

羚羊角、犀角、连翘心、玄参心、鲜生地、金银花、天花粉、石菖蒲。

④ 清营汤（《温病条辨》） 功能：清营解毒。主治：身热夜甚，斑疹隐隐。

犀角、生地黄、玄参、竹叶、麦冬、金银花、连翘、黄连、丹参。

⑤ 犀角地黄汤（《备急千金要方》） 主治：热入血分，伤血络，斑色紫黑。

犀角、生地黄、芍药、牡丹皮。

⑥ 青蒿鳖甲汤（《温病条辨》） 主治：邪伏阴分，夜热早凉，热退无汗。

青蒿、鳖甲、细生地、知母、丹皮。

注：现用水牛角代犀角。

2. 补肾壮骨方

① 六味地黄丸（《小儿药证直诀》） 可酌情加减用于撤激素药的缓冲过程。

熟地黄、山药、山茱萸、泽泻、茯苓、牡丹皮。

② 虚劳医案（《临证指南医案》） 主治：肌肤甲错。此属骨蒸潮热。

生鳖甲、银柴胡、青蒿、黄芩、牡丹皮、知母。

③ 生血丹（《魏氏家藏方》卷二） 主治：血少气涩，肌肉不荣，脚膝无力等。

鹿角胶、菟丝子、怀牛膝、人参、茯苓、山药、熟地黄、当归、远志、柏子仁、牡丹皮。

④ 加减十全汤（《魏氏家藏方》卷四） 功能：调荣卫，壮力退热，收虚汗。

鹿角胶、熟地黄、当归、川芎、白芍、半夏、人参、茯苓、炙黄芪、炒白术、秦艽、石斛、银柴胡、肉桂、炙甘草。

上述诸方仅供临床参考，需酌情加减应用。

第五节 临床"道""理"结合选方用药举例

通过回顾我国天文、历法、数学等的发展史，应该可以感受到中医精髓的所在——"道理阖一"。"道理阖一"的思维方法让中医既可以现实到脚踏实地，又可以遐想到遨游宇宙。以瘙痒这个世人皆知的感觉来说，中医对此有内、外之分的辨证及相应的治疗对策，现代医学找出了许多发病因素，但对策却不尽人意。虽然现代研究得如此深入，但就痒感本身来讲，还存在许多耐人寻味的问题。如为什么痛有深浅之分，而痒感只存在于浅表的皮肤和黏膜？为什么自己抓挠腋窝、足心不感觉痒，而被别人抓挠时会痒？可见，瘙痒的发生机制目前仍不十分清楚。

瘙痒与疼痛一样都是人体天生就有的感觉，以科学实验为依据的医学，在很长时间中认为"发痒不过是一种较弱形式的疼痛"。可不同的是，疼痛可以单独解决，瘙痒却很难单独解决。直到20世纪末才发现了表皮内有大量专门与发痒有关的神经：在表皮内的传入性神经均为小直径神经纤维，一般分为A、B、C三类，A类和B类是有髓纤维，C类是无髓纤维。就直径而言，A＞B＞C，因传导速度与直径成正比，所以其相应的传导速度也是A＞B＞C。A类又分为α、β、γ、δ四类。现在认为"疼痛"和"瘙痒"都是由有髓鞘的Aδ纤维和慢传导无髓鞘的C类感觉神经纤维所传入。2007年中科院神经科学研究所孙衍刚团队通过敲除脊髓背侧的神经元上的胃泌素释放肽受体（GRPR）基因实验，发现小鼠瘙痒反应消失，但疼痛反应依然存在。2017年《科学》杂志在线发表了题为《痒觉的中枢环路》的研究论文，首次揭示了痒觉环路：瘙痒的刺激源大部分是化学物质，感觉神经末梢上的受体蛋白将这些化学物质转化为具有"瘙痒"特性的电信号，然后这些电信号沿其神经纤维到达位于脊髓背侧的神经细胞，然后由脊髓向多个脑区传递信息，包括丘脑、脑干臂旁核、中央导水管周围灰质等。实验表明，痒觉信号在传递到大脑之前，经过了脑干臂旁核。脑干臂旁核位于脑桥上部，包绕于小脑上脚内侧和外侧。臂旁核接受大量来自脊髓和延髓的输入，包括瘙痒和痛觉的感觉信息。臂旁核被认为参与情绪调控，它的最重要的下游脑区是中央杏仁核，是一个公认的情绪调节中枢。通过阻断臂旁核中兴奋性神经元释放谷氨酸来抑制小鼠双侧臂旁核神经元活性，可以抑制组胺等物质诱发的小鼠搔抓行为，并且可以同时抑制急性（过敏性）和慢性两种瘙痒所诱发的搔抓反应。说明臂旁核是一切瘙痒信息传导过程中的关键性"中转站"。就是在如此先进的神经学、药理学的帮助下，现代医学研制出了许多针对性很强的止痛药，但没有一种药可以称得上是"止痒药"，只能说是缓解瘙痒。瘙痒可以出现在许多病症之中，尤其是特应性皮炎和银屑病，二者是以持续性且难以忍受的瘙痒最为明显、最具有代表性的典型病症。且两病的临床发病率在逐年增加，就目前临床用药来讲，可以说西药对此是束手无策，故将其视为"疑难杂症"。

中医的遐想是要通过临床验证的，能被千百年临床验证了的遐想就是可以真正解决问题的经验，当众多经验认证了某套有逻辑的遐想具有真实可行性，那么这个有逻辑性的、行之有效的遐想就是具有指导意义的思维方法，是人所特有的自然产物。如同我们吃的五谷杂粮，不是被现代营养学找出来的，而是人们亲自吃出来的，是自然之“道”所为的结果。中医需要现代药理来证明中药的作用，但临床不能靠现代药理替代中医的思维方法来选方用药。虽然两者都是在用药，但背后的出发点完全不同。从中医角度看瘙痒之“道”是“风”，“风善行而数变”。温差造成气动就是风，故风可来自空间任何方向，且有寒、热及燥、湿之分；风速与空间截面积成反比，故风有缓、急之别；还有虚邪可使风变为贼之说，这些是“风”之“道”。实际由“风”引起的机体病变有很多，瘙痒只是其中之一。所以临床上常用的一些“祛风止痒”或“疏风止痒”药，同时也是临床治疗感冒、哮喘、肠预激综合征等的常用药。中医能将遐想的“风”落实到具体的病上，并且能解决现代医学尚不清楚的“理”的问题，这个结论是千百年来难以计数的临床人体实验得出的。当“风动则痒”成为中医基础思想指导临床实践时，临床得出了以此为“纲”的众多有效的治疗原则及方药，如清代名医祁坤在所著《外科大成》（刊于1665年）中指出，风热客于皮肤需要“祛风止痒”，血虚作痒需要“养血息风”。祁坤在自序中说：“变通于前辈之遗意，日积月累……在单刀直入以取效，至于独悟之心法，不传之秘方，皆为一盘托出……开卷了然，可以尽谢医师矣。”可见中医的真传世代相承。随后，清代著名医家叶天士（1666—1745）的《临证指南医案·肝风》记载：“故肝为风木之藏，因有相火内寄，体阴用阳，其性刚，主动主升，全赖肾水以涵之，血液以濡之。”从此，临床对“风瘙痒”的治疗在内、外之分的基础上，更关注“肝”的问题。现代医学证明，“肝”是神经－内分泌－免疫网络环中重要因素。

“肝”与情与动有着千丝万缕的关系，我们捋不清剪则乱，朝思暮想则意失真。中医不按解剖学划分归类，可临床又不可能脱离解剖学去实际操作，解剖学有实物可见，思考则是在留白处的遐想，如果以那些本就没捋清的“理”来描绘那些留白处，将因无“道”而失真。中医是一个“海纳百川”“唯恐落后”的医学，对于中医来讲，不存在什么中、西之分，目前中医临床极其需要“理”，一是用来清楚地标定其“道”，二是要清楚临床常用的“理”与“道”的方位。只有如此，方可脚踏实地地在临床行医。

一、临床治疗过敏症及特应性皮炎用药

过敏症的突出表现之一是瘙痒，代表性病变是特应性皮炎。所以搞清特应性皮炎产生过敏的过程，有助于临床解决患者皮肤瘙痒问题。

现已知痒的感受器存在于真皮与表皮连接处的感觉神经游离末梢，它们可以特异性地结合致痒因子。所谓致痒因子也就是传导瘙痒的介质，主要包括组胺类和非组胺类。组胺依赖通路和非组胺依赖通路是目前较为明确的传递外周瘙痒信号进入中枢的途径。组胺和非组胺类介质分别激活不同的神经元，所以当这些介质在皮肤局部增多时，可通过组胺和非组胺途径激活位于真皮与表皮交界处的神经末梢，经脊丘束传导至丘脑而瘙痒感觉。但是这种分类并非绝对，大约有2%的神经元对组胺和非组胺刺激均敏感。

临床常见的过敏症主要见于皮肤和黏膜，黏膜又多见于呼吸道和消化道两个位置。临床根据以往理论和上述机理研发的抗过敏药物主要包括：①钙剂，如葡萄糖酸钙，主要作用是增加毛细血管的致密度→降低通透性→减少渗出→减轻或缓解过敏症状；②支气管扩张药，如肾上腺素能受体激动剂和茶碱类药物；③激素和免疫抑制剂；④与组织胺相关的药物；⑤与白三烯相关的药物。前 3 类大家都已熟悉，因作用靶点不准或不专一，越来越少采用，现在关注的主要是后两类。

（一）与组织胺相关的药物

1. 组胺性质及作用

组胺（Histamine）又称组织胺，属于一种化学递质，是由组氨酸在脱羧酶的作用下产生的有机含氮化合物。正常情况下，组织中的组胺是以无活性状态与肝素结合在一起，以结合型存在于肥大细胞和嗜碱性粒细胞的颗粒中，也存在于嗜铬细胞、血小板、树突状细胞、T 细胞等细胞中。

组胺及其受体的相互作用具有多种生理机能，包括细胞增殖、分化、造血过程、胚胎发育、组织再生、伤口愈合，以及胃肠循环调节。其中以皮肤、支气管黏膜、肠黏膜和神经系统中含量较多（如神经内分泌调节、学习记忆、体温调节等）。组织胺具有防止肠黏膜损伤、促进肠黏膜修复及抑制肠道细菌移位的作用。平时机体也会释放微量的组织胺，它们随时可以被组织胺酶所破坏，故不致病。当某些因素激活这些细胞并诱导其释放出过量的组织胺，组胺通过脱颗粒作用被释放到细胞外，与肝素分离后的组胺具有了活性。组胺分子小，弥散快，一旦释出细胞进入体液或血液循环就会发生一系列反应，如引起毛细血管扩张及通透性增加、平滑肌痉挛、分泌活动增强等；临床上可见皮肤、黏膜局部充血、水肿、渗出等，也可见支气管哮喘、胃肠及子宫痉挛性痛等。此外，组胺广泛存在于各种炎症以及感染性疾病中，主要调控宿主免疫反应，具有正、负双向的调控作用。如组胺在类风湿性关节炎患者的滑膜细胞中进行表达时，患者血清中组胺水平升高，但是患者滑膜液中的组胺水平比健康对照组低，而且若将组胺直接注射到关节腔内并不能促进宿主炎症反应的发生，其机理尚不清楚。

组胺受体属 G 蛋白偶联受体，通过偶联激活特异性 G 蛋白进行信号转导（GPCRs），发挥免疫调节和促炎作用，按被发现顺序命名为 H1R、H2R、H3R 和 H4R。H1R 属于 G 蛋白偶联受体超家族，主要分布于内皮和平滑肌等多种细胞，调节血管舒张和支气管收缩。H2R 能与 cAMP 系统偶联，主要调节胃酸分泌。H3R 主要在神经系统作为突触前自身受体的方式进行表达。H4R 与 H3R 有相似的生物学和药理学特性，然而不同的是，H4R 在细胞上的表达更广泛，包括角质形成细胞、朗格汉斯细胞、中性粒细胞、淋巴细胞和树突状细胞，可能与慢性皮炎有一定的关系。

就目前临床用药来讲，最常见的免疫疾患主要涉及 H1、H2 两种受体。过量的组胺作用于 H1 受体引起的主要病症：一是引起毛细血管扩张→血管通透性增加→局部红肿、痒感；二是引起支气管、肠管等平滑肌收缩→引起哮喘或腹痛等。过量的组胺作用于 H2 受体将引起胃酸增加→造成消化性溃疡。我们关注的主要是抗组胺类药中的 H1 受体类药物。

2. 组胺受体拮抗剂

由于肥大细胞和嗜碱性粒细胞是两类表达 IgE 受体的细胞，并且组胺常与 IgE 一起参与过敏性免疫反应，所以谈到组胺问题时，不可避免地要涉及肥大细胞膜的稳定性。目前对 IgE 的合成及调节机制并不完全明确，已知的是，过敏性疾病患者的肥大细胞数较多，而且胞膜上 IgE 受体也较多，血清 IgE 与正常人相比明显升高。肥大细胞广泛分布于皮肤结缔组织中的小血管周围及呼吸道和消化道黏膜下层，部分内脏包膜中也有存在。嗜碱性粒细胞主要分布于血液中，通过直接释放介质引起全身过敏反应或集中到过敏反应部位而参与过敏反应。IgE 抗体与 IgE 受体结合后，若无相应的过敏原刺激则不会出现任何临床症状，只有接触了相应过敏原，则过敏原与肥大细胞和嗜碱性粒细胞膜表面上的 IgE 抗体结合，从而使膜相邻的 IgE 受体发生相互连接（桥联）。IgE 受体桥联后触发细胞膜一系列的生物化学反应，致使肥大细胞和嗜碱性粒细胞脱颗粒，释放出过多的组胺等介质，从而引发过敏症状，所以临床对特应性皮炎要检测血清中 IgE 含量。稳定肥大细胞的细胞膜即是防止组织胺过脱颗粒，应该说是抗组胺药的第一步，此类药物主要有色甘酸钠、色羟丙钠、酮替芬、扎普斯特（敏喘宁）等。

抗组胺药由来已久，1943 年报道苯海拉明具有较好的抗组胺活性，但因有嗜睡和镇静等不良反应，使它的应用受到限制。抗组胺药主要发展方向是组胺 H1 受体拮抗剂，人工合成的 H1 受体阻断药多具有乙基胺的共同结构，乙基胺与组胺的侧链相似，对 H1 受体有较大亲和力，但无内在活性，故能竞争性阻断之。

第一代：苯海拉明、马来酸氯苯那敏（扑尔敏）、异丙嗪、赛庚啶等，特点是半衰期短、易通过血脑屏障而导致嗜睡等反应。

第二代：特非那定（敏迪）、阿司米唑、氯雷他定、西替利嗪（仙特明）、伊巴斯丁等。

第三代：左旋西替利嗪、地氯雷他定、非索非那定（阿特拉）等。第三代比第二代抗组胺药对外周 H1 受体选择性更强，可以迅速而长效地抑制组织胺。

（二）与白三烯相关的药物

1. 白三烯性质及作用

花生四烯酸是必需脂肪酸，是生物膜的主要成分。花生四烯酸的代谢产物是生物体内分布最广泛并具有重要生物活性的一种多不饱和脂肪酸。游离的花生四烯酸可以经环氧化酶途径或脂氧化酶途径进一步代谢生成前列腺素（PG）和白三烯（LTs）等。白三烯主要病理生理作用是舒张血管平滑肌，增加容量血管通透性，致黏膜充血和组织水肿，还能促进嗜酸性粒细胞的趋化和黏附，刺激黏液分泌等，在呼吸道炎症中起重要作用。生物学特性表明半胱氨酰白三烯对人体支气管平滑肌的收缩作用较组胺强约 1000 倍，是引起支气管哮喘和过敏性鼻炎的主要原因。特应性皮炎患者皮肤中白三烯 B4（LTB4）的表达明显升高，并且患者夜间的瘙痒程度与尿中的 LTB4 水平升高存在相关性。在鳞状细胞癌、基底细胞癌研究中发现，白三烯 B4 受体（LTB4-R）参与了表皮细胞的异常增殖。

在过敏原刺激 B 细胞产生 IgE 抗体后→ IgE 与肥大细胞、嗜碱性粒细胞上的高亲和力 IgE 受体（Fc ε RI）交联→产生并引发信号级联反应→ 释放组胺、前列腺素、白三烯等介质。

白三烯由半胱氨酰白三烯（CysLTs）和白三烯 B4（LTB4）组成。半胱氨酰白三烯含有一个半胱氨酸环，而 LTB4 是一种含有二羟基白三烯，即白三烯在结构上是一个共轭三烯。半胱氨酰白三烯的亚型包括白三烯 C4（LTC4）、白三烯 D4（LTD4）和白三烯 E4（LTE4）三种。药理学证明，半胱氨酰白三烯（LTC4、LTD4、LTE4）是强效的炎症介质，由包括肥大细胞和嗜酸性粒细胞在内的多种细胞释放。所谓白三烯受体拮抗剂就是阻断半胱氨酰白三烯受体药。

2. 白三烯受体拮抗剂

目前抗白三烯的药物主要分为两类：一类是白三烯受体拮抗剂，它通过封闭白三烯受体进而遏制组织对白三烯的反应；另一类是白三烯合成的抑制剂，它通过抑制白三烯合成途径中的关键酶 5– 脂氧化酶的活性而抑制半胱氨酸白三烯和 LTB4 的合成。目前临床上应用的主要是白三烯受体拮抗剂，被批准用于临床的三个白三烯受体拮抗剂分别是孟鲁司特、扎鲁司特、普仑司特。由于孟鲁司特的研究报道最多，而且具有很好的药物安全性和依从性，在 1998 年获得临床使用资格，2001 年被允许用于儿童哮喘等疾病的治疗。研究表明孟鲁司特不会影响儿童的生长速率。《儿童支气管哮喘诊断和防治指南（2016 版）》指出孟鲁司特可作为主要受体拮抗剂应用儿童哮喘。孟鲁司特除了口服剂外，还有气雾剂。此外临床常见的治疗哮喘的气雾剂还有万托林、舒利迭。万托林是选择性 β2 受体激动剂沙丁胺醇气雾剂；舒利迭是沙美特罗和丙酸氟替卡松的复合气雾剂，沙美特罗也是选择性长效 β2 受体激动剂，但其作用持续时间长达 12 小时，沙丁胺醇作用持续时间是约 4 小时。万托林、舒利迭的不良反应较为明显，相比之下，孟鲁司特安全多了，但仍需要缓慢停药。

此外，地蒽酚、环孢素 A、全反式维 A 酸、丙酸氯倍他索、雷公藤内酯醇等具有抑制 LTB4 诱导的白细胞趋化作用，被临床用于治疗特异性皮炎、银屑病等。

（三）治疗特应性皮炎的前提是治疗过敏性哮喘和鼻炎

特应性皮炎无论是从现代医学还是从传统中医论之，都与过敏性鼻炎及哮喘紧密相连。从现代医学说是与组胺、白三烯等有关，是它们造成了毛细血管扩张及通透性增加、平滑肌痉挛、黏膜充血和组织水肿、分泌活动增强等。黏膜充血和组织水肿可见于鼻炎，平滑肌痉挛可见于哮喘，毛细血管扩张及通透性增加可见于皮炎。所以治疗用其阻断剂，这再爽快不过了。但是，临床结果并不十分理想，道理也很简单，因为组胺、白三烯也是正常生理情况下必不可少的重要生物活性物质，是众多反应综合后的表现，所以导致病变看似责任在它们，实质内含许多单看不是问题的问题所积累的效应在内。解决那些单看不是问题的问题则需要中医发挥特长。

早在东汉时期，张仲景所著《金匮要略・肺痿肺痈咳嗽上气病》就说："喘而上气，喉中水鸡声，射干麻黄汤主之。"

隋代巢元方撰《诸病源候论·气病诸候》说："上气喉中如水鸡鸣候。"

元代朱丹溪著《症因脉治》指出："哮喘之因，痰饮留伏，结成窠臼，潜伏于内，偶有七情之犯，饮食之伤，或外有时令之风寒，束其肌表，则哮喘之证作矣。"朱丹溪又在《丹溪心法·哮喘》中说："哮喘必用薄滋味，专主于痰，宜大吐。药中多用醋，不用凉药，须常带表散，此寒包热也。亦有虚而不可吐者。一法用二陈汤加苍术、黄芩，作汤下小胃丹，看虚实用。"又于《丹溪心法》中主张"未发以扶正气为主，既发以攻邪气为急"的治疗原则。

明代虞抟《医学正传·哮喘》(刊于1515年)曰："大抵哮以声响名，喘以气息言。夫喘促喉中如水鸡声者，谓之哮；气促而连属不能以息者，谓之喘。虽然未有不由痰火内郁、风寒外束而致之者欤。外有阴虚发喘，气从脐下起，直冲清道而上者。又有气虚发喘，而短气不能以接续者。是故知喘之为证，有实有虚，治法天渊悬隔者也。若夫损不足而益有余者，医杀之耳，学人不可不详辨焉。……哮专主于痰，宜用吐法。亦有虚而不可吐者，谨之。治哮必使薄滋味，不可纯用寒凉药，必兼散表。"虞抟在此对哮与喘做了明确的区别，指出"哮以声响言，喘以气息言"。

明代叶文龄《医学统旨》(刊于1535年)曰："大抵哮喘，未发以扶正为主，已发以攻邪气为主。……必须使薄滋味，不可纯用凉药。"与丹溪治疗原则相同。

明代张景岳《景岳全书·喘促》(刊于1624年)说："喘有夙根，遇寒即发，或遇劳即发者，亦名哮喘。未发时以扶正气为主，既发时以攻邪气为主，扶正气须辨阴阳，阴虚者补其阴，阳虚者补其阳。攻邪气者，或于温补中宜量加消散。此等证候，当眷眷以元气为念，必使元气渐充，庶可望其渐愈，若攻之太过，未有不致日甚而危者。"进一步肯定了朱丹溪倡导的治疗原则。

清代叶天士《临证指南医案》(刊于1764年)载："哮与喘，微有不同，其症之轻重缓急，亦微各有异。盖哮症多有兼喘，而喘有不兼哮者。要知喘症之因。若由外邪壅遏而致者，邪散则喘亦止，后不复发，此喘症之实者也。若因根本有亏，肾虚气逆，浊阴上冲而喘者，此不过一二日之间，势必危笃，用药亦难奏功，此喘症之属虚者也。若夫哮症，亦由初感外邪，失于表散，邪伏于里，留于肺俞，故频发频止，淹缠岁月。更有痰哮咸哮醋哮，过食生冷，及幼稚天哮诸症。案虽未备，阅先生之治法，大概以温通肺脏，下摄肾真为主，久发中虚，又必补益中气，其辛散苦寒豁痰破气之剂，在所不用。此可谓治病必求其本者矣。此症若得明理针灸之医，按穴灸治，尤易除根。噫！然则难遇其人耳。(华玉堂)"

到此，中医将哮与喘的关系彻底讲明白了，并且将哮产生的原因从先天之肾讲到后天脾胃，从外感讲到饮食，明确指出："哮症，亦由初感外邪，失于表散，邪伏于里，留于肺俞，故频发频止，淹缠岁月。"强调治疗原则是"治病必求其本者矣"。具体做法应是张景岳总结的"未发时以扶正气为主，既发时以攻邪气为主。扶正气须辨阴阳，阴虚者补其阴，阳虚者补其阳。攻邪气者，或于温补中宜量加消散"。纵观全局，中医至少有1800多年的、正确治疗哮症的临床经验。

临床"既发时以攻邪气为主"的代表方剂如下。

清代《清太医院配方》“定喘丸”：紫苏梗、白芥子、紫苏子、桑白皮、百合、杏仁、陈皮、川贝母、白术、茯苓、阿胶、黄芪、天冬、知母、半夏、当归、生地黄。

宋代《太平惠民和剂局方》“苏子降气汤”：紫苏子、制半夏、当归、肉桂、炙甘草、前胡、厚朴、橘红（或陈皮）。

此外，冷哮证的代表方为射干麻黄汤或小青龙汤加减，热哮证的代表方是定喘汤或越婢加半夏汤加减。这些方剂中的许多药物也是临床治疗鼻炎的用药，如苏梗、白芥子、苏子、桑白皮、百合、杏仁、陈皮、川贝母、柴胡等；余下的白术、茯苓、阿胶、黄芪、天冬、当归、生地黄又都是健脾益肺固表之品。而且哮症缓解期所用的方药如六君子汤也是以这些药为主。可见，中医治疗用药没有现代“专一靶点”观念，没有绝对的可使不可使的固定要求，选方用药一是看其综合作用与患者病症的吻合度，二看药物之间搭配关系的吻合度，所以中医既有“十八反十九畏”，也有相辅相成的“药对”。中医许多小方子具有明显的专一作用，临床若能将其娴熟地加减应用，常常可取得很好的效果。

临床上有些病的发展是有一定底线的，即可以预知其发展的严重程度。除了伴有喉头水肿者（可通过检测 C1 酯酶抑制物及补体 C4 预知），一般的特应性皮炎基本属于有底线的病，它的底线就是哮喘。当你临床掌握了哮喘的治疗，对治疗特应性皮炎就会有自信了，就可以安心地、稳重地在哮喘未发作的缓解期抓紧时间治疗。缓解期是治其本时期，但实际不可能一味地“健脾益肺”，总是要在扶正的同时加些散风祛邪的药才好。

缓解期最凸显的病变是皮损，但是其观察指标要以鼻黏膜为对象，因为黏膜的改变比皮肤快，若以皮肤为观察对象常常是滞后的。从上述中西医的理论、机理来讲，特应性皮炎的皮肤病变与鼻黏膜病变是相同的，虽然临床时患者主诉最痛苦的是皮损，但是从脉诊或借助鼻镜等检查，可以感觉或看到患者的鼻黏膜是有问题的。所以治疗特应性皮炎要从鼻炎入手。香芎去乌散（香附、白芷、川芎、石菖蒲、炙甘草）是个不错的治疗鼻炎、鼻窦炎的方子。原方名为“香芎散”，方中还有一味乌头，笔者认为去掉乌头更适宜现代人，故更名为“香芎去乌散”。方义如下。

① 香附，归肝、脾及三焦经，《本草纲目》曰：“香附之气平而不寒，香而能窜，其味多辛能散，微苦能降，微甘能和。生则上行胸膈，外达皮肤，熟则下走肝肾，外彻腰足。炒黑则止血……得参、术则补气，得归、地则补血……得芎䓖、苍术则总解诸郁……随证用引，如头痛茶下，痰气姜汤下，血病酒下为妙。”朱震亨曰：“香附……盖于行中有补理。”

② 川芎，性味辛温，入肝、胆经。长于治少阳及厥阴经头痛（头顶或两侧），为诸经头痛之要药。《本草纲目》曰：“燥湿，止泻痢，行气开郁。”王好古曰：“搜肝气，补肝血，润肝燥，补风虚。”《本草经集注》曰：“白芷为之使。”

③ 白芷，性味辛温，入肺、脾、胃经。解表散寒，祛风止痛，祛风止痒，通鼻窍。长于治阳明经头痛（前额及眉心）。《本草纲目》曰：“性温气厚，行足阳明；芳香上达，入手太阴肺经。……治鼻渊、齿痛、小便出血、眉棱骨痛。”《本草正义》曰：“上行头目清窍，亦能燥湿升阳，外达肌肤，内提清气，功用正与川芎、藁本近似。”

④ 石菖蒲，性味温辛，化湿开胃，开窍豁痰，醒神益智。《本草纲目》曰：“菖蒲气

温，心气不足者用之，虚则补其母也。肝苦急，以辛补之是矣。”《本草正义》曰：“清芬之气，能助人振刷精神，故使耳目聪明，九窍通利。凡寒饮闭塞，肺气不宣，则令人音暗，菖蒲能逐饮宣窍，而声自开，以视虚劳金破之不鸣，显然有别。”

⑤ 甘草调和诸药。

临证要视情加减应用，如夏季无鼻窦炎者应去掉香附，加荆芥、连翘等以疏散风邪；用电脑办公者多伴有颈项不适，可加葛根、羌活等解肌活络。同时应根据病变情况与补脾益肺的药同时或交替使用。对于季节性明显者，可以酌情间断使用。切记不要将重点放在皮肤瘙痒上，以大量祛风药来快速解决患者的痛苦常常适得其反。急性期可以考虑快速止痒问题，但缓解期或只要有可能的话（患者依从性好），一定要将重点放在“健脾益肺固表”治疗其本上。可以选用“玉屏风散”“六君子汤”等固其本，酌情加入“香芎去乌散”或“川芎茶调散”等，使其固本而不留邪为要。“未发时以扶正气为主，既发时以攻邪气为主，扶正气须辨阴阳，阴虚者补其阴，阳虚者补其阳。攻邪气者，或于温补中宜量加消散”（张景岳）。此是治疗“哮”之大法，也是治疗“特异性皮炎”之大法。

二、银屑病基础症状及临床用药

“瘙痒症”是银屑病与特应性皮炎共有的症状，但是用治疗特应性皮炎的“祛风止痒”药来治疗银屑病不会得到满意的效果。为什么？

2019 年首届全国湿疹皮炎皮肤过敏学术会议（上海）指出，瘙痒分皮源性和心源性两种。所谓皮源性瘙痒是指由皮肤炎症或损伤介导的瘙痒，由外周致痒介质诱发。其常见介质除典型的组胺（HA）外，还有白介素（LT）、P 物质（SP）、前列腺素（PG）、蛋白酶等，它们主要存在于感觉神经传入通道中，发生病理改变而引起瘙痒。心源性瘙痒是指主要与中枢神经介质相关的瘙痒，如阿片样物质、5- 羟色胺（5-HT）、去甲肾上腺素（NE）等。其中组胺（HA）和 5- 羟色胺（5-HT）属于组胺类，其余属于非组胺类。有甚者将某些难以缓解的瘙痒症视为心因性瘙痒症，认为“是一种功能性发痒的皮炎。患者一般具有强迫性格、固执、保守，不易接受别人建议的特点。病程多为慢性。治疗时应解除患者精神上的紧张，调节其神经功能，使他们保持稳定的情绪和良好的睡眠。必要时可使用止痒剂以减轻瘙痒”。这种现象在个别银屑病患者中确实也存在，但中医不太习惯将病变归咎于患者，就医字的本意讲，应该是“毉”，最早的中医师是巫彭，《中医大词典》指出“巫彭，上古时代巫医”，巫医是应该能人事者。纵观中医古籍，内有太多的对人心理分析及开解的内容，举例如下。

《临证指南医案・卷六・郁》载：“《素问・六元正纪大论》言，五郁之发，乃因五运之气，有太过不及，遂有胜复之变。由此观之，天地且有郁，而况于人乎？故六气着人，皆能郁而致病。……今所辑者，七情之郁居多，如思伤脾、怒伤肝之类是也、其原总由于心。因情志不遂，则郁而成病矣，其症心脾肝胆为多。……种种治法未能按症分析详论。……不知情志之郁，由于隐情曲意不伸，故气之升降开阖枢机不利，虽《内经》有泄折达发夺五郁之治，犹虑难获全功。……盖郁症全在病者能移情易性，医者构思灵巧，不重在攻补，而在乎用苦泄热而不损胃，用辛理气而不破气，用滑润濡燥涩而不滋腻气机，用宣通而不揠苗助长，庶几或有幸成耳。"

张景岳在《景岳全书·第一卷·传忠录传·明理篇》开篇即说："万事不能外乎理，而医之理为尤切。散之则理为万象，会之则理归一心。夫医者，一心也；病者，万象也。举万病之多，则医道诚难，然而万病之病，不过各得一病耳。譬之北极者，医之一心也；万星者，病之万象也。欲以北极而对万星，则不胜其对。以北极而对一星，则自有一线之直。彼此相照，何得有差？故医之临证，必期以我之一心，洞病者之一本。以我之一，对彼之一，既得一真，万疑俱释，岂不甚易？一也者，一理而已矣。"

（一）与银屑病密切相关的神经肽

① 美克尔细胞：在表皮中，神经末梢表现为美克尔细胞轴索复合体，美克尔细胞与轴索接触的部位有突触的特点，免疫组化染色证实，麦克尔细胞的胞浆中有含神经肽的神经分泌小泡，并能分泌神经介质，包括血管活性肠肽和脑啡肽、P 物质、降钙素基因相关肽、嗜铬颗粒蛋白 A、神经元特异性烯醇化酶等。所以它又是皮肤的神经分泌细胞。另外，美克尔细胞还能合成神经生长因子（NGF），而且美克尔细胞本身也有神经生长因子的受体，它与皮肤神经在功能上可能存在相互依赖性。选择性消除麦克尔细胞可促使神经末梢具有较高的兴奋阈，当无麦克尔细胞时神经兴奋需要较强刺激。麦克尔细胞可能与神经的定位有关，它可能调节神经末梢的位置及传导它们在机体内的位置信息。儿童皮肤中的麦克尔细胞数目比成人多。

② 神经生长因子（NGF）：除美克尔细胞外，人的角质形成细胞本身能合成和释放具有生物活性的神经生长因子（NGF），并且还可以表达神经生长因子的受体。NGF 是最早发现的神经营养多肽，它是外周和中枢神经系统某些感觉神经和交感神经元存活和分化所必需的营养多肽。自分泌 NGF 能够保护角质形成细胞自发性地凋亡。NGF 在皮肤再生、基底膜发生，以及神经移入真皮和表皮中起到重要作用。NGF 能募集肥大细胞并促进其脱颗粒，对中性粒细胞具有趋化作用，刺激淋巴细胞增殖并上调 IL–2 受体表达。在增强角质形成细胞对某些丝裂原性生长因子的反应、刺激角质形成细胞增生方面，NGF 的作用比表皮生长因子更强，同时 NGF 通过抑制 Bcl–2 水平等方式，来抑制角质形成细胞的凋亡。神经细胞、表皮基底细胞都可以产生 NGF，而且表皮基底细胞上有 NGF 受体，所以 NGF 可以对表皮基底细胞产生作用，这个作用的结果是使表皮细胞增殖，其作用的强度大于表皮生长因子（EGF）。银屑病皮损中表达 NGF 受体（NGF–R）的神经数量比正常人和其他炎症皮肤显著增多，NGF–R 阳性的神经无论在早期还是较长时间的皮损中都上调，银屑病皮损部位的 NGF 阳性的角质形成细胞显著多于非皮损部位，非皮损部位显著多于正常人，NGF 及 NGF–R 正常人仅在基底层呈现阳性染色，银屑病患者皮损部位的表皮角质形成细胞表达比正常人对照组明显增加，尤其是增殖的棘细胞层最明显；从病程看，进行期银屑病皮损中的 NGF 及 NGF–R 比静止期明显增加，提示 NGF 及 NGF–R 可能参与了银屑病的病理形成过程。银屑病患者的皮损中存在神经增生和神经肽的上调现象，这可能与皮肤中存在高水平活性的 NGF 密切相关。银屑病中存在 NGF 活性增高，NGF 能诱导角质形成细胞表达强效趋化因子（一种 C–C 家庭趋化

因子)，该趋化因子对 CD4+ T 细胞和单核细胞具有强的趋化性。银屑病进行期非皮损区 NGF 受体的表达高于静止期，提示银屑病进行期非皮损处皮肤可能处于亚稳定状态，当受某些因素影响，如精神高度紧张、劳累时容易促使 NGF 增高，增高了的 NGF 使银屑病患者角质形成细胞中的趋化因子高表达，从而使炎症细胞浸润，可见炎症前高表达的 NGF 是使病情加重的初始原因。王毅侠等用免疫组化方法研究神经生长因子与银屑病的关系。结果显示：进行期皮损区 NGF-R 的表达高于静止期，静止期高于正常人，提示银屑病静止期皮损可能处于亚稳定状态，当受某些因素影响，如精神高度紧张、劳累等导致 NGF 增加时可能发生皮损，其表达量的变化可能影响银屑病的发生和持续。

③降钙素基因相关肽(CGRP)：CGRP 是皮肤重要的神经递质。CGRP 是由多基因复合体编码的含有 37 个氨基酸的神经肽，是皮肤和其他部位血管张力的重要介质。CGRP 参与皮肤炎症反应，调节角质形成细胞中腺苷酸环化酶活性，刺激细胞产生 cAMP，并使之在细胞中含量增多。朗格汉斯细胞表面能表达 CGRP 受体，皮肤神经纤维分泌的 CGRP 能与朗格汉斯细胞表面的 CGRP 受体结合，引起 cAMP 水平增高。寻常型斑块状银屑病的斑块状皮损内 CGRP 的含量显著高于正常，并存在于表皮 CDIa 阳性的朗格汉斯细胞上；寻常型银屑病的斑块状皮损内神经肽、CGRP 与表皮朗格汉斯细胞密切接触，这种接触可能与 CGRP 受体的介导有关。Kawaguchi 等将小鼠分为两组，从迟发性变态反应强度的减弱，CD Ia 阳性的朗格汉斯细胞形态、数目、面积的改变，CD Ia 阳性的朗格汉斯细胞面积及迟发性变态反应恢复的时间，CGRP 在神经上表达的密度等几方面进行研究。结果：实验组在给予 8 小时精神压力后，迟发性变态反应明显减弱，仅为对照组的 51%；在形态上，CD Ia 阳性的朗格汉斯细胞变得比对照组更小、更圆，没有或仅有短树突；在数目上，CD Ia 阳性的朗格汉斯细胞几乎没有变化，但朗格汉斯细胞平均面积明显减少，仅为对照组的 65%。当撤除精神压力 24 小时后，CD Ia 阳性的朗格汉斯细胞面积及树突结构恢复到对照组的状态；迟发性变态反应恢复到对照组的 81%；CGRP 在神经上的表达密度比对照组增强 1.6 倍，因 CGRP 具有抑制朗格汉斯细胞递呈抗原的功能，所以认为，压力诱导的对迟发性变态反应的抑制是由于 CGRP 的升高及朗格汉斯细胞形态改变造成的。说明精神压力可以通过朗格汉斯细胞加剧银屑病病情。由于皮肤感觉神经末梢是 CGRP 反应阳性的神经纤维，可以从真皮突触伸出穿过基底膜进入表皮内，释放神经递质 CGRP 作用于表皮细胞。因此，CGRP 与表皮细胞，尤其是朗格汉斯细胞的相互关系，反映了皮肤神经系统与免疫系统之间的相互作用，为临床常见的因神经刺激诱发银屑病，从组织结构及生理功能基础给予了解释。

④ 神经肽(NP)：NP 是一组由氨基酸组成并具有生物活性的肽类或蛋白质，它们有的由神经系统生成，有的由局部细胞生成。正常人皮肤组织神经纤维中含有十种以上神经肽，如 P 物质、血管活性肠肽、降钙素基因相关肽、生长抑素、神经肽 Y 等。P 物质、血管活性肠肽、降钙素基因相关肽等，分布相对较为广泛，但不同区域的表达程度不同，它们存在于初级感觉神经纤维中，接受各种物理、化学、生物因素刺激，通过真皮、表皮神经末梢逆向性释放，对靶细胞起作用。血管活性肠肽还存在于自律性传出神经中。皮肤中的角质形成细胞、黑素细胞、朗格汉斯细胞及免疫淋巴细胞也可产生神经肽。朗

格汉斯细胞在表皮里不仅与神经纤维密切接触，还可合成一些神经递质和神经递质的受体，如降钙素基因相关肽（CGRP）、P 物质、血管活性肠肽（VIP）等，并且表达某些仅在神经细胞表达的一些标记性蛋白，如 S100 蛋白、神经特异性烯醇合酶（NSE）等。有证据显示，银屑病皮损局部神经肽 P 物质、血管活性肠肽（VIP）含量明显高于正常对照组和非皮损对照组，含 SP、VIP、CGRP 的纤维在皮损某些区域有不同的程度的增多并且与肥大细胞接触，真皮血管壁上亦可检出 SP 和 VIP，但血循环中神经肽水平并不高。神经肽 SP、VIP 可直接刺激血管内皮细胞，促进其分裂增生，在原有微血管床上形成新毛细血管。神经肽作用于血管内皮细胞，主要使毛细血管后微静脉的内皮细胞活化，使内皮细胞发生形态学改变，形成所谓高内皮细胞小静脉。结果造成血管扩张、通透性增加、血管内皮细胞增生；血管内皮增生导致血管芽形成并伸长，继之血管芽中出现中空管腔，并伴随基底膜细胞形成，最后形成银屑病皮损中新的血管结构。临床检测结果：对寻常型银屑病病人血液及皮损中的 SP 进行测定，发现进行期和静止期皮损中的 SP 含量均明显高于恢复期患者和正常人，说明 SP 不仅对银屑病的发生、发展起重要作用，对银屑病的维持亦有重要意义[11—19]。

⑤神经源性炎症：神经源性炎症是指刺激感觉神经后引起的血管扩张、通透性增加，进而引发的炎症。神经源性炎症的提出是解释银屑病机制的一种学说。此学说提出的依据有以下三点。

a. 银屑病患者神经肽对血管作用的结果：银屑病虽然是表皮、真皮相互作用的病变，但越来越多的研究表明真皮尤其是真皮血管系统是病变的关键，表皮是继发于真皮病变之后而病变的。Farber 等依据皮肤内局部注射神经肽可引起潮红（血管扩张）和风团（血管通透性增加）提出，皮肤内感觉神经释放的神经肽引起局部炎症反应，从而促发了银屑病。 Krogstad 等利用激光多普勒灌流图测试银屑病患者皮损斑块处表面麻醉前、麻醉后的血流量变化，结果表明银屑病患者皮损斑块中，真皮血流量增加是由于神经源性机制引发的。认为银屑病真皮血管的变化包括两个阶段：第一是始发的神经源性机制，即通过轴突反射和神经肽作用。第二是继发的免疫源性机制，即通过活化的免疫细胞和角质形成细胞所释放的细胞因子作用。血管内皮素 1（ET1）是一个由 21 个氨基酸组成的活性肽，具有收缩血管及细胞增殖调节作用。正常人角质形成细胞可以分泌 ET1，ET1 通过角质形成细胞表面受体发挥其细胞生长因子及抑制角质形成细胞分化作用。银屑病患者血浆中 ET1 增高。

b. 临床现象：精神刺激、心理障碍、过度紧张等都可以促发或加重银屑病，皮肤局部受到寒冷、外伤、感染等刺激后也可出现银屑病皮损（同形反应）或加重皮损，这些已是被临床公认的事实。无论是精神的应激反应还是局部的应激效应，初始都是神经反应，区别是前者先反应于大脑，后者先反应于感觉神经末梢，但两者造成的最后结果都是血循环中和／或局部的神经肽含量增多。由于精神刺激会造成血循环中神经肽含量的变化，所以易出现全身性皮肤反应；局部刺激不严重时，仅局部神经肽增高，所以只出现同形反应，而严重时也会造成全身性反应。这可以很好地解释临床常见现象。

c. 无论是中枢神经还是外周神经都与银屑病的发生有密切的关系：精神紧张引起的

情绪反应经大脑边缘系统处理后，引起下丘脑调节内分泌的变化。实验研究从以下几方面表明了神经精神因素与银屑病的关系。研究人员对寻常型银屑病患者进行脑干听觉诱发电位检查，同时做脑电图描记对比，结果有 13 例（35.14%）脑干功能异常，对照组为其他皮肤病患者，其结果均正常。脑干是从大脑皮层延续下来的神经束丛，它的功能异常不可避免地要影响机体其他神经功能。上海瑞金医院对 23 例银屑病患者及 11 例健康对照者进行脑血流灌注观察，同时以 Zung’s 焦虑自评量表（SAS）及抑郁自评量表（SDS）请患者自评，并对有关因素进行评估。结果：银屑病患者存在脑特定部位的异常低灌注，阳性率达 82.61%，阳性部位依次为颞叶、枕叶、顶叶、额叶。焦虑、抑郁症状明显的患者，其脑局部血流低灌注更加明显。提示银屑病患者存在脑局部血流障碍，其特定部位的低灌注与其情感障碍有关。姜笃银等报道：人正常皮肤真皮组织内存在数目众多的一氧化氮合酶阳性的末梢神经纤维，纵多横少，网状交错。表现在真皮网状层粗而稀疏，而乳头层则较细密，呈纵横网络样神经丛结构，并沿乳头上行浓集，乳头内有数层一氧化氮合酶阳性的类板层细胞，呈球状分布，结构似 Meissner 小体，在表皮内有散在一氧化氮合酶阳性细胞，多位于基底细胞层，部分与神经纤维有连接。在银屑病患者发病的病程中神经分布更为致密，而且与微血管有关的神经纤维中的 P 物质含量增加。P 物质是神经传递过程中的物质，它广泛地分布在传入感觉神经纤维、背根神经和脊髓背角中，是一种从外周到中枢神经系统传递疼痛冲动和某些痒感的主要化学物质，银屑病患者由于神经纤维中的 P 物质增多，一方面对外界刺激的反应过于敏感，另一方面对皮肤乳突层微循环的调节失去平衡。这个问题已被临床治疗所证实：辣椒辣素是一种能耗竭 P 物质的药物，将它涂于银屑病皮损部位可以改善皮损，因此辣椒辣素被临床用于治疗银屑病。但由于银屑病不单纯是由于 P 物质增多造成的，所以其疗效有限。[21-24]

（二）中医对银屑病及瘙痒的认识

银屑病以“干癣”“白癣”“蛇虱”“白壳疮”“白疕”“松皮癣”等名被历代中医所描述。

《诸病源候论·干癣候》曰：“干癣，但有匡郭，皮枯索，痒，搔之白屑出是也。皆是风湿邪气，客于腠理，复值寒湿，与血气相搏所生。若其风毒瓦斯多，湿气少，故风沉入深，故无汁，为干癣也。”又曰：“白癣之状，白色，然而痒。此亦是腠理虚受风，风与气并，血涩而不能。”《诸病源候论·风瘙痒候》曰：“邪气客于肌肉，则令肌肉虚，真气散去，又被寒搏皮肤，外发腠理，闭毫毛。淫邪与卫气相搏，阳胜则热，阴胜则寒；寒则表虚，虚则邪气往来，故肉痒也。凡痹之类，逢热则痒，逢寒则痛。”《证治准绳·卷五·癣》曰：“干癣者，但有匡栏，皮枯索痒，搔之白屑起是也，亦是风湿邪气客于腠理，复值寒湿与血气相搏所生。……又有白癣，其状白色而痒，皮由腠理虚而受风，风与气并，血涩而不能荣肌肉故也。……丹溪云：癣疮用防风通圣散，去芒硝、大黄，加浮萍、皂角刺。”《证治准绳》遵《诸病源候论》，称银屑病为“干癣”“白癣”，并且一致认为其因是风邪客肌，血涩而痒。《证治准绳》倡用朱丹溪的“防风通圣散，去芒硝、大黄，加浮萍、皂角刺”治之。

《外科正宗·顽癣》曰：“顽癣乃风、热、湿、虫四者为患。发之大小圆斜不一，干湿新久之殊。风癣如云朵，皮肤娇嫩，抓之则起白屑……此等总皆血燥风毒克于脾、肺二经。”《医宗金鉴·外科心法要诀·发无定处》曰：“癣总由风热湿邪，侵袭皮肤，郁久风盛……干癣，搔痒则起白屑，索然凋枯……松皮癣，状如苍松之皮，红白斑点相连，时时作痒。”又曰：“血风疮由肝、脾二经湿热，外受风邪，袭于皮肤，郁于肺经，致遍身生疮。搔痒，日轻夜甚。宜服消风散。……若日久风邪郁在肌肤，则耗血生火，搔痒倍增，夜不得寐，挠破津血，心烦，大便燥秘，咽干不渴，此属火燥血短。宜服地黄饮。”《外科正宗》将银屑病称为“顽癣”,《医宗金鉴》将银屑病称为“松皮癣”。《医宗金鉴》遵《外科正宗》，认为银屑病与肝、脾二经及风邪有关。不过《医宗金鉴》指出，初期外风袭于皮肤而瘙痒者，宜消风散治之；久之耗血生火而瘙痒者，宜地黄饮治之。

《外科大成·卷四·诸疮痛痒》曰：“诸疮痛痒，皆属于火……风盛则痒，盖为风者，火之标也。凡风热客于皮肤，作痒起粟者，治宜疏风，如换肌丸、苦参丸等；若风热内淫，血虚作痒者，又当凉血润燥，如逍遥散、柴胡汤之类也。”认为银屑病为血燥风毒克于脾、肺二经所致。

综观中医对于银屑病皮损瘙痒的认识,《诸病源候论》认为无论实、虚，只要痒必有外邪干扰；千年后的1665年，清代祁坤的《外科大成》认为痒若因血虚所致，当用逍遥散、柴胡汤、凉血润燥之类治疗；并指出，风盛即风热之标，有风热客于皮肤作痒与风热内淫致使血虚作痒之分，所以临床所施方药类别不同。其后《医宗金鉴》在其《中风历节病脉证并治·第五·桂枝芍药知母汤方》“集注”中说：“盖血主荣养筋骨者也，若风以燥之，则血愈耗而筋骨失其所养，故疼痛如掣。昔人曰：治风先养血，血生风自灭，此其治也。”关于“历节之病”，该文说：“历节之病，属肝、肾虚，肝、肾不足于内，筋骨不荣于外，客邪始得乘之而为是病也。”可见“治风先治血，血行风自灭”这一治疗原则并非源自治疗银屑病，但中医是以“五行”“五藏”为生理基础的，此治法是针对“肝肾不足，筋骨不荣”而言，而这也正是银屑病的病因，所以用之必有一定效果。

中医的好方药皆是在临床实践中提炼出来的，所以中医的医案集是一个难得的宝库，它生动地展示了中医理论是如何与中药吻合的，以及病症与选药之间的细节。对于“治风先治血，血行风自灭”的问题，让我们一起看看叶天士的学生们是怎样感悟的。《临证指南医案·肝风》记载：“肝者将军之官，相火内寄，得真水以涵濡，真气以制伏，木火遂生生之机。本无是症之名也，盖因情志不舒则生郁，言语不投则生嗔，谋虑过度则自竭。斯罢极之本，从中变火，攻冲激烈，升之不熄为风阳，抑而不透为郁气。脘胁胀闷，眩晕猝厥，呕逆淋闭，狂躁见红等病由是来矣。古人虽分肝风肝气肝火之殊，其实是同一源。若过郁者宜辛宜凉，乘势达之为妥。过升者宜柔宜降，缓其旋扰为先。自竭者全属乎虚，当培其子母之脏。至于犯上侮中乘下诸累，散见各门，可考。”《临证指南医案·肝风》中还记载：“(肝)主动主升，全赖肾水以涵之，血液以濡之，肺金清肃下降之令以平之，中宫敦阜之土气以培之。则刚劲之质，得为柔和之体，遂其条达畅茂之性，何病之有。……先生治法，所谓缓肝之急以熄风，滋肾之液以驱热，如虎潜、侯氏黑散、地黄饮子、滋肾丸、复脉等方加减。……甘酸化阴，清金平木，种种治法，未能备叙。

然肝风一症，患者甚多，因古人从未以此为病名，故医家每每忽略。余不辞杜撰之咎，特为拈出，另立一门，以便后学考核云。”并且记载一病例：“沈（患者）年岁壮盛。……头眩目花，耳内风雷，四肢麻痹，肌腠如刺如虫行。此属操持怒劳，内损乎肝。”予“阿胶、细生地、天冬、茯神、陈小麦、南枣肉”，“惟以静养，勿加怒劳，半年可望有成”。中医不是以解剖来分科，而是以发育特点、施治手段来分为“妇、幼”“内、外”“针灸、正骨”等。不管哪科，都是在临床中边体会“五行”之道，边查病症与五行之间的关系，边思考方药与病症的吻合度，没有一定之规，但有方向。

中医是把生命看成一个自组织、自演化的开放系统，把疾病看成系统演化过程中的信息反映——“症——信息”，“证——信息的集合”，当系统所处的环境不利于系统维持生生不息状态时，为了这个既定目标，系统会自动调节原有的运行轨迹，使内环境尽量适应当前的外环境。临床所见银屑病确实多与患者情绪有关，但该病又不同于其他自身免疫病，很少发展成伤害内脏的疾病，虽然可以有明显的骨损害，但与类风湿性骨损害不同，一般只要有骨膜存在，基本都可以治愈。所以银屑病应该是“肝肺交接”不顺，但尚未完全打破整体平衡的病。从上述这个角度来看银屑病，会比较清楚地看到，当肝气不疏或肝血不足或肝气躁动耗伤阴血时，“肺”与“肝”相交，“肺”是以朝百脉来与“肝”相交，为了保证“肝”用血，“肺”要适度减少外周之血；外周血少，表将失固。机体自然要调动外周结缔组织的整体作用，以提高警惕来应对“外邪”。为求得系统整体平衡，机体在以生生不息为既定目标的前提下，果断地将问题都丢到某局部，自组织地以最小的代价，取得了系统最大的稳定。

（三）治疗银屑病需“一贯”柔肝为本

银屑病是与机体神经系统发育、调节、过劳等有关的一种警示性疾病，所以在治疗时就要特别关注其如何使神经系统更舒畅、更柔和为要。因此临床治疗银屑病与治疗特应性皮炎不同，即使单纯从解决瘙痒问题来说，两者无论从传统的中医还是从现代医学理论角度来说也是不同的。另外，提到疏肝的问题，最容易想到的方剂当是逍遥散、柴胡疏肝散等疏肝解郁之品。但是，这些方剂只是解决肝郁气滞刚刚发生时引起的胃肠、子宫、胸胁等胀痛的问题，以及由此导致的睡眠不佳等。对于银屑病来说，这些都是过去时了，或者根本就没经过肝郁气滞，而是由于精神过于兴奋或过于劳累直接耗损了肝阴所致。所以一旦临床已经出现了银屑病皮损，就不用再想用单纯的疏肝药来解决了。单纯的疏肝药对银屑病来说，一是已经过时，二是疏肝之品多有发散之力，易使肝躁，就是确实伴有肝郁气滞之证，且需要用这些疏肝解郁之品，也是在滋阴柔肝的药中点缀一下即可。要清楚，银屑病皮损出现的根本原因不在表皮细胞，虽然病理是以表皮异常增生为指标，但银屑病真正的病变是末梢毛细血管的迂曲、扩张，这是银屑病最初的病理表现。那么，我们是否应该想想，这些原本好好的末梢毛细血管为什么要急着迂曲、扩张？最简单最自然的原因应当是：周围血供不足，血供不足的信息被毛细血管接收到后，毛细血管自然反应的第一步就是迂曲和扩张。毛细血管想满足局部的血供问题，只有通过改造结构来完成，但是空间是有限的，毛细血管的好意被现实扭曲了，成了异常结构。严重的异常结构招来免疫细胞的清理，这样就形成了银屑病的病变。银屑病的毛细血管变化，不但没能改善局部的血供问题，反倒添乱了。所以对此类问题的治疗，叶天士采取的是“惟以静养，勿加怒劳，半年可望有成”。笔者临床的感受也确实如此，静养比乱用药好。但是，现实不可能让患者都以“静养”来恢复，所以要找出对策。笔者找到的对策是魏玉璜的“一贯煎”。

魏玉璜（1722—1772）名之琇，号柳洲，清代浙东名医。他对医案非常感兴趣，对明代江瓘父子所编《名医类案》深有研究。江瓘（1503—1565），明代歙县医家，因有感于“博涉知病，多诊识脉”之古训，遂摘录古往今来治验医案，分门别类加以摘录，意在“宣明往范，昭示来学”，经二十余载乃未能成书，便已辞世。其子应宿继其业，走遍大半个中国，博采名医验方，历时 19 年，五易其稿，使《名医类案》12 卷刊行于世。该书录自汉至明之各家医案，间附以评说，既忠实于原始资料，又随附评论，是我国第一部总结历代医案的医学名著。魏玉璜以《名医类案》为基础，博取近世医书及史传、地志、文集等所载医家治案，分类编纂成《续名医类案》六十卷，选择医案 5800 多则。每门病证，收载历代名家的不同的、各具特色的治法，可谓集历代名医的临床治病精粹于一书。魏玉璜结合自己的临床体会及经验，在不少医案中对其诊断要点、理法方药加以扼要评议，从中可以看到魏玉璜独特的学术思想和治病经验。他认为“肝为万病之贼”，辨证注重肝肾阴虚而创建滋阴以柔肝的类方，“一贯煎”则为此类方中的一方。该方在本书多处出现，如《续名医类案·心胃痛门》有：“高鼓峰治一妇人胃痛，……或从火治，用芩、连、栀、柏，或从寒治，用姜、桂、茱萸，辗转月余，形体羸瘦，六脉弦数，几于毙矣。高曰：此肝痛也，非胃脘也。其病起于郁结生火，阴血受伤，肝肾枯干，燥迫成痛，……医复投以苦寒辛热之剂，胃脘重伤，其能瘳乎？急以滋肾生肝饮与之，……十余剂而愈。……吕东庄治吴维师内，患胃脘痛，叫号几绝，体中忽热忽寒，止觉有气逆左胁而上，……脉之弦数，重按则濡，盖火郁肝血燥耳。与以当归、白芍、地黄、柴胡、枣仁、山药、山萸、丹皮、山栀、茯苓、泽泻顿安。惟胃口犹觉稍劣，用加味归脾及滋肝补肾丸而愈。”接着魏玉璜评议道：“高吕二案，持论略同，而俱用滋水生肝饮。予早年亦尝用此，却不甚应，乃自创一方，名一贯煎，用北沙参、麦冬、地黄、当归、杞子、川楝，六味出入加减，投之应如桴鼓。口苦燥者，加酒连尤捷。可统治胁痛、吞酸、吐酸、疝瘕一切肝病。”又如《续名医类案·三十五卷·疡症》记载魏玉璜曰：“夫肝木为龙，龙之变化莫测，其于病也亦然。明者遇内伤症，但求得其本，则其标可按籍而稽矣。此天地古今未泄之秘，《内经》微露一言曰：肝为万病之贼。六字而止，似圣人亦不欲竟其端矣。殆以生杀之柄，不可操之人耳。余临症数十年，乃始获之，实千虑之一得也。世之君子，其毋忽诸。”王士雄研读《续名医类案》并作按语八十五条，如六十二条雄按语：“凡内风为病，不论何证，皆忌风药。医不知风有内外之殊，以致动手便错。”八十五条雄按语：“肺主一身之表，肝主一身之里。五气之感，皆从肺入，七情之病，必由肝起，此余夙论如此。魏氏长于内伤，斯言先获我心。盖龙性难驯，变化莫测，独窥经旨，理自不诬。”后王士雄将他的按语集成《柳州医话》,《柳州医话》简明不繁易传播，故多有从此得知“一贯煎”者。

“一贯”乃滋肝一理贯穿临床治疗“七情之病，必由肝起”之意，或者说临床上解决一切由肝而起的病可用此方一贯治之。“一贯煎”制方选药是以藏腑生克制化关系为依据，以地黄、杞子二者补肾益水，以肾水来滋养肝木之阴为君；沙参、麦冬二者润肺益脾，以肺金来柔制肝木妄行为臣；当归辛温直入肝经，以濡肝活血为补血，乃血中气药之佐；更加一味川楝子条达气机。整体无一味强武之品，而达顺势和缓之效。现在越来越多的临床研究证实“一贯煎”的作用确不同凡响，可以广泛地用于慢性肝炎、萎缩性胃炎、胃及十二指肠溃疡、肋间神经痛、神经官能症、经前期紧张征、更年期综合征等肝肾阴虚诸证。

此立法制方思路对笔者启发很深，故临床多用此方加减治疗银屑病及一切与情志相关的病症。如：①临床用此方去川楝子，与瓜蒌、薤白、鱼腥草等药配以清肺祛痰，治疗各种自身免疫病伴肺中有宿痰者，效果很好。②用此方去川楝子，加黄芪以养血，治疗各种自身免疫病伴贫血者。③用此方去川楝子，加牡蛎、合欢皮以镇静安神，治疗各种自身免疫病伴失眠者。对于因撤激素或免疫抑制剂而出现反跳者，也可参考此方加减应用。

三、如何处理撤激素的问题

临床回避糖皮质激素来谈治疗自身免疫病几乎是不可能的。激素的不良反应除了因抑制免疫而易感染外，还有“三高兴奋骨破溃”（向心性肥胖、高血糖、高血压、神经兴奋、骨质破坏、胃溃疡）等。可见糖皮质激素的不良反应有多方面，不过多数在减少激素的用量后会自行缓解。但是在减少激素用量过程中出现的反跳现象常常使临床难以达到理想的治疗目的，再则就是一些药物造成的骨损害使患者很痛苦，这两点不解决，患者很难依从中医治疗。传统的中医无论理论还是临床用药皆未涉及如何处理撤激素的问题，但时至今日，这已然成了不可回避的问题，好在人体撤激素出现的症状也是一种系统整体反应现象，中医对整体反应现象从未缺少关注。因此，中医可以从古籍中记载的“热入营血”“热毒炽盛”等临床分析及治疗中得到实用的内容；药物造成的骨损害，可以从中医古籍中大量记载的与肝肾相关的内容中获取理论及临床知识；同时可以从现代有关研究中得到启发。

（一）临床常用的方药

1. 反跳时

对于处理撤激素反跳问题，笔者在临床使用最多的方药当属“青蒿鳖甲化毒汤”，严重的情况下要酌情使用“犀角地黄汤”或“清营汤”。

①青蒿鳖甲汤（《温病条辨》）　主治：邪伏阴分，夜热早凉，热退无汗。药物组成：青蒿、鳖甲、细生地、知母、牡丹皮。

②化毒汤（《魏氏家藏方》）　主治：可酌情加减用于不同程度的热入营血、发斑。药物组成：嫩紫草、升麻、炙甘草。

临床应用：青蒿鳖甲汤重在清虚热透邪，化毒汤重在凉血消斑，两方合用对于撤激素引起的外周血管炎效果好。但临床需要根据患者的具体情况加减用药，如患者胃不适时，需去掉知母，加入茯苓、炒白术等；若患者热不是很重时，可以去掉知母、紫草，少用青蒿，加入一贯煎；若患者伴有高热，则需要考虑用清营汤或犀角地黄汤。

③ 犀角地黄汤（《备急千金要方》） 主治：热入血分，伤血络，斑色紫黑。药物组成：犀角、生地黄、芍药、牡丹皮。

④ 清营汤（《温病条辨》） 功能：清营解毒。主治：身热夜甚，斑疹隐隐。药物组成：犀角、生地黄、玄参、竹叶、麦冬、金银花、连翘、黄连、丹参。

以上水牛角代犀角。水牛角水煎剂对垂体－肾上腺皮质系统作用：以大鼠为实验对象，发现可使肾上腺中维生素C的含量较对照组下降20%，外周血液中嗜酸性粒细胞减少约40%～60%，但对用氢化泼尼松阻断垂体作用的大鼠肾上腺中维生素C含量无影响。因此推测水牛角对垂体－肾上腺皮质系统的兴奋作用部位不在肾上腺皮质，而在垂体或垂体以上的更高级部位。这一点对临床如何使用中药来缓解撤激素反跳问题很有指导性意义。此外，实验表明水牛角水煎剂有明显的镇静作用，并具抗休克和抗感染作用。水牛角粉水煮液能降低大肠杆菌内毒素所致小鼠死亡率，缩短内毒素所致DIC（弥漫性血管内凝血）模型大鼠凝血活酶时间、凝血酶原时间、凝血酶时间，升高血小板数，证明其有抗DIC作用。水牛角能增强心脏收缩力和降低毛细血管的通透性，同时使血压先轻微升高而后下降。水牛角煎剂能使环磷酰胺所致免疫功能低下小鼠的白细胞升高及胸腺重量增加。

2. 伴骨损害时

对于处理药物造成的骨损害问题，笔者在临床使用最多的方药当属"六味地黄二甲汤"和"魏岘十全汤"等。

①六味地黄丸（《小儿药证直诀》） 功能：滋阴补肾。主治：肾阴亏损，腰膝酸软，骨蒸潮热等。药物组成：熟地黄、山药、山茱萸、泽泻、茯苓、牡丹皮。

②加减十全汤（《魏氏家藏方》） 功能：调荣卫，壮力退热，收虚汗。药物组成：鹿角胶、熟地黄、当归、川芎、白芍、半夏、人参、茯苓、炙黄芪、炒白术、秦艽、石斛、银柴胡、肉桂、炙甘草。

笔者常以六味地黄丸加龟板、鳖甲为核心方治疗药物性骨损害，严重者需要酌情使用魏岘的十全汤。因为该十全汤为四物补血柔肝，加四君补气健脾，又有炙黄芪、银柴胡、秦艽、石斛益肺荣卫，合力稳定四周后，以一味鹿角胶将其所有的能量皆带入肾中，这就是本方最终目的及组方特点。

鹿角胶性味甘咸温，入肝、肾经。《本草汇言》曰："鹿角胶，壮元阳，补血气，生精髓，暖筋骨之药也。"《本经逢原》曰："鹿角，生用则散热行血，消肿辟邪，熬胶则益阳补肾，强精活血，总不出通督脉、补命门之用，但胶力稍缓，不如茸之力峻耳。……历考《别录》《外台》《千金》等方，散血解毒居多，非如近世专一温补为务，殊失一脉相传之义。"鹿角胶既有"生精髓，暖筋骨"的作用，又有"散血解毒"的作用，对于药物性骨损害太适合了。使用时酌情去肉桂加二甲等，意近于"一贯煎"顺势而为，每每有效。

（二）自身免疫造成骨质疏松的机理及中医药治法

骨质疏松的问题一直在争论与探讨中发展着。从最早认为的自然老化、营养不良，到一个世纪以前的甲状腺素及20世纪的性激素，几乎均是单项地深入。直到20世纪60年代，美国骨科专家弗罗斯特（Frost）提出了骨多细胞单位（BMU）是骨代谢的关键效应器的理论。他坚持认为破骨细胞和成骨细胞参与了协调骨重建序列，并且骨吸收和骨形成是偶合的。在正常骨中，骨密度、骨吸收速率和骨形成速率都相对恒定，在这过程中的任何异常变化都会打破这种稳定状态。有生理性的也有病理性的，所谓病理性就是骨质疏松发生在原本健康的年轻人身上，其临床表现与绝经后或老年骨质疏松症相似，但原因不明。对此明尼苏达大学医学中心的两名内科医生说："许多不同的骨代谢应激可能会加剧过早和过度骨质疏松的趋势。"此说法确实更明确。此后大家开始忙于寻找有哪些骨代谢应激是让骨质加剧过早和过度疏松的。

越来越多的研究表明，骨细胞也可以调节免疫系统反应，包括骨祖细胞在造血干细胞调节中的作用以及骨重建。特别是对"核因子kB受体活化因子"（RANK）/"核因子kB受体活化因子配体"（RANKL），即RANK/RANKL通路多种免疫功能的研究发现：RANKL的主要作用是通过结合RANK，促使前破骨细胞分化为成熟破骨细胞，破骨细胞的分化是整个骨重建的开端，T细胞是破骨细胞成熟的强力诱导剂，在许多骨病发病机制中扮演重要角色。T细胞是由多能骨髓造血干细胞在胸腺分化成熟而来，胸腺髓质上皮细胞表达RANKL/RANK，是T细胞自身免疫耐受形成的必要通路。各亚型T细胞都能够影响骨细胞，但主要影响的是破骨细胞。在多种自身免疫性疾病的发生和发展过程中，RANKL/RANK通路均有参与。

类风湿关节炎中活化T细胞所表达的RANKL能够触发破骨细胞分化从而导致骨质破坏。系统性红斑狼疮血清中炎性因子能诱导并促进RANKL表达，RANK与受体RANKL结合后，促进破骨细胞前体细胞分化为成熟的破骨细胞，刺激破骨细胞活性，进而促进骨吸收，导致骨量丢失。系统性红斑狼疮血清中炎性因子包括IL–1（白细胞介素–1）、IL–6、IL–17和TNF–α（肿瘤坏死因子–α），而免疫系统异常激活改变成骨细胞和破骨细胞之间的平衡，从而影响骨重建，导致骨质疏松。对银屑病的研究显示，其原因是破骨细胞的骨吸收较成骨细胞作用增强而导致骨量丢失；成骨细胞对进行期寻常型银屑病患者骨吸收造成的骨量丢失没有恢复作用，同时皮损严重程度影响进行期寻常型银屑病患者的骨代谢及骨质流失量，且皮损越严重，骨流失量及骨代谢负平衡越高，患者甚至越易出现骨量减少及骨质疏松症。提示临床工作中需要对银屑病患者骨代谢进行进一步关注和研究。樊建勇等对银屑病患者血中糖皮质激素及其受体mRNA进行了测定，结果显示，银屑病患者血中糖皮质激素水平明显高于正常对照组，其受体mRNA水平则明显低于正常对照组。结论：①糖皮质激素受体（GR）是一种分子量为300KD的蛋白质，主要分布在细胞质中。脂溶性的糖皮质激素（GC）穿过细胞膜，与胞浆中的糖皮质激素受体结合，形成GC–GR复合物，发挥其生理作用。银屑病患者体内糖皮质激素不低于正常水平；患者血白细胞糖皮质激素受体mRNA表达低于正常水平，提示银屑病患者体内促肾上腺皮质激素释放激素—糖皮质激素—糖皮质激素受体系统平衡失调，银屑病患者体内糖皮质激素受体减少，使糖皮质激素不能有效发挥作用，反馈性引起下丘脑 CRH 分泌，CRH 可以刺激肥大细胞脱颗粒，刺激白细胞产生 IL–1、IL–2，刺激淋巴细胞增生，增加 IL–2 受体在淋巴细胞的表达，促进炎症反应，可能与银屑病的发生有一定关系。② 银屑病患者经生物反馈治疗后，皮疹消退，血糖皮质激素恢复正常。提示，对于寻常型银屑病，不宜采用口服或注射糖皮质激素，以免加重银屑病患者体内糖皮质激素及其受体系统的不平衡或停药后造成反跳，而应采用生物反馈疗法等通过调节神经—内分泌—免疫系统，使机体恢复相对平衡的状态，达到治疗银屑病的目的。从银屑病患者的瘙痒机制来看，确实应该将其免疫问题与神经和内分泌结合起来考虑。

随着社会发展与生活节奏加快，神经压力越来越凸显并成为应激原。中医自古就特别重视精神与疾病的关系，现代医学对此也很感兴趣，各科临床也多有感觉自身免疫病与精神压力有关，且研究发现压力应激确实可以导致骨量减少与骨密度显著下降，但其机制尚不清楚。尤其是那些微小的持续性压力应激对骨质的影响，苦于找不出证据。但这一难题却被细致观察航天员训练的科研人员发现了。在航天医学中，传统观点认为航天员骨丢失是由于外太空环境的重力缺失引起，而科学地运动锻炼可以增加骨密度。但是这些科研人员发现，航天员们即使长时间锻炼，骨量仍有持续性丢失现象，为什么？他们想到，是否密闭隔离等特殊环境造成的慢性压力应激使航天员的骨量丢失？在国家自然科学基金项目等资助下，他们对小鼠进行慢性刺激，结果发现，长期慢性压力应激的小鼠表现出了明显的焦虑样行为，同时伴有骨丢失。为了寻找压力应激诱发骨丢失的神经机制，研究人员利用不可预测慢性轻度应激小鼠模型（UCMS），经过长期的（4 周～ 8 周）慢性压力应激刺激，实验模型小鼠表现出明显的焦虑样行为，同时对小鼠骨骼的扫描显示，处在压力应激组的小鼠的骨密度明显低于正常对照组小鼠。外周交感神经系统活动度升高，分泌更多的去甲肾上腺素（NE）；这些 NE 通过作用于骨细胞上的 β2 受体来抑制成骨，并有促进破骨作用，从而诱发骨丢失的发生。该研究还发现一条由终纹床核（BNST）到下丘脑腹内侧核（VMH）再到孤束核（NTS）构成的神经环路。这个环路显示了通过调节外周交感神经系统活动，调节慢性压力应激诱发的骨丢失过程。即在动物模型中解析出一条由前脑 - 下丘脑 - 脑干中的特定神经元类型构成的神经环路调控外周交感神经活动，通过成骨细胞上的 β2 受体调控骨代谢。说明中枢神经与外周器官的交互调控过程中伴有骨代谢和糖代谢，情绪障碍会干扰正常代谢功能，导致骨损害。该研究首次在人体实验水平和实验动物水平验证了慢性压力应激与骨密度下降之间的相关性，并深入解析了其生物学机制。课题组将研究成果以"下丘脑腹内侧区 GABA 能神经回路介导慢性应激性骨丢失"为题，于 2020 年 9 月 10 日在线发表于《临床研究杂志》。这为我们临床选方用药给予了明确的方向。

应激是一种全身性的适应性反应，在生理学和病理学中都有非常重要的意义。在日常生活中，几乎每一个人都会发生不同程度的应激反应，只要这种作用不是过分强烈，作用的时间不是过分地持久，那么这样的应激是有利于提高机体适应能力的，是必要的。但是，如果应激反应过于强，或虽然不强但时间过于持久，往往会引起超出生理范畴的反应，甚至由此引发病症，这其中就包括对骨代谢的影响。骨骼包括有机质和无机质，有机质主要包括细胞成分和蛋白质成分，在蛋白质成分中 90% 以上是Ⅰ型胶原，其他的蛋白质包括糖蛋白、骨钙素、骨黏素、骨联素以及骨涎蛋白等，骨骼的无机质主要是由钙、磷、镁构成的羟磷灰石结构。在Ⅰ型胶原中含有一种称为“骨胶原”的胶原蛋白，在化学结构上与结缔组织Ⅰ型胶原不同，在氨基酸组成上骨胶原也不同于软骨胶原，骨胶原可以捕获血液中的钙，并用其构建骨骼。骨胶原只存在动物的骨骼及皮中。这些研究无论从理论还是从临床选方用药都给予中医一定信心，如中医常用鹿茸、鹿角、龟板、鳖甲等“血肉有情之品”来补肾。叶天士云：“夫精血皆有形，以草木无情之物为补益，声气必不相应，桂附刚愎，气质雄烈……血肉有情，栽培身内之精血，但王道无近功，多用自有益”（《临证指南医案·卷一·虚劳》）。

（三）中药对糖皮质激素的影响

1. 钱乙的六味地黄丸对糖皮质激素的干扰

六味地黄丸出自北宋钱乙《小儿药证直诀·卷下》，原方名为“地黄圆”，该方本意是治疗幼儿肾精不充，阳常有余，阴常不足，藏腑柔弱，易虚易实，易寒易热者。主治：肾怯失音，囟开不合，神不足，目中白睛多，面色皖白。方解：①方中重用熟地黄，味甘纯阴入肾经，长于滋阴补肾、填精益髓；②山茱萸味酸入肝经，肾主闭藏，酸敛之性正适其性，二者协同合力，滋补肝肾，益肝血以生肾精；③山药味甘归脾，意在以补后天充先天；④山药加茯苓淡渗脾湿，泽泻利湿泄浊，共助山药之健运以充养后天之本；且山药、茯苓色白益肺，有培土生金之意；⑤阴虚则阳失所制，且防熟地黄滋腻恋邪，故以牡丹皮佐之。如此熟地黄、山药、山茱萸三补对泽泻、茯苓、牡丹皮三泻，共奏补而不恋邪、泻而不伤正之功，发挥后天脾运之力，填补先天之损。此方被各科临床证实具有改善激素及免疫抑制剂引起的不良反应作用。

沈自尹等对肾阳虚和肾阴虚的患者进行尿 17- 羟皮质醇激素的检测表明，肾阳虚患者低于正常人，而肾阴虚患者略高于正常人，这一现象能在多病种中得到很好的重复。阴虚火旺患者不仅尿 17- 羟皮质类固醇增高，而且尿中儿茶酚胺排出量也高于正常人，说明肾阴亏虚、阴虚火旺患者症状的产生与肾上腺皮质、髓质激素的增加有关，提示该证患者存在着肾上腺皮质与髓质功能亢进的可能性。复旦大学上海医学院藏象研究室为了探讨“阳虚生寒、阴虚发热”的机制，对肾虚患者进行呼吸商和红细胞糖代谢方面的测定。结果与正常人相比，在呼吸商方面无显著性差异；在红细胞代谢方面，肾阳虚患者减弱，肾阴虚患者加强。正常对照组的平均值是 492.4μg±57.1μg，肾阳虚患者的平均值为 375.0μg±92.1μg，较正常对照组低 24%；肾阴虚患者的平均值为 727.8μg±211.4μg，较正常对照组高 48%。虽然研究表明温补肾阳药与糖皮质激素药同用时，可以保护动物肾上腺皮质避免因外源性激素抑制而萎缩，但临床上发现大剂量激素与温补肾阳药同用时，却使得患者满月脸、肩背增厚等不良反应更为明显，而滋阴药较好。沈自尹等采用短程地塞米松对血 11- 羟类固醇昼夜节律的抑制试验显示，滋阴泻火和温补肾阳均有对抗地塞米松对清晨皮质醇分泌高峰的抑制作用。对 10 名正常志愿者分别做地塞米松抑制试验（连续 5 天给予接近临床治疗剂量的地塞米松）和各给药组的对抗抑制试验，发现单味药知母和复方（生地黄 30g、知母 10g）在第 3 ～ 5 天可对抗地塞米松的反馈抑制作用；温阳组（附子、生地黄、熟地黄、山药、补骨脂、淫羊藿、菟丝子各 9g，陈皮 1.5g）除第 5 天可拮抗地塞米松的反馈抑制作用外，在第 7 天（停用地塞米松 1 天后）可促进被抑制的血浆皮质醇提早回升。提示滋阴药和温肾阳药配合激素应用要选择不同的阶段灵活应用。

李萍等通过动物实验证明，六味地黄丸有一定的对抗环磷酰胺和地塞米松的抑制作用，表现为能使环磷酰胺所致的小鼠胸腺、脾脏重量减轻，血清特异性抗体水平下降和淋巴细胞转化功能降低等，恢复至接近正常对照组水平。使地塞米松所致小鼠腹腔巨噬细胞吞噬功能下降和血中 α－醋酸萘酯酶（ANAE）阳性的淋巴细胞比率降低提高至正常水平。

胡顺金等报道，通过临床实验观察六味地黄丸对激素治疗肾病综合征的干预作用。方法：两组均给予泼尼松首始剂量 1mg/（kg · d），持续 8 ～ 12 周后，每 2 周减 5.0mg，至 0.5mg/（kg · d）时，改为 2 天剂量合并隔日顿服，再以每 2 ～ 3 周减 5.0mg，至 0.4mg/（kg · 2d）时维持 6 ～ 12 个月，并给予必要的对症处理。治疗组同时加服六味地黄丸每次 8 粒，每天 3 次。至泼尼松减至维持量时，结果：治疗组疗效显著优于对照组（$P < 0.05$）；24h 尿蛋白定量、血浆白蛋白、甘油三酯（TG）、总胆固醇（TC）等指标两组均改善显著，但均以治疗组为优（$P < 0.05$）；其复发率亦以治疗组为低（$P < 0.05$）。结论：六味地黄丸能显著提高激素对肾病综合征的疗效，减少其复发，并能对抗激素的不良反应。

赵露等报道，通过临床实验探讨六味地黄丸联合激素治疗系统性红斑狼疮的疗效。方法：60 例患者随机分为 2 组，30 例单纯激素治疗组，给予醋酸泼尼松足量（1 mg/kg · d）治疗；30 例激素联合中药治疗组，给予醋酸泼尼松足量 1 mg/（kg · d）的同时，口服六味地黄丸 6 g/ 次，2 次 / 日。直至激素减量至每日 15 mg、患者无明显肾阴虚症状时，逐渐减少六味地黄丸的剂量，改为 6 g/ 次，每日 1 次。分别在患者入院当时及用药后 2、4、8 周检测血清 TC、TG、HDL-C 和载脂蛋白 A1、B 浓度。结果：激素联合中药治疗组患者的 TC、TG、载脂蛋白 B、载脂蛋白 A1 及 HDL-C 均较单纯激素组改善明显（$P < 0.05$）。结论：六味地黄丸联合激素治疗 SLE 简便易行，安全有效。

现代研究表明，该方中的君药地黄，具有对抗地塞米松对垂体－肾上腺皮质系统的抑制作用，并能促进肾上腺皮质激素的合成。动物实验表明：地黄能对抗连续服用地塞米松后血浆皮质醇浓度下降，并能防止肾上腺皮质萎缩。能使家兔皮质醇浓度逐渐上升。但病理学观察则显示，地黄对兔的垂体和肾上腺皮质形态学未见明显改变。地黄煎剂灌胃能显著降低大白鼠肾上腺维生素 C 的含量。临床观察发现，地黄与糖皮质激素合用可减少激素引起的阴虚阳亢的不良反应。马健等观察了生地黄对皮质醇肌内注射造成的小鼠糖皮质激素过剩的"阴虚"模型的影响，结果显示：糖皮质激素过剩的"阴虚"型小鼠的腹腔巨噬细胞对 γ－干扰素诱导的 Iα 抗原表达明显高于正常对照组；生地黄能明显抑制阴虚型小鼠巨噬细胞 Iα 抗原的异常表达，降低呈递抗原能力，这可能是生地黄免疫调节作用的机制之一。地黄多糖是地黄的主要活性成分之一，具有增强机体免疫功能、促进小鼠造血功能的作用。实验表明，地黄多糖在一定剂量内可明显刺激小鼠骨髓造血干细胞、粒单系祖细胞的增殖分化，并表现出升高外周血白细胞的作用。地黄多糖能显著增强 T 细胞的增殖反应能力，促进 IL–2 的分泌。

2. 四物汤和当归补血汤在撤激素过程中的辅助作用

四物汤（熟地黄、当归、川芎、白芍）与当归补血汤（黄芪、当归）合起来就是黄芪四物汤。熟地黄在六味地黄中就是君药，它与山萸肉合力将诸药提升体质的作用领入“肾”。在黄芪四物汤中，熟地黄仍是引药入“肾”为君。不过，黄芪在此作用也非常大，它可以左右整个方药的作用点，若意在益肺固卫，用量就要少些，点到为止；意在生血，其量必须是当归的 6 倍左右。自身免疫病很难脱开“固卫”问题；糖皮质激素对骨有损害也会影响到骨髓的造血功能。所以我们在临床中不可不娴熟地应用这些药。诸多现代研究表明在撤激素过程中发挥了一定作用。

①黄芪、当归补血，可以改善骨髓抑制状况。临床观察黄芪口服或喷鼻，对感冒有预防效果，有提高患者白细胞诱生干扰素的能力。黄芪能增强机体免疫力，促进脾脏抗体生成，能提高虚证患者 IgM、IgE 等的水平。黄芪能增进末梢血管血液循环，改善局部营养状况。黄芪多糖通过宿主中介作用，产生显著的促胸腺体液反应。黄芪多糖提高抗胸腺细胞血清处理的小鼠在 B 细胞依赖性抗原免疫后的抗体产生作用比正常小鼠 T 细胞依赖性抗原免疫后的效应显著降低，说明黄芪多糖的免疫作用是通过 T 细胞介导的。体内实验表明，黄芪多糖能对抗一定剂量的强的松龙和环磷酰胺。对系统性红斑狼疮、银屑病等自身免疫性疾病有防治作用。以往多有文章以单味药的实验作用来报道，近年来有上百篇文章直接以临床研究的角度指出，“当归补血汤对防治肿瘤化疗后骨髓抑制具有显著的临床效果，值得推广”。2021 年《浙江临床医学》发表了一篇文章，该文基于网络药理学探讨当归补血汤治疗化疗相关性骨髓抑制的作用机制，通过人类基因数据库和在线《人类孟德尔遗传》数据库查询骨髓抑制相关靶基因，进行“药物 – 成分 – 靶点 – 疾病”网络分析，筛选出 22 个当归补血汤的活性成分，其中与化疗相关性骨髓抑制相关的化学成分 8 个，作用于 46 个核心靶基因，结果显示当归补血汤生物学过程和功能集中在细胞因子活性、细胞因子受体结合、受体配体活性、生长因子受体结合、蛋白磷酸酶结合等。结论是，当归补血汤治疗化疗相关性骨髓抑制体现出中药复方多成分、多靶点以及多作用途径的特点。

中药对天然免疫的作用并非是固定不变的提高或促进，而是在机体功能状态影响下的调节作用。许多中药多糖对正常机体无影响，却能显著改善病理状态下的红细胞免疫功能。如红细胞膜上存在 β – 内啡肽受体、肾上腺素 β 受体、胰岛素受体等多种受体，银屑病患者血浆及局部皮损中 β – 内啡肽浓度增高，β – 内啡肽轻度升高时可促进红细胞免疫黏附功能，而上升过高则起抑制作用，说明神经介质可以影响红细胞糖蛋白受体，中药多糖也可以通过改善这些作为信息分子参与感知细胞外信息的细胞膜上的糖链，从而使其恢复至神经 – 内分泌 – 免疫动态平衡的状态。多糖类的中草药免疫活性作用与多糖的初级、高级结构的构式有关。临床常用的多糖类中药大多数具有刺激巨噬细胞及 T

细胞功能，并能促进干扰素的诱导。但是，每味中草药的成分又复杂多样，很难用单一作用或较明确的作用阐述清楚，如黄芪多糖、茯苓多糖、猪苓多糖、人参多糖、刺五加多糖等常常表现出双相调节。研究证实，单味黄芪、单味当归对红细胞免疫的促进作用显著低于复方，而传统的复方药对免疫复合物的清除力明显增强，说明中医药配伍的科学性，临床需要关注它们的复方作用。

②地黄能拮抗糖皮质激素导致的垂体－肾上腺皮质功能低下，防止肾上腺皮质萎缩。这个结论在众多研究报道中已经成为定论。沈自尹院士从 20 世纪中期开始对“肾”进行研究，证明了肾虚（阴虚阳虚精虚）的发病位置在下丘脑垂体靶腺轴，并以六味地黄丸治疗有肾虚证的支气管炎、哮喘等病，从临床到理论夯实了中药地黄拮抗糖皮质激素的作用。随后众多实验研究和临床研究证实和补充了这个内容。这些内容包括，地黄能减轻糖皮质激素对垂体－肾上腺皮质系统功能和形态的影响，拮抗由于糖皮质激素导致的垂体－肾上腺皮质功能低下，并能促进肾上腺皮质激素的合成；无论单味使用或与他药配伍，均能对抗地塞米松对垂体－肾上腺皮质系统的抑制作用，从而使血浆皮质醇浓度升高。地黄对丘脑－垂体－肾上腺皮质系统作用的同时，对促性腺激素释放激素等性激素的分泌调节也会发挥一定的作用。熟地黄能增强细胞免疫功能和红细胞膜的稳定性，有促进机体淋巴细胞的转化和增加 T 淋巴细胞数量的作用，促进 IL–2 的分泌；并能增强单核－吞噬细胞系统的吞噬功能，特别是对免疫功能低下者作用更明显。

此外，地黄能显著加强阈下剂量戊巴比妥的催眠作用，因而具有镇静作用，能降低血中 T3 含量，对阴虚型甲状腺功能亢进有治疗作用；熟地黄能改善甲亢阴虚大鼠体重及血浆 T3、T4、醛固酮（AD）浓度，显著改善甲亢等阴虚患者交感肾上腺素能神经兴奋症状，使血浆 cAMP 含量趋向正常。并认为其改善肾阴的作用与改善体内 AD 水平有关。地黄对生理性高血糖状态有调节作用，增加肝脏糖原含量，预防葡萄糖及肾上腺素引起的高血糖，有降血糖作用；地黄煎剂能降低由肾上腺素、氯化铵引起的高血糖；山茱萸对副交感神经有兴奋作用，能促进残余胰岛 β 细胞分泌功能，增加器官组织对葡萄糖的利用，还能增强垂体－肾上腺皮质功能等。

③白芍水煎剂可拮抗环磷酰胺对小鼠外周血 T 淋巴细胞的抑制作用；当归所含免疫活性多糖可使白细胞和网织红细胞增加，对机体的免疫功能有明显的促进作用；两药相合的水煎剂可显著提高巨噬细胞吞噬百分率和吞噬指数；四物汤具有显著提高红细胞功能，促进免疫功能恢复作用。白芍能拮抗环磷酰胺对 TS 细胞数量的减少，从而调节 TH/TS（辅助性 T 细胞 / 抑制性 T 细胞）比值。当归对淋巴细胞有较强的活化作用，当归免疫活性多糖对人脾细胞有促有丝分裂的活性，是 B 淋巴细胞的潜在分裂原，使 B 淋巴细胞分化到不同成熟阶段，部分细胞群成熟为抗体分泌细胞；同时当归免疫活性多糖还能直接激活参与抗体反应的 T 淋巴细胞而不诱导正常的胸腺细胞和抗氢化可的松胸腺细胞的增殖，但能促进脾淋巴细胞的增殖，增强巨噬细胞吞噬功能；当归醇沉物可显著增强 TNF–α、IL–1 的分泌，诱导 INF–γ 分泌，并增强其活性。体外培养的人内皮细胞试验表明，当归能逆转 TNF–α 所致的内皮细胞严重紊乱。体内外试验表明，当归可使强的松龙抑制状态下的小鼠脾淋巴细胞 IL–2 分泌功能改善。四物汤可以使红细胞 C3bR 上

升，红细胞 SOD 活性上升，T 细胞及 B 细胞转化率增加，LPO 含量下降，表明四物汤具有显著提高红细胞功能，促进免疫功能恢复作用。

此外，白芍有解痉作用，可通过作用于高级神经中枢而发挥镇静、催眠及镇痛作用。当归能促进神经细胞再生和再支配。川芎可扩张脑血管，有增加脑血流量的作用。三药相合可依机能状态对下丘脑－垂体－肾上腺皮质轴发挥双相调节作用，从而调整神经、内分泌功能，使之达到平衡。

3. 血肉有情之品的中药对补肾壮骨的意义

①骨胶原与骨质的关系及中药作用

“血肉有情之品”主要是指一些含有“骨胶原”的中药，如阿胶、龟板胶、鹿角胶，以及龟板、鳖甲、鹿茸、鹿角等一些具有补肾壮骨之品。

“骨胶原”也称骨胶原蛋白，为构造蛋白质，占人体蛋白质总量的 30% ～ 40%，它分布在人体肌肉连接的肌腱中、关节连接的软骨组织和结缔组织及皮肤的真皮层中，是人体关节软骨、骺软骨和骨小梁的主要成分。骨骼有机物中有 70% ～ 86% 是骨胶原，骨胶原为黏合剂，将血浆中的钙固定在骨骼上，并且如润滑剂一样保护和营养着骨关节。

骨胶原分子主要是由成骨细胞合成，软骨细胞也可合成，同时还合成和分泌一些非胶原性蛋白。由于骨在正常状态下不断进行转换即重建，胶原也不断裂解，其降解产物一方面被移除，一方面又进行合成。骨胶原的合成减少及胶原纤维的排列不足是造成骨矿化不足的基础。在正常的骨小梁上，70% ～ 80% 的部位有新的胶原纤维丝形成；而骨质疏松时，穿孔的骨小梁上仅有不足 20% 的部位上有新的胶原纤维形成，这种胶原的病损和骨矿物质含量的减少造成了骨小梁本身性能的变化。研究证实，骨质疏松是由于骨胶原合成减少、分解代谢增强，给无机质矿化提供框架的机械支持功能降低，即使有足够的钙盐也无法沉积矿化，治疗应该更关注如何增加骨胶原含量。最知名的骨代谢调节剂是雌激素、钙、维生素 D 和甲状旁腺激素（PTH）等，如雌激素和降钙素治疗骨质疏松，能使骨胶原含量增高，从而增强骨矿化，使骨的抗压缩、抗折弯能力增强，脆性降低，韧性增强。

骨骼是由成骨细胞的非造血细胞形成的，它们来源于骨髓中的基质细胞。成骨细胞产生胶原蛋白，形成钙和磷沉积的支架，从而形成新骨。另一方面，破骨细胞行使骨吸收的功能，它们来源于骨髓内的造血干细胞，破骨细胞黏附并分泌氢离子到骨骼表面，从而溶解并释放骨骼中的沉积矿物质。成年后，骨在一生中仍在不断进行更新和改造，这就是骨重建。骨重建是一种循环，已形成的骨被消除，而新形成的骨又在这一部位生成。这种循环始终贯穿于骨骼新陈代谢。在骨重建过程中，成骨细胞和破骨细胞之间的持续相互作用对维持骨骼稳态至关重要。当骨骼稳态得不到维持时，就会发生骨质减少或骨质疏松等衰弱性骨骼疾病。这主要是由于破骨细胞活性被过度激活或者成骨细胞活性受到抑制，使得骨骼降解比新骨骼形成要多。近来研究表明肠道菌群和免疫系统对骨代谢有影响。

a. 肠道菌群对骨骼代谢稳态有影响。有临床研究指出，肠道中细菌过度增殖与骨矿物质密度（BMD）降低之间存在关联，认为骨髓生成和粒细胞稳态的微生物群依赖性变化会影响宿主对炎症和感染性损伤的反应。这意味着微生物群在定植后不久就控制了骨髓细胞池的初始大小。减少的初始骨髓生成池导致可用于抵抗入侵病原体的细胞数量减少，微生物群组成改变对宿主生理的诸多影响之一是增加患过敏性疾病的风险。总之，有充分的证据表明，骨量在出生后会增加，并在青春期达到峰值，并且受生活方式因素以及年龄等的影响。整个生命过程中骨矿物质密度和肠道微生物群多样性的轨迹呈正相关，随着年龄的增长，肠道微生物群表现出增强的多样性和降低的稳定性。无菌小鼠的实验证明，肠道菌群对骨组织具有急性分解代谢作用。黏膜层是一种化学屏障，在上皮中提供第一层防御，由一层黏液形成，限制微生物组与上皮细胞之间的直接接触。黏液层的缺失导致肠道炎症和各种代谢免疫疾病的发作。同时肠道对钙、磷酸盐和维生素 D 的吸收不足。造血干细胞、源祖细胞和骨髓祖细胞表达模式识别受体，使它们能够直接感知细菌衍生的产物。稳态骨髓生成受到当前微生物群暴露水平的动态调节。

b. 免疫系统和骨代谢之间存在密切的相互作用。这一术语称为"骨免疫学"，它代表了免疫细胞或免疫相关因素在调节骨骼发育中的作用。如 T 淋巴细胞可以通过表达促炎和抗炎细胞因子以及 NF-κB 配体（RANKL）和骨保护素（OPG）的受体激活剂来调节破骨细胞和成骨细胞的平衡。破骨细胞分化通过促破骨细胞因子调节，包括 RANKL、IFN-γ、TNF-α、IL-6、IL-1 和 IL-17；而成骨细胞分化通过成骨细胞因子调节，包括 IFN-γ、OPG、IL-10、IL-6 和 IL-4。免疫系统的复杂关系让实验很难简单明了地说明问题，现举例进行说明。

胃泌素抑制肽（GIP）由十二指肠和小肠中的 K 细胞响应进食而释放，并刺激胰腺释放胰岛素和胰高血糖素。GIP 受体（GIPR）在内分泌、胰腺、肠道、大脑、免疫系统、心血管系统、肺、肾脏、甲状腺和脂肪组织中表达。在骨骼中，GIPR 存在于成骨细胞谱系以及破骨细胞中。在体外，GIP 增强成骨细胞增殖和分化，调节胶原成熟，并抑制破骨细胞活性。

血清素即 5-羟色胺（5-HT），是一种重要且被广泛研究的神经递质，已被证明可通过肠道微生物群调节骨代谢。5-HT 是骨骼健康的关键调节剂，根据其合成位点有脑源性血清素（BDS）和肠源性血清素（GDS）两种类型。有趣的是，这两种类型的 5-HT 具有不同的功能。肠源性 5-HT 对骨形成有负面影响，而脑源性 5-HT 则相反。

脑源性 5-HT 与骨代谢有关系，这很有意思。目前研究认为：大脑的神经递质有很多，但最主要就是多巴胺、去甲肾上腺素、5-HT 三种。一般认为多巴胺传递快乐，去甲肾上腺素提供生命动力，5-HT 管情感、欲望、意志。三者需要平衡相处，否则将会影响人的睡眠和情绪等。其中 5-HT 如果紊乱或缺乏就有可能导致抑郁。《黄帝内经》开篇强调的"恬淡虚无，真气从之，精神内守，病安从来"，在此有了一个似乎可以看到的标记。

通过上述现代研究内容，我们似乎更清楚了为什么中医强调"以后天补先天"，强调小儿要通过"变蒸"。正是钱乙认识到小儿"乃全而未壮也，故初三十二日一变，生肾生志"(《小儿药证直诀·卷上·脉证治法·变蒸》)，方倡导用"六味地黄丸"来健脾搜精补肾。然小儿阳盛之体，本有再生能力，可充分发挥其生发之力而单用"六味地黄丸"。

但对于一些“肾”已经被病损伤，且再生功能被抑制的患者来说，则需要直接给予“血肉有情之品”的龟板、鳖甲等。

② 龟甲、鳖甲补肾壮骨作用

二甲质重入骨，滋阴潜阳、补肾健骨，是治疗银屑病伴骨质损害以及药物性骨损害病变的砥柱性药物，临床中若能灵活酌情地将两者与其他药物配合，对患有上述病症的患者的体质恢复是非常有意义的一环。

龟甲、鳖甲性味咸平，入肝、肾经。龟甲有滋阴潜阳、补肾健骨之功，鳖甲有养阴清热、平肝息风、软坚散结之效。《本草经疏》曰：“龟、鳖二甲，《本经》所主大略相似，今人有喜用鳖甲，恶用龟甲者，有喜用龟甲，恶用鳖甲者，皆一偏之见也。二者咸至阴之物，鳖甲走肝益肾以除热，龟甲通心入肾以滋阴。”《药品化义》曰：“龟底甲纯阴，气味厚浊，为浊中之浊品，专入肾脏。主治咽痛口燥、气喘咳嗽，或劳热骨蒸，四肢发热，产妇阴脱发燥，病系肾水虚，致相火无依，此非气柔贞静者，不能熄其炎上之火。又取其汁润滋阴，味咸养脉，主治朝凉夜热，盗汗遗精，神疲力怯，腰痛腿酸，瘫痪拘挛，手足虚弱，久疟血枯，小儿囟颅不合，病由真藏衰，致元阴不生，非此味浊纯阴者，不能补其不足之阴。古云，寒养肾精，识此义耳。”《本草通玄》曰：“龟甲咸平，肾经药也。大有补水制火之功，故能强筋骨，益心智，止咳嗽，截久疟，去瘀血，止新血，大凡滋阴降火之药，多是寒凉损胃，惟龟甲益大肠，止泄泻，使人进食。”《本草述》曰：“鳖甲……经中不言治劳，然治虚劳多用之，亦甚有据者，以是言合于方书之主治，良不谬也。如清骨散，固谓其治骨蒸劳热也；如扶羸汤，是除骨蒸劳热而兼以益精血之味也。又麦煎散，治少男室女骨蒸黄瘦口臭盗汗，此症乃七情之为病也。虚劳发热，未有不由瘀血者，而瘀血未有不由内伤者。凡虚劳证，大抵心下引胁俱痛，盖滞血不清消，新血无以养也。故麦煎散中用鳖甲，而同于干漆化积。又秦艽鳖甲散，此透肌退热之一方也。以上数方是皆同鳖甲而用者，虽其佐助之义各有所主，而其用鳖甲以入诸味者，不外于补阴气以为功也。”《名医别录》曰：“疗湿疟者，以疟必暑邪为病，类多阴虚，水衰之人，乃为暑所深中，邪入阴分，故出并于阳而热甚，入并于阴而寒甚，元气虚羸，则邪陷而中焦不治，甚则结为疟母。甲能益阴除热而消散，故为治疟之要药，亦是退劳热在骨及阴虚往来寒热之上品。血瘕腰痛，小儿胁下坚，皆阴分血病，宜其悉主之矣。”

虽然二甲从中医药的角度看有区别，但是按现代的研究方法来看，二者从化学成分、提取工艺、药理作用等几乎没有区别。只能说，中医的药性区别可能存在于其相同化学成分中的微小差异在与人体作用时可产生不同的结果，这些只有待于今后多方面的深入研究。就现代药理研究而言，龟甲、鳖甲所含的主要成分是骨胶原、碳酸钙、磷酸钙、维生素 D 等。研究表明骨髓胶原含量的高低是由胶原的形成和胶原的降解两个过程的强弱决定的，巨噬细胞含胶原酶，可降解骨髓中的胶原，使其含量降低，改善骨髓纤维化症状。维生素 D 可使肠道对钙的吸收从被动变为主动，直接或间接地影响着它们，从而能调控胶原在骨髓中的沉积。正常人骨髓细胞上有 $1,25\text{-}(OH)_2\text{-}D_3$ 的受体，通过受体蛋白的介导 $1,25\text{-}(OH)_2\text{-}D_3$ 可诱导人前骨髓细胞向成熟的方向发展。炙鳖甲有提高免疫力、延长抗体存在时间作用；鳖甲胶有改善肾功能、减少尿蛋白等作用。动物实验研究表明：

龟甲煎液可降低甲亢型大鼠血清中 T3 和 T4 含量，使萎缩的甲状腺开始恢复生长，减慢大鼠的心率，提高痛阈，降低大鼠的整体耗氧量，升高血糖；还可以降低大鼠的饮水量，增加其尿量，使其体重有所增加；并使大鼠的胸腺、甲状腺、肾上腺以及脾的组织结构及重量均基本恢复到正常或接近正常的水平。这些研究显示：龟甲能够有效降低甲亢型大鼠的甲状腺机能，并能对肾上腺功能产生影响。体外实验研究表明：龟板既能够促进骨髓间充质干细胞增殖，从而促进生长发育，它又可能激活骨髓间充质干细胞向神经方向或者成骨方向分化。

③ 鹿角胶补肾壮骨作用

鹿角胶为鹿角经水煎熬浓缩而成的固体胶。药性甘咸温，归肝、肾经。鹿角胶作为古代六胶之首，具有温补肝肾、益精养血之功效。用于肾阳虚弱，精血不足，虚劳羸瘦，及吐血、便血、崩漏、尿血等属于虚寒者，也可用于阴疽。现代药理研究得知，鹿角含胶质 25%，磷酸钙 50% ～ 60%，并含 10 余种氨基酸。现代临床研究表明，鹿角胶具有补血活血、抗骨质疏松、抗乳腺增生以及调节性功能等作用。

《本经逢原》曰："鹿角，生用则散热行血，消肿辟邪，熬胶则益阳补肾，强精活血，总不出通督脉、补命门之用，但胶力稍缓，不如茸之力峻耳。互参二条经旨，乃知茸有交通阳维之功，胶有缘合冲任之用。然非助桂以通其阳，不能除寒热惊痫。非龟鹿二胶并用，不通达任脉，而治羸瘦腰痛；非辅当归、地黄，不能引入冲脉，而治妇人血闭胎漏。至若胶治中伤劳绝，即茸主漏下恶下也；胶之补中益气力，即茸之益气强志也。历考《别录》《外台》《千金》等方，散血解毒居多，非如近世专一温补为条，殊失一脉相传之义。"《本草汇言》曰："鹿角胶，壮元阳，补血气，生精髓，暖筋骨之药也。前古主伤中劳绝，腰痛羸瘦，补血气精髓筋村肠胃。虚者补之，损者培之，绝者续之，怯者强之，寒者暖之，此系血属之精，较草木无情，更增一筹之力矣。"

中医认为"肾为先天之本""脾胃为后天之本"，因此在发育期应特别注重肾气与脾胃的调养。《黄帝内经》中也提到，人的一生发育与成长之主导于肾气之盈亏，而"肾主骨"的观念更提示，补肾壮骨是强健体质的根本。当因免疫抑制剂导致骨质损伤时，需要考虑具有温补肝肾之阳的鹿角胶来扭转体质；也可以酌情考虑加减使用魏岘的十全汤，因为该方除有鹿角胶外，还有四物汤和黄芪当归补血汤等。

当临床掌握了协助西药治疗和减缓西药不良反应的中医方剂及特殊药物的使用，方可自信地处理那些多变无常的自身免疫病了。

中医既需要精准的"理"，又需要模糊的"道"，精准的"理"使临床治疗有的放矢，模糊的"道"使临床治疗成为一种自愈力的恢复。医学是人类众多知识的综合载体，需要"道"与"理"两条腿一起走路。

第六节　临床需要建立中医自身免疫病学

"道""理"阖一的中医学发展需要关注自身免疫病学，需要建立具有中医特色的自身免疫病学。

自身免疫病学的基础结构是筋膜－结缔组织，其流动的血液及淋巴组织保证了人体系统整体的统一性，使内含的神经－内分泌－免疫信息的交流成为网络状态，网络状态信息的统一调节是自组织系统趋向“生生不息”目的的基础，是生物的活性特质。

中医是以“阴阳五行”来掌握人体系统整体分形运动的稳态，这个从自然之“道”得来的思路，在今天已经可以逐步被现代的科学之“理”所标定，如：“莫比乌斯环”对“有生于无”“一生二，二生三，三生万物”等的解释；“宇称不守恒”对万物在“阴阳气交”中化生的解释；“混沌分形”对以“阴阳五行”来视万物运动规律的解释；拓扑和弦理论对“五行”空间维度的解释；“肺金生肾水”，以往很难理解这“肾水”中的“火”是怎么来的，现代科学之“理”告诉我们，这是“超临界水”，从而对“肺主治节”一说，中医将有更确切的含义。秉承了中国传统文化的中医基础理论，是具有向自然不断分形开拓的中医视野之“道”，此“道”虽然没有现代科学之“理”那么清楚地标定，但其涵盖内容及视野的宽泛之度远远超于现代科学之“理”。事实也是如此，以中医药治疗自身免疫病的临床效果及理论来看，中医之“道”可以很好地将现代医学之“理”纳入。目前中医缺乏的关键问题不是临床效果也不是理论本身，而是如何用现代语言将这些超前的理论和临床效果讲清楚。

筋膜－结缔组织结构将人体从中枢神经到表皮和黏膜直接联系起来，筋膜－结缔组织中的胶原类型及维生素的转化等将骨与皮肤直接联系起来，使人体成为轮胎型拓扑结构，这一结构为中医外感传经之变为什么从太阳经直入阳明经给予了很好的解释。在这轮胎型拓扑结构的内部，安插了一些具有特定功能的藏腑，但这些藏腑功能的正常运转，均需要血液及淋巴等结缔组织的灵活配合和滋养，筋膜－结缔组织可谓“大地”。当我们将视野放开，从整体功能来看中医的“五藏”则有如下结论。

①“脾土”：筋膜－结缔组织和消化系统如“大地”，具有获取后天营养以维持机体各藏腑及组织器官的能量消耗，将其视为“脾土”应该可以说通。

②“肾为先天”：结缔组织中尤其是骨组织中，从胚胎带来的间充质细胞干细胞以多向分化的特性来补充机体不断被损毁的组织细胞，成为机体再生的先天之力，中医讲“肾主骨生髓”“肾为先天”不无道理。

③“心主神明”：中医讲“心主血脉”“心主神明”，主血脉之心无可多议，主神明之心在脑，且脑的“脾土”非一般的结缔组织，而是星形胶质细胞，既应了“心不受邪”的中医理论，又应了“神不吃人间烟火”的俗间谶语。中医临床治疗大脑病变多以“祛痰”为主，即使源于血管性病变也不离“祛痰以开心窍”的治疗原则，充分说明中医对主神明之心的脑早有其独特的认识。

④“肝肺气交”：“肝”辅心以动，行将军之责，“肺”辅心以布，为宰相之官，一文一武时时当值，正如神经－免疫无时不动。

⑤“扶正”：中医的“五藏”在具有整体功能的筋膜－结缔组织中均有自己的独特位置和功能，虽然其名称不同，但中医“五藏”所涵盖的内容绝不少于筋膜－结缔组织所涵盖的内容。并且，从临床治疗的角度来看，中医方药已经在实践中不知不觉地掌握了

筋膜–结缔组织变化对免疫功能影响的外在表现规律，以及众多施之有效的"扶正"方药与提高免疫功能相关。

以筋膜–结缔组织为基地的中医"五藏"，顺理成章地使中医临床治疗学从经络和气味、一外一里两个界面开展、形成。数千年的人体临床实践经验证实，经络的穴位是筋膜–结缔组织构架中的信息交汇点；气味可以通过促动人的感觉神经而影响神经–内分泌–免疫系列反应；以多糖为主要成分的水煎中药作用点必是为细胞膜对信息的选择留出了灵活的余地；中医药治疗目的是"扶正"以"驱邪"，而非靶点式"灭邪"。中医临床提炼出来具有一定代表性的中药方剂，也多是非靶点、以调节中医"五藏"关系为主的方药。这样的中医方药治疗学是与生物进化过程相符合的。

地球能围着太阳公转是因为地球本身具有的自转决定的，万物的存在是由其自身具有角动力的自旋决定的，人也如此。宇宙间的万物都在时时进行着自旋，故时时存在变化的可能，这种变化在生物体被称为进化，决定其变化或进化趋势的因素众多，但最终不外乎内、外力的感应程度，或称其为洽和力可能更好理解。随着社会和生产力的发展及人类对精神要求的提高，人类神经系统的发展远远超前于其他如血循环等系统，致使皮肤黏膜系统过敏、银屑病样皮损、失眠、抑郁等众多与神经营养代谢密切相关的病症明显增多。从进化和中医"道"的角度看，这些不过是因神经要求过高，致使免疫系统出问题而已，是"心神"在快速进化过程中的复杂状态，致使"肝之动"过累或布局不均，"肺卫外"不足或过于敏感，以及"肝肺气交"不协调，而出现的病症。提高"肝肺气交"和谐度的基础是提高"脾土"的斡旋之力，是提高筋膜–结缔组织的整体动态平衡的阈值，是提高自身免疫能力。

临床所见，自身免疫病的出现是一个缓慢的过程。即在真正出现病症之前，患者可有很长时间、间断地出现一些异常症状，如失眠、多梦；无缘无故地烦躁、抑郁；轻度的荨麻疹、湿疹；易激动、无耐力；季节性呼吸道不适或消化不适等等。病症的出现和加重常与精神因素密切相关，甚至具有一定的遗传性，说明自身免疫病不能排除与人类神经系统进化的关系。此外，失眠、多梦、烦躁、抑郁等症可以是一过性的，也可以自行缓解。但若频繁发生、不减反增就易形成病变。目前所谓的"病"，是指与某些检测指标对应的"病名"，这如给高架桥、高速路定名，只有当行走在高架桥桥面、高速路路面上才能定为"病"，但在这之前必有行走在引桥和一般公路的过程，而且在引桥和一般公路的过程中，会有多条路和机会改道而不出现"病"。中医临床非常擅长将那些正在奔向"病"的"证"领入"正常"之路，这也符合中医治"未病"的特点之一。

自身免疫是正常的生理活动，它具有卫外和监内作用，以保证机体的整体平衡状态。自身免疫调节的阈值范围大小及其调节的精准度是维持整体平衡状态的关键问题。调节的阈值范围过小或精准度不够，都容易导致免疫调节失衡而出现不同程度、不同表现的病症。免疫调节的阈值范围及精准度本身受限于遗传，且成形于后天自然与人文的磨炼。自身免疫时刻不停地在内、外动态中寻求整体平衡的生理活动。偏离整体平衡而出现的自身免疫病症状，均可以涉及众多系统。在此过程中，筋膜–结缔组织当仁不让地承包了对其信息的接收、分析、传递等功能，成为整体信息汇集及平衡之地。这种不分科地防患于未然的特性，与中医的临床特色非常吻合。

理论是学科的灵魂，中医的传承不只需要临床有效的方药，更需要“道理阖一”的理论。无论是从筋膜 – 结缔组织与中医“五藏”的关系讲，还是从自身免疫与中医的“正气”讲，建立“中医自身免疫病学”是搭建“道理阖一的医学”最现实的构架，此构架给古老难解的语言赋予了现代先进的清晰的科学内容，让学者们与时代共进地理解中医特色，使临床更好地发挥中医治疗优势。

此外，“中医自身免疫病学”将使中医临床实践者体会到中医的“整体性”、中医理论“阴阳五行”的具体意义，促进中医临床研究者在参考具体病症的现代研究内容的同时，提出符合“整体调节”为目标的临床研究课题，使中医学能更好地为社会服务。

参考文献

[1] 冯小倩，武曦，谭颖徽 . 组胺及组胺受体的研究进展［J］. 中华肺部疾病杂志（电子版），2015，8（2）：234–237.

[2] 万屏 . 特殊人群慢性荨麻疹药物治疗的选择与评价［J］. 皮肤病与性病，2015，37（1）：17–18.

[3] 吴华，陈筱青 . 白三烯及其受体拮抗剂在肺部疾病中作用的研究进展［J］. 中华妇幼临床医学杂志（电子版），2017，13（2）：234–239.

[4] 胡叶养 . 白三烯受体拮抗剂在儿科疾病中的应用现状［J］. 临床儿科杂志，2009，27（2）：189–192.

[5] 孙联文．预测应用白三烯 B_4 抑制剂治疗皮肤病的潜力［J］．国外医学 . 皮肤性病学分册，2001，27（3）：186.

[6] 孙联文．5– 脂氧合酶途径与银屑病［J］．国外医学 . 皮肤性病学分册，2001，27（3）：144.

[7] 林崇德，杨治良，黄希庭 . 心理学大辞典［M］．上海：上海教育出版社，2003.

[8] 王毅侠，杨雪琴，李世荫，等．银屑病患者表皮角质形成细胞中的神经生长因子及其受体的研究［J］．中华皮肤科杂志，2000，33（6）：413.

[9] 周武庆．神经生长因子与银屑病［J］．国外医学皮肤病学分册，2000，26（3）：149.

[10] 何焱玲，丁桂凤，张波，等．银屑病郎格汉斯细胞与降钙素基因相关肽相互关系初探［J］．中华皮肤科杂志，2000，33（2）：107.

[11] 姚聪君，王俊民，谭升顺，等．银屑病患者皮损内及血中神经肽（SP、SS）的研究［J］．中国皮肤性病学杂志，1998，12（1）：5.

[12] 柳朋生．神经系统、免疫与皮肤的关系［J］．国外医学 . 皮肤病学分册，1999，25（1）：36.

[13] 何怡．银屑病进行期皮损和非皮损部位角蛋白 6 和角蛋白 10 表达的变化［J］．国外医学 . 皮肤病学分册，2001，27（6）：379.

[14] 付萌．银屑病的动态发病模式［J］．国外医学皮肤性病学分册，2001，27（1）：5.

[15] 刘辉，顾军．银屑病与 β 趋化因子［J］．国外医学皮肤性病学分册，2002，28（2）：85.

[16] 唐玲，于益芝．趋化因子与朗格汉斯细胞［J］．国外医学皮肤性病学分册，2001，27（5）：271.

[17] 唐玲. 蛋白激酶 C 与银屑病 [J]. 国外医学皮肤病学分册，2000，26（4）：213.
[18] 弓娟琴. Fas 介导的凋亡与 caspase 家族 [J]. 国外医学皮肤性病学分册，2001，27（5）：279.
[19] 周海燕. 银屑病皮损中微血管生成异常及药物可能的作用靶位 [J]. 国外医学皮肤性病学分册，2000，26（6）：339.
[20] 周海燕. 银屑病中内皮细胞刺激血管生成因子和血管内皮生长因子水平增高 [J]. 国外医学皮肤病学分册，2000，26（5）：311.
[21] 刘承煌，翟治平，戴宝德，等. 银屑病患者的脑电图分析. 临床皮肤科杂志，1986，15（5）：229.
[22] 王慧芳，游国雄. 银屑病患者脑干听觉诱发电位的研究 [J]. 中华皮肤科杂志，1991，24（3）：98.
[23] 李素萍，孙玉娥，高玉民，等. 银屑病患者胃电图改变及其临床意义 [J]. 中国皮肤性病杂志，1993，7（4）：252.
[24] 汤红，李彬，张继先，等. 银屑病患者脑灌注的研究 [J]. 上海第二医科大学学报，2000，20（增刊）：62.
[25] 樊建勇，杨雪琴，张力军，等. 银屑病患者血中糖皮质激素及其受体 mRNA 的测定及其意义 [J]. 第四军医大学学报，2001（22）：2091–2093.
[26] 李萍，石晓宏，王凤连. 六味地黄丸和地黄的免疫药理研究 [J]. 中国免疫学杂志，1987，3（5）：296.
[27] 胡顺金，方琦，刘家生，等. 六味地黄丸对激素治疗肾病综合征干预作用的临床研究 [J]. 中国中西医结合杂志，2005，25（2）：107–110.
[28] 赵露，杨淑珍. 六味地黄丸联合激素治疗系统性红斑狼疮疗效观察 [J]. 中国医药，2010，5（1）：14–15.
[29] 罗伊扬，江婷，丁诗意，等. 基于网络药理学探讨当归补血汤治疗化疗相关性骨髓抑制的可能作用机制的分析 [J]. 浙江临床医学，2021，23（5）：643–646.
[30] 沈自尹，姜春华. 肾的研究 [M]，北京：人民卫生出版社，1977.
[31] 李长泉. 龟甲药理作用及临床应用的现代研究 [J]. 长春中医药大学学报，2003，4（4）：55–56.
[32] 郑庆元，余伟吉，杜少辉，等. 龟板含药血清对骨髓间充质干细胞增殖细胞核抗原表达的影响 [J]. 中华中医药学刊，2008，26（2）：268–270.

临床治疗常见自身免疫病的实例

（一）特异性皮炎中医治疗实例

病例 1

【中医治疗前后体征】照片：上行，2015-6-27 初诊；下行，2016-4-30 治疗后。

【一般情况】患者男，15 岁，2015-6-27 初诊。

【主要病史】家长代诉：出生 10 个月左右患“湿疹”，尤以腘窝、肘窝为重，同时伴有过敏性鼻炎、慢性咽炎、哮喘等。

【中西医诊断】湿疹、特异性皮炎、四弯风。

【既往用药史】①外用：自幼反复外用各种抗过敏药膏及激素药膏。②内服：一般抗组胺药，哮喘发作或防哮喘发作时，吸入孟鲁司特钠（选择性白三烯受体拮抗体）。

【中医辨证分型】脾肺虚弱，肝阴不足。

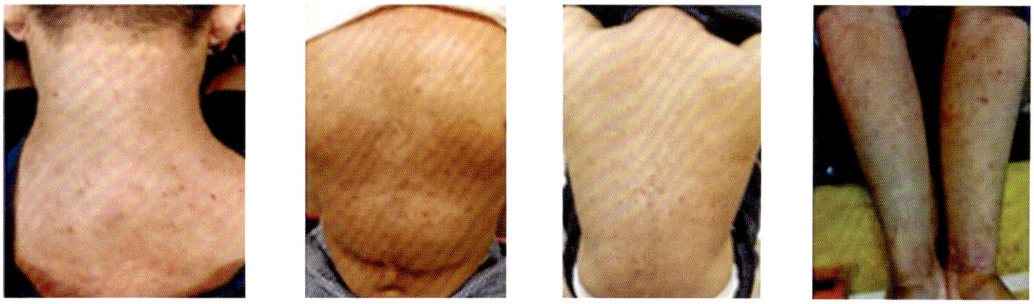

2015-6-2

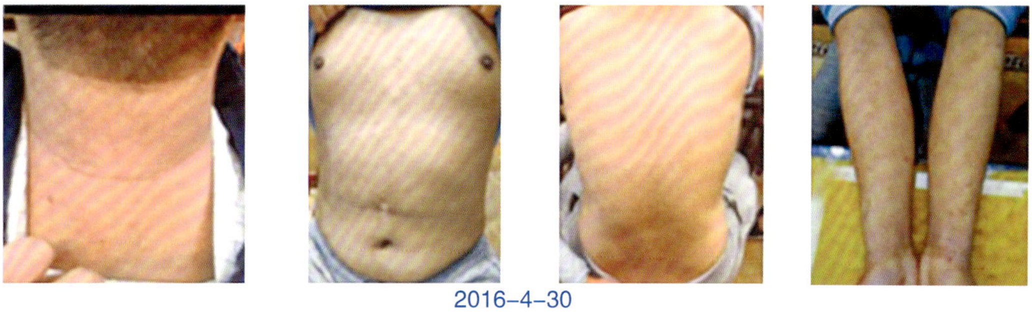

2016-4-30

【中医治疗过程】①第一步：尽量停用吸入剂药、少服抗组胺药；中医治疗以健脾润肺为主，重点解决哮喘问题；②第二步：6 个月后哮喘问题基本解决。停用西药，完全以健脾益肺、滋阴柔肝止痒治之，力求达到固表的目的。4个月后，颈部、背部皮损明显好转，但肘窝处皮损虽然好转，却不时有皮损出现，故嘱继续用药。在此期间患者即使感冒，哮喘也未再发生。

病例2

【中医治疗前后体征】照片：上行，2015-12-30初诊；下行，2017-1-11治疗后。

【一般情况】患者男，16岁，2015-12-30初诊。

【主要病史】家长代诉：自幼患湿疹、过敏性鼻炎，严重时伴哮喘。

【中西医诊断】湿疹、特异性皮炎、四弯风。

【既往用药史】①外用：很少使用，一般用些润肤乳缓解。②内服：伴哮喘时，一般服用西替利嗪等抗敏药缓解。

【中医辨证分型】脾肺虚弱，肝阴不足。

【中医治疗过程】先期以健脾润肺清窍为主，重点解决哮喘、缓解鼻炎；后期主要以健脾润肺、滋阴息风法治之。自从服中药后，病情稳定，未见哮喘发作，几乎没有出现明显的反弹现象。中药治疗1年，取得满意的临床疗效。

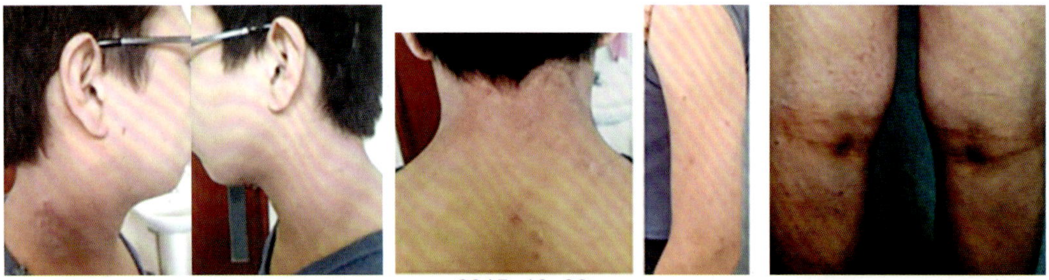

2015-12-30

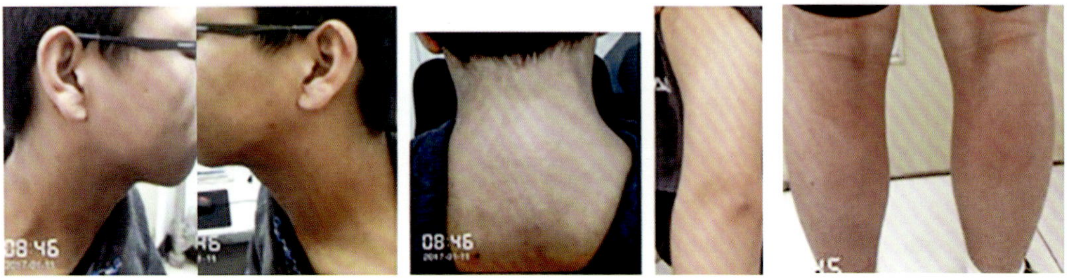

2017-1-11

病例3

【中医治疗前后体征】照片：上行，2016-5-12初诊，下行，2017-6-3治疗后。

【一般情况】患者女，36岁，2016-5-12初诊。

【主要病史】主诉：颜面及颈部湿疹严重3年左右。以往有轻度湿疹，以额、颈、四弯为主。每年7、8月加重，并伴鼻炎。2年前使用激素治疗，至今未愈反加重。伴情绪抑郁、失眠、胃不适、月经痛等。

【既往用药史】2014年6月因唇部红肿而外用激素药膏，随后又因眼睑红肿注射激素2次；2015年1月皮损复发，再次注射激素2次；2015年4月再次复发，外用激素药膏后反加重，故又以注射激素治疗而缓解；2015 年 8 月因复发，注射激素治疗而缓解；2016 年 4 月复发，严重至整个颜面红肿且唇肿伴渗出。西医给予：外用激素及尿素软膏，内服复方甘草酸苷及百癣夏塔热胶囊。服用至前日，皮损缓解不明显，西医嘱：加服雷公藤片。

现用药：复方甘草酸苷从 4 月服至今，共近 1 个月；雷公藤片服用了 1 天。

【中西医诊断】湿疹、特异性皮炎、激素性皮炎。

【中医辨证分型】脾虚肺弱，肝气不疏。

【中医治疗过程】①第一步：嘱停内服药，逐渐减少外用药；以中医补肾养肝为主，重点解决激素不良反应的问题；②第二步：补肾养肝 + 疏肝解郁→在缓解激素的不良反应的基础上，着重调理情绪、安眠；③第三步：健脾生血 + 疏肝解郁 + 益肺固表→视季节及患者情绪等，酌情加减用药。患者积极配合治疗，不到半年激素的不良反应完全消退，治疗 1 年后，得到满意的临床疗效。

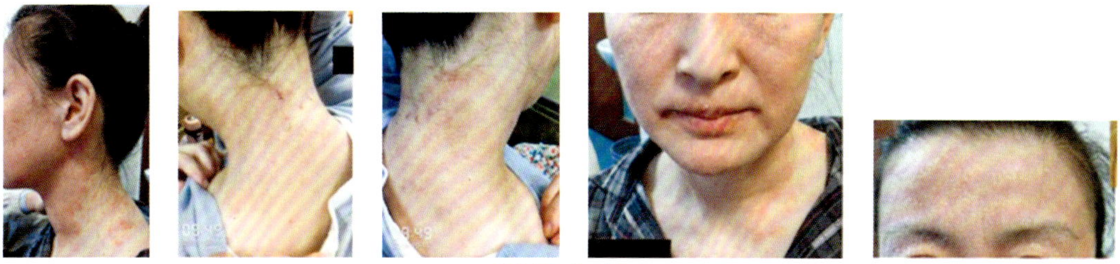

2016-5-12

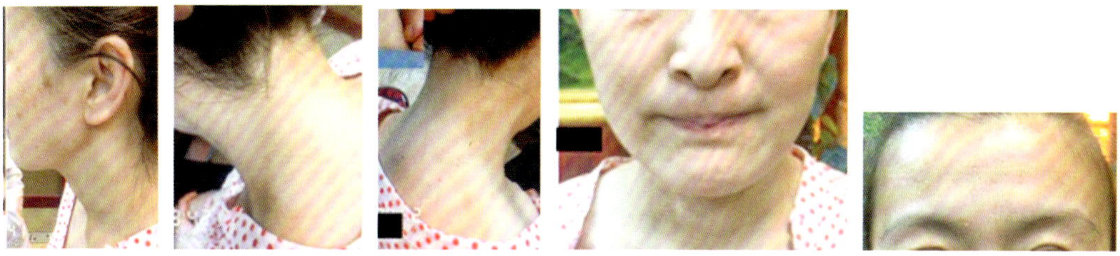

2017-6-3

（二）银屑病中医治疗实例

1. 寻常型银屑病

病例 4

【中医治疗前后体征】照片：上行左，2004-4-16 初诊；上行右，2004-10-21 激素包封后；下行左，2017-6-3 反跳；下行右，2005-9-22 治疗后。

【一般情况】患者女，35 岁，2004-4-16 初诊。

【主要病史】主诉：患银屑病 10 余年。皮损为小斑片状，遍布全身，以四肢、后背为重，伴指关节肿胀、疼痛。

【既往用药史】经常外用激素药膏。

【中西医诊断】寻常型银屑病、白疕。

【中医辨证分型】肝气过旺，血虚风燥。

【中医治疗过程】2004-4-16来我处（中国中医科学院门诊部）服中药治疗，有效但未愈。为加速疗效，患者自行采用激素包封治疗，即外涂氯氟松软膏后用纱布包裹，如此治疗20天左右，皮损完全消退。2004-10-21复诊，皮损完全消退，但肤色不正常。现已经停用激素包封治疗，但仍间断外涂激素药膏以维持效果，否则会有新皮损出现，而且月经延迟未来，要求服中药配合治疗。笔者与其交谈，可以中药治疗，但必须逐渐停用激素。如此治疗至2005-1-13，停用激素2个月，皮损潮红、突出皮肤、范围扩大，即进入“反跳”期。继续给予补肾健脾、凉血祛风的中药治疗8个半月，至2005-9-22皮损消退，临床基本痊愈。但躯干时有新皮损出现，间断服中药调理。2006年底在服药期间怀孕，怀孕后皮损明显好转，故停药。2007-9顺产一女婴，体重6斤8两。产后半年皮损逐渐出现，服少量中药调理半年后消退。2009年12月随访，停药已一年余，母子健康。2015-9-12，患者带他人来我处看病，自诉皮损基本没有复发，偶尔于感冒后会有些干痒反应。至此已停药7年。

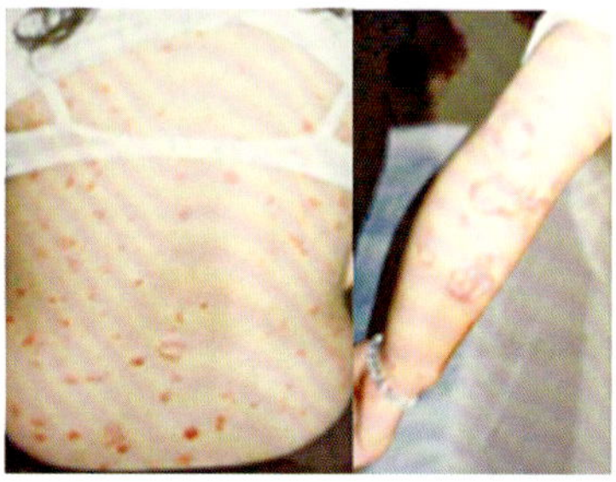

2004-4-16 初诊

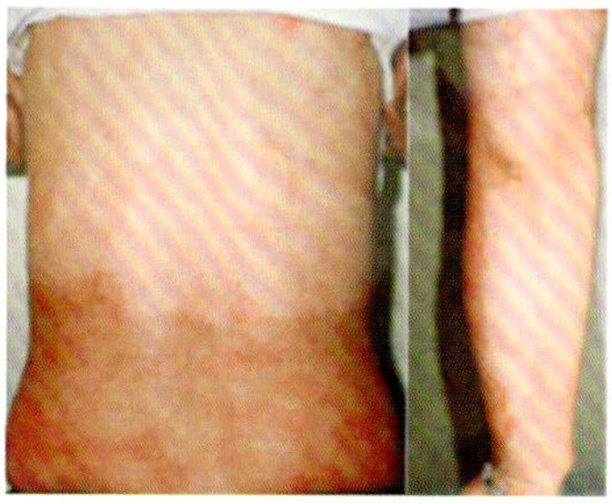

2004-10-21 激素包封治疗

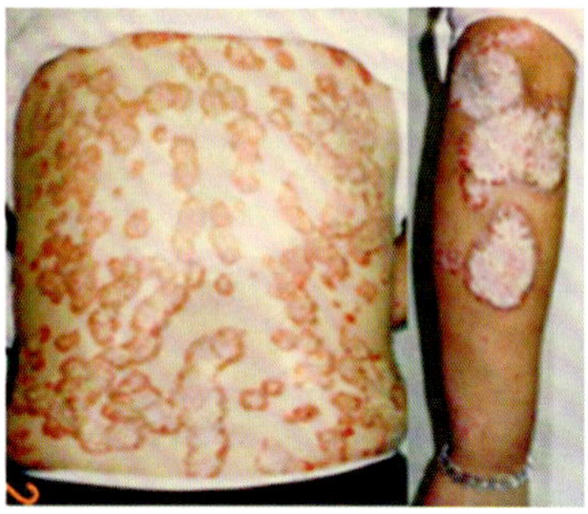

2005-1-13 停用激素2个月
皮损反跳

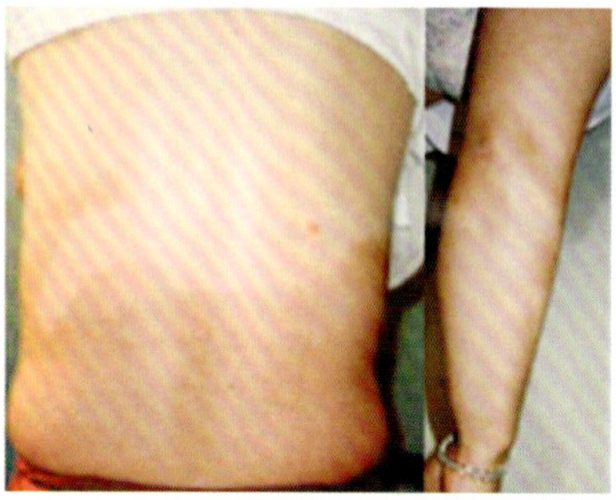

中药治疗半月

病例5

【中医治疗前后体征】照片：上行，2015-7-16复诊；下行，2017-6-8治疗后。

【一般情况】患者男，33岁，2015-6-8初诊。

【主要病史】主诉：患银屑病20余年，曾采用过多种治疗方法。有家族史（其父患银屑病）。

【既往用药史】口服甲氨蝶呤五六年，现仍在服用。外用多种药膏包括激素性药膏。

【中西医诊断】寻常型银屑病、白疕。

【中医辨证分型】肝气过旺，血虚风燥。

【中医治疗过程】①向患者讲清该病的治疗过程及反跳情况，患者配合治疗。②嘱：因服甲氨蝶呤多年且至今仍在服用，希望其能与西医医生商量如何减药量至停药。③给予补肾健脾、凉血祛风中药治疗。2015-7-16 复诊，已经用中药治疗 1 个半月，出现严重反跳，因腿上的皮损裂开，走路都成问题。患者告知：自在我处初诊后，他自行将所有内服外用药都停了，现在反跳得有些受不了。随即让他做了肝肾功能检查，一切尚好。加大补肾滋阴凉血药，3 个月后反跳开始缓解，1 年多后反跳的情况才平复，1 年半后开始显效；治疗 2 年，皮损明显好转。

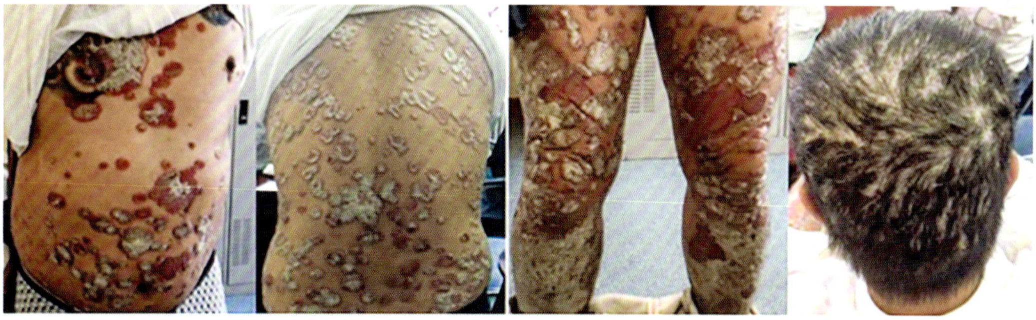

2015-7-16 中药治疗 1.5 个月

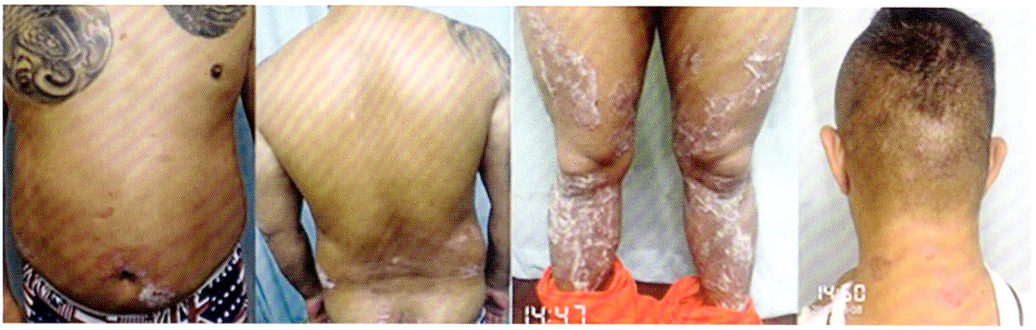

2017-6-8 中药治疗 2 年

病例 6

【中医治疗前后体征】照片：上行左，2010-4-7 初诊；上行右，2010-12-22 治疗后；下行左，2011-11-16 停药一年复诊。

【一般情况】患者男，65 岁，2010-4-7 日初诊。

【主要病史】主诉：患银屑病两三年，原来皮损很轻，几乎未用药。近半年多来，烦躁失眠，伴全身瘙痒，抓后出红点，头皮屑增多，伴干咳。

【既往用药史】患者是名画家，经常出外写生，瘙痒严重时就从老乡那里要点外用药膏涂涂，具体成分不清。

【中西医诊断】寻常型银屑病、白疕。

【中医辨证分型】肝阴不足，肺燥不宣。

【中医治疗过程】给予滋阴柔肝宣肺之品，治疗 3 个多月，至 2010 年 6—7 月时，鳞屑厚度达顶峰，呈砺壳状；嘱咐：因厚皮是代偿性增生，不可剥掉，必须保留。患者非常配合，时正值夏季，为了保留厚皮仍穿长袖衣。治疗半年，至 2010 年 10 月，大部分鳞屑已自行脱落。中药治疗 8 个半月，至 2010-12-22，基本痊愈，故停药。1 年后，2011-11-16 患者来复诊，一切良好，拍照留念。

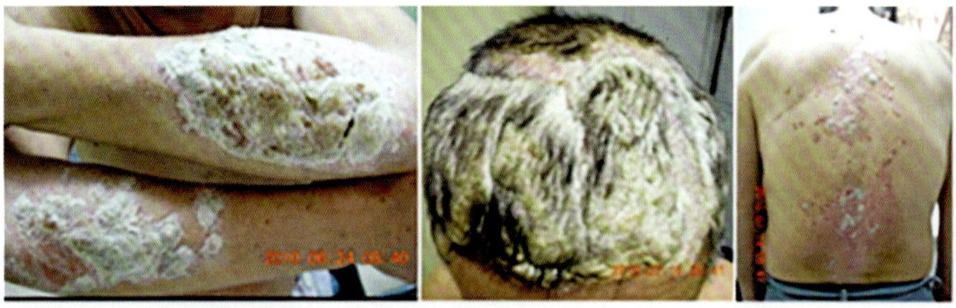

中药治疗 3 个多月至 2010-7-14，皮损呈砺壳状

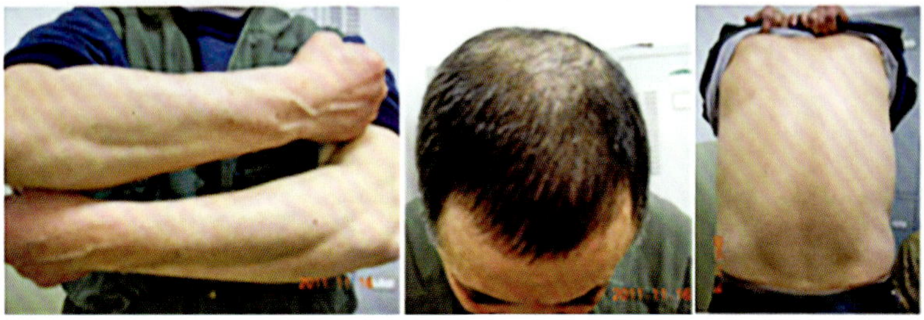

停药 1 年后，2011-11-16 患者来复诊，一切良好

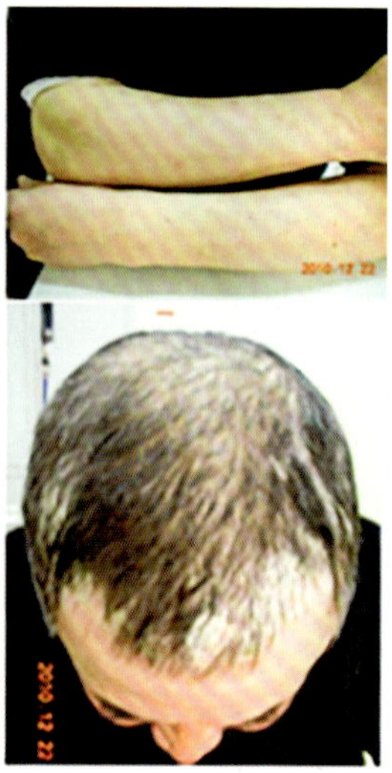

2010-12-22
临床基本效愈

2. 脓疱型银屑病

病例 7

【中医治疗前后体征】时间见照片旁标注。

【一般情况】患者女，16 岁，2009-9-23 初诊。

【主要病史】家长代诉：患银屑病 13 年。2 岁左右时患银屑病，此后反复采用西药治疗。

【既往用药史】自 2005 年后开始间断、反复使用新体卡松（阿维 A 胶囊）。初用有效，久之效减。且自从服用新体卡松后，皮损反跳时逐渐呈脓疱状，故转向中医药治疗。

【中西医诊断】脓疱型银屑病。

【中医辨证分型】脾虚肺弱，血虚肝躁。

【中医治疗过程】以健脾利湿、清肺柔肝中药治疗 1 个月后（2009-10-24），双下肢呈大面积脓性皮损，整个皮肤被脓血痂覆盖，同时累及指、趾甲。继续服中药至 2009-12-19，皮损在好转的同时，出现潮红、肿胀，旧的脓血痂在消退，局部尚产生新的脓痂性皮损。如此反复，至 2010-3-13 方见脓痂明显消退，鳞屑出现。继续服中药至 2010-8-12，基本痊愈。从反弹至极到临床基本痊愈约 9 个月，可见停药 9 个月，皮肤的免疫功能方才逐渐恢复；中医药治疗 9 个月，皮肤的免疫功能方能自己向正常的平衡方向调节。2011-2-19 已停药 3 个月，皮损仍在自行好转。2012-2-8 复诊，皮肤虽然干燥粗糙，但未出现严重皮损，偶尔局部出现皮损，基本可以自愈。

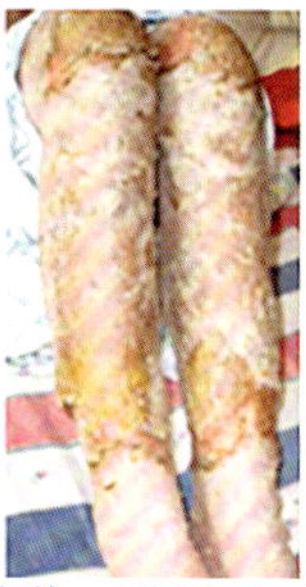
治疗前，2009-9-23

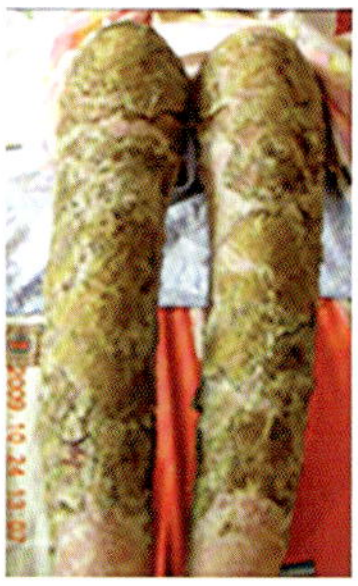
2009-10-24

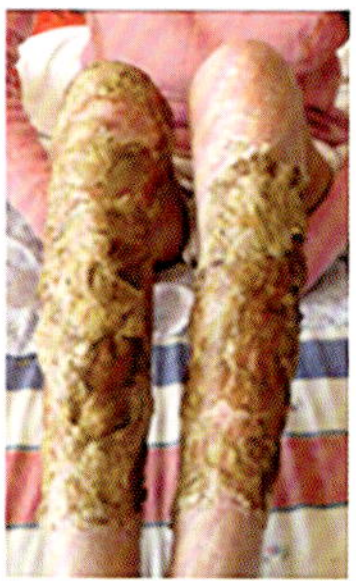
2009-12-19

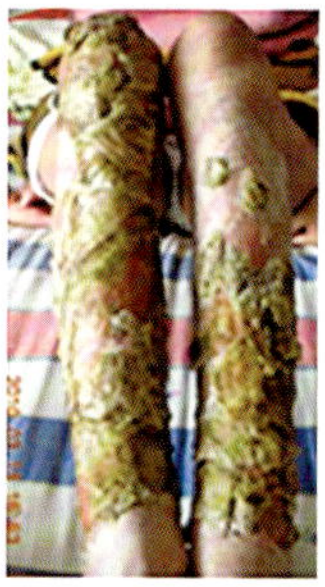
2010-3-13

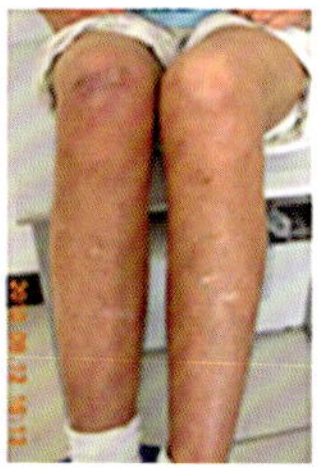
治疗近 1 年
2010-8-12
临床痊愈

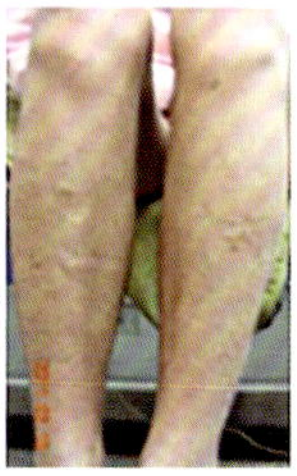
2011-2-19
停药 3 个月
皮损仍可
自行好转

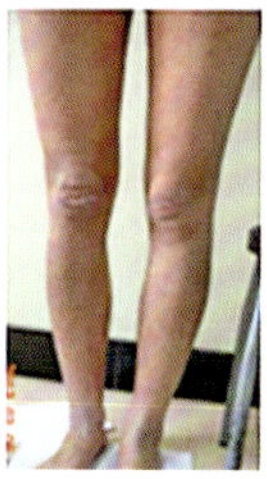
2012-2-8
停药 1 年
复诊

病例 8

【中医治疗前后体征】照片：上行，2009-12-24 初诊；下行，2011-3-18 治疗后。

【一般情况】患者女，62 岁，2009-12-24 初诊。

【主要病史】主诉：手掌、足底、指趾出脓疱、干裂、脱皮数年，双下肢患牛皮癣多年。【既往用药史】肤乐霜、达克宁等。

【中西医诊断】掌跖脓疱疹、寻常型银屑病。

【中医辨证分型】肝阴不足，肺虚不固。

【中医治疗过程】以健脾益肺、养血柔肝法治之。自 2009-12-24 服中药至 2011-3-18，即连续服中药 18 个月余，于 2011-3-18 同一天拍摄的照片可见，下肢皮损痊愈；足部皮损基本痊愈；手部皮损明显好转，但大鱼际处尚存在皮损，应考虑与女患者做家务频繁用手沾水有关系。

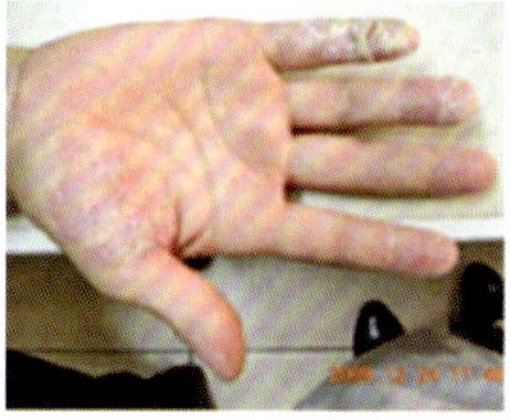
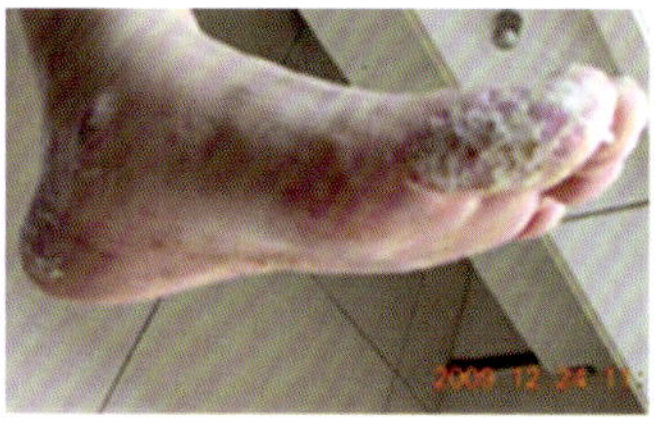
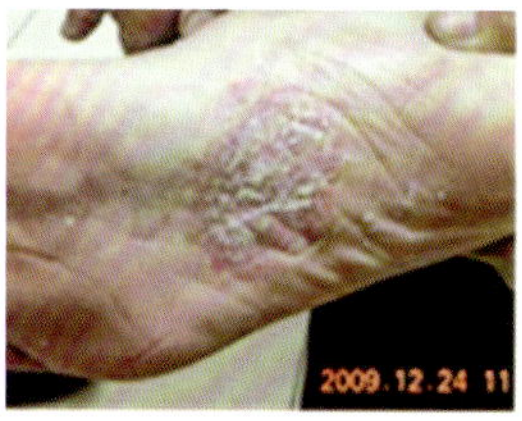
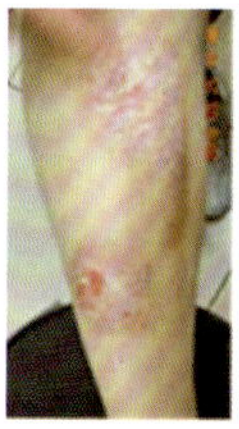
2009-12-24

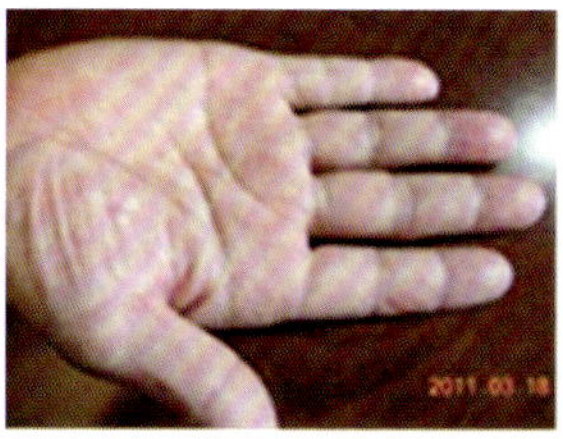
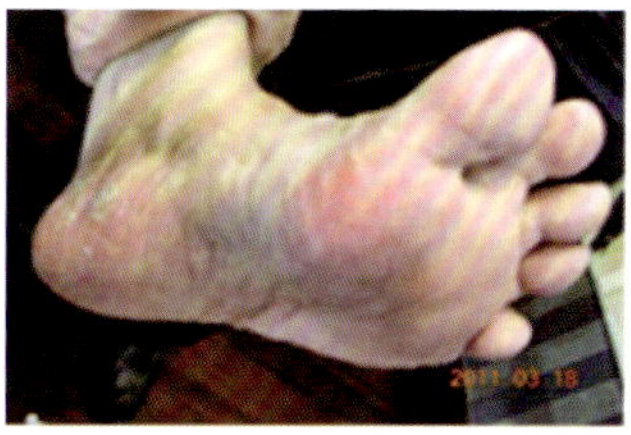
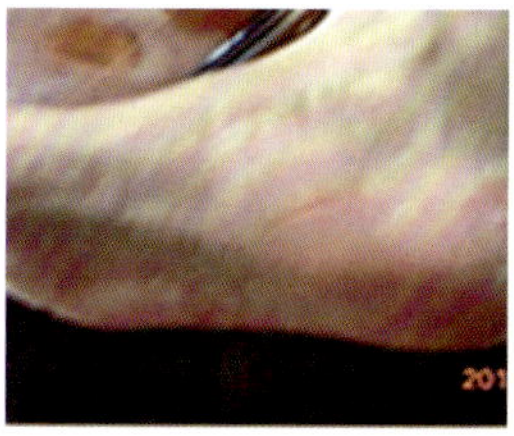
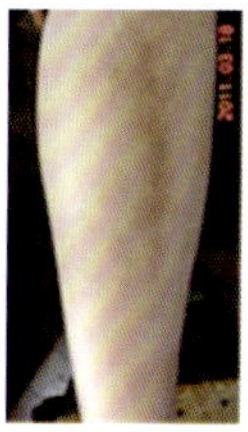
2011-3-18

病例 9

【中医治疗前后体征】照片从左至右分别为：2009-7-1 初诊，2009-9-24 复诊，2010-3-25 治疗后。

【一般情况】患者女，41 岁，2009-7-1 初诊。

【主要病史】主诉：患掌跖脓疱疹型银屑病 7 年余，伴烦躁、抑郁、失眠。

【既往用药史】外用多种药物。近 2 年主要外用他克莫司软管膏。以往效果不错，但停药后皮损仍然出现，故寻中医治疗。

【中西医诊断】掌跖脓疱疹、寻常型银屑病。

【中医辨证分型】肝气过旺，血虚风燥，局部湿阻。

【中医治疗过程】治以健脾利湿安神、养血活血祛风为主。治疗 2 个半月，至 2009-9-24 复诊时，患者自诉，自初诊至今未涂药膏。中药治疗初期，皮损不断加重，现手掌好转，但手背反复出脓水、结痂、干裂，虽然皮肤此起彼伏地反复发作，但患者自觉情绪、体力、睡眠等都有不同程度的好转，皮下的瘀斑也明显减轻，皮肤的板结感减轻。继续坚持服中药至 2010-3-25，皮损明显好转，至此已服中药 9 个月。

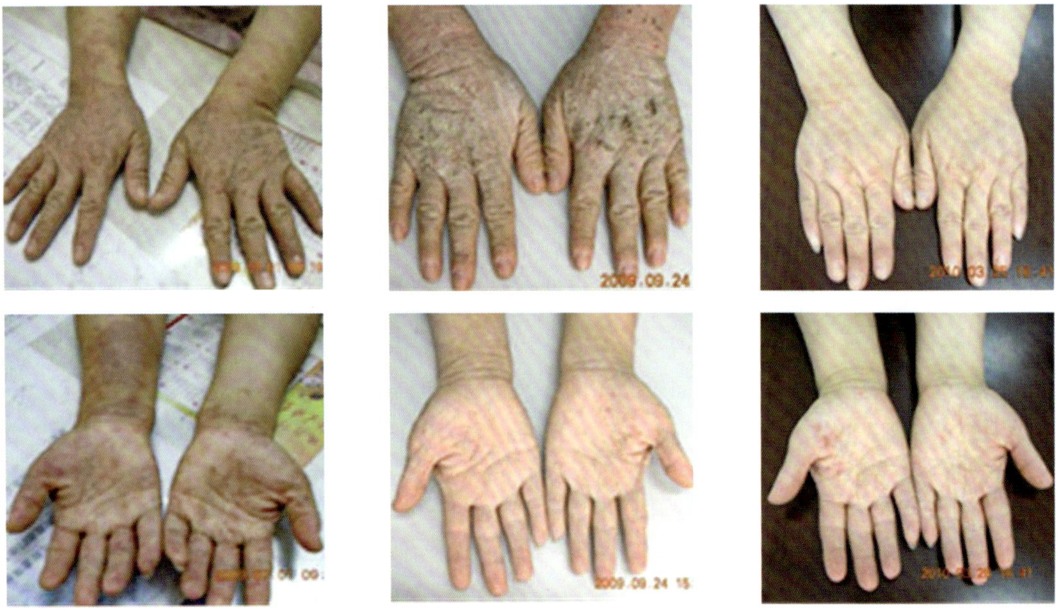

2009-7-1　　2009-9-24　　2010-3-25

3. 红皮病型银屑病

病例 10

【中医治疗前后体征】照片：左侧 2 张，2008-11-5 初诊；右侧 2 张，2009-4-16 治疗后。

【一般情况】患者男，46 岁，2008-11-5 初诊。

【主要病史】主诉：患银屑病多年。

【既往用药史】自诉 2 个月前连续注射地塞米松 5 天后皮损痊愈，停药不久皮损又有所出现，故再次连续注射地塞米松 5 天，具体剂量不详，此次停药 10 天左右，突然自觉发冷，全身潮红、肿胀。

【中西医诊断】红皮病型银屑病。

【中医辨证分型】外邪夹内热入营血。

【中医治疗过程】给予犀角地黄汤治疗，用羚羊角代替方中的犀角，并给予大量生地黄。一周后（2008-11-12）病情稳定，换清热解毒、养血凉血方药治疗。5 个月后，至 2009-4-16 皮损明显好转。

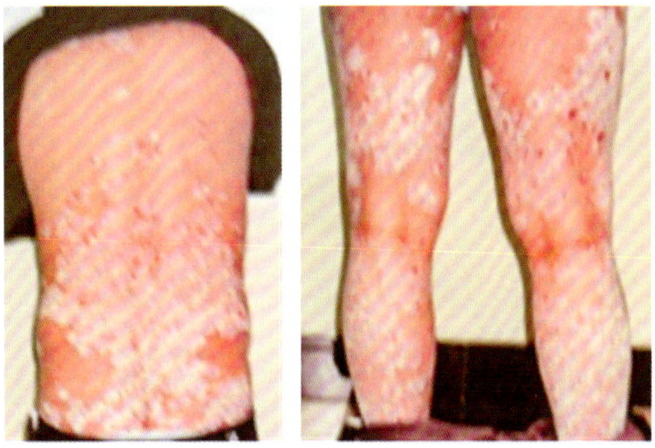

2008-11-5

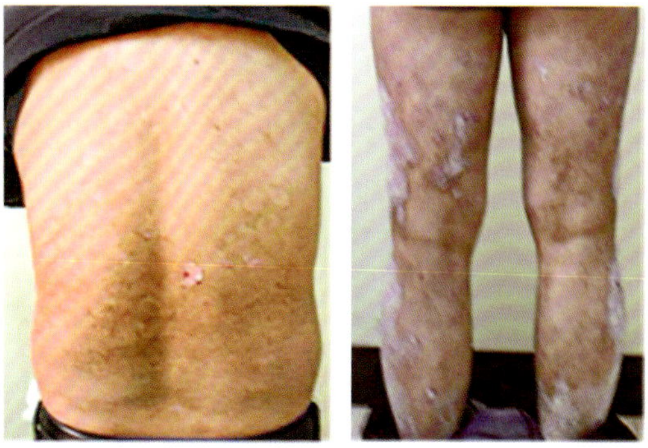

2009-4-16

4. 关节型银屑病

病例 11

【中医治疗前后体征】照片：第一行左，2015-12-17 初诊时手部外观；第一行右，2015-11-18 X 光片显示双手无名指末节指骨骨质已破坏；第二行为左右双手残缺部位 X 光片；第三行 2017-2-14 X 光片显示双手无名指末节指骨已经重新长成。

【一般情况】患者女，54 岁，2015-12-17 初诊。

【主要病史】主诉：掌跖脓疱疹 6 年，伴骨损害。

【既往用药史】患者于 2015-11-12 至 2015-12-01 入住成都一所三甲医院治疗。出院报告记载“患者因双手掌、左足跖红斑、鳞屑、脓疱伴瘙痒 6 年，再发加重一个月”。诊断为“掌跖脓疱疹”。给予静脉滴注复方甘草酸苷注射液，注射头孢哌酮钠舒巴坦钠，口服雷公藤多苷片，外搽卤米松乳膏、0.1% 维 A 酸乳膏；局部 311UVB 光疗等对症支持治疗。虽然患者的皮损有所好转，但指趾关节症状未减，故患者于 2015-12-1 主动要求出院。

X 光片（2015-11-18 成都某医院拍摄）显示：患者双手无名指末节指骨骨质已破坏（X 线平片可显示骨皮质下及髓腔内有透亮区），并且双手骨质疏松。为典型“骨溶解症”表现。多家医院劝其采用“截指”治疗，患者希望中医保守治疗。

此外，超声检查（2015-12-4）报告：双手无名指末节指骨骨侵蚀。左手小指远端指间关节滑膜炎，炎症较活跃。左手第 2 ～ 4 掌指关节区伸肌腱炎、右手无名指指屈肌腱炎伴腱鞘炎。胸部 CT 检查（2015-9-21）报告：支气管炎征象，双肺下叶及左肺上叶少许炎症，左侧第 2 肋胸锁关节较对侧膨隆，软组织稍增厚。

【中西医诊断】掌跖脓疱疹、关节型银屑病、骨溶解症（骨蚀症）。

【中医辨证分型】肝肾阴虚，木火刑金，寒痰阻络并湿热焦灼蚀骨。

“骨溶解症”相当于中医的“骨蚀”症，早在《黄帝内经》中就有相关性论述。《黄帝内经·灵枢·刺节真邪》曰：“虚邪之入于身也深，寒与热相搏，久留而内着，寒胜其热，则骨疼肉枯；热胜其寒，则烂肉腐肌为脓，内伤骨，内伤骨为骨蚀。”

【中医治疗过程】治以滋阴养血、柔肝润肺为主，以清代魏玉璜的“一贯煎”为主加减治疗 14 个月后，至 2017-2-14，不但临床症状得到改善，骨质损害也得到明显修复，双手无名指末节指骨重新长成。可见，中医治疗取胜不在一证一方，而在于对中医基础理论的正确理解及“道”与“理”的准确把握。

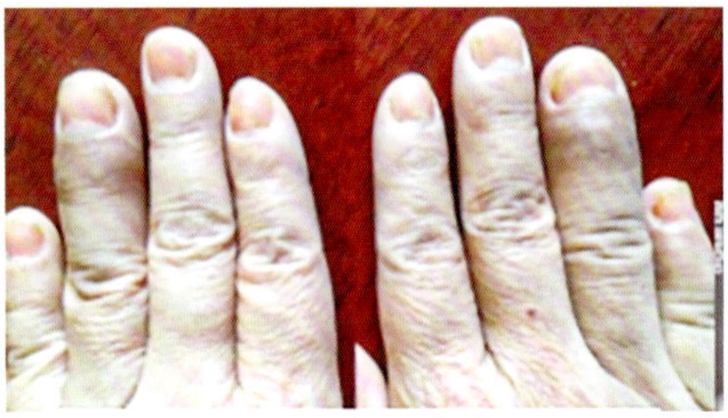

2015-12-17 初诊

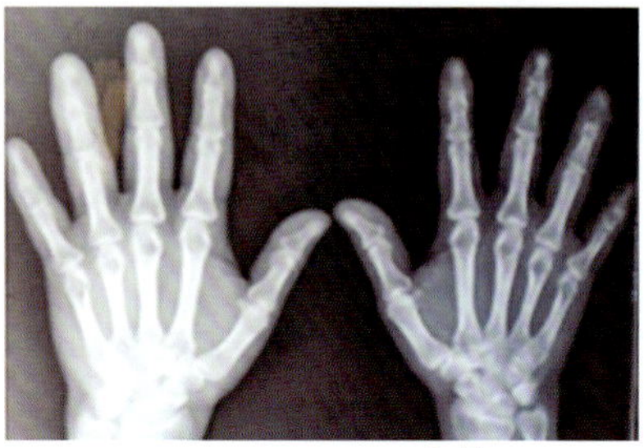

2015-11-18 X 光片

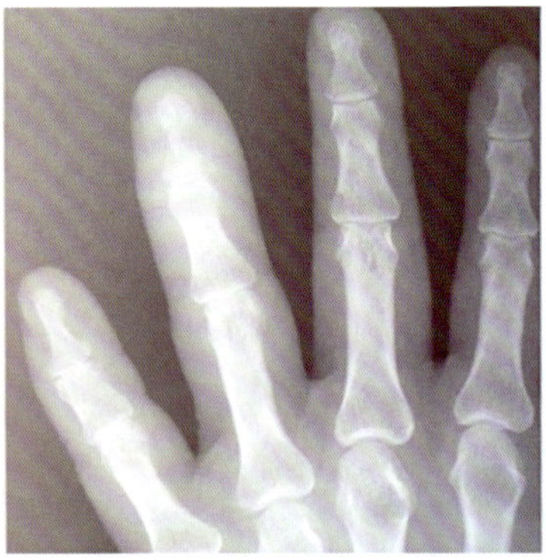

2015-11-17 左手环指远端破坏

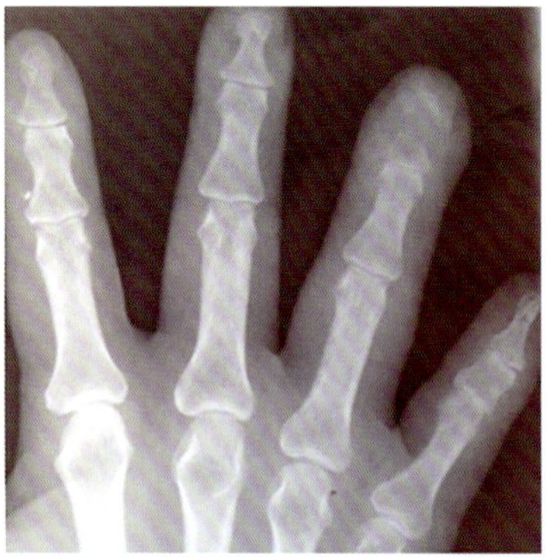

2015-11-17 右手环指远端严重破坏

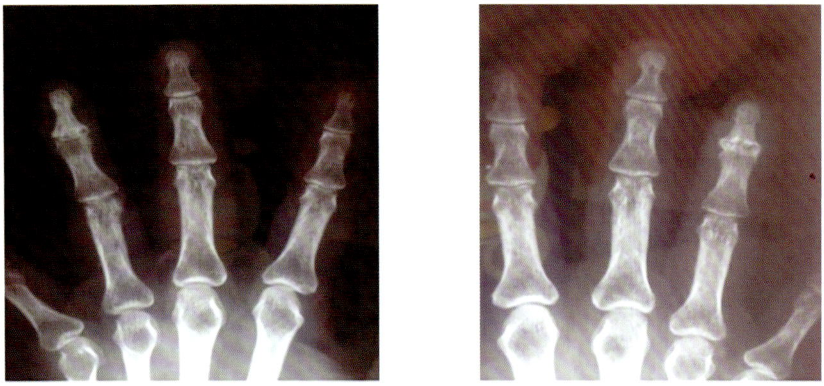

2017-2-14 骨片显示双手无名指末节指骨已经重新长成

病例 12

【中医治疗前后体征】照片：左，2010-6-30 初诊；中，2010-7-28 皮损反跳；
右，2012-5-16 治疗结束。

【一般情况】患者男，57 岁，2010-6-30 初诊。

【主要病史】主诉：患银屑病多年，膝、踝、腕、指关节疼痛难忍、行动不便。

【既往用药史】用药很乱，已经记不清了，近半年除了外用一些止痒药膏外未用其他药。

【中西医诊断】关节型银屑病。

【中医辨证分型】肝肾阴虚，木火刑金，气滞血瘀。

【中医治疗过程】治以滋阴清热、凉血柔肝为主。加减治疗 1 个月后，皮损明显出现激素样反跳，加大滋阴凉血药量，半年后皮损开始平复。后以滋阴清热柔肝为主治之。如此治疗近 2 年，至 2012-5-16 关节已无痛，行动自如。右手中指指端肿胀消失，双手指甲恢复正常。皮损明显消退。唯原发部位皮损未消净，但已经明显变薄变小，故停药。三年后带他人来看病，查看皮损痊愈。并告知一切良好，未复发。此患者虽然没有 X 光片佐证，但从右手中指指端肿胀程度及严重的甲损表现，可以推测患者此处的指骨应有一定的损害。

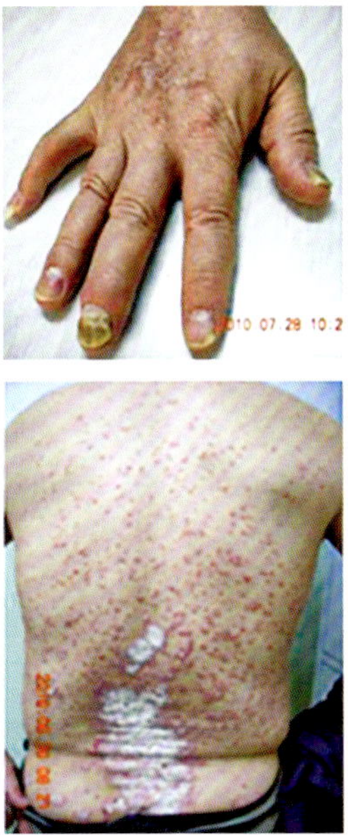

2010-6-30 初诊

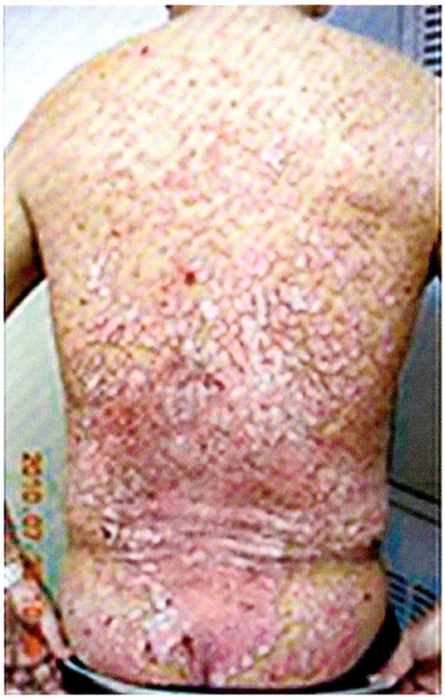

2010-7-28 皮损反跳

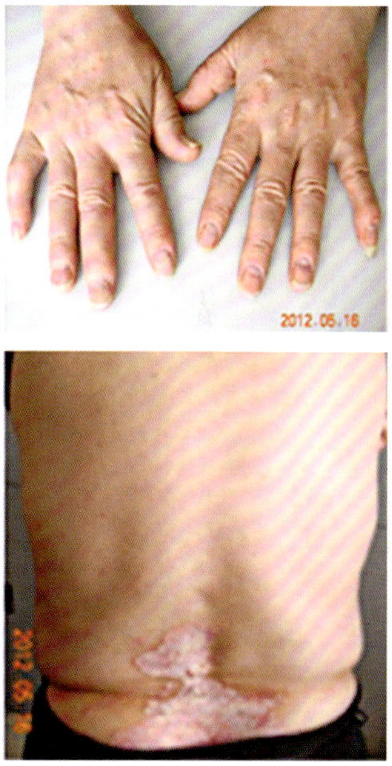

2012-5-16 中药治疗约 2 年

（三）红斑狼疮中医治疗实例

病例 13

【中医治疗前后体征】照片：左，2016-9-20 X 光片示骨质疏松严重；右，2017-3-13 X 光片示骨质疏松情况好转。

【一般情况】患者女，51 岁，2006–11–1 初诊，9 年后（2016–2–4）再诊。

【主诉】2006 年患干燥综合征、疑似红斑狼疮。2016 年患股骨头缺血性坏死。

【主要病史】2004 年 10 月患急性肝炎。2005–5–12 复查时发现：ANA（1∶640）（颗粒型）、SSA（+）、IgG34.4、PF405、ESR66 mm/h；AST56、ALT115、GGT68。唇腺病理报告：少许小唾液腺组织导管略扩张，可见灶性淋巴细胞及浆细胞浸润。故开始服：强的松 12 片 / 日，甲氨蝶呤 6 片 / 日，阿法林、协达利（用量不详），后强的松逐渐减量，至 2006 年 2 月停用。停用强的松后出现反跳，从 2006 年 5 月再次服用强的松、甲氨蝶呤、复方环磷酰胺，至 8 月时出现白细胞下降，故停甲氨蝶呤、复方环磷酰胺，单服强的松 2 片 / 日至今。现白细胞 2.78×10^9/L、红细胞 4.25×10^{12}/L、血小板 190×10^9/L。

【中西医诊断】干燥综合征、疑似系统性红斑狼疮。

【中医辨证分型】脾虚肺弱，外邪干扰。

【中医治疗过程】治以健脾益肺扶正为主。半年后患者体质明显好转，病情稳定，改单服强的松 1 片。2007 年 3 月查：IgG19.5、PF211、ESR18 mm/h；白细胞 4.1×10^9/L、红细胞 4.76×10^{12}/L，指标明显好转，但 ANA1∶640、SSA（+）没有变化。嘱咐酌情减强的松，每次不能多于 1/4 片。极少量强的松加中药汤剂服至 2007 年底，然后间断单服中药。2012–5–9 检查：ANA（1∶80）、SSA（1∶4）、IgG22.9、C3 0.957、C4 0.167；ALT41、AST42。说明病情稳定。患者家在外地，此后未见信息。

2013 年底，患者来电话说，近日因接触彩色漆料过敏想找笔者看看，当时笔者正在随国家队备战第 22 届冬季奥林匹克运动会，没在北京，故希望她找别的医生诊治。随后她去了当地医院服激素等治疗，效果尚可。2015–12–24 突然架拐来我处，说因路过进来看看我，并告知近 3 个月来因反复低烧而入住当地医院治疗。随后我摘抄了她 2015 年 11 月 18 日至 23 日的住院记录。出院诊断：1. 双侧股骨头缺血性坏死、骨质疏松。2. 高血压病三级。3.SLE 合并干燥综合征，24h 尿蛋白 648.95（参考值＜ 230）等。现服用甲泼尼龙 1 片 / 日、环磷酰胺、降压药、升血宁等。她本次来京，主要是为了解决股骨头缺血性坏死问题，所以来笔者这之前，已经让骨科专家看过了，拿了一些壮骨中成药，并且将甲泼尼龙加量至 4 片～ 3 片 / 日。笔者无言以对，只说："你是对激素敏感体，还是少用为好。"

2016–2–4，患者坐轮椅来我处，带来 2016–1–25 的化验单：ANA1∶320 ～ 1000、SSA（++）、Ro52（++）、SSB（–）、24h 尿蛋白 870.38。自诉，腿越来越不好了。笔者嘱咐：停服环磷酰胺，保留甲泼尼龙 1 片 / 日、壮骨中成药，再加笔者开的补肾强骨、养血柔肝汤药。如此治疗至 2016 年 9 月，血压平稳、尿蛋白（+），诸症缓解，病情稳定。患者想做人工股骨头置换术，但 2016–9–20 的 X 光片显示骨质疏松严重，手术难以保证成功。于汤药中继续加强补肾强骨之品，至 2017–3–13 的 X 光片显示骨质疏松情况明显好转，可以做人工股骨头置换术。此时患者已经不用坐轮椅了，所以决定继续中医治疗，不做手术。2019 年底，患者已经可以自行慢慢活动做些家务了。患者很满意。

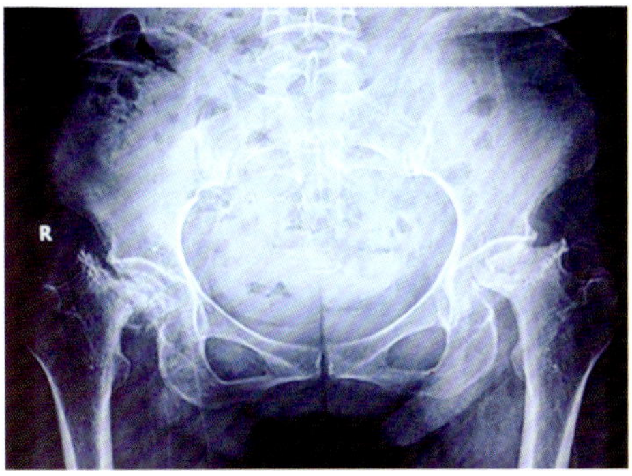

2016-9-20

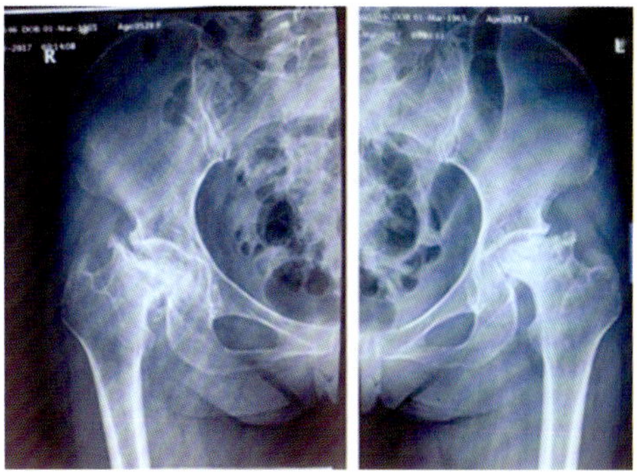

2017-3-13

病例 14

【中医治疗前后体征】照片：治疗前后及过程中皮损照片。

【一般情况】患者女，62 岁，2015-8-20 初诊。

【主诉】患红斑狼疮，伴烦躁、抑郁、失眠，时常咳嗽，很少有痰。

【主要病史】患者女儿是西医妇产科医生，代诉：其母患日光性皮炎多年，近两三年面颊出现红斑伴角化过度，2013-2-21 于北京某三甲医院检查 ANA 1∶1000（H+S）（高滴度的 H 型 ANA 主见于 SLE；S 即是有抗 Sm 抗体），余无明显异常。患者女儿说："就是简单的常规治疗，没什么特殊用药。"并认为西医治疗 2 年效果不理想，故找中医治疗。

【中西医诊断】盘状红斑狼疮、疑似系统性红斑狼疮。

【中医辨证分型】肝阴不足，肺气不宣。

【中医治疗过程】以养阴宣肺、养血安神为主加减治之。2016-6-30 诸症明显好转时，患者基本没有烦躁、抑郁表现。患者小腿皮肤出现点滴状红疹，并伴有轻度皮屑及瘙痒，实为类银屑病皮损表现。2016-10-17 检查 ANA 1∶320（颗粒型）。中药治疗 1 年半，至 2017-1-19 获痊愈。需要关注的是，当诸症明显好转而出现类银屑病皮损表现时，说明患者体质已经恢复，内部损害基本消退。

患者右颊

患者左颊

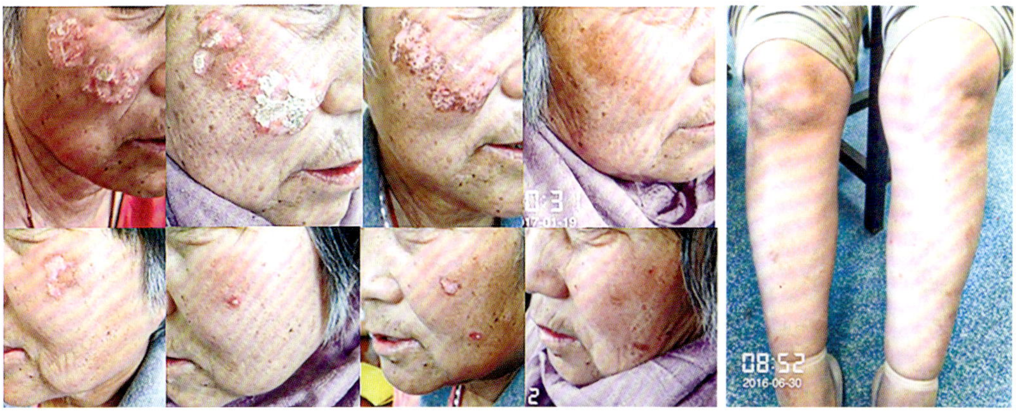

病例 15

【中医治疗前后体征】照片：2015-6-27 至 2017-1-18 检测单及患儿右肘皮肤。

【一般情况】患者女，10 岁，2015-10-17 初诊。

【主要病史】家长代诉：2013 年 1 月因颜面红斑、发热，住院检查 ANA 1∶1000（胞浆颗粒型）、SSA（+）、SSB（+），余皆（-）。现患儿颜面红斑消失，但时常感冒、发烧。

【既往用药史】2013-1-18 甲泼尼龙冲击治疗。出院后：口服甲泼尼龙 32mg/ 日，2 周减 1 片，观察治疗。如此治疗近 2 年半，现服甲泼尼龙 4mg/ 日，2015-6-27 检查 ANA 1∶320（颗粒型）、SSA（+++）、SSB（-），余皆（-）。

【中西医诊断】系统性红斑狼疮。

【中医辨证分型】脾虚肺弱，卫外不固。

【中医治疗过程】治以健脾益肺清咽、补肾补血固外。中药配合西药治疗 9 个月后，患儿体质明显好转，2016-6-26 检查 ANA 1∶100 ≤滴度＜ 1∶320（颗粒型）、SSA（+）、SSB（-），余皆（-）。故停用西药，以中药治疗为主。至 2017-1-18，因感冒发热住院复查，ANA 1∶320（颗粒型），余皆（-），狼疮抗凝物 1.09（参考范围≤ 1.2）。西医给予消炎退烧药，未再给予甲泼尼龙。随访至 2018 年 12 月，患儿体质明显好转，但每逢春秋两季易患不同程度的感冒，2018 年春季感冒发热，以服中药为主，休息一周后自愈。可见患儿整体状态越来越好，此时患儿双肘皮肤粗糙，即显现出银屑病基础性皮肤表现。

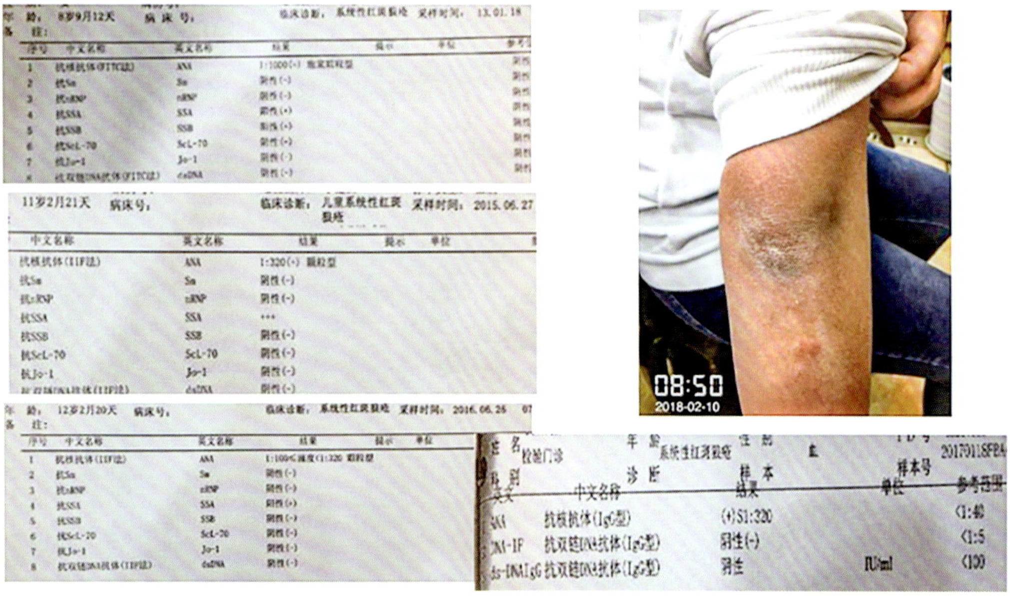
年 龄：8岁9月12天　病床号：　临床诊断：系统性红斑狼疮　采样时间：13.01.18
备 注：

序号	中文名称	英文名称	结果	提示	单位	参考值
1	抗核抗体(FITC法)	ANA	1:1000(+) 胞浆颗粒型			阴性
2	抗Sm	Sm	阴性(-)			阴性
3	抗nRNP	nRNP	阴性(-)			阴性
4	抗SSA	SSA	阳性(+)			阴性
5	抗SSB	SSB	阳性(+)			阴性
6	抗ScL-70	ScL-70	阴性(-)			阴性
7	抗Jo-1	Jo-1	阴性(-)			阴性
8	抗双链DNA抗体(FITC法)	dsDNA	阴性(-)			阴性

11岁2月21天　病床号：　临床诊断：儿童系统性红斑狼疮　采样时间：2015.06.27

中文名称	英文名称	结果	提示	单位
抗核抗体(IIF法)	ANA	1:320(+) 颗粒型		
抗Sm	Sm	阴性(-)		
抗nRNP	nRNP	阴性(-)		
抗SSA	SSA	+++		
抗SSB	SSB	阴性(-)		
抗ScL-70	ScL-70	阴性(-)		
抗Jo-1	Jo-1	阴性(-)		
抗双链DNA抗体(IIF法)	dsDNA	阴性(-)		

年 龄：12岁2月20天　病床号：　临床诊断：系统性红斑狼疮　采样时间：2016.06.26　07
备 注：

序号	中文名称	英文名称	结果	提示	单位
1	抗核抗体(IIF法)	ANA	1:100≤滴度<1:320 颗粒型		
2	抗Sm	Sm	阴性(-)		
3	抗nRNP	nRNP	阴性(-)		
4	抗SSA	SSA	阳性(+)		
5	抗SSB	SSB	阴性(-)		
6	抗ScL-70	ScL-70	阴性(-)		
7	抗Jo-1	Jo-1	阴性(-)		
8	抗双链DNA抗体(IIF法)	dsDNA	阴性(-)		

姓 名　检验门诊　年 龄　系统性红斑狼疮　性 别　血　2017011SFB
科 别　诊 断　样 本　样本号

英文	中文名称	结果	单位	参考范围
ANA	抗核抗体(IgG型)	(+)S1:320		<1:40
DNA-IF	抗双链DNA抗体(IgG型)	阴性(-)		<1:5
ds-DNAIgG	抗双链DNA抗体(IgG型)	阴性	IU/ml	<100

病例 16

【中医治疗前后体征】照片：患儿皮损及治疗前后的检测单

【一般情况】患者男，14 岁，2014-8-21 初诊。

【主要病史】家长代诉：2013 年 4 月因“双颊部散在紫红色皮疹，突出皮面，日光照晒后融合成片。双手掌掌指关节出现散在紫红斑丘疹”，住院检查 ANA 1∶160，Sm

（+）、RNP（+++）、SSA（+）。患儿敏感、聪明、易紧张，伴有鼻炎、慢性咽炎。

【既往用药史】2013 年 4 月给予泼尼松最大用量达每日 12 片，现用量为每日 2.5 片。

【中西医诊断】系统性红斑狼疮。

【中医辨证分型】脾虚肺弱，肝旺血躁，卫外不固。

【中医治疗过程】治以健脾益肺、养血柔肝为主；边用中药，边撤激素。具体过程如下。

2014–10 初，泼尼松减至 2 片 / 日，2015–1 减至 1.5 片 / 日，2015–4 末减至 1 片 / 日，平稳过渡至 2015–8–20，泼尼松减至 1/4 片。2015–12–24 颜面、耳缘出现红斑，仍以泼尼松减至 1/4 片 / 日与中药配合治疗。2016–2–3 颜面、耳缘红斑有所减轻，但手部出现红斑，并见散在斑秃，至 5 月斑秃明显加重。2016–6–22 于北京协和医院检查，结果：ANA 1∶80，抗双链 DNA（–），故继续保持原治疗方案。2017 年 1 月临床诸症明显减轻，2017–1–12 日协和医院以“干燥综合征”进行检查，结果：ANA 1∶80，DNA–IF（–）、ds–DNAIgG（–）（图片检验单）。随后停西药，以中药为主维持治疗。2018–11–17 复诊，已停用西药近 2 年，间断服用中药，皮损无明显复发，唯皮肤干燥、指甲周围有倒刺。患者现在正在读高三，学习紧张，但身体未出现不适，家长对治疗结果满意。

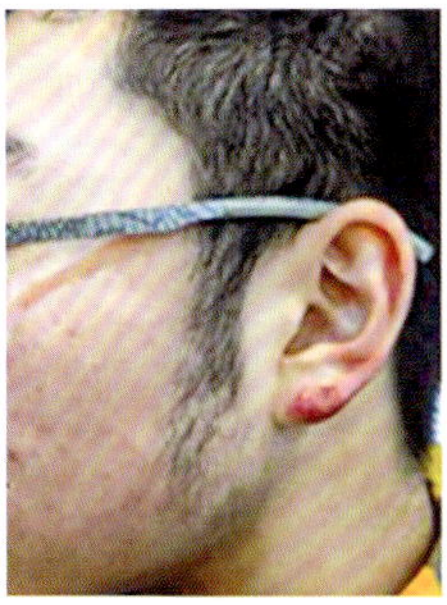
2015–12–24

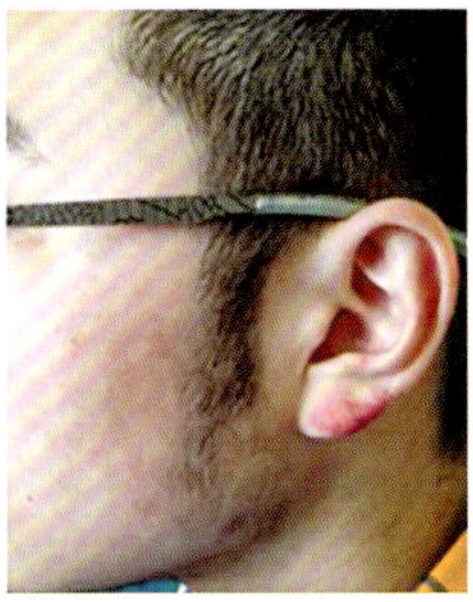
2016–2–3

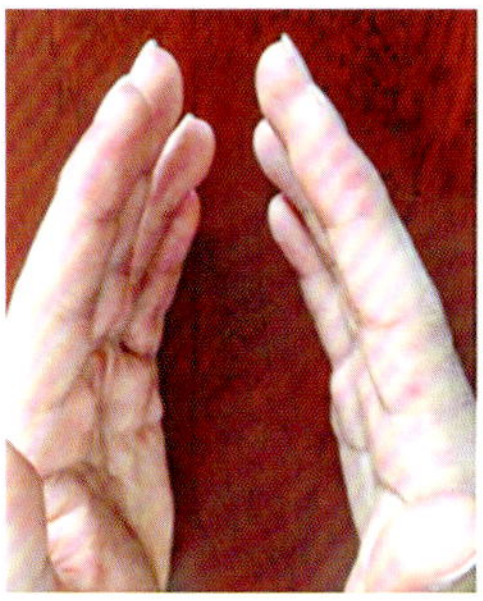

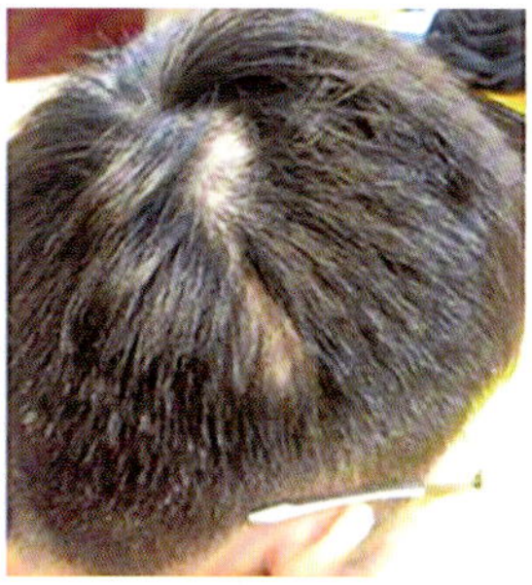
2016–5–21

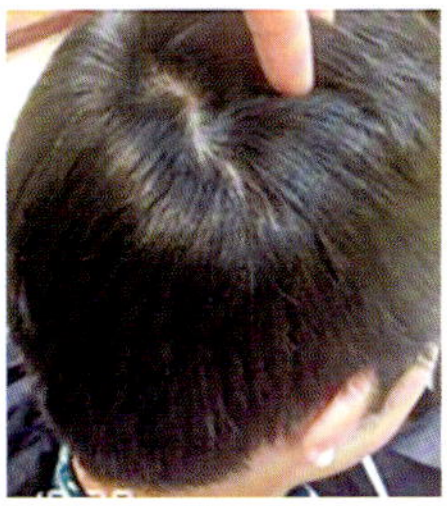
2017–1–21

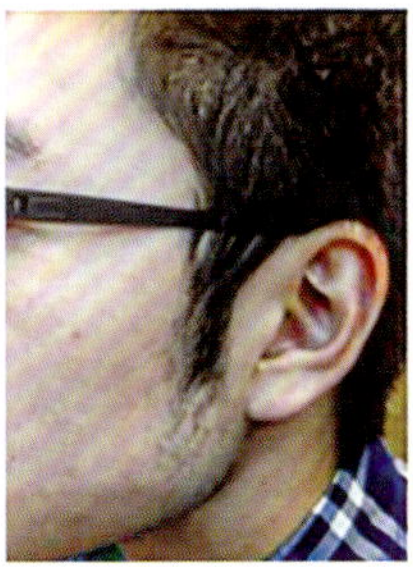

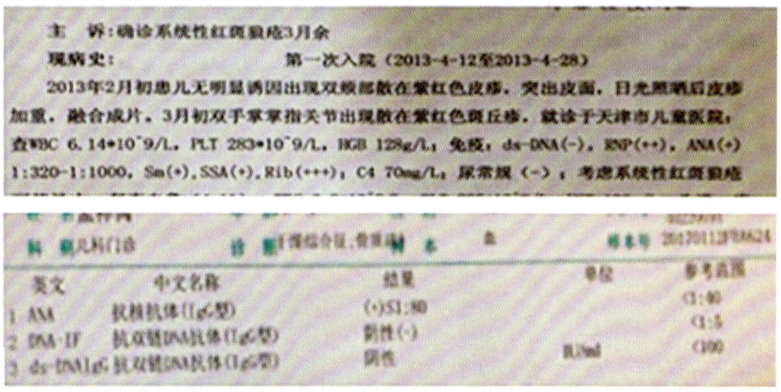
主 诉：确诊系统性红斑狼疮3月余
现病史： 第一次入院（2013-4-12至2013-4-28）
2013年2月初患儿无明显诱因出现双颊部散在紫红色皮疹，突出皮面，日光照晒后皮疹加重，融合成片，3月初双手掌掌指关节出现散在紫红色斑丘疹，就诊于天津市儿童医院，查WBC 6.14*10^9/L，PLT 283*10^9/L，HGB 128g/L，免疫，ds-DNA(-)，RNP(++)，ANA(+)1:320-1:1000，Sm(+)，SSA(+)，Rib(+++)；C4 70mg/L，尿常规（-），考虑系统性红斑狼疮

英文	中文名称	结果	单位	参考范围
1 ANA	抗核抗体(IgG型)	(+)S1:80		<1:40
2 DNA-IF	抗双链DNA抗体(IgG型)	阴性(-)		<1:5
3 ds-DNAIgG	抗双链DNA抗体(IgG型)	阴性	IU/ml	<100

（四）系统性硬化病中医治疗实例

病例 17

【中医治疗前后体征】照片：2015–6–26 组、2016–1–29 组、2018–8–23 组。

【一般情况】患者女，21 岁，2015–4–17 初诊。

【主要病史】主诉：2 年前被诊断为“系统性硬化病”。当时检查 ANA1∶320，补体指标低于正常。

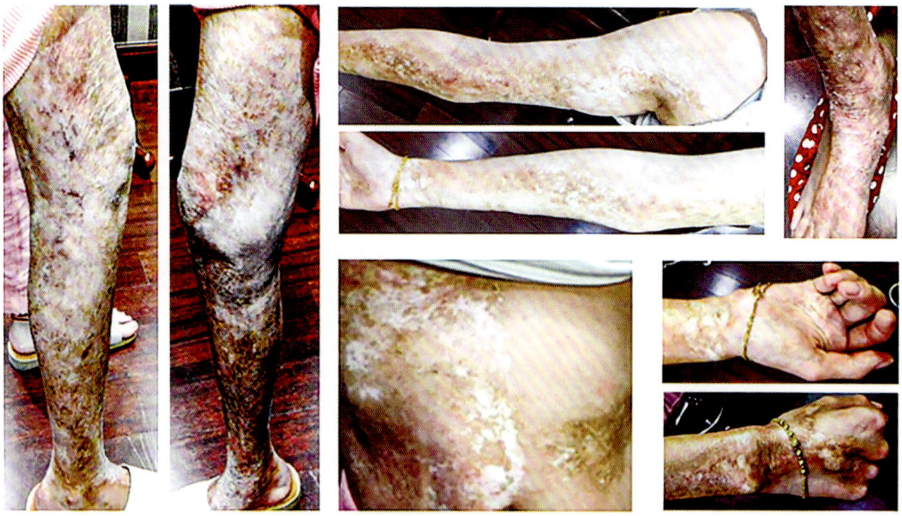

2015-6-26

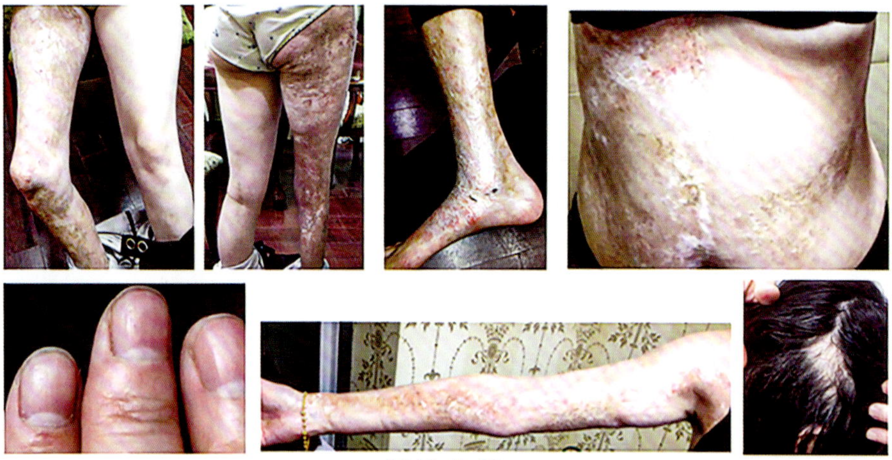

2016-1-29

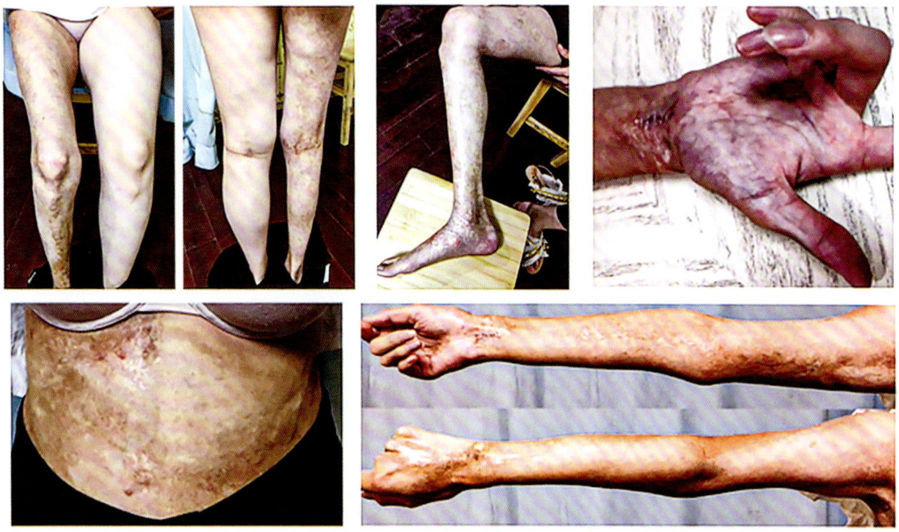

2018-8-23

【既往用药史】确诊后口服阿赛松（曲安西龙片）1 片（4mg）/ 次，3 次 / 日，半年后因病情未好转，改用他克莫司 1 粒 / 日，阿维 A 胶囊 1 粒 / 次，1 次～ 3 次 / 日。因家长及患者均感觉效果不佳，于 2015 年 4 月初自行停药，希望服中药试试。现患者右半身（躯干及上下肢）皮肤全部硬化，左上身伸侧出现硬化。患者情绪不稳定，时烦躁易怒，时抑郁。

【中西医诊断】系统性硬皮病。

【中医辨证分型】①因肺脉沉寻之弦滑、肝脉沉细，拟柔肝清肺为主治疗，并且嘱咐：希望检查肺纹理情况。② 2015-6-26，肺脉沉滑、肝脉沉细，继以柔肝清肺为主，加润肺化痰之品。患者自觉症状有所缓解，同意坚持观察治疗，此时我们第一次得到患者同意拍摄皮损照片。③ 2015-9-07 患者胸透报告：两肺纹理增多。经询问得知，患者因情志而患病，初期以皮肤过敏治疗，效果不佳且逐渐加重，2 年前来京诊治时皮损已经呈典型“硬皮病”表现。因患者肝脉仍以沉细为主，故继续以原方为主加减服用。④此后又坚持单服中药治疗 9 个月，至 2016-1-29 皮损明显好转，此时指甲面上出现银屑病特征性点状凹陷小坑，并出现斑秃。⑤给予润肺养血、柔肝安神之品。继服中药治疗至 2018-8-23，皮损显著好转。患者情绪稳定，已经可以自行开车来京看病。

病例 18

【中医治疗前后体征】照片：治疗前后皮损照片及胸部 X 线报告等。

【一般情况】患儿女，7 岁，2015-5-14 初诊。

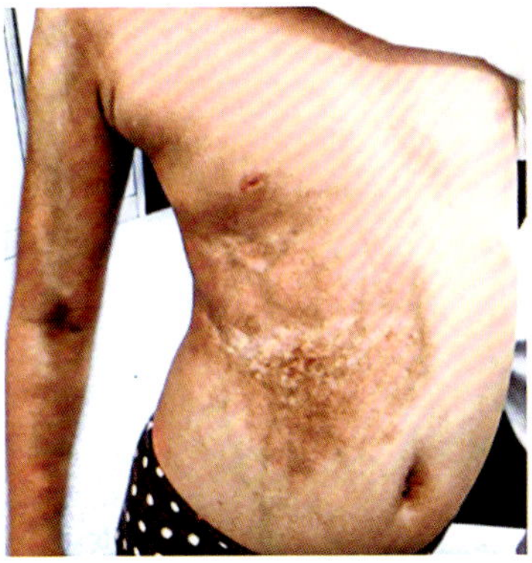

2015-6-11

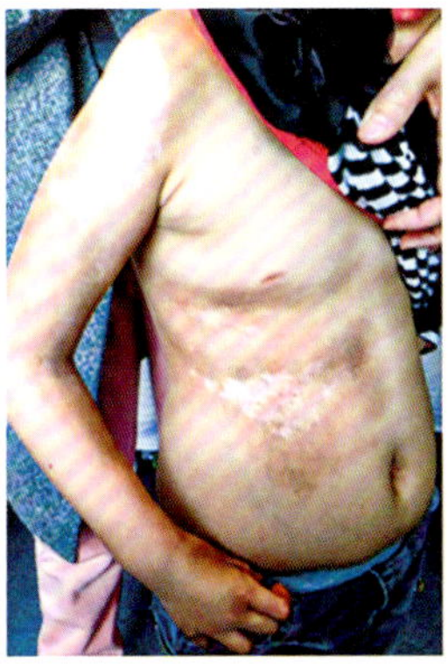

2016-4-28

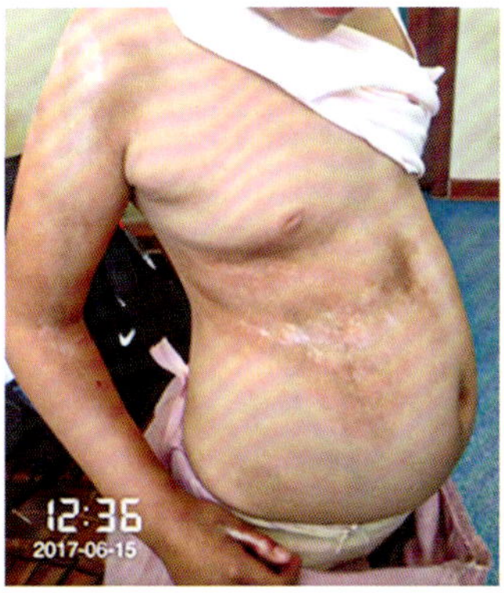

2017-6-15

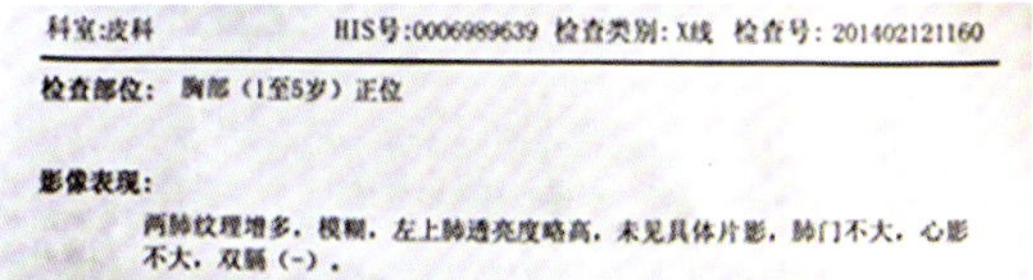

科室:皮科　HIS号:0006989639　检查类别:X线　检查号:20140212160

检查部位：胸部（1至5岁）正位

影像表现：

两肺纹理增多，模糊，左上肺透亮度略高，未见具体片影，肺门不大，心影不大，双膈（-）。

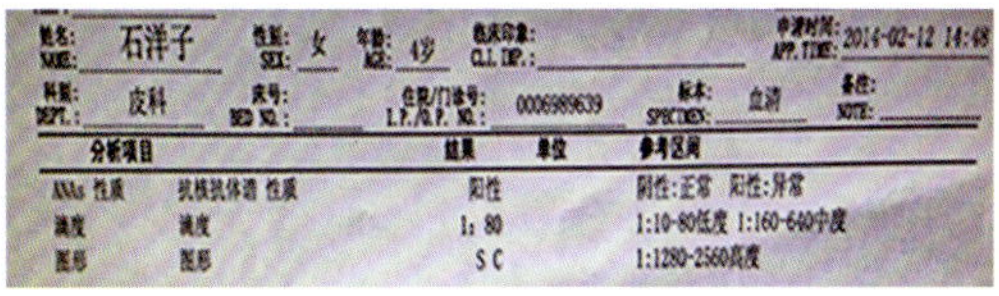

姓名：石洋子　性别：女　年龄：4岁　APP.TIME: 2014-02-12 14:48

科别：皮科　住院/门诊号：0006989639　标本：血清

分析项目		结果	单位	参考区间
ANAs 性质	抗核抗体谱 性质	阳性		阴性:正常 阳性:异常
滴度	滴度	1：80		1:10-80低度 1:160-640中度
图形	图形	S C		1:1280-2560高度

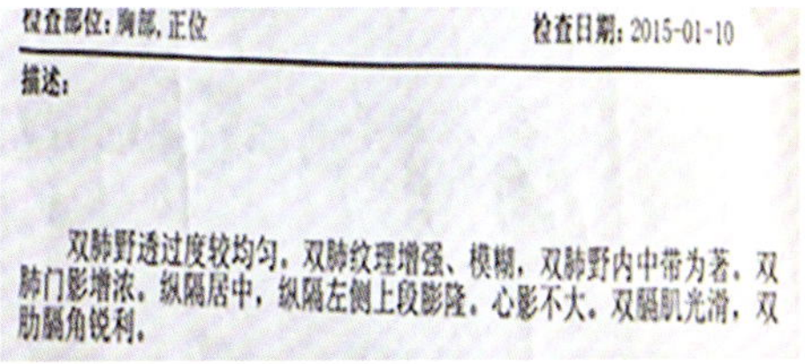

检查部位：胸部，正位　检查日期：2015-01-10

描述：

双肺野透过度较均匀，双肺纹理增强、模糊，双肺野内中带为著，双肺门影增浓。纵隔居中，纵隔左侧上段膨隆。心影不大。双膈肌光滑，双肋膈角锐利。

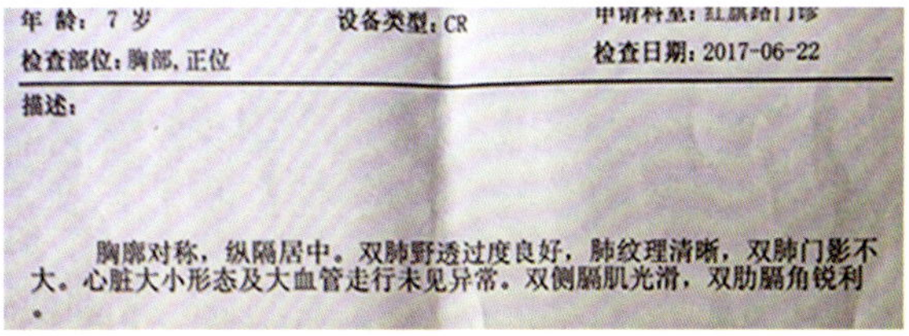

年龄：7 岁　设备类型：CR

检查部位：胸部，正位　检查日期：2017-06-22

描述：

胸廓对称，纵隔居中。双肺野透过度良好，肺纹理清晰，双肺门影不大。心脏大小形态及大血管走行未见异常。双侧膈肌光滑，双肋膈角锐利。

【主要病史】家长代诉：2009 年发现右臂皮肤出现萎缩，后逐渐发展。2014-2-12 胸部 X 线报告：双肺纹理增多。检测 ANA（阳性）1∶80（SC 型。S 为颗粒型，C 为胞浆型），ENA 未见异常。2015-1-10 胸部 X 线报告：双肺纹理增强、模糊。检测 ANA 同前。现在右臂及右胸腹部皮肤萎缩。

【既往用药史】2014-2-15 起口服泼尼龙 4 片 / 日，每月减 1 片，减至 2 片 / 日后，改为 2 月减 1 片，因家长感觉效果不佳，于 2014-10-1 停用。2015-1-10 检查后，被告知病情没有好转，家长有些着急，到处找医生治疗。

【中西医诊断】系统性硬化症。

【中医辨证分型】外邪扰肺，痰湿内阻。

【中医治疗过程】① 2015-05-14 初诊，患儿干咳无痰。治以健脾润肺、化痰宣肺。家长也本着试试看的态度，观察治疗，故当时未留照片。② 2015-06-11，服药一个月后，家长感觉还可以，来复诊，并留皮损照片。③以上述治疗原则为基础，加减治疗近 1 年，至 2016-4-28 皮损明显好转，患儿体质也有所恢复。④如此治疗 2 年，至 2017-6-15，皮损已经显著好转，2017-6-22 胸 CR 显示：双肺野透过度良好，肺纹理清晰。但抗核抗体滴度仍处于 1∶80。家长说：患儿近 1 年多来很少感冒，且食欲好，很活泼。

（五）变应性血管炎银屑病中医治疗实例

病例 19

【中医治疗前后体征】照片较多，随叙述讲解。

【一般情况】患者女，27 岁（1981-5-20 出生），2009-12-05 初诊。

患者神志清楚、关节僵硬肿痛、行走困难，被他人背来就诊。

【主诉】患血管炎半年，伴皮肤炎症及骨髓明显增生，粒细胞成熟障碍等。用激素治疗可缓解，但减量就复发。现四肢布满血疱和皮下疙瘩，皮下疙瘩突出皮肤后就成血疱并破溃，同时关节僵硬、肿痛。

【现病史】半年来四肢反复起血疱、破溃、化脓。现在双下肢红肿，散在大小不等的暗红斑及血疱，双足踝部融合暗红斑，右小腿暗红斑上中央有一深在溃疡，中央有脓性分泌物流出，边缘清楚（病理取材伤口）；臀部、上肢前臂散在小红斑，肘部有豆粒状血疱及暗红斑。触之，下肢皮下散在黄豆至蚕豆大小的结节。

现用药：醋酸泼尼松龙 10mg/ 日；美能（复方甘草酸苷片）3 片 / 次，3 次 / 日；及相关辅助药物。但因关节疼痛难忍，上周开始加服沙利度胺，因效果不佳，昨天开始将醋酸泼尼松改为 20mg/ 日。

【既往病史】

① 2005 年产后出现手指、腕、踝、肘交替疼痛，检查类风湿因子阳性，但滴度轻度增高，故未进行系统治疗。2007 年症状加重，以“骨质疏松症”入住当地医院治疗。

② 2009 年 5 月，因“双侧乳腺慢性化脓性炎症，伴脂肪坏死”入住当地医院治疗。

③ 2009 年 6 月，右小腿出现疼痛性结节，并逐渐增大、破溃，当地医院诊断为“血管炎”。给予磷霉素、丹参、钙片等治疗，未见好转。

④ 2009-6-25 到北京某医院就诊，诊为“坏疽性脓皮病”。给予药物：口服泼尼松龙 60mg/ 日，12 天；减量至 50mg/ 日，6 天；减量至 45mg/ 日。病情加重。

⑤ 2009-7-9 至 2009-7-28 入住北京某医院，诊断为“坏疽性脓皮病”。期间用药：

a. 静脉滴注：美能（复方甘草酸苷注射液）60mL/ 日，13 天。

b. 口服：维生素 C 0.1g, 3 次 / 日；芦丁片 20mg, 3 次 / 日；协达利（碳酸钙片）0.5g, 3 次 / 日；硫糖铝口服混悬液 1g，3 次 / 日；氯化钾缓释片 0.5g，3 次 / 日。

c. 其他：醋酸氯已定溶液含漱、皮疹局部清洁换药。

2009-7-28 皮疹好转，病情平稳，出院后回东北。

⑥ 2009-10-12 皮损复发，于当地医院检查后结论为“血管炎”伴“皮肤炎症”及“骨髓明显增生，粒细胞成熟障碍”等。治疗以口服醋酸泼尼松龙（60mg/ 日）为主，逐渐减量至 45mg/ 日，后又加重。随后返京治疗。

【检查结果】北京某医院 2009 年 11 月至 12 月反复检查：

① ANA、ANCA、CCP、APF、AKA 均阴性。

②皮肤病理报告：角化过度，棘层不规则增厚，真皮浅层水肿，中下层可见嗜中性粒细胞浸润，尚见大量核尘。

③当地某医院皮肤病理报告：角化过度，棘层略肥厚，真皮浅层毛细血管扩张，内皮细胞肿胀，周围淋巴、中性粒细胞为主的炎细胞浸润。

【中西医诊断】变应性血管炎、坏疽性脓皮病。

笔者认为是“痘疮样银屑病”（依据：①病理报告：角化过度，棘层增厚。②患者父亲手掌干燥皲裂，四肢干燥，散在红色痒疹；患者姐姐四肢干燥肘部皮肤明显增厚）。

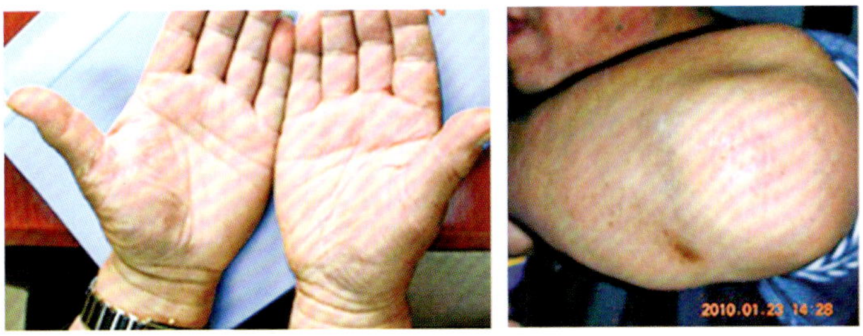

患者父亲手掌、肘、下肢皮肤

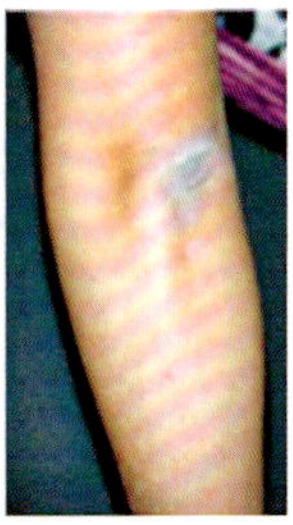

患者姐姐
肘部皮肤

【中医辨证分型】木火刑金，外邪内火，迫血妄行。

【中医治疗过程】

（1）治疗原则及步骤

从中医“四诊”及家族史得知，患者本是“气血不足，肝火偏胜”体质，加之产后及情绪刺激，致“肾阴不足，虚火躁动”，外邪乘虚而入，终致“外邪内火，迫血妄行”。因还在服用强的松 20mg/ 日，故制定治疗方案如下。

第一阶段：保留强的松，适情停用其他西药；中药以清热解毒为主，补肾强骨为辅。

第二阶段：逐渐减强的松用量；中药酌情以清热凉血滋阴为主，补肾强骨为辅。

第三阶段：停用一切西药；中药以“清热凉血清肺、滋阴补肾强骨”为主加减用药。

（2）治疗过程中的病变情况

第一阶段：强的松维持每天 2 片以上。中药：清热解毒、强肺固表、补肾强骨。

第一组照片：2009-12-5—2010-1-9，双下肢红肿、红斑、血疱；右小腿红斑中央溃疡、流脓；臀部、肘部暗红斑、血疱；足底暗红斑。

第二阶段：2010-1-10—2010-3-22。以 1/2 片～ 1/4 片减激素，中药维持上述原则，酌情加减。患者在停激素后才来北京复诊，故第二组照片是停激素一个半月以内的照片。

笔者的经验是，激素的反跳一般在 1 个半月至 2 个月左右出现，体质越好反跳越早、越激烈，反之则晚且缓慢。此时患者整体还在激素的控制之下。

第二组照片：2010-4-10—2010-5-8。双下肢红肿、血疱均消失，仅残留褐斑；右小腿皮损愈合；臀部坐骨部位红斑、血疱尚存，余皮损均消失，仅残留褐斑；肘部、足底皮损消失，残留褐斑；指关节、膝关节明显肿胀、变形、难以屈伸。

重点：在激素的作用下，患者皮损明显好转，关节疼痛感明显消退，但关节功能明显受限。初始患者在他人扶持下可以站立，指关节、膝关节可动，但疼痛。4 个月后，皮损消退、疼痛减轻，但患者难以站立，关节僵硬。患者自觉乏力、烦躁，月经不调。

第三阶段：停用激素。单以清热凉血清肺、滋阴补肾强骨为主的中药加减治疗。

①第三组照片：2010-11-20。停用激素药，单服中药半年后，患者返京，已经可以自行走上楼来就诊。双下肢出现了新皮损，以暗红斑、紫色结节、血疱为主，但肤色较浅；触之皮下布满了黄豆至蚕豆大小的结节。臀部、肘部皮损严重，呈血疱状。足底再次出现红斑。膝关节、指关节肿胀明显减轻，但出现了暗红斑及血疱，手背呈现出银屑病样皮损，双手小指、无名指指关节明显弯曲变形，不能平伸。患者自觉体力尚可，月经基本恢复正常。

重点：停用激素半年后，皮肤缓慢反跳，体力逐渐恢复。

②第四组照片：2010-12-25。中药调治 1 个月后，双下肢皮损的暗色缓解，但新皮损仍有出现，膝关节皮损面积增大。臀部皮损增多；肘部皮损增多，但血疱减轻。足底、手背皮损增多并高出皮肤。

重点：停用激素药，单服中药半年后，骨关节明显好转，而皮损明显加重。

③第五组照片：2011-6-23—2011-7-16。患者已经行走自由，可以做家务、织毛衣、骑自行车等。患者自觉良好，月经正常。双下肢皮损减轻；臀部、膝关节皮损加重，呈血疱状。足底、手背皮损明显减轻。照片由患者在其自家拍摄。

重点：中药治疗 18 个月，皮肤反跳至极。仔细观看照片，无论是红斑还是血疱，其上均有鳞屑覆盖，说明患者体质明显好转，病邪正在从内向外撤退。

④第六组照片：2011-10-22。皮损明显减轻，近似于第三、第四组照片的皮损。所不同的是，双下肢黑斑及皮下结节明显减少；臀部、肘部血疱减少、红斑厚度变薄、红斑周围的黑斑消失。足底皮损与第五组照片相比加重，但与第四组相比，皮损的厚度及皮下结节明显减轻；手背表皮增厚，并覆以鳞屑。

重点：以 2011-6-23 为分割点，前半年与后 3 个月皮损的表面形态基本相似，但实质变化很大：皮下结节、黑斑、皮损的厚度均减轻，尤其是关节功能明显改善。

⑤第七组照片：2012-2-9。患者已经同正常人一样从事工作及家务。皮损及关节症状均明显减轻甚至消失。双下肢皮损明显减轻；臀部血疱基本消退，红斑明显减轻；膝关节皮损呈现为典型银屑病样；肘部皮损基本消退；足底皮损呈现为掌跖脓疱疹型银屑病样；手背皮损基本消退，左手食指指关节处残留明显银屑病样皮损。此外，双手小指指关节变形。

重点：中药治疗2年余，身体整体状态改善。激素治疗及控制期，皮损可消退，但骨关节不能改善；中药治疗期，皮损加重但骨关节好转；中药长期治疗后，整体状态改善。

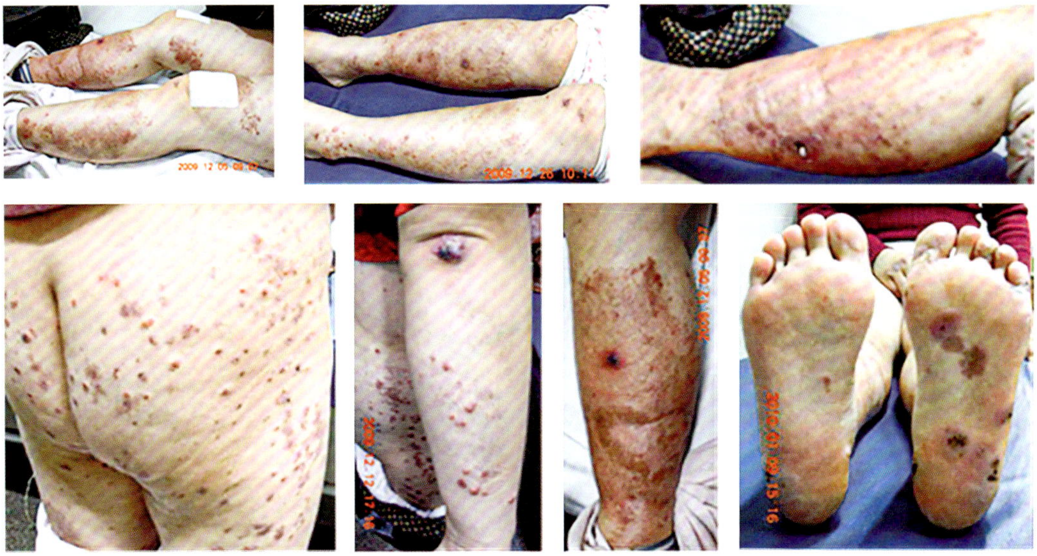

第一组照片　2009-12-5—2010-1-9　初诊1个月内临床照片

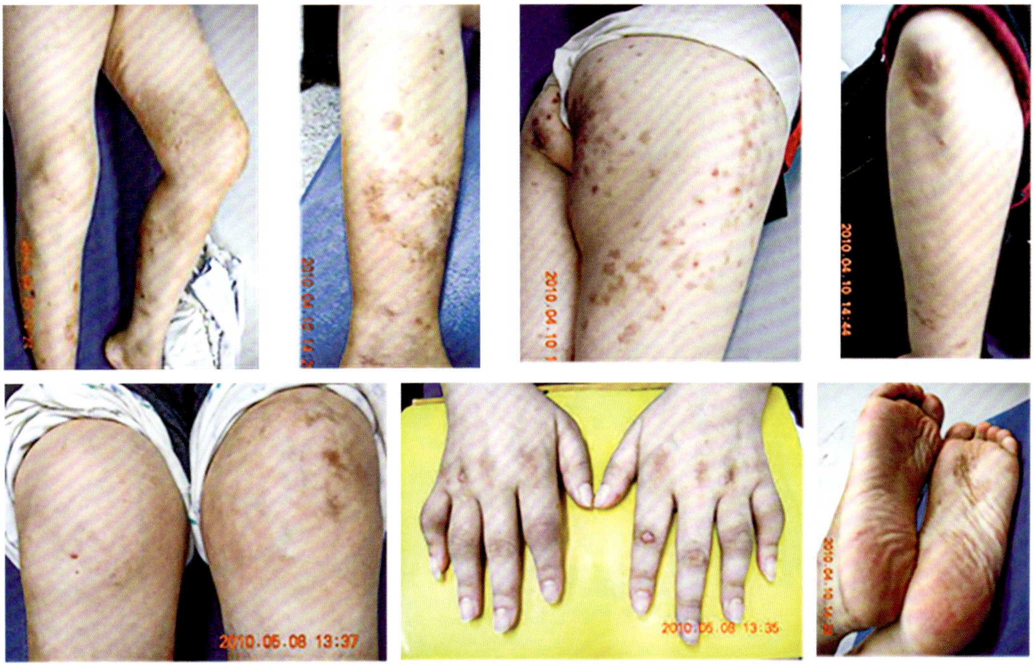

第二组照片　2010-4-10—2010-5-8　在激素作用下皮损消退但关节肿胀僵直

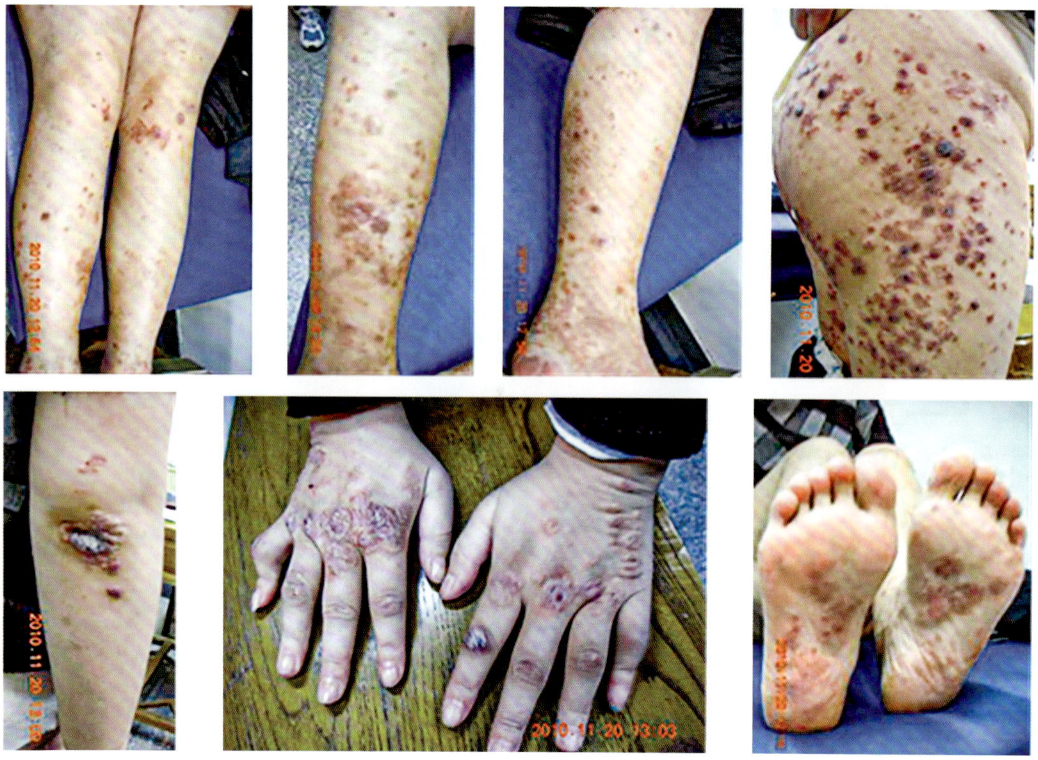

第三组照片　2010-11-20 皮肤缓慢反跳

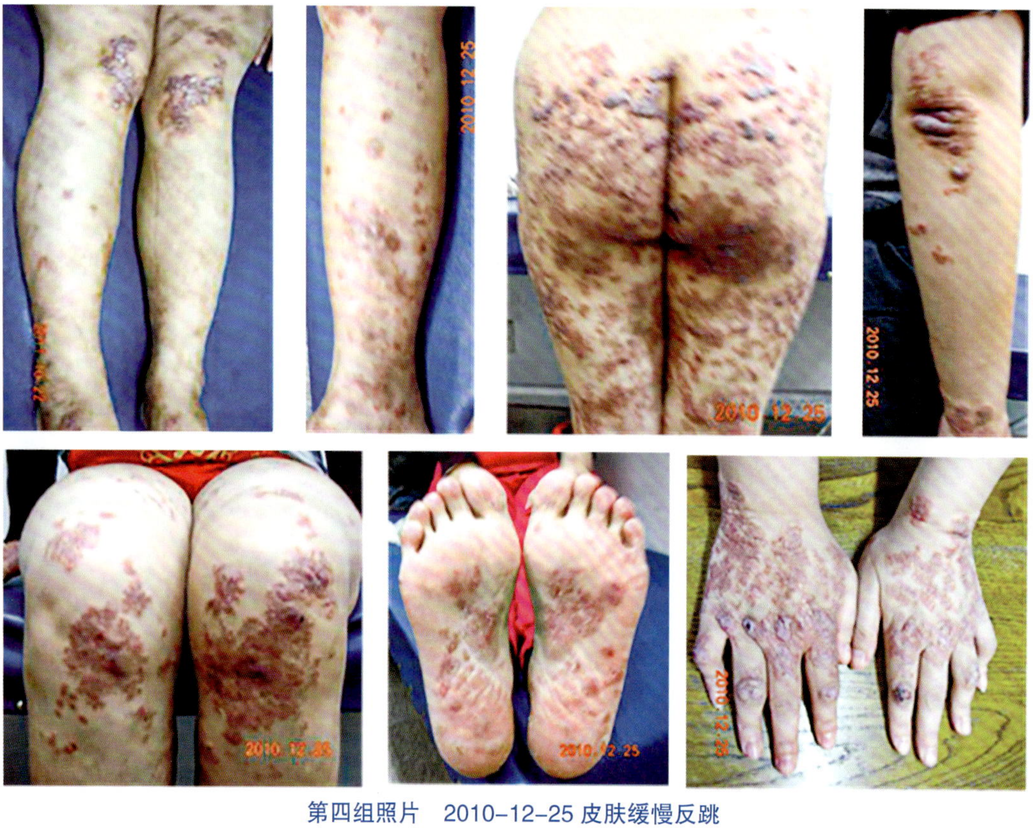

第四组照片　2010-12-25 皮肤缓慢反跳

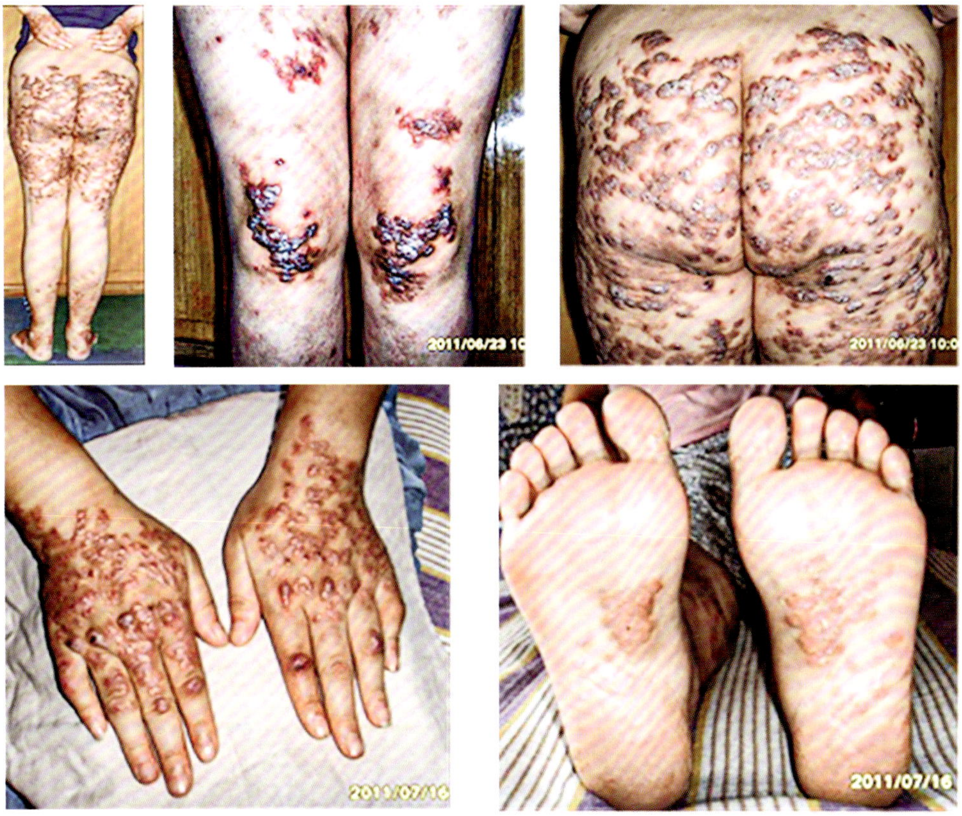

第五组照片 2011-6-23—2011-7-16 皮肤反跳至极

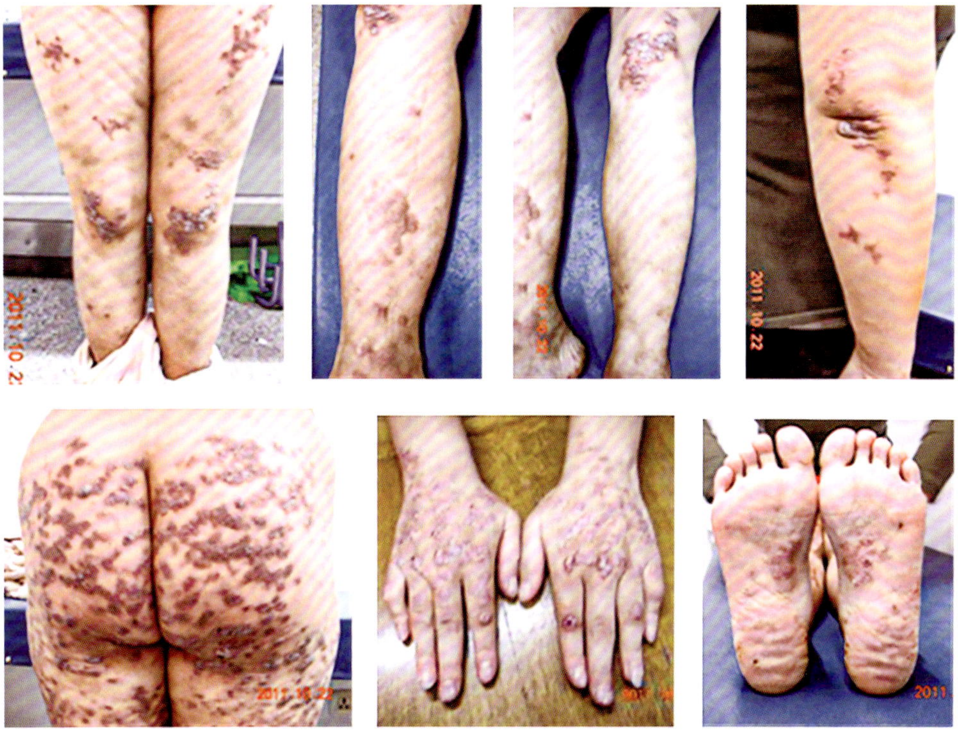

第六组照片 2011-10-22 皮损逐渐消退

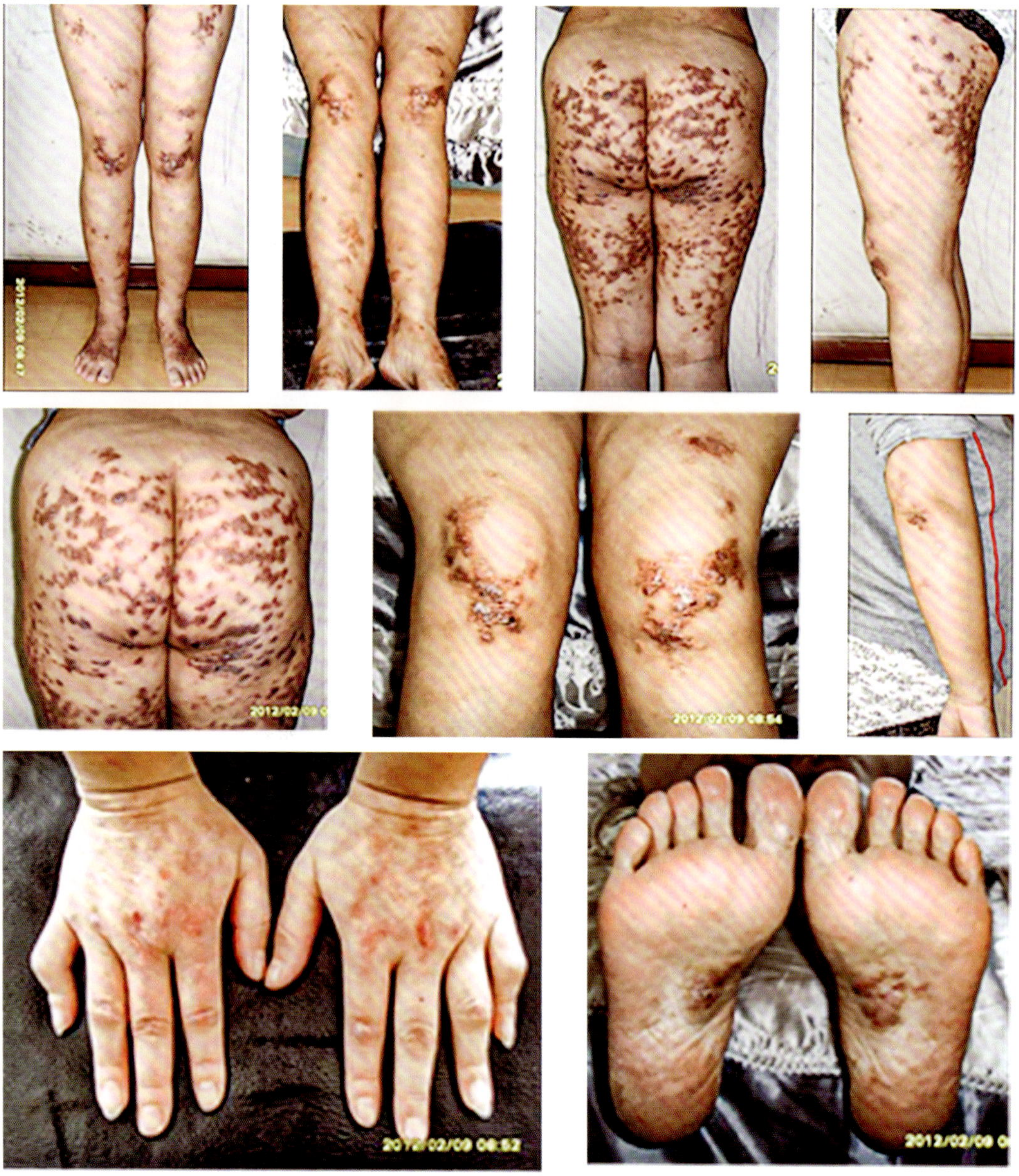

第七组照片　2012-2-9 皮损明显消退

中医讲"百病之始生也，必先与皮毛"，认为"邪之客于形，必先入于皮毛，留而不去，入于孙络，又留而不去。入于经脉，内连五脏，散于肠胃，阴阳俱感，五藏乃伤，此邪之从皮毛而入于五脏之次也"。故"善治者治皮毛，其次治肌肤，其次治藏腑，治藏腑者，半生半死矣"。回顾上述病例，深感建立"道理阖一"的系统医学很有必要。

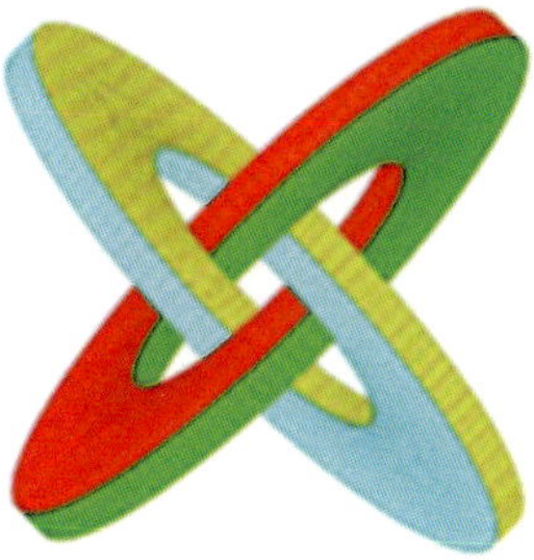

附图 1

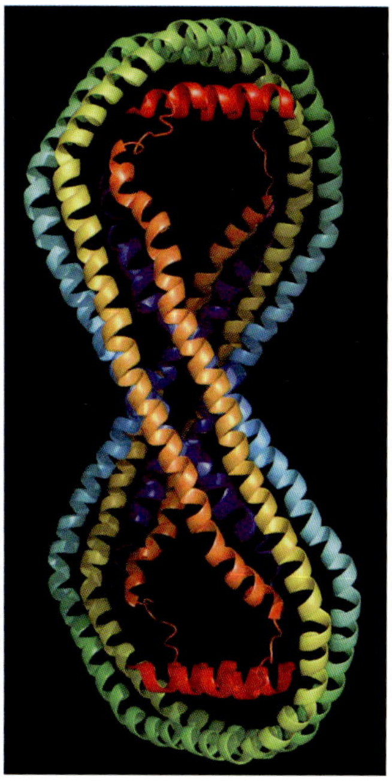

附图 2